# 2016
# 中国卫生和计划生育统计年鉴

国家卫生和计划生育委员会　编

中国协和医科大学出版社

**图书在版编目（CIP）数据**

2016中国卫生和计划生育统计年鉴／国家卫生和计划生育委员会编. —北京：中国协和医科大学出版社，2016.9
ISBN 978-7-5679-0643-3

Ⅰ.①2… Ⅱ.①国… Ⅲ.①卫生工作-中国-2016-年鉴 ②计划生育-工作-中国-2016-年鉴 Ⅳ.①R199.2-54 ②C924.25-54

中国版本图书馆CIP数据核字（2016）第209208号

**2016中国卫生和计划生育统计年鉴**

---

编　　者：国家卫生和计划生育委员会
责任编辑：吴桂梅

---

出版发行：中国协和医科大学出版社
（北京东单三条九号　邮编100730　电话65260378）
网　　址：www.pumcp.com
经　　销：新华书店总店北京发行所
印　　刷：北京佳艺恒彩印刷有限公司

---

开　　本：889×1230　1/16开
印　　张：26.25
字　　数：1000千字
版　　次：2016年10月第1版　　2016年10月第1次印刷
印　　数：1—2000
定　　价：198.00元

---

ISBN 978-7-5679-0643-3

---

# 编 者 说 明

一、《中国卫生和计划生育统计年鉴》是一部反映中国卫生计生事业发展情况和居民健康状况的资料性年刊。本书收录了全国及31个省、自治区、直辖市卫生计生事业发展情况和目前居民健康水平的统计数据，以及历史重要年份的全国统计数据。本书为《中国卫生和计划生育统计年鉴》2016卷，收编的内容截至2015年年底。

二、全书分为16个部分，即：医疗卫生机构、卫生人员、卫生设施、卫生经费、医疗服务、基层医疗卫生服务、中医药服务、妇幼保健与计划生育、人民健康水平、疾病控制与公共卫生、居民病伤死亡原因、食品安全及卫生计生监督、医疗保障、人口指标，另附主要社会经济指标、世界各国卫生状况。各章前设简要说明及主要指标解释，简要说明主要介绍本章的主要内容、资料来源、统计范围、统计方法以及历史变动情况。

三、资料来源

（一）本资料主要来自年度卫生统计报表，一部分来自抽样调查。

（二）人口和社会经济数据摘自《中国统计年鉴》以及公安部、教育部、民政部统计资料，城镇居民基本医疗保险数据摘自人力资源与社会保障部，各国卫生状况数据摘自世界卫生组织《世界卫生统计》。

四、统计口径

（一）除行政区划外，书中所涉及的全国性统计数据均未包括香港特别行政区、澳门特别行政区和台湾省数据。

（二）由于修订《国家卫生统计调查制度》，适当调整了医疗卫生机构和人员的统计口径，导致1996、2002、2007、2013年机构和人员数变动较大，2013年起医疗卫生机构及人员数包括卫生计生部门主管的计划生育技术服务机构。

（三）村卫生室的机构、人员和诊疗人次分别计入医疗卫生机构总数、卫生人员总数、总诊疗人次数中（村卫生室不再单独统计）。

五、统计分组

（一）机构类别：医疗卫生机构分为医院、基层医疗卫生机构、专业公共卫生机构、其他机构四类。医院包括综合医院、中医医院、中西医结合医院、民族医院、各类专科医院和护理院，不包括专科疾病防治院、妇幼保健院和疗养院；基层医疗卫生机构包括社区卫生服务中心（站）、乡镇（街道）卫生院、村卫生室、门诊部、诊所（医务室）；专业公共卫生机构包括疾病预防控制中心、专科疾病防治机构、健康教育机构、妇幼保健机构、急救中心（站）、采供血机构、卫生监督机构、计划生育技术服务机构；其他医疗卫生机构包括疗养院、医学科研机构、医学在职教育机构、医学考试中心、人才交流中心、统计信息中心等卫生计生事业单位。

（二）登记注册类型：分为公立、非公立医疗卫生机构。公立医疗卫生机构包括登记注册类型为国有和集体办的医疗卫生机构；非公立医疗卫生机构包括联营、股份合作、私营、台港澳投资和外国投资等医疗卫生机构。

医院按登记注册类型分为公立医院和民营医院，公立医院指经济类型为国有和集体办的医院，民营医院指公立医院以外的其他医院，包括联营、股份合作、私营、台港澳投资和外国投资等医院。

（三）主办单位：以医疗机构登记注册为依据，分为政府办、社会办和私人办。政府办医疗卫生机构包括卫生计生行政部门和教育、民政、公安、司法等政府机关主办的医疗卫生机构；社会办医疗卫生机构包括企业、事业单位、社会团体和其他社会组织办。

（四）东、中、西部地区：东部地区包括北京、天津、河北、辽宁、上海、江苏、浙江、福建、山东、广东、海南 11 个省、直辖市；中部地区包括山西、吉林、黑龙江、安徽、江西、河南、湖北、湖南 8 个省；西部地区包括内蒙古、重庆、广西、四川、贵州、云南、西藏、陕西、甘肃、青海、宁夏、新疆 12 个省、自治区、直辖市。

（五）城乡：1949～1984 年以前医疗卫生机构及其床位和人员按城市、农村分组，1985～2004 年按市、县分组，2005 年起按城市、农村分组。城市包括直辖市区和地级市辖区，农村包括县及县级市，乡镇卫生院及村卫生室计入农村。

六、符号使用说明："空格"表示无数字，"…"表示数字不详，"①"表示表下有注解。

国家卫生计生委统计信息中心

# 目　　录

# 一、医疗卫生机构

## 简要说明

一、本章主要介绍全国及31个省、自治区、直辖市医疗卫生机构数，主要包括各级各类医院、基层医疗卫生机构、专业公共卫生机构和其他医疗卫生机构数，医院等级情况，按床位数分组的医院、乡镇卫生院和社区卫生服务中心数等。

二、本章数据来源于卫生资源统计年报。

三、医疗卫生机构分类

1. 机构类别：医疗卫生机构分为医院、基层医疗卫生机构、专业公共卫生机构、其他医疗卫生机构四类。

2. 登记注册类型：分为公立、非公立医疗卫生机构。公立医疗卫生机构包括登记注册类型为国有和集体办的医疗卫生机构；非公立医疗卫生机构包括联营、股份合作、私营、台港澳投资和外国投资等医疗卫生机构。

3. 按主办单位分为政府办、社会办和私人办。政府办包括卫生计生、教育、民政、公安、司法等行政部门办的医疗卫生机构，社会办包括企业、事业单位、社会团体和其他社会组织办的医疗卫生机构。

4. 按分类管理分为非营利性和营利性医疗卫生机构。

5. 按城乡分，城市包括直辖市区和地级市辖区，农村包括县及县级市，乡镇卫生院及村卫生室计入农村。按市县分，市包括直辖市区、地级市区和县级市，县包括自治县和旗。

四、统计口径调整

1. 村卫生室数计入卫生机构总数中（不再单独统计）。

2. 2002年起，医疗卫生机构数按卫生或工商、民政部门登记注册数统计，1949~2001年医疗卫生机构数按卫生或其他行政部门批准成立数统计。

3. 2002年起，按照行业管理原则，医疗卫生机构总数不再包括国境卫生检疫所、高中等医学院校、药品检验所（室）和由各级计生委批准设立的计划生育指导中心。

4. 2013年起，医疗卫生机构总数包括卫生计生部门主管的计划生育技术服务机构，2013年以前医疗卫生机构数不包括原人口计生部门主管的计划生育技术服务机构数。

5. 1996年起，依据《医疗机构管理条例》将个体开业人员改称私人诊所计入卫生机构，当年医疗卫生机构总数增加较多（包括13万所私人诊所）。

## 指标解释

**医疗卫生机构**　指从卫生计生行政部门取得《医疗机构执业许可证》，或从民政、工商行政、机构编制管理部门取得法人单位登记证书，为社会提供医疗保健、疾病控制、卫生监督服务或从事医学科研和医学在职培训等工作的单位。医疗卫生机构包括医院、基层医疗卫生机构、专业公共卫生机构、其他医疗卫生机构。

**医院**　包括综合医院、中医医院、中西医结合医院、民族医院、各类专科医院和护理院，不包括专科疾病防治院、妇幼保健院和疗养院。

**中医医院**　指中医（综合）医院和中医专科医院，不包括中西医结合医院和民族医院。

**专科医院**　包括口腔医院、眼科医院、耳鼻喉科医院、肿瘤医院、心血管病医院、胸科医院、血液病医院、妇产（科）医院、儿童医院、精神病医院、传染病医院、皮肤病医院、结核病医院、麻风病医院、职业病医院、骨科医院、康复医院、整形外科医院、美容医院等其他专科医院，不包括中医专科医院、各类专科疾病防治院和妇幼保健院。

**公立医院** 指经济类型为国有和集体的医院。

**民营医院** 指经济类型为国有和集体以外的医院，包括联营、股份合作、私营、台港澳投资和外国投资等医院。

**基层医疗卫生机构** 包括社区卫生服务中心（站）、街道卫生院、乡镇卫生院、村卫生室、门诊部、诊所（医务室）。

**专业公共卫生机构** 包括疾病预防控制中心、专科疾病防治机构、妇幼保健机构、健康教育机构、急救中心（站）、采供血机构、卫生监督机构、卫生计生部门主管的计划生育技术服务机构。不包括传染病院、结核病医院、血防医院、精神病医院、卫生监督（监测、检测）机构。

**其他医疗卫生机构** 包括疗养院、临床检验中心、医学科研机构、医学在职教育机构、医学考试中心、人才交流中心、统计信息中心等卫生事业单位。

**医院等级** 由卫生（卫生计生）行政部门评定，级别分为一级、二级、三级、未定级，等次分为甲、乙、丙、未定等，是反映医院规模和医疗水平的综合指标。

**联合办村卫生室** 指由两个或多个乡村医生联合办、执业（助理）医师与乡村医生联合办的村卫生室。

# 1-1-1 医疗卫生机构数

| 年份 | 合计 | 医院 | | | | 基层医疗卫生机构 | | | | | 专业公共卫生机构数 | | | | |
|---|---|---|---|---|---|---|---|---|---|---|---|---|---|---|---|
| | | | 综合医院 | 中医医院 | 专科医院 | | 社区卫生服务中心(站) | 乡镇卫生院 | 村卫生室 | 门诊部(所) | | 疾病预防控制中心 | 专科疾病防治院(所/站) | 妇幼保健院(所/站) | 卫生监督所(中心) |
| 1950 | 8915 | 2803 | 2692 | 4 | 85 | | | | | 3356 | | 61 | 30 | 426 | |
| 1955 | 67725 | 3648 | 3351 | 67 | 188 | | | | | 51600 | | 315 | 287 | 3944 | |
| 1960 | 261195 | 6020 | 5173 | 330 | 401 | | | 24849 | | 213823 | | 1866 | 683 | 4213 | |
| 1965 | 224266 | 5330 | 4747 | 131 | 339 | | | 36965 | | 170430 | | 2499 | 822 | 2910 | |
| 1970 | 149823 | 5964 | 5353 | 117 | 385 | | | 56568 | | 79600 | | 1714 | 607 | 1124 | |
| 1975 | 151733 | 7654 | 6817 | 160 | 543 | | | 54026 | | 80739 | | 2912 | 683 | 2128 | |
| 1980 | 180553 | 9902 | 7859 | 678 | 694 | | | 55413 | | 102474 | | 3105 | 1138 | 2745 | |
| 1981 | 800205 | 10252 | 8044 | 781 | 718 | | | 55500 | 610079 | 111189 | | 3202 | 1197 | 2789 | |
| 1982 | 801869 | 10471 | 8146 | 878 | 731 | | | 55496 | 608431 | 113916 | | 3271 | 1272 | 2827 | |
| 1983 | 870686 | 10901 | 8370 | 1009 | 772 | | | 55559 | 674669 | 115826 | | 3274 | 1326 | 2851 | |
| 1984 | 905424 | 11381 | 8545 | 1218 | 810 | | | 55549 | 707168 | 117028 | | 3339 | 1458 | 2955 | |
| 1985 | 978540 | 11955 | 9197 | 1485 | 938 | | | 47387 | 777674 | 126604 | | 3410 | 1566 | 2996 | |
| 1986 | 999102 | 12442 | 9363 | 1646 | 1030 | | | 46967 | 795963 | 127575 | | 3475 | 1635 | 3059 | |
| 1987 | 1012804 | 12962 | 9657 | 1790 | 1097 | | | 47177 | 807844 | 128459 | | 3512 | 1697 | 3082 | |
| 1988 | 1012485 | 13544 | 9916 | 1932 | 1190 | | | 47529 | 806497 | 128422 | | 3532 | 1727 | 3103 | |
| 1989 | 1027522 | 14090 | 10242 | 2046 | 1265 | | | 47523 | 820798 | 128112 | | 3591 | 1747 | 3112 | |
| 1990 | 1012690 | 14377 | 10424 | 2115 | 1362 | | | 47749 | 803956 | 129332 | | 3618 | 1781 | 3148 | |
| 1991 | 1003769 | 14628 | 10562 | 2195 | 1345 | | | 48140 | 794733 | 128665 | | 3652 | 1818 | 3187 | |
| 1992 | 1001310 | 14889 | 10774 | 2269 | 1376 | | | 46117 | 796523 | 125873 | | 3673 | 1845 | 3187 | |
| 1993 | 1000531 | 15436 | 11426 | 2298 | 1438 | | | 45024 | 806945 | 115161 | | 3729 | 1872 | 3115 | |
| 1994 | 1005271 | 15595 | 11549 | 2336 | 1440 | | | 51929 | 813529 | 105984 | | 3711 | 1905 | 3190 | |
| 1995 | 994409 | 15663 | 11586 | 2361 | 1445 | | | 51797 | 804352 | 104406 | | 3729 | 1895 | 3179 | |
| 1996 | 1078131 | 15833 | 11696 | 2405 | 1473 | | | 51277 | 755565 | 237153 | | 3737 | 1887 | 3172 | |
| 1997 | 1048657 | 15944 | 11771 | 2413 | 1488 | | | 50981 | 733624 | 229474 | | 3747 | 1893 | 3180 | |
| 1998 | 1042885 | 16001 | 11779 | 2443 | 1495 | | | 50071 | 728788 | 229349 | | 3746 | 1889 | 3191 | |
| 1999 | 1017673 | 16678 | 11868 | 2441 | 1533 | | | 49694 | 716677 | 226588 | | 3763 | 1877 | 3180 | |
| 2000 | 1034229 | 16318 | 11872 | 2453 | 1543 | 1000169 | | 49229 | 709458 | 240934 | 11386 | 3741 | 1839 | 3163 | |
| 2001 | 1029314 | 16197 | 11834 | 2478 | 1576 | 995670 | | 48090 | 698966 | 248061 | 11471 | 3813 | 1783 | 3132 | |
| 2002 | 1005004 | 17844 | 12716 | 2492 | 2237 | 973098 | 8211 | 44992 | 698966 | 219907 | 10787 | 3580 | 1839 | 3067 | 571 |
| 2003 | 806243 | 17764 | 12599 | 2518 | 2271 | 774693 | 10101 | 44279 | 514920 | 204468 | 10792 | 3584 | 1749 | 3033 | 838 |
| 2004 | 849140 | 18393 | 12900 | 2611 | 2492 | 817018 | 14153 | 41626 | 551600 | 208794 | 10878 | 3588 | 1583 | 2998 | 1284 |
| 2005 | 882206 | 18703 | 12982 | 2620 | 2682 | 849488 | 17128 | 40907 | 583209 | 207457 | 11177 | 3585 | 1502 | 3021 | 1702 |
| 2006 | 918097 | 19246 | 13120 | 2665 | 3022 | 884818 | 22656 | 39975 | 609128 | 212243 | 11269 | 3548 | 1402 | 3003 | 2097 |
| 2007 | 912263 | 19852 | 13372 | 2720 | 3282 | 878686 | 27069 | 39876 | 613855 | 197083 | 11528 | 3585 | 1365 | 3051 | 2553 |
| 2008 | 891480 | 19712 | 13119 | 2688 | 3437 | 858015 | 24260 | 39080 | 613143 | 180752 | 11485 | 3534 | 1310 | 3011 | 2675 |
| 2009 | 916571 | 20291 | 13364 | 2728 | 3716 | 882153 | 27308 | 38475 | 632770 | 182448 | 11665 | 3536 | 1291 | 3020 | 2809 |
| 2010 | 936927 | 20918 | 13681 | 2778 | 3956 | 901709 | 32739 | 37836 | 648424 | 181781 | 11835 | 3513 | 1274 | 3025 | 2992 |
| 2011 | 954389 | 21979 | 14328 | 2831 | 4283 | 918003 | 32860 | 37295 | 662894 | 184287 | 11926 | 3484 | 1294 | 3036 | 3022 |
| 2012 | 950297 | 23170 | 15021 | 2889 | 4665 | 912620 | 33562 | 37097 | 653419 | 187932 | 12083 | 3490 | 1289 | 3044 | 3088 |
| 2013 | 974398 | 24709 | 15887 | 3015 | 5127 | 915368 | 33965 | 37015 | 648619 | 195176 | 31155 | 3516 | 1271 | 3144 | 2967 |
| 2014 | 981432 | 25860 | 16524 | 3115 | 5478 | 917335 | 34238 | 36902 | 645470 | 200130 | 35029 | 3490 | 1242 | 3098 | 2975 |
| 2015 | 983528 | 27587 | 17430 | 3267 | 6023 | 920770 | 34321 | 36817 | 640536 | 208572 | 31927 | 3478 | 1234 | 3078 | 2986 |

注：①村卫生室数计入医疗卫生机构数中；②2008年社区卫生服务中心(站)减少的原因是江苏省约5000家农村社区卫生服务站划归村卫生室；③2002年起，医疗卫生机构数不再包括高中等医学院校本部、药检机构、国境卫生检疫所和非卫生部门举办的计划生育指导站；④2013年起，医疗卫生机构数包括原计生部门主管的计划生育技术服务机构；⑤1996年以前门诊部(所)不包括私人诊所。

## 1-1-2　2015年各地区医疗卫生机构数

| 地区 | 合计 | 医院 | | | | | | | 基层医疗卫生机构 | | | | | | |
|---|---|---|---|---|---|---|---|---|---|---|---|---|---|---|---|
| | | 小计 | 综合医院 | 中医医院 | 中西医结合医院 | 民族医院 | 专科医院 | 护理院 | 小计 | 社区卫生服务中心 | 社区卫生服务站 | 街道卫生院 | 乡镇卫生院 | 村卫生室 | 门诊部 |
| **总　计** | **983528** | **27587** | **17430** | **3267** | **446** | **253** | **6023** | **168** | **920770** | **8806** | **25515** | **524** | **36817** | **640536** | **13282** |
| 东　部 | 355448 | 10586 | 6410 | 1204 | 177 | 9 | 2641 | 145 | 333593 | 4237 | 15958 | 45 | 9342 | 216647 | 8596 |
| 中　部 | 315995 | 8051 | 4898 | 1088 | 126 | 14 | 1915 | 10 | 296328 | 2496 | 5236 | 424 | 11474 | 222299 | 2519 |
| 西　部 | 312085 | 8950 | 6122 | 975 | 143 | 230 | 1467 | 13 | 290849 | 2073 | 4321 | 55 | 16001 | 201590 | 2167 |
| 北　京 | 9771 | 631 | 295 | 149 | 22 | 3 | 158 | 4 | 8912 | 322 | 1584 | | | 2768 | 981 |
| 天　津 | 5223 | 402 | 272 | 48 | 3 | | 79 | | 4618 | 115 | 459 | 1 | 144 | 2437 | 479 |
| 河　北 | 78594 | 1543 | 1041 | 193 | 34 | | 275 | | 75562 | 279 | 909 | | 1960 | 60492 | 222 |
| 山　西 | 41002 | 1274 | 654 | 194 | 18 | | 407 | 1 | 39196 | 219 | 668 | 370 | 1249 | 28099 | 312 |
| 内蒙古 | 23886 | 702 | 409 | 95 | 10 | 59 | 126 | 3 | 22421 | 308 | 885 | 2 | 1320 | 13645 | 247 |
| 辽　宁 | 35236 | 1020 | 610 | 115 | 10 | 1 | 282 | 2 | 33105 | 368 | 774 | 17 | 1008 | 19774 | 535 |
| 吉　林 | 20612 | 616 | 353 | 79 | 9 | 3 | 170 | 2 | 19409 | 203 | 222 | 1 | 775 | 10229 | 517 |
| 黑龙江 | 20752 | 1012 | 671 | 132 | 8 | 5 | 195 | 1 | 18386 | 439 | 263 | 8 | 990 | 11444 | 340 |
| 上　海 | 5016 | 338 | 181 | 18 | 8 | | 106 | 25 | 4480 | 306 | 729 | | | 1271 | 633 |
| 江　苏 | 31925 | 1581 | 1013 | 104 | 25 | | 364 | 75 | 28841 | 548 | 2234 | 2 | 1033 | 15391 | 1100 |
| 浙　江 | 31137 | 1049 | 485 | 144 | 31 | | 366 | 23 | 29431 | 467 | 5552 | 5 | 1194 | 11868 | 1247 |
| 安　徽 | 24853 | 1018 | 670 | 97 | 18 | | 230 | 3 | 22030 | 407 | 1523 | 1 | 1382 | 15295 | 185 |
| 福　建 | 27921 | 570 | 348 | 78 | 9 | 1 | 133 | 1 | 25876 | 219 | 309 | | 880 | 19008 | 512 |
| 江　西 | 38557 | 568 | 364 | 101 | 8 | | 95 | | 37066 | 170 | 440 | 6 | 1585 | 30697 | 192 |
| 山　东 | 77259 | 1927 | 1217 | 189 | 15 | 4 | 494 | 8 | 73041 | 513 | 1797 | | 1630 | 53780 | 497 |
| 河　南 | 71394 | 1521 | 951 | 238 | 20 | | 310 | 2 | 67092 | 420 | 896 | 7 | 2057 | 56918 | 157 |
| 湖　北 | 36179 | 869 | 532 | 109 | 17 | 3 | 208 | | 34563 | 342 | 846 | 29 | 1140 | 24795 | 429 |
| 湖　南 | 62646 | 1173 | 703 | 138 | 28 | 3 | 300 | 1 | 58586 | 296 | 378 | 2 | 2296 | 44822 | 387 |
| 广　东 | 48320 | 1323 | 793 | 149 | 15 | | 359 | 7 | 45013 | 1078 | 1475 | 20 | 1196 | 27177 | 2334 |
| 广　西 | 34439 | 527 | 325 | 91 | 14 | 4 | 91 | 2 | 32216 | 144 | 133 | | 1267 | 21417 | 179 |
| 海　南 | 5046 | 202 | 155 | 17 | 5 | | 25 | | 4714 | 22 | 136 | | 297 | 2681 | 56 |
| 重　庆 | 19806 | 631 | 439 | 56 | 12 | | 121 | 3 | 18986 | 203 | 297 | 13 | 924 | 11280 | 368 |
| 四　川 | 80109 | 1942 | 1291 | 198 | 26 | 36 | 391 | | 76214 | 397 | 540 | 2 | 4509 | 55869 | 404 |
| 贵　州 | 28712 | 1188 | 920 | 87 | 22 | 7 | 149 | 3 | 26175 | 166 | 456 | 26 | 1419 | 20831 | 90 |
| 云　南 | 24181 | 1101 | 725 | 124 | 30 | 3 | 219 | | 21833 | 171 | 327 | 1 | 1372 | 13351 | 208 |
| 西　藏 | 6814 | 139 | 102 | | 1 | 28 | 8 | | 6531 | 7 | 2 | | 680 | 5353 | |
| 陕　西 | 37030 | 1014 | 704 | 154 | 9 | | 145 | 2 | 34098 | 242 | 364 | 9 | 1589 | 25717 | 269 |
| 甘　肃 | 27799 | 443 | 278 | 81 | 10 | 12 | 62 | | 25459 | 205 | 406 | 1 | 1371 | 16744 | 74 |
| 青　海 | 6223 | 181 | 112 | 13 | 1 | 33 | 22 | | 5860 | 29 | 181 | 1 | 404 | 4491 | 6 |
| 宁　夏 | 4288 | 168 | 112 | 19 | 3 | 2 | 32 | | 3981 | 16 | 115 | | 219 | 2453 | 24 |
| 新　疆 | 18798 | 914 | 705 | 57 | 5 | 46 | 101 | | 17075 | 185 | 615 | | 927 | 10439 | 298 |

## 1-1-2 续表

| 诊所(医务室、护理站) | 专业公共卫生机构 | | | | | | | | | 其他医疗卫生机构 | | | | | |
|---|---|---|---|---|---|---|---|---|---|---|---|---|---|---|---|
| | 小计 | 疾病预防控制中心 | 专科疾病防治院(所、站) | 健康教育所(站) | 妇幼保健院(所、站) | 急救中心(站) | 采供血机构 | 卫生监督所(中心) | 计划生育技术服务机构 | 小计 | 疗养院 | 医学科研机构 | 医学在职培训机构 | 统计信息中心 | 其他 |
| **195290** | **31927** | **3478** | **1234** | **166** | **3078** | **345** | **548** | **2986** | **20092** | **3244** | **170** | **201** | **399** | **68** | **2406** |
| 78768 | 9763 | 1060 | 516 | 58 | 971 | 177 | 191 | 897 | 5893 | 1506 | 100 | 103 | 166 | 35 | 1102 |
| 51880 | 10553 | 1078 | 517 | 32 | 983 | 98 | 161 | 940 | 6744 | 1063 | 31 | 44 | 144 | 14 | 830 |
| 64642 | 11611 | 1340 | 201 | 76 | 1124 | 70 | 196 | 1149 | 7455 | 675 | 39 | 54 | 89 | 19 | 474 |
| 3257 | 113 | 30 | 25 | | 19 | 12 | 7 | 18 | 2 | 115 | | 28 | 9 | 9 | 69 |
| 983 | 151 | 24 | 16 | 1 | 21 | 3 | 6 | 19 | 61 | 52 | 3 | 9 | 13 | 1 | 26 |
| 11700 | 1264 | 193 | 9 | 3 | 204 | 5 | 15 | 180 | 655 | 225 | 3 | 2 | | 1 | 219 |
| 8279 | 460 | 134 | 8 | 13 | 132 | 9 | 21 | 131 | 12 | 72 | 8 | 7 | 3 | 2 | 52 |
| 6014 | 664 | 119 | 53 | 22 | 114 | 8 | 18 | 114 | 216 | 99 | 6 | 6 | 4 | 3 | 80 |
| 10629 | 955 | 131 | 85 | 11 | 110 | 13 | 23 | 89 | 493 | 156 | 14 | 7 | 3 | 4 | 128 |
| 7462 | 432 | 68 | 54 | 3 | 70 | 6 | 20 | 38 | 173 | 155 | 10 | 4 | 3 | 1 | 137 |
| 4902 | 1301 | 167 | 111 | | 142 | 14 | 27 | 138 | 702 | 53 | 2 | 7 | 10 | 4 | 30 |
| 1541 | 116 | 19 | 21 | 1 | 21 | 11 | 8 | 18 | 17 | 82 | 4 | 9 | 10 | 2 | 57 |
| 8533 | 1244 | 120 | 44 | 5 | 109 | 39 | 30 | 108 | 789 | 259 | 15 | 8 | 29 | 3 | 204 |
| 9098 | 483 | 101 | 16 | 2 | 88 | 48 | 21 | 101 | 106 | 174 | 13 | 7 | 41 | 5 | 108 |
| 3237 | 1721 | 121 | 47 | 3 | 121 | 14 | 22 | 113 | 1280 | 84 | 5 | 11 | 21 | 2 | 45 |
| 4948 | 1401 | 96 | 23 | | 87 | 7 | 9 | 85 | 1094 | 74 | 11 | 8 | 23 | 1 | 31 |
| 3976 | 812 | 148 | 111 | 5 | 112 | 9 | 13 | 110 | 304 | 111 | 3 | 5 | 3 | | 100 |
| 14824 | 2086 | 182 | 128 | 4 | 158 | 17 | 27 | 104 | 1466 | 205 | 18 | 8 | 23 | 5 | 151 |
| 6637 | 2471 | 179 | 22 | 4 | 164 | 32 | 22 | 176 | 1872 | 310 | 2 | 6 | 81 | 1 | 220 |
| 6982 | 578 | 114 | 76 | 1 | 103 | 11 | 21 | 104 | 148 | 169 | | 1 | 21 | 3 | 144 |
| 10405 | 2778 | 147 | 88 | 3 | 139 | 3 | 15 | 130 | 2253 | 109 | 1 | 3 | 2 | 1 | 102 |
| 11733 | 1831 | 137 | 131 | 30 | 130 | 19 | 41 | 151 | 1192 | 153 | 16 | 17 | 15 | 4 | 101 |
| 9076 | 1657 | 115 | 41 | 1 | 104 | 4 | 28 | 110 | 1254 | 39 | 5 | 13 | 1 | 3 | 17 |
| 1522 | 119 | 27 | 18 | 1 | 24 | 3 | 4 | 24 | 18 | 11 | 3 | | | | 8 |
| 5901 | 159 | 42 | 15 | 4 | 40 | | 11 | 39 | 8 | 30 | 5 | | 6 | 2 | 17 |
| 14493 | 1801 | 206 | 35 | 17 | 202 | 17 | 29 | 203 | 1092 | 152 | 3 | 6 | 14 | 6 | 123 |
| 3187 | 1318 | 100 | 10 | | 102 | 5 | 28 | 95 | 978 | 31 | 1 | 2 | 9 | | 19 |
| 6403 | 1183 | 150 | 29 | 7 | 145 | 22 | 16 | 142 | 672 | 64 | 6 | 10 | 7 | 1 | 40 |
| 489 | 142 | 82 | | | 55 | | 4 | 1 | | 2 | 1 | | 1 | | |
| 5908 | 1804 | 119 | 6 | 5 | 117 | 4 | 10 | 115 | 1428 | 114 | 4 | 11 | 37 | 1 | 61 |
| 6658 | 1774 | 103 | 7 | 13 | 100 | 3 | 17 | 93 | 1438 | 123 | 4 | 5 | 10 | 2 | 102 |
| 748 | 178 | 56 | 1 | 4 | 31 | | 9 | 55 | 22 | 4 | | 1 | | | 3 |
| 1154 | 129 | 25 | | 3 | 22 | 2 | 5 | 24 | 48 | 10 | 1 | | | 1 | 8 |
| 4611 | 802 | 223 | 4 | | 92 | 5 | 21 | 158 | 299 | 7 | 3 | | | | 4 |

## 1-1-3　2015年各类医疗卫生机构数

| 机构分类 | 合计 | 按城乡分 | | 按登记 | | |
|---|---|---|---|---|---|---|
| | | 城市 | 农村 | 公立 | | |
| | | | | | 国有 | 集体 |
| 总　计 | 983528 | 165484 | 818044 | 543666 | 147700 | 395966 |
| 一、医院 | 27587 | 14513 | 13074 | 13069 | 11980 | 1089 |
| 综合医院 | 17430 | 8479 | 8951 | 8537 | 7841 | 696 |
| 中医医院 | 3267 | 1431 | 1836 | 2335 | 2201 | 134 |
| 中西医结合医院 | 446 | 255 | 191 | 143 | 122 | 21 |
| 民族医院 | 253 | 42 | 211 | 206 | 204 | 2 |
| 专科医院 | 6023 | 4173 | 1850 | 1823 | 1593 | 230 |
| 口腔医院 | 501 | 381 | 120 | 169 | 143 | 26 |
| 眼科医院 | 455 | 319 | 136 | 58 | 40 | 18 |
| 耳鼻喉科医院 | 89 | 65 | 24 | 10 | 9 | 1 |
| 肿瘤医院 | 135 | 113 | 22 | 77 | 73 | 4 |
| 心血管病医院 | 79 | 51 | 28 | 20 | 15 | 5 |
| 胸科医院 | 20 | 17 | 3 | 15 | 14 | 1 |
| 血液病医院 | 10 | 6 | 4 | 2 | 2 | |
| 妇产(科)医院 | 703 | 503 | 200 | 69 | 59 | 10 |
| 儿童医院 | 114 | 90 | 24 | 69 | 60 | 9 |
| 精神病医院 | 920 | 476 | 444 | 641 | 590 | 51 |
| 传染病医院 | 167 | 142 | 25 | 164 | 164 | |
| 皮肤病医院 | 163 | 133 | 30 | 42 | 37 | 5 |
| 结核病医院 | 34 | 26 | 8 | 34 | 34 | |
| 麻风病医院 | 31 | 18 | 13 | 31 | 31 | |
| 职业病医院 | 16 | 14 | 2 | 15 | 14 | 1 |
| 骨科医院 | 558 | 286 | 272 | 57 | 37 | 20 |
| 康复医院 | 453 | 297 | 156 | 164 | 134 | 30 |
| 整形外科医院 | 57 | 54 | 3 | 3 | 2 | 1 |
| 美容医院 | 228 | 211 | 17 | 1 | 1 | |
| 其他专科医院 | 1290 | 971 | 319 | 182 | 134 | 48 |
| 护理院 | 168 | 133 | 35 | 25 | 19 | 6 |
| 二、基层医疗卫生机构 | 920770 | 140686 | 780084 | 495986 | 101895 | 394091 |
| 社区卫生服务中心(站) | 34321 | 24569 | 9752 | 26334 | 15700 | 10634 |
| 社区卫生服务中心 | 8806 | 6622 | 2184 | 8205 | 6274 | 1931 |
| 社区卫生服务站 | 25515 | 17947 | 7568 | 18129 | 9426 | 8703 |
| 卫生院 | 37341 | 123 | 37218 | 37148 | 27997 | 9151 |
| 街道卫生院 | 524 | 123 | 401 | 518 | 239 | 279 |
| 乡镇卫生院 | 36817 | | 36817 | 36630 | 27758 | 8872 |
| 中心卫生院 | 10579 | | 10579 | 10565 | 9253 | 1312 |
| 乡卫生院 | 26238 | | 26238 | 26065 | 18505 | 7560 |
| 村卫生室 | 640536 | | 640536 | 402447 | 40728 | 361719 |
| 门诊部 | 13282 | 10443 | 2839 | 2788 | 1806 | 982 |
| 综合门诊部 | 6669 | 4951 | 1718 | 2044 | 1310 | 734 |
| 中医门诊部 | 1304 | 1143 | 161 | 137 | 70 | 67 |
| 中西医结合门诊部 | 320 | 248 | 72 | 43 | 19 | 24 |
| 民族医门诊部 | 16 | 5 | 11 | 2 | | 2 |
| 专科门诊部 | 4973 | 4096 | 877 | 562 | 407 | 155 |
| 诊所、卫生所、医务室、护理站 | 195290 | 105551 | 89739 | 27269 | 15664 | 11605 |
| 诊所 | 162799 | 86907 | 75892 | 5663 | 1660 | 4003 |
| 卫生所、医务室 | 32426 | 18621 | 13805 | 21604 | 14003 | 7601 |
| 护理站 | 65 | 23 | 42 | 2 | 1 | 1 |

注：①城市包括直辖市区、地级市辖区；农村包括县和县级市、农村乡镇卫生院和村卫生室；②社会办包括企业、事业单位、社会团体和其他社会组织办的卫生机构。

**1-1-3　续表1**

| 注册类型分 | | | 按主办单位分 | | | |
|---|---|---|---|---|---|---|
| 非公立 | 联营 | 私营 | 政府办 | 卫生计生部门 | 社会办 | 个人办 |
| 439862 | 20986 | 362131 | 158777 | 145394 | 482645 | 342106 |
| 14518 | 147 | 10934 | 9651 | 8597 | 6570 | 11366 |
| 8893 | 96 | 6790 | 5552 | 4745 | 4869 | 7009 |
| 932 | 8 | 699 | 2255 | 2233 | 229 | 783 |
| 303 | 2 | 238 | 122 | 119 | 65 | 259 |
| 47 | 1 | 35 | 196 | 195 | 20 | 37 |
| 4200 | 38 | 3075 | 1512 | 1294 | 1333 | 3178 |
| 332 | 1 | 247 | 146 | 143 | 103 | 252 |
| 397 | 5 | 273 | 45 | 42 | 139 | 271 |
| 79 | | 60 | 7 | 7 | 23 | 59 |
| 58 | | 31 | 69 | 68 | 38 | 28 |
| 59 | | 44 | 14 | 14 | 17 | 48 |
| 5 | | 4 | 12 | 12 | 3 | 5 |
| 8 | | 6 | 2 | 2 | 1 | 7 |
| 634 | 3 | 449 | 62 | 56 | 168 | 473 |
| 45 | | 28 | 60 | 60 | 24 | 30 |
| 279 | 4 | 230 | 589 | 470 | 97 | 234 |
| 3 | | 1 | 160 | 158 | 5 | 2 |
| 121 | | 91 | 35 | 34 | 29 | 99 |
| | | | 32 | 32 | 2 | |
| | | | 29 | 27 | 2 | |
| 1 | | | 12 | 10 | 4 | |
| 501 | 7 | 391 | 35 | 34 | 108 | 415 |
| 289 | 5 | 194 | 90 | 40 | 167 | 196 |
| 54 | | 36 | 2 | 2 | 16 | 39 |
| 227 | 1 | 144 | | | 86 | 142 |
| 1108 | 12 | 846 | 111 | 83 | 301 | 878 |
| 143 | 2 | 97 | 14 | 11 | 54 | 100 |
| 424784 | 20832 | 351066 | 117503 | 114116 | 472631 | 330636 |
| 7987 | 73 | 6429 | 18246 | 17085 | 8858 | 7217 |
| 601 | 6 | 328 | 6164 | 5899 | 2250 | 392 |
| 7386 | 67 | 6101 | 12082 | 11186 | 6608 | 6825 |
| 193 | 3 | 167 | 36815 | 36598 | 343 | 183 |
| 6 | | 3 | 471 | 466 | 46 | 7 |
| 187 | 3 | 164 | 36344 | 36132 | 297 | 176 |
| 14 | | 12 | 10523 | 10466 | 41 | 15 |
| 173 | 3 | 152 | 25821 | 25666 | 256 | 161 |
| 238089 | 20308 | 179807 | 60231 | 60231 | 426952 | 153353 |
| 10494 | 31 | 8392 | 213 | 44 | 4328 | 8741 |
| 4625 | 22 | 3759 | 157 | 39 | 2678 | 3834 |
| 1167 | 1 | 874 | 2 | | 350 | 952 |
| 277 | 1 | 244 | 1 | | 66 | 253 |
| 14 | | 13 | | | 2 | 14 |
| 4411 | 7 | 3502 | 53 | 5 | 1232 | 3688 |
| 168021 | 417 | 156271 | 1998 | 158 | 32150 | 161142 |
| 157136 | 277 | 149117 | 248 | 50 | 8760 | 153791 |
| 10822 | 140 | 7099 | 1750 | 108 | 23383 | 7293 |
| 63 | | 55 | | | 7 | 58 |

## 1-1-3 续表2

| 机构分类 | 合计 | 按城乡分 | | 按登记 | | |
|---|---|---|---|---|---|---|
| | | 城市 | 农村 | 公立 | 国有 | 集体 |
| 三、专业公共卫生机构 | 31927 | 8863 | 23064 | 31582 | 30857 | 725 |
| 疾病预防控制中心 | 3478 | 1308 | 2170 | 3477 | 3466 | 11 |
| 省属 | 31 | 31 | | 31 | 31 | |
| 地级市(地区)属 | 409 | 351 | 58 | 409 | 408 | 1 |
| 县级市(区)属 | 1186 | 819 | 367 | 1186 | 1185 | 1 |
| 县属 | 1617 | | 1617 | 1617 | 1616 | 1 |
| 其他 | 235 | 107 | 128 | 234 | 226 | 8 |
| 专科疾病防治院(所、站) | 1234 | 473 | 761 | 1199 | 1148 | 51 |
| 专科疾病防治院 | 194 | 116 | 78 | 184 | 177 | 7 |
| 传染病防治院 | 12 | 5 | 7 | 12 | 11 | 1 |
| 结核病防治院 | 19 | 13 | 6 | 19 | 19 | |
| 职业病防治院 | 38 | 36 | 2 | 36 | 36 | |
| 其他 | 125 | 62 | 63 | 117 | 111 | 6 |
| 专科疾病防治所(站、中心) | 1040 | 357 | 683 | 1015 | 971 | 44 |
| 口腔病防治所(站、中心) | 97 | 61 | 36 | 83 | 50 | 33 |
| 精神病防治所(站、中心) | 29 | 8 | 21 | 28 | 25 | 3 |
| 皮肤病与性病防治所(中心) | 231 | 58 | 173 | 229 | 224 | 5 |
| 结核病防治所(站、中心) | 349 | 118 | 231 | 349 | 348 | 1 |
| 职业病防治所(站、中心) | 36 | 32 | 4 | 32 | 32 | |
| 地方病防治所(站、中心) | 31 | 8 | 23 | 31 | 31 | |
| 血吸虫病防治所(站、中心) | 167 | 30 | 137 | 167 | 166 | 1 |
| 药物戒毒所(中心) | 13 | 10 | 3 | 12 | 11 | 1 |
| 其他 | 87 | 32 | 55 | 84 | 84 | |
| 健康教育所(站、中心) | 166 | 108 | 58 | 162 | 157 | 5 |
| 妇幼保健院(所、站) | 3078 | 1120 | 1958 | 3069 | 3053 | 16 |
| 省属 | 26 | 26 | | 26 | 26 | |
| 地级市(地区)属 | 377 | 341 | 36 | 377 | 377 | |
| 县级市(区)属 | 1050 | 690 | 360 | 1050 | 1040 | 10 |
| 县属 | 1517 | | 1517 | 1517 | 1512 | 5 |
| 其他 | 108 | 63 | 45 | 99 | 98 | 1 |
| 妇幼保健院 | 1948 | 663 | 1285 | 1943 | 1933 | 10 |
| 妇幼保健所 | 553 | 279 | 274 | 552 | 549 | 3 |
| 妇幼保健站 | 553 | 170 | 383 | 551 | 548 | 3 |
| 生殖保健中心 | 24 | 8 | 16 | 23 | 23 | |
| 急救中心(站) | 345 | 227 | 118 | 341 | 337 | 4 |
| 采供血机构 | 548 | 347 | 201 | 494 | 488 | 6 |
| 卫生监督所(中心) | 2986 | 1103 | 1883 | 2986 | 2974 | 12 |
| 省属 | 31 | 31 | | 31 | 31 | |
| 地级市(地区)属 | 388 | 341 | 47 | 388 | 387 | 1 |
| 县级市(区)属 | 1038 | 716 | 322 | 1038 | 1035 | 3 |
| 县属 | 1466 | | 1466 | 1466 | 1460 | 6 |
| 其他 | 63 | 15 | 48 | 63 | 61 | 2 |
| 计划生育技术服务机构 | 20092 | 4177 | 15915 | 19854 | 19234 | 620 |
| 四、其他医疗卫生机构 | 3244 | 1422 | 1822 | 3029 | 2968 | 61 |
| 疗养院 | 170 | 121 | 49 | 158 | 153 | 5 |
| 卫生监督检验(监测)机构 | 16 | 9 | 7 | 14 | 14 | |
| 医学科学研究机构 | 201 | 178 | 23 | 201 | 199 | 2 |
| 医学在职培训机构 | 399 | 117 | 282 | 399 | 395 | 4 |
| 临床检验中心(所、站) | 136 | 127 | 9 | 22 | 19 | 3 |
| 统计信息中心 | 68 | 61 | 7 | 66 | 66 | |
| 其他 | 2254 | 809 | 1445 | 2169 | 2122 | 47 |

## 1-1-3 续表3

| 注册类型分 | | | 按主办单位分 | | | |
|---|---|---|---|---|---|---|
| 非公立 | 联营 | 私营 | 政府办 | 卫生计生部门 | 社会办 | 个人办 |
| 345 | 4 | 37 | 29019 | 20575 | 2880 | 28 |
| 1 | | | 3380 | 3267 | 98 | |
| | | | 31 | 31 | | |
| | | | 409 | 409 | | |
| | | | 1186 | 1186 | | |
| | | | 1617 | 1617 | | |
| 1 | | | 137 | 24 | 98 | |
| 35 | | 23 | 1125 | 1102 | 89 | 20 |
| 10 | | 8 | 170 | 163 | 19 | 5 |
| | | | 12 | 12 | | |
| | | | 19 | 19 | | |
| 2 | | | 26 | 24 | 12 | |
| 8 | | 8 | 113 | 108 | 7 | 5 |
| 25 | | 15 | 955 | 939 | 70 | 15 |
| 14 | | 10 | 76 | 75 | 11 | 10 |
| 1 | | 1 | 25 | 23 | 3 | 1 |
| 2 | | 1 | 217 | 214 | 12 | 2 |
| | | | 335 | 335 | 14 | |
| 4 | | 2 | 17 | 17 | 18 | 1 |
| | | | 29 | 29 | 2 | |
| | | | 165 | 163 | 2 | |
| 1 | | | 10 | 2 | 3 | |
| 3 | | 1 | 81 | 81 | 5 | 1 |
| 4 | | 2 | 149 | 144 | 15 | 2 |
| 9 | | 3 | 3015 | 2979 | 60 | 3 |
| | | | 26 | 26 | | |
| | | | 377 | 377 | | |
| | | | 1050 | 1050 | | |
| | | | 1517 | 1517 | | |
| 9 | | 3 | 45 | 9 | 60 | 3 |
| 5 | | 2 | 1920 | 1901 | 26 | 2 |
| 1 | | | 542 | 542 | 11 | |
| 2 | | | 534 | 527 | 19 | |
| 1 | | 1 | 19 | 9 | 4 | 1 |
| 4 | | 3 | 304 | 299 | 39 | 2 |
| 54 | 4 | 6 | 474 | 466 | 73 | 1 |
| | | | 2986 | 2936 | | |
| | | | 31 | 31 | | |
| | | | 388 | 388 | | |
| | | | 1038 | 1038 | | |
| | | | 1466 | 1466 | | |
| | | | 63 | 13 | | |
| 238 | | | 17586 | 9382 | 2506 | |
| 215 | 3 | 94 | 2604 | 2106 | 564 | 76 |
| 12 | | 5 | 83 | 37 | 83 | 4 |
| 2 | | 2 | 12 | 10 | 2 | 2 |
| | | | 174 | 169 | 27 | |
| | | | 385 | 381 | 14 | |
| 114 | 2 | 68 | 11 | 11 | 73 | 52 |
| 2 | | | 62 | 59 | 6 | |
| 85 | 1 | 19 | 1877 | 1439 | 359 | 18 |

## 1-2-1 医院数(按登记注册类型/主办单位/管理类别/等级/机构类别分)

| 医院分类 | 2010 | 2011 | 2012 | 2013 | 2014 | 2015 |
|---|---|---|---|---|---|---|
| 总　计 | 20918 | 21979 | 23170 | 24709 | 25860 | 27587 |
| 按登记注册类型分 | | | | | | |
| 公立医院 | 13850 | 13539 | 13384 | 13396 | 13314 | 13069 |
| 民营医院 | 7068 | 8440 | 9786 | 11313 | 12546 | 14518 |
| 按主办单位分 | | | | | | |
| 政府办 | 9629 | 9579 | 9637 | 9673 | 9668 | 9651 |
| 社会办 | 5892 | 5926 | 6029 | 6193 | 6331 | 6570 |
| 个人办 | 5397 | 6474 | 7504 | 8843 | 9861 | 11366 |
| 按管理类别分 | | | | | | |
| 非营利性 | 15822 | 16258 | 16767 | 17269 | 17705 | 18518 |
| 营利性 | 5096 | 5721 | 6403 | 7440 | 8155 | 9069 |
| 不详 | | | | | | |
| 按医院等级分 | | | | | | |
| 其中：三级医院 | 1284 | 1399 | 1624 | 1787 | 1954 | 2123 |
| 二级医院 | 6472 | 6468 | 6566 | 6709 | 6850 | 7494 |
| 一级医院 | 5271 | 5636 | 5962 | 6473 | 7009 | 8759 |
| 按机构类别分 | | | | | | |
| 综合医院 | 13681 | 14328 | 15021 | 15887 | 16524 | 17430 |
| 中医医院 | 2778 | 2831 | 2889 | 3015 | 3115 | 3267 |
| 中西医结合医院 | 256 | 277 | 312 | 358 | 384 | 446 |
| 民族医院 | 198 | 200 | 208 | 217 | 233 | 253 |
| 专科医院 | 3956 | 4283 | 4665 | 5127 | 5478 | 6023 |
| 护理院 | 49 | 60 | 75 | 105 | 126 | 168 |

## 1-2-2 2015年各地区公立医院数

| 地区 | 医院合计 | 按医院级别分 | | | | 按机构类别分 | | | | | | 公立医院中:政府办医院 |
|---|---|---|---|---|---|---|---|---|---|---|---|---|
| | | 三级医院 | 二级医院 | 一级医院 | 未定级 | 综合医院 | 中医医院 | 中西医结合医院 | 民族医院 | 专科医院 | 护理院 | |
| **总　计** | **13069** | **1972** | **6116** | **3254** | **1727** | **8537** | **2335** | **143** | **206** | **1823** | **25** | **9651** |
| 东　部 | 4869 | 932 | 2050 | 1291 | 596 | 3124 | 786 | 72 | 4 | 861 | 22 | 3566 |
| 中　部 | 4230 | 529 | 2002 | 1143 | 556 | 2805 | 801 | 35 | 5 | 582 | 2 | 2926 |
| 西　部 | 3970 | 511 | 2064 | 820 | 575 | 2608 | 748 | 36 | 197 | 380 | 1 | 3159 |
| 北　京 | 234 | 77 | 66 | 91 | | 141 | 37 | 11 | 1 | 42 | 2 | 147 |
| 天　津 | 159 | 41 | 46 | 71 | 1 | 96 | 22 | 1 | | 40 | | 98 |
| 河　北 | 772 | 67 | 388 | 262 | 55 | 523 | 145 | 10 | | 94 | | 528 |
| 山　西 | 669 | 51 | 271 | 129 | 218 | 428 | 125 | 6 | | 110 | | 373 |
| 内蒙古 | 354 | 58 | 201 | 74 | 21 | 204 | 62 | 2 | 52 | 34 | | 287 |
| 辽　宁 | 558 | 114 | 226 | 160 | 58 | 354 | 70 | 5 | 1 | 128 | | 390 |
| 吉　林 | 317 | 44 | 176 | 48 | 49 | 194 | 60 | 6 | 2 | 55 | | 224 |
| 黑龙江 | 675 | 87 | 312 | 249 | 27 | 496 | 91 | 4 | 1 | 82 | 1 | 446 |
| 上　海 | 177 | 47 | 103 | 9 | 18 | 95 | 15 | 7 | | 51 | 9 | 161 |
| 江　苏 | 524 | 128 | 202 | 127 | 67 | 305 | 76 | 12 | | 125 | 6 | 396 |
| 浙　江 | 441 | 128 | 193 | 11 | 109 | 254 | 85 | 9 | | 89 | 4 | 402 |
| 安　徽 | 391 | 54 | 202 | 93 | 42 | 248 | 81 | 3 | | 58 | 1 | 300 |
| 福　建 | 263 | 56 | 145 | 60 | 2 | 151 | 66 | 4 | 1 | 41 | | 234 |
| 江　西 | 348 | 52 | 185 | 41 | 70 | 224 | 87 | 6 | | 31 | | 261 |
| 山　东 | 821 | 116 | 347 | 251 | 107 | 561 | 124 | 4 | 1 | 131 | | 530 |
| 河　南 | 845 | 82 | 370 | 359 | 34 | 576 | 157 | 3 | | 109 | | 580 |
| 湖　北 | 442 | 98 | 210 | 88 | 46 | 292 | 84 | 2 | 2 | 62 | | 339 |
| 湖　南 | 543 | 61 | 276 | 136 | 70 | 347 | 116 | 5 | | 75 | | 403 |
| 广　东 | 766 | 141 | 306 | 184 | 135 | 511 | 131 | 8 | | 115 | 1 | 631 |
| 广　西 | 332 | 59 | 185 | 34 | 54 | 187 | 83 | 11 | 4 | 46 | 1 | 309 |
| 海　南 | 154 | 17 | 28 | 65 | 44 | 133 | 15 | 1 | | 5 | | 49 |
| 重　庆 | 258 | 28 | 114 | 80 | 36 | 168 | 41 | 5 | | 44 | | 174 |
| 四　川 | 736 | 127 | 375 | 51 | 183 | 439 | 157 | 8 | 36 | 96 | | 593 |
| 贵　州 | 291 | 42 | 161 | 56 | 32 | 193 | 62 | 3 | 3 | 30 | | 223 |
| 云　南 | 408 | 53 | 247 | 44 | 64 | 271 | 102 | 1 | 2 | 32 | | 347 |
| 西　藏 | 105 | 8 | 10 | 76 | 11 | 81 | | | 23 | 1 | | 100 |
| 陕　西 | 525 | 49 | 276 | 132 | 68 | 374 | 112 | 2 | | 37 | | 300 |
| 甘　肃 | 297 | 37 | 173 | 25 | 62 | 195 | 73 | 3 | 9 | 17 | | 231 |
| 青　海 | 110 | 16 | 74 | 1 | 19 | 65 | 13 | | 26 | 6 | | 103 |
| 宁　夏 | 71 | 7 | 52 | 9 | 3 | 47 | 18 | | | 6 | | 67 |
| 新　疆 | 483 | 27 | 196 | 238 | 22 | 384 | 25 | 1 | 42 | 31 | | 425 |

# 1-2-3　2015年各地区民营医院数

| 地区 | 医院 | 按医院级别分 | | | | 按机构类别分 | | | | | |
|---|---|---|---|---|---|---|---|---|---|---|---|
| | | 三级医院 | 二级医院 | 一级医院 | 未定级 | 综合医院 | 中医医院 | 中西医结合医院 | 民族医院 | 专科医院 | 护理院 |
| **总　计** | **14518** | **151** | **1378** | **5505** | **7484** | **8893** | **932** | **303** | **47** | **4200** | **143** |
| 东　部 | 5717 | 66 | 559 | 2500 | 2592 | 3286 | 418 | 105 | 5 | 1780 | 123 |
| 中　部 | 3821 | 51 | 372 | 1325 | 2073 | 2093 | 287 | 91 | 9 | 1333 | 8 |
| 西　部 | 4980 | 34 | 447 | 1680 | 2819 | 3514 | 227 | 107 | 33 | 1087 | 12 |
| 北　京 | 397 | 10 | 51 | 315 | 21 | 154 | 112 | 11 | 2 | 116 | 2 |
| 天　津 | 243 | | 9 | 118 | 116 | 176 | 26 | 2 | | 39 | |
| 河　北 | 771 | 5 | 71 | 512 | 183 | 518 | 48 | 24 | | 181 | |
| 山　西 | 605 | | 21 | 106 | 478 | 226 | 69 | 12 | | 297 | 1 |
| 内蒙古 | 348 | 5 | 50 | 183 | 110 | 205 | 33 | 8 | 7 | 92 | 3 |
| 辽　宁 | 462 | 2 | 49 | 207 | 204 | 256 | 45 | 5 | | 154 | 2 |
| 吉　林 | 299 | 2 | 36 | 41 | 220 | 159 | 19 | 3 | 1 | 115 | 2 |
| 黑龙江 | 337 | 4 | 23 | 93 | 217 | 175 | 41 | 4 | 4 | 113 | |
| 上　海 | 161 | | 2 | 3 | 156 | 86 | 3 | 1 | | 55 | 16 |
| 江　苏 | 1057 | 12 | 149 | 537 | 359 | 708 | 28 | 13 | | 239 | 69 |
| 浙　江 | 608 | 3 | 30 | 24 | 551 | 231 | 59 | 22 | | 277 | 19 |
| 安　徽 | 627 | 11 | 97 | 303 | 216 | 422 | 16 | 15 | | 172 | 2 |
| 福　建 | 307 | 9 | 36 | 258 | 4 | 197 | 12 | 5 | | 92 | 1 |
| 江　西 | 220 | 3 | 21 | 42 | 154 | 140 | 14 | 2 | | 64 | |
| 山　东 | 1106 | 16 | 123 | 402 | 565 | 656 | 65 | 11 | 3 | 363 | 8 |
| 河　南 | 676 | 4 | 79 | 398 | 195 | 375 | 81 | 17 | | 201 | 2 |
| 湖　北 | 427 | 23 | 59 | 145 | 200 | 240 | 25 | 15 | 1 | 146 | |
| 湖　南 | 630 | 4 | 36 | 197 | 393 | 356 | 22 | 23 | 3 | 225 | 1 |
| 广　东 | 557 | 8 | 33 | 117 | 399 | 282 | 18 | 7 | | 244 | 6 |
| 广　西 | 195 | 2 | 18 | 106 | 69 | 138 | 8 | 3 | | 45 | 1 |
| 海　南 | 48 | 1 | 6 | 7 | 34 | 22 | 2 | 4 | | 20 | |
| 重　庆 | 373 | | 19 | 80 | 274 | 271 | 15 | 7 | | 77 | 3 |
| 四　川 | 1206 | 3 | 113 | 243 | 847 | 852 | 41 | 18 | | 295 | |
| 贵　州 | 897 | 6 | 61 | 430 | 400 | 727 | 25 | 19 | 4 | 119 | 3 |
| 云　南 | 693 | 10 | 77 | 148 | 458 | 454 | 22 | 29 | 1 | 187 | |
| 西　藏 | 34 | | 1 | 9 | 24 | 21 | | 1 | 5 | 7 | |
| 陕　西 | 489 | 5 | 38 | 125 | 321 | 330 | 42 | 7 | | 108 | 2 |
| 甘　肃 | 146 | 2 | 14 | 18 | 112 | 83 | 8 | 7 | 3 | 45 | |
| 青　海 | 71 | | 15 | | 56 | 47 | | 1 | 7 | 16 | |
| 宁　夏 | 97 | | 9 | 33 | 55 | 65 | 1 | 3 | 2 | 26 | |
| 新　疆 | 431 | 1 | 32 | 305 | 93 | 321 | 32 | 4 | 4 | 70 | |

## 1-3-1　2015年医院等级情况

| 医院分类 | 医院 | 综合医院 | 中医医院 | 中西医结合医院 | 民族医院 | 专科医院 |
|---|---|---|---|---|---|---|
| **总　计** | **27587** | **17430** | **3267** | **446** | **253** | **6023** |
| 三级 | 2123 | 1191 | 399 | 52 | 14 | 467 |
| 　甲等 | 1236 | 671 | 307 | 47 | 8 | 203 |
| 　乙等 | 406 | 273 | 82 | 3 | 5 | 43 |
| 　丙等 | 51 | 40 | | | | 11 |
| 　未定等 | 430 | 207 | 10 | 2 | 1 | 210 |
| 二级 | 7494 | 4376 | 1756 | 86 | 121 | 1152 |
| 　甲等 | 4181 | 2546 | 1271 | 43 | 69 | 252 |
| 　乙等 | 1578 | 1062 | 283 | 16 | 34 | 183 |
| 　丙等 | 81 | 48 | 12 | 1 | 3 | 17 |
| 　未定等 | 1654 | 720 | 190 | 26 | 15 | 700 |
| 一级 | 8759 | 6641 | 513 | 130 | 51 | 1397 |
| 　甲等 | 2344 | 2029 | 60 | 16 | 9 | 224 |
| 　乙等 | 609 | 493 | 21 | 10 | 3 | 81 |
| 　丙等 | 229 | 129 | 59 | 7 | 4 | 28 |
| 　未定等 | 5577 | 3990 | 373 | 97 | 35 | 1064 |
| 未定级 | 9211 | 5222 | 599 | 178 | 67 | 3007 |

# 1-3-2 2015年各地区医院等级情况

| 地区 | 合计 | 三级 | | | | 二级 | | | | 一级 | | | | 未定级 |
|---|---|---|---|---|---|---|---|---|---|---|---|---|---|---|
| | | | 甲等 | 乙等 | 丙等 | | 甲等 | 乙等 | 丙等 | | 甲等 | 乙等 | 丙等 | |
| 总　计 | 27587 | 2123 | 1236 | 406 | 51 | 7494 | 4181 | 1578 | 81 | 8759 | 2344 | 609 | 229 | 9211 |
| 东　部 | 10586 | 998 | 561 | 177 | 27 | 2609 | 1463 | 445 | 46 | 3791 | 983 | 234 | 176 | 3188 |
| 中　部 | 8051 | 580 | 380 | 64 | 14 | 2374 | 1260 | 583 | 23 | 2468 | 801 | 217 | 37 | 2629 |
| 西　部 | 8950 | 545 | 295 | 165 | 10 | 2511 | 1458 | 550 | 12 | 2500 | 560 | 158 | 16 | 3394 |
| 北　京 | 631 | 87 | 53 | 1 | 13 | 117 | 39 | 5 | 25 | 406 | 50 | 2 | 145 | 21 |
| 天　津 | 402 | 41 | 31 | 4 | | 55 | 25 | 15 | 8 | 189 | 41 | 6 | 1 | 117 |
| 河　北 | 1543 | 72 | 39 | | 8 | 459 | 325 | 50 | 4 | 774 | 166 | 27 | 8 | 238 |
| 山　西 | 1274 | 51 | 39 | 11 | | 292 | 191 | 79 | 1 | 235 | 133 | 34 | 2 | 696 |
| 内蒙古 | 702 | 63 | 19 | 20 | 7 | 251 | 80 | 101 | 6 | 257 | 51 | 10 | | 131 |
| 辽　宁 | 1020 | 116 | 61 | 20 | 2 | 275 | 159 | 50 | 1 | 367 | 107 | 17 | 7 | 262 |
| 吉　林 | 616 | 46 | 28 | 8 | 9 | 212 | 94 | 97 | 11 | 89 | 38 | 19 | 2 | 269 |
| 黑龙江 | 1012 | 91 | 63 | 13 | 2 | 335 | 128 | 154 | 4 | 342 | 146 | 46 | 8 | 244 |
| 上　海 | 338 | 47 | 32 | 5 | | 105 | 53 | 26 | 1 | 12 | 7 | | | 174 |
| 江　苏 | 1581 | 140 | 59 | 44 | | 351 | 120 | 78 | 3 | 664 | 243 | 152 | 7 | 426 |
| 浙　江 | 1049 | 131 | 70 | 61 | | 223 | 124 | 96 | 1 | 35 | 7 | 2 | 2 | 660 |
| 安　徽 | 1018 | 65 | 41 | 9 | | 299 | 146 | 42 | 1 | 396 | 90 | 42 | 1 | 258 |
| 福　建 | 570 | 65 | 35 | 10 | | 181 | 88 | 56 | | 318 | 21 | 3 | 1 | 6 |
| 江　西 | 568 | 55 | 45 | 6 | | 206 | 167 | 26 | | 83 | 16 | 4 | 2 | 224 |
| 山　东 | 1927 | 132 | 72 | 28 | 1 | 470 | 269 | 50 | 3 | 653 | 196 | 19 | 3 | 672 |
| 河　南 | 1521 | 86 | 49 | 1 | | 449 | 197 | 69 | 4 | 757 | 209 | 37 | 8 | 229 |
| 湖　北 | 869 | 121 | 73 | 13 | 3 | 269 | 155 | 61 | | 233 | 65 | 15 | 8 | 246 |
| 湖　南 | 1173 | 65 | 42 | 3 | | 312 | 182 | 55 | 2 | 333 | 104 | 20 | 6 | 463 |
| 广　东 | 1323 | 149 | 100 | 4 | | 339 | 244 | 14 | | 301 | 119 | 5 | 1 | 534 |
| 广　西 | 527 | 61 | 42 | 6 | 1 | 203 | 149 | 16 | | 140 | 34 | 3 | 3 | 123 |
| 海　南 | 202 | 18 | 9 | | 3 | 34 | 17 | 5 | | 72 | 26 | 1 | 1 | 78 |
| 重　庆 | 631 | 28 | 25 | | | 133 | 67 | 23 | | 160 | 34 | 7 | | 310 |
| 四　川 | 1942 | 130 | 63 | 67 | | 488 | 277 | 167 | | 294 | 110 | 67 | | 1030 |
| 贵　州 | 1188 | 48 | 27 | 5 | | 222 | 120 | 27 | | 486 | 19 | 26 | 3 | 432 |
| 云　南 | 1101 | 63 | 30 | 16 | | 324 | 185 | 52 | 1 | 192 | 16 | 11 | 4 | 522 |
| 西　藏 | 139 | 8 | 2 | 5 | | 11 | 6 | 4 | | 85 | 52 | 2 | 2 | 35 |
| 陕　西 | 1014 | 54 | 33 | 18 | | 314 | 192 | 88 | 3 | 257 | 58 | 14 | | 389 |
| 甘　肃 | 443 | 39 | 17 | 19 | 2 | 187 | 153 | 15 | | 43 | 12 | 4 | | 174 |
| 青　海 | 181 | 16 | 10 | 6 | | 89 | 64 | 19 | 1 | 1 | 1 | | | 75 |
| 宁　夏 | 168 | 7 | 4 | 3 | | 61 | 29 | 9 | | 42 | 5 | 1 | 1 | 58 |
| 新　疆 | 914 | 28 | 23 | | | 228 | 136 | 29 | 1 | 543 | 168 | 13 | 3 | 115 |

# 1-4-1　2015年按床位数分组的医院数

| 医院分类 | 合计 | 0～49张 | 50～99张 | 100～199张 | 200～299张 | 300～399张 | 400～499张 | 500～799张 | 800张及以上 |
|---|---|---|---|---|---|---|---|---|---|
| 医院 | 27587 | 10472 | 6070 | 4073 | 1845 | 1188 | 879 | 1568 | 1492 |
| 按登记注册类型分 | | | | | | | | | |
| 公立医院 | 13069 | 2989 | 1730 | 2265 | 1389 | 1009 | 801 | 1452 | 1434 |
| 民营医院 | 14518 | 7483 | 4340 | 1808 | 456 | 179 | 78 | 116 | 58 |
| 按类别分 | | | | | | | | | |
| 综合医院 | 17430 | 6674 | 3893 | 2317 | 1058 | 716 | 508 | 1053 | 1211 |
| 中医医院 | 3267 | 772 | 511 | 717 | 439 | 247 | 215 | 250 | 116 |
| 中西医结合医院 | 446 | 159 | 121 | 67 | 26 | 16 | 18 | 21 | 18 |
| 民族医院 | 253 | 101 | 62 | 62 | 9 | 11 | 1 | 6 | 1 |
| 专科医院 | 6023 | 2753 | 1432 | 849 | 292 | 187 | 134 | 232 | 144 |
| 口腔医院 | 501 | 455 | 36 | 6 | 2 | 1 | | | 1 |
| 眼科医院 | 455 | 223 | 164 | 52 | 11 | 4 | | 1 | |
| 耳鼻喉科医院 | 89 | 36 | 42 | 10 | | | 1 | | |
| 肿瘤医院 | 135 | 20 | 11 | 27 | 19 | 7 | 4 | 13 | 34 |
| 心血管病医院 | 79 | 22 | 21 | 19 | 5 | 4 | 2 | 4 | 2 |
| 胸科医院 | 20 | | 3 | 5 | 2 | 1 | | 7 | 2 |
| 血液病医院 | 10 | 4 | 2 | 1 | 1 | 1 | | 1 | |
| 妇产(科)医院 | 703 | 309 | 288 | 69 | 14 | 6 | 3 | 9 | 5 |
| 儿童医院 | 114 | 44 | 15 | 11 | 4 | 5 | 3 | 14 | 18 |
| 精神病医院 | 920 | 95 | 164 | 189 | 116 | 94 | 72 | 128 | 62 |
| 传染病医院 | 167 | 17 | 19 | 32 | 25 | 22 | 21 | 26 | 5 |
| 皮肤病医院 | 163 | 106 | 37 | 18 | 2 | | | | |
| 结核病医院 | 34 | 2 | 2 | 6 | 4 | 4 | 3 | 10 | 3 |
| 麻风病医院 | 31 | 21 | 5 | 4 | 1 | | | | |
| 职业病医院 | 16 | 3 | 4 | 3 | 1 | 3 | 2 | | |
| 骨科医院 | 558 | 233 | 166 | 118 | 23 | 7 | 4 | 3 | 4 |
| 康复医院 | 453 | 145 | 111 | 129 | 29 | 15 | 13 | 10 | 1 |
| 整形外科医院 | 57 | 49 | 4 | 3 | | 1 | | | |
| 美容医院 | 228 | 220 | 6 | 2 | | | | | |
| 其他专科医院 | 1290 | 749 | 332 | 145 | 33 | 12 | 6 | 6 | 7 |
| 护理院 | 168 | 13 | 51 | 61 | 21 | 11 | 3 | 6 | 2 |

## 1-4-2 2015年各地区按床位数分组医院数

| 地区 | 合计 | 0～49张 | 50～99张 | 100～199张 | 200～299张 | 300～399张 | 400～499张 | 500～799张 | 800张及以上 |
|---|---|---|---|---|---|---|---|---|---|
| 总 计 | 27587 | 10472 | 6070 | 4073 | 1845 | 1188 | 879 | 1568 | 1492 |
| 东 部 | 10586 | 4237 | 2057 | 1491 | 658 | 442 | 368 | 664 | 669 |
| 中 部 | 8051 | 2945 | 1725 | 1249 | 578 | 351 | 240 | 470 | 493 |
| 西 部 | 8950 | 3290 | 2288 | 1333 | 609 | 395 | 271 | 434 | 330 |
| 北 京 | 631 | 330 | 110 | 64 | 24 | 17 | 19 | 35 | 32 |
| 天 津 | 402 | 229 | 79 | 29 | 14 | 9 | 7 | 20 | 15 |
| 河 北 | 1543 | 724 | 272 | 183 | 90 | 69 | 74 | 82 | 49 |
| 山 西 | 1274 | 715 | 207 | 181 | 57 | 46 | 13 | 25 | 30 |
| 内蒙古 | 702 | 313 | 127 | 119 | 45 | 28 | 17 | 33 | 20 |
| 辽 宁 | 1020 | 335 | 208 | 200 | 60 | 43 | 31 | 78 | 65 |
| 吉 林 | 616 | 211 | 109 | 129 | 57 | 29 | 22 | 31 | 28 |
| 黑龙江 | 1012 | 389 | 187 | 220 | 62 | 46 | 23 | 52 | 33 |
| 上 海 | 338 | 105 | 39 | 38 | 38 | 23 | 21 | 37 | 37 |
| 江 苏 | 1581 | 647 | 313 | 227 | 85 | 74 | 48 | 77 | 110 |
| 浙 江 | 1049 | 368 | 204 | 168 | 88 | 39 | 35 | 63 | 84 |
| 安 徽 | 1018 | 388 | 241 | 137 | 72 | 32 | 22 | 55 | 71 |
| 福 建 | 570 | 202 | 106 | 85 | 42 | 30 | 23 | 49 | 33 |
| 江 西 | 568 | 159 | 97 | 109 | 51 | 37 | 29 | 55 | 31 |
| 山 东 | 1927 | 851 | 395 | 244 | 95 | 65 | 45 | 106 | 126 |
| 河 南 | 1521 | 530 | 354 | 188 | 111 | 68 | 44 | 97 | 129 |
| 湖 北 | 869 | 230 | 214 | 114 | 75 | 40 | 38 | 64 | 94 |
| 湖 南 | 1173 | 323 | 316 | 171 | 93 | 53 | 49 | 91 | 77 |
| 广 东 | 1323 | 351 | 282 | 233 | 114 | 64 | 61 | 105 | 113 |
| 广 西 | 527 | 145 | 93 | 80 | 52 | 31 | 38 | 46 | 42 |
| 海 南 | 202 | 95 | 49 | 20 | 8 | 9 | 4 | 12 | 5 |
| 重 庆 | 631 | 149 | 224 | 92 | 45 | 26 | 34 | 30 | 31 |
| 四 川 | 1942 | 593 | 577 | 333 | 130 | 74 | 56 | 97 | 82 |
| 贵 州 | 1188 | 497 | 384 | 124 | 54 | 43 | 17 | 38 | 31 |
| 云 南 | 1101 | 342 | 314 | 197 | 74 | 60 | 34 | 38 | 42 |
| 西 藏 | 139 | 69 | 44 | 16 | 7 | 2 |  | 1 |  |
| 陕 西 | 1014 | 412 | 213 | 143 | 83 | 49 | 22 | 59 | 33 |
| 甘 肃 | 443 | 137 | 69 | 79 | 44 | 35 | 19 | 42 | 18 |
| 青 海 | 181 | 62 | 47 | 32 | 15 | 9 | 4 | 8 | 4 |
| 宁 夏 | 168 | 62 | 36 | 26 | 20 | 6 | 6 | 8 | 4 |
| 新 疆 | 914 | 509 | 160 | 92 | 40 | 32 | 24 | 34 | 23 |

## 1-5 基层医疗卫生机构数(按登记注册类型/主办单位/管理类别/机构类别分)

| 机构分类 | 2010 | 2011 | 2012 | 2013 | 2014 | 2015 |
|---|---|---|---|---|---|---|
| **总　计** | **901709** | **918003** | **912620** | **915368** | **917335** | **920770** |
| 按登记注册类型分 | | | | | | |
| 公立 | 460927 | 469624 | 475544 | 487802 | 491885 | 495986 |
| 非公立 | 440782 | 448379 | 437076 | 427566 | 425450 | 424784 |
| 按主办单位分 | | | | | | |
| 政府办 | 111290 | 118108 | 119661 | 117765 | 116948 | 117503 |
| 社会办 | 470858 | 477068 | 473095 | 476868 | 471722 | 472631 |
| 个人办 | 319561 | 322827 | 319864 | 320735 | 328665 | 330636 |
| 按管理类别分 | | | | | | |
| 非营利性 | 675760 | 693102 | 692158 | 694827 | 695290 | 691375 |
| 营利性 | 225949 | 224901 | 220462 | 220541 | 222045 | 229395 |
| 按机构类别分 | | | | | | |
| 社区卫生服务中心(站) | 32739 | 32860 | 33562 | 33965 | 34238 | 34321 |
| 社区卫生服务中心 | 6903 | 7861 | 8182 | 8488 | 8669 | 8806 |
| 社区卫生服务站 | 25836 | 24999 | 25380 | 25477 | 25569 | 25515 |
| 卫生院 | 38765 | 37962 | 37707 | 37608 | 37497 | 37341 |
| 街道卫生院 | 929 | 667 | 610 | 593 | 595 | 524 |
| 乡镇卫生院 | 37836 | 37295 | 37097 | 37015 | 36902 | 36817 |
| 村卫生室 | 648424 | 662894 | 653419 | 648619 | 645470 | 640536 |
| 门诊部 | 8291 | 9218 | 10134 | 11126 | 12030 | 13282 |
| 诊所(医务室) | 173434 | 175069 | 177798 | 184050 | 188100 | 195290 |

## 1-6-1 2015年各地区按床位数分组的社区卫生服务中心(站)数

| 地区 | 社区卫生服务中心 | | | | | | | 社区卫生服务站 | | | |
|---|---|---|---|---|---|---|---|---|---|---|---|
| | 总计 | 无床 | 1～9张 | 10～29张 | 30～49张 | 50～99张 | 100张及以上 | 总计 | 无床 | 1～9张 | 10张及以上 |
| **总　计** | **8806** | **4067** | **490** | **1803** | **1156** | **1020** | **270** | **25515** | **23290** | **1563** | **662** |
| 东　部 | 4237 | 2209 | 182 | 673 | 518 | 496 | 159 | 15958 | 15108 | 552 | 298 |
| 中　部 | 2496 | 910 | 153 | 659 | 381 | 330 | 63 | 5236 | 4507 | 575 | 154 |
| 西　部 | 2073 | 948 | 155 | 471 | 257 | 194 | 48 | 4321 | 3675 | 436 | 210 |
| 北　京 | 322 | 162 | 42 | 67 | 26 | 18 | 7 | 1584 | 1584 | | |
| 天　津 | 115 | 50 | 0 | 17 | 13 | 34 | 1 | 459 | 459 | | |
| 河　北 | 279 | 57 | 32 | 106 | 57 | 25 | 2 | 909 | 524 | 214 | 171 |
| 山　西 | 219 | 95 | 15 | 67 | 29 | 11 | 2 | 668 | 533 | 106 | 29 |
| 内蒙古 | 308 | 149 | 31 | 85 | 29 | 13 | 1 | 885 | 786 | 72 | 27 |
| 辽　宁 | 368 | 245 | 6 | 52 | 20 | 34 | 11 | 774 | 774 | | |
| 吉　林 | 203 | 98 | 18 | 43 | 23 | 20 | 1 | 222 | 145 | 70 | 7 |
| 黑龙江 | 439 | 221 | 41 | 86 | 49 | 37 | 5 | 263 | 180 | 52 | 31 |
| 上　海 | 306 | 104 | 3 | 18 | 42 | 81 | 58 | 729 | 729 | | |
| 江　苏 | 548 | 134 | 5 | 117 | 139 | 118 | 35 | 2234 | 2161 | 69 | 4 |
| 浙　江 | 467 | 230 | 44 | 79 | 65 | 42 | 7 | 5552 | 5547 | 4 | 1 |
| 安　徽 | 407 | 155 | 28 | 122 | 50 | 44 | 8 | 1523 | 1523 | | |
| 福　建 | 219 | 109 | 8 | 60 | 23 | 18 | 1 | 309 | 309 | | |
| 江　西 | 170 | 56 | 19 | 54 | 26 | 15 | | 440 | 285 | 130 | 25 |
| 山　东 | 513 | 220 | 21 | 99 | 79 | 71 | 23 | 1797 | 1437 | 241 | 119 |
| 河　南 | 420 | 144 | 10 | 107 | 86 | 64 | 9 | 896 | 780 | 90 | 26 |
| 湖　北 | 342 | 83 | 5 | 68 | 62 | 95 | 29 | 846 | 769 | 64 | 13 |
| 湖　南 | 296 | 58 | 17 | 112 | 56 | 44 | 9 | 378 | 292 | 63 | 23 |
| 广　东 | 1078 | 887 | 21 | 55 | 53 | 49 | 13 | 1475 | 1471 | 3 | 1 |
| 广　西 | 144 | 100 | 5 | 19 | 11 | 7 | 2 | 133 | 129 | 4 | |
| 海　南 | 22 | 11 | | 3 | 1 | 6 | 1 | 136 | 113 | 21 | 2 |
| 重　庆 | 203 | 80 | | 26 | 34 | 43 | 20 | 297 | 291 | 5 | 1 |
| 四　川 | 397 | 141 | 28 | 105 | 64 | 48 | 11 | 540 | 428 | 50 | 62 |
| 贵　州 | 166 | 63 | 18 | 42 | 22 | 20 | 1 | 456 | 455 | | 1 |
| 云　南 | 171 | 66 | 13 | 40 | 26 | 22 | 4 | 327 | 248 | 55 | 24 |
| 西　藏 | 7 | | 4 | 3 | | | | 2 | 1 | 1 | |
| 陕　西 | 242 | 130 | 20 | 42 | 31 | 17 | 2 | 364 | 321 | 25 | 18 |
| 甘　肃 | 205 | 88 | 28 | 56 | 21 | 11 | 1 | 406 | 284 | 83 | 39 |
| 青　海 | 29 | 11 | 5 | 6 | 2 | 4 | 1 | 181 | 79 | 84 | 18 |
| 宁　夏 | 16 | 12 | | 3 | 1 | | | 115 | 90 | 20 | 5 |
| 新　疆 | 185 | 108 | 3 | 44 | 16 | 9 | 5 | 615 | 563 | 37 | 15 |

## 1-6-2 2015年各地区按床位数分组乡镇卫生院数

| 类别<br>地区 | 合计 | 无床 | 1～9张 | 10～29张 | 30～49张 | 50～99张 | 100张<br>及以上 |
|---|---|---|---|---|---|---|---|
| **乡镇卫生院** | 36817 | 1519 | 5358 | 14474 | 7311 | 6486 | 1669 |
| 中心卫生院 | 10579 | 188 | 629 | 2784 | 2538 | 3304 | 1136 |
| 乡卫生院 | 26238 | 1331 | 4729 | 11690 | 4773 | 3182 | 533 |
| 各地区乡镇卫生院 | | | | | | | |
| 东　部 | 9342 | 731 | 576 | 3200 | 2160 | 2046 | 629 |
| 中　部 | 11474 | 232 | 873 | 4518 | 2740 | 2545 | 566 |
| 西　部 | 16001 | 556 | 3909 | 6756 | 2411 | 1895 | 474 |
| 北　京 | | | | | | | |
| 天　津 | 144 | 24 | 7 | 61 | 18 | 31 | 3 |
| 河　北 | 1960 | 11 | 51 | 959 | 552 | 346 | 41 |
| 山　西 | 1249 | 16 | 142 | 729 | 237 | 114 | 11 |
| 内蒙古 | 1320 | 33 | 515 | 620 | 109 | 38 | 5 |
| 辽　宁 | 1008 | 22 | 32 | 581 | 231 | 111 | 31 |
| 吉　林 | 775 | 19 | 102 | 452 | 123 | 71 | 8 |
| 黑龙江 | 990 | 41 | 120 | 574 | 171 | 78 | 6 |
| 上　海 | | | | | | | |
| 江　苏 | 1033 | 32 | 1 | 197 | 308 | 357 | 138 |
| 浙　江 | 1194 | 503 | 279 | 223 | 92 | 82 | 15 |
| 安　徽 | 1382 | 35 | 111 | 438 | 385 | 355 | 58 |
| 福　建 | 880 | 23 | 61 | 424 | 195 | 125 | 52 |
| 江　西 | 1585 | 19 | 182 | 800 | 302 | 252 | 30 |
| 山　东 | 1630 | 49 | 7 | 243 | 477 | 608 | 246 |
| 河　南 | 2057 | 17 | 17 | 470 | 717 | 711 | 125 |
| 湖　北 | 1140 | 26 | 17 | 166 | 296 | 464 | 171 |
| 湖　南 | 2296 | 59 | 182 | 889 | 509 | 500 | 157 |
| 广　东 | 1196 | 51 | 71 | 351 | 252 | 369 | 102 |
| 广　西 | 1267 | 21 | 35 | 434 | 308 | 373 | 96 |
| 海　南 | 297 | 16 | 67 | 161 | 35 | 17 | 1 |
| 重　庆 | 924 | 81 | 38 | 338 | 190 | 196 | 81 |
| 四　川 | 4509 | 76 | 1294 | 1761 | 605 | 608 | 165 |
| 贵　州 | 1419 | 26 | 180 | 729 | 286 | 174 | 24 |
| 云　南 | 1372 | 19 | 109 | 688 | 275 | 231 | 50 |
| 西　藏 | 680 | 37 | 595 | 48 | | | |
| 陕　西 | 1589 | 78 | 359 | 796 | 244 | 94 | 18 |
| 甘　肃 | 1371 | 52 | 384 | 722 | 145 | 56 | 12 |
| 青　海 | 404 | 13 | 238 | 132 | 17 | 4 | |
| 宁　夏 | 219 | 58 | 38 | 94 | 23 | 6 | |
| 新　疆 | 927 | 62 | 124 | 394 | 209 | 115 | 23 |

# 1-6-3 村卫生室数

| 年份<br>地区 | 村卫生室(个) | | | | | | 行政村数<br>(个) | 设卫生室<br>的村数占<br>行政村数(%) |
|---|---|---|---|---|---|---|---|---|
| | 合计 | 村办 | 乡卫生院<br>设点 | 联合办 | 私人办 | 其他 | | |
| 1990 | 803956 | 266137 | 29963 | 87149 | 381844 | 38863 | 743278 | 86.2 |
| 1995 | 804352 | 297462 | 36388 | 90681 | 354981 | 22876 | 740150 | 88.9 |
| 2000 | 709458 | 300864 | 47101 | 89828 | 255179 | 16486 | 734715 | 89.8 |
| 2005 | 583209 | 313633 | 32396 | 38561 | 180403 | 18216 | 629079 | 85.8 |
| 2010 | 648424 | 365153 | 49678 | 32650 | 177080 | 23863 | 594658 | 92.3 |
| 2011 | 662894 | 372661 | 56128 | 33639 | 175747 | 24719 | 589874 | 93.4 |
| 2012 | 653419 | 370099 | 58317 | 32278 | 167025 | 25700 | 588475 | 93.3 |
| 2013 | 648619 | 371579 | 59896 | 32690 | 158811 | 25643 | 589447 | 93.0 |
| 2014 | 645470 | 349428 | 59396 | 29180 | 160549 | 46917 | 585451 | 93.3 |
| 2015 | 640536 | 353196 | 60231 | 29208 | 153353 | 44548 | 580575 | 93.3 |
| 东　部 | 216647 | 117499 | 24760 | 8733 | 52788 | 12867 | 222297 | 82.5 |
| 中　部 | 222299 | 131465 | 13529 | 12154 | 48985 | 16166 | 190608 | 99.8 |
| 西　部 | 201590 | 104232 | 21942 | 8321 | 51580 | 15515 | 167670 | 100.0 |
| 北　京 | 2768 | 2453 | 8 | 3 | 281 | 23 | 3936 | 70.3 |
| 天　津 | 2437 | 836 | 680 | 123 | 265 | 533 | 3686 | 66.1 |
| 河　北 | 60492 | 28400 | 2041 | 1013 | 25661 | 3377 | 48693 | 100.0 |
| 山　西 | 28099 | 19577 | 987 | 716 | 3279 | 3540 | 28087 | 100.0 |
| 内蒙古 | 13645 | 5258 | 1967 | 325 | 5192 | 903 | 11110 | 100.0 |
| 辽　宁 | 19774 | 8833 | 361 | 158 | 9788 | 634 | 11569 | 100.0 |
| 吉　林 | 10229 | 4092 | 1364 | 1262 | 3023 | 488 | 9327 | 100.0 |
| 黑龙江 | 11444 | 7600 | 1705 | 172 | 1445 | 522 | 9077 | 100.0 |
| 上　海 | 1271 | 940 | 195 | 46 | | 90 | 1593 | 79.8 |
| 江　苏 | 15391 | 8359 | 4010 | 2016 | 36 | 970 | 14486 | 100.0 |
| 浙　江 | 11868 | 7339 | 1297 | 164 | 2056 | 1012 | 27901 | 42.5 |
| 安　徽 | 15295 | 7192 | 3182 | 1484 | 947 | 2490 | 14688 | 100.0 |
| 福　建 | 19008 | 11843 | 332 | 236 | 4785 | 1812 | 14429 | 100.0 |
| 江　西 | 30697 | 14072 | 238 | 1632 | 13115 | 1640 | 16947 | 100.0 |
| 山　东 | 53780 | 27187 | 14228 | 4752 | 4117 | 3496 | 73811 | 72.9 |
| 河　南 | 56918 | 33582 | 823 | 2862 | 16660 | 2991 | 46925 | 100.0 |
| 湖　北 | 24795 | 15495 | 3559 | 2984 | 1922 | 835 | 25109 | 98.7 |
| 湖　南 | 44822 | 29855 | 1671 | 1042 | 8594 | 3660 | 40448 | 100.0 |
| 广　东 | 27177 | 20487 | 1472 | 173 | 4300 | 745 | 19632 | 100.0 |
| 广　西 | 21417 | 13553 | 920 | 194 | 5933 | 817 | 14273 | 100.0 |
| 海　南 | 2681 | 822 | 136 | 49 | 1499 | 175 | 2561 | 100.0 |
| 重　庆 | 11280 | 6747 | 1180 | 409 | 1846 | 1098 | 8220 | 100.0 |
| 四　川 | 55869 | 27218 | 2712 | 2526 | 19034 | 4379 | 46240 | 100.0 |
| 贵　州 | 20831 | 9131 | 2153 | 520 | 7043 | 1984 | 16612 | 100.0 |
| 云　南 | 13351 | 10018 | 1315 | 579 | 473 | 966 | 12024 | 100.0 |
| 西　藏 | 5353 | 1759 | 2621 | 150 | | 823 | 5257 | 100.0 |
| 陕　西 | 25717 | 19413 | 691 | 605 | 4231 | 777 | 22743 | 100.0 |
| 甘　肃 | 16744 | 6843 | 1668 | 992 | 5418 | 1823 | 16032 | 100.0 |
| 青　海 | 4491 | 1813 | 596 | 571 | 1072 | 439 | 4143 | 100.0 |
| 宁　夏 | 2453 | 774 | 340 | 209 | 777 | 353 | 2272 | 100.0 |
| 新　疆 | 10439 | 1705 | 5779 | 1241 | 561 | 1153 | 8744 | 100.0 |

注：行政村数即村民委员会数。

## 1-7　专业公共卫生机构数(按登记注册类型/主办单位/机构类别分)

| 机构分类 | 2010 | 2011 | 2012 | 2013 | 2014 | 2015 |
|---|---|---|---|---|---|---|
| 总　计 | 11835 | 11926 | 12083 | 31155 | 35029 | 31927 |
| 按登记注册类型分 | | | | | | |
| 公立 | 11764 | 11845 | 12004 | 30824 | 34382 | 31582 |
| 非公立 | 71 | 81 | 79 | 331 | 401 | 345 |
| 按主办单位分 | | | | | | |
| 政府办 | 11421 | 11452 | 11642 | 28269 | 31140 | 29019 |
| 社会办 | 396 | 452 | 421 | 2858 | 3617 | 2880 |
| 个人办 | 18 | 22 | 20 | 28 | 26 | 28 |
| 按机构类别分 | | | | | | |
| 疾病预防控制中心 | 3513 | 3484 | 3490 | 3516 | 3490 | 3478 |
| 专科疾病防治院(所/站) | 1274 | 1294 | 1289 | 1271 | 1242 | 1234 |
| 健康教育所(站) | 139 | 147 | 160 | 169 | 172 | 166 |
| 妇幼保健院(所/站) | 3025 | 3036 | 3044 | 3144 | 3098 | 3078 |
| 急救中心(站) | 245 | 270 | 295 | 312 | 325 | 345 |
| 采供血机构 | 530 | 525 | 531 | 538 | 541 | 548 |
| 卫生监督所(中心) | 2992 | 3022 | 3088 | 2967 | 2975 | 2986 |
| 计划生育技术服务机构 | 117 | 148 | 186 | 19238 | 23186 | 20092 |

注：2013年起增加原计生部门主管的计划生育技术服务机构。

# 二、卫 生 人 员

## 简要说明

一、本章主要介绍全国及31个省、自治区、直辖市卫生人员数，主要包括各类卫生人员，按性别、年龄、学历、职称、科室分专业卫生人员数，执业（助理）医师执业类别及执业范围等。

二、本章数据来源于卫生资源统计年报和教育部《教育事业发展情况统计简报》。

三、统计口径调整

（一）卫生人员总数

1. 村卫生室人员数（包括乡村医生、卫生员、执业医师和执业助理医师、注册护士）计入卫生人员总数。

2. 2002年起，按照行业管理原则，卫生人员数不再包括国境卫生检疫所、高中等医学院校、药品检验所（室）人员数。

3. 2007年起，卫生人员数增加返聘本单位半年以上人员数。

4. 2010年起，卫生人员总数包括获得“卫生监督员”证书的公务员数。

5. 2013年起卫生人员数包括卫生计生部门主管的计划生育技术服务机构人员数，2013年以前卫生人员数不包括原人口计生部门主管的计划生育技术服务机构人员数。

（二）卫生技术人员

1. 2007年起，卫生技术人员不再包括药剂员和检验员等技能人员；2007年以前药师（士）包括药剂员，检验师（士）包括检验员。

2. 执业（助理）医师：2002年起，按取得医师执业证书的人数统计（不含未取得执业医师证书的见习医师）；2002年以前按实际在岗的医生统计。执业（助理）医师数包括村卫生室执业（助理）医师数。

2002年以前执业（助理）医师系医生数（包括主任医师、副主任医师、主治医师、住院医师和医士），执业医师系医师数（包括主任医师、副主任医师、主治医师、住院医师）。

3. 注册护士：2002年起按注册数统计，2002年以前按实际在岗的护士数统计。

（三）工勤技能人员

2007年以前工勤技能人员系工勤人员数，不包括药剂员和检验员等技能人员。

四、本章涉及卫生机构的口径变动和指标解释与“卫生机构”章一致。

五、分科执业（助理）医师的科室分类主要依据《医疗机构诊疗科目》。中医医院和专科医院人员的科室归类原则如下：中医医院全部计入中医科，中西医结合医院全部计入中西医结合科，民族医院全部计入民族医学科，妇幼保健院分别计入妇产科、儿科，儿童医院计入儿科，传染病院、麻风病院全部计入传染科，疗养院、康复医院全部计入康复医学科，肿瘤医院全部计入肿瘤科，其他专科医院计入相关科室。

## 主要指标解释

**卫生人员**　指在医院、基层医疗卫生机构、专业公共卫生机构及其他医疗卫生机构工作的职工，包括卫生技术人员、乡村医生和卫生员、其他技术人员、管理人员和工勤人员。一律按支付年底工资的在岗职工统计，包括各类聘任人员（含合同工）及返聘本单位半年以上人员，不包括临时工、离退休人员、退职人员、离开本单位仍保留劳动关系人员、本单位返聘和临聘不足半年人员。

**卫生技术人员** 包括执业医师、执业助理医师、注册护士、药师（士）、检验技师（士）、影像技师（士）、卫生监督员和见习医（药、护、技）师（士）等卫生专业人员。不包括从事管理工作的卫生技术人员（如院长、副院长、党委书记等）。

**执业医师** 指《医师执业证》“级别”为“执业医师”且实际从事医疗、预防保健工作的人员，不包括实际从事管理工作的执业医师。执业医师类别分为临床、中医、口腔和公共卫生四类。

**执业助理医师** 指《医师执业证》“级别”为“执业助理医师”且实际从事医疗、预防保健工作的人员，不包括实际从事管理工作的执业助理医师。执业助理医师类别分为临床、中医、口腔和公共卫生四类。

**见习医师** 指毕业于高等院校医学专业、尚未取得医师执业证书的医师。

**注册护士** 指具有注册护士证书且实际从事护理工作的人员，不包括从事管理工作的护士。

**药剂师（士）** 包括主任药师、副主任药师、主管药师、药师、药士，不包括药剂员。

**技师（士）** 指检验技师（士）和影像技师（士）。包括主任技师、副主任技师、主管技师、技师、技士。

**检验师（士）** 包括主任检验技师、副主任检验技师、主管检验技师、检验技师、检验技士，不包括检验员。

**其他卫生技术人员** 包括见习医（药、护、技）师（士）等卫生专业人员，不包括药剂员、检验员、护理员等。

**其他技术人员** 指从事医疗器械修配、卫生宣传、科研、教学等技术工作的非卫生专业人员。

**管理人员** 指担负领导职责或管理任务的工作人员。包括从事医疗保健、疾病控制、卫生监督、医学科研与教学等业务管理工作的人员；主要从事党政、人事、财务、信息、安全保卫等行政管理工作的人员。

**工勤技能人员** 指承担技能操作和维护、后勤保障服务等职责的工作人员。工勤技能人员分为技术工和普通工。技术工包括护理员（工）、药剂员（工）、检验员、收费员、挂号员等，但不包括实验员、技术员、研究实习员（计入其他技术人员），也不包括经济员、会计员和统计员等（计入管理人员）。

**卫生监督员** 指医疗卫生机构中获得“卫生监督员”证书且实际从事卫生监督工作的人员，不包括从事管理工作的卫生监督员。

**每千人口卫生技术人员** 即卫生技术人员数/人口数×1000。人口数系国家统计局常住人口。

**每千人口执业（助理）医师** 即执业（助理）医师数/人口数×1000。人口数系国家统计局常住人口。

**每万人口全科医生数** 即全科医生数/人口数×10000。人口数系国家统计局常住人口。

**乡村医生** 指在村卫生室工作并且取得“乡村医生”证书的人员。

**中专学历（水平）** 指获得中专文凭或获得当地卫生（卫生计生）行政部门认可的中专水平证书的乡村医生。

**卫生员** 指在村卫生室工作但未取得“乡村医生”证书的人员。

# 2-1-1 卫生人员数

| 年份 | 卫生人员 | 卫生技术人员 | 执业(助理)医师 | | 注册护士 | 药师(士) | 检验师(士) | 乡村医生和卫生员 | 其他技术人员 | 管理人员 | 工勤技能人员 |
|---|---|---|---|---|---|---|---|---|---|---|---|
| | | | | 执业医师 | | | | | | | |
| 1950 | 611240 | 555040 | 380800 | 327400 | 37800 | 8080 | | | | 21877 | 34323 |
| 1955 | 1052787 | 874063 | 500398 | 402409 | 107344 | 60974 | 15394 | | | 86465 | 92259 |
| 1960 | 1769205 | 1504894 | 596109 | 427498 | 170143 | 119293 | | | | 132034 | 132277 |
| 1965 | 1872300 | 1531600 | 762804 | 510091 | 234546 | 117314 | | | 10996 | 168845 | 160899 |
| 1970 | 6571795 | 1453247 | 702304 | 446251 | 295147 | … | | 4779280 | 10813 | 156862 | 171593 |
| 1975 | 7435212 | 2057068 | 877716 | 521617 | 379545 | 219904 | 77506 | 4841695 | 14122 | 251420 | 270907 |
| 1980 | 7355483 | 2798241 | 1153234 | 709473 | 465798 | 308438 | 114290 | 3820776 | 27834 | 310805 | 397827 |
| 1981 | 7199133 | 3011038 | 1243787 | 620291 | 525311 | 323786 | 123652 | 3403012 | 29622 | 318721 | 436740 |
| 1982 | 6954413 | 3142943 | 1307205 | 668010 | 563912 | 342451 | 130625 | 2996609 | 32207 | 326883 | 455771 |
| 1983 | 6757244 | 3252836 | 1352651 | 704060 | 595569 | 351002 | 136630 | 2667214 | 37830 | 326927 | 472437 |
| 1984 | 6622973 | 3343998 | 1381456 | 716365 | 616080 | 358969 | 140728 | 2409327 | 42539 | 341271 | 485838 |
| 1985 | 5606105 | 3410910 | 1413281 | 724238 | 636974 | 365145 | 145217 | 1293094 | 46052 | 358812 | 497237 |
| 1986 | 5725854 | 3506517 | 1444150 | 745592 | 680583 | 372760 | 150132 | 1279935 | 50957 | 370056 | 518389 |
| 1987 | 5842621 | 3608618 | 1481754 | 777333 | 717596 | 382121 | 156878 | 1278499 | 57255 | 371167 | 527082 |
| 1988 | 5924557 | 3723756 | 1618174 | 1095926 | 829261 | 394287 | 161615 | 1247045 | 65063 | 368227 | 520466 |
| 1989 | 6028234 | 3809097 | 1718018 | 1257668 | 921687 | 401098 | 166383 | 1241275 | 73530 | 384890 | 519442 |
| 1990 | 6137711 | 3897921 | 1763086 | 1302997 | 974541 | 405978 | 170371 | 1231510 | 85504 | 396694 | 526082 |
| 1991 | 6278458 | 3984974 | 1779545 | 1310933 | 1011943 | 409325 | 176832 | 1253324 | 91265 | 408819 | 540076 |
| 1992 | 6409307 | 4073986 | 1808194 | 1327875 | 1039674 | 413598 | 180754 | 1269061 | 99177 | 417670 | 549413 |
| 1993 | 6540522 | 4117067 | 1831665 | 1372471 | 1056096 | 413025 | 183657 | 1325106 | 113138 | 432903 | 552311 |
| 1994 | 6630710 | 4199217 | 1882180 | 1425375 | 1093544 | 417166 | 186415 | 1323701 | 116921 | 438084 | 552787 |
| 1995 | 6704395 | 4256923 | 1917772 | 1454926 | 1125661 | 418520 | 189488 | 1331017 | 120782 | 450013 | 545660 |
| 1996 | 6735097 | 4311845 | 1941235 | 1475232 | 1162609 | 424952 | 192873 | 1316095 | 125480 | 444571 | 537106 |
| 1997 | 6833962 | 4397805 | 1984867 | 1505342 | 1198228 | 428295 | 198016 | 1317786 | 133369 | 448047 | 536955 |
| 1998 | 6863315 | 4423721 | 1999521 | 1513975 | 1218836 | 423644 | 200846 | 1327633 | 145060 | 435507 | 531394 |
| 1999 | 6894985 | 4458669 | 2044672 | 1561584 | 1244844 | 418574 | 201272 | 1324937 | 150041 | 434997 | 526341 |
| 2000 | 6910383 | 4490803 | 2075843 | 1603266 | 1266838 | 414408 | 200900 | 1319357 | 157533 | 426789 | 515901 |
| 2001 | 6874527 | 4507700 | 2099658 | 1637337 | 1286938 | 404087 | 203378 | 1290595 | 157961 | 412757 | 505514 |
| 2002 | 6528674 | 4269779 | 1843995 | 1463573 | 1246545 | 357659 | 209144 | 1290595 | 179962 | 332628 | 455710 |
| 2003 | 6216971 | 4380878 | 1942364 | 1534046 | 1265959 | 357378 | 209616 | 867778 | 199331 | 318692 | 450292 |
| 2004 | 6332739 | 4485983 | 1999457 | 1582442 | 1308433 | 355451 | 211553 | 883075 | 209422 | 315595 | 438664 |
| 2005 | 6447246 | 4564050 | 2042135 | 1622684 | 1349589 | 349533 | 211495 | 916532 | 225697 | 312826 | 428141 |
| 2006 | 6681184 | 4728350 | 2099064 | 1678031 | 1426339 | 353565 | 218771 | 957459 | 235466 | 323705 | 436204 |
| 2007 | 6964389 | 4913186 | 2122925 | 1715460 | 1558822 | 325212 | 206487 | 931761 | 243460 | 356569 | 519413 |
| 2008 | 7251803 | 5174478 | 2201904 | 1791881 | 1678091 | 330525 | 212618 | 938313 | 255149 | 356854 | 527009 |
| 2009 | 7781448 | 5535124 | 2329206 | 1905436 | 1854818 | 341910 | 220695 | 1050991 | 275006 | 362665 | 557662 |
| 2010 | 8207502 | 5876158 | 2413259 | 1972840 | 2048071 | 353916 | 230572 | 1091863 | 290161 | 370548 | 578772 |
| 2011 | 8616040 | 6202858 | 2466094 | 2020154 | 2244020 | 363993 | 238874 | 1126443 | 305981 | 374885 | 605873 |
| 2012 | 9115705 | 6675549 | 2616064 | 2138836 | 2496599 | 377398 | 249255 | 1094419 | 319117 | 372997 | 653623 |
| 2013 | 9790483 | 7210578 | 2794754 | 2285794 | 2783121 | 395578 | 266607 | 1081063 | 359819 | 420971 | 718052 |
| 2014 | 10234213 | 7589790 | 2892518 | 2374917 | 3004144 | 409595 | 279277 | 1058182 | 379740 | 451250 | 755251 |
| 2015 | 10693881 | 8007537 | 3039135 | 2508408 | 3241469 | 423294 | 293680 | 1031525 | 399712 | 472620 | 782487 |

注：①卫生人员和卫生技术人员包括获得“卫生监督员”证书的公务员1万人；②2013年以后卫生人员数包括卫生计生部门主管的计划生育技术服务机构人员数，2013年以前不包括原人口计生部门主管的计划生育技术服务机构人员数；③执业（助理）医师数包括村卫生室执业（助理）医师数；④1985年以前乡村医生和卫生员系赤脚医生数。

## 2-1-2　2015年各类医疗卫生机构人员数

| 机构分类 | 合计 | 卫生技术人 | | | |
|---|---|---|---|---|---|
| | | 小计 | 执业(助理)医师 | 执业医师 | 注册护士 |
| 总　计 | 10693881 | 8007537 | 3039135 | 2508408 | 3241469 |
| 一、医院 | 6132793 | 5071151 | 1692766 | 1573093 | 2407632 |
| 综合医院 | 4435065 | 3701442 | 1227399 | 1146680 | 1789729 |
| 中医医院 | 824022 | 694827 | 248027 | 227793 | 292609 |
| 中西医结合医院 | 93209 | 77830 | 27829 | 25891 | 34548 |
| 民族医院 | 23156 | 18875 | 7637 | 6416 | 5809 |
| 专科医院 | 746161 | 571315 | 180377 | 165005 | 280958 |
| 口腔医院 | 42942 | 34189 | 15958 | 14672 | 13080 |
| 眼科医院 | 41601 | 27369 | 8702 | 7901 | 13213 |
| 耳鼻喉科医院 | 6585 | 4982 | 1728 | 1544 | 2273 |
| 肿瘤医院 | 77898 | 63870 | 18991 | 18565 | 32505 |
| 心血管病医院 | 17484 | 14446 | 4354 | 4034 | 7391 |
| 胸科医院 | 10511 | 8824 | 2573 | 2519 | 4803 |
| 血液病医院 | 1719 | 1307 | 338 | 327 | 665 |
| 妇产(科)医院 | 84046 | 62474 | 20363 | 18613 | 31350 |
| 儿童医院 | 60573 | 51116 | 15660 | 15120 | 25798 |
| 精神病医院 | 136988 | 103932 | 27413 | 24728 | 57198 |
| 传染病医院 | 50738 | 40490 | 12274 | 11901 | 20330 |
| 皮肤病医院 | 9292 | 6741 | 2262 | 2032 | 2850 |
| 结核病医院 | 10869 | 8617 | 2496 | 2421 | 4512 |
| 麻风病医院 | 923 | 598 | 255 | 193 | 171 |
| 职业病医院 | 3741 | 2714 | 997 | 951 | 1143 |
| 骨科医院 | 42670 | 33478 | 11249 | 9279 | 14766 |
| 康复医院 | 36441 | 26650 | 8095 | 6990 | 11326 |
| 整形外科医院 | 4351 | 2589 | 866 | 779 | 1345 |
| 美容医院 | 15967 | 8064 | 2864 | 2568 | 4112 |
| 其他专科医院 | 90822 | 68865 | 22939 | 19868 | 32127 |
| 护理院 | 11180 | 6862 | 1497 | 1308 | 3979 |
| 二、基层医疗卫生机构 | 3603162 | 2257701 | 1101934 | 731851 | 646607 |
| 社区卫生服务中心(站) | 504817 | 431158 | 181670 | 146047 | 153393 |
| 社区卫生服务中心 | 397301 | 335979 | 138516 | 110895 | 116688 |
| 社区卫生服务站 | 107516 | 95179 | 43154 | 35152 | 36705 |
| 卫生院 | 1287211 | 1086421 | 444376 | 255573 | 301200 |
| 街道卫生院 | 9514 | 7889 | 3487 | 2193 | 2319 |
| 乡镇卫生院 | 1277697 | 1078532 | 440889 | 253380 | 298881 |
| 中心卫生院 | 546932 | 466276 | 188282 | 115402 | 135191 |
| 乡卫生院 | 730765 | 612256 | 252607 | 137978 | 163690 |
| 村卫生室 | 1197160 | 165635 | 145567 | 49304 | 20068 |
| 门诊部 | 159464 | 132913 | 66577 | 58861 | 45565 |
| 综合门诊部 | 89089 | 75332 | 36431 | 32795 | 25829 |
| 中医门诊部 | 17848 | 13974 | 8131 | 7625 | 2632 |
| 中西医结合门诊部 | 3482 | 3099 | 1596 | 1447 | 964 |
| 民族医门诊部 | 104 | 84 | 47 | 37 | 20 |
| 专科门诊部 | 48941 | 40424 | 20372 | 16957 | 16120 |
| 诊所、卫生所、医务室、护理站 | 454510 | 441574 | 263744 | 222066 | 126381 |
| 诊所 | 370933 | 360897 | 217074 | 184484 | 103253 |
| 卫生所、医务室 | 83261 | 80391 | 46605 | 37534 | 22935 |
| 护理站 | 316 | 286 | 65 | 48 | 193 |

注：①卫生人员数合计包括获得“卫生监督员”证书的公务员1万人，乡村医生和卫生员1031525人；②本表村卫生室人员数不包括乡镇卫生院在村卫生室工作的人员数（这部分人员计入乡镇卫生院中）。

## 2-1-2 续表1

| 员 | | | | | 其他技术人员 | 管理人员 | 工勤技能人员 |
|---|---|---|---|---|---|---|---|
| 药师(士) | 技师(士) | 检验师(士) | 其他 | 见习医师 | | | |
| 423294 | 428929 | 293680 | 874710 | 225270 | 399712 | 472620 | 782487 |
| 266443 | 273910 | 178305 | 430400 | 155866 | 243190 | 305064 | 513388 |
| 178272 | 199933 | 130479 | 306109 | 112952 | 164996 | 210677 | 357950 |
| 53953 | 36841 | 23318 | 63397 | 25224 | 31783 | 34111 | 63301 |
| 4799 | 4037 | 2678 | 6617 | 2217 | 3687 | 4583 | 7109 |
| 1937 | 863 | 537 | 2629 | 811 | 1272 | 1213 | 1796 |
| 27167 | 32003 | 21141 | 50810 | 14404 | 41104 | 53788 | 79954 |
| 630 | 793 | 313 | 3728 | 850 | 2140 | 2884 | 3729 |
| 1222 | 1036 | 741 | 3196 | 871 | 3636 | 4829 | 5767 |
| 290 | 285 | 165 | 406 | 146 | 318 | 578 | 707 |
| 2825 | 3904 | 1959 | 5645 | 1533 | 4000 | 4329 | 5699 |
| 516 | 727 | 453 | 1458 | 375 | 835 | 1078 | 1125 |
| 403 | 555 | 349 | 490 | 173 | 583 | 542 | 562 |
| 66 | 133 | 123 | 105 | 38 | 159 | 161 | 92 |
| 2748 | 4225 | 2994 | 3788 | 1092 | 4423 | 6529 | 10620 |
| 2525 | 3101 | 2329 | 4032 | 1440 | 2706 | 2901 | 3850 |
| 5055 | 4364 | 2999 | 9902 | 2864 | 6816 | 8824 | 17416 |
| 2449 | 3088 | 2388 | 2349 | 904 | 2672 | 3410 | 4166 |
| 666 | 456 | 404 | 507 | 110 | 688 | 787 | 1076 |
| 446 | 670 | 469 | 493 | 189 | 575 | 656 | 1021 |
| 64 | 51 | 45 | 57 | 9 | 81 | 94 | 150 |
| 130 | 174 | 139 | 270 | 111 | 394 | 290 | 343 |
| 1673 | 2192 | 1098 | 3598 | 1229 | 1998 | 2964 | 4230 |
| 1370 | 1272 | 810 | 4587 | 816 | 2445 | 2756 | 4590 |
| 97 | 100 | 70 | 181 | 29 | 436 | 510 | 816 |
| 332 | 330 | 256 | 426 | 148 | 1668 | 2262 | 3973 |
| 3660 | 4547 | 3037 | 5592 | 1477 | 4531 | 7404 | 10022 |
| 315 | 233 | 152 | 838 | 258 | 348 | 692 | 3278 |
| 134495 | 88106 | 57831 | 286559 | 54961 | 80981 | 69452 | 163503 |
| 33909 | 20431 | 14607 | 41755 | 9648 | 20305 | 20790 | 32564 |
| 28349 | 18339 | 13015 | 34087 | 8405 | 16698 | 15865 | 28759 |
| 5560 | 2092 | 1592 | 7668 | 1243 | 3607 | 4925 | 3805 |
| 75177 | 58222 | 36647 | 207446 | 39326 | 58152 | 42644 | 99994 |
| 546 | 385 | 263 | 1152 | 221 | 498 | 442 | 685 |
| 74631 | 57837 | 36384 | 206294 | 39105 | 57654 | 42202 | 99309 |
| 32381 | 26953 | 16596 | 83469 | 17782 | 21704 | 16373 | 42579 |
| 42250 | 30884 | 19788 | 122825 | 21323 | 35950 | 25829 | 56730 |
| 7691 | 7097 | 4920 | 5983 | 1315 | 2438 | 5753 | 18360 |
| 4673 | 5220 | 3564 | 3179 | 566 | 1234 | 2802 | 9721 |
| 1848 | 470 | 371 | 893 | 232 | 367 | 760 | 2747 |
| 262 | 178 | 125 | 99 | 16 | 45 | 57 | 281 |
| 9 | 4 | 3 | 4 | 2 | 2 | 3 | 15 |
| 899 | 1225 | 857 | 1808 | 499 | 790 | 2131 | 5596 |
| 17718 | 2356 | 1657 | 31375 | 4672 | 86 | 265 | 12585 |
| 15443 | 1479 | 965 | 23648 | 3794 | 41 | 96 | 9899 |
| 2273 | 873 | 688 | 7705 | 873 | 35 | 162 | 2673 |
| 2 | 4 | 4 | 22 | 5 | 10 | 7 | 13 |

## 2-1-2　续表2

| 机构分类 | 合计 | 卫生技术人 | | | |
|---|---|---|---|---|---|
| | | 小计 | 执业(助理)医师 | 执业医师 | 注册护士 |
| 三、专业公共卫生机构 | 876848 | 639189 | 230880 | 192126 | 178255 |
| 疾病预防控制中心 | 190930 | 141698 | 70709 | 59972 | 13798 |
| 省属 | 10848 | 7579 | 3868 | 3775 | 185 |
| 地级市(地区)属 | 42592 | 31924 | 16863 | 15792 | 2154 |
| 县级市(区)属 | 57686 | 42800 | 21425 | 18094 | 4656 |
| 县属 | 72801 | 54159 | 26251 | 20357 | 6236 |
| 其他 | 7003 | 5236 | 2302 | 1954 | 567 |
| 专科疾病防治院(所、站) | 50496 | 38672 | 16188 | 13658 | 11988 |
| 专科疾病防治院 | 19726 | 15127 | 5588 | 4935 | 5964 |
| 传染病防治院 | 1689 | 1245 | 375 | 351 | 602 |
| 结核病防治院 | 3286 | 2548 | 780 | 735 | 1280 |
| 职业病防治院 | 5464 | 4051 | 1552 | 1478 | 1431 |
| 其他 | 9287 | 7283 | 2881 | 2371 | 2651 |
| 专科疾病防治所(站、中心) | 30770 | 23545 | 10600 | 8723 | 6024 |
| 口腔病防治所(站、中心) | 2296 | 1891 | 1077 | 886 | 463 |
| 精神病防治所(站、中心) | 1009 | 858 | 320 | 235 | 393 |
| 皮肤病与性病防治所(中心) | 6388 | 4848 | 2111 | 1802 | 1291 |
| 结核病防治所(站、中心) | 9063 | 6782 | 2805 | 2341 | 1655 |
| 职业病防治所(站、中心) | 2156 | 1660 | 829 | 784 | 295 |
| 地方病防治所(站、中心) | 851 | 607 | 344 | 302 | 53 |
| 血吸虫病防治所(站、中心) | 5681 | 4353 | 1992 | 1551 | 1161 |
| 药物戒毒所(中心) | 285 | 145 | 58 | 43 | 43 |
| 其他 | 3041 | 2401 | 1064 | 779 | 670 |
| 健康教育所(站、中心) | 2140 | 968 | 481 | 418 | 130 |
| 妇幼保健院(所、站) | 351257 | 291361 | 105832 | 93643 | 124414 |
| 省属 | 18591 | 15403 | 4931 | 4909 | 7973 |
| 地级市(地区)属 | 106462 | 88606 | 29426 | 28384 | 41944 |
| 县级市(区)属 | 106577 | 88386 | 33148 | 29532 | 36640 |
| 县属 | 113325 | 93702 | 36343 | 29139 | 35715 |
| 其他 | 6302 | 5264 | 1984 | 1679 | 2142 |
| 妇幼保健院 | 314593 | 261619 | 90910 | 80969 | 116431 |
| 妇幼保健所 | 19605 | 15947 | 8105 | 7236 | 4187 |
| 妇幼保健站 | 16335 | 13237 | 6502 | 5208 | 3668 |
| 生殖保健中心 | 724 | 558 | 315 | 230 | 128 |
| 急救中心(站) | 14969 | 7759 | 3398 | 3107 | 3276 |
| 采供血机构 | 32966 | 23498 | 3571 | 3059 | 11105 |
| 卫生监督所(中心) | 80710 | 67942 | | | |
| 省属 | 2583 | 2160 | | | |
| 地级市(地区)属 | 15927 | 13418 | | | |
| 县级市(区)属 | 24642 | 20277 | | | |
| 县属 | 27096 | 21684 | | | |
| 其他 | 462 | 403 | | | |
| 计划生育技术服务机构 | 153380 | 67291 | 30701 | 18269 | 13544 |
| 四、其他医疗卫生机构 | 81078 | 39496 | 13555 | 11338 | 8975 |
| 疗养院 | 14758 | 8912 | 3108 | 2795 | 3925 |
| 卫生监督检验(监测)机构 | 539 | 235 | 106 | 98 | 6 |
| 医学科学研究机构 | 11581 | 5818 | 2013 | 1939 | 678 |
| 医学在职培训机构 | 13199 | 6200 | 2262 | 1754 | 1379 |
| 临床检验中心(所、站) | 11739 | 5706 | 608 | 553 | 223 |
| 统计信息中心 | 1037 | 73 | 31 | 31 | 5 |
| 其他 | 28225 | 12552 | 5427 | 4168 | 2759 |

## 2-1-2 续表3

| 员 | | | | | 其他技术人员 | 管理人员 | 工勤技能人员 |
|---|---|---|---|---|---|---|---|
| 药师（士） | 技师（士） | 检验师（士） | 其他 | 见习医师 | | | |
| 20501 | 62212 | 53370 | 147341 | 13912 | 60127 | 84375 | 93157 |
| 2737 | 26907 | 25079 | 27547 | 2681 | 14413 | 14240 | 20579 |
| 98 | 1892 | 1859 | 1536 | 100 | 1347 | 845 | 1077 |
| 469 | 8202 | 7872 | 4236 | 774 | 3281 | 3514 | 3873 |
| 906 | 7540 | 7029 | 8273 | 691 | 4122 | 4457 | 6307 |
| 1197 | 8535 | 7627 | 11940 | 1010 | 4918 | 4812 | 8912 |
| 67 | 738 | 692 | 1562 | 106 | 745 | 612 | 410 |
| 2742 | 3710 | 2867 | 4044 | 803 | 3287 | 3360 | 5177 |
| 992 | 1311 | 1024 | 1272 | 419 | 1345 | 1182 | 2072 |
| 68 | 95 | 71 | 105 | 30 | 128 | 51 | 265 |
| 129 | 223 | 164 | 136 | 84 | 158 | 274 | 306 |
| 246 | 424 | 357 | 398 | 132 | 541 | 366 | 506 |
| 549 | 569 | 432 | 633 | 173 | 518 | 491 | 995 |
| 1750 | 2399 | 1843 | 2772 | 384 | 1942 | 2178 | 3105 |
| 28 | 26 | 11 | 297 | 23 | 107 | 144 | 154 |
| 39 | 27 | 20 | 79 | 6 | 58 | 33 | 60 |
| 603 | 405 | 376 | 438 | 115 | 354 | 403 | 783 |
| 502 | 959 | 645 | 861 | 94 | 659 | 781 | 841 |
| 48 | 256 | 204 | 232 | 24 | 180 | 155 | 161 |
| 22 | 80 | 71 | 108 | 9 | 44 | 71 | 129 |
| 264 | 434 | 352 | 502 | 43 | 353 | 323 | 652 |
| 9 | 18 | 12 | 17 | 3 | 10 | 114 | 16 |
| 235 | 194 | 152 | 238 | 67 | 177 | 154 | 309 |
| 42 | 33 | 26 | 282 | 18 | 603 | 395 | 174 |
| 12558 | 21019 | 16158 | 27538 | 8774 | 15987 | 15898 | 28011 |
| 558 | 1200 | 980 | 741 | 322 | 760 | 776 | 1652 |
| 3686 | 6015 | 4859 | 7535 | 2940 | 5113 | 5137 | 7606 |
| 3889 | 6473 | 4971 | 8236 | 2594 | 4955 | 4745 | 8491 |
| 4230 | 6949 | 5049 | 10465 | 2794 | 4836 | 4952 | 9835 |
| 195 | 382 | 299 | 561 | 124 | 323 | 288 | 427 |
| 11347 | 18345 | 14029 | 24586 | 8089 | 14145 | 13413 | 25416 |
| 671 | 1615 | 1330 | 1369 | 440 | 1006 | 1309 | 1343 |
| 519 | 1002 | 758 | 1546 | 235 | 781 | 1123 | 1194 |
| 21 | 57 | 41 | 37 | 10 | 55 | 53 | 58 |
| 129 | 87 | 65 | 869 | 440 | 992 | 1305 | 4913 |
| 306 | 6050 | 6013 | 2466 | 186 | 2967 | 2288 | 4213 |
| | | | 67942 | | 2029 | 5737 | 5002 |
| | | | 2160 | | 55 | 212 | 156 |
| | | | 13418 | | 328 | 1279 | 902 |
| | | | 20277 | | 773 | 1944 | 1648 |
| | | | 21684 | | 871 | 2252 | 2289 |
| | | | 403 | | 2 | 50 | 7 |
| 1987 | 4406 | 3162 | 16653 | 1010 | 19849 | 41152 | 25088 |
| 1855 | 4701 | 4174 | 10410 | 531 | 15414 | 13729 | 12439 |
| 476 | 525 | 366 | 878 | 190 | 952 | 1717 | 3177 |
| | 95 | 93 | 28 | | 24 | 233 | 47 |
| 335 | 451 | 385 | 2341 | 41 | 3311 | 1460 | 992 |
| 435 | 258 | 167 | 1866 | 63 | 3520 | 1658 | 1821 |
| 11 | 2762 | 2742 | 2102 | 47 | 1846 | 1231 | 2956 |
| 7 | | | 30 | | 619 | 276 | 69 |
| 591 | 610 | 421 | 3165 | 190 | 5142 | 7154 | 3377 |

## 2-1-3 2015年卫生人员数(按城乡/登记注册类型/主办单位分)

| 分类 | 合计 | 卫生技术人员 | | | | | | | 乡村医生和卫生员 | 其他技术人员 | 管理人员 | 工勤技能人员 |
|---|---|---|---|---|---|---|---|---|---|---|---|---|
| | | 小计 | 执业(助理)医师 | 执业医师 | 注册护士 | 药师(士) | 技师(士) | 其他 | | | | |
| 总计 | 10693881 | 8007537 | 3039135 | 2508408 | 3241469 | 423294 | 428929 | 874710 | 1031525 | 399712 | 472620 | 782487 |
| 按城乡分 | | | | | | | | | | | | |
| 城市 | 5127704 | 4220110 | 1537630 | 1431104 | 1892835 | 216468 | 226355 | 346822 | | 213973 | 273050 | 420571 |
| 农村 | 5556177 | 3777427 | 1501505 | 1077304 | 1348634 | 206826 | 202574 | 517888 | 1031525 | 185739 | 199570 | 361916 |
| 按登记注册类型分 | | | | | | | | | | | | |
| 公立 | 8637025 | 6581539 | 2408867 | 1999795 | 2701934 | 355951 | 368860 | 745927 | 690857 | 345618 | 383982 | 635029 |
| 国有 | 7350418 | 6005417 | 2115017 | 1827743 | 2544594 | 321454 | 345774 | 678578 | 71826 | 320446 | 362778 | 589951 |
| 集体 | 1286607 | 576122 | 293850 | 172052 | 157340 | 34497 | 23086 | 67349 | 619031 | 25172 | 21204 | 45078 |
| 非公立 | 2046856 | 1415998 | 630268 | 508613 | 539535 | 67343 | 60069 | 118783 | 340668 | 54094 | 88638 | 147458 |
| 其中:联营 | 62219 | 20307 | 10535 | 6155 | 6245 | 666 | 772 | 2089 | 38278 | 684 | 1050 | 1900 |
| 私营 | 1441759 | 1013762 | 475508 | 380593 | 367582 | 48055 | 38806 | 83811 | 245064 | 34230 | 55372 | 93331 |
| 按主办单位分 | | | | | | | | | | | | |
| 政府办 | 7305242 | 5939733 | 2100337 | 1781623 | 2471436 | 326410 | 340691 | 700859 | 114405 | 322809 | 343650 | 584645 |
| 其中：卫生计生部门 | 7010795 | 5729382 | 2023317 | 1716397 | 2385708 | 315646 | 329045 | 675666 | 114405 | 302696 | 310313 | 553999 |
| 社会办 | 1940536 | 1004891 | 449534 | 332460 | 384492 | 46795 | 47611 | 76459 | 723098 | 40928 | 70556 | 101063 |
| 个人办 | 1438103 | 1052913 | 489264 | 394325 | 385541 | 50089 | 40627 | 87392 | 194022 | 35975 | 58414 | 96779 |

注：①卫生人员和卫生技术人员中包括公务员中卫生监督员10000名；②城市包括直辖市区和地级市辖区，农村包括县及县级市；③社会办包括企业、事业单位、社会团体和其他社会组织办的卫生机构。

## 2-1-4 2010年卫生人员性别、年龄、学历、职称构成(%)

| 分类 | 卫生技术人员 | | | | | | | 其他技术人员 | 管理人员 |
|---|---|---|---|---|---|---|---|---|---|
| | 合计 | 执业(助理)医师 | 执业医师 | 注册护士 | 药师(士) | 技师(士) | 其他 | | |
| 总　计 | 100.0 | 100.0 | 100.0 | 100.0 | 100.0 | 100.0 | 100.0 | 100.0 | 100.0 |
| 按性别分 | | | | | | | | | |
| 男 | 34.2 | 57.1 | 57.8 | 1.7 | 39.0 | 45.2 | 45.2 | 42.3 | 49.4 |
| 女 | 65.8 | 42.9 | 42.2 | 98.3 | 61.1 | 54.8 | 54.8 | 57.7 | 50.6 |
| 按年龄分 | | | | | | | | | |
| 25岁以下 | 8.1 | 0.2 | 0.1 | 14.1 | 5.3 | 5.2 | 18.8 | 7.2 | 3.0 |
| 25～34岁 | 34.9 | 31.7 | 27.7 | 39.6 | 27.1 | 35.1 | 35.4 | 31.8 | 21.3 |
| 35～44岁 | 29.7 | 34.2 | 34.1 | 26.9 | 30.1 | 29.9 | 23.4 | 31.7 | 32.1 |
| 45～54岁 | 18.9 | 20.1 | 22.3 | 16.9 | 27.9 | 22.0 | 15.2 | 22.5 | 32.4 |
| 55～59岁 | 5.2 | 7.5 | 8.6 | 2.2 | 7.6 | 5.9 | 4.6 | 5.2 | 8.9 |
| 60岁及以上 | 3.2 | 6.2 | 7.2 | 0.4 | 2.0 | 1.8 | 2.5 | 1.6 | 2.3 |
| 按工作年限分 | | | | | | | | | |
| 5年以下 | 19.9 | 13.1 | 12.2 | 23.6 | 12.3 | 15.3 | 36.0 | 18.5 | 10.2 |
| 5～9年 | 13.9 | 13.5 | 12.0 | 16.2 | 9.4 | 13.1 | 11.3 | 12.2 | 7.8 |
| 10～19年 | 30.2 | 33.2 | 31.5 | 29.1 | 29.5 | 31.1 | 24.0 | 28.6 | 25.2 |
| 20～29年 | 20.9 | 20.8 | 22.3 | 21.8 | 25.1 | 22.4 | 16.2 | 23.7 | 31.1 |
| 30年及以上 | 15.1 | 19.4 | 22.0 | 9.3 | 23.7 | 18.0 | 12.5 | 17.1 | 25.8 |
| 按学历分 | | | | | | | | | |
| 研究生 | 3.2 | 6.9 | 8.4 | 0.1 | 0.9 | 1.5 | 2.2 | 1.7 | 2.5 |
| 大学本科 | 21.7 | 36.1 | 43.1 | 8.7 | 13.2 | 18.2 | 19.1 | 18.0 | 26.0 |
| 大专 | 36.3 | 32.3 | 29.2 | 42.5 | 32.5 | 39.0 | 32.6 | 35.3 | 39.7 |
| 中专 | 34.5 | 22.0 | 16.9 | 46.0 | 40.1 | 35.9 | 38.1 | 29.3 | 20.5 |
| 高中及以下 | 4.2 | 2.7 | 2.3 | 2.7 | 13.4 | 5.4 | 8.0 | 15.7 | 11.4 |
| 按专业技术资格分 | | | | | | | | | |
| 正高 | 1.7 | 3.8 | 4.6 | 0.1 | 0.5 | 0.6 | 0.6 | 0.4 | 2.1 |
| 副高 | 6.1 | 12.1 | 14.7 | 1.8 | 2.8 | 4.2 | 2.0 | 2.6 | 8.1 |
| 中级 | 24.8 | 30.1 | 36.3 | 24.4 | 22.7 | 26.5 | 10.0 | 14.5 | 22.6 |
| 师级/助理 | 32.5 | 37.3 | 36.8 | 29.6 | 38.9 | 35.8 | 20.9 | 24.8 | 21.1 |
| 士级 | 25.3 | 10.6 | 2.1 | 37.6 | 28.5 | 25.1 | 35.5 | 31.8 | 17.4 |
| 不详 | 9.7 | 6.2 | 5.4 | 6.5 | 6.7 | 7.9 | 31.1 | 26.0 | 28.7 |
| 按聘任技术职务分 | | | | | | | | | |
| 正高 | 1.6 | 3.6 | 4.4 | 0.1 | 0.5 | 0.5 | 0.5 | 0.4 | 2.8 |
| 副高 | 6.1 | 12.2 | 14.9 | 1.7 | 2.8 | 4.1 | 2.1 | 2.7 | 9.5 |
| 中级 | 25.5 | 31.1 | 37.4 | 24.4 | 23.3 | 27.2 | 11.1 | 15.9 | 28.4 |
| 师级/助理 | 34.4 | 39.8 | 38.2 | 31.2 | 39.9 | 37.3 | 22.4 | 29.0 | 28.0 |
| 士级 | 26.0 | 9.9 | 2.3 | 39.0 | 30.0 | 26.6 | 37.5 | 35.0 | 21.2 |
| 待聘 | 6.5 | 3.5 | 2.8 | 3.7 | 3.5 | 4.2 | 26.3 | 17.0 | 10.2 |

注：本表不包括村卫生室数字。

## 2-1-5 2015年卫生人员性别、年龄、学历、职称构成(%)

| 分类 | 卫生技术人员 | | | | | | | 其他技术人员 | 管理人员 |
|---|---|---|---|---|---|---|---|---|---|
| | 合计 | 执业(助理)医师 | | 注册护士 | 药师(士) | 技师(士) | 其他 | | |
| | | | 执业医师 | | | | | | |
| 总 计 | 100.0 | 100.0 | 100.0 | 100.0 | 100.0 | 100.0 | 100.0 | 100.0 | 100.0 |
| 按性别分 | | | | | | | | | |
| 男 | 30.3 | 55.1 | 55.9 | 2.0 | 35.7 | 42.6 | 43.2 | 39.7 | 48.2 |
| 女 | 69.7 | 44.9 | 44.1 | 98.0 | 64.3 | 57.4 | 56.8 | 60.3 | 51.8 |
| 按年龄分 | | | | | | | | | |
| 25岁以下 | 8.1 | 0.1 | 0.0 | 14.1 | 4.1 | 5.8 | 12.5 | 5.5 | 2.3 |
| 25～34岁 | 37.9 | 23.5 | 22.1 | 46.8 | 32.3 | 37.5 | 49.8 | 36.1 | 24.6 |
| 35～44岁 | 26.8 | 35.2 | 33.6 | 22.0 | 27.8 | 27.8 | 19.9 | 29.3 | 29.5 |
| 45～54岁 | 18.1 | 24.4 | 25.5 | 14.0 | 24.2 | 19.7 | 12.1 | 21.9 | 31.3 |
| 55～59岁 | 3.9 | 5.9 | 6.4 | 2.0 | 7.0 | 5.2 | 2.9 | 4.6 | 7.8 |
| 60岁及以上 | 5.1 | 11.0 | 12.4 | 1.1 | 4.6 | 4.1 | 3.0 | 2.6 | 4.5 |
| 按工作年限分 | | | | | | | | | |
| 5年以下 | 23.7 | 10.5 | 10.1 | 29.7 | 17.4 | 21.3 | 41.8 | 22.6 | 14.0 |
| 5～9年 | 20.0 | 16.0 | 15.4 | 24.1 | 16.4 | 18.0 | 20.4 | 18.6 | 12.8 |
| 10～19年 | 22.4 | 27.1 | 25.8 | 20.6 | 21.5 | 22.9 | 16.2 | 22.2 | 20.5 |
| 20～29年 | 19.6 | 25.2 | 25.3 | 16.7 | 23.3 | 21.2 | 12.6 | 21.8 | 27.9 |
| 30年及以上 | 14.2 | 21.3 | 23.4 | 8.8 | 21.4 | 16.6 | 8.9 | 14.9 | 24.9 |
| 按学历分 | | | | | | | | | |
| 研究生 | 4.7 | 10.3 | 12.1 | 0.1 | 2.4 | 2.7 | 5.6 | 2.6 | 3.5 |
| 大学本科 | 25.9 | 38.8 | 44.3 | 14.5 | 21.9 | 26.3 | 28.0 | 25.4 | 32.1 |
| 大专 | 38.9 | 30.6 | 27.7 | 47.9 | 35.0 | 41.3 | 34.4 | 37.8 | 39.4 |
| 中专 | 28.2 | 18.3 | 14.4 | 36.3 | 32.7 | 26.7 | 27.9 | 23.9 | 16.2 |
| 高中及以下 | 2.3 | 2.0 | 1.7 | 1.1 | 7.9 | 2.9 | 4.1 | 10.3 | 8.9 |
| 按专业技术资格分 | | | | | | | | | |
| 正高 | 1.8 | 4.6 | 5.4 | 0.2 | 0.7 | 0.8 | 0.4 | 0.3 | 1.9 |
| 副高 | 5.8 | 12.8 | 15.0 | 2.1 | 3.2 | 4.7 | 1.2 | 2.5 | 6.4 |
| 中级 | 20.6 | 30.1 | 34.9 | 17.9 | 20.1 | 22.4 | 5.7 | 12.9 | 16.0 |
| 师级/助理 | 29.5 | 38.1 | 37.4 | 24.1 | 35.6 | 31.9 | 20.7 | 21.3 | 14.8 |
| 士级 | 30.1 | 8.1 | 1.5 | 46.0 | 30.6 | 28.7 | 38.2 | 33.0 | 13.4 |
| 不详 | 12.2 | 6.4 | 5.8 | 9.8 | 9.8 | 11.5 | 33.8 | 30.0 | 47.3 |
| 按聘任技术职务分 | | | | | | | | | |
| 正高 | 1.7 | 4.4 | 5.1 | 0.1 | 0.6 | 0.7 | 0.4 | 0.4 | 3.4 |
| 副高 | 5.9 | 12.9 | 15.2 | 2.0 | 3.2 | 4.7 | 1.3 | 2.5 | 9.9 |
| 中级 | 21.3 | 31.3 | 36.4 | 17.8 | 20.8 | 23.2 | 6.5 | 13.8 | 26.6 |
| 师级/助理 | 31.2 | 41.4 | 39.2 | 25.6 | 36.3 | 32.9 | 19.9 | 25.0 | 26.4 |
| 士级 | 29.6 | 7.7 | 1.9 | 46.5 | 31.4 | 29.2 | 34.2 | 32.3 | 20.7 |
| 待聘 | 10.3 | 2.3 | 2.1 | 7.9 | 7.7 | 9.2 | 37.8 | 26.1 | 13.0 |

注：本表不包括村卫生室数字。

# 2-1-6 各地区卫生人员数

| 地区 | 合计 | 卫生技术人员 | | | | | | | 乡村医生和卫生员 | 其他技术人员 | 管理人员 | 工勤技能人员 |
|---|---|---|---|---|---|---|---|---|---|---|---|---|
| | | 小计 | 执业(助理)医师 | 执业医师 | 注册护士 | 药师(士) | 技师(士) | 其他 | | | | |
| 2010 | 8207502 | 5876158 | 2413259 | 1972840 | 2048071 | 353916 | 338755 | 722157 | 1091863 | 290161 | 370548 | 578772 |
| 2015 | 10693881 | 8007537 | 3039135 | 2508408 | 3241469 | 423294 | 428929 | 874710 | 1031525 | 399712 | 472620 | 782487 |
| 东 部 | 4584329 | 3519912 | 1365434 | 1160643 | 1435002 | 195848 | 181224 | 342404 | 344280 | 180518 | 189708 | 349911 |
| 中 部 | 3204929 | 2338546 | 910221 | 722745 | 953688 | 120259 | 131914 | 222464 | 377209 | 124544 | 142374 | 222256 |
| 西 部 | 2894623 | 2139079 | 763480 | 625020 | 852779 | 107187 | 115791 | 299842 | 310036 | 94650 | 140538 | 210320 |
| 北 京 | 289204 | 225440 | 85232 | 80410 | 94626 | 13206 | 11538 | 20838 | 3438 | 15090 | 16750 | 28486 |
| 天 津 | 118111 | 90748 | 35871 | 33533 | 33804 | 5376 | 4901 | 10796 | 5150 | 4464 | 9463 | 8286 |
| 河 北 | 533286 | 372747 | 166881 | 128786 | 132837 | 15657 | 19084 | 38288 | 82362 | 24158 | 18918 | 35101 |
| 山 西 | 294851 | 213995 | 90216 | 77314 | 83344 | 9840 | 11126 | 19469 | 38534 | 11249 | 11630 | 19443 |
| 内蒙古 | 212499 | 162327 | 64238 | 54862 | 61223 | 10271 | 8474 | 18121 | 18278 | 8788 | 10040 | 13066 |
| 辽 宁 | 348525 | 264419 | 104552 | 94231 | 110976 | 13272 | 14720 | 20899 | 24599 | 13000 | 18380 | 28127 |
| 吉 林 | 214193 | 158963 | 67245 | 59074 | 60719 | 7903 | 7956 | 15140 | 17489 | 8147 | 13525 | 16069 |
| 黑龙江 | 285914 | 215264 | 82708 | 70428 | 80955 | 11479 | 12807 | 27315 | 23816 | 9959 | 16468 | 20407 |
| 上 海 | 208444 | 170125 | 62983 | 59368 | 75436 | 9498 | 9966 | 12242 | 885 | 10164 | 11723 | 15547 |
| 江 苏 | 618945 | 487005 | 189216 | 157369 | 203998 | 26454 | 24241 | 43096 | 34615 | 20824 | 27128 | 49373 |
| 浙 江 | 491008 | 405620 | 158056 | 135772 | 159945 | 25763 | 20477 | 41379 | 8170 | 18816 | 16874 | 41528 |
| 安 徽 | 377387 | 280768 | 107792 | 84620 | 119303 | 13456 | 16573 | 23644 | 45914 | 14448 | 14161 | 22096 |
| 福 建 | 281330 | 212931 | 77984 | 66028 | 90450 | 13866 | 10917 | 19714 | 26922 | 10122 | 8632 | 22723 |
| 江 西 | 291574 | 210927 | 76807 | 63704 | 89579 | 14021 | 14197 | 16323 | 46116 | 8145 | 8202 | 18184 |
| 山 东 | 855706 | 618192 | 237118 | 202993 | 254170 | 32304 | 31567 | 63033 | 128735 | 37902 | 27590 | 43287 |
| 河 南 | 771088 | 519939 | 198616 | 143010 | 205366 | 24950 | 30631 | 60376 | 116512 | 35308 | 34991 | 64338 |
| 湖 北 | 475747 | 367902 | 135997 | 112243 | 165077 | 18222 | 18641 | 29965 | 40896 | 19456 | 19569 | 27924 |
| 湖 南 | 494175 | 370788 | 150840 | 112352 | 149345 | 20388 | 19983 | 30232 | 47932 | 17832 | 23828 | 33795 |
| 广 东 | 768482 | 617975 | 228539 | 186807 | 254098 | 37621 | 30899 | 66818 | 26011 | 23936 | 30415 | 70145 |
| 广 西 | 374817 | 274659 | 91585 | 73379 | 113202 | 15730 | 14759 | 39383 | 36112 | 11641 | 17718 | 34687 |
| 海 南 | 71288 | 54710 | 19002 | 15346 | 24662 | 2831 | 2914 | 5301 | 3393 | 2042 | 3835 | 7308 |
| 重 庆 | 227095 | 166708 | 60973 | 47689 | 69954 | 8181 | 7868 | 19732 | 22294 | 7339 | 11131 | 19623 |
| 四 川 | 646542 | 472169 | 181480 | 148776 | 190602 | 23275 | 23376 | 53436 | 70425 | 19987 | 30574 | 53387 |
| 贵 州 | 259144 | 187282 | 63384 | 50401 | 76032 | 7600 | 10979 | 29287 | 35997 | 9689 | 13130 | 13046 |
| 云 南 | 304551 | 227998 | 79567 | 66203 | 93278 | 9569 | 12538 | 33046 | 35749 | 11611 | 9393 | 19800 |
| 西 藏 | 29094 | 14341 | 6213 | 4395 | 3190 | 636 | 627 | 3675 | 11434 | 931 | 901 | 1487 |
| 陕 西 | 349892 | 265381 | 79496 | 66172 | 104317 | 13979 | 16690 | 50899 | 33173 | 4041 | 24606 | 22691 |
| 甘 肃 | 181445 | 129454 | 49610 | 40145 | 47782 | 6107 | 6698 | 19257 | 21364 | 6961 | 12122 | 11544 |
| 青 海 | 48440 | 35422 | 13791 | 11572 | 13194 | 1753 | 2025 | 4659 | 7022 | 1855 | 1320 | 2821 |
| 宁 夏 | 52568 | 41497 | 15860 | 14200 | 16135 | 2543 | 2307 | 4652 | 3632 | 2230 | 2011 | 3198 |
| 新 疆 | 208536 | 161841 | 57283 | 47226 | 63870 | 7543 | 9450 | 23695 | 14556 | 9577 | 7592 | 14970 |

## 2-1-7 2015年各地区卫生人员数(城市)

| 地区 | 合计 | 卫生技术人员 | | | | | | | 其他技术人员 | 管理人员 | 工勤技能人员 |
|---|---|---|---|---|---|---|---|---|---|---|---|
| | | 小计 | 执业(助理)医师 | 执业医师 | 注册护士 | 药师(士) | 技师(士) | 其他 | | | |
| 总　计 | 5127704 | 4220110 | 1537630 | 1431104 | 1892835 | 216468 | 226355 | 346822 | 213973 | 273050 | 420571 |
| 东　部 | 2632425 | 2167900 | 803333 | 749665 | 950182 | 118596 | 115307 | 180482 | 111797 | 130353 | 222375 |
| 中　部 | 1313645 | 1086191 | 391097 | 363195 | 509346 | 50121 | 59201 | 76426 | 57718 | 73426 | 96310 |
| 西　部 | 1181634 | 966019 | 343200 | 318244 | 433307 | 47751 | 51847 | 89914 | 44458 | 69271 | 101886 |
| 北　京 | 278510 | 219248 | 82461 | 78123 | 92502 | 12726 | 11157 | 20402 | 14773 | 16562 | 27927 |
| 天　津 | 101046 | 80569 | 30839 | 29522 | 31072 | 4862 | 4482 | 9314 | 4157 | 8633 | 7687 |
| 河　北 | 198083 | 164119 | 65536 | 60184 | 72327 | 6804 | 8521 | 10931 | 10447 | 8847 | 14670 |
| 山　西 | 140501 | 116539 | 45249 | 42326 | 52238 | 4916 | 6112 | 8024 | 6132 | 7372 | 10458 |
| 内蒙古 | 98772 | 81500 | 30100 | 28204 | 35213 | 5074 | 4317 | 6796 | 4777 | 5463 | 7032 |
| 辽　宁 | 220806 | 182863 | 69994 | 66743 | 82639 | 8866 | 10345 | 11019 | 8414 | 11972 | 17557 |
| 吉　林 | 95914 | 77564 | 32662 | 30773 | 32702 | 3547 | 4003 | 4650 | 4335 | 6457 | 7558 |
| 黑龙江 | 151988 | 123390 | 45136 | 42312 | 53729 | 5744 | 7085 | 11696 | 6132 | 9973 | 12493 |
| 上　海 | 201528 | 164975 | 60234 | 57976 | 73785 | 9240 | 9728 | 11988 | 10021 | 11411 | 15121 |
| 江　苏 | 323765 | 268031 | 95675 | 90085 | 121384 | 14182 | 14116 | 22674 | 11532 | 16828 | 27374 |
| 浙　江 | 252884 | 208265 | 77743 | 72210 | 87943 | 12640 | 11252 | 18687 | 10409 | 10717 | 23493 |
| 安　徽 | 164017 | 137649 | 48319 | 44614 | 66684 | 6033 | 7746 | 8867 | 7613 | 8212 | 10543 |
| 福　建 | 130774 | 109608 | 40457 | 36832 | 48878 | 6763 | 5773 | 7737 | 5311 | 4806 | 11049 |
| 江　西 | 102170 | 86621 | 29180 | 27591 | 41735 | 4882 | 5324 | 5500 | 3753 | 4711 | 7085 |
| 山　东 | 349433 | 294842 | 111656 | 103934 | 132804 | 14324 | 14824 | 21234 | 19072 | 14690 | 20829 |
| 河　南 | 266401 | 217357 | 75159 | 68528 | 102292 | 9766 | 11640 | 18500 | 12742 | 15024 | 21278 |
| 湖　北 | 215354 | 179612 | 62566 | 58846 | 88565 | 8394 | 9453 | 10634 | 9769 | 11014 | 14959 |
| 湖　南 | 177300 | 147459 | 52826 | 48205 | 71401 | 6839 | 7838 | 8555 | 7242 | 10663 | 11936 |
| 广　东 | 539612 | 446653 | 158968 | 145131 | 193102 | 26739 | 23488 | 44356 | 16540 | 23706 | 52713 |
| 广　西 | 155468 | 127204 | 43759 | 41059 | 57803 | 6949 | 6673 | 12020 | 4847 | 8231 | 15186 |
| 海　南 | 35984 | 28727 | 9770 | 8925 | 13746 | 1450 | 1621 | 2140 | 1121 | 2181 | 3955 |
| 重　庆 | 132479 | 106245 | 37259 | 32737 | 48630 | 5324 | 5315 | 9717 | 5028 | 7668 | 13538 |
| 四　川 | 265973 | 215391 | 77408 | 72695 | 99239 | 10103 | 11174 | 17467 | 10042 | 15042 | 25498 |
| 贵　州 | 77709 | 64807 | 23338 | 21862 | 29635 | 2621 | 3570 | 5643 | 3454 | 4628 | 4820 |
| 云　南 | 92032 | 76861 | 28080 | 26243 | 34681 | 3457 | 4233 | 6410 | 4659 | 3975 | 6537 |
| 西　藏 | 7416 | 5647 | 2513 | 2074 | 1824 | 267 | 315 | 728 | 347 | 539 | 883 |
| 陕　西 | 168317 | 138689 | 44554 | 40583 | 61733 | 6687 | 8191 | 17524 | 1987 | 14305 | 13336 |
| 甘　肃 | 76030 | 62012 | 23707 | 22078 | 26626 | 2978 | 3552 | 5149 | 3900 | 4702 | 5416 |
| 青　海 | 21558 | 18062 | 6643 | 6068 | 8154 | 835 | 957 | 1473 | 1182 | 724 | 1590 |
| 宁　夏 | 33889 | 28434 | 10502 | 9906 | 12032 | 1594 | 1519 | 2787 | 1572 | 1630 | 2253 |
| 新　疆 | 51991 | 41167 | 15337 | 14735 | 17737 | 1862 | 2031 | 4200 | 2663 | 2364 | 5797 |

注：城市包括直辖市区和地级市辖区。

## 2-1-8　2015年各地区卫生人员数(农村)

| 地　区 | 合计 | 卫生技术人员 | | | | | | | 乡村医生和卫生员 | 其他技术人员 | 管理人员 | 工勤技能人员 |
|---|---|---|---|---|---|---|---|---|---|---|---|---|
| | | 小计 | 执业(助理)医师 | 执业医师 | 注册护士 | 药师(士) | 技师(士) | 其他 | | | | |
| 总　计 | 5556177 | 3777427 | 1501505 | 1077304 | 1348634 | 206826 | 202574 | 517888 | 1031525 | 185739 | 199570 | 361916 |
| 东　部 | 1951904 | 1352012 | 562101 | 410978 | 484820 | 77252 | 65917 | 161922 | 344280 | 68721 | 59355 | 127536 |
| 中　部 | 1891284 | 1252355 | 519124 | 359550 | 444342 | 70138 | 72713 | 146038 | 377209 | 66826 | 68948 | 125946 |
| 西　部 | 1712989 | 1173060 | 420280 | 306776 | 419472 | 59436 | 63944 | 209928 | 310036 | 50192 | 71267 | 108434 |
| 北　京 | 10694 | 6192 | 2771 | 2287 | 2124 | 480 | 381 | 436 | 3438 | 317 | 188 | 559 |
| 天　津 | 17065 | 10179 | 5032 | 4011 | 2732 | 514 | 419 | 1482 | 5150 | 307 | 830 | 599 |
| 河　北 | 335203 | 208628 | 101345 | 68602 | 60510 | 8853 | 10563 | 27357 | 82362 | 13711 | 10071 | 20431 |
| 山　西 | 154350 | 97456 | 44967 | 34988 | 31106 | 4924 | 5014 | 11445 | 38534 | 5117 | 4258 | 8985 |
| 内蒙古 | 113727 | 80827 | 34138 | 26658 | 26010 | 5197 | 4157 | 11325 | 18278 | 4011 | 4577 | 6034 |
| 辽　宁 | 127719 | 81556 | 34558 | 27488 | 28337 | 4406 | 4375 | 9880 | 24599 | 4586 | 6408 | 10570 |
| 吉　林 | 118279 | 81399 | 34583 | 28301 | 28017 | 4356 | 3953 | 10490 | 17489 | 3812 | 7068 | 8511 |
| 黑龙江 | 133926 | 91874 | 37572 | 28116 | 27226 | 5735 | 5722 | 15619 | 23816 | 3827 | 6495 | 7914 |
| 上　海 | 6916 | 5150 | 2749 | 1392 | 1651 | 258 | 238 | 254 | 885 | 143 | 312 | 426 |
| 江　苏 | 295180 | 218974 | 93541 | 67284 | 82614 | 12272 | 10125 | 20422 | 34615 | 9292 | 10300 | 21999 |
| 浙　江 | 238124 | 197355 | 80313 | 63562 | 72002 | 13123 | 9225 | 22692 | 8170 | 8407 | 6157 | 18035 |
| 安　徽 | 213370 | 143119 | 59473 | 40006 | 52619 | 7423 | 8827 | 14777 | 45914 | 6835 | 5949 | 11553 |
| 福　建 | 150556 | 103323 | 37527 | 29196 | 41572 | 7103 | 5144 | 11977 | 26922 | 4811 | 3826 | 11674 |
| 江　西 | 189404 | 124306 | 47627 | 36113 | 47844 | 9139 | 8873 | 10823 | 46116 | 4392 | 3491 | 11099 |
| 山　东 | 506273 | 323350 | 125462 | 99059 | 121366 | 17980 | 16743 | 41799 | 128735 | 18830 | 12900 | 22458 |
| 河　南 | 504687 | 302582 | 123457 | 74482 | 103074 | 15184 | 18991 | 41876 | 116512 | 22566 | 19967 | 43060 |
| 湖　北 | 260393 | 188290 | 73431 | 53397 | 76512 | 9828 | 9188 | 19331 | 40896 | 9687 | 8555 | 12965 |
| 湖　南 | 316875 | 223329 | 98014 | 64147 | 77944 | 13549 | 12145 | 21677 | 47932 | 10590 | 13165 | 21859 |
| 广　东 | 228870 | 171322 | 69571 | 41676 | 60996 | 10882 | 7411 | 22462 | 26011 | 7396 | 6709 | 17432 |
| 广　西 | 219349 | 147455 | 47826 | 32320 | 55399 | 8781 | 8086 | 27363 | 36112 | 6794 | 9487 | 19501 |
| 海　南 | 35304 | 25983 | 9232 | 6421 | 10916 | 1381 | 1293 | 3161 | 3393 | 921 | 1654 | 3353 |
| 重　庆 | 94616 | 60463 | 23714 | 14952 | 21324 | 2857 | 2553 | 10015 | 22294 | 2311 | 3463 | 6085 |
| 四　川 | 380569 | 256778 | 104072 | 76081 | 91363 | 13172 | 12202 | 35969 | 70425 | 9945 | 15532 | 27889 |
| 贵　州 | 181435 | 122475 | 40046 | 28539 | 46397 | 4979 | 7409 | 23644 | 35997 | 6235 | 8502 | 8226 |
| 云　南 | 212519 | 151137 | 51487 | 39960 | 58597 | 6112 | 8305 | 26636 | 35749 | 6952 | 5418 | 13263 |
| 西　藏 | 21678 | 8694 | 3700 | 2321 | 1366 | 369 | 312 | 2947 | 11434 | 584 | 362 | 604 |
| 陕　西 | 181575 | 126692 | 34942 | 25589 | 42584 | 7292 | 8499 | 33375 | 33173 | 2054 | 10301 | 9355 |
| 甘　肃 | 105415 | 67442 | 25903 | 18067 | 21156 | 3129 | 3146 | 14108 | 21364 | 3061 | 7420 | 6128 |
| 青　海 | 26882 | 17360 | 7148 | 5504 | 5040 | 918 | 1068 | 3186 | 7022 | 673 | 596 | 1231 |
| 宁　夏 | 18679 | 13063 | 5358 | 4294 | 4103 | 949 | 788 | 1865 | 3632 | 658 | 381 | 945 |
| 新　疆 | 156545 | 120674 | 41946 | 32491 | 46133 | 5681 | 7419 | 19495 | 14556 | 6914 | 5228 | 9173 |

## 2-2-1 每千人口卫生技术人员数

| 年份 | 卫生技术人员 | | | 执业（助理）医师 | | | 其中：执业医师 | 注册护士 | | |
|---|---|---|---|---|---|---|---|---|---|---|
| | 合计 | 城市 | 农村 | 合计 | 城市 | 农村 | | 合计 | 城市 | 农村 |
| 1949 | 0.93 | 1.87 | 0.73 | 0.67 | 0.70 | 0.66 | 0.58 | 0.06 | 0.25 | 0.02 |
| 1955 | 1.42 | 3.49 | 1.01 | 0.81 | 1.24 | 0.74 | 0.70 | 0.14 | 0.64 | 0.04 |
| 1960 | 2.37 | 5.67 | 1.85 | 1.04 | 1.97 | 0.90 | 0.79 | 0.23 | 1.04 | 0.07 |
| 1965 | 2.11 | 5.37 | 1.46 | 1.05 | 2.22 | 0.82 | 0.70 | 0.32 | 1.45 | 0.10 |
| 1970 | 1.76 | 4.88 | 1.22 | 0.85 | 1.97 | 0.66 | 0.43 | 0.29 | 1.10 | 0.14 |
| 1975 | 2.24 | 6.92 | 1.41 | 0.95 | 2.66 | 0.65 | 0.57 | 0.41 | 1.74 | 0.18 |
| 1980 | 2.85 | 8.03 | 1.81 | 1.17 | 3.22 | 0.76 | 0.72 | 0.47 | 1.83 | 0.20 |
| 1985 | 3.28 | 7.92 | 2.09 | 1.36 | 3.35 | 0.85 | 0.70 | 0.61 | 1.85 | 0.30 |
| 1990 | 3.45 | 6.59 | 2.15 | 1.56 | 2.95 | 0.98 | 1.15 | 0.86 | 1.91 | 0.43 |
| 1995 | 3.59 | 5.36 | 2.32 | 1.62 | 2.39 | 1.07 | 1.23 | 0.95 | 1.59 | 0.49 |
| 1998 | 3.64 | 5.30 | 2.35 | 1.65 | 2.34 | 1.11 | 1.25 | 1.00 | 1.64 | 0.51 |
| 1999 | 3.64 | 5.24 | 2.38 | 1.67 | 2.33 | 1.14 | 1.27 | 1.02 | 1.64 | 0.52 |
| 2000 | 3.63 | 5.17 | 2.41 | 1.68 | 2.31 | 1.17 | 1.30 | 1.02 | 1.64 | 0.54 |
| 2001 | 3.62 | 5.15 | 2.38 | 1.69 | 2.32 | 1.17 | 1.32 | 1.03 | 1.65 | 0.54 |
| 2002 | 3.41 | … | … | 1.47 | … | … | 1.17 | 1.00 | … | … |
| 2003 | 3.48 | 4.88 | 2.26 | 1.54 | 2.13 | 1.04 | 1.22 | 1.00 | 1.59 | 0.50 |
| 2004 | 3.53 | 4.99 | 2.24 | 1.57 | 2.18 | 1.04 | 1.25 | 1.03 | 1.63 | 0.50 |
| 2005 | 3.50 | 5.82 | 2.69 | 1.56 | 2.46 | 1.26 | 1.24 | 1.03 | 2.10 | 0.65 |
| 2006 | 3.60 | 6.09 | 2.70 | 1.60 | 2.56 | 1.26 | 1.28 | 1.09 | 2.22 | 0.66 |
| 2007 | 3.72 | 6.44 | 2.69 | 1.61 | 2.61 | 1.23 | 1.30 | 1.18 | 2.42 | 0.70 |
| 2008 | 3.90 | 6.68 | 2.80 | 1.66 | 2.68 | 1.26 | 1.35 | 1.27 | 2.54 | 0.76 |
| 2009 | 4.15 | 7.15 | 2.94 | 1.75 | 2.83 | 1.31 | 1.43 | 1.39 | 2.82 | 0.81 |
| 2010 | 4.39 | 7.62 | 3.04 | 1.80 | 2.97 | 1.32 | 1.47 | 1.53 | 3.09 | 0.89 |
| 2011 | 4.58 | 7.90 | 3.19 | 1.82 | 3.00 | 1.33 | 1.49 | 1.66 | 3.29 | 0.98 |
| 2012 | 4.94 | 8.54 | 3.41 | 1.94 | 3.19 | 1.40 | 1.58 | 1.85 | 3.65 | 1.09 |
| 2013 | 5.27 | 9.18 | 3.64 | 2.04 | 3.39 | 1.48 | 1.67 | 2.04 | 4.00 | 1.22 |
| 2014 | 5.56 | 9.70 | 3.77 | 2.12 | 3.54 | 1.51 | 1.74 | 2.20 | 4.30 | 1.31 |
| 2015 | 5.83 | 10.21 | 3.90 | 2.22 | 3.72 | 1.55 | 1.84 | 2.37 | 4.58 | 1.39 |

注：①2002年以前，执业(助理)医师数系医生，执业医师数系医师，注册护士数系护师(士)；②城市包括直辖市区和地级市辖区，农村包括县及县级市；③分母系常住人口数。

## 2-2-2 2015年各地区每千人口卫生技术人员数

| 地区 | 卫生技术人员 | | | 执业(助理)医师 | | | 其中:执业医师 | | | 注册护士 | | |
|---|---|---|---|---|---|---|---|---|---|---|---|---|
| | 合计 | 城市 | 农村 | 合计 | 城市 | 农村 | 合计 | 城市 | 农村 | 合计 | 城市 | 农村 |
| 总 计 | 5.8 | 10.2 | 3.9 | 2.2 | 3.7 | 1.6 | 1.8 | 3.5 | 1.1 | 2.4 | 4.6 | 1.4 |
| 东 部 | 6.2 | 11.0 | 4.2 | 2.4 | 4.1 | 1.7 | 2.0 | 3.8 | 1.3 | 2.5 | 4.8 | 1.5 |
| 中 部 | 5.4 | 9.6 | 3.6 | 2.1 | 3.4 | 1.5 | 1.7 | 3.2 | 1.0 | 2.2 | 4.5 | 1.3 |
| 西 部 | 5.8 | 9.4 | 4.0 | 2.1 | 3.3 | 1.4 | 1.7 | 3.1 | 1.0 | 2.3 | 4.2 | 1.4 |
| 北 京 | 10.4 | 17.0 | 8.6 | 3.9 | 6.4 | 3.9 | 3.7 | 6.0 | 3.2 | 4.4 | 7.2 | 3.0 |
| 天 津 | 5.9 | 9.5 | 5.5 | 2.3 | 3.6 | 2.7 | 2.2 | 3.5 | 2.2 | 2.2 | 3.7 | 1.5 |
| 河 北 | 5.0 | 10.4 | 3.4 | 2.2 | 4.1 | 1.7 | 1.7 | 3.8 | 1.1 | 1.8 | 4.6 | 1.0 |
| 山 西 | 5.8 | 11.8 | 3.9 | 2.5 | 4.6 | 1.8 | 2.1 | 4.3 | 1.4 | 2.3 | 5.3 | 1.2 |
| 内蒙古 | 6.5 | 11.9 | 4.6 | 2.6 | 4.4 | 1.9 | 2.2 | 4.1 | 1.5 | 2.4 | 5.2 | 1.5 |
| 辽 宁 | 6.0 | 9.5 | 3.5 | 2.4 | 3.6 | 1.5 | 2.2 | 3.5 | 1.2 | 2.5 | 4.3 | 1.2 |
| 吉 林 | 5.8 | 9.3 | 4.5 | 2.4 | 3.9 | 1.9 | 2.1 | 3.7 | 1.6 | 2.2 | 3.9 | 1.5 |
| 黑龙江 | 5.6 | 9.3 | 3.9 | 2.2 | 3.4 | 1.6 | 1.8 | 3.2 | 1.2 | 2.1 | 4.0 | 1.2 |
| 上 海 | 7.0 | 12.0 | 7.7 | 2.6 | 4.4 | 4.1 | 2.5 | 4.2 | 2.1 | 3.1 | 5.4 | 2.5 |
| 江 苏 | 6.1 | 10.0 | 4.3 | 2.4 | 3.6 | 1.9 | 2.0 | 3.4 | 1.3 | 2.6 | 4.5 | 1.6 |
| 浙 江 | 7.3 | 12.6 | 6.1 | 2.9 | 4.7 | 2.5 | 2.5 | 4.4 | 2.0 | 2.9 | 5.3 | 2.2 |
| 安 徽 | 4.6 | 6.9 | 2.9 | 1.8 | 2.4 | 1.2 | 1.4 | 2.2 | 0.8 | 1.9 | 3.3 | 1.1 |
| 福 建 | 5.5 | 9.8 | 4.0 | 2.0 | 3.6 | 1.4 | 1.7 | 3.3 | 1.1 | 2.4 | 4.4 | 1.6 |
| 江 西 | 4.6 | 9.3 | 3.1 | 1.7 | 3.1 | 1.2 | 1.4 | 3.0 | 0.9 | 2.0 | 4.5 | 1.2 |
| 山 东 | 6.3 | 9.8 | 4.7 | 2.4 | 3.7 | 1.8 | 2.1 | 3.4 | 1.5 | 2.6 | 4.4 | 1.8 |
| 河 南 | 5.5 | 10.4 | 3.3 | 2.1 | 3.6 | 1.3 | 1.5 | 3.3 | 0.8 | 2.2 | 4.9 | 1.1 |
| 湖 北 | 6.3 | 9.7 | 4.4 | 2.3 | 3.4 | 1.7 | 1.9 | 3.2 | 1.2 | 2.8 | 4.8 | 1.8 |
| 湖 南 | 5.5 | 11.0 | 3.8 | 2.2 | 3.9 | 1.7 | 1.7 | 3.6 | 1.1 | 2.2 | 5.3 | 1.3 |
| 广 东 | 5.7 | 11.3 | 3.4 | 2.1 | 4.0 | 1.4 | 1.7 | 3.7 | 0.8 | 2.3 | 4.9 | 1.2 |
| 广 西 | 5.7 | 8.6 | 3.6 | 1.9 | 2.9 | 1.2 | 1.5 | 2.8 | 0.8 | 2.4 | 3.9 | 1.4 |
| 海 南 | 6.0 | 12.4 | 3.9 | 2.1 | 4.2 | 1.4 | 1.7 | 3.8 | 1.0 | 2.7 | 5.9 | 1.6 |
| 重 庆 | 5.5 | 6.6 | 3.4 | 2.0 | 2.3 | 1.3 | 1.6 | 2.0 | 0.8 | 2.3 | 3.0 | 1.2 |
| 四 川 | 5.8 | 8.5 | 3.9 | 2.2 | 3.0 | 1.6 | 1.8 | 2.9 | 1.2 | 2.3 | 3.9 | 1.4 |
| 贵 州 | 5.3 | 12.1 | 3.2 | 1.8 | 4.4 | 1.0 | 1.4 | 4.1 | 0.7 | 2.2 | 5.5 | 1.2 |
| 云 南 | 4.8 | 12.2 | 3.8 | 1.7 | 4.5 | 1.3 | 1.4 | 4.2 | 1.0 | 2.0 | 5.5 | 1.5 |
| 西 藏 | 4.4 | 11.6 | 3.3 | 1.9 | 5.1 | 1.4 | 1.4 | 4.2 | 0.9 | 1.0 | 3.7 | 0.5 |
| 陕 西 | 7.0 | 10.4 | 4.9 | 2.1 | 3.3 | 1.3 | 1.7 | 3.0 | 1.0 | 2.8 | 4.6 | 1.6 |
| 甘 肃 | 5.0 | 7.6 | 3.5 | 1.9 | 2.9 | 1.3 | 1.5 | 2.7 | 0.9 | 1.8 | 3.2 | 1.1 |
| 青 海 | 6.0 | 19.1 | 3.6 | 2.3 | 7.0 | 1.5 | 2.0 | 6.4 | 1.2 | 2.2 | 8.6 | 1.1 |
| 宁 夏 | 6.2 | 9.6 | 3.6 | 2.4 | 3.5 | 1.5 | 2.1 | 3.3 | 1.2 | 2.4 | 4.0 | 1.1 |
| 新 疆 | 6.9 | 16.6 | 6.1 | 2.4 | 6.2 | 2.1 | 2.0 | 5.9 | 1.6 | 2.7 | 7.1 | 2.3 |

注：分母系常住人口数。

## 2-3-1 2010年执业(助理)医师性别、年龄、学历及职称构成(%)

| 分类 | 执业(助理)医师 | | | | | 其中:执业医师 | | | | |
|---|---|---|---|---|---|---|---|---|---|---|
| | 合计 | 临床 | 中医 | 口腔 | 公共卫生 | 合计 | 临床 | 中医 | 口腔 | 公共卫生 |
| 总　计 | | | | | | | | | | |
| 按性别分 | | | | | | | | | | |
| 男 | 57.1 | 55.6 | 67.0 | 56.0 | 58.4 | 57.8 | 56.5 | 66.7 | 56.3 | 58.7 |
| 女 | 42.9 | 44.4 | 33.0 | 44.0 | 41.7 | 42.2 | 43.5 | 33.3 | 43.7 | 41.3 |
| 按年龄分 | | | | | | | | | | |
| 25岁以下 | 0.2 | 0.2 | 0.4 | 0.8 | 0.2 | 0.1 | 0.1 | 0.1 | 0.2 | 0.1 |
| 25～34岁 | 31.7 | 29.4 | 23.2 | 33.4 | 19.5 | 27.7 | 25.7 | 20.8 | 27.5 | 17.1 |
| 35～44岁 | 34.2 | 36.7 | 30.0 | 33.5 | 35.3 | 34.1 | 36.5 | 29.8 | 35.5 | 34.3 |
| 45～54岁 | 20.1 | 20.2 | 24.8 | 20.3 | 31.0 | 22.3 | 22.3 | 26.1 | 22.9 | 32.9 |
| 55～59岁 | 7.5 | 7.4 | 10.8 | 6.7 | 11.5 | 8.6 | 8.4 | 11.5 | 7.7 | 12.8 |
| 60岁及以上 | 6.2 | 6.1 | 10.9 | 5.3 | 2.7 | 7.2 | 7.1 | 11.9 | 6.2 | 2.9 |
| 按工作年限分 | | | | | | | | | | |
| 5年以下 | 13.1 | 9.9 | 11.3 | 12.7 | 5.0 | 12.2 | 9.1 | 10.3 | 10.4 | 4.9 |
| 5～9年 | 13.5 | 13.7 | 11.4 | 15.8 | 7.2 | 12.0 | 12.6 | 10.4 | 12.9 | 6.5 |
| 10～19年 | 33.2 | 35.8 | 27.3 | 33.1 | 30.7 | 31.5 | 33.9 | 26.4 | 33.3 | 28.4 |
| 20～29年 | 20.8 | 21.6 | 21.8 | 20.2 | 29.0 | 22.3 | 23.0 | 22.5 | 22.4 | 29.8 |
| 30年及以上 | 19.4 | 19.0 | 28.2 | 18.2 | 28.1 | 22.0 | 21.4 | 30.4 | 20.9 | 30.4 |
| 按学历分 | | | | | | | | | | |
| 研究生 | 6.9 | 7.0 | 6.5 | 6.8 | 2.3 | 8.4 | 8.3 | 7.5 | 8.6 | 2.9 |
| 大学本科 | 36.1 | 37.6 | 32.1 | 26.5 | 21.2 | 43.1 | 43.6 | 36.4 | 32.4 | 25.8 |
| 大专 | 32.3 | 32.5 | 32.8 | 36.2 | 34.4 | 29.2 | 30.0 | 31.7 | 33.6 | 34.5 |
| 中专 | 22.0 | 21.0 | 21.7 | 26.8 | 34.6 | 16.9 | 16.6 | 18.5 | 22.4 | 31.2 |
| 高中及以下 | 2.7 | 1.9 | 6.9 | 3.8 | 7.5 | 2.3 | 1.6 | 6.0 | 3.1 | 5.6 |
| 按专业技术资格分 | | | | | | | | | | |
| 正高 | 3.8 | 4.3 | 4.0 | 2.3 | 1.9 | 4.6 | 5.1 | 4.7 | 3.0 | 2.4 |
| 副高 | 12.1 | 13.4 | 13.4 | 8.0 | 7.5 | 14.7 | 16.0 | 15.4 | 10.1 | 9.5 |
| 中级 | 30.1 | 32.5 | 30.6 | 27.5 | 34.5 | 36.3 | 38.2 | 35.0 | 34.4 | 42.9 |
| 师级/助理 | 37.3 | 37.2 | 39.0 | 43.8 | 41.6 | 36.8 | 35.9 | 38.6 | 44.1 | 41.2 |
| 士级 | 10.6 | 8.6 | 7.4 | 10.7 | 11.4 | 2.1 | 1.2 | 1.2 | 1.7 | 1.3 |
| 不详 | 6.2 | 4.0 | 5.7 | 7.7 | 3.2 | 5.4 | 3.6 | 5.2 | 6.8 | 2.8 |
| 按聘任技术职务分 | | | | | | | | | | |
| 正高 | 3.6 | 4.1 | 3.8 | 2.3 | 1.6 | 4.4 | 4.9 | 4.4 | 2.9 | 2.0 |
| 副高 | 12.2 | 13.5 | 13.6 | 8.2 | 7.3 | 14.9 | 16.1 | 15.6 | 10.4 | 9.2 |
| 中级 | 31.1 | 33.4 | 31.9 | 29.4 | 35.4 | 37.4 | 39.3 | 36.4 | 36.7 | 44.0 |
| 师级/助理 | 39.8 | 39.8 | 42.0 | 48.2 | 44.2 | 38.2 | 37.3 | 40.5 | 46.4 | 42.8 |
| 士级 | 9.9 | 7.9 | 6.9 | 9.9 | 10.8 | 2.3 | 1.4 | 1.4 | 2.0 | 1.4 |
| 待聘 | 3.5 | 1.3 | 1.9 | 2.1 | 0.8 | 2.8 | 1.1 | 1.6 | 1.7 | 0.6 |

## 2-3-2 2015年执业(助理)医师性别、年龄、学历及职称构成(%)

| 分类 | 执业(助理)医师 | | | | | 其中：执业医师 | | | | |
|---|---|---|---|---|---|---|---|---|---|---|
| | 合计 | 临床 | 中医 | 口腔 | 公共卫生 | 合计 | 临床 | 中医 | 口腔 | 公共卫生 |
| 总 计 | 100.0 | 100.0 | 100.0 | 100.0 | 100.0 | 100.0 | 100.0 | 100.0 | 100.0 | 100.0 |
| 按性别分 | | | | | | | | | | |
| 男 | 55.1 | 53.7 | 64.1 | 52.9 | 55.3 | 55.9 | 54.6 | 63.9 | 53.4 | 55.5 |
| 女 | 44.9 | 46.3 | 35.9 | 47.1 | 44.7 | 44.1 | 45.4 | 36.1 | 46.6 | 44.5 |
| 按年龄分 | | | | | | | | | | |
| 25岁以下 | 0.1 | 0.1 | 0.1 | 0.3 | 0.1 | 0.0 | 0.0 | 0.0 | 0.1 | 0.1 |
| 25～34岁 | 23.5 | 22.9 | 24.2 | 33.0 | 17.7 | 22.1 | 21.8 | 22.5 | 28.2 | 17.6 |
| 35～44岁 | 35.2 | 36.9 | 28.1 | 32.6 | 31.3 | 33.6 | 35.0 | 27.3 | 33.4 | 28.8 |
| 45～54岁 | 24.4 | 24.4 | 23.2 | 20.4 | 33.3 | 25.5 | 25.5 | 23.8 | 22.7 | 34.5 |
| 55～59岁 | 5.9 | 5.4 | 8.0 | 5.2 | 10.1 | 6.4 | 5.9 | 8.5 | 5.7 | 10.7 |
| 60岁及以上 | 11.0 | 10.3 | 16.4 | 8.4 | 7.5 | 12.4 | 11.8 | 17.9 | 9.9 | 8.3 |
| 按工作年限分 | | | | | | | | | | |
| 5年以下 | 10.5 | 10.0 | 12.6 | 14.2 | 6.9 | 10.1 | 9.7 | 12.0 | 12.4 | 6.9 |
| 5～9年 | 16.0 | 15.7 | 17.3 | 19.7 | 10.5 | 15.4 | 15.3 | 16.5 | 17.9 | 10.8 |
| 10～19年 | 27.1 | 28.2 | 22.3 | 28.1 | 20.3 | 25.8 | 26.8 | 21.5 | 27.5 | 18.5 |
| 20～29年 | 25.2 | 25.9 | 20.6 | 20.8 | 32.5 | 25.3 | 25.9 | 20.9 | 22.8 | 32.2 |
| 30年及以上 | 21.3 | 20.1 | 27.2 | 17.1 | 29.7 | 23.4 | 22.3 | 29.1 | 19.4 | 31.6 |
| 按学历分 | | | | | | | | | | |
| 研究生 | 10.3 | 10.6 | 11.0 | 8.6 | 4.7 | 12.1 | 12.4 | 12.5 | 10.7 | 6.0 |
| 大学本科 | 38.8 | 40.8 | 34.2 | 29.0 | 29.7 | 44.3 | 46.4 | 38.2 | 34.6 | 35.6 |
| 大专 | 30.6 | 29.9 | 31.3 | 38.4 | 31.9 | 27.7 | 26.7 | 29.4 | 34.6 | 30.7 |
| 中专 | 18.3 | 17.4 | 18.8 | 21.6 | 28.4 | 14.4 | 13.4 | 15.6 | 18.2 | 24.0 |
| 高中及以下 | 2.0 | 1.3 | 4.8 | 2.3 | 5.2 | 1.7 | 1.1 | 4.3 | 1.9 | 3.7 |
| 按专业技术资格分 | | | | | | | | | | |
| 正高 | 4.6 | 4.9 | 4.3 | 2.3 | 2.5 | 5.4 | 5.7 | 4.9 | 2.8 | 3.2 |
| 副高 | 12.8 | 13.6 | 11.9 | 7.0 | 8.5 | 15.0 | 15.9 | 13.6 | 8.7 | 10.8 |
| 中级 | 30.1 | 30.8 | 27.2 | 24.0 | 33.4 | 34.9 | 35.8 | 30.8 | 29.6 | 41.5 |
| 师级/助理 | 38.1 | 36.9 | 41.4 | 46.0 | 39.0 | 37.4 | 35.9 | 41.7 | 47.2 | 38.3 |
| 士级 | 8.1 | 8.0 | 7.2 | 10.3 | 11.3 | 1.5 | 1.4 | 1.4 | 2.1 | 1.6 |
| 不详 | 6.4 | 5.8 | 8.0 | 10.4 | 5.3 | 5.8 | 5.3 | 7.5 | 9.5 | 4.7 |
| 按聘任技术职务分 | | | | | | | | | | |
| 正高 | 4.4 | 4.7 | 4.1 | 2.2 | 2.2 | 5.1 | 5.5 | 4.7 | 2.7 | 2.8 |
| 副高 | 12.9 | 13.7 | 12.2 | 7.3 | 8.3 | 15.2 | 16.1 | 14.0 | 9.0 | 10.6 |
| 中级 | 31.3 | 31.9 | 28.8 | 26.3 | 34.7 | 36.4 | 37.0 | 32.6 | 32.4 | 43.1 |
| 师级/助理 | 41.4 | 40.0 | 45.1 | 51.1 | 42.2 | 39.2 | 37.6 | 44.2 | 50.0 | 40.1 |
| 士级 | 7.7 | 7.5 | 6.9 | 9.6 | 10.8 | 1.9 | 1.9 | 1.9 | 2.8 | 1.9 |
| 待聘 | 2.3 | 2.2 | 2.9 | 3.5 | 1.7 | 2.1 | 2.0 | 2.6 | 3.1 | 1.5 |

## 2-3-3 各类别执业（助理）医师数

| | 合计 | | 执业医师 | | 执业助理医师 | |
|---|---|---|---|---|---|---|
| | 2010 | 2015 | 2010 | 2015 | 2010 | 2015 |
| 人数(万人) | 241.3 | 303.9 | 197.3 | 250.8 | 44.0 | 53.1 |
| 临床类别 | 188.1 | 232.2 | 152.7 | 191.3 | 35.4 | 40.9 |
| 中医类别 | 29.4 | 45.2 | 25.6 | 38.3 | 3.8 | 6.9 |
| 口腔类别 | 11.1 | 15.4 | 8.3 | 12.5 | 2.8 | 2.9 |
| 公共卫生类别 | 12.7 | 11.1 | 10.7 | 8.8 | 2.0 | 2.4 |
| 构成(%) | 100.0 | 100.0 | 100.0 | 100.0 | 100.0 | 100.0 |
| 临床类别 | 78.0 | 76.4 | 94.1 | 76.3 | 80.5 | 77.1 |
| 中医类别 | 12.2 | 14.9 | 15.8 | 15.3 | 8.6 | 13.0 |
| 口腔类别 | 4.6 | 5.1 | 5.1 | 5.0 | 6.4 | 5.4 |
| 公共卫生类别 | 5.3 | 3.7 | 6.6 | 3.5 | 4.5 | 4.4 |

注：2010年临床、口腔、公共卫生类别医师数系推算数。

## 2-3-4 全科医生数

| | 合计 | | | 注册为全科医学专业的人数 | | | 取得全科医生培训合格证的人数 | | |
|---|---|---|---|---|---|---|---|---|---|
| | 2013 | 2014 | 2015 | 2013 | 2014 | 2015 | 2013 | 2014 | 2015 |
| 总　计 | 145511 | 172597 | 188649 | 47402 | 64156 | 68364 | 98109 | 108441 | 120285 |
| 其中：医院 | 25758 | 30428 | 31382 | 6260 | 9395 | 8936 | 19498 | 21033 | 22446 |
| 社区卫生服务中心(站) | 60181 | 68914 | 73288 | 23488 | 31202 | 33169 | 36693 | 37712 | 40119 |
| 乡镇卫生院 | 56825 | 70296 | 80975 | 16836 | 22594 | 25434 | 39989 | 47702 | 55541 |

注：全科医生数指注册为全科医学专业或取得全科医生培训合格证的执业（助理）医师数之和。

## 2-3-5　2015年各地区分类别执业(助理)医师和全科医生数

| 地区 | 执业(助理)医师数 | | | | | 全科医生数 | | | 每万人口全科医生数 |
|---|---|---|---|---|---|---|---|---|---|
| | 合计 | 临床 | 中医 | 口腔 | 公共卫生 | 合计 | 注册为全科医学专业的人数 | 取得全科医生培训合格证书的人数 | |
| 总　计 | 3039135 | 2322103 | 452190 | 153594 | 111248 | 188649 | 68364 | 120285 | 1.37 |
| 东　部 | 1365434 | 1041119 | 191334 | 81548 | 51433 | 104015 | 41541 | 62474 | 1.83 |
| 中　部 | 910221 | 718618 | 122696 | 37927 | 30980 | 45344 | 15779 | 29565 | 1.05 |
| 西　部 | 763480 | 562366 | 138160 | 34119 | 28835 | 39290 | 11044 | 28246 | 1.06 |
| 北　京 | 85232 | 58701 | 15947 | 7603 | 2981 | 8269 | 4344 | 3925 | 3.81 |
| 天　津 | 35871 | 25607 | 6863 | 2168 | 1233 | 2144 | 661 | 1483 | 1.39 |
| 河　北 | 166881 | 131040 | 25162 | 7330 | 3349 | 9286 | 2158 | 7128 | 1.25 |
| 山　西 | 90216 | 67548 | 14203 | 5167 | 3298 | 4014 | 1460 | 2554 | 1.10 |
| 内蒙古 | 64238 | 44328 | 12926 | 3628 | 3356 | 3085 | 1084 | 2001 | 1.23 |
| 辽　宁 | 104552 | 81223 | 12136 | 7088 | 4105 | 3624 | 1039 | 2585 | 0.83 |
| 吉　林 | 67245 | 50524 | 9185 | 4961 | 2575 | 2891 | 933 | 1958 | 1.05 |
| 黑龙江 | 82708 | 64767 | 10009 | 5275 | 2657 | 4320 | 1266 | 3054 | 1.13 |
| 上　海 | 62983 | 47583 | 7450 | 4548 | 3402 | 7352 | 5071 | 2281 | 3.04 |
| 江　苏 | 189216 | 150026 | 21472 | 8880 | 8838 | 20841 | 7986 | 12855 | 2.61 |
| 浙　江 | 158056 | 119086 | 22874 | 10972 | 5124 | 21627 | 8134 | 13493 | 3.90 |
| 安　徽 | 107792 | 88529 | 11837 | 3536 | 3890 | 7360 | 2955 | 4405 | 1.20 |
| 福　建 | 77984 | 57144 | 12901 | 4743 | 3196 | 5122 | 1470 | 3652 | 1.33 |
| 江　西 | 76807 | 60360 | 11053 | 2283 | 3111 | 3319 | 1147 | 2172 | 0.73 |
| 山　东 | 237118 | 183794 | 31235 | 13182 | 8907 | 9920 | 2836 | 7084 | 1.01 |
| 河　南 | 198616 | 156089 | 29702 | 6967 | 5858 | 10349 | 3247 | 7102 | 1.09 |
| 湖　北 | 135997 | 109722 | 15963 | 5742 | 4570 | 6970 | 2254 | 4716 | 1.19 |
| 湖　南 | 150840 | 121079 | 20744 | 3996 | 5021 | 6121 | 2517 | 3604 | 0.90 |
| 广　东 | 228539 | 171728 | 33401 | 14010 | 9400 | 14955 | 7439 | 7516 | 1.38 |
| 广　西 | 91585 | 70323 | 12874 | 4719 | 3669 | 4671 | 1339 | 3332 | 0.97 |
| 海　南 | 19002 | 15187 | 1893 | 1024 | 898 | 875 | 403 | 472 | 0.96 |
| 重　庆 | 60973 | 43819 | 12794 | 2674 | 1686 | 2872 | 773 | 2099 | 0.95 |
| 四　川 | 181480 | 124683 | 45132 | 6821 | 4844 | 10394 | 2169 | 8225 | 1.27 |
| 贵　州 | 63384 | 49816 | 8549 | 2269 | 2750 | 3147 | 1403 | 1744 | 0.89 |
| 云　南 | 79567 | 62151 | 9973 | 3505 | 3938 | 4289 | 775 | 3514 | 0.90 |
| 西　藏 | 6213 | 4364 | 1169 | 143 | 537 | 161 | 114 | 47 | 0.50 |
| 陕　西 | 79496 | 62027 | 11533 | 3925 | 2011 | 2126 | 599 | 1527 | 0.56 |
| 甘　肃 | 49610 | 33919 | 12039 | 1892 | 1760 | 3312 | 1064 | 2248 | 1.27 |
| 青　海 | 13791 | 10492 | 2448 | 436 | 415 | 961 | 263 | 698 | 1.63 |
| 宁　夏 | 15860 | 11905 | 1994 | 1175 | 786 | 565 | 196 | 369 | 0.85 |
| 新　疆 | 57283 | 44539 | 6729 | 2932 | 3083 | 3707 | 1265 | 2442 | 1.57 |

## 2-3-6 分科执业(助理)医师构成(%)

| 分科 | 2010 | | | 2015 | | |
|---|---|---|---|---|---|---|
| | 合计 | 执业医师 | 执业助理医师 | 合计 | 执业医师 | 执业助理医师 |
| 总　　计 | 100.0 | 100.0 | 100.0 | 100.0 | 100.0 | 100.0 |
| 预防保健科 | 2.8 | 2.1 | 6.0 | 2.7 | 2.1 | 6.5 |
| 全科医疗科 | 5.4 | 4.3 | 10.1 | 5.2 | 4.5 | 9.6 |
| 内科 | 21.2 | 20.7 | 23.5 | 22.8 | 22.4 | 24.8 |
| 外科 | 12.1 | 12.9 | 8.8 | 12.6 | 13.3 | 8.3 |
| 儿科 | 4.8 | 5.3 | 2.9 | 3.9 | 4.2 | 2.1 |
| 妇产科 | 10.1 | 9.7 | 11.8 | 9.3 | 9.1 | 10.8 |
| 眼科 | 1.2 | 1.4 | 0.5 | 1.3 | 1.4 | 0.5 |
| 耳鼻咽喉科 | 1.4 | 1.5 | 0.8 | 1.4 | 1.5 | 0.7 |
| 口腔科 | 4.3 | 4.1 | 5.4 | 5.2 | 4.9 | 6.9 |
| 皮肤科 | 0.9 | 1.0 | 0.5 | 0.9 | 0.9 | 0.5 |
| 医疗美容科 | 0.2 | 0.2 | 0.1 | 0.2 | 0.2 | 0.1 |
| 精神科 | 1.3 | 1.4 | 0.9 | 0.9 | 1.0 | 0.7 |
| 传染科 | 1.1 | 1.2 | 0.4 | 0.7 | 0.7 | 0.1 |
| 结核病科 | 0.4 | 0.4 | 0.2 | 0.2 | 0.2 | 0.1 |
| 地方病科 | 0.0 | 0.0 | 0.0 | 0.0 | 0.0 | 0.1 |
| 肿瘤科 | 1.1 | 1.3 | 0.2 | 0.9 | 1.0 | 0.1 |
| 急诊医学科 | 1.6 | 1.8 | 0.7 | 1.9 | 2.1 | 0.7 |
| 康复医学科 | 0.8 | 0.8 | 0.7 | 0.8 | 0.9 | 0.8 |
| 运动医学科 | 0.0 | 0.0 | 0.0 | 0.0 | 0.0 | 0.0 |
| 职业病科 | 0.2 | 0.2 | 0.1 | 0.1 | 0.1 | 0.0 |
| 麻醉科 | 2.0 | 2.1 | 1.3 | 2.4 | 2.6 | 1.3 |
| 医学检验科 | 0.3 | 0.2 | 0.7 | 0.3 | 0.3 | 0.8 |
| 病理科 | 0.4 | 0.4 | 0.2 | 0.5 | 0.5 | 0.2 |
| 医学影像科 | 5.6 | 5.4 | 6.1 | 6.7 | 6.6 | 7.0 |
| 中医科 | 15.4 | 16.2 | 11.6 | 11.6 | 12.2 | 8.1 |
| 民族医学科 | 0.2 | 0.2 | 0.3 | 0.1 | 0.1 | 0.1 |
| 中西医结合科 | 1.7 | 1.7 | 1.7 | 0.9 | 0.8 | 1.5 |
| 其他 | 3.7 | 3.5 | 4.6 | 6.5 | 6.3 | 7.6 |

注：本表不包括村卫生室数字。

## 2-4-1 医院人员数

| | 合计 | 卫生技术人员 | | | | | | | 其他技术人员 | 管理人员 | 工勤技能人员 |
|---|---|---|---|---|---|---|---|---|---|---|---|
| | | 小计 | 执业(助理)医师 | 执业医师 | 注册护士 | 药师(士) | 技师(士) | 其他 | | | |
| 2010 | 4227374 | 3438394 | 1260892 | 1155534 | 1468754 | 210693 | 206469 | 291586 | 166528 | 243421 | 379031 |
| 2015 | 6132793 | 5071151 | 1692766 | 1573093 | 2407632 | 266443 | 273910 | 430400 | 243190 | 305064 | 513388 |
| 按城乡分 | | | | | | | | | | | |
| 城市 | 3860948 | 3170526 | 1063075 | 1016991 | 1542983 | 161014 | 165377 | 238077 | 157810 | 209778 | 322834 |
| 农村 | 2271845 | 1900625 | 629691 | 556102 | 864649 | 105429 | 108533 | 192323 | 85380 | 95286 | 190554 |
| 按登记注册类型分 | | | | | | | | | | | |
| 公立医院 | 5101595 | 4276938 | 1424166 | 1347619 | 2052071 | 224978 | 226203 | 349520 | 196832 | 228948 | 398877 |
| 民营医院 | 1031198 | 794213 | 268600 | 225474 | 355561 | 41465 | 47707 | 80880 | 46358 | 76116 | 114511 |
| 按主办单位分 | | | | | | | | | | | |
| 政府办 | 4676210 | 3926700 | 1300918 | 1235320 | 1893448 | 205293 | 205936 | 321105 | 182836 | 201541 | 365133 |
| 社会办 | 784054 | 625197 | 213012 | 191986 | 287761 | 33466 | 35616 | 55342 | 29343 | 53796 | 75718 |
| 个人办 | 672529 | 519254 | 178836 | 145787 | 226423 | 27684 | 32358 | 53953 | 31011 | 49727 | 72537 |
| 按管理类别分 | | | | | | | | | | | |
| 非营利性 | 5553305 | 4637874 | 1545346 | 1448673 | 2214784 | 243824 | 247250 | 386670 | 214994 | 258083 | 442354 |
| 营利性 | 579488 | 433277 | 147420 | 124420 | 192848 | 22619 | 26660 | 43730 | 28196 | 46981 | 71034 |
| 按医院等级分 | | | | | | | | | | | |
| 其中：三级医院 | 2672764 | 2246694 | 735441 | 724782 | 1132204 | 105729 | 108874 | 164446 | 107447 | 123447 | 195176 |
| 二级医院 | 2438767 | 2032717 | 673401 | 615889 | 944191 | 113683 | 114993 | 186449 | 89044 | 108272 | 208734 |
| 一级医院 | 458095 | 361993 | 135325 | 108528 | 145206 | 23236 | 23902 | 34324 | 20702 | 31709 | 43691 |

# 2-4-2 各地区医院人员数

| 地区 | 合计 | 卫生技术人员 | | | | | | | 其他技术人员 | 管理人员 | 工勤技能人员 |
|---|---|---|---|---|---|---|---|---|---|---|---|
| | | 小计 | 执业(助理)医师 | 执业医师 | 注册护士 | 药师(士) | 技师(士) | 其他 | | | |
| 2010 | 4227374 | 3438394 | 1260892 | 1155534 | 1468754 | 210693 | 206469 | 291586 | 166528 | 243421 | 379031 |
| 2015 | 6132793 | 5071151 | 1692766 | 1573093 | 2407632 | 266443 | 273910 | 430400 | 243190 | 305064 | 513388 |
| 东　部 | 2750046 | 2275245 | 777629 | 732217 | 1073084 | 123054 | 117010 | 184468 | 113249 | 128585 | 232967 |
| 中　部 | 1765305 | 1466399 | 496847 | 455213 | 708915 | 75992 | 82630 | 102015 | 72143 | 90536 | 136227 |
| 西　部 | 1617442 | 1329507 | 418290 | 385663 | 625633 | 67397 | 74270 | 143917 | 57798 | 85943 | 144194 |
| 北　京 | 207209 | 163112 | 56971 | 55454 | 76227 | 8687 | 8016 | 13211 | 10486 | 13053 | 20558 |
| 天　津 | 82955 | 67514 | 24412 | 23720 | 28250 | 3832 | 3370 | 7650 | 2526 | 7090 | 5825 |
| 河　北 | 294350 | 242115 | 93248 | 83472 | 106282 | 10843 | 13582 | 18160 | 15803 | 12770 | 23662 |
| 山　西 | 170976 | 141099 | 51793 | 48250 | 64863 | 6909 | 7984 | 9550 | 7959 | 8358 | 13560 |
| 内蒙古 | 124660 | 102077 | 34642 | 32181 | 47080 | 5857 | 5621 | 8877 | 5948 | 6941 | 9694 |
| 辽　宁 | 228870 | 186851 | 66516 | 63279 | 88580 | 9826 | 10280 | 11649 | 9054 | 12428 | 20537 |
| 吉　林 | 125668 | 100879 | 38735 | 36268 | 45442 | 5132 | 5136 | 6434 | 5088 | 8753 | 10948 |
| 黑龙江 | 180305 | 147735 | 52042 | 48158 | 65138 | 8018 | 8799 | 13738 | 6144 | 11622 | 14804 |
| 上　海 | 140943 | 117209 | 38559 | 38209 | 57911 | 6319 | 6830 | 7590 | 6945 | 7902 | 8887 |
| 江　苏 | 371366 | 311831 | 102024 | 97416 | 153566 | 16385 | 14969 | 24887 | 11849 | 16874 | 30812 |
| 浙　江 | 310061 | 256721 | 86071 | 82234 | 119938 | 15320 | 13087 | 22305 | 11620 | 12254 | 29466 |
| 安　徽 | 217783 | 182946 | 59358 | 55244 | 92664 | 8802 | 10288 | 11834 | 9737 | 9611 | 15489 |
| 福　建 | 155241 | 129875 | 42019 | 38574 | 64349 | 7445 | 6598 | 9464 | 6019 | 5823 | 13524 |
| 江　西 | 146310 | 125717 | 40088 | 37711 | 62764 | 7851 | 7658 | 7356 | 5119 | 5415 | 10059 |
| 山　东 | 454752 | 384734 | 133132 | 124214 | 183621 | 19590 | 19411 | 28980 | 23872 | 17303 | 28843 |
| 河　南 | 396420 | 326135 | 108406 | 95085 | 154631 | 16516 | 19438 | 27144 | 17231 | 19185 | 33869 |
| 湖　北 | 264040 | 221475 | 72003 | 67915 | 113855 | 11129 | 11343 | 13145 | 10925 | 13106 | 18534 |
| 湖　南 | 263803 | 220413 | 74422 | 66582 | 109558 | 11635 | 11984 | 12814 | 9940 | 14486 | 18964 |
| 广　东 | 462389 | 381778 | 123983 | 116129 | 177794 | 23003 | 18991 | 38007 | 14029 | 20469 | 46113 |
| 广　西 | 182604 | 148968 | 44527 | 42540 | 73030 | 8021 | 7843 | 15547 | 4862 | 8679 | 20095 |
| 海　南 | 41910 | 33505 | 10694 | 9516 | 16566 | 1804 | 1876 | 2565 | 1046 | 2619 | 4740 |
| 重　庆 | 130092 | 104074 | 31648 | 28891 | 52057 | 5122 | 5138 | 10109 | 4262 | 8032 | 13724 |
| 四　川 | 359394 | 290670 | 93268 | 87931 | 141171 | 14400 | 15108 | 26723 | 12026 | 20238 | 36460 |
| 贵　州 | 145481 | 121120 | 36965 | 33742 | 57398 | 5336 | 7201 | 14220 | 6432 | 7890 | 10039 |
| 云　南 | 178411 | 149773 | 45823 | 41994 | 70789 | 7355 | 8214 | 17592 | 7577 | 6771 | 14290 |
| 西　藏 | 10652 | 8256 | 3617 | 2689 | 2440 | 496 | 511 | 1192 | 603 | 723 | 1070 |
| 陕　西 | 207121 | 174066 | 48466 | 44252 | 80379 | 8684 | 11057 | 25480 | 1948 | 14998 | 16109 |
| 甘　肃 | 83649 | 69473 | 25942 | 23897 | 30212 | 3628 | 4240 | 5451 | 3901 | 3621 | 6654 |
| 青　海 | 28655 | 24088 | 8571 | 7468 | 10510 | 1224 | 1420 | 2363 | 1383 | 936 | 2248 |
| 宁　夏 | 34613 | 28880 | 9916 | 9300 | 12814 | 1725 | 1613 | 2812 | 1729 | 1593 | 2411 |
| 新　疆 | 132110 | 108062 | 34905 | 30778 | 47753 | 5549 | 6304 | 13551 | 7127 | 5521 | 11400 |

## 2-4-3 2010年医院人员性别、年龄、学历及职称构成(%)

| 分类 | 卫生技术人员 | | | | | | | 其他技术人员 | 管理人员 |
|---|---|---|---|---|---|---|---|---|---|
| | 合计 | 执业(助理)医师 | 执业医师 | 注册护士 | 药师(士) | 技师(士) | 其他 | | |
| 总　计 | 100.0 | 100.0 | 100.0 | 100.0 | 100.0 | 100.0 | 100.0 | 100.0 | 100.0 |
| 按性别分 | | | | | | | | | |
| 男 | 30.0 | 57.5 | 58.1 | 1.8 | 36.6 | 45.6 | 37.2 | 41.0 | 45.4 |
| 女 | 70.0 | 42.5 | 41.9 | 98.2 | 63.4 | 54.4 | 62.8 | 59.0 | 54.6 |
| 按年龄分 | | | | | | | | | |
| 25岁以下 | 9.3 | 0.2 | 0.1 | 14.7 | 5.1 | 5.0 | 29.0 | 7.0 | 3.2 |
| 25～34岁 | 36.5 | 35.1 | 32.6 | 39.0 | 26.2 | 34.4 | 39.5 | 30.8 | 20.6 |
| 35～44岁 | 28.9 | 34.0 | 34.6 | 26.6 | 31.4 | 29.6 | 15.3 | 31.8 | 31.1 |
| 45～54岁 | 19.1 | 20.3 | 21.6 | 17.6 | 28.9 | 22.9 | 11.5 | 24.1 | 33.8 |
| 55～59岁 | 4.3 | 6.4 | 6.9 | 2.0 | 7.1 | 6.3 | 3.3 | 5.1 | 9.1 |
| 60岁及以上 | 1.9 | 4.0 | 4.4 | 0.2 | 1.4 | 1.9 | 1.3 | 1.3 | 2.2 |
| 按工作年限分 | | | | | | | | | |
| 5年以下 | 22.1 | 15.3 | 14.8 | 24.3 | 12.2 | 15.8 | 53.9 | 18.4 | 10.7 |
| 5～9年 | 15.1 | 15.7 | 14.6 | 16.5 | 9.4 | 13.4 | 10.5 | 12.0 | 7.7 |
| 10～19年 | 28.0 | 31.8 | 31.5 | 27.2 | 28.3 | 29.0 | 14.6 | 26.2 | 22.8 |
| 20～29年 | 21.5 | 21.2 | 22.1 | 22.8 | 26.7 | 23.1 | 11.4 | 25.1 | 31.8 |
| 30年及以上 | 13.3 | 16.0 | 17.1 | 9.3 | 23.6 | 18.8 | 9.6 | 18.3 | 27.0 |
| 按学历分 | | | | | | | | | |
| 研究生 | 4.8 | 11.4 | 12.5 | 0.1 | 1.3 | 1.8 | 4.2 | 1.7 | 3.0 |
| 大学本科 | 27.8 | 50.2 | 54.3 | 10.5 | 17.7 | 21.3 | 29.8 | 21.2 | 28.7 |
| 大专 | 36.7 | 26.4 | 23.2 | 45.5 | 35.4 | 40.7 | 35.0 | 38.7 | 39.2 |
| 中专 | 28.0 | 11.0 | 9.0 | 41.5 | 35.0 | 31.4 | 26.6 | 23.9 | 18.0 |
| 高中及以下 | 2.8 | 1.1 | 1.0 | 2.5 | 10.6 | 4.7 | 4.5 | 14.4 | 11.2 |
| 按专业技术资格分 | | | | | | | | | |
| 正高 | 2.3 | 5.9 | 6.4 | 0.1 | 0.8 | 0.6 | 0.6 | 0.3 | 2.6 |
| 副高 | 8.0 | 17.2 | 18.9 | 2.2 | 4.1 | 4.9 | 2.3 | 2.9 | 9.7 |
| 中级 | 27.9 | 32.6 | 35.5 | 26.8 | 28.6 | 29.7 | 10.4 | 17.4 | 24.9 |
| 师级/助理 | 31.2 | 33.2 | 32.3 | 29.2 | 39.0 | 36.1 | 22.9 | 28.1 | 20.9 |
| 士级 | 22.6 | 5.9 | 2.2 | 35.8 | 22.1 | 21.3 | 30.7 | 28.6 | 15.6 |
| 不详 | 7.9 | 5.2 | 4.7 | 5.9 | 5.4 | 7.3 | 33.2 | 22.7 | 26.2 |
| 按聘任技术职务分 | | | | | | | | | |
| 正高 | 2.3 | 5.7 | 6.2 | 0.1 | 0.8 | 0.5 | 0.7 | 0.4 | 3.4 |
| 副高 | 8.0 | 17.3 | 19.0 | 2.1 | 4.0 | 4.9 | 2.5 | 2.9 | 11.0 |
| 中级 | 28.2 | 33.2 | 36.1 | 26.6 | 29.0 | 30.4 | 11.0 | 18.6 | 30.1 |
| 师级/助理 | 32.5 | 34.6 | 33.3 | 30.7 | 39.9 | 37.6 | 23.2 | 32.8 | 27.3 |
| 士级 | 23.0 | 5.6 | 2.2 | 36.8 | 23.0 | 22.4 | 29.8 | 30.9 | 18.7 |
| 待聘 | 6.1 | 3.6 | 3.2 | 3.8 | 3.3 | 4.1 | 32.9 | 14.5 | 9.4 |

## 2-4-4　2015年医院人员性别、年龄、学历及职称构成(%)

| 分类 | 卫生技术人员 | | | | | | | 其他技术人员 | 管理人员 |
|---|---|---|---|---|---|---|---|---|---|
| | 合计 | 执业(助理)医师 | 执业医师 | 注册护士 | 药师(士) | 技师(士) | 其他 | | |
| 总　　计 | 100.0 | 100.0 | 100.0 | 100.0 | 100.0 | 100.0 | 100.0 | 100.0 | 100.0 |
| 按性别分 | | | | | | | | | |
| 男 | 27.2 | 56.2 | 56.6 | 2.2 | 34.4 | 43.7 | 40.6 | 39.9 | 44.2 |
| 女 | 72.8 | 43.8 | 43.4 | 97.8 | 65.6 | 56.3 | 59.4 | 60.1 | 55.8 |
| 按年龄分 | | | | | | | | | |
| 25岁以下 | 9.5 | 0.1 | 0.0 | 15.0 | 4.1 | 5.8 | 16.3 | 6.0 | 2.8 |
| 25～34岁 | 42.6 | 28.1 | 27.1 | 48.8 | 34.1 | 39.3 | 61.6 | 38.3 | 26.1 |
| 35～44岁 | 24.1 | 34.3 | 33.9 | 19.9 | 26.4 | 25.6 | 12.1 | 26.3 | 25.7 |
| 45～54岁 | 17.1 | 24.1 | 24.9 | 13.7 | 24.8 | 19.5 | 6.7 | 22.2 | 31.9 |
| 55～59岁 | 3.3 | 5.3 | 5.5 | 1.9 | 6.6 | 5.3 | 1.7 | 4.9 | 8.5 |
| 60岁及以上 | 3.5 | 8.1 | 8.6 | 0.7 | 3.9 | 4.4 | 1.6 | 2.3 | 5.0 |
| 按工作年限分 | | | | | | | | | |
| 5年以下 | 27.2 | 12.5 | 12.2 | 31.4 | 18.6 | 22.6 | 56.3 | 24.4 | 16.4 |
| 5～9年 | 21.6 | 18.2 | 17.9 | 24.8 | 16.6 | 18.8 | 21.7 | 19.2 | 13.4 |
| 10～19年 | 20.7 | 27.1 | 26.6 | 19.1 | 19.6 | 21.2 | 10.1 | 19.5 | 17.1 |
| 20～29年 | 18.1 | 24.0 | 24.4 | 16.1 | 24.0 | 20.4 | 6.5 | 20.8 | 26.1 |
| 30年及以上 | 12.3 | 18.2 | 19.0 | 8.5 | 21.2 | 16.9 | 5.4 | 16.1 | 27.1 |
| 按学历分 | | | | | | | | | |
| 研究生 | 6.7 | 16.6 | 17.7 | 0.2 | 3.7 | 3.2 | 9.9 | 3.4 | 4.8 |
| 大学本科 | 31.1 | 50.5 | 53.1 | 16.7 | 27.5 | 30.3 | 40.0 | 30.0 | 35.4 |
| 大专 | 38.5 | 23.2 | 20.9 | 50.3 | 35.5 | 41.1 | 31.2 | 38.4 | 36.8 |
| 中专 | 22.3 | 9.0 | 7.6 | 31.9 | 27.2 | 22.8 | 16.9 | 18.9 | 14.5 |
| 高中及以下 | 1.4 | 0.8 | 0.6 | 1.0 | 6.2 | 2.5 | 1.9 | 9.3 | 8.5 |
| 按专业技术资格分 | | | | | | | | | |
| 正高 | 2.4 | 6.9 | 7.3 | 0.2 | 1.0 | 0.9 | 0.4 | 0.4 | 2.7 |
| 副高 | 7.2 | 17.4 | 18.6 | 2.4 | 4.5 | 5.4 | 1.3 | 3.0 | 8.5 |
| 中级 | 21.9 | 32.2 | 34.3 | 18.5 | 24.1 | 24.0 | 5.2 | 15.2 | 19.5 |
| 师级/助理 | 28.5 | 34.5 | 33.7 | 24.0 | 36.3 | 32.7 | 25.0 | 23.9 | 16.4 |
| 士级 | 29.0 | 3.9 | 1.2 | 45.4 | 25.4 | 26.0 | 33.0 | 30.3 | 13.2 |
| 不详 | 11.1 | 5.2 | 4.9 | 9.5 | 8.7 | 11.0 | 35.0 | 27.2 | 39.6 |
| 按聘任技术职务分 | | | | | | | | | |
| 正高 | 2.3 | 6.6 | 7.1 | 0.2 | 0.9 | 0.8 | 0.4 | 0.5 | 4.2 |
| 副高 | 7.2 | 17.5 | 18.8 | 2.3 | 4.4 | 5.3 | 1.3 | 2.9 | 11.5 |
| 中级 | 22.1 | 33.0 | 35.1 | 18.4 | 24.6 | 24.7 | 5.6 | 15.6 | 27.9 |
| 师级/助理 | 29.5 | 36.8 | 35.2 | 25.3 | 36.7 | 33.4 | 21.4 | 27.5 | 25.8 |
| 士级 | 28.4 | 3.9 | 1.6 | 45.5 | 25.5 | 26.2 | 26.8 | 28.9 | 17.9 |
| 待聘 | 10.5 | 2.2 | 2.1 | 8.3 | 7.8 | 9.6 | 44.4 | 24.7 | 12.6 |

## 2-5-1 基层医疗卫生机构人员数

| 机构分类 | 合计 | 卫生技术人员 | | | | | | | 乡村医生和卫生员 | 其他技术人员 | 管理人员 | 工勤技能人员 |
|---|---|---|---|---|---|---|---|---|---|---|---|---|
| | | 小计 | 执业(助理)医师 | 执业医师 | 注册护士 | 药师(士) | 技师(士) | 其他 | | | | |
| 2010 | 3282091 | 1913948 | 949054 | 645480 | 466503 | 125467 | 79485 | 293439 | 1091863 | 73848 | 71825 | 130607 |
| 2015 | 3603162 | 2257701 | 1101934 | 731851 | 646607 | 134495 | 88106 | 286559 | 1031525 | 80981 | 69452 | 163503 |
| 按城乡分 | | | | | | | | | | | | |
| 城市 | 809933 | 720766 | 360685 | 310161 | 247941 | 44936 | 23560 | 43644 | | 17606 | 22279 | 49282 |
| 农村 | 2793229 | 1536935 | 741249 | 421690 | 398666 | 89559 | 64546 | 242915 | 1031525 | 63375 | 47173 | 114221 |
| 按登记注册类型分 | | | | | | | | | | | | |
| 公立 | 2607014 | 1646670 | 742650 | 450707 | 465193 | 108765 | 78730 | 251332 | 690857 | 75782 | 59386 | 134319 |
| 非公立 | 996148 | 611031 | 359284 | 281144 | 181414 | 25730 | 9376 | 35227 | 340668 | 5199 | 10066 | 29184 |
| 按主办单位分 | | | | | | | | | | | | |
| 政府办 | 1742133 | 1376119 | 565961 | 351385 | 398592 | 99622 | 72794 | 239150 | 114405 | 72219 | 54794 | 124596 |
| 社会办 | 1102104 | 351269 | 226356 | 132624 | 89586 | 12525 | 8131 | 14671 | 723098 | 4733 | 6881 | 16123 |
| 个人办 | 758925 | 530313 | 309617 | 247842 | 158429 | 22348 | 7181 | 32738 | 194022 | 4029 | 7777 | 22784 |
| 按管理类别分 | | | | | | | | | | | | |
| 非营利性 | 3010464 | 1779736 | 823659 | 500462 | 503016 | 114083 | 81685 | 257293 | 948155 | 78802 | 64086 | 139685 |
| 营利性 | 592698 | 477965 | 278275 | 231389 | 143591 | 20412 | 6421 | 29266 | 83370 | 2179 | 5366 | 23818 |

## 2-5-2 各地区基层医疗卫生机构人员数

| 地区 | 合计 | 卫生技术人员 | | | | | | | 乡村医生和卫生员 | 其他技术人员 | 管理人员 | 工勤技能人员 |
|---|---|---|---|---|---|---|---|---|---|---|---|---|
| | | 小计 | 执业(助理)医师 | 执业医师 | 注册护士 | 药师(士) | 技师(士) | 其他 | | | | |
| 2010 | 3282091 | 1913948 | 949054 | 645480 | 466503 | 125467 | 79485 | 293439 | 1091863 | 73848 | 71825 | 130607 |
| 2015 | 3603162 | 2257701 | 1101934 | 731851 | 646607 | 134495 | 88106 | 286559 | 1031525 | 80981 | 69452 | 163503 |
| 东　部 | 1462900 | 980614 | 491422 | 344704 | 287166 | 63456 | 36747 | 101823 | 344280 | 35213 | 27795 | 74998 |
| 中　部 | 1129070 | 655711 | 333026 | 203854 | 183659 | 37048 | 28661 | 73317 | 377209 | 26210 | 20858 | 49082 |
| 西　部 | 1011192 | 621376 | 277486 | 183293 | 175782 | 33991 | 22698 | 111419 | 310036 | 19558 | 20799 | 39423 |
| 北　京 | 61756 | 48444 | 23893 | 20797 | 14954 | 4172 | 2078 | 3347 | 3438 | 2062 | 1992 | 5820 |
| 天　津 | 26492 | 17885 | 9375 | 7920 | 4526 | 1387 | 816 | 1781 | 5150 | 575 | 1210 | 1672 |
| 河　北 | 196818 | 101401 | 62502 | 36446 | 19536 | 3963 | 2985 | 12415 | 82362 | 4436 | 2353 | 6266 |
| 山　西 | 102514 | 57076 | 32502 | 23988 | 15060 | 2558 | 1626 | 5330 | 38534 | 1836 | 1378 | 3690 |
| 内蒙古 | 67403 | 44339 | 23056 | 17025 | 11202 | 3954 | 1330 | 4797 | 18278 | 1413 | 1299 | 2074 |
| 辽　宁 | 94397 | 59790 | 30572 | 24574 | 18885 | 2953 | 2228 | 5152 | 24599 | 2084 | 2664 | 5260 |
| 吉　林 | 69893 | 44966 | 23011 | 17995 | 12428 | 2331 | 1482 | 5714 | 17489 | 1665 | 2103 | 3670 |
| 黑龙江 | 79460 | 48522 | 23811 | 16664 | 11743 | 2890 | 2084 | 7994 | 23816 | 1705 | 2203 | 3214 |
| 上　海 | 52781 | 43262 | 20679 | 17525 | 15151 | 3031 | 1955 | 2446 | 885 | 1909 | 2334 | 4391 |
| 江　苏 | 204340 | 147574 | 76687 | 50336 | 43740 | 9282 | 5962 | 11903 | 34615 | 4820 | 4373 | 12958 |
| 浙　江 | 146888 | 123262 | 62728 | 44891 | 32472 | 9516 | 4417 | 14129 | 8170 | 3764 | 2673 | 9019 |
| 安　徽 | 131138 | 76473 | 39747 | 22835 | 21745 | 4034 | 3914 | 7033 | 45914 | 2348 | 2152 | 4251 |
| 福　建 | 99584 | 63577 | 28403 | 21260 | 20450 | 5730 | 2369 | 6625 | 26922 | 2386 | 1154 | 5545 |
| 江　西 | 115293 | 61550 | 28568 | 18833 | 18271 | 5058 | 4033 | 5620 | 46116 | 1655 | 1057 | 4915 |
| 山　东 | 331438 | 183668 | 86019 | 63128 | 55688 | 10795 | 7396 | 23770 | 128735 | 7082 | 3822 | 8131 |
| 河　南 | 284711 | 140936 | 72384 | 34752 | 35979 | 6641 | 6667 | 19265 | 116512 | 7720 | 5106 | 14437 |
| 湖　北 | 170198 | 113932 | 52701 | 34722 | 39418 | 5994 | 4350 | 11469 | 40896 | 5044 | 3630 | 6696 |
| 湖　南 | 175863 | 112256 | 60302 | 34065 | 29015 | 7542 | 4505 | 10892 | 47932 | 4237 | 3229 | 8209 |
| 广　东 | 226196 | 175770 | 84002 | 53496 | 55575 | 11815 | 6050 | 18328 | 26011 | 5481 | 4606 | 14328 |
| 广　西 | 140694 | 92656 | 36418 | 21764 | 28120 | 6312 | 3665 | 18141 | 36112 | 3268 | 1338 | 7320 |
| 海　南 | 22210 | 15981 | 6562 | 4331 | 6189 | 812 | 491 | 1927 | 3393 | 614 | 614 | 1608 |
| 重　庆 | 83905 | 53207 | 26284 | 16070 | 14819 | 2777 | 1629 | 7698 | 22294 | 1900 | 1920 | 4584 |
| 四　川 | 241290 | 146940 | 75624 | 50135 | 38861 | 7830 | 4529 | 20096 | 70425 | 4840 | 6928 | 12157 |
| 贵　州 | 94592 | 51308 | 20190 | 11824 | 15178 | 1941 | 2352 | 11647 | 35997 | 2384 | 2956 | 1947 |
| 云　南 | 98254 | 56497 | 24624 | 16799 | 17336 | 1767 | 2245 | 10525 | 35749 | 2233 | 913 | 2862 |
| 西　藏 | 16637 | 4653 | 1892 | 1271 | 596 | 114 | 27 | 2024 | 11434 | 256 | 59 | 235 |
| 陕　西 | 106433 | 66358 | 24776 | 16982 | 17493 | 4372 | 3426 | 16291 | 33173 | 471 | 3462 | 2969 |
| 甘　肃 | 71133 | 46061 | 18372 | 11902 | 13941 | 2065 | 1358 | 10325 | 21364 | 868 | 718 | 2122 |
| 青　海 | 16475 | 8728 | 4198 | 3230 | 2168 | 447 | 265 | 1650 | 7022 | 239 | 190 | 296 |
| 宁　夏 | 13366 | 9014 | 4505 | 3557 | 2490 | 700 | 269 | 1050 | 3632 | 223 | 93 | 404 |
| 新　疆 | 61010 | 41615 | 17547 | 12734 | 13578 | 1712 | 1603 | 7175 | 14556 | 1463 | 923 | 2453 |

## 2-6-1 各地区社区卫生服务中心(站)人员数

| 地区 | 合计 | 卫生技术人员 | | | | | | | 其他技术人员 | 管理人员 | 工勤技能人员 |
|---|---|---|---|---|---|---|---|---|---|---|---|
| | | 小计 | 执业(助理)医师 | 执业医师 | 注册护士 | 药师(士) | 技师(士) | 其他 | | | |
| 2010 | 389516 | 331322 | 144225 | 115773 | 106528 | 26727 | 17629 | 36213 | 14879 | 18652 | 24663 |
| 2015 | 504817 | 431158 | 181670 | 146047 | 153393 | 33909 | 20431 | 41755 | 20305 | 20790 | 32564 |
| 东　部 | 286769 | 244957 | 105200 | 85078 | 82364 | 21613 | 11399 | 24381 | 11820 | 10462 | 19530 |
| 中　部 | 122618 | 104483 | 44100 | 35140 | 40226 | 6594 | 5241 | 8322 | 5116 | 5687 | 7332 |
| 西　部 | 95430 | 81718 | 32370 | 25829 | 30803 | 5702 | 3791 | 9052 | 3369 | 4641 | 5702 |
| 北　京 | 31428 | 26193 | 11631 | 9644 | 7716 | 3011 | 1232 | 2603 | 1722 | 1307 | 2206 |
| 天　津 | 8134 | 6735 | 2858 | 2527 | 1986 | 674 | 396 | 821 | 321 | 603 | 475 |
| 河　北 | 15977 | 13836 | 6731 | 5424 | 4971 | 725 | 646 | 763 | 603 | 759 | 779 |
| 山　西 | 11856 | 10244 | 4766 | 4040 | 3982 | 491 | 387 | 618 | 451 | 541 | 620 |
| 内蒙古 | 11909 | 10474 | 4622 | 3750 | 3766 | 846 | 392 | 848 | 477 | 489 | 469 |
| 辽　宁 | 15824 | 13304 | 5497 | 4851 | 5502 | 924 | 692 | 689 | 696 | 951 | 873 |
| 吉　林 | 8860 | 7176 | 2916 | 2493 | 2715 | 486 | 344 | 715 | 515 | 520 | 649 |
| 黑龙江 | 15244 | 12810 | 4970 | 4173 | 4825 | 935 | 760 | 1320 | 636 | 884 | 914 |
| 上　海 | 34551 | 28498 | 12021 | 10624 | 10376 | 2501 | 1443 | 2157 | 1596 | 1320 | 3137 |
| 江　苏 | 44305 | 37589 | 15934 | 12841 | 12209 | 3262 | 1822 | 4362 | 1664 | 1575 | 3477 |
| 浙　江 | 38942 | 33982 | 14863 | 11104 | 9332 | 3305 | 1618 | 4864 | 1595 | 951 | 2414 |
| 安　徽 | 18300 | 16211 | 7146 | 5401 | 6243 | 864 | 765 | 1193 | 643 | 702 | 744 |
| 福　建 | 11630 | 9959 | 4135 | 3407 | 3570 | 948 | 438 | 868 | 635 | 286 | 750 |
| 江　西 | 8814 | 7607 | 2992 | 2597 | 3076 | 654 | 546 | 339 | 256 | 406 | 545 |
| 山　东 | 33778 | 29534 | 12153 | 9710 | 10270 | 2244 | 1290 | 3577 | 1594 | 1115 | 1535 |
| 河　南 | 21939 | 18211 | 7912 | 6181 | 6806 | 913 | 942 | 1638 | 1016 | 1145 | 1567 |
| 湖　北 | 22485 | 19214 | 7744 | 6301 | 7945 | 1192 | 887 | 1446 | 1016 | 953 | 1302 |
| 湖　南 | 15120 | 13010 | 5654 | 3954 | 4634 | 1059 | 610 | 1053 | 583 | 536 | 991 |
| 广　东 | 49304 | 42837 | 18496 | 14242 | 15307 | 3846 | 1724 | 3464 | 1308 | 1439 | 3720 |
| 广　西 | 7034 | 6188 | 2507 | 2069 | 2409 | 517 | 286 | 469 | 235 | 190 | 421 |
| 海　南 | 2896 | 2490 | 881 | 704 | 1125 | 173 | 98 | 213 | 86 | 156 | 164 |
| 重　庆 | 10574 | 8780 | 3313 | 2302 | 3140 | 641 | 434 | 1252 | 330 | 521 | 943 |
| 四　川 | 19654 | 16330 | 6547 | 5319 | 6218 | 1277 | 772 | 1516 | 756 | 1110 | 1458 |
| 贵　州 | 7644 | 6340 | 2431 | 1855 | 2590 | 251 | 278 | 790 | 437 | 476 | 391 |
| 云　南 | 6621 | 5783 | 2301 | 1820 | 2242 | 270 | 235 | 735 | 280 | 246 | 312 |
| 西　藏 | 206 | 170 | 78 | 63 | 27 | 6 | 12 | 47 | 3 | | 33 |
| 陕　西 | 11487 | 9719 | 3339 | 2590 | 3362 | 725 | 600 | 1693 | 77 | 939 | 752 |
| 甘　肃 | 7800 | 7024 | 2906 | 2370 | 2858 | 391 | 274 | 595 | 206 | 209 | 361 |
| 青　海 | 2206 | 1937 | 738 | 622 | 708 | 186 | 69 | 236 | 83 | 79 | 107 |
| 宁　夏 | 1337 | 1229 | 430 | 347 | 497 | 106 | 36 | 160 | 48 | 22 | 38 |
| 新　疆 | 8958 | 7744 | 3158 | 2722 | 2986 | 486 | 403 | 711 | 437 | 360 | 417 |

## 2-6-2 2010年社区卫生服务中心人员性别、年龄、学历及职称构成(%)

| 分类 | 卫生技术人员 | | | | | | | 其他技术人员 | 管理人员 |
|---|---|---|---|---|---|---|---|---|---|
| | 合计 | 执业(助理)医师 | 执业医师 | 注册护士 | 药师(士) | 技师(士) | 其他 | | |
| 总　计 | 100.0 | 100.0 | 100.0 | 100.0 | 100.0 | 100.0 | 100.0 | 100.0 | 100.0 |
| 按性别分 | | | | | | | | | |
| 男 | 28.8 | 46.8 | 47.1 | 0.7 | 31.5 | 36.0 | 36.3 | 31.9 | 41.5 |
| 女 | 71.2 | 53.2 | 52.9 | 99.3 | 68.5 | 64.0 | 63.7 | 68.1 | 58.5 |
| 按年龄分 | | | | | | | | | |
| 25岁以下 | 7.8 | 0.4 | 0.1 | 12.3 | 8.8 | 6.5 | 26.6 | 10.5 | 3.7 |
| 25～34岁 | 33.8 | 31.6 | 26.3 | 36.3 | 31.1 | 35.9 | 36.9 | 33.4 | 23.6 |
| 35～44岁 | 28.8 | 32.3 | 33.3 | 29.7 | 22.9 | 25.1 | 17.1 | 26.5 | 31.5 |
| 45～54岁 | 19.5 | 19.9 | 22.1 | 18.7 | 27.1 | 21.1 | 12.1 | 21.5 | 31.2 |
| 55～59岁 | 6.9 | 10.1 | 11.5 | 2.7 | 8.4 | 8.7 | 4.7 | 6.0 | 8.2 |
| 60岁及以上 | 3.1 | 5.6 | 6.8 | 0.3 | 1.7 | 2.7 | 2.7 | 2.1 | 1.9 |
| 按工作年限分 | | | | | | | | | |
| 5年以下 | 18.8 | 12.3 | 10.7 | 19.9 | 17.9 | 16.7 | 47.5 | 23.9 | 11.6 |
| 5～9年 | 12.7 | 11.9 | 9.5 | 14.5 | 11.9 | 12.7 | 11.0 | 12.3 | 7.9 |
| 10～19年 | 29.7 | 33.1 | 32.1 | 30.0 | 24.5 | 29.6 | 18.4 | 26.5 | 27.0 |
| 20～29年 | 19.6 | 18.7 | 20.5 | 23.9 | 19.0 | 18.0 | 10.6 | 19.7 | 28.7 |
| 30年及以上 | 19.1 | 24.0 | 27.3 | 11.7 | 26.8 | 23.0 | 12.6 | 17.7 | 24.9 |
| 按学历分 | | | | | | | | | |
| 研究生 | 0.6 | 1.3 | 1.6 | 0.0 | 0.3 | 0.1 | 0.3 | 0.2 | 1.1 |
| 大学本科 | 18.4 | 30.8 | 37.1 | 5.0 | 10.2 | 12.4 | 18.8 | 13.3 | 25.1 |
| 大专 | 39.9 | 41.3 | 39.0 | 40.0 | 36.3 | 42.3 | 35.2 | 38.7 | 43.0 |
| 中专 | 35.9 | 23.1 | 19.5 | 51.7 | 39.1 | 38.4 | 36.3 | 29.3 | 20.1 |
| 高中及以下 | 5.2 | 3.5 | 2.9 | 3.4 | 14.2 | 6.8 | 9.3 | 18.5 | 10.6 |
| 按专业技术资格分 | | | | | | | | | |
| 正高 | 0.5 | 1.1 | 1.4 | 0.1 | 0.1 | 0.1 | 0.1 | 0.0 | 0.8 |
| 副高 | 3.8 | 7.5 | 9.5 | 0.8 | 0.8 | 1.5 | 0.6 | 0.4 | 5.8 |
| 中级 | 25.1 | 33.2 | 41.3 | 23.0 | 16.5 | 20.7 | 5.3 | 8.3 | 23.4 |
| 师级/助理 | 34.5 | 38.5 | 39.5 | 32.5 | 37.9 | 38.6 | 16.6 | 19.4 | 21.2 |
| 士级 | 25.1 | 12.4 | 2.0 | 35.3 | 34.3 | 28.5 | 38.2 | 38.2 | 21.5 |
| 不详 | 11.1 | 7.3 | 6.4 | 8.4 | 10.4 | 10.6 | 39.1 | 33.6 | 27.3 |
| 按聘任技术职务分 | | | | | | | | | |
| 正高 | 0.4 | 1.0 | 1.2 | 0.0 | 0.1 | 0.1 | 0.1 | 0.0 | 1.4 |
| 副高 | 3.8 | 7.7 | 9.6 | 0.8 | 0.9 | 1.6 | 0.6 | 0.4 | 6.9 |
| 中级 | 25.7 | 34.0 | 42.2 | 23.3 | 17.3 | 21.9 | 6.1 | 9.2 | 28.4 |
| 师级/助理 | 37.9 | 43.0 | 42.5 | 35.5 | 40.1 | 41.1 | 18.2 | 24.1 | 28.2 |
| 士级 | 26.4 | 11.6 | 2.4 | 38.4 | 36.9 | 31.5 | 40.5 | 45.6 | 25.3 |
| 待聘 | 5.7 | 2.8 | 2.1 | 2.1 | 4.8 | 3.9 | 34.5 | 20.6 | 9.7 |

## 2-6-3　2015年社区卫生服务中心人员性别、年龄、学历及职称构成(%)

| 分类 | 卫生技术人员 | | | | | | | 其他技术人员 | 管理人员 |
|---|---|---|---|---|---|---|---|---|---|
| | 合计 | 执业(助理)医师 | 执业医师 | 注册护士 | 药师(士) | 技师(士) | 其他 | | |
| 总　计 | 100.0 | 100.0 | 100.0 | 100.0 | 100.0 | 100.0 | 100.0 | 100.0 | 100.0 |
| 按性别分 | | | | | | | | | |
| 男 | 27.3 | 45.7 | 46.1 | 0.6 | 29.3 | 34.7 | 37.6 | 29.3 | 41.7 |
| 女 | 72.7 | 54.3 | 53.9 | 99.4 | 70.7 | 65.3 | 62.4 | 70.7 | 58.3 |
| 按年龄分 | | | | | | | | | |
| 25岁以下 | 5.6 | 0.2 | 0.0 | 9.2 | 4.5 | 4.7 | 13.9 | 6.1 | 2.0 |
| 25～34岁 | 33.1 | 22.4 | 20.2 | 38.3 | 38.7 | 35.7 | 47.4 | 37.8 | 23.6 |
| 35～44岁 | 32.1 | 38.7 | 37.7 | 30.7 | 26.5 | 30.5 | 19.8 | 30.2 | 32.5 |
| 45～54岁 | 19.4 | 23.0 | 24.4 | 18.7 | 19.5 | 18.0 | 10.8 | 19.7 | 30.5 |
| 55～59岁 | 4.8 | 6.7 | 7.3 | 2.3 | 7.2 | 5.8 | 3.4 | 4.1 | 7.7 |
| 60岁及以上 | 5.0 | 9.0 | 10.5 | 0.8 | 3.6 | 5.3 | 4.7 | 2.2 | 3.7 |
| 按工作年限分 | | | | | | | | | |
| 5年以下 | 17.2 | 8.8 | 7.8 | 19.3 | 15.4 | 16.4 | 39.3 | 23.0 | 11.3 |
| 5～9年 | 19.3 | 15.9 | 15.2 | 21.2 | 22.2 | 18.8 | 23.4 | 21.3 | 13.5 |
| 10～19年 | 25.8 | 28.0 | 26.6 | 26.4 | 24.5 | 26.9 | 17.5 | 24.1 | 23.1 |
| 20～29年 | 22.3 | 26.7 | 27.6 | 22.6 | 18.7 | 20.2 | 10.8 | 19.0 | 29.1 |
| 30年及以上 | 15.4 | 20.6 | 22.8 | 10.5 | 19.2 | 17.7 | 9.0 | 12.5 | 23.0 |
| 按学历分 | | | | | | | | | |
| 研究生 | 1.0 | 2.1 | 2.6 | 0.0 | 0.5 | 0.2 | 1.0 | 0.4 | 1.5 |
| 大学本科 | 25.0 | 37.7 | 44.3 | 12.5 | 21.7 | 21.3 | 23.1 | 23.6 | 31.4 |
| 大专 | 41.5 | 38.3 | 35.5 | 45.7 | 39.2 | 44.7 | 40.0 | 42.5 | 42.2 |
| 中专 | 29.0 | 19.1 | 15.4 | 40.1 | 30.3 | 29.6 | 28.9 | 23.6 | 17.3 |
| 高中及以下 | 3.5 | 2.9 | 2.2 | 1.7 | 8.3 | 4.1 | 6.9 | 10.0 | 7.6 |
| 按专业技术资格分 | | | | | | | | | |
| 正高 | 0.6 | 1.3 | 1.6 | 0.1 | 0.2 | 0.2 | 0.1 | 0.0 | 1.0 |
| 副高 | 3.7 | 7.5 | 9.5 | 1.5 | 1.3 | 1.7 | 0.5 | 0.7 | 5.6 |
| 中级 | 23.9 | 33.8 | 42.0 | 22.6 | 16.4 | 20.6 | 3.3 | 9.0 | 18.6 |
| 师级/助理 | 32.4 | 38.6 | 39.5 | 30.1 | 36.4 | 35.2 | 15.2 | 20.5 | 16.5 |
| 士级 | 26.8 | 11.9 | 1.3 | 36.6 | 34.2 | 29.6 | 40.2 | 36.2 | 16.5 |
| 不详 | 12.6 | 6.8 | 6.1 | 9.1 | 11.6 | 12.6 | 40.7 | 33.6 | 41.8 |
| 按聘任技术职务分 | | | | | | | | | |
| 正高 | 0.5 | 1.1 | 1.4 | 0.1 | 0.1 | 0.2 | 0.1 | 0.1 | 1.6 |
| 副高 | 3.8 | 7.7 | 9.7 | 1.4 | 1.3 | 1.8 | 0.5 | 0.7 | 8.2 |
| 中级 | 24.5 | 34.7 | 43.1 | 22.5 | 16.7 | 21.9 | 4.1 | 9.2 | 28.2 |
| 师级/助理 | 35.9 | 43.9 | 43.0 | 32.9 | 38.8 | 37.7 | 15.7 | 24.5 | 28.0 |
| 士级 | 27.1 | 11.1 | 1.8 | 39.1 | 36.7 | 31.5 | 36.1 | 36.1 | 23.5 |
| 待聘 | 8.3 | 1.5 | 1.1 | 4.0 | 6.4 | 7.0 | 43.4 | 29.4 | 10.6 |

# 2-7-1 各地区乡镇卫生院人员数

| 地区 | 合计 | 卫生技术人员 | | | | | | | 其他技术人员 | 管理人员 | 工勤技能人员 | 每千农村人口乡镇卫生院人员数 |
|---|---|---|---|---|---|---|---|---|---|---|---|---|
| | | 小计 | 执业(助理)医师 | 执业医师 | 注册护士 | 药剂人员 | 技师(士) | 其他 | | | | |
| 2010 | 1151349 | 973059 | 422648 | 250459 | 217693 | 73188 | 51428 | 208102 | 53508 | 43983 | 80799 | 1.30 |
| 2015 | 1277697 | 1078532 | 440889 | 253380 | 298881 | 74631 | 57837 | 206294 | 57654 | 42202 | 99309 | 1.32 |
| 东　部 | 449903 | 380971 | 164852 | 101440 | 105630 | 28785 | 19162 | 62542 | 21371 | 12705 | 34856 | 1.40 |
| 中　部 | 428595 | 357587 | 157662 | 86736 | 98416 | 26210 | 21546 | 53753 | 20521 | 14420 | 36067 | 1.22 |
| 西　部 | 399199 | 339974 | 118375 | 65204 | 94835 | 19636 | 17129 | 89999 | 15762 | 15077 | 28386 | 1.35 |
| 北　京 | | | | | | | | | | | | |
| 天　津 | 5003 | 4316 | 2276 | 1730 | 898 | 290 | 209 | 643 | 163 | 306 | 218 | 2.70 |
| 河　北 | 55819 | 45892 | 25139 | 13172 | 7162 | 2477 | 2118 | 8996 | 3808 | 1561 | 4558 | 0.92 |
| 山　西 | 23564 | 19977 | 9983 | 6025 | 4586 | 1343 | 864 | 3201 | 1154 | 653 | 1780 | 0.94 |
| 内蒙古 | 20701 | 17848 | 8888 | 5409 | 3803 | 1220 | 785 | 3152 | 918 | 733 | 1202 | 1.17 |
| 辽　宁 | 24773 | 18599 | 8582 | 5543 | 5018 | 1333 | 1127 | 2539 | 1314 | 1546 | 3314 | 1.07 |
| 吉　林 | 24160 | 18958 | 8391 | 5808 | 5039 | 1255 | 945 | 3328 | 1112 | 1528 | 2562 | 1.33 |
| 黑龙江 | 23524 | 19649 | 8287 | 5133 | 3733 | 1343 | 1037 | 5249 | 1012 | 1229 | 1634 | 1.01 |
| 上　海 | | | | | | | | | | | | |
| 江　苏 | 74704 | 62733 | 28207 | 19995 | 19980 | 4814 | 3315 | 6417 | 2938 | 2375 | 6658 | 1.48 |
| 浙　江 | 50111 | 43757 | 19045 | 12205 | 10810 | 4120 | 2014 | 7768 | 1850 | 1081 | 3423 | 1.55 |
| 安　徽 | 48790 | 42560 | 19952 | 11592 | 11692 | 2956 | 2982 | 4978 | 1686 | 1392 | 3152 | 0.99 |
| 福　建 | 33857 | 28284 | 9636 | 6937 | 9818 | 2772 | 1447 | 4611 | 1686 | 701 | 3186 | 1.29 |
| 江　西 | 45388 | 39355 | 14679 | 9716 | 12607 | 4117 | 3378 | 4574 | 1385 | 625 | 4023 | 1.13 |
| 山　东 | 112076 | 98858 | 39772 | 26897 | 27544 | 7304 | 5628 | 18610 | 5395 | 2553 | 5270 | 1.64 |
| 河　南 | 103709 | 81202 | 35809 | 16273 | 19309 | 5275 | 5480 | 15329 | 6633 | 3875 | 11999 | 1.13 |
| 湖　北 | 76848 | 65980 | 26981 | 15902 | 23003 | 4064 | 3130 | 8802 | 3906 | 2460 | 4502 | 1.79 |
| 湖　南 | 82612 | 69906 | 33580 | 16287 | 18447 | 5857 | 3730 | 8292 | 3633 | 2658 | 6415 | 1.40 |
| 广　东 | 83179 | 70389 | 29487 | 13520 | 21460 | 5126 | 2947 | 11369 | 3691 | 2139 | 6960 | 1.64 |
| 广　西 | 68517 | 58007 | 16714 | 8174 | 18102 | 4140 | 3160 | 15891 | 3001 | 1073 | 6436 | 1.69 |
| 海　南 | 10381 | 8143 | 2708 | 1441 | 2940 | 549 | 357 | 1589 | 526 | 443 | 1269 | 1.57 |
| 重　庆 | 32171 | 26413 | 10554 | 5767 | 7423 | 1513 | 1047 | 5876 | 1434 | 1271 | 3053 | 1.82 |
| 四　川 | 100033 | 81239 | 32487 | 19225 | 23332 | 4813 | 3439 | 17168 | 3988 | 5556 | 9250 | 1.52 |
| 贵　州 | 38975 | 33526 | 11130 | 5083 | 8830 | 1325 | 1950 | 10291 | 1904 | 2339 | 1206 | 1.02 |
| 云　南 | 35572 | 31166 | 10341 | 5562 | 8857 | 1107 | 1835 | 9026 | 1922 | 590 | 1894 | 0.88 |
| 西　藏 | 3861 | 3430 | 1099 | 595 | 376 | 82 | 4 | 1869 | 253 | 59 | 119 | 1.45 |
| 陕　西 | 38649 | 34118 | 8813 | 5158 | 7977 | 2550 | 2498 | 12280 | 374 | 2268 | 1889 | 1.48 |
| 甘　肃 | 27927 | 25310 | 8350 | 4582 | 8074 | 1384 | 997 | 6505 | 652 | 491 | 1474 | 1.45 |
| 青　海 | 4824 | 4410 | 1707 | 1155 | 1058 | 213 | 185 | 1247 | 156 | 111 | 147 | 1.01 |
| 宁　夏 | 4503 | 4076 | 1891 | 1325 | 877 | 391 | 203 | 714 | 174 | 71 | 182 | 1.23 |
| 新　疆 | 23466 | 20431 | 6401 | 3169 | 6126 | 898 | 1026 | 5980 | 986 | 515 | 1534 | 1.18 |

## 2-7-2　2010年乡镇卫生院人员性别、年龄、学历及职称构成(%)

| 分类 | 卫生技术人员 | | | | | | | 其他技术人员 | 管理人员 |
|---|---|---|---|---|---|---|---|---|---|
| | 合计 | 执业(助理)医师 | 执业医师 | 注册护士 | 药师(士) | 技师(士) | 其他 | | |
| 总　计 | 100.0 | 100.0 | 100.0 | 100.0 | 100.0 | 100.0 | 100.0 | 100.0 | 100.0 |
| 按性别分 | | | | | | | | | |
| 男 | 44.3 | 63.3 | 68.1 | 1.8 | 49.3 | 50.4 | 49.2 | 48.0 | 63.4 |
| 女 | 55.7 | 36.7 | 31.9 | 98.2 | 50.7 | 49.6 | 50.8 | 52.0 | 36.6 |
| 按年龄分 | | | | | | | | | |
| 25岁以下 | 7.4 | 0.5 | 0.1 | 12.2 | 5.1 | 7.1 | 16.5 | 9.3 | 3.4 |
| 25～34岁 | 36.9 | 33.5 | 22.3 | 44.7 | 28.5 | 40.9 | 37.2 | 34.4 | 25.0 |
| 35～44岁 | 33.5 | 39.6 | 41.2 | 30.3 | 29.2 | 31.6 | 27.0 | 32.5 | 38.1 |
| 45～54岁 | 15.3 | 16.8 | 22.0 | 11.6 | 26.4 | 15.5 | 12.4 | 16.9 | 24.1 |
| 55～59岁 | 5.0 | 7.1 | 10.7 | 1.0 | 8.7 | 3.8 | 4.3 | 4.9 | 7.2 |
| 60岁及以上 | 1.9 | 2.6 | 3.8 | 0.2 | 2.2 | 1.0 | 2.7 | 2.1 | 2.2 |
| 按工作年限分 | | | | | | | | | |
| 5年以下 | 18.2 | 11.0 | 6.4 | 21.6 | 10.9 | 15.6 | 31.8 | 21.1 | 10.0 |
| 5～9年 | 11.5 | 10.5 | 5.9 | 13.5 | 7.9 | 12.6 | 12.5 | 12.2 | 8.1 |
| 10～19年 | 39.7 | 43.5 | 41.6 | 42.1 | 34.5 | 41.3 | 31.4 | 35.6 | 36.8 |
| 20～29年 | 17.8 | 18.9 | 22.5 | 17.1 | 23.4 | 18.4 | 14.3 | 19.2 | 26.5 |
| 30年及以上 | 12.8 | 16.1 | 23.5 | 5.7 | 23.3 | 12.1 | 10.1 | 11.9 | 18.7 |
| 按学历分 | | | | | | | | | |
| 研究生 | 0.1 | 0.1 | 0.2 | 0.0 | 0.0 | 0.0 | 0.0 | 0.0 | 0.1 |
| 大学本科 | 5.6 | 9.1 | 14.9 | 1.8 | 3.0 | 3.0 | 4.4 | 3.7 | 7.3 |
| 大专 | 33.9 | 41.4 | 42.6 | 30.4 | 23.3 | 30.5 | 27.9 | 24.7 | 38.0 |
| 中专 | 52.2 | 43.9 | 36.3 | 63.4 | 51.9 | 57.5 | 55.2 | 49.3 | 37.1 |
| 高中及以下 | 8.3 | 5.5 | 6.1 | 4.5 | 21.8 | 9.0 | 12.5 | 22.2 | 17.6 |
| 按专业技术资格分 | | | | | | | | | |
| 正高 | 0.1 | 0.2 | 0.3 | 0.0 | 0.0 | 0.0 | 0.0 | 0.1 | 0.2 |
| 副高 | 0.8 | 1.8 | 3.2 | 0.2 | 0.2 | 0.2 | 0.1 | 0.1 | 1.3 |
| 中级 | 14.0 | 20.8 | 36.3 | 14.4 | 10.6 | 10.4 | 2.7 | 3.8 | 13.4 |
| 师级/助理 | 35.8 | 46.6 | 54.5 | 34.0 | 39.8 | 35.1 | 15.7 | 16.1 | 26.5 |
| 士级 | 38.5 | 25.8 | 2.9 | 44.9 | 42.8 | 45.3 | 52.8 | 47.4 | 33.2 |
| 不详 | 10.8 | 4.9 | 2.9 | 6.5 | 6.6 | 9.0 | 28.7 | 32.5 | 25.4 |
| 按聘任技术职务分 | | | | | | | | | |
| 正高 | 0.0 | 0.1 | 0.1 | 0.0 | 0.0 | 0.0 | 0.0 | 0.0 | 0.1 |
| 副高 | 0.8 | 1.8 | 3.2 | 0.2 | 0.2 | 0.2 | 0.1 | 0.1 | 1.6 |
| 中级 | 14.5 | 21.3 | 37.2 | 14.5 | 11.1 | 10.9 | 3.2 | 5.0 | 16.7 |
| 师级/助理 | 37.9 | 50.0 | 55.1 | 35.2 | 40.7 | 36.2 | 17.0 | 18.4 | 33.1 |
| 士级 | 38.6 | 23.8 | 3.0 | 46.5 | 44.4 | 47.3 | 54.7 | 52.3 | 38.8 |
| 待聘 | 8.2 | 3.1 | 1.4 | 3.6 | 3.6 | 5.4 | 25.0 | 24.2 | 9.6 |

## 2-7-3 2015年乡镇卫生院人员性别、年龄、学历及职称构成(%)

| 分类 | 卫生技术人员 | | | | | | | 其他技术人员 | 管理人员 |
|---|---|---|---|---|---|---|---|---|---|
| | 合计 | 执业(助理)医师 | 执业医师 | 注册护士 | 药师(士) | 技师(士) | 其他 | | |
| 总　计 | 100.0 | 100.0 | 100.0 | 100.0 | 100.0 | 100.0 | 100.0 | 100.0 | 100.0 |
| 按性别分 | | | | | | | | | |
| 男 | 40.2 | 62.5 | 66.4 | 1.6 | 44.4 | 46.4 | 47.4 | 43.0 | 61.9 |
| 女 | 59.8 | 37.5 | 33.6 | 98.4 | 55.6 | 53.6 | 52.6 | 57.0 | 38.1 |
| 按年龄分 | | | | | | | | | |
| 25岁以下 | 7.1 | 0.2 | 0.0 | 13.1 | 4.4 | 8.9 | 11.1 | 7.4 | 2.2 |
| 25～34岁 | 32.1 | 19.0 | 12.7 | 40.5 | 27.4 | 36.1 | 42.2 | 35.9 | 21.5 |
| 35～44岁 | 35.3 | 44.6 | 42.8 | 31.9 | 31.7 | 33.1 | 27.2 | 31.8 | 37.4 |
| 45～54岁 | 18.3 | 24.6 | 28.2 | 13.2 | 24.3 | 16.4 | 13.5 | 18.3 | 28.7 |
| 55～59岁 | 3.8 | 5.6 | 7.6 | 1.0 | 8.0 | 3.6 | 2.9 | 3.7 | 6.4 |
| 60岁及以上 | 3.4 | 5.9 | 8.6 | 0.3 | 4.2 | 1.9 | 3.2 | 2.9 | 3.7 |
| 按工作年限分 | | | | | | | | | |
| 5年以下 | 21.2 | 7.9 | 5.4 | 28.3 | 16.4 | 24.4 | 33.1 | 27.1 | 11.5 |
| 5～9年 | 17.7 | 13.5 | 10.2 | 21.0 | 13.8 | 16.3 | 21.6 | 19.1 | 12.5 |
| 10～19年 | 26.3 | 30.4 | 27.7 | 25.5 | 24.4 | 26.8 | 21.7 | 23.5 | 25.4 |
| 20～29年 | 22.8 | 30.4 | 32.6 | 19.7 | 23.4 | 21.3 | 15.5 | 20.1 | 31.3 |
| 30年及以上 | 12.0 | 17.8 | 24.0 | 5.5 | 22.0 | 11.2 | 8.1 | 10.1 | 19.3 |
| 按学历分 | | | | | | | | | |
| 研究生 | 0.1 | 0.1 | 0.2 | 0.0 | 0.1 | 0.0 | 0.0 | 0.0 | 0.1 |
| 大学本科 | 8.6 | 12.9 | 19.0 | 4.7 | 7.7 | 6.3 | 7.2 | 7.6 | 12.0 |
| 大专 | 39.4 | 42.8 | 43.7 | 37.6 | 30.8 | 41.3 | 38.6 | 33.2 | 41.5 |
| 中专 | 46.9 | 40.0 | 32.8 | 55.6 | 47.5 | 47.1 | 47.4 | 43.8 | 33.4 |
| 高中及以下 | 5.0 | 4.2 | 4.3 | 2.1 | 13.9 | 5.2 | 6.6 | 15.4 | 12.9 |
| 按专业技术资格分 | | | | | | | | | |
| 正高 | 0.1 | 0.2 | 0.4 | 0.0 | 0.0 | 0.0 | 0.0 | 0.0 | 0.2 |
| 副高 | 1.2 | 2.8 | 4.9 | 0.5 | 0.4 | 0.4 | 0.1 | 0.1 | 1.6 |
| 中级 | 13.4 | 21.7 | 36.5 | 14.0 | 11.6 | 10.2 | 1.9 | 3.7 | 11.4 |
| 师级/助理 | 30.4 | 46.1 | 51.4 | 25.6 | 32.9 | 27.3 | 13.0 | 13.8 | 20.8 |
| 士级 | 41.9 | 23.9 | 3.2 | 50.4 | 45.6 | 48.8 | 55.8 | 49.6 | 28.0 |
| 不详 | 13.1 | 5.3 | 3.7 | 9.3 | 9.5 | 13.4 | 29.2 | 32.7 | 37.9 |
| 按聘任技术职务分 | | | | | | | | | |
| 正高 | 0.0 | 0.1 | 0.2 | 0.0 | 0.0 | 0.0 | 0.0 | 0.0 | 0.2 |
| 副高 | 1.2 | 2.7 | 4.7 | 0.5 | 0.4 | 0.3 | 0.1 | 0.2 | 2.3 |
| 中级 | 13.6 | 22.3 | 37.4 | 13.7 | 11.8 | 10.6 | 2.3 | 4.5 | 17.3 |
| 师级/助理 | 32.8 | 50.9 | 52.9 | 27.0 | 33.7 | 28.4 | 13.8 | 15.6 | 31.0 |
| 士级 | 40.0 | 21.9 | 3.7 | 50.4 | 45.9 | 49.2 | 51.1 | 48.3 | 38.2 |
| 待聘 | 12.3 | 2.1 | 1.1 | 8.3 | 8.2 | 11.5 | 32.7 | 31.5 | 11.0 |

## 2-8-1 乡村医生和卫生员数

| 年份 | 乡村医生和卫生员 | | | 平均每村乡村医生和卫生员 | 每千农村人口乡村医生和卫生员 |
|---|---|---|---|---|---|
| | 合计 | 乡村医生 | 卫生员 | | |
| 1980 | 1463406 | 607879 | 2357370 | 2.10 | 1.79 |
| 1985 | 1293094 | 643022 | 650072 | 1.80 | 1.55 |
| 1990 | 1231510 | 776859 | 454651 | 1.64 | 1.38 |
| 1991 | 1253324 | 794507 | 458817 | 1.69 | 1.39 |
| 1992 | 1269061 | 816557 | 452504 | 1.73 | 1.41 |
| 1993 | 1325106 | 910664 | 414442 | 1.81 | 1.47 |
| 1994 | 1323701 | 933386 | 390351 | 1.81 | 1.47 |
| 1995 | 1331017 | 955933 | 375084 | 1.81 | 1.48 |
| 1996 | 1316095 | 954630 | 361465 | 1.79 | 1.46 |
| 1997 | 1317786 | 972288 | 345498 | 1.80 | 1.45 |
| 1998 | 1327633 | 990217 | 337416 | 1.81 | 1.46 |
| 1999 | 1324937 | 1009665 | 315272 | 1.82 | 1.45 |
| 2000 | 1319357 | 1019845 | 299512 | 1.81 | 1.44 |
| 2001 | 1290595 | 1021542 | 269053 | 1.82 | 1.41 |
| 2003 | 867778 | 791956 | 75822 | 1.31 | 0.98 |
| 2004 | 883075 | 825672 | 57403 | 1.37 | 1.00 |
| 2005 | 916532 | 864168 | 52364 | 1.46 | 1.05 |
| 2006 | 957459 | 906320 | 51139 | 1.53 | 1.10 |
| 2007 | 931761 | 882218 | 49543 | 1.52 | 1.06 |
| 2008 | 938313 | 893535 | 44778 | 1.55 | 1.06 |
| 2009 | 1050991 | 995449 | 55542 | 1.75 | 1.19 |
| 2010 | 1091863 | 1031828 | 60035 | 1.68 | 1.14 |
| 2011 | 1126443 | 1060548 | 65895 | 1.91 | 1.20 |
| 2012 | 1094419 | 1022869 | 71550 | 1.86 | 1.14 |
| 2013 | 1081063 | 1004502 | 76561 | 1.83 | 1.12 |
| 2014 | 1058182 | 985692 | 72490 | 1.64 | 1.09 |
| 2015 | 1031525 | 962514 | 69011 | 1.78 | 1.07 |

注：①1985年以前的乡村医生系赤脚医生；②2010年前系每千农业人口乡村医生和卫生员。

## 2-8-2 村卫生室人员数

| 按主办单位分 | 人员总数 | 执业(助理)医师 | 注册护士 | 乡村医生 | 卫生员 |
|---|---|---|---|---|---|
| 2010 | 1292410 | 173275 | 27272 | 1031828 | 60035 |
| 2011 | 1350222 | 193277 | 30502 | 1060548 | 65895 |
| 2012 | 1371592 | 232826 | 44347 | 1022869 | 71550 |
| 2013 | 1457276 | 291291 | 84922 | 1004502 | 76561 |
| 2014 | 1460389 | 304343 | 97864 | 985692 | 72490 |
| 2015 | 1447712 | 309923 | 106264 | 962514 | 69011 |
| 村办 | 694496 | 92703 | 12534 | 552027 | 37232 |
| 乡卫生院设点 | 364957 | 164356 | 86196 | 106761 | 7644 |
| 联合办 | 74052 | 11080 | 1579 | 57572 | 3821 |
| 私人办 | 228741 | 30665 | 4054 | 180348 | 13674 |
| 其他 | 85466 | 11119 | 1901 | 65806 | 6640 |

注：本表包括卫生院在村卫生室工作的执业(助理)医师和注册护士。

## 2-8-3　各地区村卫生室人员数

| 地区 | 人员总数 | 执业(助理)医师 | 注册护士 | 乡村医生和卫生员 | | | 平均每村村卫生室人员 | 每千农村人口村卫生室人员数 |
|---|---|---|---|---|---|---|---|---|
| | | | | 合计 | 乡村医生 | 卫生员 | | |
| 2010 | 1292410 | 173275 | 27272 | 1091863 | 1031828 | 60035 | 2.17 | 1.35 |
| 2015 | 1447712 | 309923 | 106264 | 1031525 | 962514 | 69011 | 2.26 | 1.50 |
| 东　部 | 504081 | 120294 | 39507 | 344280 | 330391 | 13889 | 2.33 | 1.57 |
| 中　部 | 545101 | 124422 | 43470 | 377209 | 352135 | 25074 | 2.45 | 1.56 |
| 西　部 | 398530 | 65207 | 23287 | 310036 | 279988 | 30048 | 1.98 | 1.34 |
| 北　京 | 4820 | 950 | 432 | 3438 | 3405 | 33 | 1.74 | 6.70 |
| 天　津 | 7000 | 1441 | 409 | 5150 | 4955 | 195 | 2.87 | 3.78 |
| 河　北 | 115578 | 28569 | 4647 | 82362 | 77740 | 4622 | 1.91 | 1.90 |
| 山　西 | 51541 | 10035 | 2972 | 38534 | 35900 | 2634 | 1.83 | 2.05 |
| 内蒙古 | 26970 | 6342 | 2350 | 18278 | 17146 | 1132 | 1.98 | 1.53 |
| 辽　宁 | 32516 | 5304 | 2613 | 24599 | 24229 | 370 | 1.64 | 1.41 |
| 吉　林 | 23909 | 4740 | 1680 | 17489 | 16796 | 693 | 2.34 | 1.32 |
| 黑龙江 | 32618 | 7082 | 1720 | 23816 | 22688 | 1128 | 2.85 | 1.40 |
| 上　海 | 5132 | 3644 | 603 | 885 | 721 | 164 | 4.04 | 7.63 |
| 江　苏 | 67069 | 25323 | 7131 | 34615 | 33008 | 1607 | 4.36 | 1.33 |
| 浙　江 | 24927 | 12600 | 4157 | 8170 | 7761 | 409 | 2.10 | 0.77 |
| 安　徽 | 68578 | 17442 | 5222 | 45914 | 42955 | 2959 | 4.48 | 1.39 |
| 福　建 | 36041 | 6699 | 2420 | 26922 | 26133 | 789 | 1.90 | 1.38 |
| 江　西 | 62466 | 11662 | 4688 | 46116 | 44538 | 1578 | 2.03 | 1.56 |
| 山　东 | 160254 | 21047 | 10472 | 128735 | 124632 | 4103 | 2.98 | 2.35 |
| 河　南 | 165847 | 36403 | 12932 | 116512 | 106385 | 10127 | 2.91 | 1.80 |
| 湖　北 | 65359 | 16102 | 8361 | 40896 | 38969 | 1927 | 2.64 | 1.53 |
| 湖　南 | 74783 | 20956 | 5895 | 47932 | 43904 | 4028 | 1.67 | 1.27 |
| 广　东 | 43921 | 12871 | 5039 | 26011 | 25148 | 863 | 1.62 | 0.87 |
| 广　西 | 41558 | 4701 | 745 | 36112 | 32893 | 3219 | 1.94 | 1.03 |
| 海　南 | 6823 | 1846 | 1584 | 3393 | 2659 | 734 | 2.54 | 1.03 |
| 重　庆 | 31130 | 6885 | 1951 | 22294 | 21115 | 1179 | 2.76 | 1.76 |
| 四　川 | 90382 | 18495 | 1462 | 70425 | 66782 | 3643 | 1.62 | 1.38 |
| 贵　州 | 42549 | 4341 | 2211 | 35997 | 26735 | 9262 | 2.04 | 1.11 |
| 云　南 | 42150 | 4003 | 2398 | 35749 | 33524 | 2225 | 3.16 | 1.05 |
| 西　藏 | 11866 | 319 | 113 | 11434 | 9127 | 2307 | 2.22 | 4.45 |
| 陕　西 | 42462 | 6444 | 2845 | 33173 | 31725 | 1448 | 1.65 | 1.63 |
| 甘　肃 | 32060 | 6290 | 4406 | 21364 | 18604 | 2760 | 1.91 | 1.66 |
| 青　海 | 9953 | 2187 | 744 | 7022 | 6100 | 922 | 2.22 | 2.08 |
| 宁　夏 | 5196 | 1078 | 486 | 3632 | 3123 | 509 | 2.12 | 1.41 |
| 新　疆 | 22254 | 4122 | 3576 | 14556 | 13114 | 1442 | 2.13 | 1.12 |

注：本表包括乡镇卫生院在村卫生室工作的执业(助理)医师和注册护士。

## 2-8-4 2015年村卫生室人员性别、年龄、学历及职称构成(%)

| | 合计 | 执业(助理)医师 | 注册护士 | 乡村医生 | 卫生员 |
|---|---|---|---|---|---|
| 总　　计 | 100.0 | 100.0 | 100.0 | 100.0 | 100.0 |
| 按性别分 | | | | | |
| 男 | 70.1 | 70.1 | 4.9 | 72.0 | 56.4 |
| 女 | 29.9 | 29.9 | 95.1 | 28.0 | 43.6 |
| 按年龄分 | | | | | |
| 25岁以下 | 1.0 | 0.1 | 11.4 | 0.5 | 7.5 |
| 25～34岁 | 11.7 | 13.8 | 47.1 | 9.8 | 27.4 |
| 35～44岁 | 34.7 | 50.4 | 30.9 | 32.8 | 29.5 |
| 45～54岁 | 23.1 | 23.0 | 7.4 | 23.7 | 18.2 |
| 55～59岁 | 8.4 | 3.8 | 1.4 | 9.4 | 5.0 |
| 60岁及以上 | 21.2 | 8.9 | 1.7 | 23.9 | 12.4 |
| 按工作年限分 | | | | | |
| 5年以下 | 6.7 | 7.0 | 36.7 | 4.3 | 34.0 |
| 5～9年 | 10.2 | 13.0 | 24.8 | 8.9 | 19.4 |
| 10～19年 | 33.7 | 44.3 | 28.7 | 33.0 | 23.1 |
| 20～29年 | 22.0 | 23.0 | 7.2 | 22.8 | 11.6 |
| 30年及以上 | 27.4 | 12.7 | 2.6 | 31.0 | 11.9 |
| 按学历分 | | | | | |
| 大学本科及以上 | 0.4 | 1.9 | 1.1 | 0.2 | 0.4 |
| 大专 | 6.9 | 19.8 | 17.3 | 5.0 | 5.9 |
| 中专 | 52.2 | 51.9 | 64.1 | 52.9 | 40.4 |
| 中专水平 | 26.1 | 20.8 | 16.2 | 27.6 | 18.4 |
| 高中及以下 | 14.4 | 5.6 | 1.3 | 14.4 | 34.9 |
| 内:在职培训合格者 | 11.3 | | | 13.9 | |
| 按专业技术资格分 | | | | | |
| 副高及以上 | 0.0 | 0.2 | 0.0 | | |
| 中级 | 0.6 | 2.1 | 0.8 | | |
| 师级/助理 | 11.0 | 47.9 | 8.1 | | |
| 士级 | 26.2 | 47.5 | 48.8 | | |
| 不详 | 62.1 | 2.4 | 42.2 | | |
| 按聘任技术职务分 | | | | | |
| 高级 | 0.1 | 0.1 | 0.1 | | |
| 中级 | 1.8 | 2.8 | 1.7 | | |
| 师级/助理 | 26.5 | 51.9 | 14.2 | | |
| 士级 | 54.9 | 33.6 | 74.8 | | |
| 待聘 | 16.7 | 11.6 | 9.3 | | |

## 2-9-1 专业公共卫生机构人员数

| 机构分类 | 合计 | 卫生技术人员 | | | | | | | 其他技术人员 | 管理人员 | 工勤技能人员 |
|---|---|---|---|---|---|---|---|---|---|---|---|
| | | 小计 | 执业(助理)医师 | 执业医师 | 注册护士 | 药师(士) | 技师(士) | 其他 | | | |
| 2010 | 640889 | 498213 | 185542 | 158570 | 115233 | 16281 | 50671 | 130486 | 36072 | 45701 | 60903 |
| 2015 | 876848 | 639189 | 230880 | 192126 | 178255 | 20501 | 62212 | 147341 | 60127 | 84375 | 93157 |
| 按城乡分 | | | | | | | | | | | |
| 城市 | 404187 | 304894 | 106533 | 97210 | 96604 | 9596 | 33728 | 58433 | 26925 | 32527 | 39841 |
| 农村 | 462661 | 324295 | 124347 | 94916 | 81651 | 10905 | 28484 | 78908 | 33202 | 51848 | 53316 |
| 按登记注册类型分 | | | | | | | | | | | |
| 公立 | 861214 | 625198 | 229728 | 191252 | 176415 | 20394 | 61766 | 136895 | 59583 | 83737 | 92691 |
| 非公立 | 5634 | 3991 | 1152 | 874 | 1840 | 107 | 446 | 446 | 539 | 638 | 466 |
| 按主办单位分 | | | | | | | | | | | |
| 政府办 | 829922 | 609084 | 222788 | 186105 | 172500 | 19903 | 60212 | 133681 | 55863 | 77404 | 87571 |
| 社会办 | 35944 | 19311 | 7816 | 5821 | 5380 | 559 | 1943 | 3613 | 4227 | 6915 | 5491 |
| 个人办 | 982 | 794 | 276 | 200 | 375 | 39 | 57 | 47 | 37 | 56 | 95 |

注：人员总计中包括公务员中卫生监督员10000名。

## 2-9-2 各地区专业公共卫生机构人员数

| 地区 | 合计 | 卫生技术人员 | | | | | | | 其他技术人员 | 管理人员 | 工勤技能人员 |
|---|---|---|---|---|---|---|---|---|---|---|---|
| | | 小计 | 执业(助理)医师 | 执业医师 | 注册护士 | 药师(士) | 技师(士) | 其他 | | | |
| 2010 | 640889 | 498213 | 185542 | 158570 | 115233 | 16281 | 50671 | 120486 | 36072 | 45701 | 60903 |
| 2015 | 876848 | 639189 | 230880 | 192126 | 178255 | 20501 | 62212 | 147341 | 60127 | 84375 | 93157 |
| 东　部 | 329960 | 244245 | 89965 | 78018 | 70361 | 8570 | 24656 | 50693 | 23457 | 26893 | 35365 |
| 中　部 | 286106 | 203832 | 75699 | 60164 | 58195 | 6527 | 19331 | 44080 | 22553 | 26871 | 32850 |
| 西　部 | 250782 | 181112 | 65216 | 53944 | 49699 | 5404 | 18225 | 42568 | 14117 | 30611 | 24942 |
| 北　京 | 14868 | 11475 | 3905 | 3706 | 3263 | 310 | 1190 | 2807 | 928 | 763 | 1702 |
| 天　津 | 6016 | 4521 | 1803 | 1623 | 903 | 121 | 562 | 1132 | 428 | 603 | 464 |
| 河　北 | 39792 | 28356 | 10733 | 8580 | 6917 | 824 | 2449 | 7433 | 3421 | 3093 | 4922 |
| 山　西 | 19076 | 14549 | 5399 | 4631 | 3094 | 342 | 1311 | 4403 | 1209 | 1548 | 1770 |
| 内蒙古 | 19025 | 15148 | 6146 | 5327 | 2788 | 422 | 1474 | 4318 | 1162 | 1549 | 1166 |
| 辽　宁 | 22633 | 16273 | 6852 | 5876 | 3016 | 422 | 2116 | 3867 | 1538 | 2892 | 1930 |
| 吉　林 | 16010 | 11588 | 4925 | 4338 | 2401 | 357 | 1214 | 2691 | 1085 | 2139 | 1198 |
| 黑龙江 | 25030 | 18429 | 6655 | 5442 | 3942 | 544 | 1891 | 5397 | 1896 | 2450 | 2255 |
| 上　海 | 11866 | 8329 | 3309 | 3203 | 2086 | 127 | 962 | 1845 | 767 | 837 | 1933 |
| 江　苏 | 37295 | 24339 | 9374 | 8645 | 6016 | 653 | 2624 | 5672 | 3279 | 5236 | 4441 |
| 浙　江 | 28807 | 23638 | 8676 | 8125 | 7127 | 832 | 2609 | 4394 | 1836 | 1034 | 2299 |
| 安　徽 | 25881 | 20093 | 8278 | 6201 | 4692 | 540 | 2131 | 4452 | 1742 | 2066 | 1980 |
| 福　建 | 24810 | 18649 | 7297 | 5971 | 5347 | 645 | 1862 | 3498 | 1411 | 1423 | 3327 |
| 江　西 | 27685 | 22218 | 7698 | 6774 | 8085 | 1048 | 2271 | 3116 | 1154 | 1519 | 2794 |
| 山　东 | 63841 | 46778 | 16810 | 14615 | 14021 | 1770 | 4416 | 9761 | 5874 | 5747 | 5442 |
| 河　南 | 81342 | 48642 | 16303 | 12155 | 13861 | 1508 | 4182 | 12788 | 9250 | 9364 | 14086 |
| 湖　北 | 37959 | 30837 | 10618 | 9091 | 11463 | 1008 | 2893 | 4855 | 2773 | 1977 | 2372 |
| 湖　南 | 53123 | 37476 | 15823 | 11532 | 10657 | 1180 | 3438 | 6378 | 3444 | 5808 | 6395 |
| 广　东 | 73483 | 57057 | 19577 | 16281 | 19942 | 2679 | 5353 | 9506 | 3627 | 4714 | 8085 |
| 广　西 | 50255 | 32336 | 10411 | 8867 | 11797 | 1344 | 3202 | 5582 | 3327 | 7561 | 7031 |
| 海　南 | 6549 | 4830 | 1629 | 1393 | 1723 | 187 | 513 | 778 | 348 | 551 | 820 |
| 重　庆 | 11759 | 9174 | 2947 | 2642 | 3007 | 262 | 1089 | 1869 | 550 | 873 | 1162 |
| 四　川 | 42577 | 33026 | 12065 | 10253 | 10102 | 960 | 3590 | 6309 | 2144 | 2954 | 4453 |
| 贵　州 | 18677 | 14675 | 6144 | 4764 | 3422 | 312 | 1406 | 3391 | 823 | 2148 | 1031 |
| 云　南 | 25581 | 20523 | 8671 | 7041 | 4947 | 403 | 1916 | 4586 | 1311 | 1392 | 2355 |
| 西　藏 | 1761 | 1426 | 700 | 435 | 152 | 26 | 89 | 459 | 71 | 99 | 165 |
| 陕　西 | 33783 | 23346 | 5836 | 4596 | 6143 | 843 | 2101 | 8423 | 1452 | 5601 | 3384 |
| 甘　肃 | 24510 | 13306 | 5105 | 4175 | 3519 | 360 | 1070 | 3252 | 1843 | 6845 | 2516 |
| 青　海 | 3297 | 2598 | 1018 | 870 | 514 | 81 | 340 | 645 | 232 | 190 | 277 |
| 宁　夏 | 4323 | 3462 | 1374 | 1288 | 793 | 114 | 411 | 770 | 235 | 284 | 342 |
| 新　疆 | 15234 | 12092 | 4799 | 3686 | 2515 | 277 | 1537 | 2964 | 967 | 1115 | 1060 |

# 2-10-1 各地区妇幼保健院(所、站)人员数

| 地区 | 合计 | 卫生技术人员 | | | | | | | 其他技术人员 | 管理人员 | 工勤技能人员 |
|---|---|---|---|---|---|---|---|---|---|---|---|
| | | 小计 | 执业(助理)医师 | 执业医师 | 注册护士 | 药师(士) | 技师(士) | 其他 | | | |
| 2010 | 245102 | 202365 | 85932 | 74072 | 73195 | 9519 | 14132 | 19587 | 10334 | 13622 | 18781 |
| 2015 | 351257 | 291361 | 105832 | 93643 | 124414 | 12558 | 21019 | 27538 | 15987 | 15898 | 28011 |
| 东　部 | 141683 | 117797 | 42884 | 38985 | 49763 | 5309 | 8348 | 11493 | 7132 | 5568 | 11186 |
| 中　部 | 110323 | 91521 | 34284 | 29546 | 39916 | 3757 | 6590 | 6974 | 5345 | 5189 | 8268 |
| 西　部 | 99251 | 82043 | 28664 | 25112 | 34735 | 3492 | 6081 | 9071 | 3510 | 5141 | 8557 |
| 北　京 | 6229 | 5135 | 1992 | 1936 | 2220 | 252 | 332 | 339 | 274 | 248 | 572 |
| 天　津 | 1388 | 1120 | 547 | 486 | 310 | 48 | 110 | 105 | 57 | 146 | 65 |
| 河　北 | 19321 | 15499 | 6785 | 5525 | 5369 | 631 | 1088 | 1626 | 1392 | 755 | 1675 |
| 山　西 | 7713 | 6189 | 2782 | 2446 | 2259 | 243 | 371 | 534 | 444 | 429 | 651 |
| 内蒙古 | 6656 | 5569 | 2547 | 2271 | 1899 | 246 | 411 | 466 | 363 | 336 | 388 |
| 辽　宁 | 4629 | 3621 | 1914 | 1717 | 941 | 138 | 346 | 282 | 243 | 481 | 284 |
| 吉　林 | 5554 | 4413 | 2090 | 1883 | 1385 | 182 | 314 | 442 | 278 | 551 | 312 |
| 黑龙江 | 7264 | 5918 | 2588 | 2243 | 1958 | 276 | 497 | 599 | 362 | 498 | 486 |
| 上　海 | 3170 | 2695 | 1039 | 1028 | 1280 | 91 | 205 | 80 | 151 | 121 | 203 |
| 江　苏 | 11843 | 9673 | 3777 | 3659 | 4092 | 375 | 745 | 684 | 619 | 670 | 881 |
| 浙　江 | 16380 | 14090 | 5041 | 4821 | 6126 | 666 | 883 | 1374 | 829 | 323 | 1138 |
| 安　徽 | 7302 | 6145 | 2305 | 2087 | 2557 | 241 | 525 | 517 | 296 | 400 | 461 |
| 福　建 | 9114 | 7667 | 2676 | 2440 | 3431 | 377 | 656 | 527 | 357 | 253 | 837 |
| 江　西 | 13794 | 11858 | 3874 | 3550 | 5643 | 650 | 956 | 735 | 429 | 422 | 1085 |
| 山　东 | 27769 | 23191 | 8181 | 7534 | 10235 | 995 | 1636 | 2144 | 1710 | 953 | 1915 |
| 河　南 | 27930 | 22318 | 7754 | 6153 | 10141 | 866 | 1498 | 2059 | 1527 | 1230 | 2855 |
| 湖　北 | 19887 | 17121 | 5916 | 5196 | 8368 | 589 | 1116 | 1132 | 1207 | 623 | 936 |
| 湖　南 | 20879 | 17559 | 6975 | 5988 | 7605 | 710 | 1313 | 956 | 802 | 1036 | 1482 |
| 广　东 | 38973 | 32821 | 10284 | 9231 | 14675 | 1634 | 2209 | 4019 | 1339 | 1451 | 3362 |
| 广　西 | 23505 | 19380 | 5613 | 5085 | 9141 | 938 | 1447 | 2241 | 886 | 669 | 2570 |
| 海　南 | 2867 | 2285 | 648 | 608 | 1084 | 102 | 138 | 313 | 161 | 167 | 254 |
| 重　庆 | 6793 | 5404 | 1688 | 1508 | 2574 | 216 | 397 | 529 | 212 | 448 | 729 |
| 四　川 | 20071 | 16425 | 5422 | 4987 | 7708 | 706 | 1187 | 1402 | 789 | 1057 | 1800 |
| 贵　州 | 6828 | 5905 | 2664 | 2221 | 1996 | 177 | 460 | 608 | 234 | 424 | 265 |
| 云　南 | 9359 | 7818 | 3037 | 2614 | 3079 | 237 | 581 | 884 | 420 | 331 | 790 |
| 西　藏 | 520 | 447 | 203 | 118 | 105 | 19 | 27 | 93 | 7 | 29 | 37 |
| 陕　西 | 12394 | 10230 | 2870 | 2355 | 4169 | 511 | 771 | 1909 | 121 | 1103 | 940 |
| 甘　肃 | 5757 | 4718 | 2057 | 1798 | 1900 | 145 | 281 | 335 | 149 | 323 | 567 |
| 青　海 | 934 | 778 | 354 | 302 | 242 | 42 | 60 | 80 | 54 | 46 | 56 |
| 宁　夏 | 2208 | 1823 | 760 | 718 | 617 | 100 | 145 | 201 | 96 | 121 | 168 |
| 新　疆 | 4226 | 3546 | 1449 | 1135 | 1305 | 155 | 314 | 323 | 179 | 254 | 247 |

## 2-10-2　2010年妇幼保健院(所、站)人员性别、年龄、学历及职称构成(%)

| 分类 | 卫生技术人员 | | | | | | | 其他技术人员 | 管理人员 |
|---|---|---|---|---|---|---|---|---|---|
| | 合计 | 执业(助理)医师 | 执业医师 | 注册护士 | 药师(士) | 技师(士) | 其他 | | |
| 总　计 | 100.0 | 100.0 | 100.0 | 100.0 | 100.0 | 100.0 | 100.0 | 100.0 | 100.0 |
| 按性别分 | | | | | | | | | |
| 男 | 16.8 | 25.5 | 25.8 | 0.8 | 26.9 | 34.1 | 21.8 | 31.3 | 40.6 |
| 女 | 83.2 | 74.5 | 74.2 | 99.2 | 73.1 | 65.9 | 78.2 | 68.7 | 59.4 |
| 按年龄分 | | | | | | | | | |
| 25岁以下 | 7.8 | 0.2 | 0.1 | 13.3 | 5.6 | 5.6 | 23.2 | 7.3 | 2.5 |
| 25～34岁 | 37.4 | 31.5 | 27.4 | 43.2 | 32.1 | 39.2 | 42.3 | 34.6 | 21.2 |
| 35～44岁 | 30.6 | 36.1 | 36.3 | 26.6 | 31.4 | 31.9 | 20.2 | 32.3 | 33.3 |
| 45～54岁 | 19.9 | 25.0 | 28.0 | 15.4 | 26.3 | 19.5 | 11.4 | 21.8 | 34.7 |
| 55～59岁 | 3.6 | 5.8 | 6.6 | 1.4 | 4.1 | 3.2 | 2.3 | 3.5 | 7.5 |
| 60岁及以上 | 0.8 | 1.4 | 1.6 | 0.1 | 0.6 | 0.5 | 0.7 | 0.6 | 0.9 |
| 按工作年限分 | | | | | | | | | |
| 5年以下 | 18.1 | 10.6 | 10.3 | 21.4 | 12.7 | 16.0 | 42.5 | 17.9 | 8.0 |
| 5～9年 | 14.2 | 11.7 | 10.1 | 18.1 | 11.3 | 14.1 | 12.3 | 13.1 | 7.3 |
| 10～19年 | 32.3 | 34.7 | 32.4 | 31.6 | 31.9 | 33.9 | 23.3 | 30.0 | 25.8 |
| 20～29年 | 23.7 | 27.5 | 29.7 | 21.7 | 26.0 | 23.0 | 13.8 | 24.0 | 34.6 |
| 30年及以上 | 11.7 | 15.6 | 17.5 | 7.2 | 18.2 | 13.1 | 8.2 | 15.0 | 24.4 |
| 按学历分 | | | | | | | | | |
| 研究生 | 1.7 | 3.4 | 3.9 | 0.0 | 0.7 | 1.3 | 1.2 | 0.6 | 1.7 |
| 大学本科 | 22.3 | 35.9 | 40.7 | 7.7 | 15.3 | 19.9 | 23.0 | 17.4 | 25.5 |
| 大专 | 41.2 | 38.3 | 34.9 | 45.6 | 37.6 | 44.2 | 36.9 | 41.2 | 43.6 |
| 中专 | 32.8 | 21.5 | 19.7 | 44.9 | 38.0 | 31.0 | 35.1 | 27.1 | 19.2 |
| 高中及以下 | 2.0 | 0.8 | 0.8 | 1.7 | 8.3 | 3.6 | 3.9 | 13.8 | 10.0 |
| 按专业技术资格分 | | | | | | | | | |
| 正高 | 1.1 | 2.3 | 2.7 | 0.1 | 0.3 | 0.2 | 0.2 | 0.2 | 2.1 |
| 副高 | 5.8 | 11.1 | 12.9 | 1.7 | 2.4 | 3.1 | 1.4 | 1.8 | 9.2 |
| 中级 | 29.0 | 39.1 | 45.0 | 23.9 | 23.6 | 25.2 | 9.5 | 14.3 | 24.3 |
| 师级/助理 | 32.7 | 35.2 | 33.7 | 30.4 | 39.3 | 39.3 | 22.4 | 27.2 | 20.9 |
| 士级 | 24.3 | 8.4 | 2.3 | 38.6 | 28.3 | 25.2 | 36.7 | 33.1 | 16.5 |
| 不详 | 7.2 | 3.9 | 3.4 | 5.3 | 6.2 | 7.0 | 29.9 | 23.3 | 27.1 |
| 按聘任技术职务分 | | | | | | | | | |
| 正高 | 0.9 | 2.1 | 2.4 | 0.0 | 0.2 | 0.2 | 0.2 | 0.3 | 2.6 |
| 副高 | 5.7 | 11.1 | 12.9 | 1.7 | 2.3 | 3.1 | 1.4 | 1.6 | 10.8 |
| 中级 | 29.1 | 39.3 | 45.2 | 23.7 | 24.1 | 25.8 | 9.9 | 15.4 | 30.3 |
| 师级/助理 | 34.0 | 36.7 | 34.5 | 31.7 | 40.2 | 40.5 | 23.0 | 31.4 | 27.2 |
| 士级 | 24.4 | 7.8 | 2.3 | 39.4 | 29.3 | 26.3 | 36.4 | 35.5 | 19.6 |
| 待聘 | 5.9 | 3.1 | 2.6 | 3.5 | 3.9 | 4.3 | 29.1 | 15.8 | 9.6 |

## 2-10-3 2015年妇幼保健院(所、站)人员性别、年龄、学历及职称构成(%)

| 分类 | 卫生技术人员 | | | | | | | 其他技术人员 | 管理人员 |
|---|---|---|---|---|---|---|---|---|---|
| | 合计 | 执业(助理)医师 | 执业医师 | 注册护士 | 药师(士) | 技师(士) | 其他 | | |
| 总　计 | 100.0 | 100.0 | 100.0 | 100.0 | 100.0 | 100.0 | 100.0 | 100.0 | 100.0 |
| 按性别分 | | | | | | | | | |
| 男 | 15.6 | 26.2 | 26.6 | 0.8 | 26.6 | 32.4 | 23.3 | 30.8 | 40.9 |
| 女 | 84.4 | 73.8 | 73.4 | 99.2 | 73.4 | 67.6 | 76.7 | 69.2 | 59.1 |
| 按年龄分 | | | | | | | | | |
| 25岁以下 | 8.1 | 0.1 | 0.0 | 13.3 | 3.5 | 5.4 | 15.3 | 5.1 | 2.1 |
| 25～34岁 | 39.0 | 22.4 | 21.3 | 47.0 | 36.3 | 42.2 | 55.8 | 39.3 | 22.5 |
| 35～44岁 | 29.4 | 39.3 | 37.8 | 24.4 | 31.0 | 30.2 | 18.6 | 29.8 | 30.2 |
| 45～54岁 | 18.9 | 29.3 | 31.1 | 13.6 | 22.9 | 17.5 | 7.9 | 20.6 | 34.6 |
| 55～59岁 | 2.8 | 4.9 | 5.4 | 1.3 | 4.6 | 3.2 | 1.4 | 3.9 | 7.5 |
| 60岁及以上 | 1.8 | 4.0 | 4.5 | 0.4 | 1.6 | 1.5 | 1.1 | 1.3 | 3.0 |
| 按工作年限分 | | | | | | | | | |
| 5年以下 | 21.8 | 7.0 | 6.8 | 26.8 | 15.7 | 22.1 | 46.5 | 22.1 | 10.7 |
| 5～9年 | 19.8 | 14.4 | 14.1 | 23.9 | 18.1 | 19.6 | 21.8 | 20.3 | 11.6 |
| 10～19年 | 24.9 | 28.4 | 26.8 | 24.7 | 24.8 | 24.7 | 16.4 | 22.7 | 20.0 |
| 20～29年 | 21.4 | 30.7 | 31.1 | 17.0 | 24.6 | 21.7 | 10.0 | 21.2 | 31.0 |
| 30年及以上 | 12.0 | 19.4 | 21.1 | 7.6 | 16.8 | 11.9 | 5.3 | 13.6 | 26.7 |
| 按学历分 | | | | | | | | | |
| 研究生 | 2.4 | 5.1 | 5.7 | 0.1 | 2.0 | 2.4 | 3.4 | 1.1 | 2.7 |
| 大学本科 | 27.5 | 43.1 | 47.1 | 13.0 | 24.9 | 28.5 | 34.4 | 27.1 | 33.4 |
| 大专 | 42.8 | 35.4 | 32.6 | 50.5 | 39.1 | 44.9 | 37.4 | 42.6 | 41.6 |
| 中专 | 26.2 | 15.9 | 14.1 | 35.8 | 29.5 | 22.4 | 23.3 | 20.5 | 15.1 |
| 高中及以下 | 1.0 | 0.6 | 0.5 | 0.7 | 4.5 | 1.9 | 1.5 | 8.7 | 7.3 |
| 按专业技术资格分 | | | | | | | | | |
| 正高 | 1.2 | 3.1 | 3.5 | 0.1 | 0.4 | 0.3 | 0.2 | 0.2 | 2.4 |
| 副高 | 6.0 | 13.5 | 15.2 | 2.2 | 3.1 | 3.9 | 0.9 | 2.0 | 8.4 |
| 中级 | 23.2 | 37.2 | 41.6 | 18.1 | 21.2 | 21.2 | 5.3 | 13.2 | 18.6 |
| 师级/助理 | 29.4 | 36.4 | 34.9 | 25.2 | 36.5 | 34.1 | 19.8 | 23.6 | 16.4 |
| 士级 | 30.3 | 6.1 | 1.4 | 46.7 | 30.3 | 30.0 | 40.6 | 34.3 | 14.4 |
| 不详 | 9.9 | 3.7 | 3.4 | 7.7 | 8.5 | 10.4 | 33.3 | 26.8 | 39.7 |
| 按聘任技术职务分 | | | | | | | | | |
| 正高 | 1.1 | 2.9 | 3.2 | 0.1 | 0.3 | 0.3 | 0.2 | 0.2 | 3.5 |
| 副高 | 5.9 | 13.3 | 15.0 | 2.1 | 3.0 | 3.9 | 0.9 | 1.8 | 11.6 |
| 中级 | 23.3 | 37.4 | 41.9 | 17.8 | 21.6 | 21.7 | 5.5 | 13.4 | 27.7 |
| 师级/助理 | 30.9 | 39.2 | 36.9 | 26.4 | 37.0 | 35.0 | 19.2 | 27.3 | 26.1 |
| 士级 | 29.0 | 5.8 | 1.6 | 46.0 | 30.5 | 29.5 | 33.6 | 31.9 | 20.1 |
| 待聘 | 9.9 | 1.5 | 1.3 | 7.6 | 7.5 | 9.7 | 40.6 | 25.3 | 11.0 |

# 2-11-1 各地区疾病预防控制中心人员数

| 地区 | 合计 | 卫生技术人员 | | | | | | | 其他技术人员 | 管理人员 | 工勤技能人员 |
|---|---|---|---|---|---|---|---|---|---|---|---|
| | | 小计 | 执业(助理)医师 | 执业医师 | 注册护士 | 药师(士) | 技师(士) | 其他 | | | |
| 2010 | 195467 | 147347 | 78608 | 65667 | 11616 | 2821 | 26824 | 27478 | 13243 | 14594 | 20283 |
| 2015 | 190930 | 141698 | 70709 | 59972 | 13798 | 2737 | 26907 | 27547 | 14413 | 14240 | 20579 |
| 东部 | 67575 | 50796 | 26009 | 23068 | 3737 | 793 | 10512 | 9745 | 5655 | 4801 | 6323 |
| 中部 | 61723 | 43245 | 20696 | 16738 | 5031 | 1027 | 7816 | 8675 | 5423 | 4847 | 8208 |
| 西部 | 61632 | 47657 | 24004 | 20166 | 5030 | 917 | 8579 | 9127 | 3335 | 4592 | 6048 |
| 北京 | 3876 | 3073 | 1199 | 1181 | 147 | 12 | 717 | 998 | 340 | 268 | 195 |
| 天津 | 1760 | 1282 | 754 | 701 | 73 | 14 | 290 | 151 | 181 | 177 | 120 |
| 河北 | 8557 | 5803 | 2476 | 1939 | 340 | 85 | 961 | 1941 | 916 | 574 | 1264 |
| 山西 | 5047 | 3508 | 1979 | 1612 | 296 | 74 | 683 | 476 | 440 | 515 | 584 |
| 内蒙古 | 5589 | 4515 | 2437 | 2115 | 328 | 61 | 687 | 1002 | 324 | 383 | 367 |
| 辽宁 | 7674 | 5650 | 2935 | 2475 | 443 | 88 | 1212 | 972 | 462 | 936 | 626 |
| 吉林 | 4938 | 3703 | 1872 | 1617 | 293 | 79 | 610 | 849 | 358 | 485 | 392 |
| 黑龙江 | 6142 | 4423 | 1858 | 1517 | 306 | 82 | 864 | 1313 | 605 | 575 | 539 |
| 上海 | 3051 | 2211 | 1264 | 1223 | 47 | 4 | 568 | 328 | 326 | 270 | 244 |
| 江苏 | 8116 | 6297 | 3745 | 3562 | 412 | 112 | 1229 | 799 | 745 | 474 | 600 |
| 浙江 | 5624 | 4419 | 2456 | 2337 | 207 | 56 | 1266 | 434 | 498 | 290 | 417 |
| 安徽 | 4966 | 3886 | 2009 | 1708 | 266 | 67 | 928 | 616 | 333 | 291 | 456 |
| 福建 | 4542 | 3642 | 2099 | 1955 | 248 | 50 | 756 | 489 | 288 | 180 | 432 |
| 江西 | 5193 | 3997 | 1899 | 1622 | 684 | 99 | 761 | 554 | 287 | 291 | 618 |
| 山东 | 11887 | 9250 | 4363 | 3840 | 678 | 153 | 1520 | 2536 | 1000 | 808 | 829 |
| 河南 | 17342 | 10293 | 4673 | 3435 | 1240 | 233 | 1455 | 2692 | 1865 | 1524 | 3660 |
| 湖北 | 8516 | 6717 | 3090 | 2574 | 1177 | 194 | 1192 | 1064 | 729 | 485 | 585 |
| 湖南 | 9579 | 6718 | 3316 | 2653 | 769 | 199 | 1323 | 1111 | 806 | 681 | 1374 |
| 广东 | 10852 | 8045 | 4135 | 3398 | 970 | 197 | 1766 | 977 | 798 | 680 | 1329 |
| 广西 | 7510 | 5735 | 2740 | 2390 | 851 | 181 | 1112 | 851 | 530 | 422 | 823 |
| 海南 | 1636 | 1124 | 583 | 457 | 172 | 22 | 227 | 120 | 101 | 144 | 267 |
| 重庆 | 2751 | 1973 | 1005 | 905 | 111 | 24 | 533 | 300 | 229 | 274 | 275 |
| 四川 | 11593 | 8515 | 4302 | 3741 | 761 | 103 | 1854 | 1495 | 744 | 923 | 1411 |
| 贵州 | 5060 | 4098 | 2255 | 1805 | 331 | 59 | 669 | 784 | 163 | 514 | 285 |
| 云南 | 8225 | 6664 | 3713 | 3108 | 685 | 86 | 972 | 1208 | 489 | 334 | 738 |
| 西藏 | 1166 | 921 | 494 | 315 | 39 | 7 | 48 | 333 | 64 | 58 | 123 |
| 陕西 | 6184 | 4704 | 1506 | 1189 | 577 | 143 | 811 | 1667 | 192 | 688 | 600 |
| 甘肃 | 4893 | 3598 | 1911 | 1605 | 523 | 139 | 585 | 440 | 124 | 482 | 689 |
| 青海 | 1378 | 1078 | 560 | 486 | 181 | 30 | 204 | 103 | 102 | 57 | 141 |
| 宁夏 | 1077 | 890 | 524 | 497 | 70 | 12 | 217 | 67 | 50 | 50 | 87 |
| 新疆 | 6206 | 4966 | 2557 | 2010 | 573 | 72 | 887 | 877 | 324 | 407 | 509 |

## 2-11-2　2010年疾病预防控制中心人员性别、年龄、学历及职称构成(%)

| 分类 | 卫生技术人员 | | | | | | 其他技术人员 | 管理人员 |
|---|---|---|---|---|---|---|---|---|
| | 小计 | 执业(助理)医师 | 执业医师 | 药师(士) | 技师(士) | 其他 | | |
| 总　计 | 100.0 | 100.0 | 100.0 | 100.0 | 100.0 | 100.0 | 100.0 | 100.0 |
| 按性别分 | | | | | | | | |
| 男 | 48.2 | 58.3 | 59.8 | 36.7 | 42.8 | 50.3 | 45.0 | 58.4 |
| 女 | 51.8 | 41.7 | 40.2 | 63.3 | 57.2 | 49.7 | 55.1 | 41.6 |
| 按年龄分 | | | | | | | | |
| 25岁以下 | 1.8 | 0.1 | 0.1 | 1.6 | 1.7 | 3.6 | 3.2 | 2.0 |
| 25～34岁 | 25.5 | 20.5 | 18.4 | 28.4 | 27.3 | 29.2 | 29.7 | 18.2 |
| 35～44岁 | 33.6 | 34.3 | 32.5 | 33.0 | 33.6 | 31.8 | 32.3 | 31.2 |
| 45～54岁 | 29.4 | 31.9 | 34.2 | 30.5 | 30.4 | 26.7 | 27.0 | 36.8 |
| 55～59岁 | 8.4 | 11.4 | 12.9 | 5.3 | 6.3 | 7.5 | 6.7 | 10.3 |
| 60岁及以上 | 1.3 | 1.8 | 2.0 | 1.2 | 0.7 | 1.2 | 1.1 | 1.6 |
| 按工作年限分 | | | | | | | | |
| 5年以下 | 8.6 | 6.2 | 6.5 | 5.2 | 8.4 | 12.4 | 10.2 | 6.4 |
| 5～9年 | 9.3 | 7.9 | 7.3 | 8.5 | 10.2 | 9.9 | 11.4 | 6.3 |
| 10～19年 | 29.7 | 28.3 | 25.2 | 34.0 | 30.3 | 29.1 | 29.0 | 23.5 |
| 20～29年 | 29.6 | 30.6 | 31.5 | 29.6 | 29.8 | 27.7 | 27.8 | 34.4 |
| 30年及以上 | 22.9 | 27.0 | 29.5 | 22.8 | 21.3 | 20.9 | 21.7 | 29.5 |
| 按学历分 | | | | | | | | |
| 研究生 | 3.0 | 3.3 | 4.0 | 0.5 | 3.2 | 3.4 | 1.7 | 2.3 |
| 大学本科 | 23.6 | 27.4 | 31.3 | 12.5 | 25.3 | 22.5 | 21.3 | 27.1 |
| 大专 | 38.1 | 37.0 | 34.7 | 39.7 | 39.6 | 37.1 | 40.2 | 43.2 |
| 中专 | 30.6 | 28.9 | 27.4 | 37.2 | 27.7 | 30.5 | 23.2 | 18.7 |
| 高中及以下 | 4.6 | 3.3 | 2.7 | 10.2 | 4.2 | 6.5 | 13.6 | 8.7 |
| 按专业技术资格分 | | | | | | | | |
| 正高 | 1.9 | 2.5 | 3.0 | 0.4 | 1.8 | 1.7 | 0.8 | 2.3 |
| 副高 | 7.5 | 10.3 | 12.1 | 2.0 | 8.1 | 5.6 | 3.6 | 8.5 |
| 中级 | 33.7 | 39.8 | 46.1 | 21.3 | 38.0 | 24.6 | 20.0 | 24.8 |
| 师级/助理 | 33.7 | 35.8 | 33.7 | 42.6 | 34.2 | 30.2 | 28.6 | 19.2 |
| 士级 | 14.2 | 7.5 | 1.4 | 26.4 | 12.1 | 20.4 | 23.4 | 11.6 |
| 不详 | 9.0 | 4.2 | 3.8 | 7.2 | 5.8 | 17.6 | 23.6 | 33.5 |
| 按聘任技术职务分 | | | | | | | | |
| 正高 | 1.6 | 2.2 | 2.5 | 0.3 | 1.5 | 1.5 | 0.6 | 2.8 |
| 副高 | 7.4 | 10.0 | 11.8 | 1.8 | 7.9 | 5.7 | 3.6 | 11.1 |
| 中级 | 34.9 | 40.5 | 46.9 | 22.8 | 39.1 | 26.6 | 22.2 | 33.4 |
| 师级/助理 | 35.9 | 37.7 | 35.1 | 44.5 | 35.7 | 33.0 | 33.2 | 26.8 |
| 士级 | 15.1 | 7.3 | 1.5 | 28.7 | 12.9 | 22.5 | 26.3 | 14.7 |
| 待聘 | 5.1 | 2.4 | 2.2 | 1.9 | 2.9 | 10.7 | 14.2 | 11.2 |

## 2-11-3　2015年疾病预防控制中心人员性别、年龄、学历及职称构成(%)

| 分类 | 卫生技术人员 | | | | | | 其他技术人员 | 管理人员 |
|---|---|---|---|---|---|---|---|---|
| | 小计 | 执业(助理)医师 | 执业医师 | 药师(士) | 技师(士) | 其他 | | |
| 总　计 | 100.0 | 100.0 | 100.0 | 100.0 | 100.0 | 100.0 | 100.0 | 100.0 |
| 按性别分 | | | | | | | | |
| 男 | 45.5 | 55.7 | 56.8 | 36.1 | 42.6 | 46.8 | 42.4 | 55.6 |
| 女 | 54.5 | 44.3 | 43.2 | 63.9 | 57.4 | 53.2 | 57.6 | 44.4 |
| 按年龄分 | | | | | | | | |
| 25岁以下 | 1.3 | 0.1 | 0.1 | 0.7 | 1.7 | 2.5 | 1.7 | 0.9 |
| 25～34岁 | 22.7 | 15.5 | 15.1 | 19.0 | 25.1 | 32.5 | 27.5 | 19.1 |
| 35～44岁 | 32.3 | 31.6 | 29.0 | 38.9 | 32.3 | 30.2 | 32.5 | 27.8 |
| 45～54岁 | 32.2 | 37.0 | 38.5 | 32.2 | 31.9 | 25.5 | 29.1 | 37.3 |
| 55～59岁 | 7.8 | 10.2 | 11.1 | 7.2 | 6.7 | 6.5 | 6.7 | 10.9 |
| 60岁及以上 | 3.7 | 5.6 | 6.3 | 2.0 | 2.2 | 2.7 | 2.4 | 4.0 |
| 按工作年限分 | | | | | | | | |
| 5年以下 | 9.2 | 5.1 | 5.0 | 4.6 | 10.0 | 16.4 | 9.6 | 5.8 |
| 5～9年 | 11.1 | 9.0 | 9.3 | 9.5 | 12.4 | 14.1 | 13.8 | 9.6 |
| 10～19年 | 23.0 | 20.6 | 18.8 | 28.7 | 24.4 | 22.7 | 25.2 | 19.4 |
| 20～29年 | 31.1 | 34.0 | 33.4 | 31.8 | 29.8 | 26.1 | 28.8 | 31.6 |
| 30年及以上 | 25.6 | 31.4 | 33.4 | 25.4 | 23.3 | 20.6 | 22.7 | 33.6 |
| 按学历分 | | | | | | | | |
| 研究生 | 5.2 | 5.7 | 6.6 | 0.9 | 6.5 | 5.5 | 3.9 | 3.0 |
| 大学本科 | 30.8 | 34.6 | 38.1 | 18.9 | 33.7 | 29.8 | 29.3 | 34.4 |
| 大专 | 36.6 | 34.5 | 32.5 | 41.7 | 37.1 | 35.0 | 40.1 | 41.6 |
| 中专 | 24.2 | 22.5 | 20.8 | 32.0 | 20.3 | 24.7 | 17.9 | 14.1 |
| 高中及以下 | 3.2 | 2.7 | 2.0 | 6.5 | 2.3 | 5.1 | 8.9 | 6.9 |
| 按专业技术资格分 | | | | | | | | |
| 正高 | 2.4 | 3.6 | 4.2 | 0.4 | 2.6 | 1.3 | 0.9 | 2.4 |
| 副高 | 8.3 | 11.6 | 13.6 | 2.6 | 9.7 | 4.3 | 4.4 | 7.2 |
| 中级 | 31.8 | 38.8 | 44.5 | 23.9 | 35.6 | 17.9 | 20.8 | 18.6 |
| 师级/助理 | 31.9 | 34.2 | 31.8 | 37.1 | 30.9 | 28.6 | 27.0 | 15.2 |
| 士级 | 14.8 | 6.8 | 1.3 | 27.9 | 13.0 | 25.0 | 23.8 | 11.0 |
| 不详 | 10.7 | 5.0 | 4.6 | 8.0 | 8.2 | 22.9 | 23.2 | 45.5 |
| 按聘任技术职务分 | | | | | | | | |
| 正高 | 2.2 | 3.3 | 3.8 | 0.3 | 2.3 | 1.2 | 0.7 | 3.6 |
| 副高 | 8.2 | 11.4 | 13.4 | 2.5 | 9.6 | 4.3 | 4.3 | 11.3 |
| 中级 | 33.2 | 40.2 | 46.1 | 25.2 | 36.6 | 19.7 | 22.5 | 31.0 |
| 师级/助理 | 34.2 | 36.8 | 33.7 | 39.2 | 32.9 | 30.5 | 31.8 | 26.3 |
| 士级 | 15.2 | 6.7 | 1.5 | 29.6 | 13.5 | 25.6 | 24.9 | 17.1 |
| 待聘 | 6.9 | 1.6 | 1.5 | 3.2 | 5.2 | 18.6 | 15.7 | 10.7 |

## 2-12-1 各地区卫生监督所(中心)人员数

| 地区 | 合计 | 卫生技术人员 | | | 其他技术人员 | 管理人员 | 工勤技能人员 |
|---|---|---|---|---|---|---|---|
| | | 小计 | 卫生监督员 | 其他 | | | |
| 2010 | 93612 | 73559 | 67496 | 6063 | 3917 | 9618 | 6518 |
| 2015 | 80710 | 67942 | 65077 | 2865 | 2029 | 5737 | 5002 |
| 东　部 | 25396 | 21078 | 19867 | 1211 | 818 | 1864 | 1636 |
| 中　部 | 25066 | 20008 | 18858 | 1150 | 885 | 2196 | 1977 |
| 西　部 | 20248 | 16856 | 16352 | 504 | 326 | 1677 | 1389 |
| 北　京 | 1276 | 1189 | 1146 | 43 | 22 | 18 | 47 |
| 天　津 | 783 | 698 | 682 | 16 | 3 | 46 | 36 |
| 河　北 | 4394 | 3276 | 2839 | 437 | 265 | 389 | 464 |
| 山　西 | 4029 | 3203 | 3005 | 198 | 109 | 408 | 309 |
| 内蒙古 | 2798 | 2393 | 2273 | 120 | 39 | 288 | 78 |
| 辽　宁 | 2598 | 2154 | 2029 | 125 | 75 | 236 | 133 |
| 吉　林 | 1435 | 1152 | 1071 | 81 | 49 | 163 | 71 |
| 黑龙江 | 2884 | 2492 | 2368 | 124 | 105 | 180 | 107 |
| 上　海 | 1172 | 1046 | 1019 | 27 | 28 | 68 | 30 |
| 江　苏 | 3641 | 3247 | 3111 | 136 | 92 | 174 | 128 |
| 浙　江 | 2778 | 2404 | 2347 | 57 | 110 | 128 | 136 |
| 安　徽 | 2381 | 2012 | 1913 | 99 | 54 | 195 | 120 |
| 福　建 | 1736 | 1374 | 1259 | 115 | 59 | 141 | 162 |
| 江　西 | 1933 | 1565 | 1515 | 50 | 27 | 152 | 189 |
| 山　东 | 3248 | 2712 | 2626 | 86 | 80 | 263 | 193 |
| 河　南 | 6393 | 4683 | 4368 | 315 | 264 | 650 | 796 |
| 湖　北 | 2997 | 2256 | 2052 | 204 | 229 | 297 | 215 |
| 湖　南 | 3014 | 2645 | 2566 | 79 | 48 | 151 | 170 |
| 广　东 | 3441 | 2729 | 2579 | 150 | 81 | 349 | 282 |
| 广　西 | 2122 | 1749 | 1649 | 100 | 129 | 141 | 103 |
| 海　南 | 329 | 249 | 230 | 19 | 3 | 52 | 25 |
| 重　庆 | 1054 | 1001 | 985 | 16 | 13 | 25 | 15 |
| 四　川 | 3030 | 2647 | 2613 | 34 | 20 | 121 | 242 |
| 贵　州 | 1652 | 1393 | 1382 | 11 | 7 | 112 | 140 |
| 云　南 | 1981 | 1567 | 1554 | 13 | 12 | 227 | 175 |
| 西　藏 | 27 | 21 | 21 | | | 3 | 3 |
| 陕　西 | 2881 | 2208 | 2101 | 107 | 49 | 329 | 295 |
| 甘　肃 | 1920 | 1542 | 1516 | 26 | 14 | 202 | 162 |
| 青　海 | 555 | 434 | 405 | 29 | 24 | 60 | 37 |
| 宁　夏 | 521 | 459 | 441 | 18 | 14 | 14 | 34 |
| 新　疆 | 1707 | 1442 | 1412 | 30 | 5 | 155 | 105 |

注：①2015年疾病预防控制中心(防疫站)卫生监督员1827人；②本表人员总计中包括10000名公务员中取得卫生监督员证书的人员。

## 2-12-2 卫生监督所(中心)人员性别、年龄、学历及职称构成(%)

| 分类 | 2010 | | | 2015 | | |
|---|---|---|---|---|---|---|
| | 卫生技术人员 | 其他技术人员 | 管理人员 | 卫生技术人员 | 其他技术人员 | 管理人员 |
| 总　计 | 100.0 | 100.0 | 100.0 | 100.0 | 100.0 | 100.0 |
| 按性别分 | | | | | | |
| 男 | 61.2 | 50.9 | 64.5 | 59.1 | 48.9 | 62.7 |
| 女 | 38.8 | 49.1 | 35.6 | 40.9 | 51.1 | 37.3 |
| 按年龄分 | | | | | | |
| 25岁以下 | 1.7 | 5.9 | 2.5 | 0.7 | 2.2 | 1.0 |
| 25～34岁 | 25.2 | 35.8 | 22.1 | 20.0 | 31.6 | 21.1 |
| 35～44岁 | 37.7 | 32.3 | 34.4 | 33.0 | 32.6 | 29.9 |
| 45～54岁 | 29.1 | 21.0 | 33.2 | 35.6 | 25.9 | 36.9 |
| 55～59岁 | 5.8 | 4.0 | 7.0 | 7.8 | 5.7 | 7.9 |
| 60岁及以上 | 0.6 | 0.9 | 0.9 | 2.9 | 2.0 | 3.2 |
| 按工作年限分 | | | | | | |
| 5年以下 | 6.5 | 14.2 | 8.0 | 6.1 | 13.3 | 8.0 |
| 5～9年 | 8.7 | 13.3 | 7.5 | 9.5 | 14.1 | 10.5 |
| 10～19年 | 32.1 | 31.1 | 26.7 | 22.5 | 24.8 | 20.3 |
| 20～29年 | 33.9 | 25.9 | 35.7 | 34.7 | 28.9 | 32.5 |
| 30年及以上 | 18.8 | 15.6 | 22.1 | 27.2 | 19.0 | 28.7 |
| 按学历分 | | | | | | |
| 研究生 | 1.4 | 0.7 | 2.2 | 2.2 | 1.4 | 3.5 |
| 大学本科 | 30.0 | 25.3 | 36.7 | 36.5 | 30.4 | 44.4 |
| 大专 | 42.4 | 39.9 | 42.9 | 39.7 | 39.7 | 38.3 |
| 中专 | 20.9 | 21.8 | 13.6 | 16.9 | 17.4 | 10.6 |
| 高中及以下 | 5.2 | 12.3 | 4.6 | 4.7 | 11.1 | 3.2 |
| 按专业技术资格分 | | | | | | |
| 正高 | 1.0 | 0.2 | 1.5 | 1.0 | 0.1 | 1.5 |
| 副高 | 4.6 | 1.4 | 7.5 | 4.1 | 1.4 | 5.7 |
| 中级 | 26.6 | 15.1 | 24.8 | 22.8 | 14.8 | 17.8 |
| 助理/师级 | 27.9 | 25.4 | 19.0 | 23.7 | 21.2 | 13.9 |
| 员/士 | 12.8 | 24.1 | 12.0 | 11.3 | 23.8 | 9.4 |
| 不详 | 27.1 | 33.8 | 35.1 | 37.1 | 38.7 | 51.6 |
| 按聘任技术职务分 | | | | | | |
| 正高 | 0.9 | 0.2 | 2.0 | 0.9 | 0.0 | 2.4 |
| 副高 | 5.2 | 1.7 | 10.0 | 5.3 | 1.4 | 10.0 |
| 中级 | 33.4 | 17.4 | 34.4 | 32.2 | 17.1 | 33.0 |
| 助理/师级 | 35.8 | 31.8 | 26.9 | 33.9 | 28.0 | 26.5 |
| 员/士 | 16.3 | 29.0 | 16.4 | 15.9 | 26.0 | 16.9 |
| 待聘 | 8.4 | 19.9 | 10.4 | 11.8 | 27.4 | 11.2 |

## 2-13-1 医学专业招生及在校学生数

| 年份 | 普通高等学校 | | | | 中等职业学校 | | | |
|---|---|---|---|---|---|---|---|---|
| | 招生总数（人） | 医学专业 | 在校生总数（人） | 医学专业 | 招生总数（人） | 医学专业 | 在校生总数（人） | 医学专业 |
| 1955 | 98000 | 9927 | 288000 | 36472 | 190000 | 22647 | 537000 | 57284 |
| 1965 | 164000 | 20044 | 674000 | 82861 | 208000 | 36604 | 547000 | 88972 |
| 1970 | 42000 | 8620 | 48000 | 13235 | 54000 | 8092 | 64000 | 10688 |
| 1975 | 191000 | 33785 | 501000 | 86336 | 344000 | 66890 | 707000 | 139113 |
| 1980 | 281000 | 31277 | 1144000 | 139569 | 468000 | 65719 | 1243000 | 244695 |
| 1985 | 619000 | 42919 | 1703000 | 157388 | 668000 | 87925 | 1571000 | 221441 |
| 1986 | 572000 | 40647 | 1880000 | 170317 | 677000 | 88259 | 1757000 | 250679 |
| 1987 | 617000 | 43699 | 1959000 | 182154 | 715000 | 96818 | 1874000 | 274575 |
| 1988 | 670000 | 48135 | 2066000 | 191527 | 776000 | 109504 | 2052000 | 300061 |
| 1989 | 597000 | 46245 | 2082000 | 199305 | 735000 | 93142 | 2177000 | 306506 |
| 1990 | 608850 | 46772 | 2062695 | 201789 | 730000 | 93261 | 2244000 | 308394 |
| 1991 | 619874 | 48943 | 2043662 | 202344 | 780000 | 95700 | 2277000 | 298540 |
| 1992 | 754192 | 58915 | 2184376 | 214285 | 879000 | 106215 | 2408000 | 311040 |
| 1993 | 923952 | 66877 | 2535517 | 231375 | 1149000 | 138168 | 2820000 | 355410 |
| 1994 | 899846 | 66105 | 2798639 | 247485 | 1225000 | 127874 | 3198000 | 364700 |
| 1995 | 925940 | 65695 | 2906429 | 256003 | 1381000 | 133357 | 3722000 | 402319 |
| 1996 | 965812 | 68576 | 3021079 | 262665 | 1523000 | 141868 | 4228000 | 432216 |
| 1997 | 1000393 | 70425 | 3174362 | 271137 | 1621000 | 152717 | 4654000 | 462396 |
| 1998 | 1083627 | 75188 | 3408764 | 283320 | 1668000 | 168744 | 4981000 | 499117 |
| 1999 | 1548554 | 108384 | 4085874 | 329200 | 1634000 | 175854 | 5155000 | 534161 |
| 2000 | 2206072 | 149928 | 5560900 | 422869 | 1325870 | 179210 | 4895000 | 567599 |
| 2001 | 2847987 | 190956 | 7190658 | 529410 | 1276754 | 197565 | 4580000 | 647800 |
| 2002 | 3407587 | 227724 | 9033631 | 656560 | 1553062 | 252455 | 4563511 | 678833 |
| 2003 | 4090626 | 284182 | 11085642 | 814741 | 4241166 | 359361 | 10635841 | 1081853 |
| 2004 | 4799708 | 332326 | 13334969 | 976261 | 4565045 | 388142 | 11747467 | 1108831 |
| 2005 | 5409412 | 386905 | 15617767 | 1132165 | 5372922 | 468960 | 13247421 | 1226777 |
| 2006 | 5858455 | 422283 | 18493094 | 1384488 | 6130607 | 491784 | 14890719 | 1328663 |
| 2007 | 6077806 | 410229 | 20044001 | 1514760 | 6514754 | 477527 | 16198590 | 1371676 |
| 2008 | 6656404 | 449365 | 21867111 | 1673448 | 6502739 | 538974 | 16882421 | 1442658 |
| 2009 | 7021870 | 499582 | 23245843 | 1788175 | 7117770 | 628765 | 17798473 | 1597102 |
| 2010 | 7280599 | 533618 | 24276639 | 1864655 | 7113957 | 582799 | 18164447 | 1683865 |
| 2011 | 7509238 | 593030 | 25192616 | 2001756 | 6499626 | 530467 | 17749068 | 1650724 |
| 2012 | 7618638 | 591683 | 26122830 | 2120880 | 5970785 | 513420 | 16898820 | 1539531 |
| 2013 | 7777287 | 630203 | 27033409 | 2256404 | 5412624 | 519612 | 15363842 | 1470917 |
| 2014 | 7992684 | 680128 | 27920774 | 2419365 | 4953553 | 488066 | 14163127 | 1465838 |
| 2015 | 8111373 | 708858 | 28630905 | 2554393 | 4798174 | 468240 | 13352414 | 1401127 |

注：①普通高等学校招生和在校生数包括博士和硕士研究生、本科生及大专生，含研究机构研究生和在职研究生，不含成人本专科生；2003年起中等职业学校包括调整后中职学生、普通中专学生、成人中专学生，职业高中学生。下表同；②2015年医学专业成人本专科招生481444人。

## 2-13-2 医学专业毕业人数

| 年份 | 普通高等学校毕业人数 | 医学专业 | 中等职业学校毕业人数 | 医学专业 |
|---|---|---|---|---|
| 1950～1952 | 69000 | 6393 | 200000 | 31263 |
| 1953～1957 | 269000 | 25918 | 842000 | 96042 |
| 1958～1962 | 606000 | 60135 | 1393000 | 169545 |
| 1963～1965 | 589000 | 72882 | 452000 | 69513 |
| 1966～1970 | 669000 | 78246 | 617000 | 100956 |
| 1971～1975 | 215000 | 44167 | 720000 | 126437 |
| 1976～1980 | 740000 | 116612 | 1502000 | 256473 |
| 1981～1985 | 1535000 | 152054 | 2231000 | 329218 |
| 1981 | 140000 | 9512 | 605000 | 93548 |
| 1982 | 457000 | 25963 | 446000 | 70244 |
| 1983 | 335000 | 55490 | 375000 | 62652 |
| 1984 | 287000 | 31899 | 376000 | 51324 |
| 1985 | 316000 | 29190 | 429000 | 51450 |
| 1986～1990 | 2668000 | 179431 | 2922000 | 392637 |
| 1986 | 393000 | 27907 | 496000 | 61952 |
| 1987 | 532000 | 32124 | 578000 | 70362 |
| 1988 | 553000 | 38153 | 596000 | 83365 |
| 1989 | 576000 | 38366 | 591000 | 82783 |
| 1990 | 614000 | 42881 | 661000 | 94175 |
| 1991～1995 | 3230715 | 243052 | 3787000 | 464913 |
| 1991 | 614000 | 46028 | 740000 | 103515 |
| 1992 | 604000 | 45664 | 743000 | 93883 |
| 1993 | 570715 | 48559 | 736000 | 93813 |
| 1994 | 637000 | 47090 | 729000 | 81718 |
| 1995 | 805000 | 55711 | 839000 | 92369 |
| 1996～2000 | 4295217 | 305437 | 6378000 | 625354 |
| 1996 | 839000 | 61417 | 1019000 | 112608 |
| 1997 | 829000 | 61239 | 1157000 | 121885 |
| 1998 | 829833 | 61379 | 1293000 | 127608 |
| 1999 | 847617 | 61545 | 1402000 | 137255 |
| 2000 | 949767 | 59857 | 1507000 | 129893 |
| 2001～2005 | 10310478 | 673667 | 8591583 | 1277051 |
| 2001 | 1104132 | 69630 | 1502867 | 141989 |
| 2002 | 1418150 | 88177 | 1441539 | 161151 |
| 2003 | 1988583 | 123563 | 3011438 | 302174 |
| 2004 | 2541929 | 170315 | 3056939 | 340554 |
| 2005 | 3257684 | 221982 | 3491921 | 331183 |
| 2006～2010 | 26105920 | 1933525 | 23482806 | 1977097 |
| 2006 | 4030610 | 279667 | 3926271 | 350700 |
| 2007 | 4789746 | 332842 | 4312433 | 360584 |
| 2008 | 5464323 | 408983 | 4710924 | 409167 |
| 2009 | 5683396 | 428422 | 5096654 | 420776 |
| 2010 | 6137845 | 483611 | 5436524 | 435870 |
| 2011～2015 | 34597530 | 2786145 | 26424852 | 2451740 |
| 2011 | 6511559 | 498184 | 5411252 | 504644 |
| 2012 | 6733793 | 513376 | 5543840 | 534092 |
| 2013 | 6900836 | 559000 | 5575587 | 500063 |
| 2014 | 7129534 | 588724 | 5161519 | 452132 |
| 2015 | 7321808 | 626861 | 4732654 | 460809 |

补充资料：①2015年医学专业成人本专科毕业405883人；2003年起中等职业学校包括调整后中职学生、普通中专学生、成人中专学生，职业高中学生。②1928～1947年高校医药专业毕业生9499人，解放前中等医药学校毕业生41437人。

## 2-13-3 医学专业研究生数

| 年份 | 研究生总数(人) | | | 其中：医学专业 | | |
|---|---|---|---|---|---|---|
| | 招生数 | 在校生数 | 毕业生数 | 招生数 | 在校生数 | 毕业生数 |
| 1978 | 10708 | 10934 | 9 | 1417 | 1474 | |
| 1979 | 8110 | 18830 | 140 | 1462 | 3113 | 57 |
| 1980 | 3616 | 21604 | 476 | 640 | 3651 | 32 |
| 1981 | 9363 | 18848 | 11669 | 591 | 2442 | 1512 |
| 1982 | 11080 | 25847 | 4058 | 610 | 2558 | 558 |
| 1983 | 15642 | 37166 | 4497 | 1869 | 3781 | 966 |
| 1984 | 23181 | 57566 | 2756 | 2243 | 5608 | 424 |
| 1985 | 46871 | 87331 | 17004 | 4373 | 9196 | 777 |
| 1986 | 41310 | 110371 | 16950 | | | |
| 1987 | 39017 | 120191 | 27603 | 4583 | 13331 | 2359 |
| 1988 | 35645 | 112776 | 40838 | | | |
| 1989 | 28569 | 101339 | 37232 | | | |
| 1990 | 29649 | 93018 | 35440 | | | |
| 1991 | 29679 | 88128 | 23537 | | | |
| 1992 | 33439 | 94164 | 25692 | | | |
| 1993 | 42145 | 106771 | 28214 | | | |
| 1994 | 50864 | 127935 | 28047 | | | |
| 1995 | 51053 | 145443 | 31877 | | | |
| 1996 | 59398 | 163322 | 39652 | | | |
| 1997 | 63749 | 176353 | 46539 | 6452 | 17652 | 4886 |
| 1998 | 72508 | 198885 | 47077 | 7280 | 19375 | 4681 |
| 1999 | 92225 | 233513 | 54670 | 9056 | 22706 | 5370 |
| 2000 | 128484 | 301239 | 58767 | 12832 | 30070 | 6166 |
| 2001 | 165197 | 393256 | 67809 | 16274 | 37571 | 6722 |
| 2002 | 203000 | 501000 | 81000 | 16800 | 38837 | 6992 |
| 2003 | 268925 | 651260 | 111091 | 26501 | 63939 | 12207 |
| 2004 | 326286 | 819896 | 150777 | 33012 | 81859 | 16128 |
| 2005 | 364831 | 978610 | 189728 | 31602 | 80107 | 21923 |
| 2006 | 397925 | 1104653 | 255902 | 42200 | 115901 | 26415 |
| 2007 | 418612 | 1195047 | 311839 | 44161 | 128471 | 32453 |
| 2008 | 446422 | 1283046 | 344825 | 47412 | 140030 | 37402 |
| 2009 | 510953 | 1404942 | 371273 | 44713 | 128205 | 34629 |
| 2010 | 538177 | 1538416 | 383600 | 40067 | 128916 | 35582 |
| 2011 | 560168 | 1645845 | 429994 | 60831 | 181129 | 49039 |
| 2012 | 589673 | 1719818 | 486455 | 64868 | 188666 | 56001 |
| 2013 | 611381 | 1793953 | 513626 | 66525 | 196621 | 58550 |
| 2014 | 621323 | 1847689 | 535863 | 70466 | 204148 | 61192 |
| 2015 | 645055 | 1911406 | 551522 | 75325 | 215232 | 62602 |

注：研究生包括博士和硕士研究生。

# 三、卫生设施

## 简要说明

一、本章主要介绍全国及31个省、自治区、直辖市医疗卫生机构床位、医用设备和房屋面积情况。主要包括各级各类医疗卫生机构床位数，医院、社区卫生服务中心、乡镇卫生院主要医用设备台数，各类医疗卫生机构房屋建筑面积等。

二、本章数据来源于卫生资源统计年报。

三、分科床位数中所列科室主要依据医疗机构《诊疗科目》。中医医院和专科医院床位的科室归类原则如下：中医医院全部计入中医科，中西医结合医院全部计入中西医结合科，民族医院全部计入民族医学科，妇幼保健院分别计入妇产科、儿科，儿童医院全部计入儿科，传染病院、麻风病院全部计入传染科，疗养院、康复医院全部计入康复医学科，肿瘤医院全部计入肿瘤科，其他专科医院计入相关科室。

四、房屋面积统计口径和指标解释与《综合医院建设标准》、《妇幼保健院建设标准》、《乡镇卫生院建设标准》、《防疫站建设标准》一致。

## 主要指标解释

**床位数** 指年底固定实有床位（非编制床位），包括正规床、简易床、监护床、正在消毒和修理床位、因扩建或大修而停用的床位，不包括产科新生儿床、接产室待产床、库存床、观察床、临时加床和病人家属陪侍床。

**每千人口医疗卫生机构床位数** 即医疗卫生机构床位数/人口数×1000。人口数系国家统计局常住人口。

**设备台数** 指实有设备数，即单位实际拥有、可供调配的设备，包括安装的和未安装的设备，不包括已经批准报废的设备和已订购尚未运抵单位的设备。

**房屋建筑面积** 指单位购建且有产权证的房屋建筑面积，不包括租房面积。

**租房面积** 医疗卫生机构使用的无产权证的房屋建筑面积，无论其是否缴纳租金，均计入租房面积。

**业务用房面积** 医院包括门急诊、住院、医技科室、保障系统、行政管理和院内生活用房面积；社区卫生服务中心和卫生院包括医疗、预防保健、行政后勤保障用房面积；妇幼保健院（所、站）包括医疗保健、医技、行政后勤保障等用房面积；专科疾病防治院（所、站）包括医疗、医技、疾控、行政后勤保障等用房面积；疾病预防控制中心（防疫站）包括检验、疾病控制、行政后勤保障等用房面积。

**每床占用业务用房面积** 即业务用房面积/床位数。床位数系实有床位（非编制床位）数。

# 3-1-1　医疗卫生机构床位数(万张)

| 年份 | 合计 | 医院 | | | | 基层医疗卫生机构 | | | 专业公共卫生机构 | | | 其他医疗卫生机构 |
|---|---|---|---|---|---|---|---|---|---|---|---|---|
| | | | 综合医院 | 中医医院 | 专科医院 | | 社区卫生服务中心(站) | 乡镇卫生院 | | 妇幼保健院(所、站) | 专科疾病防治院(所、站) | |
| 1950 | 11.91 | 9.71 | 8.46 | 0.01 | 0.74 | | | | | 0.27 | | |
| 1955 | 36.28 | 21.53 | 17.08 | 0.14 | 2.80 | | | | | 0.57 | | |
| 1960 | 97.68 | 59.14 | 44.74 | 1.42 | 7.95 | | | 4.63 | | 0.88 | 1.74 | |
| 1965 | 103.33 | 61.20 | 48.04 | 1.04 | 7.49 | | | 13.25 | | 0.92 | | |
| 1970 | 126.15 | 70.50 | 57.21 | 1.01 | 7.79 | | | 36.80 | | 0.70 | | |
| 1975 | 176.43 | 94.02 | 76.33 | 1.37 | 11.11 | | | 62.03 | | 0.97 | 2.88 | |
| 1980 | 218.44 | 119.58 | 94.11 | 5.00 | 12.87 | | | 77.54 | | 1.64 | 2.73 | |
| 1981 | 223.38 | 124.09 | 96.80 | 5.79 | 13.49 | | | 76.31 | | 1.97 | 2.71 | |
| 1982 | 228.03 | 128.52 | 99.83 | 6.40 | 13.90 | | | 75.32 | | 2.33 | 2.73 | |
| 1983 | 234.16 | 134.53 | 103.99 | 7.24 | 14.58 | | | 74.62 | | 2.75 | 2.85 | |
| 1984 | 241.24 | 141.24 | 108.00 | 8.65 | 15.29 | | | 73.14 | | 3.18 | 2.96 | |
| 1985 | 248.71 | 150.86 | 112.77 | 11.23 | 16.56 | | | 72.06 | | 3.46 | 2.95 | |
| 1986 | 256.25 | 155.98 | 117.52 | 12.52 | 17.71 | | | 71.12 | | 3.67 | 3.06 | |
| 1987 | 268.50 | 165.34 | 123.71 | 14.21 | 19.03 | | | 72.30 | | 4.00 | 3.07 | |
| 1988 | 279.49 | 174.70 | 129.06 | 15.55 | 20.23 | | | 72.61 | | 4.35 | 3.00 | |
| 1989 | 286.70 | 181.46 | 133.60 | 16.60 | 20.93 | | | 72.30 | | 4.50 | 3.10 | |
| 1990 | 292.54 | 186.89 | 136.90 | 17.57 | 21.95 | | | 72.29 | | 4.66 | 3.10 | |
| 1991 | 299.19 | 192.61 | 140.55 | 18.82 | 22.26 | | | 72.92 | | 4.80 | 3.17 | |
| 1992 | 304.94 | 197.66 | 144.10 | 20.04 | 22.71 | | | 73.28 | | 5.00 | 3.22 | |
| 1993 | 309.90 | 203.64 | 156.63 | 21.35 | 24.37 | | | 73.08 | | 4.50 | 3.03 | |
| 1994 | 313.40 | 207.04 | 158.70 | 22.18 | 24.85 | | | 73.24 | | 4.80 | 2.98 | |
| 1995 | 314.06 | 206.33 | 158.72 | 22.72 | 24.51 | | | 73.31 | | 5.13 | 3.07 | |
| 1996 | 309.96 | 209.65 | 159.73 | 23.75 | 24.86 | | | 73.47 | | 5.60 | 2.83 | |
| 1997 | 313.45 | 211.92 | 161.21 | 24.46 | 24.97 | | | 74.24 | | 6.02 | 3.06 | |
| 1998 | 314.30 | 213.41 | 162.00 | 24.95 | 25.01 | | | 73.77 | | 6.30 | 2.90 | |
| 1999 | 315.90 | 215.07 | 163.25 | 25.33 | 25.03 | | | 73.40 | | 6.63 | 2.93 | |
| 2000 | 317.70 | 216.67 | 164.09 | 25.93 | 25.08 | 76.65 | | 73.48 | 11.86 | 7.12 | 2.84 | 12.52 |
| 2001 | 320.12 | 215.56 | 150.50 | 24.60 | 25.65 | 77.14 | | 74.00 | 12.02 | 7.40 | 2.70 | 15.40 |
| 2002 | 313.61 | 222.18 | 168.38 | 24.67 | 26.21 | 71.05 | 1.20 | 67.13 | 12.37 | 7.98 | 3.18 | 8.01 |
| 2003 | 316.40 | 226.95 | 171.34 | 26.02 | 26.72 | 71.05 | 1.21 | 67.27 | 12.61 | 8.09 | 3.38 | 5.79 |
| 2004 | 326.84 | 236.35 | 177.68 | 27.55 | 28.26 | 71.44 | 1.81 | 66.89 | 12.73 | 8.70 | 3.12 | 6.32 |
| 2005 | 336.75 | 244.50 | 183.47 | 28.77 | 29.21 | 72.58 | 2.50 | 67.82 | 13.58 | 9.41 | 3.34 | 6.09 |
| 2006 | 351.18 | 256.04 | 190.29 | 30.32 | 32.05 | 76.19 | 4.12 | 69.62 | 13.50 | 9.93 | 2.80 | 5.45 |
| 2007 | 370.11 | 267.51 | 197.16 | 32.16 | 34.37 | 85.03 | 7.66 | 74.72 | 13.29 | 10.62 | 2.59 | 4.28 |
| 2008 | 403.87 | 288.29 | 211.28 | 35.03 | 37.77 | 97.10 | 9.80 | 84.69 | 14.66 | 11.73 | 2.64 | 3.82 |
| 2009 | 441.66 | 312.08 | 227.11 | 38.56 | 41.67 | 109.98 | 13.13 | 93.34 | 15.40 | 12.61 | 2.71 | 4.21 |
| 2010 | 478.68 | 338.74 | 244.95 | 42.42 | 45.95 | 119.22 | 16.88 | 99.43 | 16.45 | 13.44 | 2.93 | 4.26 |
| 2011 | 515.99 | 370.51 | 267.07 | 47.71 | 49.65 | 123.37 | 18.71 | 102.63 | 17.81 | 14.59 | 3.14 | 4.29 |
| 2012 | 572.48 | 416.15 | 297.99 | 54.80 | 55.74 | 132.43 | 20.32 | 109.93 | 19.82 | 16.16 | 3.57 | 4.08 |
| 2013 | 618.19 | 457.86 | 325.52 | 60.88 | 62.11 | 134.99 | 19.42 | 113.65 | 21.49 | 17.55 | 3.85 | 3.85 |
| 2014 | 660.12 | 496.12 | 349.99 | 66.50 | 68.58 | 138.12 | 19.59 | 116.72 | 22.30 | 18.48 | 3.76 | 3.58 |
| 2015 | 701.52 | 533.06 | 372.10 | 71.54 | 76.25 | 141.38 | 20.10 | 119.61 | 23.63 | 19.54 | 4.03 | 3.45 |

## 3-1-2 2015年各类医疗卫生机构床位数

| 机构分类 | 合计 | 按城乡分 | | 按登记注册 | | |
|---|---|---|---|---|---|---|
| | | 城市 | 农村 | 公立 | 国有 | 集体 |
| 总　计 | 7015214 | 3438584 | 3576630 | 5939868 | 5519908 | 419960 |
| 医院 | 5330580 | 3145053 | 2185527 | 4296401 | 4201611 | 94790 |
| 综合医院 | 3721036 | 2126921 | 1594115 | 3051435 | 2995502 | 55933 |
| 中医医院 | 715393 | 332961 | 382432 | 654413 | 639004 | 15409 |
| 中西医结合医院 | 78611 | 62153 | 16458 | 57566 | 55718 | 1848 |
| 民族医院 | 25408 | 6705 | 18703 | 22572 | 22553 | 19 |
| 专科医院 | 762519 | 593424 | 169095 | 505421 | 484695 | 20726 |
| 护理院 | 27613 | 22889 | 4724 | 4994 | 4139 | 855 |
| 基层医疗卫生机构 | 1413842 | 153959 | 1259883 | 1375150 | 1053662 | 321488 |
| 社区卫生服务中心(站) | 200979 | 146214 | 54765 | 173871 | 118718 | 55153 |
| 社区卫生服务中心 | 178410 | 129107 | 49303 | 163257 | 113355 | 49902 |
| 社区卫生服务站 | 22569 | 17107 | 5462 | 10614 | 5363 | 5251 |
| 卫生院 | 1204989 | 3165 | 1201824 | 1198209 | 932590 | 265619 |
| 街道卫生院 | 8867 | 3165 | 5702 | 8706 | 5011 | 3695 |
| 乡镇卫生院 | 1196122 | | 1196122 | 1189503 | 927579 | 261924 |
| 门诊部 | 7716 | 4455 | 3261 | 2944 | 2248 | 696 |
| 护理站 | 158 | 125 | 33 | 126 | 106 | 20 |
| 专业公共卫生机构 | 236342 | 114938 | 121404 | 234965 | 232111 | 2854 |
| 专科疾病防治院(所、站) | 40349 | 24059 | 16290 | 39603 | 37424 | 2179 |
| 专科疾病防治院 | 21808 | 16372 | 5436 | 21297 | 19694 | 1603 |
| 专科疾病防治所(中心) | 18541 | 7687 | 10854 | 18306 | 17730 | 576 |
| 妇幼保健院(所、站) | 195352 | 90578 | 104774 | 194733 | 194060 | 673 |
| 其中：妇幼保健院 | 182080 | 88932 | 93148 | 181495 | 180872 | 623 |
| 妇幼保健所(站) | 12908 | 1530 | 11378 | 12894 | 12844 | 50 |
| 急救中心(站) | 641 | 301 | 340 | 629 | 627 | 2 |
| 其他医疗卫生机构 | 34450 | 24634 | 9816 | 33352 | 32524 | 828 |
| 疗养院 | 34450 | 24634 | 9816 | 33352 | 32524 | 828 |

注：①城市包括直辖市区和地级市辖区，农村包括县和县级市；②社会办包括企业、事业单位、社会团体和其他社会组织办的医疗卫生机构。

## 3-1-2 续表

| 类型分 | | | 按主办单位分 | | | | 按管理类别分 | |
|---|---|---|---|---|---|---|---|---|
| 非公立 | 联营 | 私营 | 政府办 | 卫生计生部门 | 社会办 | 个人办 | 非营利 | 营利 |
| 1075346 | 13253 | 712084 | 5496032 | 5296137 | 771648 | 747534 | 6461822 | 553392 |
| 1034179 | 12963 | 682327 | 3910400 | 3733099 | 704108 | 716072 | 4785769 | 544811 |
| 669601 | 7918 | 436419 | 2713292 | 2601209 | 550533 | 457211 | 3376824 | 344212 |
| 60980 | 1003 | 38146 | 647381 | 641724 | 23847 | 44165 | 685341 | 30052 |
| 21045 | 203 | 15927 | 54216 | 53266 | 6463 | 17932 | 67032 | 11579 |
| 2836 | 20 | 2241 | 21583 | 21563 | 1630 | 2195 | 23438 | 1970 |
| 257098 | 3649 | 175181 | 471486 | 413681 | 110944 | 180089 | 608569 | 153950 |
| 22619 | 170 | 14413 | 2442 | 1656 | 10691 | 14480 | 24565 | 3048 |
| 38692 | 290 | 28457 | 1335057 | 1324006 | 48383 | 30402 | 1406143 | 7699 |
| 27108 | 209 | 18204 | 143002 | 138218 | 38199 | 19778 | 198017 | 2962 |
| 15153 | 200 | 8343 | 138937 | 134727 | 30426 | 9047 | 176840 | 1570 |
| 11955 | 9 | 9861 | 4065 | 3491 | 7773 | 10731 | 21177 | 1392 |
| 6780 | 28 | 5926 | 1191413 | 1185778 | 7413 | 6163 | 1204499 | 490 |
| 161 | | 111 | 8235 | 8035 | 436 | 196 | 8867 | |
| 6619 | 28 | 5815 | 1183178 | 1177743 | 6977 | 5967 | 1195632 | 490 |
| 4772 | 53 | 4307 | 642 | 10 | 2633 | 4441 | 3479 | 4237 |
| 32 | | 20 | | | 138 | 20 | 148 | 10 |
| 1377 | | 940 | 229351 | 226556 | 6291 | 700 | 236050 | 292 |
| 746 | | 621 | 35013 | 33252 | 4945 | 391 | 40079 | 270 |
| 511 | | 491 | 18276 | 17573 | 3201 | 331 | 21588 | 220 |
| 235 | | 130 | 16737 | 15679 | 1744 | 60 | 18491 | 50 |
| 619 | | 307 | 193781 | 192755 | 1264 | 307 | 195332 | 20 |
| 585 | | 287 | 180699 | 179923 | 1094 | 287 | 182080 | |
| 14 | | | 12780 | 12712 | 128 | | 12908 | |
| 12 | | 12 | 557 | 549 | 82 | 2 | 639 | 2 |
| 1098 | | 360 | 21224 | 12476 | 12866 | 360 | 33860 | 590 |
| 1098 | | 360 | 21224 | 12476 | 12866 | 360 | 33860 | 590 |

## 3-1-3　2015年各地区医疗卫生机构床位数

| 地区 | 合计 | 医院 | | | | | | |
|---|---|---|---|---|---|---|---|---|
| | | 小计 | 综合医院 | 中医医院 | 中西医结合医院 | 民族医院 | 专科医院 | 护理院 |
| **总　计** | **7015214** | **5330580** | **3721036** | **715393** | **78611** | **25408** | **762519** | **27613** |
| 东　部 | 2760004 | 2192091 | 1496562 | 272769 | 40435 | 811 | 355658 | 25856 |
| 中　部 | 2235259 | 1646291 | 1158710 | 237936 | 16205 | 1385 | 231109 | 946 |
| 西　部 | 2019951 | 1492198 | 1065764 | 204688 | 21971 | 23212 | 175752 | 811 |
| 北　京 | 111555 | 104644 | 62005 | 13276 | 6287 | 247 | 22729 | 100 |
| 天　津 | 63693 | 55556 | 32010 | 7609 | 1160 | | 14777 | |
| 河　北 | 342096 | 253825 | 189257 | 32091 | 5955 | | 26522 | |
| 山　西 | 183209 | 140257 | 96353 | 15415 | 2078 | | 26221 | 190 |
| 内蒙古 | 133889 | 105185 | 72155 | 11713 | 844 | 7440 | 12833 | 200 |
| 辽　宁 | 266986 | 222644 | 152746 | 23581 | 1685 | 300 | 44132 | 200 |
| 吉　林 | 144500 | 117699 | 80633 | 13169 | 2481 | 137 | 20999 | 280 |
| 黑龙江 | 212590 | 173642 | 122806 | 21407 | 847 | 282 | 28240 | 60 |
| 上　海 | 122813 | 103526 | 60838 | 5966 | 3502 | | 26575 | 6645 |
| 江　苏 | 413612 | 328500 | 211493 | 40828 | 6046 | | 56470 | 13663 |
| 浙　江 | 272509 | 239444 | 154391 | 32635 | 6549 | | 42628 | 3241 |
| 安　徽 | 267405 | 202713 | 144244 | 27398 | 1920 | | 28893 | 258 |
| 福　建 | 173007 | 129559 | 90924 | 17606 | 2761 | 60 | 18178 | 30 |
| 江　西 | 197837 | 134277 | 94493 | 24114 | 1122 | | 14548 | |
| 山　东 | 519369 | 378884 | 270657 | 53373 | 2850 | 204 | 51150 | 650 |
| 河　南 | 489621 | 358341 | 259981 | 55059 | 2019 | | 41182 | 100 |
| 湖　北 | 343147 | 243481 | 176248 | 35356 | 3654 | 860 | 27363 | |
| 湖　南 | 396950 | 275881 | 183952 | 46018 | 2084 | 106 | 43663 | 58 |
| 广　东 | 435666 | 345258 | 249668 | 42174 | 3230 | | 48859 | 1327 |
| 广　西 | 214485 | 140306 | 96504 | 22293 | 4544 | 435 | 16400 | 130 |
| 海　南 | 38698 | 30251 | 22573 | 3630 | 410 | | 3638 | |
| 重　庆 | 176549 | 123855 | 84613 | 18735 | 1978 | | 18330 | 199 |
| 四　川 | 488755 | 345771 | 235351 | 48190 | 7682 | 1151 | 53397 | |
| 贵　州 | 196422 | 148112 | 112175 | 18765 | 1507 | 485 | 14950 | 230 |
| 云　南 | 237597 | 181269 | 132132 | 23394 | 1892 | 354 | 23497 | |
| 西　藏 | 14013 | 9944 | 7598 | | 50 | 1697 | 599 | |
| 陕　西 | 211885 | 167248 | 125440 | 26071 | 1200 | | 14485 | 52 |
| 甘　肃 | 127743 | 94596 | 67077 | 19935 | 1336 | 760 | 5488 | |
| 青　海 | 34546 | 28322 | 20012 | 2421 | 60 | 2963 | 2866 | |
| 宁　夏 | 33804 | 29566 | 23313 | 3923 | 229 | 40 | 2061 | |
| 新　疆 | 150263 | 118024 | 89394 | 9248 | 649 | 7887 | 10846 | |

# 3-1-3 续表

| 基层医疗卫生机构 | | | | | | | 专业公共卫生机构 | | | | 其他医疗卫生机构 |
|---|---|---|---|---|---|---|---|---|---|---|---|
| 小计 | 社区卫生服务中心 | 社区卫生服务站 | 街道卫生院 | 乡镇卫生院 | 门诊部 | 护理站 | 小计 | 专科疾病防治院（所、站） | 妇幼保健院（所、站） | 急救中心（站） | |
| **1413842** | **178410** | **22569** | **8867** | **1196122** | **7716** | **158** | **236342** | **40349** | **195352** | **641** | **34450** |
| 458185 | 86201 | 8921 | 1367 | 359537 | 2023 | 136 | 90196 | 17080 | 72711 | 405 | 19532 |
| 494610 | 54906 | 6031 | 5613 | 424962 | 3089 | 9 | 85978 | 19031 | 66873 | 74 | 8380 |
| 461047 | 37303 | 7617 | 1887 | 411623 | 2604 | 13 | 60168 | 4238 | 55768 | 162 | 6538 |
| 4442 | 4412 | | | | 30 | | 2469 | 534 | 1935 | | |
| 6990 | 2806 | | | 4133 | 51 | | 846 | 716 | 130 | | 301 |
| 74993 | 5568 | 3953 | | 64973 | 499 | | 12273 | 800 | 11418 | 55 | 1005 |
| 37567 | 3124 | 1026 | 3936 | 29162 | 319 | | 3535 | 160 | 3365 | 10 | 1850 |
| 24032 | 3528 | 747 | 5 | 19486 | 266 | | 3828 | 354 | 3474 | | 844 |
| 35256 | 5378 | | 258 | 29568 | 52 | | 3376 | 2020 | 1227 | 129 | 5710 |
| 21042 | 2887 | 401 | 50 | 17504 | 191 | 9 | 3061 | 1003 | 2058 | | 2698 |
| 30016 | 6121 | 1196 | 113 | 22151 | 435 | | 7982 | 4003 | 3975 | 4 | 950 |
| 17099 | 17099 | | | | | | 1465 | 148 | 1317 | | 723 |
| 76133 | 19019 | 401 | 35 | 56396 | 176 | 106 | 6530 | 1125 | 5400 | 5 | 2449 |
| 23393 | 7379 | 34 | 37 | 15666 | 277 | | 8150 | 548 | 7549 | 53 | 1522 |
| 58563 | 7348 | | 30 | 50973 | 212 | | 5302 | 1818 | 3454 | 30 | 827 |
| 33518 | 3201 | | | 30278 | 39 | | 7421 | 1681 | 5709 | 31 | 2509 |
| 50074 | 2876 | 1035 | 70 | 45861 | 232 | | 11676 | 2876 | 8800 | | 1810 |
| 116196 | 12505 | 4375 | | 98577 | 709 | 30 | 21208 | 4378 | 16700 | 130 | 3081 |
| 109941 | 10201 | 1105 | 308 | 97821 | 506 | | 21194 | 1415 | 19749 | 30 | 145 |
| 83932 | 13349 | 539 | 1026 | 68933 | 85 | | 15734 | 2472 | 13262 | | |
| 103475 | 9000 | 729 | 80 | 92557 | 1109 | | 17494 | 5284 | 12210 | | 100 |
| 63792 | 8114 | 27 | 1037 | 54450 | 164 | | 25031 | 5036 | 19993 | 2 | 1585 |
| 60853 | 1408 | 14 | | 59406 | 25 | | 12425 | 453 | 11971 | 1 | 901 |
| 6373 | 720 | 131 | | 5496 | 26 | | 1427 | 94 | 1333 | | 647 |
| 48727 | 7859 | 43 | 1065 | 39323 | 437 | | 3242 | 177 | 3065 | | 725 |
| 130741 | 8995 | 1872 | 68 | 119088 | 718 | | 11708 | 971 | 10681 | 56 | 535 |
| 42050 | 2923 | 50 | 643 | 38434 | | | 6160 | 675 | 5485 | | 100 |
| 48916 | 3599 | 670 | 15 | 44398 | 234 | | 6412 | 535 | 5834 | 43 | 1000 |
| 3393 | 61 | 3 | | 3329 | | | 626 | | 626 | | 50 |
| 35636 | 3211 | 510 | 78 | 31559 | 278 | | 7579 | 916 | 6663 | | 1422 |
| 28671 | 2452 | 2042 | 7 | 24010 | 148 | 12 | 3826 | 32 | 3782 | 12 | 650 |
| 5843 | 568 | 1043 | 6 | 4216 | 10 | | 381 | 40 | 341 | | |
| 3198 | 94 | 146 | | 2823 | 135 | | 940 | | 940 | | 100 |
| 28987 | 2605 | 477 | | 25551 | 353 | 1 | 3041 | 85 | 2906 | 50 | 211 |

## 3-1-4 每千人口医疗卫生机构床位数

| 年份<br>地区 | 医疗卫生机构床位数(张) | | | 每千人口医疗卫生机构床位数(张) | | | 每千农村人口乡镇卫生院床位数(张) |
|---|---|---|---|---|---|---|---|
| | 合计 | 城市 | 农村 | 合计 | 城市 | 农村 | |
| 2010 | 4786831 | 2302297 | 2484534 | 3.58 | 5.94 | 2.60 | 1.04 |
| 2011 | 5159889 | 2475222 | 2684667 | 3.84 | 6.24 | 2.80 | 1.10 |
| 2012 | 5724775 | 2733403 | 2991372 | 4.24 | 6.88 | 3.11 | 1.14 |
| 2013 | 6181891 | 2948465 | 3233426 | 4.55 | 7.36 | 3.35 | 1.18 |
| 2014 | 6601214 | 3169880 | 3431334 | 4.85 | 7.84 | 3.54 | 1.20 |
| 2015 | 7015214 | 3418194 | 3597020 | 5.11 | 8.27 | 3.71 | 1.24 |
| 东　部 | 2760004 | 1600235 | 1159769 | 4.85 | 8.14 | 3.61 | 1.12 |
| 中　部 | 2235259 | 1001435 | 1233824 | 5.19 | 8.82 | 3.52 | 1.21 |
| 西　部 | 2019951 | 816524 | 1203427 | 5.44 | 7.91 | 4.06 | 1.39 |
| 北　京 | 111555 | 108907 | 2648 | 5.14 | 8.43 | 3.68 | |
| 天　津 | 63693 | 56257 | 7436 | 4.12 | 6.63 | 4.01 | 2.23 |
| 河　北 | 342096 | 133141 | 208955 | 4.61 | 8.42 | 3.43 | 1.07 |
| 山　西 | 183209 | 90445 | 92764 | 5.00 | 9.19 | 3.68 | 1.16 |
| 内蒙古 | 133889 | 66214 | 67675 | 5.33 | 9.70 | 3.84 | 1.11 |
| 辽　宁 | 266986 | 175930 | 91056 | 6.09 | 9.15 | 3.94 | 1.28 |
| 吉　林 | 144500 | 77470 | 67030 | 5.25 | 9.33 | 3.69 | 0.96 |
| 黑龙江 | 212590 | 132033 | 80557 | 5.58 | 9.93 | 3.46 | 0.95 |
| 上　海 | 122813 | 119687 | 3126 | 5.08 | 8.68 | 4.65 | |
| 江　苏 | 413612 | 226807 | 186805 | 5.19 | 8.48 | 3.70 | 1.12 |
| 浙　江 | 272509 | 148086 | 124423 | 4.92 | 8.99 | 3.85 | 0.48 |
| 安　徽 | 267405 | 128190 | 139215 | 4.35 | 6.38 | 2.81 | 1.03 |
| 福　建 | 173007 | 78612 | 94395 | 4.51 | 7.06 | 3.61 | 1.16 |
| 江　西 | 197837 | 75102 | 122735 | 4.33 | 8.08 | 3.06 | 1.14 |
| 山　东 | 519369 | 232256 | 287113 | 5.27 | 7.71 | 4.21 | 1.45 |
| 河　南 | 489621 | 195317 | 294304 | 5.16 | 9.36 | 3.19 | 1.06 |
| 湖　北 | 343147 | 159634 | 183513 | 5.86 | 8.64 | 4.28 | 1.61 |
| 湖　南 | 396950 | 143244 | 253706 | 5.85 | 10.68 | 4.29 | 1.57 |
| 广　东 | 435666 | 300527 | 135139 | 4.02 | 7.62 | 2.67 | 1.08 |
| 广　西 | 214485 | 86747 | 127738 | 4.47 | 5.85 | 3.16 | 1.47 |
| 海　南 | 38698 | 20025 | 18673 | 4.25 | 8.63 | 2.82 | 0.83 |
| 重　庆 | 176549 | 102485 | 74064 | 5.85 | 6.37 | 4.19 | 2.23 |
| 四　川 | 488755 | 198201 | 290554 | 5.96 | 7.79 | 4.43 | 1.81 |
| 贵　州 | 196422 | 59884 | 136538 | 5.57 | 11.16 | 3.56 | 1.00 |
| 云　南 | 237597 | 64507 | 173090 | 5.01 | 10.23 | 4.31 | 1.10 |
| 西　藏 | 14013 | 5343 | 8670 | 4.33 | 10.94 | 3.25 | 1.25 |
| 陕　西 | 211885 | 106738 | 105147 | 5.59 | 8.02 | 4.04 | 1.21 |
| 甘　肃 | 127743 | 56104 | 71639 | 4.91 | 6.83 | 3.72 | 1.25 |
| 青　海 | 34546 | 15466 | 19080 | 5.87 | 16.33 | 3.99 | 0.88 |
| 宁　夏 | 33804 | 22920 | 10884 | 5.06 | 7.70 | 2.96 | 0.77 |
| 新　疆 | 150263 | 31915 | 118348 | 6.37 | 12.85 | 5.94 | 1.28 |

# 3-1-5　2015年医疗卫生机构分科床位数及构成

| 分科 | 医疗卫生机构 | | 其中：医院 | |
|---|---|---|---|---|
| | 床位数（张） | 构成（%） | 床位数（张） | 构成（%） |
| 总计 | 7015214 | 100.00 | 5330580 | 100.00 |
| 预防保健科 | 17702 | 0.25 | 4395 | 0.08 |
| 全科医疗科 | 393733 | 5.61 | 70310 | 1.32 |
| 内科 | 1845660 | 26.31 | 1340434 | 25.15 |
| 外科 | 1303745 | 18.58 | 1089670 | 20.44 |
| 儿科 | 464598 | 6.62 | 294356 | 5.52 |
| 妇产科 | 687038 | 9.79 | 428378 | 8.04 |
| 眼科 | 99419 | 1.42 | 92075 | 1.73 |
| 耳鼻咽喉科 | 78523 | 1.12 | 74522 | 1.40 |
| 口腔科 | 31786 | 0.45 | 27831 | 0.52 |
| 皮肤科 | 26831 | 0.38 | 20992 | 0.39 |
| 医疗美容科 | 8951 | 0.13 | 8609 | 0.16 |
| 精神科 | 339306 | 4.84 | 325626 | 6.11 |
| 传染科 | 134965 | 1.92 | 122521 | 2.30 |
| 结核病科 | 29702 | 0.42 | 21819 | 0.41 |
| 肿瘤科 | 193911 | 2.76 | 193502 | 3.63 |
| 急诊医学科 | 42925 | 0.61 | 35999 | 0.68 |
| 康复医学科 | 161810 | 2.31 | 129275 | 2.43 |
| 职业病科 | 14297 | 0.20 | 8011 | 0.15 |
| 中医科 | 827788 | 11.80 | 777605 | 14.59 |
| 民族医学科 | 21933 | 0.31 | 21915 | 0.41 |
| 中西医结合科 | 97898 | 1.40 | 97546 | 1.83 |
| 重症医学科 | 37869 | 0.54 | 37842 | 0.71 |
| 其他 | 154824 | 2.21 | 107347 | 2.01 |

注：儿科包括小儿外科和儿童保健科，妇产科包括妇女保健科。下表同。

## 3-1-6 2015年各地区医院分科床位数

| 地区 | 总计 | 预防保健科 | 全科医疗科 | 内科 | 外科 | 儿科 | 妇产科 | 眼科 | 耳鼻咽喉科 | 口腔科 | 皮肤科 |
|---|---|---|---|---|---|---|---|---|---|---|---|
| **总　计** | **5330580** | **4395** | **70310** | **1340434** | **1089670** | **294356** | **428378** | **92075** | **74522** | **27831** | **20992** |
| 北　京 | 104644 | | 513 | 26139 | 20277 | 3604 | 6246 | 1780 | 1275 | 522 | 715 |
| 天　津 | 55556 | 33 | 954 | 14860 | 10192 | 2042 | 3644 | 718 | 732 | 289 | 191 |
| 河　北 | 253825 | 231 | 3173 | 71840 | 53775 | 17655 | 24009 | 4683 | 2538 | 1344 | 656 |
| 山　西 | 140257 | 216 | 2108 | 39805 | 31132 | 6810 | 11098 | 2507 | 1763 | 1056 | 771 |
| 内蒙古 | 105185 | 293 | 858 | 28421 | 20890 | 4830 | 7824 | 2091 | 1032 | 670 | 392 |
| 辽　宁 | 222644 | 151 | 1502 | 66588 | 45583 | 8134 | 14642 | 3814 | 2528 | 1139 | 951 |
| 吉　林 | 117699 | 36 | 1828 | 34135 | 24790 | 4503 | 8873 | 2385 | 1425 | 564 | 334 |
| 黑龙江 | 173642 | 58 | 1074 | 55837 | 36123 | 7552 | 10675 | 2790 | 2212 | 1192 | 671 |
| 上　海 | 103526 | 54 | 1346 | 28674 | 19149 | 3724 | 6430 | 1343 | 1252 | 327 | 395 |
| 江　苏 | 328500 | 89 | 3272 | 82556 | 65336 | 16392 | 25130 | 5120 | 3998 | 1834 | 702 |
| 浙　江 | 239444 | 232 | 3426 | 54750 | 51750 | 10160 | 18364 | 3339 | 2757 | 1491 | 728 |
| 安　徽 | 202713 | 95 | 1936 | 46397 | 41300 | 10721 | 17561 | 3745 | 3285 | 1345 | 726 |
| 福　建 | 129559 | 41 | 800 | 27015 | 25684 | 9540 | 13857 | 2716 | 1784 | 551 | 150 |
| 江　西 | 134277 | 16 | 2254 | 30953 | 28308 | 8543 | 9034 | 2187 | 1916 | 401 | 417 |
| 山　东 | 378884 | 1207 | 5270 | 96481 | 78185 | 23772 | 29701 | 7484 | 4882 | 2808 | 2034 |
| 河　南 | 358341 | 155 | 2276 | 97052 | 71644 | 23406 | 26289 | 6982 | 5270 | 2585 | 833 |
| 湖　北 | 243481 | 264 | 2950 | 54226 | 49572 | 12124 | 17821 | 5503 | 5016 | 1322 | 1755 |
| 湖　南 | 275881 | 221 | 4505 | 64231 | 54002 | 16206 | 20561 | 4074 | 4142 | 1131 | 811 |
| 广　东 | 345258 | 91 | 3446 | 74166 | 78205 | 22257 | 34709 | 5342 | 5077 | 1368 | 1642 |
| 广　西 | 140306 | 18 | 2117 | 29741 | 26014 | 9483 | 11891 | 2503 | 2470 | 490 | 546 |
| 海　南 | 30251 | 3 | 1695 | 6735 | 5020 | 1740 | 2495 | 595 | 392 | 130 | 40 |
| 重　庆 | 123855 | 37 | 1326 | 31809 | 24670 | 5960 | 8826 | 1702 | 2043 | 453 | 427 |
| 四　川 | 345771 | 159 | 3648 | 91003 | 68142 | 14926 | 22839 | 5454 | 5672 | 1206 | 1688 |
| 贵　州 | 148112 | 164 | 5648 | 30906 | 32376 | 9605 | 16275 | 1701 | 2199 | 884 | 649 |
| 云　南 | 181269 | 59 | 2565 | 44760 | 38217 | 10917 | 18788 | 3500 | 2647 | 643 | 763 |
| 西　藏 | 9944 | 140 | 1068 | 2064 | 1667 | 540 | 1479 | 79 | 51 | 50 | 5 |
| 陕　西 | 167248 | 53 | 2156 | 44913 | 34856 | 12950 | 14762 | 3613 | 2213 | 741 | 466 |
| 甘　肃 | 94596 | 84 | 732 | 20318 | 18904 | 5931 | 7683 | 1534 | 1258 | 418 | 324 |
| 青　海 | 28322 | 9 | 783 | 6268 | 5612 | 1714 | 3068 | 456 | 347 | 217 | 235 |
| 宁　夏 | 29566 | | 358 | 8085 | 6060 | 1800 | 2349 | 629 | 466 | 203 | 121 |
| 新　疆 | 118024 | 186 | 4723 | 29706 | 22235 | 6815 | 11455 | 1706 | 1880 | 457 | 854 |

## 3-1-6 续表

| 医疗美容科 | 精神科 | 传染科 | 结核病科 | 肿瘤科 | 急诊医学科 | 康复医学科 | 中医科 | 民族医学科 | 中西医结合科 | 其他 |
|---|---|---|---|---|---|---|---|---|---|---|
| 8609 | 325626 | 122521 | 21819 | 193502 | 35999 | 129275 | 777605 | 21915 | 97546 | 153200 |
| 405 | 7701 | 1632 | 377 | 4570 | 125 | 2521 | 14479 | 181 | 6426 | 5156 |
| 112 | 4781 | 847 | 155 | 3204 | 1 | 624 | 8271 |  | 1369 | 2537 |
| 269 | 7553 | 5438 | 624 | 7840 | 2521 | 3292 | 33636 | 45 | 6736 | 5967 |
| 103 | 5692 | 3677 | 1062 | 5237 | 581 | 3180 | 17527 | 12 | 2526 | 3394 |
| 81 | 4186 | 2293 | 980 | 2937 | 1128 | 2253 | 12067 | 6628 | 1344 | 3987 |
| 329 | 18025 | 7118 | 2707 | 10071 | 398 | 5097 | 25011 | 270 | 2361 | 6225 |
| 175 | 7037 | 3411 | 1246 | 5585 | 378 | 1964 | 14121 | 123 | 2604 | 2182 |
| 141 | 9439 | 5248 | 1033 | 5699 | 1059 | 4006 | 22510 | 307 | 1523 | 4493 |
| 268 | 13015 | 2265 | 1350 | 4091 | 968 | 2319 | 7431 |  | 3911 | 5214 |
| 856 | 20597 | 9585 | 870 | 17124 | 1939 | 13049 | 42966 |  | 6646 | 10439 |
| 581 | 16784 | 5268 | 223 | 9006 | 1645 | 10109 | 33657 | 152 | 7729 | 7293 |
| 471 | 10472 | 6397 | 1162 | 9828 | 2552 | 6085 | 29369 |  | 2537 | 6729 |
| 268 | 8821 | 2868 | 729 | 4315 | 1239 | 2783 | 19094 | 80 | 3045 | 4179 |
| 129 | 7674 | 3824 | 915 | 5650 | 1199 | 1719 | 25291 |  | 1332 | 2515 |
| 633 | 18730 | 7435 | 1502 | 15657 | 3438 | 8153 | 57654 | 210 | 3477 | 10171 |
| 436 | 12848 | 7942 | 578 | 16133 | 3542 | 8543 | 58715 |  | 3340 | 9772 |
| 476 | 13796 | 4772 | 721 | 10012 | 374 | 7568 | 39348 | 860 | 4678 | 10323 |
| 373 | 22492 | 5018 | 1098 | 8637 | 1045 | 8507 | 48807 | 178 | 3302 | 6540 |
| 702 | 26704 | 6351 | 1022 | 13109 | 1175 | 10500 | 46147 | 6 | 4320 | 8919 |
| 75 | 10799 | 3776 | 1041 | 4857 | 276 | 2011 | 24468 | 686 | 4827 | 2217 |
| 30 | 3309 | 651 | 40 | 1301 | 364 | 450 | 4007 |  | 567 | 687 |
| 406 | 10620 | 2211 | 14 | 2927 | 576 | 3746 | 20849 |  | 2489 | 2764 |
| 535 | 32267 | 5477 | 134 | 9040 | 1045 | 8738 | 53043 | 1108 | 10035 | 9612 |
| 165 | 8017 | 3134 | 299 | 2485 | 1770 | 2625 | 21745 | 528 | 2376 | 4561 |
| 189 | 10050 | 5212 | 18 | 3378 | 1819 | 3365 | 27121 | 396 | 2596 | 4266 |
|  | 23 | 502 | 20 | 50 | 96 | 35 | 35 | 1199 | 70 | 771 |
| 213 | 5718 | 2840 | 1157 | 3761 | 1173 | 2600 | 27845 |  | 1615 | 3603 |
| 46 | 2753 | 2334 | 27 | 2724 | 1140 | 776 | 22838 | 581 | 2169 | 2022 |
|  | 190 | 823 | 2 | 592 | 1018 | 309 | 2816 | 1620 | 94 | 2149 |
| 33 | 496 | 872 |  | 690 | 333 | 1134 | 4741 | 25 | 545 | 626 |
| 109 | 5037 | 3300 | 713 | 2992 | 1082 | 1214 | 11996 | 6720 | 957 | 3887 |

# 3-2 医院床位数

| 医院分类 | 2010 | 2011 | 2012 | 2013 | 2014 | 2015 |
| --- | --- | --- | --- | --- | --- | --- |
| **总　计** | **3387437** | **3705118** | **4161486** | **4578601** | **4961161** | **5330580** |
| 按登记注册类型分 | | | | | | |
| 公立医院 | 3013768 | 3243658 | 3579309 | 3865385 | 4125715 | 4296401 |
| 民营医院 | 373669 | 461460 | 582177 | 713216 | 835446 | 1034179 |
| 按主办单位分 | | | | | | |
| 政府办 | 2635912 | 2879234 | 3207163 | 3485614 | 3737556 | 3910400 |
| 社会办 | 501049 | 516744 | 561391 | 595657 | 636468 | 704108 |
| 个人办 | 250476 | 309140 | 392932 | 497330 | 587137 | 716072 |
| 按管理类别分 | | | | | | |
| 非营利性 | 3163796 | 3445263 | 3844947 | 4186367 | 4505275 | 4785769 |
| 营利性 | 223641 | 259855 | 316539 | 392234 | 455886 | 544811 |
| 按医院等级分 | | | | | | |
| 其中：三级医院 | 1065047 | 1223584 | 1469737 | 1670000 | 1878267 | 2047819 |
| 二级医院 | 1601407 | 1710135 | 1827240 | 1952214 | 2053896 | 2196748 |
| 一级医院 | 256573 | 277233 | 312866 | 350272 | 387207 | 481876 |
| 按机构类别分 | | | | | | |
| 综合医院 | 2449509 | 2670729 | 2979855 | 3255153 | 3499924 | 3721036 |
| 中医医院 | 424244 | 477078 | 547967 | 608843 | 665005 | 715393 |
| 中西医结合医院 | 35234 | 38787 | 49844 | 58774 | 67277 | 78611 |
| 民族医院 | 11811 | 13484 | 14966 | 19176 | 22768 | 25408 |
| 专科医院 | 459461 | 496475 | 557383 | 621143 | 685839 | 762519 |
| 护理院 | 7178 | 8565 | 11471 | 15512 | 20348 | 27613 |

## 3-3 基层医疗卫生机构床位数

| 机构分类 | 2010 | 2011 | 2012 | 2013 | 2014 | 2015 |
| --- | --- | --- | --- | --- | --- | --- |
| **总　计** | **1192242** | **1233721** | **1324270** | **1349908** | **1381197** | **1413842** |
| 按登记注册类型分 | | | | | | |
| 公立 | 1154463 | 1195304 | 1273491 | 1310866 | 1342843 | 1375150 |
| 非公立 | 37779 | 38417 | 50779 | 39042 | 38354 | 38692 |
| 按主办单位分 | | | | | | |
| 政府办 | 1125197 | 1163502 | 1235337 | 1271732 | 1302817 | 1335057 |
| 社会办 | 37741 | 39136 | 45471 | 46345 | 47284 | 48383 |
| 个人办 | 29304 | 31083 | 43462 | 31831 | 31096 | 30402 |
| 按管理类别分 | | | | | | |
| 非营利性 | 1183831 | 1225326 | 1310063 | 1341182 | 1372550 | 1406143 |
| 营利性 | 8411 | 8395 | 14207 | 8726 | 8647 | 7699 |
| 按机构类别分 | | | | | | |
| 社区卫生服务中心(站) | 168814 | 187132 | 203210 | 194241 | 195913 | 200979 |
| 社区卫生服务中心 | 137628 | 157322 | 163556 | 167998 | 171754 | 178410 |
| 社区卫生服务站 | 31186 | 29810 | 39654 | 26243 | 24159 | 22569 |
| 卫生院 | 1014075 | 1037212 | 1109814 | 1146079 | 1176641 | 1204989 |
| 街道卫生院 | 19746 | 10961 | 10552 | 9587 | 9396 | 8867 |
| 乡镇卫生院 | 994329 | 1026251 | 1099262 | 1136492 | 1167245 | 1196122 |
| 门诊部 | 9233 | 9258 | 11116 | 9245 | 8306 | 7716 |
| 护理站 | 120 | 119 | 130 | 343 | 337 | 158 |

## 3-4　2015年医疗卫生机构万元以上设备台数

| 机构分类 | 万元以上设备总价值（万元） | 万元以上设备台数 | | | |
|---|---|---|---|---|---|
| | | 合计 | 50万元以下 | 50万～99万元 | 100万元及以上 |
| **总　计** | **85482969** | **5290731** | **5017148** | **148502** | **125081** |
| 一、医院 | 72657511 | 4081774 | 3849052 | 121048 | 111674 |
| 综合医院 | 55369126 | 3042176 | 2865914 | 90233 | 86029 |
| 中医医院 | 8014281 | 501675 | 475405 | 13891 | 12379 |
| 中西医结合医院 | 1035769 | 60634 | 57178 | 1910 | 1546 |
| 民族医院 | 212808 | 9944 | 9287 | 395 | 262 |
| 专科医院 | 8003287 | 464965 | 438949 | 14575 | 11441 |
| 口腔医院 | 424551 | 46316 | 45209 | 686 | 421 |
| 眼科医院 | 573140 | 30251 | 27956 | 1530 | 765 |
| 耳鼻喉科医院 | 41446 | 3414 | 3271 | 94 | 49 |
| 肿瘤医院 | 1777239 | 65620 | 60838 | 2074 | 2708 |
| 心血管病医院 | 339466 | 22035 | 20836 | 641 | 558 |
| 胸科医院 | 174041 | 10999 | 10307 | 348 | 344 |
| 血液病医院 | 21702 | 1490 | 1408 | 44 | 38 |
| 妇产(科)医院 | 687825 | 49805 | 47189 | 1523 | 1093 |
| 儿童医院 | 884241 | 57723 | 54892 | 1475 | 1356 |
| 精神病医院 | 623826 | 42615 | 40387 | 1427 | 801 |
| 传染病医院 | 869123 | 37197 | 34666 | 1318 | 1213 |
| 皮肤病医院 | 58976 | 4842 | 4551 | 192 | 99 |
| 结核病医院 | 103468 | 5163 | 4786 | 199 | 178 |
| 麻风病医院 | 4812 | 330 | 311 | 15 | 4 |
| 职业病医院 | 33664 | 2423 | 2270 | 100 | 53 |
| 骨科医院 | 335473 | 16521 | 15257 | 720 | 544 |
| 康复医院 | 240805 | 13714 | 13000 | 440 | 274 |
| 整形外科医院 | 20011 | 1519 | 1402 | 97 | 20 |
| 美容医院 | 86282 | 5464 | 5021 | 376 | 67 |
| 其他专科医院 | 703196 | 47524 | 45392 | 1276 | 856 |
| 护理院 | 22240 | 2380 | 2319 | 44 | 17 |
| 二、基层医疗卫生机构 | 5177893 | 579740 | 565377 | 10912 | 3451 |
| 社区卫生服务中心(站) | 1583485 | 182568 | 177861 | 3550 | 1157 |
| 社区卫生服务中心 | 1478511 | 165056 | 160558 | 3394 | 1104 |
| 社区卫生服务站 | 104974 | 17512 | 17303 | 156 | 53 |
| 卫生院 | 3594239 | 397160 | 387506 | 7361 | 2293 |
| 街道卫生院 | 21120 | 2670 | 2599 | 47 | 24 |
| 乡镇卫生院 | 3573119 | 394490 | 384907 | 7314 | 2269 |
| 中心卫生院 | 1785289 | 178491 | 173007 | 4045 | 1439 |
| 乡卫生院 | 1787830 | 215999 | 211900 | 3269 | 830 |
| 护理站 | 169 | 12 | 10 | 1 | 1 |
| 三、专业公共卫生机构 | 6912622 | 572371 | 548552 | 15007 | 8812 |
| 疾病预防控制中心 | 1636162 | 149167 | 143109 | 4688 | 1370 |
| 省属 | 258956 | 21393 | 20295 | 749 | 349 |
| 地级市(地区)属 | 681302 | 50808 | 47899 | 2238 | 671 |
| 县级市(区)属 | 333578 | 35428 | 34283 | 999 | 146 |
| 县属 | 228613 | 27116 | 26706 | 367 | 43 |
| 其他 | 133713 | 14422 | 13926 | 335 | 161 |

注：本表不包括门诊部、诊所、卫生所、医务室和村卫生室数字。

## 3-4 续表

| 机构分类 | 万元以上设备总价值(万元) | 万元以上设备台数 | | | |
|---|---|---|---|---|---|
| | | 合计 | 50万元以下 | 50万～99万元 | 100万元及以上 |
| 专科疾病防治院(所、站) | 310173 | 22854 | 21703 | 724 | 427 |
| 专科疾病防治院 | 176766 | 10742 | 10020 | 427 | 295 |
| 传染病防治院 | 11516 | 935 | 895 | 23 | 17 |
| 结核病防治院 | 34542 | 1650 | 1505 | 96 | 49 |
| 职业病防治院 | 61780 | 3915 | 3649 | 155 | 111 |
| 其他 | 68928 | 4242 | 3971 | 153 | 118 |
| 专科疾病防治所(站、中心) | 133407 | 12112 | 11683 | 297 | 132 |
| 口腔病防治所(站、中心) | 13761 | 2800 | 2770 | 19 | 11 |
| 精神病防治所(站、中心) | 6591 | 211 | 208 | 2 | 1 |
| 皮肤病与性病防治所(中心) | 23550 | 1979 | 1898 | 53 | 28 |
| 结核病防治所(站、中心) | 34922 | 2951 | 2826 | 92 | 33 |
| 职业病防治所(站、中心) | 26816 | 1977 | 1864 | 83 | 30 |
| 地方病防治所(站、中心) | 979 | 111 | 109 | 1 | 1 |
| 血吸虫病防治所(站、中心) | 10817 | 907 | 884 | 17 | 6 |
| 药物戒毒所(中心) | 268 | 24 | 24 | | |
| 其他 | 15703 | 1152 | 1100 | 30 | 22 |
| 健康教育所(站、中心) | 10531 | 1292 | 1270 | 12 | 10 |
| 妇幼保健院(所、站) | 3423778 | 242717 | 230904 | 6419 | 5394 |
| 省属 | 272023 | 17658 | 16652 | 503 | 503 |
| 地级市(地区)属 | 1283460 | 86545 | 81981 | 2310 | 2254 |
| 县级市(区)属 | 889794 | 67214 | 63935 | 1897 | 1382 |
| 县属 | 930299 | 67202 | 64416 | 1607 | 1179 |
| 其他 | 48202 | 4098 | 3920 | 102 | 76 |
| 妇幼保健院 | 2982643 | 217862 | 207104 | 5741 | 5017 |
| 妇幼保健所 | 298069 | 14943 | 14270 | 421 | 252 |
| 妇幼保健站 | 138082 | 9538 | 9164 | 249 | 125 |
| 生殖保健中心 | 4984 | 374 | 366 | 8 | |
| 急救中心(站) | 199531 | 17996 | 17406 | 464 | 126 |
| 采供血机构 | 805195 | 59784 | 56440 | 2039 | 1305 |
| 卫生监督所(中心) | 122961 | 31794 | 31794 | | |
| 省属 | 18072 | 3208 | 3208 | | |
| 地级市(地区)属 | 37731 | 9397 | 9397 | | |
| 县级市(区)属 | 28612 | 8217 | 8217 | | |
| 县属 | 37122 | 10606 | 10606 | | |
| 其他 | 1424 | 366 | 366 | | |
| 计划生育技术服务机构 | 404291 | 46767 | 45926 | 661 | 180 |
| 四、其他机构 | 734943 | 56846 | 54167 | 1535 | 1144 |
| 疗养院 | 119785 | 6237 | 5736 | 277 | 224 |
| 卫生监督检验(监测)机构 | 2751 | 199 | 186 | 6 | 7 |
| 医学科学研究机构 | 318060 | 23764 | 22600 | 658 | 506 |
| 医学在职培训机构 | 40414 | 6078 | 6001 | 47 | 30 |
| 临床检验中心(所、站) | 115464 | 8680 | 8209 | 263 | 208 |
| 卫生统计信息中心 | 28993 | 2837 | 2737 | 66 | 34 |
| 其他 | 109476 | 9051 | 8698 | 218 | 135 |

## 3-5-1 2015年医疗卫生机构房屋建筑面积(平方米)

| 机构分类 | 合计 | 房屋建筑面积 | 业务用房面积 | 危房面积 | 危房% | 租房面积 |
|---|---|---|---|---|---|---|
| 总　计 | 700022223 | 652562092 | 462062519 | 7204133 | 1.56 | 47460131 |
| 一、医院 | 429771561 | 393167910 | 321505951 | 3353293 | 1.04 | 36603651 |
| 综合医院 | 312931156 | 291369244 | 238569446 | 2348390 | 0.98 | 21561912 |
| 中医医院 | 49672546 | 47171315 | 39593824 | 625731 | 1.58 | 2501231 |
| 中西医结合医院 | 5907503 | 5143284 | 4387519 | 22309 | 0.51 | 764219 |
| 民族医院 | 2093093 | 2002225 | 1528672 | 45714 | 2.99 | 90868 |
| 专科医院 | 57497961 | 46361057 | 36552532 | 306599 | 0.84 | 11136904 |
| 口腔医院 | 2185853 | 1715848 | 1445023 | 1844 | 0.13 | 470005 |
| 眼科医院 | 2832005 | 1820519 | 1481414 | 2450 | 0.17 | 1011486 |
| 耳鼻喉科医院 | 510691 | 273871 | 221999 | | | 236820 |
| 肿瘤医院 | 4919913 | 4637728 | 3914915 | 20720 | 0.53 | 282185 |
| 心血管病医院 | 1318366 | 1226118 | 1045730 | 5000 | 0.48 | 92248 |
| 胸科医院 | 635947 | 629947 | 466254 | 27735 | 5.95 | 6000 |
| 血液病医院 | 115246 | 91137 | 86845 | | | 24109 |
| 妇产(科)医院 | 6610953 | 3855959 | 3164199 | 11081 | 0.35 | 2754994 |
| 儿童医院 | 3585690 | 3230019 | 2587749 | 3800 | 0.15 | 355671 |
| 精神病医院 | 12545011 | 11810589 | 8853272 | 119710 | 1.35 | 734422 |
| 传染病医院 | 4090279 | 4036298 | 3104259 | 46350 | 1.49 | 53981 |
| 皮肤病医院 | 836667 | 593748 | 448960 | 405 | 0.09 | 242919 |
| 结核病医院 | 802226 | 790170 | 592883 | 22487 | 3.79 | 12056 |
| 麻风病医院 | 136194 | 129526 | 86870 | 9081 | 10.45 | 6668 |
| 职业病医院 | 279213 | 268878 | 164384 | | | 10335 |
| 骨科医院 | 3560190 | 2695262 | 2273456 | 7679 | 0.34 | 864928 |
| 康复医院 | 4128684 | 3321999 | 2455774 | 8563 | 0.35 | 806685 |
| 整形外科医院 | 325265 | 197104 | 137977 | 403 | 0.29 | 128161 |
| 美容医院 | 1025436 | 392919 | 288796 | | | 632517 |
| 其他专科医院 | 7054132 | 4643418 | 3731773 | 19291 | 0.52 | 2410714 |
| 护理院 | 1669302 | 1120785 | 873958 | 4550 | 0.52 | 548517 |
| 二、基层医疗卫生机构 | 208094551 | 200381303 | 93835322 | 3027341 | 3.23 | 7713248 |
| 社区卫生服务中心(站) | 29498860 | 23154503 | 19611978 | 230466 | 1.18 | 6344357 |
| 社区卫生服务中心 | 23632492 | 19552841 | 16509983 | 210298 | 1.27 | 4079651 |
| 社区卫生服务站 | 5866368 | 3601662 | 3101995 | 20168 | 0.65 | 2264706 |
| 卫生院 | 101716465 | 100352010 | 74202714 | 2796875 | 3.77 | 1364455 |
| 街道卫生院 | 604261 | 562654 | 460855 | 40648 | 8.82 | 41607 |
| 乡镇卫生院 | 101112204 | 99789356 | 73741859 | 2756227 | 3.74 | 1322848 |
| 中心卫生院 | 45255992 | 44792094 | 32468206 | 1177130 | 3.63 | 463898 |
| 乡卫生院 | 55856212 | 54997262 | 41273653 | 1579097 | 3.83 | 858950 |
| 村卫生室 | 52022379 | 52022379 | | | | |
| 门诊部 | 6955908 | 6955908 | | | | |
| 综合门诊部 | 4127640 | 4127640 | | | | |
| 中医门诊部 | 628800 | 628800 | | | | |
| 中西医结合门诊部 | 143698 | 143698 | | | | |
| 民族医门诊部 | 4943 | 4943 | | | | |
| 专科门诊部 | 2050827 | 2050827 | | | | |
| 诊所、卫生所、医务室、护理站 | 17900939 | 17896503 | 20630 | | | 4436 |
| 诊所 | 14043882 | 14043882 | | | | |
| 卫生所、医务室 | 3811020 | 3811020 | | | | |
| 护理站 | 46037 | 41601 | 20630 | | | 4436 |

## 3-5-1 续表

| 机构分类 | 合计 | 房屋建筑面积 | 业务用房面积 | 危房面积 | 危房% | 租房面积 |
|---|---|---|---|---|---|---|
| 三、专业公共卫生机构 | 52433904 | 50061319 | 40061741 | 749916 | 1.87 | 2372585 |
| 疾病预防控制中心 | 13101114 | 12836647 | 9866888 | 228169 | 2.31 | 264467 |
| 省属 | 919433 | 912631 | 585693 | 19757 | 3.37 | 6802 |
| 地级市(地区)属 | 3375677 | 3310305 | 2434218 | 67942 | 2.79 | 65372 |
| 县级市(区)属 | 3768852 | 3640102 | 2847097 | 40588 | 1.43 | 128750 |
| 县属 | 4537444 | 4483632 | 3614659 | 98015 | 2.71 | 53812 |
| 其他 | 499708 | 489977 | 385221 | 1867 | 0.48 | 9731 |
| 专科疾病防治院(所、站) | 3782244 | 3591800 | 2576739 | 65975 | 2.56 | 190444 |
| 专科疾病防治院 | 1360093 | 1310166 | 1042328 | 9720 | 0.93 | 49927 |
| 传染病防治院 | 102451 | 102161 | 74128 | 300 | 0.40 | 290 |
| 结核病防治院 | 199202 | 195236 | 164260 |  |  | 3966 |
| 职业病防治院 | 414544 | 413104 | 314920 | 1188 | 0.38 | 1440 |
| 其他 | 643896 | 599665 | 489020 | 8232 | 1.68 | 44231 |
| 专科疾病防治所(站、中心) | 2422151 | 2281634 | 1534411 | 56255 | 3.67 | 140517 |
| 口腔病防治所(站、中心) | 82035 | 50298 | 43280 | 363 | 0.84 | 31737 |
| 精神病防治所(站、中心) | 80966 | 80046 | 69896 |  |  | 920 |
| 皮肤病与性病防治所(中心) | 612275 | 579354 | 471836 | 12324 | 2.61 | 32921 |
| 结核病防治所(站、中心) | 698198 | 665092 | 323005 | 8709 | 2.70 | 33106 |
| 职业病防治所(站、中心) | 180903 | 172013 | 126049 | 2810 | 2.23 | 8890 |
| 地方病防治所(站、中心) | 39002 | 36862 | 29714 | 910 | 3.06 | 2140 |
| 血吸虫病防治所(站、中心) | 473530 | 469532 | 303305 | 22971 | 7.57 | 3998 |
| 药物戒毒所(中心) | 71365 | 69865 | 45894 |  |  | 1500 |
| 其他 | 183877 | 158572 | 121432 | 8168 | 6.73 | 25305 |
| 健康教育所(站、中心) | 127611 | 115782 | 86501 | 1000 | 1.16 | 11829 |
| 妇幼保健院(所、站) | 17833490 | 17022040 | 14412652 | 269198 | 1.87 | 811450 |
| 省属 | 895458 | 882545 | 788877 |  |  | 12913 |
| 地级市(地区)属 | 5517487 | 5213767 | 4328649 | 57681 | 1.33 | 303720 |
| 县级市(区)属 | 5485908 | 5123520 | 4377813 | 60439 | 1.38 | 362388 |
| 县属 | 5588589 | 5472174 | 4658667 | 148609 | 3.19 | 116415 |
| 其他 | 346048 | 330034 | 258646 | 2469 | 0.95 | 16014 |
| 妇幼保健院 | 15598861 | 14914995 | 12603460 | 225377 | 1.79 | 683866 |
| 妇幼保健所 | 1240313 | 1160777 | 1003862 | 16422 | 1.64 | 79536 |
| 妇幼保健站 | 938641 | 894393 | 762702 | 27199 | 3.57 | 44248 |
| 生殖保健中心 | 55675 | 51875 | 42628 | 200 | 0.47 | 3800 |
| 急救中心(站) | 573731 | 528166 | 454171 | 735 | 0.16 | 45565 |
| 采供血机构 | 2363028 | 2296864 | 1691694 | 6449 | 0.38 | 66164 |
| 卫生监督所(中心) | 3213550 | 2590151 | 2192854 | 23472 | 1.07 | 623399 |
| 省属 | 149254 | 117518 | 86880 | 2983 | 3.43 | 31736 |
| 地级市(地区)属 | 736528 | 524058 | 443453 | 4301 | 0.97 | 212470 |
| 县级市(区)属 | 1077812 | 878803 | 753446 | 5954 | 0.79 | 199009 |
| 县属 | 1230138 | 1057151 | 897673 | 10234 | 1.14 | 172987 |
| 其他 | 19818 | 12621 | 11402 |  |  | 7197 |
| 计划生育技术服务机构 | 11439136 | 11079869 | 8780242 | 154918 | 1.76 | 359267 |
| 四、其他医疗卫生机构 | 9722207 | 8951560 | 6659505 | 73583 | 1.10 | 770647 |
| 疗养院 | 3085944 | 3004004 | 1930524 | 16484 | 0.85 | 81940 |
| 卫生监督检验(监测)机构 | 14113 | 8802 | 8316 |  |  | 5311 |
| 医学科学研究机构 | 1197473 | 1126644 | 907426 | 20860 | 2.30 | 70829 |
| 医学在职培训机构 | 2840931 | 2761685 | 2046214 | 13822 | 0.68 | 79246 |
| 临床检验中心(所、站) | 371283 | 145367 | 118233 |  |  | 225916 |
| 卫生统计信息中心 | 37456 | 29817 | 28188 |  |  | 7639 |
| 其他 | 2175007 | 1875241 | 1620604 | 22417 | 1.38 | 299766 |

## 3-5-2　2015年政府办医疗卫生机构房屋建筑面积(平方米)

| 机构分类 | 合计 | 房屋建筑面积 | 业务用房 | 危房% | 租房面积 | 每床占用业务用房面积 |
|---|---|---|---|---|---|---|
| 总　计 | 490583429 | 476954544 | 376739321 | 1.77 | 13628885 | 64.11 |
| 医院 | 306899793 | 300166511 | 245818712 | 1.19 | 6733282 | 64.13 |
| 综合医院 | 225320806 | 221044042 | 181269038 | 1.10 | 4276764 | 67.97 |
| 中医医院 | 44343168 | 43115087 | 36226297 | 1.72 | 1228081 | 57.35 |
| 中西医结合医院 | 3942031 | 3788905 | 3309981 | 0.62 | 153126 | 63.64 |
| 民族医院 | 1833143 | 1797320 | 1344918 | 2.43 | 35823 | 63.47 |
| 专科医院 | 31338315 | 30303716 | 23555472 | 1.10 | 1034599 | 51.54 |
| 护理院 | 122330 | 117441 | 113006 | | 4889 | 47.28 |
| 基层医疗卫生机构 | 126481624 | 122260806 | 87630382 | 3.38 | 4220818 | 63.52 |
| 其中：社区卫生服务中心(站) | 19656085 | 16765967 | 14135127 | 1.31 | 2890118 | 79.98 |
| 社区卫生服务中心 | 18421317 | 15866302 | 13370826 | 1.32 | 2555015 | 80.65 |
| 社区卫生服务站 | 1234768 | 899665 | 764301 | 1.03 | 335103 | 56.45 |
| 卫生院 | 100779261 | 99448561 | 73495255 | 3.77 | 1330700 | 61.55 |
| 街道卫生院 | 565336 | 526729 | 430556 | 8.71 | 38607 | 53.93 |
| 乡镇卫生院 | 100213925 | 98921832 | 73064699 | 3.75 | 1292093 | 61.60 |
| 门诊部 | 208370 | 208370 | | | | |
| 专业公共卫生机构 | 49812538 | 47571284 | 38139483 | 1.89 | 2241254 | 68.51 |
| 其中：专科疾病防治院(所、站) | 3421620 | 3283190 | 2340074 | 2.76 | 138430 | 49.22 |
| 专科疾病防治院 | 1159989 | 1129960 | 891728 | 1.09 | 30029 | 46.59 |
| 专科疾病防治所(中心) | 2261631 | 2153230 | 1448346 | 3.79 | 108401 | 52.10 |
| 妇幼保健院(所、站) | 17637980 | 16836956 | 14278327 | 1.87 | 801024 | 71.94 |
| 内：妇幼保健院 | 15443671 | 14765656 | 12498421 | 1.79 | 678015 | 71.31 |
| 妇幼保健所(站) | 2151448 | 2030239 | 1746948 | 2.49 | 121209 | 80.29 |
| 急救中心(站) | 533238 | 495035 | 427235 | 0.16 | 38203 | 90.39 |
| 其他医疗卫生机构 | 7389474 | 6955943 | 5150744 | 1.34 | 433531 | 51.00 |
| 其中：疗养院 | 1819479 | 1766147 | 1067761 | 1.54 | 53332 | 51.00 |
| 临床检验中心(所、站) | 26206 | 26006 | 21936 | | 200 | |

# 四、卫生经费

## 简要说明

一、本章主要介绍全国及31个省、自治区、直辖市卫生经费情况，包括卫生总费用、医疗卫生机构资产与负债、年收入与支出、门诊和住院病人人均医药费用等。

二、卫生总费用系核算数。其他卫生经费数据主要来源于卫生资源统计年报，城乡居民医疗保障支出摘自《中国统计年鉴》。

三、非营利性医院各项指标的统计口径和解释与2010年印发的《医院会计制度》一致；营利性医院与《企业会计制度》一致；基层医疗卫生机构与2010年印发的《基层医疗卫生机构会计制度》一致；其他医疗卫生机构与《事业单位会计制度》一致。

四、统计口径调整

1. 2007年起，卫生总费用按新的统计口径核算。

2. 本章涉及医疗卫生机构的口径变动和指标解释与“医疗卫生机构”章一致。

## 主要指标解释

**卫生总费用** 指一个国家或地区在一定时期内，为开展卫生服务活动从全社会筹集的卫生资源的货币总额，按来源法核算。它反映一定经济条件下，政府、社会和居民个人对卫生保健的重视程度和费用负担水平，以及卫生筹资模式的主要特征和卫生筹资的公平性合理性。

**政府卫生支出** 指各级政府用于医疗卫生服务、医疗保障补助、卫生和医疗保障行政管理、人口与计划生育事务性支出等各项事业的经费。

**社会卫生支出** 指政府支出外的社会各界对卫生事业的资金投入。包括社会医疗保障支出、商业健康保险费、社会办医支出、社会捐赠援助、行政事业性收费收入等。

**个人现金卫生支出** 指城乡居民在接受各类医疗卫生服务时的现金支付，包括享受各种医疗保险制度的居民就医时自付的费用。可分为城镇居民、农村居民个人现金卫生支出，反映城乡居民医疗卫生费用的负担程度。

**当年价格** 即报告期当年的实际价格，是指用“当年价格”计算的一些以货币表现的物量指标，如国内生产总值、卫生总费用等。在计算增长速度时，一般都使用“可比价格”来消除价格变动的因素，真实地反映经济发展动态。“不变价格”（也叫固定价格）是用某一时期同类产品的平均价格作为固定价格来计算各个时期的产品价值，目的是为了消除各时期价格变动的影响，保证前后时期之间指标的可比性。

**人均卫生费用** 即某年卫生总费用与同期平均人口数之比。

**卫生总费用占GDP%** 指某年卫生总费用与同期国内生产总值（GDP）之比。是用来反映一定时期国家对卫生事业的资金投入力度，以及政府和全社会对卫生对居民健康的重视程度。

**总资产** 包括流动资产、非流动资产。

**负债** 包括流动负债、非流动负债。

**平均每床固定资产** 即固定资产/床位数。

**总收入** 指单位为开展业务及其他活动依法取得的非偿还性资金。总收入包括医疗收入、财政补助收入、科教项目收入/上级补助收入、其他收入。

**财政补助收入** 指单位从主管部门或主办单位取得的财政性事业经费（包括定额和定项补助）。

**业务收入** 包括医疗收入和其他收入。

**医疗收入** 指医疗卫生机构在开展医疗服务活动中取得的收入。包括挂号收入、床位收入、诊察收入、检查收入、化验收入、治疗收入、手术收入、卫生材料收入、药品收入、药事服务费收入、护理收入和其他收入。

**总费用/支出** 指单位在开展业务及其他活动中发生的资金耗费和损失。包括医疗业务成本/医疗卫生支出、财政项目补助支出/财政基建设备补助支出、科教项目支出、管理费用和其他支出。

**业务支出** 医院“业务支出”包括医疗业务成本、管理费用和其他支出。基层医疗卫生机构“业务支出”包括医疗卫生支出和其他支出。

**医疗业务成本/医疗卫生支出** 指医疗卫生机构开展医疗服务及其辅助活动发生的各项费用，包括人员经费、耗用的药品及卫生材料费、固定资产折旧费、无形资产摊销费、提取医疗风险基金和其他费用。

**人员经费支出** 包括人员的基本工资、绩效工资、津贴、社会保险缴费等，但不包括对个人家庭的补助支出。基本工资指事业单位工作人员的岗位工资和薪级工资。

**门诊病人次均医药费用** 又称每诊疗人次医药费用、次均门诊费用。即医疗门诊收入/总诊疗人次数。

**住院病人人均医药费用** 又称出院者人均医药费用、人均住院费用。即医疗住院收入/出院人数。

**住院病人日均医药费** 即医疗住院收入/出院者占用总床日数。

**每一职工年业务收入** 即年业务收入/年平均职工数。

**每一医师年业务收入** 即年业务收入/年平均医师数。

## 4-1-1 卫生总费用

| 年份 | 卫生总费用(亿元) | | | | 卫生总费用构成(%) | | | 城乡卫生费用(亿元) | | 人均卫生费用(元) | | | 卫生总费用占GDP% |
|---|---|---|---|---|---|---|---|---|---|---|---|---|---|
| | 合计 | 政府卫生支出 | 社会卫生支出 | 个人卫生支出 | 政府卫生支出 | 社会卫生支出 | 个人卫生支出 | 城市 | 农村 | 合计 | 城市 | 农村 | |
| 1978 | 110.21 | 35.44 | 52.25 | 22.52 | 32.16 | 47.41 | 20.43 | | | 11.5 | | | 3.02 |
| 1979 | 126.19 | 40.64 | 59.88 | 25.67 | 32.21 | 47.45 | 20.34 | | | 12.9 | | | 3.10 |
| 1980 | 143.23 | 51.91 | 60.97 | 30.35 | 36.24 | 42.57 | 21.19 | | | 14.5 | | | 3.15 |
| 1981 | 160.12 | 59.67 | 62.43 | 38.02 | 37.27 | 38.99 | 23.74 | | | 16.0 | | | 3.27 |
| 1982 | 177.53 | 68.99 | 70.11 | 38.43 | 38.86 | 39.49 | 21.65 | | | 17.5 | | | 3.33 |
| 1983 | 207.42 | 77.63 | 64.55 | 65.24 | 37.43 | 31.12 | 31.45 | | | 20.1 | | | 3.47 |
| 1984 | 242.07 | 89.46 | 73.61 | 79.00 | 36.96 | 30.41 | 32.64 | | | 23.2 | | | 3.35 |
| 1985 | 279.00 | 107.65 | 91.96 | 79.39 | 38.58 | 32.96 | 28.46 | | | 26.4 | | | 3.09 |
| 1986 | 315.90 | 122.23 | 110.35 | 83.32 | 38.69 | 34.93 | 26.38 | | | 29.4 | | | 3.06 |
| 1987 | 379.58 | 127.28 | 137.25 | 115.05 | 33.53 | 36.16 | 30.31 | | | 34.7 | | | 3.14 |
| 1988 | 488.04 | 145.39 | 189.99 | 152.66 | 29.79 | 38.93 | 31.28 | | | 44.0 | | | 3.23 |
| 1989 | 615.50 | 167.83 | 237.84 | 209.83 | 27.27 | 38.64 | 34.09 | | | 54.6 | | | 3.60 |
| 1990 | 747.39 | 187.28 | 293.10 | 267.01 | 25.06 | 39.22 | 35.73 | 396.00 | 351.39 | 65.4 | 158.8 | 38.8 | 3.98 |
| 1991 | 893.49 | 204.05 | 354.41 | 335.03 | 22.84 | 39.67 | 37.50 | 482.60 | 410.89 | 77.1 | 187.6 | 45.1 | 4.08 |
| 1992 | 1096.86 | 228.61 | 431.55 | 436.70 | 20.84 | 39.34 | 39.81 | 597.30 | 499.56 | 93.6 | 222.0 | 54.7 | 4.05 |
| 1993 | 1377.78 | 272.06 | 524.75 | 580.97 | 19.75 | 38.09 | 42.17 | 760.30 | 617.48 | 116.3 | 268.6 | 67.6 | 3.88 |
| 1994 | 1761.24 | 342.28 | 644.91 | 774.05 | 19.43 | 36.62 | 43.95 | 991.50 | 769.74 | 146.9 | 332.6 | 86.3 | 3.63 |
| 1995 | 2155.13 | 387.34 | 767.81 | 999.98 | 17.97 | 35.63 | 46.40 | 1239.50 | 915.63 | 177.9 | 401.3 | 112.9 | 3.53 |
| 1996 | 2709.42 | 461.61 | 875.66 | 1372.15 | 17.04 | 32.32 | 50.64 | 1494.90 | 1214.52 | 221.4 | 467.4 | 150.7 | 3.79 |
| 1997 | 3196.71 | 523.56 | 984.06 | 1689.09 | 16.38 | 30.78 | 52.84 | 1771.40 | 1425.31 | 258.6 | 537.8 | 177.9 | 4.02 |
| 1998 | 3678.72 | 590.06 | 1071.03 | 2017.63 | 16.04 | 29.11 | 54.85 | 1906.92 | 1771.80 | 294.9 | 625.9 | 194.6 | 4.33 |
| 1999 | 4047.50 | 640.96 | 1145.99 | 2260.55 | 15.84 | 28.31 | 55.85 | 2193.12 | 1854.38 | 321.8 | 702.0 | 203.2 | 4.49 |
| 2000 | 4586.63 | 709.52 | 1171.94 | 2705.17 | 15.47 | 25.55 | 58.98 | 2624.24 | 1962.39 | 361.9 | 813.7 | 214.7 | 4.60 |
| 2001 | 5025.93 | 800.61 | 1211.43 | 3013.89 | 15.93 | 24.10 | 59.97 | 2792.95 | 2232.98 | 393.8 | 841.2 | 244.8 | 4.56 |
| 2002 | 5790.03 | 908.51 | 1539.38 | 3342.14 | 15.69 | 26.59 | 57.72 | 3448.24 | 2341.79 | 450.7 | 987.1 | 259.3 | 4.79 |
| 2003 | 6584.10 | 1116.94 | 1788.50 | 3678.66 | 16.96 | 27.16 | 55.87 | 4150.32 | 2433.78 | 509.5 | 1108.9 | 274.7 | 4.82 |
| 2004 | 7590.29 | 1293.58 | 2225.35 | 4071.35 | 17.04 | 29.32 | 53.64 | 4939.21 | 2651.08 | 583.9 | 1261.9 | 301.6 | 4.72 |
| 2005 | 8659.91 | 1552.53 | 2586.41 | 4520.98 | 17.93 | 29.87 | 52.21 | 6305.57 | 2354.34 | 662.3 | 1126.4 | 315.8 | 4.66 |
| 2006 | 9843.34 | 1778.86 | 3210.92 | 4853.56 | 18.07 | 32.62 | 49.31 | 7174.73 | 2668.61 | 748.8 | 1248.3 | 361.9 | 4.52 |
| 2007 | 11573.97 | 2581.58 | 3893.72 | 5098.66 | 22.31 | 33.64 | 44.05 | 8968.70 | 2605.27 | 876.0 | 1516.3 | 358.1 | 4.32 |
| 2008 | 14535.40 | 3593.94 | 5065.60 | 5875.86 | 24.73 | 34.85 | 40.42 | 11251.90 | 3283.50 | 1094.5 | 1861.8 | 455.2 | 4.59 |
| 2009 | 17541.92 | 4816.26 | 6154.49 | 6571.16 | 27.46 | 35.08 | 37.46 | 13535.61 | 4006.31 | 1314.3 | 2176.6 | 562.0 | 5.08 |
| 2010 | 19980.39 | 5732.49 | 7196.61 | 7051.29 | 28.69 | 36.02 | 35.29 | 15508.62 | 4471.77 | 1490.1 | 2315.5 | 666.3 | 4.89 |
| 2011 | 24345.91 | 7464.18 | 8416.45 | 8465.28 | 30.66 | 34.57 | 34.80 | 18571.87 | 5774.04 | 1807.0 | 2697.5 | 879.4 | 5.03 |
| 2012 | 28119.00 | 8431.98 | 10030.70 | 9656.32 | 29.99 | 35.67 | 34.34 | 21280.46 | 6838.54 | 2076.7 | 2999.3 | 1064.8 | 5.26 |
| 2013 | 31668.95 | 9545.81 | 11393.79 | 10729.34 | 30.10 | 36.00 | 33.90 | 23644.95 | 8024.00 | 2327.4 | 3234.1 | 1274.4 | 5.39 |
| 2014 | 35312.40 | 10579.23 | 13437.75 | 11295.41 | 29.96 | 38.05 | 31.99 | 26575.60 | 8736.80 | 2581.7 | 2581.7 | 3558.3 | 5.55 |
| 2015 | 40974.64 | 12475.28 | 16506.71 | 11992.65 | 30.45 | 40.29 | 29.27 | | | 2980.8 | | | 6.05 |

注：①本表系核算数，2015年为初步测算数；②按当年价格计算；③2001年起卫生总费用不含高等医学教育经费，2006年起包括城乡医疗救助经费。

## 4-1-2　2014年各地区卫生总费用

| 地区 | 卫生总费用(亿元) | | | | 卫生总费用构成(%) | | | 卫生总费用占GDP% | 人均卫生总费用(元) |
|---|---|---|---|---|---|---|---|---|---|
| | 合计 | 政府卫生支出 | 社会卫生支出 | 个人卫生支出 | 政府卫生支出 | 社会卫生支出 | 个人卫生支出 | | |
| 全　国 | 35312.40 | 10579.23 | 13437.75 | 11295.41 | 29.96 | 38.05 | 31.99 | 5.55 | 2581.66 |
| 北　京 | 1594.64 | 394.38 | 890.57 | 309.69 | 24.73 | 55.85 | 19.42 | 7.48 | 7411.41 |
| 天　津 | 650.91 | 171.18 | 266.71 | 213.01 | 26.30 | 40.98 | 32.73 | 4.14 | 4291.29 |
| 河　北 | 1645.80 | 458.64 | 558.25 | 628.90 | 27.87 | 33.92 | 38.21 | 5.59 | 2228.95 |
| 山　西 | 798.49 | 250.19 | 266.84 | 281.46 | 31.33 | 33.42 | 35.25 | 6.26 | 2188.87 |
| 内　蒙 | 712.00 | 240.81 | 190.85 | 280.34 | 33.82 | 26.80 | 39.37 | 4.01 | 2842.54 |
| 辽　宁 | 1329.95 | 289.38 | 561.30 | 479.27 | 21.76 | 42.20 | 36.04 | 4.65 | 3028.54 |
| 吉　林 | 772.53 | 212.13 | 244.42 | 315.98 | 27.46 | 31.64 | 40.90 | 5.60 | 2806.76 |
| 黑龙江 | 992.15 | 242.60 | 353.75 | 395.79 | 24.45 | 35.66 | 39.89 | 6.60 | 2588.44 |
| 上　海 | 1345.50 | 275.29 | 791.87 | 278.34 | 20.46 | 58.85 | 20.69 | 5.71 | 5546.92 |
| 江　苏 | 2644.65 | 581.99 | 1289.48 | 773.18 | 22.01 | 48.76 | 29.24 | 4.06 | 3322.40 |
| 浙　江 | 1976.99 | 443.89 | 910.59 | 622.51 | 22.45 | 46.06 | 31.49 | 4.92 | 3589.30 |
| 安　徽 | 1321.64 | 434.77 | 440.50 | 446.37 | 32.90 | 33.33 | 33.77 | 6.34 | 2172.67 |
| 福　建 | 971.93 | 296.48 | 407.52 | 267.93 | 30.50 | 41.93 | 27.57 | 4.04 | 2553.68 |
| 江　西 | 850.13 | 358.98 | 240.42 | 250.73 | 42.23 | 28.28 | 29.49 | 5.41 | 1871.65 |
| 山　东 | 2484.16 | 619.70 | 1039.50 | 824.97 | 24.95 | 41.84 | 33.21 | 4.18 | 2537.60 |
| 河　南 | 1878.78 | 612.55 | 533.89 | 732.35 | 32.60 | 28.42 | 38.98 | 5.38 | 1991.07 |
| 湖　北 | 1393.90 | 415.91 | 465.85 | 512.13 | 29.84 | 33.42 | 36.74 | 5.09 | 2396.66 |
| 湖　南 | 1460.64 | 434.09 | 471.10 | 555.45 | 29.72 | 32.25 | 38.03 | 5.40 | 2168.01 |
| 广　东 | 2832.33 | 803.78 | 1236.96 | 791.58 | 28.38 | 43.67 | 27.95 | 4.18 | 2641.11 |
| 广　西 | 908.06 | 359.27 | 294.79 | 254.00 | 39.56 | 32.46 | 27.97 | 5.79 | 1910.10 |
| 海　南 | 220.68 | 88.92 | 75.22 | 56.53 | 40.29 | 34.09 | 25.62 | 6.30 | 2442.50 |
| 重　庆 | 821.53 | 255.09 | 320.20 | 246.24 | 31.05 | 38.98 | 29.97 | 5.76 | 2746.30 |
| 四　川 | 1876.97 | 592.32 | 688.86 | 595.79 | 31.56 | 36.70 | 31.74 | 6.58 | 2305.81 |
| 贵　州 | 647.85 | 310.36 | 161.37 | 176.12 | 47.91 | 24.91 | 27.19 | 6.99 | 1846.75 |
| 云　南 | 927.30 | 359.63 | 271.81 | 295.86 | 38.78 | 29.31 | 31.91 | 7.24 | 1967.16 |
| 西　藏 | 81.93 | 57.53 | 19.11 | 5.30 | 70.21 | 23.32 | 6.47 | 8.90 | 2580.03 |
| 陕　西 | 1124.02 | 317.92 | 423.52 | 382.58 | 28.28 | 37.68 | 34.04 | 6.35 | 2977.53 |
| 甘　肃 | 569.75 | 212.32 | 164.19 | 193.24 | 37.27 | 28.82 | 33.92 | 8.34 | 2199.13 |
| 青　海 | 175.31 | 87.25 | 46.67 | 41.38 | 49.77 | 26.62 | 23.61 | 7.61 | 3004.89 |
| 宁　夏 | 206.76 | 67.56 | 71.22 | 67.98 | 32.67 | 34.44 | 32.88 | 7.51 | 3125.39 |
| 新　疆 | 750.82 | 232.50 | 325.41 | 192.91 | 30.97 | 43.34 | 25.69 | 8.10 | 3266.62 |

## 4-1-3　政府卫生支出

| 年份 | 政府卫生支出(亿元) | | | | |
|---|---|---|---|---|---|
| | 合计 | 医疗卫生服务支出 | 医疗保障支　出 | 行政管理事务支出 | 人口与计划生育事务支出 |
| 1990 | 187.28 | 122.86 | 44.34 | 4.55 | 15.53 |
| 1991 | 204.05 | 132.38 | 50.41 | 5.15 | 16.11 |
| 1992 | 228.61 | 144.77 | 58.10 | 6.37 | 19.37 |
| 1993 | 272.06 | 164.81 | 76.33 | 8.04 | 22.89 |
| 1994 | 342.28 | 212.85 | 92.02 | 10.94 | 26.47 |
| 1995 | 387.34 | 230.05 | 112.29 | 13.09 | 31.91 |
| 1996 | 461.61 | 272.18 | 135.99 | 15.61 | 37.83 |
| 1997 | 523.56 | 302.51 | 159.77 | 17.06 | 44.23 |
| 1998 | 590.06 | 343.03 | 176.75 | 19.90 | 50.38 |
| 1999 | 640.96 | 368.44 | 191.27 | 22.89 | 58.36 |
| 2000 | 709.52 | 407.21 | 211.00 | 26.81 | 64.50 |
| 2001 | 800.61 | 450.11 | 235.75 | 32.96 | 81.79 |
| 2002 | 908.51 | 497.41 | 251.66 | 44.69 | 114.75 |
| 2003 | 1116.94 | 603.02 | 320.54 | 51.57 | 141.82 |
| 2004 | 1293.58 | 679.72 | 371.60 | 60.90 | 181.36 |
| 2005 | 1552.53 | 805.52 | 453.31 | 72.53 | 221.18 |
| 2006 | 1778.86 | 834.82 | 602.53 | 84.59 | 256.92 |
| 2007 | 2581.58 | 1153.30 | 957.02 | 123.95 | 347.32 |
| 2008 | 3593.94 | 1397.23 | 1577.10 | 194.32 | 425.29 |
| 2009 | 4816.26 | 2081.09 | 2001.51 | 217.88 | 515.78 |
| 2010 | 5732.49 | 2565.60 | 2331.12 | 247.83 | 587.94 |
| 2011 | 7464.18 | 3125.16 | 3360.78 | 283.86 | 694.38 |
| 2012 | 8431.98 | 3506.70 | 3789.14 | 323.29 | 812.85 |
| 2013 | 9545.81 | 3838.93 | 4428.82 | 373.15 | 904.92 |
| 2014 | 10579.23 | 4288.70 | 4958.53 | 436.95 | 895.05 |
| 2015 | 12475.28 | 5191.25 | 5822.99 | 625.94 | 835.10 |

注：①本表按当年价格计算；②2015年为初步测算数；③政府卫生支出是指各级政府用于医疗卫生服务、医疗保障补助、卫生和医疗保险行政管理事务、人口与计划生育事务支出等各项事业的经费。

## 4-1-4 政府卫生支出所占比重

| 年份 | 政府卫生支出（亿元） | 占财政支出比重（%） | 占卫生总费用比重（%） | 占国内生产总值比重（%） |
| --- | --- | --- | --- | --- |
| 1990 | 187.28 | 6.07 | 25.06 | 1.00 |
| 1991 | 204.05 | 6.03 | 22.84 | 0.93 |
| 1992 | 228.61 | 6.11 | 20.84 | 0.84 |
| 1993 | 272.06 | 5.86 | 19.75 | 0.77 |
| 1994 | 342.28 | 5.91 | 19.43 | 0.71 |
| 1995 | 387.34 | 5.68 | 17.97 | 0.63 |
| 1996 | 461.61 | 5.82 | 17.04 | 0.64 |
| 1997 | 523.56 | 5.67 | 16.38 | 0.66 |
| 1998 | 590.06 | 5.46 | 16.04 | 0.70 |
| 1999 | 640.96 | 4.86 | 15.84 | 0.71 |
| 2000 | 709.52 | 4.47 | 15.47 | 0.71 |
| 2001 | 800.61 | 4.24 | 15.93 | 0.73 |
| 2002 | 908.51 | 4.12 | 15.69 | 0.75 |
| 2003 | 1116.94 | 4.53 | 16.96 | 0.82 |
| 2004 | 1293.58 | 4.54 | 17.04 | 0.80 |
| 2005 | 1552.53 | 4.58 | 17.93 | 0.84 |
| 2006 | 1778.86 | 4.40 | 18.07 | 0.82 |
| 2007 | 2581.58 | 5.19 | 22.31 | 0.96 |
| 2008 | 3593.94 | 5.74 | 24.73 | 1.13 |
| 2009 | 4816.26 | 6.31 | 27.46 | 1.39 |
| 2010 | 5732.49 | 6.38 | 28.69 | 1.40 |
| 2011 | 7464.18 | 6.83 | 30.66 | 1.54 |
| 2012 | 8431.98 | 6.69 | 29.99 | 1.58 |
| 2013 | 9545.81 | 6.83 | 30.14 | 1.62 |
| 2014 | 10579.23 | 6.98 | 29.96 | 1.66 |
| 2015 | 12475.28 | 7.10 | 30.45 | 1.84 |

注：①本表按当年价格计算；②2015年为初步测算数。

## 4-1-5　城乡居民医疗保健支出

| 年份<br>地区 | 城镇居民 | | | 农村居民 | | |
|---|---|---|---|---|---|---|
| | 人均年现金消费支出（元） | 人均医疗保健支出（元） | 医疗保健支出占消费性支出% | 人均年消费支出（元） | 人均医疗保健支出（元） | 医疗保健支出占消费性支出% |
| 2000 | 4998.0 | 318.1 | 6.4 | 1670.1 | 87.6 | 5.2 |
| 2005 | 7942.9 | 600.9 | 7.6 | 2555.4 | 168.1 | 6.6 |
| 2009 | 12264.6 | 856.4 | 7.0 | 3993.5 | 287.5 | 7.2 |
| 2010 | 13471.5 | 871.8 | 6.5 | 4381.8 | 326.0 | 7.4 |
| 2011 | 15160.9 | 969.0 | 6.4 | 5221.1 | 436.8 | 8.4 |
| 2012 | 16674.3 | 1063.7 | 6.4 | 5908.0 | 513.8 | 8.7 |
| 2013 | 18487.5 | 1136.1 | 6.1 | 7485.1 | 668.2 | 8.9 |
| 2014 | 19968.1 | 1305.6 | 6.5 | 8382.6 | 753.9 | 9.0 |
| 2015 | 21392.4 | 1443.4 | 6.7 | 9222.6 | 846.0 | 9.2 |
| 北　京 | 33717.5 | 2044.4 | 6.1 | 14535.1 | 1088.6 | 7.5 |
| 天　津 | 24289.6 | 1721.3 | 7.1 | 13738.6 | 979.7 | 7.1 |
| 河　北 | 16203.8 | 1304.5 | 8.1 | 8248.0 | 788.7 | 9.6 |
| 山　西 | 14636.9 | 1240.9 | 8.5 | 6991.7 | 770.2 | 11.0 |
| 内蒙古 | 20885.2 | 1470.8 | 7.0 | 9972.2 | 1114.4 | 11.2 |
| 辽　宁 | 20519.6 | 1630.8 | 7.9 | 7800.7 | 1026.4 | 13.2 |
| 吉　林 | 17156.1 | 1838.4 | 10.7 | 8139.8 | 1008.0 | 12.4 |
| 黑龙江 | 16466.6 | 1457.6 | 8.9 | 7830.0 | 992.1 | 12.7 |
| 上　海 | 35182.4 | 2327.6 | 6.6 | 14820.1 | 1330.3 | 9.0 |
| 江　苏 | 23476.3 | 1616.7 | 6.9 | 11820.3 | 845.3 | 7.2 |
| 浙　江 | 27241.7 | 1527.0 | 5.6 | 14497.8 | 1068.3 | 7.4 |
| 安　徽 | 16107.1 | 976.5 | 6.1 | 7980.8 | 778.8 | 9.8 |
| 福　建 | 22204.1 | 1059.0 | 4.8 | 11055.9 | 735.9 | 6.7 |
| 江　西 | 15141.8 | 760.7 | 5.0 | 7548.3 | 525.2 | 7.0 |
| 山　东 | 18322.6 | 1188.0 | 6.5 | 7962.2 | 776.4 | 9.8 |
| 河　南 | 16184.5 | 1204.1 | 7.4 | 7277.2 | 731.4 | 10.1 |
| 湖　北 | 16681.4 | 1187.8 | 7.1 | 8680.9 | 907.3 | 10.5 |
| 湖　南 | 18334.7 | 1209.8 | 6.6 | 9024.8 | 771.4 | 8.5 |
| 广　东 | 23611.7 | 988.3 | 4.2 | 10043.2 | 686.9 | 6.8 |
| 广　西 | 15045.4 | 845.9 | 5.6 | 6675.1 | 553.5 | 8.3 |
| 海　南 | 17513.8 | 960.3 | 5.5 | 7029.0 | 454.1 | 6.5 |
| 重　庆 | 18279.5 | 1187.7 | 6.5 | 7982.6 | 677.0 | 8.5 |
| 四　川 | 17759.9 | 1283.6 | 7.2 | 8301.1 | 723.7 | 8.7 |
| 贵　州 | 15254.6 | 927.4 | 6.1 | 5970.3 | 373.0 | 6.2 |
| 云　南 | 16268.3 | 1115.2 | 6.9 | 6030.3 | 514.0 | 8.5 |
| 西　藏 | 15669.4 | 552.5 | 3.5 | 4822.1 | 91.6 | 1.9 |
| 陕　西 | 17546.0 | 1495.9 | 8.5 | 7252.4 | 883.7 | 12.2 |
| 甘　肃 | 15942.3 | 1048.2 | 6.6 | 6147.8 | 546.2 | 8.9 |
| 青　海 | 17492.9 | 1213.0 | 6.9 | 8235.1 | 944.5 | 11.5 |
| 宁　夏 | 17216.2 | 1616.9 | 9.4 | 7676.5 | 856.9 | 11.2 |
| 新　疆 | 17684.5 | 1310.9 | 7.4 | 7365.3 | 717.2 | 9.7 |

注：①本表按当年价格计算；②分地区系2014年数字；③2013年起城镇居民人均年现金消费支出调整为城镇居民人均年消费支出。

## 4-2-1　2015年各类医疗卫生机构资产与负债

| 机构分类 | 总资产(万元) | | | 负债(万元) | 净资产(万元) |
|---|---|---|---|---|---|
| | 合计 | 流动资产 | 非流动资产 | | |
| 总　计 | 332071252 | 138882961 | 193188291 | 143421147 | 188650105 |
| 一、医院 | 269665515 | 115068738 | 154596777 | 127866842 | 141798673 |
| 综合医院 | 200593996 | 83981024 | 116612972 | 97355069 | 103238927 |
| 中医医院 | 31165009 | 13796249 | 17368760 | 15821073 | 15343936 |
| 中西医结合医院 | 3795147 | 1781100 | 2014047 | 1741395 | 2053752 |
| 民族医院 | 867059 | 315833 | 551226 | 273706 | 593353 |
| 专科医院 | 33032737 | 15100653 | 17932084 | 12545940 | 20486797 |
| 口腔医院 | 1695710 | 885808 | 809902 | 338774 | 1356936 |
| 眼科医院 | 1947880 | 1030874 | 917006 | 687531 | 1260350 |
| 耳鼻喉科医院 | 334969 | 171332 | 163637 | 92087 | 242882 |
| 肿瘤医院 | 6434563 | 3237345 | 3197218 | 2663050 | 3771513 |
| 心血管病医院 | 1418719 | 707956 | 710764 | 670329 | 748390 |
| 胸科医院 | 554790 | 240393 | 314397 | 266382 | 288408 |
| 血液病医院 | 109800 | 55294 | 54506 | 38492 | 71307 |
| 妇产(科)医院 | 2952978 | 1130719 | 1822259 | 1319662 | 1633316 |
| 儿童医院 | 3525441 | 1491662 | 2033780 | 1128162 | 2397280 |
| 精神病医院 | 5120277 | 2276992 | 2843284 | 1307209 | 3813068 |
| 传染病医院 | 2136247 | 821921 | 1314327 | 907513 | 1228734 |
| 皮肤病医院 | 307574 | 127476 | 180098 | 115884 | 191690 |
| 结核病医院 | 501665 | 239621 | 262043 | 175507 | 326158 |
| 麻风病医院 | 28768 | 9363 | 19404 | 5566 | 23201 |
| 职业病医院 | 119072 | 73132 | 45940 | 48547 | 70524 |
| 骨科医院 | 1202909 | 514183 | 688726 | 594635 | 608274 |
| 康复医院 | 1288709 | 446718 | 841992 | 523755 | 764954 |
| 整形外科医院 | 100695 | 44638 | 56057 | 30863 | 69832 |
| 美容医院 | 377810 | 210739 | 167071 | 208962 | 168848 |
| 其他专科医院 | 2874163 | 1384488 | 1489674 | 1423031 | 1451132 |
| 护理院 | 211567 | 93880 | 117688 | 129660 | 81908 |
| 二、基层医疗卫生机构 | 33079266 | 12951240 | 20128025 | 8745809 | 24333457 |
| 社区卫生服务中心(站) | 9224262 | 4210191 | 5014071 | 2706494 | 6517768 |
| 社区卫生服务中心 | 7869382 | 3713488 | 4155894 | 2410098 | 5459284 |
| 社区卫生服务站 | 1354880 | 496703 | 858177 | 296396 | 1058484 |
| 卫生院 | 23852336 | 8739500 | 15112836 | 6038840 | 17813496 |
| 街道卫生院 | 157548 | 69403 | 88145 | 53131 | 104417 |
| 乡镇卫生院 | 23694788 | 8670097 | 15024692 | 5985709 | 17709079 |
| 中心卫生院 | 10849221 | 3832041 | 7017180 | 2705498 | 8143723 |
| 乡卫生院 | 12845567 | 4838056 | 8007511 | 3280211 | 9565356 |
| 护理站 | 2668 | 1550 | 1118 | 475 | 2193 |
| 三、专业公共卫生机构 | 25291025 | 9186971 | 16104054 | 5735162 | 19555863 |
| 疾病预防控制中心 | 6630741 | 2449430 | 4181312 | 1389180 | 5241561 |
| 省属 | 1249484 | 569289 | 680195 | 334913 | 914571 |
| 地级市(地区)属 | 2105153 | 708735 | 1396417 | 401734 | 1703418 |
| 县级市(区)属 | 1527066 | 542524 | 984543 | 322723 | 1204343 |
| 县属 | 1372890 | 496557 | 876333 | 277326 | 1095564 |
| 其他 | 376148 | 132325 | 243823 | 52483 | 323665 |

注：①本表不含门诊部、诊所(医务室)和村卫生室数字；②统计范围：医疗卫生机构13.6万个。

## 4-2-1 续表

| 机构分类 | 总资产(万元) | | | 负债(万元) | 净资产(万元) |
|---|---|---|---|---|---|
| | 合计 | 流动资产 | 非流动资产 | | |
| 专科疾病防治院(所、站) | 1309330 | 531971 | 777360 | 382682 | 926648 |
| 专科疾病防治院 | 679104 | 263946 | 415157 | 232150 | 446953 |
| 传染病防治院 | 33746 | 8918 | 24828 | 22279 | 11467 |
| 结核病防治院 | 153395 | 47886 | 105510 | 56642 | 96754 |
| 职业病防治院 | 186912 | 80850 | 106062 | 66771 | 120141 |
| 其他 | 305050 | 126293 | 178758 | 86459 | 218591 |
| 专科疾病防治所(站、中心) | 630227 | 268025 | 362202 | 150532 | 479695 |
| 口腔病防治所(站、中心) | 74468 | 41555 | 32914 | 13429 | 61039 |
| 精神病防治所(站、中心) | 34882 | 13437 | 21445 | 8141 | 26742 |
| 皮肤病与性病防治所(中心) | 153809 | 72346 | 81463 | 35243 | 118566 |
| 结核病防治所(站、中心) | 128516 | 53051 | 75465 | 32149 | 96367 |
| 职业病防治所(站、中心) | 83868 | 28754 | 55115 | 26540 | 57328 |
| 地方病防治所(站、中心) | 7221 | 2680 | 4542 | 1509 | 5713 |
| 血吸虫病防治所(站、中心) | 77768 | 33454 | 44314 | 16413 | 61355 |
| 药物戒毒所(中心) | 9408 | 636 | 8772 | 427 | 8982 |
| 其他 | 60285 | 22111 | 38174 | 16682 | 43603 |
| 健康教育所(站、中心) | 37807 | 11520 | 26287 | 5729 | 32077 |
| 妇幼保健院(所、站) | 11707142 | 4749190 | 6957952 | 3298398 | 8408743 |
| 省属 | 1445082 | 709974 | 735108 | 304129 | 1140953 |
| 地级市(地区)属 | 4344058 | 1721046 | 2623012 | 1380453 | 2963605 |
| 县级市(区)属 | 2967529 | 1168318 | 1799211 | 843790 | 2123739 |
| 县属 | 2779714 | 1076283 | 1703431 | 718593 | 2061121 |
| 其他 | 170759 | 73570 | 97189 | 51434 | 119324 |
| 妇幼保健院 | 10749181 | 4405992 | 6343189 | 3110236 | 7638946 |
| 妇幼保健所 | 586063 | 219875 | 366189 | 120535 | 465528 |
| 妇幼保健站 | 362328 | 119471 | 242856 | 65125 | 297203 |
| 生殖保健中心 | 9570 | 3852 | 5718 | 2503 | 7067 |
| 急救中心(站) | 493058 | 84259 | 408799 | 49839 | 443219 |
| 采供血机构 | 2343960 | 797258 | 1546702 | 308179 | 2035781 |
| 卫生监督所(中心) | 855818 | 195462 | 660356 | 90026 | 765792 |
| 省属 | 83396 | 25019 | 58377 | 5056 | 78340 |
| 地级市(地区)属 | 236455 | 54724 | 181731 | 22055 | 214399 |
| 县级市(区)属 | 251101 | 60568 | 190533 | 26447 | 224655 |
| 县属 | 280196 | 53943 | 226253 | 35870 | 244326 |
| 其他 | 4671 | 1208 | 3463 | 598 | 4073 |
| 计划生育技术服务机构 | 1913169 | 367881 | 1545288 | 211127 | 1702042 |
| 四、其他医疗卫生机构 | 4035446 | 1676012 | 2359434 | 1073334 | 2962112 |
| 疗养院 | 797279 | 273694 | 523585 | 192464 | 604814 |
| 卫生监督检验(监测)机构 | 18859 | 7401 | 11458 | 4855 | 14004 |
| 医学科学研究机构 | 1095616 | 469403 | 626213 | 312959 | 782657 |
| 医学在职培训机构 | 634526 | 169270 | 465256 | 66851 | 567675 |
| 临床检验中心(所、站) | 542896 | 338250 | 204646 | 268986 | 273910 |
| 卫生统计信息中心 | 85369 | 37097 | 48272 | 5860 | 79509 |
| 其他 | 860902 | 380897 | 480005 | 221359 | 639543 |

## 4-2-2 2015年医疗卫生机构资产与负债(按登记注册类型/主办单位/地区分)

| | 总资产(万元) | | | 负债(万元) | 净资产(万元) |
|---|---|---|---|---|---|
| | 合计 | 流动资产 | 非流动资产 | | |
| 总　计 | 332071252 | 138882961 | 193188291 | 143421147 | 188650105 |
| 按登记注册类型分 | | | | | |
| 公立 | 298788650 | 125404965 | 173383685 | 123631995 | 175156655 |
| 其中：国有 | 286200525 | 120060995 | 166139530 | 119706817 | 166493708 |
| 非公立 | 33282602 | 13477996 | 19804606 | 19789152 | 13493450 |
| 其中：私营 | 18481754 | 6973734 | 11508020 | 10326430 | 8155325 |
| 按主办单位分 | | | | | |
| 政府办 | 283435623 | 118922184 | 164513439 | 116224557 | 167211066 |
| 其中：卫生计生部门 | 273531883 | 115219282 | 158312602 | 112900239 | 160631644 |
| 社会办 | 29437651 | 12642500 | 16795150 | 16557030 | 12880621 |
| 个人办 | 19197978 | 7318277 | 11879701 | 10639560 | 8558418 |
| 按地区分 | | | | | |
| 东　部 | 161342542 | 69719021 | 91623522 | 67347027 | 93995516 |
| 中　部 | 88971889 | 36374467 | 52597423 | 42405629 | 46566260 |
| 西　部 | 81756821 | 32789474 | 48967347 | 33668491 | 48088329 |
| 北　京 | 15096673 | 7436759 | 7659913 | 5431411 | 9665262 |
| 天　津 | 5754089 | 2863144 | 2890945 | 2527820 | 3226269 |
| 河　北 | 13933606 | 5365477 | 8568129 | 6513866 | 7419740 |
| 山　西 | 6462104 | 2352756 | 4109348 | 2509438 | 3952666 |
| 内蒙古 | 6192357 | 2140971 | 4051386 | 2742650 | 3449708 |
| 辽　宁 | 10154147 | 4345386 | 5808761 | 5305154 | 4848993 |
| 吉　林 | 6446896 | 2656261 | 3790635 | 3103681 | 3343215 |
| 黑龙江 | 8491740 | 2841129 | 5650611 | 4110532 | 4381208 |
| 上　海 | 11624340 | 5281904 | 6342437 | 3203162 | 8421178 |
| 江　苏 | 25239949 | 10920936 | 14319014 | 11759937 | 13480012 |
| 浙　江 | 19102581 | 8109134 | 10993447 | 7047036 | 12055545 |
| 安　徽 | 11812011 | 5160742 | 6651269 | 5725460 | 6086551 |
| 福　建 | 8680478 | 3707679 | 4972799 | 3112017 | 5568461 |
| 江　西 | 7610207 | 3356515 | 4253692 | 3428067 | 4182140 |
| 山　东 | 23004417 | 9835828 | 13168588 | 10888180 | 12116237 |
| 河　南 | 18037945 | 7488084 | 10549861 | 9410565 | 8627380 |
| 湖　北 | 15951026 | 6915638 | 9035389 | 7100482 | 8850544 |
| 湖　南 | 14159960 | 5603341 | 8556619 | 7017403 | 7142557 |
| 广　东 | 26320384 | 11020573 | 15299810 | 10348130 | 15972254 |
| 广　西 | 8961170 | 3317684 | 5643485 | 3637684 | 5323485 |
| 海　南 | 2431881 | 832201 | 1599680 | 1210315 | 1221566 |
| 重　庆 | 7638136 | 3194282 | 4443854 | 3307133 | 4331003 |
| 四　川 | 18746729 | 8771468 | 9975261 | 7053276 | 11693453 |
| 贵　州 | 6672078 | 2991194 | 3680884 | 3459016 | 3213062 |
| 云　南 | 9575192 | 3660911 | 5914281 | 3865137 | 5710055 |
| 西　藏 | 592910 | 175226 | 417684 | 107729 | 485180 |
| 陕　西 | 8412170 | 3229847 | 5182323 | 3535361 | 4876809 |
| 甘　肃 | 4600321 | 1637786 | 2962535 | 1581312 | 3019009 |
| 青　海 | 1472893 | 542298 | 930594 | 489036 | 983857 |
| 宁　夏 | 1761995 | 596006 | 1165989 | 977025 | 784970 |
| 新　疆 | 7130871 | 2531801 | 4599070 | 2913132 | 4217739 |

注：本表不含门诊部、诊所（医务室）和村卫生室数字。

## 4-2-3 2015年政府办医疗卫生机构资产与负债

| 机构分类 | 总资产(万元) | | | 负债<br>(万元) | 净资产<br>(万元) | 平均每床<br>固定资产<br>(万元) |
|---|---|---|---|---|---|---|
| | 合计 | 流动资产 | 非流动资产 | | | |
| 总　计 | 283435623 | 118922184 | 164513439 | 116224557 | 167211066 | |
| 医院 | 225449328 | 96961855 | 128487473 | 102090334 | 123358993 | 19.36 |
| 综合医院 | 168256322 | 71140541 | 97115781 | 78543443 | 89712879 | 21.96 |
| 中医医院 | 29005501 | 12776501 | 16229001 | 14455782 | 14549719 | 23.99 |
| 中西医结合医院 | 3285123 | 1534080 | 1751043 | 1408643 | 1876480 | 16.63 |
| 民族医院 | 773824 | 263165 | 510660 | 227491 | 546333 | 19.63 |
| 专科医院 | 24086432 | 11231599 | 12854833 | 7447521 | 16638911 | 16.90 |
| 护理院 | 42125 | 15969 | 26156 | 7455 | 34670 | 18.18 |
| 基层医疗卫生机构 | 30582247 | 11944986 | 18637261 | 8036050 | 22546197 | 8.76 |
| 其中：社区卫生服务中心(站) | 6957984 | 3280530 | 3677454 | 2058703 | 4899281 | 11.47 |
| 社区卫生服务中心 | 6808774 | 3216754 | 3592021 | 2025907 | 4782867 | 17.43 |
| 社区卫生服务站 | 149209 | 63776 | 85433 | 32796 | 116413 | 17.78 |
| 卫生院 | 23624264 | 8664457 | 14959807 | 5977347 | 17646917 | 5.46 |
| 街道卫生院 | 150477 | 67080 | 83397 | 51525 | 98952 | 10.75 |
| 乡镇卫生院 | 23473787 | 8597377 | 14876410 | 5925822 | 17547965 | 7.05 |
| 专业公共卫生机构 | 24564088 | 8971603 | 15592485 | 5560969 | 19003119 | |
| 其中：疾病预防控制中心 | 6520062 | 2402112 | 4117950 | 1364427 | 5155634 | 21.73 |
| 专科疾病防治院(所、站) | 1201803 | 489328 | 712476 | 337742 | 864061 | |
| 专科疾病防治院 | 606922 | 234846 | 372076 | 204629 | 402293 | 11.68 |
| 专科疾病防治所(中心) | 594882 | 254481 | 340400 | 133114 | 461768 | 12.51 |
| 妇幼保健院(所、站) | 11606592 | 4703841 | 6902751 | 3263775 | 8342817 | 10.75 |
| 内：妇幼保健院 | 10662132 | 4364517 | 6297615 | 3078144 | 7583988 | 23.51 |
| 妇幼保健所(站) | 936689 | 936689 | 936689 | 936689 | 936689 | 23.66 |
| 急救中心(站) | 481045 | 81898 | 399147 | 47671 | 433374 | 21.64 |
| 其他医疗卫生机构 | 2839960 | 1043739 | 1796221 | 537203 | 2302757 | 27.52 |
| 其中：疗养院 | 532440 | 198830 | 333610 | 107527 | 424913 | 11.20 |
| 临床检验中心(所、站) | 40461 | 16838 | 23623 | 9449 | 31012 | 11.20 |

注：本表不含门诊部、诊所（医务室）和村卫生室数字。

# 4-3-1　2015年各类医疗卫生机构收入与支出

| 机构分类 | 总收入(万元) | 财政补助收入 | 医疗收入/事业收入 | 总费用/总支出(万元) | 医疗业务成本/医疗卫生支出/事业支出 | 财政项目补助支出 | 总支出中：人员经费(万元) |
|---|---|---|---|---|---|---|---|
| 总　计 | 295378771 | 43213074 | 241440339 | 284133999 | 223537828 | 15515076 | 91418401 |
| 一、医院 | 228788642 | 18776496 | 204503271 | 221271086 | 181157640 | 7876674 | 67113122 |
| 综合医院 | 169904000 | 12677995 | 153287820 | 164941302 | 136866552 | 5178099 | 49377887 |
| 中医医院 | 27328307 | 2655377 | 24074392 | 26506377 | 21688667 | 1128732 | 8194488 |
| 中西医结合医院 | 3659638 | 355736 | 3218002 | 3527529 | 2845319 | 175425 | 1060068 |
| 民族医院 | 621182 | 209764 | 397839 | 563289 | 393507 | 63050 | 196888 |
| 专科医院 | 27103009 | 2867106 | 23375703 | 25567740 | 19259988 | 1326194 | 8226777 |
| 口腔医院 | 1393075 | 125533 | 1211052 | 1228469 | 858995 | 55843 | 586695 |
| 眼科医院 | 1409971 | 38622 | 1311552 | 1225797 | 862865 | 18311 | 338960 |
| 耳鼻喉科医院 | 253113 | 12812 | 214140 | 233422 | 171288 | 7105 | 83505 |
| 肿瘤医院 | 5455824 | 277170 | 5028925 | 5076173 | 4375847 | 170153 | 1226626 |
| 心血管病医院 | 944552 | 43639 | 856840 | 924874 | 742985 | 12963 | 218018 |
| 胸科医院 | 640968 | 65274 | 561549 | 637712 | 527699 | 27619 | 183386 |
| 血液病医院 | 115964 | 7858 | 99115 | 115974 | 85802 | 2655 | 27204 |
| 妇产(科)医院 | 2161772 | 167013 | 1943125 | 2116262 | 1467748 | 67990 | 785253 |
| 儿童医院 | 3182555 | 375227 | 2696960 | 3067988 | 2495440 | 187928 | 1083069 |
| 精神病医院 | 3774454 | 915541 | 2723795 | 3461633 | 2332525 | 377295 | 1462342 |
| 传染病医院 | 2143040 | 433490 | 1655986 | 2180233 | 1644262 | 202842 | 686977 |
| 皮肤病医院 | 247475 | 21753 | 216366 | 233844 | 161747 | 9977 | 68806 |
| 结核病医院 | 504128 | 77904 | 413257 | 486749 | 372468 | 35856 | 146239 |
| 麻风病医院 | 27423 | 11112 | 14772 | 26366 | 14476 | 4578 | 10486 |
| 职业病医院 | 108614 | 18627 | 84608 | 110278 | 73385 | 11053 | 41440 |
| 骨科医院 | 1053780 | 27606 | 1012494 | 1030232 | 797232 | 10269 | 281383 |
| 康复医院 | 702051 | 118863 | 559639 | 640066 | 392962 | 53869 | 221473 |
| 整形外科医院 | 120606 | 3029 | 113146 | 106824 | 61717 | 1324 | 47161 |
| 美容医院 | 451674 |  | 448002 | 403015 | 187606 | 201 | 93599 |
| 其他专科医院 | 2411970 | 126032 | 2210379 | 2261830 | 1632939 | 68363 | 634155 |
| 护理院 | 172506 | 10517 | 149515 | 164850 | 103607 | 5173 | 57014 |
| 二、基层医疗卫生机构 | 43488537 | 13973640 | 26203214 | 40999990 | 31782266 | 711980 | 15946082 |
| 社区卫生服务中心(站) | 11700305 | 4047753 | 7171548 | 11257706 | 10953401 | 180446 | 3934601 |
| 社区卫生服务中心 | 10606031 | 3868907 | 6298261 | 10124129 | 9854980 | 175576 | 3580043 |
| 社区卫生服务站 | 1094274 | 178846 | 873288 | 1133577 | 1098421 | 4870 | 354558 |
| 卫生院 | 22575593 | 9925850 | 11870078 | 21659456 | 20828521 | 531527 | 8523482 |
| 街道卫生院 | 171556 | 73210 | 93591 | 167112 | 161513 | 3213 | 65646 |
| 乡镇卫生院 | 22404037 | 9852640 | 11776487 | 21492343 | 20667008 | 528314 | 8457837 |
| 中心卫生院 | 9985536 | 4067563 | 5587476 | 9587649 | 9254224 | 210191 | 3778826 |
| 乡卫生院 | 12418501 | 5785077 | 6189011 | 11904694 | 11412783 | 318123 | 4679010 |
| 村卫生室 | 4375888 |  | 3029877 | 3946861 |  |  | 1609853 |
| 门诊部 | 2217103 |  | 1950041 | 1917325 |  |  | 758711 |
| 综合门诊部 | 1079206 |  | 930004 | 954068 |  |  | 384618 |
| 中医门诊部 | 466408 |  | 442954 | 410419 |  |  | 109917 |
| 中西医结合门诊部 | 29236 |  | 23995 | 27714 |  |  | 11051 |
| 民族医门诊部 | 595 |  | 558 | 429 |  |  | 157 |
| 专科门诊部 | 641660 |  | 552530 | 524695 |  |  | 252968 |
| 诊所、卫生所、医务室、护理站 | 2619648 | 38 | 2181669 | 2218642 | 345 | 7 | 1119436 |
| 诊所 | 2220507 |  | 1885699 | 1820803 |  |  | 928405 |
| 卫生所、医务室 | 394449 |  | 291388 | 393813 |  |  | 190294 |
| 护理站 | 4691 | 38 | 4582 | 4026 | 345 | 7 | 737 |

统计范围：医疗卫生机构98.4万个，其中：社区卫生服务站2.6万个，诊所(医务室)19.5万个，村卫生室64.1万个。

## 4-3-1 续表

| 机构分类 | 总收入(万元) | 财政补助收入 | 医疗收入/事业收入 | 总费用/总支出(万元) | 医疗业务成本/医疗卫生支出/事业支出 | 财政项目补助支出 | 总支出中：人员经费(万元) |
|---|---|---|---|---|---|---|---|
| 三、专业公共卫生机构 | 20518446 | 9203343 | 9968591 | 19436777 | 9799428 | 5974405 | 7598962 |
| 疾病预防控制中心 | 5269121 | 3565085 | 1297334 | 5148962 | 1698904 | 2860263 | 1742247 |
| 省属 | 675166 | 437188 | 183849 | 696990 | 259697 | 406621 | 131987 |
| 地级市(地区)属 | 1606051 | 1168079 | 334675 | 1533757 | 449386 | 993063 | 495260 |
| 县级市(区)属 | 1439260 | 1026439 | 329285 | 1395671 | 432242 | 790697 | 509970 |
| 县属 | 1333880 | 847578 | 397260 | 1309750 | 467494 | 598592 | 530000 |
| 其他 | 214765 | 85802 | 52265 | 212794 | 90086 | 71290 | 75031 |
| 专科疾病防治院(所、站) | 1267779 | 481508 | 729627 | 1172967 | 638182 | 173639 | 455718 |
| 专科疾病防治院 | 600885 | 167582 | 396353 | 558783 | 340645 | 63267 | 216527 |
| 传染病防治院 | 50179 | 7777 | 42174 | 48891 | 38598 | 628 | 15831 |
| 结核病防治院 | 108851 | 18494 | 88962 | 94201 | 72559 | 7423 | 31359 |
| 职业病防治院 | 168469 | 54498 | 88275 | 161386 | 72478 | 14204 | 71401 |
| 其他 | 273386 | 86814 | 176943 | 254305 | 157010 | 41012 | 97936 |
| 专科疾病防治所(站、中心) | 666895 | 313926 | 333274 | 614184 | 297538 | 110372 | 239191 |
| 口腔病防治所(站、中心) | 66471 | 10473 | 54239 | 59270 | 44026 | 2868 | 33108 |
| 精神病防治所(站、中心) | 25203 | 11027 | 13823 | 23533 | 14165 | 6165 | 8575 |
| 皮肤病与性病防治所(中心) | 163054 | 59396 | 99363 | 144569 | 81876 | 20412 | 47358 |
| 结核病防治所(站、中心) | 167279 | 95954 | 68785 | 159126 | 69571 | 30783 | 63038 |
| 职业病防治所(站、中心) | 50903 | 22054 | 24748 | 45217 | 22186 | 1965 | 18276 |
| 地方病防治所(站、中心) | 13387 | 11273 | 2082 | 10463 | 1379 | 1769 | 6084 |
| 血吸虫病防治所(站、中心) | 104061 | 71633 | 28744 | 97439 | 26547 | 30824 | 36710 |
| 药物戒毒所(中心) | 2658 | 2006 | 641 | 2149 | 97 | 1710 | 984 |
| 其他 | 73879 | 30111 | 40849 | 72419 | 37690 | 13876 | 25058 |
| 健康教育所(站、中心) | 45018 | 41129 | 1259 | 46741 | 7258 | 36525 | 19314 |
| 妇幼保健院(所、站) | 9575996 | 2200918 | 7171387 | 8896133 | 6222726 | 1036274 | 3458802 |
| 省属 | 1048618 | 129848 | 891889 | 899391 | 692809 | 95325 | 361698 |
| 地级市(地区)属 | 3539247 | 551995 | 2916612 | 3361184 | 2497192 | 253698 | 1287095 |
| 县级市(区)属 | 2600228 | 697952 | 1847125 | 2438437 | 1663751 | 297894 | 986237 |
| 县属 | 2247435 | 798403 | 1399462 | 2061891 | 1263000 | 376992 | 771253 |
| 其他 | 140469 | 22721 | 116300 | 135230 | 105974 | 12365 | 52519 |
| 妇幼保健院 | 8803823 | 1731179 | 6895496 | 8202913 | 5954437 | 836801 | 3188179 |
| 妇幼保健所 | 462119 | 280972 | 164195 | 421307 | 160860 | 116557 | 159277 |
| 妇幼保健站 | 302219 | 182864 | 109896 | 265983 | 105705 | 79428 | 108405 |
| 生殖保健中心 | 7835 | 5903 | 1800 | 5930 | 1724 | 3489 | 2941 |
| 急救中心(站) | 300269 | 222776 | 58956 | 287393 | 92611 | 140748 | 146501 |
| 采供血机构 | 1321109 | 657505 | 504904 | 1234819 | 533987 | 479792 | 332490 |
| 卫生监督所(中心) | 958257 | 827135 | 29536 | 964224 | 175271 | 588880 | 597964 |
| 省属 | 63265 | 60496 | 1083 | 63127 | 10324 | 47243 | 29722 |
| 地级市(地区)属 | 288011 | 267268 | 2029 | 287241 | 49654 | 200739 | 183526 |
| 县级市(区)属 | 336342 | 284874 | 10817 | 338461 | 62313 | 200601 | 215570 |
| 县属 | 264393 | 209549 | 15558 | 269512 | 52252 | 137015 | 165470 |
| 其他 | 6247 | 4948 | 49 | 5883 | 727 | 3282 | 3675 |
| 计划生育技术服务机构 | 1780898 | 1207287 | 175587 | 1685537 | 430491 | 658285 | 845926 |
| 四、其他医疗卫生机构 | 2583146 | 1259595 | 765263 | 2426146 | 798493 | 952017 | 760235 |
| 疗养院 | 366183 | 124241 | 181835 | 331631 | 122715 | 53649 | 131935 |
| 卫生监督检验(监测)机构 | 6947 | 2162 | 283 | 5325 | 132 | 2146 | 2201 |
| 医学科学研究机构 | 461998 | 262367 | 155943 | 448280 | 152579 | 219910 | 155173 |
| 医学在职培训机构 | 257582 | 171445 | 68241 | 267055 | 89029 | 155142 | 114234 |
| 临床检验中心(所、站) | 560643 | 3696 | 222285 | 499987 | 228615 | 3168 | 113903 |
| 卫生统计信息中心 | 60958 | 48405 | 3995 | 51588 | 9221 | 39745 | 11153 |
| 其他 | 868836 | 647280 | 132682 | 822281 | 196203 | 478257 | 231636 |

## 4-3-2　2015年医疗卫生机构收入与支出(按登记注册类型/主办单位/地区分)

| | 总收入(万元) | 财政补助收入 | 医疗收入/事业收入 | 总费用/总支出(万元) | 医疗业务成本/医疗卫生支出/事业支出 | 财政项目补助支出 | 总支出中：人员经费(万元) |
|---|---|---|---|---|---|---|---|
| **总计** | **295378771** | **43213074** | **241440339** | **284133999** | **223537828** | **15515076** | **91418401** |
| 按登记注册类型分 | | | | | | | |
| 公立 | 267875472 | 42990801 | 215964020 | 258726302 | 208723281 | 15457067 | 83701088 |
| 其中：国有 | 253063040 | 39082628 | 206379327 | 244593175 | 198259814 | 15125384 | 78403263 |
| 非公立 | 27503300 | 222273 | 25476319 | 25407697 | 14814547 | 58009 | 7717313 |
| 其中：私营 | 15240125 | 110690 | 14039086 | 13815126 | 7290419 | 24817 | 4424990 |
| 按主办单位分 | | | | | | | |
| 政府办 | 250932317 | 41704856 | 201959980 | 242161613 | 198137321 | 14995259 | 78554883 |
| 内：卫生计生部门 | 242605494 | 39941390 | 195894171 | 234388388 | 192601736 | 14261063 | 75994541 |
| 社会办 | 28689465 | 1379889 | 24767767 | 27637947 | 17564484 | 493035 | 8283176 |
| 个人办 | 15756989 | 128329 | 14712592 | 14334440 | 7836023 | 26782 | 4580341 |
| 按地区分 | | | | | | | |
| 东　部 | 155010838 | 20242816 | 129050705 | 150413735 | 120041253 | 8255129 | 47941847 |
| 中　部 | 72121350 | 10190970 | 59366833 | 68896568 | 54054020 | 3114665 | 21431244 |
| 西　部 | 68246582 | 12779288 | 53022801 | 64823697 | 49442555 | 4145282 | 22045310 |
| 北　京 | 16787640 | 2488813 | 13548785 | 16628735 | 13039505 | 1023253 | 4939337 |
| 天　津 | 5732078 | 763386 | 4825386 | 5456488 | 4376539 | 309302 | 1577234 |
| 河　北 | 11139665 | 1304239 | 9551600 | 10686725 | 8452111 | 485612 | 2964699 |
| 山　西 | 5485508 | 1162852 | 4136193 | 5247895 | 3941343 | 371490 | 1598228 |
| 内蒙古 | 4638734 | 1134893 | 3374223 | 4554023 | 3409382 | 341175 | 1587186 |
| 辽　宁 | 8965965 | 876404 | 7877507 | 8714547 | 7076569 | 351358 | 2720339 |
| 吉　林 | 5424162 | 1136751 | 4116750 | 5193256 | 3864577 | 299097 | 1633008 |
| 黑龙江 | 6953737 | 1225101 | 5483189 | 6736530 | 5170788 | 324639 | 1929610 |
| 上　海 | 14041168 | 1914226 | 11394967 | 13757899 | 11217544 | 860483 | 4393207 |
| 江　苏 | 22174088 | 2531312 | 18771075 | 21587750 | 17428607 | 1083620 | 6500762 |
| 浙　江 | 19310045 | 2511504 | 16030638 | 18822659 | 15238116 | 1028246 | 6381310 |
| 安　徽 | 9156480 | 1258729 | 7413217 | 8620134 | 6821482 | 384351 | 2767656 |
| 福　建 | 7818737 | 1290972 | 6268435 | 7413265 | 5879462 | 613525 | 2436766 |
| 江　西 | 6734510 | 1083241 | 5469789 | 6395116 | 5042272 | 303912 | 2036170 |
| 山　东 | 19723737 | 2275936 | 16838891 | 19113743 | 15306870 | 758485 | 6164435 |
| 河　南 | 14514425 | 1475786 | 12564856 | 13748884 | 11190522 | 481466 | 3950784 |
| 湖　北 | 12168661 | 1482821 | 10304822 | 11673230 | 9121713 | 481132 | 3802359 |
| 湖　南 | 11683867 | 1365691 | 9878016 | 11281522 | 8901324 | 468579 | 3713430 |
| 广　东 | 27536181 | 3885237 | 22608446 | 26488337 | 20712298 | 1548590 | 9295689 |
| 广　西 | 8194164 | 1334394 | 6560144 | 7892466 | 6072442 | 590372 | 2793801 |
| 海　南 | 1781534 | 400788 | 1334976 | 1743586 | 1313633 | 192655 | 568069 |
| 重　庆 | 6674758 | 1004489 | 5475286 | 6290824 | 4877668 | 394660 | 2074840 |
| 四　川 | 15943329 | 2278257 | 13135746 | 15069006 | 11956232 | 697151 | 5058042 |
| 贵　州 | 5411058 | 982184 | 4196134 | 5172021 | 3841227 | 274577 | 1828752 |
| 云　南 | 7775011 | 1545090 | 5957834 | 7301203 | 5475321 | 532627 | 2355037 |
| 西　藏 | 463512 | 176184 | 248955 | 377616 | 191912 | 33394 | 151651 |
| 陕　西 | 7157178 | 1297322 | 5597182 | 6755166 | 5176628 | 389429 | 2202545 |
| 甘　肃 | 3734236 | 977967 | 2582224 | 3491699 | 2552413 | 290504 | 1200919 |
| 青　海 | 1259729 | 355237 | 834420 | 1171846 | 835844 | 109811 | 394580 |
| 宁　夏 | 1508930 | 354824 | 1102641 | 1458554 | 1104142 | 129040 | 452443 |
| 新　疆 | 5485944 | 1338450 | 3958011 | 5289272 | 3949342 | 362542 | 1945514 |

## 4-4-1　公立医院收入与支出

| 指标名称 | 2010 | 2011 | 2012 | 2013 | 2014 | 2015 |
| --- | --- | --- | --- | --- | --- | --- |
| 机构数(个) | 13510 | 13180 | 12979 | 12971 | 12897 | 12633 |
| 平均每所医院总收入(万元) | 7179.3 | 8832.1 | 10950.5 | 12666.8 | 14610.2 | 16498.5 |
| 其中：医疗收入 | 6440.1 | 7878.8 | 9795.7 | 11361.5 | 13149.0 | 14612.4 |
| 门诊收入 | 2318.7 | 2805.0 | 3410.5 | 3934.1 | 4548.3 | 5048.3 |
| 内：药品收入 | 1212.1 | 1445.4 | 1750.4 | 1975.7 | 2242.3 | 2441.1 |
| 住院收入 | 4121.4 | 5073.9 | 6385.2 | 7427.4 | 8600.7 | 9564.1 |
| 内：药品收入 | 1788.6 | 2132.2 | 2638.4 | 2945.2 | 3306.4 | 3529.3 |
| 财政补助收入 | 586.9 | 766.7 | 892.8 | 1006.3 | 1125.9 | 1480.1 |
| 平均每所医院总费用(万元) | 6872.0 | 8521.1 | 10438.5 | 12085.4 | 13939.8 | 15996.5 |
| 其中：医疗业务成本 | 6536.5 | 8072.3 | 8408.2 | 9931.3 | 11596.6 | 13263.2 |
| 内：药品费 | 2488.1 | 2999.0 | 3715.1 | 4241.5 | 4861.0 | 5322.1 |
| 平均每所医院人员经费(万元) | 1650.0 | 2077.2 | 2815.3 | 3376.1 | 3094.5 | 4900.6 |
| 职工人均年业务收入(万元) | 23.5 | 26.6 | 30.3 | 32.7 | 35.5 | 37.0 |
| 医师人均年业务收入(万元) | 78.3 | 91.4 | 106.0 | 115.9 | 127.5 | 132.7 |
| 门诊病人次均医药费(元) | 167.3 | 180.2 | 193.4 | 207.9 | 221.6 | 235.2 |
| 其中：药费 | 87.4 | 92.8 | 99.3 | 104.4 | 109.3 | 113.7 |
| 检查费 | 30.8 | 33.4 | 36.2 | 38.7 | 41.8 | 44.3 |
| 住院病人人均医药费(元) | 6415.9 | 6909.9 | 7325.1 | 7858.9 | 8290.5 | 8833.0 |
| 其中：药费 | 2784.3 | 2903.7 | 3026.7 | 3116.3 | 3187.1 | 3259.6 |
| 检查费 | 460.8 | 518.5 | 565.4 | 629.8 | 685.2 | 753.4 |
| 住院病人日均医药费(元) | 600.6 | 658.0 | 716.8 | 782.7 | 843.8 | 903.1 |

注：①本表按当年价格计算；②2010～2011年医疗业务成本为医疗支出和药品支出之和。

## 4-4-2 2015年三级公立医院收入与支出

| 指标名称 | 公立医院 | 三级医院 | 二级医院 | 一级医院 | 公立医院中：政府办医院 |
|---|---|---|---|---|---|
| 机构数(个) | 12633 | 1950 | 6052 | 3078 | 9402 |
| 平均每所医院总收入(万元) | 16498.5 | 71008.8 | 10534.6 | 1089.5 | 20947.4 |
| 医疗收入 | 14612.4 | 64040.4 | 9059.5 | 874.5 | 18519.9 |
| 门诊收入 | 5048.3 | 21266.9 | 3302.4 | 447.3 | 6359.7 |
| 内：挂号收入 | 42.0 | 192.3 | 23.0 | 3.1 | 53.7 |
| 检查收入 | 951.4 | 3829.0 | 702.6 | 59.3 | 1212.3 |
| 治疗收入 | 514.0 | 2093.6 | 344.4 | 58.2 | 637.2 |
| 手术收入 | 99.5 | 433.8 | 58.0 | 11.3 | 123.9 |
| 卫生材料收入 | 157.3 | 694.7 | 95.5 | 10.6 | 200.0 |
| 药品收入 | 2441.1 | 10480.2 | 1524.6 | 237.6 | 3066.0 |
| 西药收入 | 1720.6 | 7382.7 | 1068.3 | 168.6 | 2159.5 |
| 中药收入 | 720.5 | 3097.4 | 456.3 | 69.0 | 906.5 |
| 住院收入 | 9564.1 | 42773.6 | 5757.1 | 427.3 | 12160.3 |
| 内：床位收入 | 363.6 | 1439.3 | 269.1 | 25.6 | 460.4 |
| 检查收入 | 815.7 | 3659.9 | 490.1 | 33.8 | 1036.6 |
| 治疗收入 | 1242.0 | 5176.7 | 848.4 | 71.7 | 1563.1 |
| 手术收入 | 563.7 | 2475.8 | 355.0 | 26.7 | 724.3 |
| 护理收入 | 217.9 | 758.7 | 193.2 | 17.5 | 280.5 |
| 卫生材料收入 | 1525.2 | 8031.8 | 572.0 | 20.1 | 1974.8 |
| 药品收入 | 3529.3 | 15757.6 | 2128.7 | 169.5 | 4460.2 |
| 西药收入 | 3217.5 | 14478.1 | 1910.8 | 144.8 | 4069.5 |
| 中药收入 | 311.8 | 1279.6 | 217.9 | 24.8 | 390.7 |
| 财政补助收入 | 1480.1 | 5109.8 | 1261.0 | 175.7 | 1933.2 |
| 科教项目收入 | 73.8 | 442.3 | 9.5 | 0.6 | 96.8 |
| 其他收入 | 332.3 | 1416.2 | 204.5 | 38.7 | 397.5 |
| 平均每所医院总费用(万元) | 15996.5 | 68624.7 | 10289.3 | 1065.0 | 20283.8 |
| 医疗业务成本 | 13263.2 | 57996.8 | 8297.0 | 748.1 | 16875.3 |
| 内:药品费 | 5322.1 | 23320.9 | 3305.8 | 328.8 | 6744.0 |
| 财政项目补助支出 | 620.6 | 2490.7 | 422.6 | 67.2 | 813.0 |
| 科教项目支出 | 57.2 | 334.0 | 10.9 | 1.0 | 74.3 |
| 管理费用 | 1815.9 | 7105.3 | 1371.2 | 130.9 | 2301.7 |
| 其他支出 | 239.6 | 697.9 | 187.7 | 117.8 | 219.6 |
| 平均每所医院人员经费(万元) | 4900.6 | 20163.4 | 3384.3 | 371.7 | 6243.4 |
| 离退休费 | 293.5 | 1158.2 | 219.1 | 20.9 | 377.7 |
| 职工人均年业务收入(元) | 370417.9 | 493589.2 | 255602.8 | 147835.2 | 380647.7 |
| 医师人均年业务收入(元) | 1327028.2 | 1785801.0 | 916735.9 | 468394.8 | 1368301.7 |
| 门诊病人次均医药费(元) | 235.2 | 283.7 | 184.1 | 132.9 | 235.9 |
| 内：挂号费 | 2.0 | 2.6 | 1.3 | 0.9 | 2.0 |
| 检查费 | 44.3 | 51.1 | 39.2 | 17.6 | 45.0 |
| 治疗费 | 23.9 | 27.9 | 19.2 | 17.3 | 23.6 |
| 药　费 | 113.7 | 139.8 | 85.0 | 70.6 | 113.7 |
| 住院病人人均医药费(元) | 8833.0 | 12599.3 | 5358.2 | 3844.5 | 8885.8 |
| 内：床位费 | 335.8 | 424.0 | 250.5 | 230.6 | 336.4 |
| 检查费 | 753.4 | 1078.1 | 456.2 | 304.4 | 757.5 |
| 治疗费 | 1147.0 | 1524.8 | 789.6 | 645.1 | 1142.2 |
| 手术费 | 520.6 | 729.3 | 330.4 | 240.3 | 529.2 |
| 护理费 | 201.3 | 223.5 | 179.8 | 157.1 | 205.0 |
| 卫生材料费 | 1408.6 | 2365.9 | 532.3 | 180.7 | 1443.0 |
| 药费 | 3259.6 | 4641.6 | 1981.2 | 1525.3 | 3259.2 |
| 住院病人日均医药费(元) | 903.1 | 1204.6 | 605.4 | 348.4 | 921.1 |

## 4-4-3 综合医院收入与支出

| 指标名称 | 2010 | 2011 | 2012 | 2013 | 2014 | 2015 |
|---|---|---|---|---|---|---|
| 机构数(个) | 4748 | 4712 | 4678 | 4681 | 4676 | 4519 |
| 平均每所医院总收入(万元) | 13906.1 | 16916.5 | 20566.3 | 23765.1 | 27341.1 | 31210.1 |
| 其中：医疗收入 | 12693.0 | 15336.3 | 18633.1 | 21586.4 | 24860.6 | 27962.6 |
| 门诊收入 | 4309.7 | 5149.9 | 6117.3 | 7040.8 | 8123.9 | 9132.1 |
| 内：药品收入 | 2183.6 | 2556.3 | 3011.7 | 3372.7 | 3816.9 | 4200.3 |
| 住院收入 | 8383.3 | 10186.5 | 12515.8 | 14545.6 | 16736.7 | 18830.4 |
| 内：药品收入 | 3641.3 | 4261.0 | 5127.6 | 5704.0 | 6371.0 | 6870.2 |
| 财政补助收入 | 997.8 | 1313.2 | 1527.7 | 1691.4 | 1911.0 | 2555.3 |
| 平均每所医院总费用(万元) | 13317.3 | 16316.5 | 19556.0 | 22652.5 | 26065.6 | 30317.5 |
| 其中：医疗业务成本 | 12831.9 | 15673.9 | 16106.7 | 18943.9 | 22034.3 | 25542.2 |
| 内：药品费 | 4878.5 | 5770.8 | 6952.6 | 7926.4 | 9052.2 | 10038.2 |
| 平均每所医院人员经费(万元) | 3082.4 | 3879.3 | 5185.7 | 6240.7 | 7351.5 | 9170.8 |
| 职工人均年业务收入(万元) | 26.2 | 29.3 | 33.1 | 35.4 | 38.3 | 40.0 |
| 医师人均年业务收入(万元) | 88.1 | 101.8 | 117.3 | 127.6 | 139.6 | 145.0 |
| 门诊病人次均医药费(元) | 173.8 | 186.1 | 198.4 | 211.5 | 224.9 | 237.5 |
| 其中：药费 | 88.1 | 92.4 | 97.7 | 101.3 | 105.6 | 109.3 |
| 检查费 | 35.9 | 38.6 | 41.5 | 44.3 | 47.6 | 50.1 |
| 住院病人人均医药费(元) | 6525.6 | 7027.7 | 7403.5 | 7968.3 | 8397.3 | 8953.3 |
| 其中：药费 | 2834.4 | 2939.7 | 3033.1 | 3124.7 | 3196.5 | 3266.6 |
| 检查费 | 473.1 | 536.5 | 578.0 | 647.8 | 704.8 | 775.6 |
| 住院病人日均医药费(元) | 674.8 | 733.4 | 793.5 | 870.2 | 937.3 | 1009.7 |

注：①本表系卫生计生部门综合医院数字；②本表按当年价格计算；③2010～2011年医疗业务成本为医疗支出和药品支出之和。

## 4-4-4　2015年各级综合医院收入与支出

| 指标名称 | 合计 | 中央属 | 省属 | 地级市属 | 县级市属 | 县属 |
|---|---|---|---|---|---|---|
| 机构数(个) | 4519 | 25 | 223 | 953 | 1496 | 1822 |
| 平均每所医院总收入(万元) | 31210.1 | 385026.5 | 146154.3 | 51252.0 | 17825.9 | 12793.5 |
| 医疗收入 | 27962.6 | 349060.9 | 132358.7 | 46183.3 | 15821.2 | 11218.0 |
| 门诊收入 | 9132.1 | 125987.2 | 41271.3 | 14639.7 | 5730.5 | 3507.4 |
| 内：挂号费 | 62.8 | 1328.6 | 344.2 | 80.0 | 33.0 | 26.6 |
| 检查收入 | 1924.9 | 19952.3 | 7399.4 | 3074.1 | 1266.8 | 946.9 |
| 治疗收入 | 841.5 | 10106.0 | 3694.7 | 1354.8 | 558.9 | 328.6 |
| 手术收入 | 180.1 | 2656.1 | 1020.5 | 270.0 | 101.8 | 60.6 |
| 卫生材料收入 | 303.3 | 4331.1 | 1397.7 | 484.5 | 195.0 | 108.3 |
| 药品收入 | 4200.3 | 67023.4 | 20005.9 | 6899.9 | 2468.6 | 1413.6 |
| 西药收入 | 3285.3 | 54158.2 | 15742.0 | 5266.5 | 1979.2 | 1098.8 |
| 中药收入 | 915.0 | 12865.2 | 4263.8 | 1633.4 | 489.4 | 314.8 |
| 住院收入 | 18830.4 | 223073.7 | 91087.4 | 31543.5 | 10090.7 | 7710.6 |
| 内：床位收入 | 671.0 | 6388.6 | 2517.8 | 1050.0 | 438.9 | 358.9 |
| 检查收入 | 1631.1 | 15725.6 | 7363.6 | 2927.6 | 892.7 | 664.4 |
| 治疗收入 | 2202.5 | 19682.1 | 8695.5 | 3818.0 | 1276.8 | 1083.0 |
| 手术收入 | 1156.2 | 14833.7 | 5550.6 | 1785.1 | 671.5 | 499.7 |
| 护理收入 | 426.0 | 2229.7 | 1316.9 | 612.9 | 299.5 | 298.3 |
| 卫生材料收入 | 3319.3 | 62550.3 | 21923.1 | 5399.1 | 1305.3 | 795.5 |
| 药品收入 | 6870.2 | 79777.4 | 33011.1 | 11745.0 | 3648.4 | 2765.9 |
| 西药收入 | 6439.6 | 75515.6 | 31212.6 | 10928.8 | 3411.8 | 2597.8 |
| 中药收入 | 430.5 | 4261.8 | 1798.5 | 816.3 | 236.5 | 168.1 |
| 财政补助收入 | 2555.3 | 15718.1 | 9875.4 | 4217.2 | 1651.7 | 1351.4 |
| 科教项目收入 | 126.1 | 8789.4 | 1010.4 | 96.5 | 10.5 | 9.5 |
| 其他收入 | 566.1 | 11458.1 | 2909.8 | 755.1 | 342.5 | 214.6 |
| 平均每所医院总费用(万元) | 30317.5 | 372828.4 | 141398.1 | 49886.9 | 17408.7 | 12385.7 |
| 医疗业务成本 | 25542.2 | 321138.8 | 121926.3 | 41845.5 | 14571.1 | 10170.0 |
| 内：药品费(万元) | 10038.2 | 128635.8 | 47458.0 | 16629.6 | 5691.2 | 3952.7 |
| 财政项目补助支出 | 1051.8 | 9552.9 | 4739.3 | 1942.6 | 608.4 | 382.0 |
| 科教项目支出 | 95.2 | 6454.3 | 789.4 | 62.9 | 15.7 | 5.1 |
| 管理费用 | 3361.6 | 31871.5 | 12822.2 | 5651.9 | 2057.3 | 1685.5 |
| 其他支出 | 266.8 | 3810.9 | 1120.9 | 383.9 | 156.1 | 143.2 |
| 平均每所医院人员支出(万元) | 9170.8 | 104462.4 | 40322.8 | 14970.5 | 5613.4 | 3938.0 |
| 离退休费 | 541.1 | 6451.0 | 2544.6 | 860.3 | 279.5 | 262.6 |
| 职工人均年业务收入(元) | 399664.5 | 864520.7 | 638806.1 | 420571.4 | 310334.1 | 258286.0 |
| 医师人均年业务收入(元) | 1450430.1 | 3220874.8 | 2351651.6 | 1513059.0 | 1094689.4 | 964093.1 |
| 门诊病人次均医药费(元) | 237.5 | 441.1 | 332.6 | 246.7 | 191.0 | 170.5 |
| 内：挂号费 | 1.6 | 4.7 | 2.8 | 1.3 | 1.1 | 1.3 |
| 检查费 | 50.1 | 69.9 | 59.6 | 51.8 | 42.2 | 46.0 |
| 治疗费 | 21.9 | 35.4 | 29.8 | 22.8 | 18.6 | 16.0 |
| 药　费 | 109.3 | 234.6 | 161.2 | 116.3 | 82.3 | 68.7 |
| 住院病人人均医药费(元) | 8953.3 | 21544.8 | 16709.4 | 10972.9 | 6641.1 | 4656.3 |
| 内：床位费 | 319.1 | 617.0 | 461.9 | 365.3 | 288.9 | 216.8 |
| 检查费 | 775.6 | 1518.8 | 1350.8 | 1018.4 | 587.5 | 401.2 |
| 治疗费 | 1047.2 | 1900.9 | 1595.1 | 1328.2 | 840.3 | 654.0 |
| 手术费 | 549.7 | 1432.7 | 1018.2 | 621.0 | 441.9 | 301.8 |
| 护理费 | 202.5 | 215.4 | 241.6 | 213.2 | 197.1 | 180.1 |
| 卫生材料费 | 1578.2 | 6041.2 | 4021.7 | 1878.2 | 859.1 | 480.4 |
| 药费 | 3266.6 | 7705.0 | 6055.7 | 4085.7 | 2401.2 | 1670.3 |
| 住院病人日均医药费(元) | 1009.7 | 2370.8 | 1701.4 | 1087.4 | 780.1 | 611.0 |

注：①本表系卫生计生部门综合医院数字；②地级市属含地区和省辖市区属，县级市属包括地级市辖区属。

## 4-5-1 医院门诊病人次均医药费用

| | 门诊病人次均医药费（元） | | | 占门诊医药费% | |
|---|---|---|---|---|---|
| | | 药费 | 检查费 | 药费 | 检查费 |
| 医院合计 | | | | | |
| 2010 | 166.8 | 85.6 | 30.0 | 51.3 | 18.0 |
| 2011 | 179.8 | 90.9 | 32.4 | 50.5 | 18.0 |
| 2012 | 192.5 | 96.9 | 35.0 | 50.3 | 18.2 |
| 2013 | 206.4 | 101.7 | 37.4 | 49.3 | 18.1 |
| 2014 | 220.0 | 106.3 | 40.3 | 48.3 | 18.3 |
| 2015 | 233.9 | 110.5 | 42.7 | 47.3 | 18.3 |
| 其中：公立医院 | | | | | |
| 2010 | 167.3 | 87.4 | 30.8 | 52.3 | 18.4 |
| 2011 | 180.2 | 92.8 | 33.4 | 51.5 | 18.5 |
| 2012 | 193.4 | 99.3 | 36.2 | 51.3 | 18.7 |
| 2013 | 207.9 | 104.4 | 38.7 | 50.2 | 18.6 |
| 2014 | 221.6 | 109.3 | 41.8 | 49.3 | 18.9 |
| 2015 | 235.2 | 113.7 | 44.3 | 48.4 | 18.8 |
| 内：三级医院 | | | | | |
| 2010 | 220.2 | 117.6 | 37.9 | 53.4 | 17.2 |
| 2011 | 231.8 | 122.0 | 40.2 | 52.6 | 17.3 |
| 2012 | 242.1 | 126.7 | 42.7 | 52.3 | 17.6 |
| 2013 | 256.7 | 132.1 | 45.2 | 51.5 | 17.6 |
| 2014 | 269.8 | 136.0 | 48.4 | 50.4 | 17.9 |
| 2015 | 283.7 | 139.8 | 51.1 | 49.3 | 18.0 |
| 二级医院 | | | | | |
| 2010 | 139.3 | 70.5 | 28.9 | 50.6 | 20.8 |
| 2011 | 147.6 | 73.6 | 31.0 | 49.9 | 21.0 |
| 2012 | 157.4 | 77.9 | 33.3 | 49.5 | 21.1 |
| 2013 | 166.2 | 79.6 | 35.2 | 47.9 | 21.2 |
| 2014 | 176.0 | 82.8 | 37.7 | 47.1 | 21.4 |
| 2015 | 184.1 | 85.0 | 39.2 | 46.2 | 21.3 |
| 一级医院 | | | | | |
| 2010 | 93.1 | 51.6 | 11.5 | 55.4 | 12.4 |
| 2011 | 103.9 | 56.1 | 13.4 | 54.0 | 12.9 |
| 2012 | 112.0 | 59.9 | 14.7 | 53.5 | 13.1 |
| 2013 | 119.8 | 64.2 | 15.6 | 53.6 | 13.1 |
| 2014 | 125.3 | 66.4 | 17.1 | 53.0 | 13.7 |
| 2015 | 132.9 | 70.6 | 17.6 | 53.1 | 13.3 |

注：本表按当年价格计算。

## 4-5-2　医院住院病人人均医药费用

| | 住院病人人均医药费(元) | | | 占住院医药费% | |
|---|---|---|---|---|---|
| | | 药费 | 检查费 | 药费 | 检查费 |
| 医院合计 | | | | | |
| 2010 | 6193.9 | 2670.2 | 441.6 | 43.1 | 7.1 |
| 2011 | 6632.2 | 2770.5 | 492.7 | 41.8 | 7.4 |
| 2012 | 6980.4 | 2867.4 | 533.9 | 41.1 | 7.6 |
| 2013 | 7442.3 | 2939.1 | 590.2 | 39.5 | 7.9 |
| 2014 | 7832.3 | 2998.5 | 640.6 | 38.3 | 8.2 |
| 2015 | 8268.1 | 3042.0 | 697.2 | 36.8 | 8.4 |
| 其中：公立医院 | | | | | |
| 2010 | 6415.9 | 2784.3 | 460.8 | 43.4 | 7.2 |
| 2011 | 6909.9 | 2903.7 | 518.5 | 42.0 | 7.5 |
| 2012 | 7325.1 | 3026.7 | 565.4 | 41.3 | 7.7 |
| 2013 | 7858.9 | 3116.3 | 629.8 | 39.7 | 8.0 |
| 2014 | 8290.5 | 3187.1 | 685.2 | 38.4 | 8.3 |
| 2015 | 8833.0 | 3259.6 | 753.4 | 36.9 | 8.5 |
| 内：三级医院 | | | | | |
| 2010 | 10442.4 | 4440.9 | 765.5 | 42.5 | 7.3 |
| 2011 | 10935.9 | 4480.4 | 838.7 | 41.0 | 7.7 |
| 2012 | 11186.8 | 4521.0 | 881.1 | 40.4 | 7.9 |
| 2013 | 11722.4 | 4578.3 | 952.1 | 39.1 | 8.1 |
| 2014 | 12100.2 | 4610.1 | 1007.0 | 38.1 | 8.3 |
| 2015 | 12599.3 | 4641.6 | 1078.1 | 36.8 | 8.6 |
| 二级医院 | | | | | |
| 2010 | 4338.6 | 1944.8 | 303.4 | 44.8 | 7.0 |
| 2011 | 4564.2 | 1999.2 | 332.3 | 43.8 | 7.3 |
| 2012 | 4729.4 | 2033.3 | 352.4 | 43.0 | 7.5 |
| 2013 | 4968.3 | 2028.4 | 389.0 | 40.8 | 7.8 |
| 2014 | 5114.6 | 2003.9 | 417.4 | 39.2 | 8.2 |
| 2015 | 5358.2 | 1981.2 | 456.2 | 37.0 | 8.5 |
| 一级医院 | | | | | |
| 2010 | 2844.3 | 1243.7 | 185.9 | 43.7 | 6.5 |
| 2011 | 3121.3 | 1364.4 | 207.0 | 43.7 | 6.6 |
| 2012 | 3285.0 | 1411.3 | 236.1 | 43.0 | 7.2 |
| 2013 | 3561.9 | 1471.2 | 277.7 | 41.3 | 7.8 |
| 2014 | 3737.1 | 1519.8 | 311.5 | 40.7 | 8.3 |
| 2015 | 3844.5 | 1525.3 | 304.4 | 39.7 | 7.9 |

注：本表按当年价格计算。

# 4-5-3　综合医院门诊病人次均医药费用

| 级别<br>年份 | | 门诊病人<br>次均医药费(元) | 药费 | 检查费 | 占门诊医药费%<br>药费 | 检查费 |
|---|---|---|---|---|---|---|
| 医院合计 | 2010 | 173.8 | 88.1 | 35.9 | 50.7 | 20.7 |
| | 2011 | 186.1 | 92.4 | 38.6 | 49.6 | 20.7 |
| | 2012 | 198.4 | 97.7 | 41.5 | 49.2 | 20.9 |
| | 2013 | 211.5 | 101.3 | 44.3 | 47.9 | 20.9 |
| | 2014 | 224.9 | 105.6 | 47.6 | 47.0 | 21.2 |
| | 2015 | 237.5 | 109.3 | 50.1 | 46.0 | 21.1 |
| 中央属 | 2010 | 324.1 | 181.9 | 49.5 | 56.1 | 15.3 |
| | 2011 | 341.6 | 186.0 | 53.6 | 54.4 | 15.7 |
| | 2012 | 360.1 | 196.6 | 56.2 | 54.6 | 15.6 |
| | 2013 | 384.1 | 204.5 | 61.0 | 53.2 | 15.9 |
| | 2014 | 413.4 | 219.6 | 67.3 | 53.1 | 16.3 |
| | 2015 | 441.1 | 234.6 | 69.9 | 53.2 | 15.8 |
| 省属 | 2010 | 254.4 | 135.6 | 45.3 | 53.3 | 17.8 |
| | 2011 | 272.6 | 143.3 | 48.1 | 52.6 | 17.6 |
| | 2012 | 287.7 | 149.2 | 51.3 | 51.9 | 17.8 |
| | 2013 | 302.2 | 152.8 | 54.5 | 50.6 | 18.0 |
| | 2014 | 316.6 | 156.8 | 57.5 | 49.5 | 18.2 |
| | 2015 | 332.6 | 161.2 | 59.6 | 48.5 | 17.9 |
| 地级市属 | 2010 | 179.7 | 93.1 | 36.0 | 51.8 | 20.0 |
| | 2011 | 192.9 | 97.2 | 39.1 | 50.4 | 20.3 |
| | 2012 | 204.3 | 102.8 | 41.7 | 50.3 | 20.4 |
| | 2013 | 221.1 | 109.0 | 45.4 | 49.3 | 20.5 |
| | 2014 | 233.9 | 113.1 | 48.8 | 48.4 | 20.9 |
| | 2015 | 246.7 | 116.3 | 51.8 | 47.1 | 21.0 |
| 县级市属 | 2010 | 139.8 | 67.4 | 30.7 | 48.2 | 22.0 |
| | 2011 | 149.0 | 70.8 | 32.8 | 47.5 | 22.0 |
| | 2012 | 161.4 | 76.0 | 35.5 | 47.1 | 22.0 |
| | 2013 | 170.7 | 77.1 | 37.4 | 45.2 | 21.9 |
| | 2014 | 183.3 | 80.9 | 40.6 | 44.2 | 22.1 |
| | 2015 | 191.0 | 82.3 | 42.2 | 43.1 | 22.1 |
| 县属 | 2010 | 121.4 | 54.5 | 32.9 | 44.9 | 27.1 |
| | 2011 | 131.8 | 58.5 | 35.4 | 44.4 | 26.9 |
| | 2012 | 142.6 | 62.3 | 38.8 | 43.7 | 27.2 |
| | 2013 | 151.6 | 64.2 | 40.5 | 42.4 | 26.7 |
| | 2014 | 162.1 | 67.3 | 43.6 | 41.5 | 26.9 |
| | 2015 | 170.5 | 68.7 | 46.0 | 40.3 | 27.0 |

注：①本表系卫生计生部门办综合医院数字；②按当年价格计算。

## 4-5-4 综合医院住院病人人均医药费用

| | 住院病人人均医药费(元) | | | 占住院医药费% | |
|---|---|---|---|---|---|
| | | 药费 | 检查费 | 药费 | 检查费 |
| 医院合计 2010 | 6525.6 | 2834.4 | 473.1 | 43.4 | 7.2 |
| 2011 | 7027.7 | 2939.7 | 536.5 | 41.8 | 7.6 |
| 2012 | 7403.5 | 3033.1 | 578.0 | 41.0 | 7.8 |
| 2013 | 7968.3 | 3124.7 | 647.8 | 39.2 | 8.1 |
| 2014 | 8397.3 | 3196.5 | 704.8 | 38.1 | 8.4 |
| 2015 | 8953.3 | 3266.6 | 775.6 | 36.5 | 8.7 |
| 中央属 2010 | 16383.6 | 6620.1 | 1032.0 | 40.4 | 6.3 |
| 2011 | 17473.7 | 6698.8 | 1083.0 | 38.3 | 6.2 |
| 2012 | 18818.7 | 7250.2 | 1241.3 | 38.5 | 6.6 |
| 2013 | 19539.3 | 7236.9 | 1302.7 | 37.0 | 6.7 |
| 2014 | 20762.9 | 7696.2 | 1409.8 | 37.1 | 6.8 |
| 2015 | 21544.8 | 7705.0 | 1518.8 | 35.8 | 7.0 |
| 省属 2010 | 12938.7 | 5549.5 | 940.1 | 42.9 | 7.3 |
| 2011 | 13783.0 | 5674.2 | 1014.7 | 41.2 | 7.4 |
| 2012 | 14369.8 | 5716.4 | 1079.7 | 39.8 | 7.5 |
| 2013 | 15246.3 | 5878.2 | 1197.1 | 38.6 | 7.9 |
| 2014 | 15925.6 | 5983.0 | 1269.9 | 37.6 | 8.0 |
| 2015 | 16709.4 | 6055.7 | 1350.8 | 36.2 | 8.1 |
| 地级市属 2010 | 8100.0 | 3433.0 | 646.1 | 42.4 | 8.0 |
| 2011 | 8732.5 | 3568.6 | 721.7 | 40.9 | 8.3 |
| 2012 | 9251.1 | 3726.6 | 783.1 | 40.3 | 8.5 |
| 2013 | 9924.8 | 3895.6 | 869.3 | 39.3 | 8.8 |
| 2014 | 10409.5 | 3989.5 | 939.9 | 38.3 | 9.0 |
| 2015 | 10972.9 | 4085.7 | 1018.4 | 37.2 | 9.3 |
| 县级市属 2010 | 4891.5 | 2190.7 | 346.5 | 44.8 | 7.1 |
| 2011 | 5328.5 | 2299.0 | 404.1 | 43.1 | 7.6 |
| 2012 | 5618.4 | 2386.6 | 436.6 | 42.5 | 7.8 |
| 2013 | 6054.9 | 2397.9 | 491.8 | 39.6 | 8.1 |
| 2014 | 6359.9 | 2426.7 | 540.1 | 38.2 | 8.5 |
| 2015 | 6641.1 | 2401.2 | 587.5 | 36.2 | 8.8 |
| 县属 2010 | 3261.8 | 1506.0 | 216.4 | 46.2 | 6.6 |
| 2011 | 3549.3 | 1584.6 | 248.9 | 44.6 | 7.0 |
| 2012 | 3877.5 | 1673.4 | 286.0 | 43.2 | 7.4 |
| 2013 | 4191.8 | 1693.0 | 326.6 | 40.4 | 7.8 |
| 2014 | 4401.3 | 1694.7 | 360.6 | 38.5 | 8.2 |
| 2015 | 4656.3 | 1670.3 | 401.2 | 35.9 | 8.6 |

注：①本表系卫生计生部门综合医院数字；②按当年价格计算。

## 4-5-5　2015年各地区医院门诊和住院病人人均医药费用

| 地区 | 门诊病人次均医药费（元） | 药费 | 检查费 | 住院病人人均医药费（元） | 药费 | 检查费 | 手术费 |
|---|---|---|---|---|---|---|---|
| 总　计 | 233.9 | 110.5 | 42.7 | 8268.1 | 3042.0 | 697.2 | 531.0 |
| 北　京 | 440.9 | 261.6 | 46.0 | 20149.2 | 6377.3 | 1346.0 | 1012.4 |
| 天　津 | 290.9 | 182.0 | 20.9 | 15250.2 | 5810.1 | 738.6 | 519.8 |
| 河　北 | 210.2 | 93.5 | 49.9 | 7517.0 | 3215.5 | 665.0 | 330.5 |
| 山　西 | 230.3 | 100.4 | 50.6 | 8045.5 | 3119.5 | 751.2 | 412.4 |
| 内蒙古 | 218.0 | 88.4 | 53.4 | 8146.5 | 3345.2 | 724.1 | 298.9 |
| 辽　宁 | 259.4 | 117.9 | 56.8 | 8604.9 | 3370.3 | 855.4 | 519.4 |
| 吉　林 | 240.3 | 95.0 | 53.9 | 8406.9 | 3419.3 | 701.2 | 471.5 |
| 黑龙江 | 241.2 | 92.3 | 63.8 | 8285.7 | 3951.7 | 626.9 | 280.0 |
| 上　海 | 316.0 | 167.6 | 34.7 | 16084.6 | 5460.0 | 939.0 | 1393.2 |
| 江　苏 | 235.5 | 111.9 | 38.1 | 10060.3 | 4101.7 | 725.4 | 579.5 |
| 浙　江 | 225.5 | 109.7 | 28.2 | 10578.0 | 3536.0 | 620.2 | 898.4 |
| 安　徽 | 203.2 | 89.0 | 46.0 | 6809.2 | 2389.1 | 536.0 | 448.8 |
| 福　建 | 209.1 | 95.8 | 41.5 | 8173.5 | 2785.4 | 793.9 | 647.0 |
| 江　西 | 213.0 | 106.2 | 46.9 | 6956.0 | 2876.4 | 528.3 | 486.3 |
| 山　东 | 229.4 | 107.2 | 51.9 | 8589.7 | 3331.6 | 676.7 | 600.5 |
| 河　南 | 164.4 | 69.6 | 40.2 | 6874.4 | 2605.4 | 606.8 | 464.1 |
| 湖　北 | 214.3 | 102.7 | 40.5 | 7823.0 | 2789.2 | 689.9 | 574.7 |
| 湖　南 | 253.6 | 111.6 | 57.1 | 6980.1 | 2558.8 | 572.2 | 435.4 |
| 广　东 | 216.4 | 95.7 | 39.6 | 9982.2 | 3130.8 | 946.3 | 795.4 |
| 广　西 | 173.2 | 76.0 | 36.9 | 7154.6 | 2420.0 | 689.9 | 370.7 |
| 海　南 | 215.8 | 96.0 | 47.6 | 8887.9 | 3418.7 | 697.1 | 475.9 |
| 重　庆 | 266.1 | 120.6 | 43.6 | 7481.8 | 2743.9 | 715.3 | 479.7 |
| 四　川 | 219.2 | 91.3 | 47.6 | 7091.2 | 2339.1 | 680.9 | 432.1 |
| 贵　州 | 228.9 | 85.8 | 53.0 | 5387.7 | 1782.7 | 569.3 | 349.9 |
| 云　南 | 179.7 | 78.9 | 37.1 | 5849.5 | 2126.5 | 594.8 | 341.6 |
| 西　藏 | 123.0 | 56.1 | 18.3 | 5506.8 | 2124.7 | 435.5 | 459.2 |
| 陕　西 | 211.5 | 89.1 | 48.0 | 6604.3 | 2504.5 | 644.3 | 495.3 |
| 甘　肃 | 169.7 | 79.5 | 37.6 | 5447.1 | 2063.9 | 540.9 | 377.9 |
| 青　海 | 181.1 | 78.7 | 36.0 | 7980.2 | 3165.1 | 696.7 | 293.9 |
| 宁　夏 | 203.9 | 103.8 | 36.8 | 7541.2 | 2890.5 | 556.7 | 407.0 |
| 新　疆 | 208.4 | 103.3 | 45.0 | 6318.8 | 2262.5 | 775.1 | 375.5 |

## 4-5-6　2015年各地区公立医院门诊和住院病人人均医药费用

| 地区 | 门诊病人次均医药费(元) | 药费 | 检查费 | 住院病人人均医药费(元) | 药费 | 检查费 | 手术费 |
|---|---|---|---|---|---|---|---|
| 总　计 | 235.2 | 113.7 | 44.4 | 8833.0 | 3259.6 | 753.4 | 520.6 |
| 北　京 | 434.2 | 261.7 | 46.1 | 20524.5 | 6583.9 | 1389.5 | 756.8 |
| 天　津 | 291.2 | 176.9 | 22.1 | 16166.1 | 6040.2 | 772.3 | 497.0 |
| 河　北 | 218.0 | 98.2 | 53.2 | 8014.1 | 3403.0 | 722.2 | 342.8 |
| 山　西 | 235.1 | 105.5 | 54.3 | 8680.4 | 3379.2 | 819.4 | 398.1 |
| 内蒙古 | 220.3 | 88.6 | 56.1 | 8503.2 | 3502.6 | 764.8 | 289.0 |
| 辽　宁 | 261.8 | 121.0 | 58.1 | 9144.6 | 3601.5 | 910.0 | 515.3 |
| 吉　林 | 247.3 | 100.6 | 55.9 | 9083.4 | 3718.0 | 750.0 | 458.3 |
| 黑龙江 | 243.4 | 94.4 | 66.2 | 8691.2 | 4174.1 | 662.0 | 270.1 |
| 上　海 | 306.9 | 168.5 | 34.4 | 15935.7 | 5523.7 | 933.9 | 1257.6 |
| 江　苏 | 245.2 | 119.4 | 40.6 | 11289.5 | 4578.2 | 828.6 | 593.1 |
| 浙　江 | 219.3 | 109.7 | 28.2 | 10682.6 | 3567.2 | 639.1 | 865.5 |
| 安　徽 | 209.9 | 94.7 | 49.1 | 7311.9 | 2571.9 | 579.7 | 435.3 |
| 福　建 | 207.5 | 98.7 | 41.5 | 8695.1 | 3030.4 | 853.0 | 615.5 |
| 江　西 | 217.3 | 110.3 | 48.2 | 7393.3 | 3085.4 | 564.2 | 473.2 |
| 山　东 | 235.6 | 111.6 | 55.4 | 9099.6 | 3539.1 | 724.0 | 597.6 |
| 河　南 | 167.6 | 72.4 | 41.9 | 7353.1 | 2779.4 | 647.5 | 470.8 |
| 湖　北 | 212.7 | 104.9 | 41.4 | 8124.0 | 2949.3 | 727.1 | 549.6 |
| 湖　南 | 254.2 | 115.0 | 59.2 | 7526.9 | 2751.7 | 626.1 | 431.6 |
| 广　东 | 212.3 | 97.9 | 39.8 | 10302.3 | 3266.7 | 981.0 | 767.8 |
| 广　西 | 175.0 | 77.4 | 37.9 | 7391.1 | 2495.8 | 716.1 | 372.9 |
| 海　南 | 216.6 | 99.3 | 48.8 | 9166.0 | 3565.2 | 722.2 | 450.7 |
| 重　庆 | 267.2 | 125.9 | 45.8 | 8458.6 | 3093.2 | 836.3 | 421.3 |
| 四　川 | 221.5 | 96.2 | 50.7 | 7938.6 | 2568.6 | 774.8 | 433.4 |
| 贵　州 | 253.7 | 96.8 | 62.1 | 6437.5 | 2102.3 | 703.7 | 370.3 |
| 云　南 | 182.1 | 82.2 | 40.7 | 6494.3 | 2375.9 | 683.5 | 331.4 |
| 西　藏 | 135.7 | 58.0 | 37.6 | 5792.4 | 2312.0 | 487.8 | 380.4 |
| 陕　西 | 212.3 | 92.2 | 49.1 | 6940.5 | 2635.4 | 678.5 | 498.9 |
| 甘　肃 | 169.7 | 80.9 | 38.3 | 5589.0 | 2126.8 | 558.5 | 377.1 |
| 青　海 | 182.3 | 79.1 | 37.9 | 8809.9 | 3477.0 | 784.1 | 311.9 |
| 宁　夏 | 211.4 | 109.2 | 39.2 | 8038.1 | 3096.0 | 604.5 | 397.9 |
| 新　疆 | 211.5 | 107.0 | 47.2 | 6852.8 | 2454.2 | 847.3 | 396.0 |

## 4-6-1　2015年30种疾病平均住院医药费用

| 疾病名称（ICD-10） | 出院人数（人） | 平　均住院日 | 人均医药费（元） | | | | | |
|---|---|---|---|---|---|---|---|---|
| | | | | 药费 | 检查费 | 治疗费 | 手术费 | 卫生材料费 |
| 病毒性肝炎 | 247513 | 13.6 | 7931.5 | 4287.1 | 555.6 | 439.4 | 320.5 | 318.0 |
| 浸润性肺结核 | 267699 | 12.9 | 8028.2 | 3504.4 | 954.9 | 780.7 | 457.4 | 572.0 |
| 急性心肌梗塞 | 248804 | 9.0 | 25454.0 | 5322.6 | 1726.0 | 2292.4 | 2973.6 | 11834.5 |
| 充血性心力衰竭 | 18627 | 10.5 | 8261.1 | 3620.9 | 863.3 | 1010.3 | 552.7 | 670.4 |
| 细菌性肺炎 | 261235 | 9.1 | 7048.2 | 3108.2 | 747.3 | 757.4 | 180.5 | 360.6 |
| 慢性肺源性心脏病 | 95200 | 10.4 | 7738.3 | 3449.8 | 858.3 | 1061.4 | 243.5 | 358.4 |
| 急性上消化道出血 | 117357 | 8.0 | 8529.8 | 3868.4 | 792.6 | 830.4 | 360.6 | 528.3 |
| 原发性肾病综合征 | 108673 | 10.7 | 7805.7 | 3534.9 | 714.3 | 505.2 | 186.6 | 383.7 |
| 甲状腺功能亢进 | 92645 | 8.2 | 5694.0 | 1858.2 | 928.1 | 424.0 | 1987.3 | 388.6 |
| 脑出血 | 435256 | 14.7 | 17128.3 | 7265.6 | 1876.8 | 2752.2 | 1633.0 | 1759.4 |
| 脑梗塞 | 2365110 | 11.2 | 9174.2 | 4553.3 | 1360.4 | 1012.5 | 378.5 | 405.8 |
| 再生障碍性贫血 | 73385 | 7.7 | 8740.2 | 3560.2 | 593.8 | 576.4 | 241.9 | 308.6 |
| 急性白血病 | 72196 | 13.6 | 17209.3 | 8602.6 | 837.0 | 1102.9 | 151.9 | 717.4 |
| 结节性甲状腺肿 | 169949 | 7.8 | 11211.3 | 2573.3 | 811.6 | 655.4 | 3165.9 | 1893.6 |
| 急性阑尾炎 | 613733 | 6.8 | 7213.6 | 2518.3 | 475.5 | 536.6 | 1636.3 | 1052.2 |
| 急性胆囊炎 | 100584 | 8.1 | 8033.9 | 3461.2 | 886.5 | 558.5 | 2017.4 | 927.6 |
| 腹股沟疝 | 470760 | 6.8 | 7155.5 | 1366.5 | 416.0 | 445.5 | 1660.8 | 2288.6 |
| 胃恶性肿瘤 | 224970 | 13.2 | 19820.8 | 7879.4 | 1554.2 | 1488.3 | 3124.1 | 4686.6 |
| 肺恶性肿瘤 | 190541 | 13.1 | 16723.0 | 6435.3 | 1792.7 | 1595.3 | 2021.2 | 3780.0 |
| 食管恶性肿瘤 | 131449 | 14.9 | 17686.6 | 6686.3 | 1962.1 | 2784.4 | 2535.9 | 3250.8 |
| 心肌梗塞冠状动脉搭桥 | 3380 | 17.8 | 59969.7 | 13653.8 | 3021.2 | 4527.6 | 7306.6 | 26233.2 |
| 膀胱恶性肿瘤 | 56205 | 13.0 | 17003.0 | 6503.4 | 1502.1 | 1193.3 | 2819.6 | 2660.6 |
| 前列腺增生 | 239876 | 11.3 | 11132.0 | 3707.6 | 1030.9 | 837.0 | 2536.5 | 1610.0 |
| 颅内损伤 | 622831 | 12.3 | 11836.3 | 5179.6 | 1554.3 | 1327.1 | 1316.5 | 1326.6 |
| 腰椎间盘突出症 | 371347 | 10.6 | 8861.8 | 2190.8 | 938.3 | 1369.9 | 2593.1 | 2663.6 |
| 儿童支气管肺炎 | 1420654 | 6.7 | 2925.7 | 1166.9 | 163.2 | 398.9 | 78.0 | 206.3 |
| 儿童感染性腹泻 | 9414 | 4.9 | 2188.7 | 882.3 | 263.2 | 235.7 | 166.8 | 118.6 |
| 子宫平滑肌瘤 | 305122 | 9.0 | 11142.7 | 2603.6 | 696.1 | 818.6 | 2899.6 | 1897.4 |
| 剖宫产 | 1618426 | 6.5 | 6872.7 | 1501.3 | 378.5 | 674.0 | 1567.3 | 1087.9 |
| 老年性白内障 | 509917 | 4.1 | 6298.2 | 444.9 | 412.2 | 260.3 | 1914.7 | 2655.7 |

注：本表系卫生计生部门综合医院数字。

## 4-6-2 2015年各级医院30种疾病平均住院医药费用

| 疾病名称（ICD-10） | 住院病人人均医药费（元） | | | | | 平均住院日（日） | | | | |
|---|---|---|---|---|---|---|---|---|---|---|
| | 中央属 | 省属 | 地级市属 | 县级市属 | 县属 | 中央属 | 省属 | 地级市属 | 县级市属 | 县属 |
| 病毒性肝炎 | 11679.8 | 9935.0 | 8651.4 | 6950.5 | 5820.8 | 9.4 | 11.6 | 14.6 | 13.5 | 14.0 |
| 浸润性肺结核 | 15785.7 | 13572.9 | 9561.1 | 7323.7 | 5266.9 | 12.0 | 14.3 | 14.0 | 12.8 | 11.5 |
| 急性心肌梗塞 | 33992.2 | 33812.0 | 27859.4 | 18783.8 | 9975.3 | 8.0 | 8.6 | 9.8 | 8.8 | 8.0 |
| 充血性心力衰竭 | 18000.3 | 10938.2 | 9385.4 | 6799.7 | 6207.5 | 11.0 | 11.6 | 11.0 | 9.2 | 9.7 |
| 细菌性肺炎 | 17213.8 | 11545.9 | 7999.6 | 5279.7 | 3997.6 | 11.9 | 10.1 | 9.6 | 8.5 | 8.0 |
| 慢性肺源性心脏病 | 16882.4 | 14480.3 | 11744.4 | 7551.3 | 5572.0 | 10.3 | 10.9 | 12.0 | 10.3 | 10.0 |
| 急性上消化道出血 | 17884.6 | 14590.8 | 10711.0 | 7310.3 | 5988.8 | 8.4 | 8.8 | 8.9 | 7.6 | 7.4 |
| 原发性肾病综合征 | 10919.8 | 8970.9 | 7844.3 | 5982.6 | 4442.8 | 11.4 | 9.7 | 12.2 | 10.4 | 9.6 |
| 甲状腺功能亢进 | 8863.1 | 6690.8 | 5629.2 | 5430.8 | 4061.0 | 7.9 | 8.1 | 8.3 | 8.3 | 7.8 |
| 脑出血 | 24782.7 | 24292.1 | 20501.6 | 15715.2 | 12372.2 | 12.4 | 14.8 | 15.9 | 14.7 | 13.8 |
| 脑梗塞 | 17210.4 | 14427.8 | 11543.2 | 7576.8 | 5792.2 | 12.0 | 11.6 | 12.6 | 10.8 | 10.1 |
| 再生障碍性贫血 | 15109.2 | 12387.8 | 9220.9 | 6473.6 | 4396.4 | 9.0 | 8.7 | 8.5 | 7.1 | 5.5 |
| 急性白血病 | 30343.6 | 19715.6 | 16927.1 | 13205.6 | 7320.1 | 16.9 | 13.8 | 14.1 | 13.2 | 10.0 |
| 结节性甲状腺肿 | 14461.8 | 13290.3 | 11201.7 | 9533.7 | 7405.1 | 6.7 | 7.4 | 8.2 | 8.1 | 8.0 |
| 急性阑尾炎 | 12310.6 | 11737.6 | 8862.3 | 6659.3 | 5293.6 | 5.7 | 6.9 | 6.9 | 6.6 | 7.0 |
| 急性胆囊炎 | 18267.3 | 15239.6 | 10320.4 | 6930.9 | 4946.0 | 8.5 | 9.1 | 8.8 | 7.9 | 7.3 |
| 腹股沟疝 | 8845.3 | 10528.9 | 8302.9 | 6701.8 | 5123.7 | 4.2 | 6.1 | 6.9 | 7.0 | 6.9 |
| 胃恶性肿瘤 | 34355.5 | 28288.7 | 22068.5 | 15026.0 | 9021.6 | 12.6 | 13.1 | 14.4 | 13.1 | 11.6 |
| 肺恶性肿瘤 | 28515.3 | 26108.7 | 17121.8 | 10683.3 | 6768.8 | 12.5 | 13.3 | 14.1 | 12.6 | 12.0 |
| 食管恶性肿瘤 | 26680.3 | 24844.5 | 21652.5 | 14522.3 | 8944.3 | 12.4 | 14.7 | 16.9 | 14.5 | 12.8 |
| 心肌梗塞冠状动脉搭桥 | 65585.7 | 66914.1 | 56125.1 | 55815.3 | 39014.2 | 15.5 | 15.5 | 18.4 | 18.2 | 14.6 |
| 膀胱恶性肿瘤 | 21108.9 | 20839.9 | 17554.0 | 12765.7 | 9065.1 | 9.8 | 12.1 | 14.6 | 13.2 | 11.9 |
| 前列腺增生 | 16206.5 | 15265.4 | 12599.8 | 9488.2 | 7665.2 | 9.5 | 11.0 | 12.2 | 11.0 | 10.5 |
| 颅内损伤 | 26871.6 | 20798.8 | 15488.0 | 10849.2 | 8102.5 | 11.5 | 13.3 | 13.7 | 12.0 | 11.1 |
| 腰椎间盘突出症 | 29279.1 | 18818.3 | 10551.3 | 6427.9 | 4402.5 | 10.3 | 11.2 | 11.9 | 10.5 | 9.2 |
| 儿童支气管肺炎 | 5785.8 | 5341.0 | 3735.1 | 2755.0 | 2188.9 | 7.0 | 7.5 | 7.2 | 6.6 | 6.3 |
| 儿童感染性腹泻 | | 11745.1 | 3179.3 | 2515.0 | 1869.9 | | 7.7 | 5.8 | 5.3 | 4.6 |
| 子宫平滑肌瘤 | 14029.3 | 14999.8 | 11876.1 | 9712.2 | 7240.9 | 7.0 | 8.7 | 9.3 | 9.2 | 9.2 |
| 剖宫产 | 10764.3 | 10617.3 | 8077.3 | 6423.1 | 5136.8 | 6.4 | 6.6 | 6.7 | 6.4 | 6.5 |
| 老年性白内障 | 6689.5 | 8162.2 | 6972.4 | 5783.0 | 4381.5 | 2.8 | 3.5 | 4.4 | 4.0 | 4.3 |

注：本表系卫生计生部门综合医院数字。

# 五、医疗服务

## 简要说明

一、本章主要介绍全国及31个省、自治区、直辖市医疗卫生机构门诊、住院和床位利用情况，包括诊疗人次、住院人数、病床使用率、平均住院日、医师担负工作量、住院病人疾病构成、居民两周就诊率、居民住院率等。

二、诊疗人次、住院人数、病床使用率、平均住院日、医生人均工作量、住院病人疾病转归情况数据来源于医疗服务统计年报。居民就诊率、住院率、经常就诊单位和医疗保障方式等数据来源于2003、2008、2013年国家卫生服务调查。

三、本章涉及的口径变动和指标解释与“医疗卫生机构”章一致。

四、统计口径调整：村卫生室诊疗人次计入总诊疗人次数中，按此口径调整了各年数据。

五、住院病人疾病转归情况系各级卫生计生部门所属医院汇总数，采用ICD-10国际疾病分类标准。

六、2003、2008、2013年国家卫生服务调查采取多阶段分层整群随机抽样法。2003年抽取了95个样本县/市（28个城市、67个县）的5.7万户共21万人；2008年抽取了94个样本县/市（28个城市、66个县）的5.6万户共18万人；2013年抽取了156个样本县/市（78个城市、78个县）约9.36万户共27.37万人。

## 主要指标解释

**总诊疗人次数** 指所有诊疗工作的总人次数，统计界定原则为：①按挂号数统计，包括门诊、急诊、出诊、预约诊疗、单项健康检查、健康咨询指导（不含健康讲座）人次。患者一次就诊多次挂号，按实际诊疗次数统计，不包括根据医嘱进行的各项检查、治疗、处置工作量以及免疫接种、健康管理服务人次数。②未挂号就诊、本单位职工就诊及外出诊（不含外出会诊）不收取挂号费的，按实际诊疗人次统计。

**急诊病死率** 即急诊室死亡人数/急诊人次数×100%。

**观察室病死率** 即观察室死亡人数/观察室留观人次数×100%。

**出院人数** 指报告期内所有住院后出院的人数。包括医嘱离院、医嘱转其他医疗机构、非医嘱离院、死亡及其他人数，不含家庭病床撤床人数。统计界定原则为：①“死亡”：包括已办住院手续后死亡、未办理住院手续而实际上已收容入院的死亡者。②“其他”：指正常分娩和未产出院、未治和住院经检查无病出院、无并发症的人工流产或绝育手术出院者。

**每百门急诊入院人数** 即入院人数/门急诊人次×100%。

**住院病死率** 即出院人数中的死亡人数/出院人数×100%。其死亡人数包括：①已办住院手续后死亡人数；②虽未办理住院手续但实际已收容入院后的死亡者，不包括门、急诊室及观察室内的死亡人数。

**住院病人手术人次数** 指有正规手术单和麻醉单施行手术的住院病人总数（包括产科手术病人数）。同一病人本次在院就诊期间患有同一疾病或不同疾病施行多次手术者，按实际施行的手术次数统计。

**实际开放总床日数** 指年内医院各科每日夜晚12点开放病床数总和，不论该床是否被病人占用，都应计算在内。包括消毒和小修理等暂停使用的病床，超过半年的加床。不包括因病房扩建或大修而停用的病床及临时增设病床。

**实际占用总床日数** 指医院各科每日夜晚12点实际占用病床数（即每日夜晚12点住院人

数）总和。包括实际占用的临时加床在内。病人入院后于当晚12点前死亡或因故出院的病人，作为实际占用床位1天进行统计，同时亦应统计“出院者占用总床日数”1天，入院及出院人数各1人。

**出院者占用总床日数** 指所有出院人数的住院床日之总和。包括正常分娩、未产出院、住院经检查无病出院、未治出院及健康人进行人工流产或绝育手术后正常出院者的住院床日数。

**平均开放病床数** 即实际开放总床日数/本年日历日数（365）。

**出院者占用总床日数** 指出院者（包括正常分娩、未产出院、住院经检查无病出院、未治出院及健康人进行人工流产或绝育手术后正常出院者）住院日数的总和。

**居民平均就诊次数** 即总诊疗人次数/人口数。人口数系国家统计局常住人口。

**年住院率** 即入院人数/人口数。人口数系国家统计局常住人口。

**病床使用率** 即实际占用总床日数/实际开放总床日数×100%。

**病床周转次数** 即出院人数/平均开放床位数。

**病床工作日** 即实际占用总床日数/平均开放病床数。

**出院者平均住院日** 即出院者占用总床日数/出院人数。

**医师日均担负诊疗人次** 即诊疗人次数/平均医师人数/251。

**医师日均担负住院床日** 即实际占用总床日数/平均医师人数/365。

**居民两周就诊率** 是指调查前两周内居民因病或身体不适到医疗机构就诊的人次数与调查人口数之比。

**居民两周未就诊率** 是指调查前两周内居民患病而未就诊的人次数与两周患病人次数之比。

**居民年住院率** 是指调查前一年内居民因病住院人次数与调查人口数之比。

**医疗保险** 指为公民提供因疾病所需医疗服务费用补偿的一种保险制度。包括社会医疗保险（为主）和商业医疗保险。社会医疗保险可分为基本医疗保险和补充医疗保险。基本医疗是指基本用药、基本医疗技术、基本医疗服务，即医疗保险允许报销的范围。基本医疗保险由政府承办，带有强制性。补充医疗保险自愿参保，其基金主要用于支付由参保人个人自理的医疗费用。商业医疗保险一般由商业保险公司承办，自愿参加，以营利为目的。

## 5-1-1 医疗卫生机构诊疗人次数

| 机构分类 | 2005 | 2010 | 2011 | 2012 | 2013 | 2014 | 2015 |
|---|---|---|---|---|---|---|---|
| **总诊疗人次数(万人次)** | **409725.9** | **583761.6** | **627122.6** | **688832.9** | **731401.0** | **760186.6** | **769342.5** |
| 医院 | 138653.3 | 203963.3 | 225883.7 | 254161.6 | 274177.7 | 297207.0 | 308364.1 |
| 综合医院 | 105774.9 | 151058.2 | 167408.1 | 187353.0 | 201576.5 | 218193.0 | 225675.2 |
| 中医医院 | 21429.5 | 32770.2 | 36120.6 | 40705.2 | 43726.3 | 47164.2 | 48502.6 |
| 中西医结合医院 | 1513.4 | 2702.6 | 2958.8 | 3769.1 | 4466.1 | 5101.3 | 5401.4 |
| 民族医院 | 427.2 | 553.8 | 589.1 | 645.9 | 760.1 | 792.6 | 966.8 |
| 专科医院 | 9478.8 | 16821.5 | 18756.0 | 21633.7 | 23575.5 | 25867.4 | 27702.5 |
| 护理院 | 29.6 | 57.1 | 51.2 | 54.7 | 73.3 | 88.6 | 115.4 |
| 基层医疗卫生机构 | 259357.6 | 361155.6 | 380559.8 | 410920.6 | 432431.0 | 436394.9 | 434192.7 |
| 社区卫生服务中心(站) | 12220.0 | 48451.6 | 54653.7 | 59868.7 | 65709.8 | 68530.8 | 70645.0 |
| 内：社区卫生服务中心 | 5938.5 | 34740.4 | 40950.0 | 45475.1 | 50788.6 | 53618.8 | 55902.6 |
| 卫生院 | 69941.2 | 90118.7 | 87753.7 | 97766.9 | 101712.5 | 103758.6 | 106256.4 |
| 街道卫生院 | 2017.8 | 2698.7 | 1103.8 | 1009.1 | 999.7 | 892.7 | 792.1 |
| 乡镇卫生院 | 67923.3 | 87420.1 | 86649.8 | 96757.8 | 100712.7 | 102865.9 | 105464.3 |
| 村卫生室 | 123411.6 | 165702.3 | 179206.5 | 192707.6 | 201218.4 | 198628.7 | 189406.9 |
| 门诊部 | 4238.5 | 6561.3 | 7084.2 | 7539.5 | 8378.6 | 8786.1 | 9394.2 |
| 诊所(医务室) | 49546.4 | 50321.7 | 51861.6 | 53037.8 | 55411.8 | 56690.8 | 58490.1 |
| 专业公共卫生机构 | 11496.3 | 18244.7 | 19934.9 | 22736.4 | 24206.5 | 26046.1 | 26391.6 |
| 专科疾病防治院(所、站) | 1821.8 | 1896.6 | 1961.9 | 2124.8 | 2187.2 | 2225.3 | 2256.8 |
| 内：专科疾病防治院 | 610.0 | 649.6 | 681.0 | 762.5 | 767.1 | 778.1 | 805.7 |
| 妇幼保健院(所、站) | 9674.6 | 15967.3 | 17568.9 | 20148.1 | 21508.1 | 23229.2 | 23529.1 |
| 内：妇幼保健院 | 8136.9 | 14224.8 | 15673.9 | 18150.7 | 19432.0 | 21105.5 | 21472.4 |
| 急救中心(站) |  | 380.9 | 404.0 | 463.6 | 511.2 | 591.7 | 605.6 |
| 其他医疗卫生机构 | 218.6 | 397.9 | 744.3 | 1014.4 | 585.7 | 538.6 | 394.2 |
| 疗养院 | 218.6 | 234.8 | 247.9 | 244.6 | 223.5 | 235.8 | 224.5 |
| 临床检验中心 |  | 163.1 | 496.3 | 769.7 | 362.3 | 302.8 | 169.7 |
| 居民平均就诊次数(次) | 3.1 | 4.4 | 4.7 | 5.1 | 5.4 | 5.6 | 5.6 |

## 5-1-2　2015年各类医疗卫生机构门诊服务情况

| 机构分类 | 诊疗人次数 | 门急诊 | 观察室留观病例数 | 健康检查人数 | 急诊病死率(%) | 观察室病死率(%) | 医师日均担负诊疗人次 |
|---|---|---|---|---|---|---|---|
| 总计 | 7693425129 | 7366238826 | 54683454 | 384579015 | 0.07 | 0.08 | 8.4 |
| 一、医院 | 3083640862 | 3016549832 | 30256800 | 159328055 | 0.08 | 0.12 | 7.3 |
| 综合医院 | 2256752342 | 2208675819 | 23912524 | 126445995 | 0.09 | 0.13 | 7.4 |
| 中医医院 | 485026411 | 474006513 | 3675037 | 19793581 | 0.06 | 0.11 | 7.8 |
| 中西医结合医院 | 54013691 | 52528072 | 406703 | 2626748 | 0.08 | 0.04 | 7.8 |
| 民族医院 | 9668498 | 9036656 | 30018 | 376497 | 0.09 | 0.02 | 5.1 |
| 专科医院 | 277025469 | 271304318 | 2231064 | 10026916 | 0.03 | 0.06 | 6.2 |
| 口腔医院 | 29213302 | 29004180 | 12106 | 1268108 | 0.02 | 2.46 | 7.3 |
| 眼科医院 | 20691583 | 20390062 | 17507 | 374242 | 0.01 | 0.01 | 9.5 |
| 耳鼻喉科医院 | 3191357 | 3148730 | 9766 | 40952 | 0.01 | 0.03 | 7.4 |
| 肿瘤医院 | 15909275 | 15478467 | 46509 | 772355 | 0.13 | 0.60 | 3.4 |
| 心血管病医院 | 4486708 | 4274706 | 46016 | 214254 | 0.22 | 0.20 | 4.2 |
| 胸科医院 | 2381018 | 2304377 | 53589 | 161706 | 0.26 | 0.41 | 3.7 |
| 血液病医院 | 215433 | 212914 |  | 12946 | 0.06 |  | 2.5 |
| 妇产(科)医院 | 33978949 | 33335746 | 155989 | 1110391 | 0.01 |  | 6.7 |
| 儿童医院 | 55218038 | 54835620 | 1496373 | 728186 | 0.01 | 0.01 | 14.1 |
| 精神病医院 | 32506100 | 31848934 | 89117 | 904075 | 0.02 | 0.06 | 4.7 |
| 传染病医院 | 15518977 | 15062392 | 70377 | 1167898 | 0.04 | 0.01 | 5.1 |
| 皮肤病医院 | 7445655 | 7416082 | 23691 | 34961 |  |  | 13.2 |
| 结核病医院 | 2591054 | 2582437 | 817 | 292907 | 0.09 | 4.41 | 4.2 |
| 麻风病医院 | 852854 | 852430 | 10 | 39591 | 0.27 |  | 13.4 |
| 职业病医院 | 1392888 | 1076533 | 5296 | 632110 | 0.03 | 0.47 | 5.6 |
| 骨科医院 | 12592677 | 12162410 | 13460 | 394259 | 0.01 | 0.04 | 4.5 |
| 康复医院 | 7898912 | 7390391 | 30566 | 833230 | 0.05 | 0.06 | 3.9 |
| 整形外科医院 | 460736 | 444914 | 4386 | 10023 |  |  | 2.2 |
| 美容医院 | 2244672 | 2158361 | 7225 | 79956 | 0.43 |  | 3.1 |
| 其他专科医院 | 28235281 | 27324632 | 148264 | 954766 | 0.08 | 0.08 | 4.9 |
| 护理院 | 1154451 | 998454 | 1454 | 58318 | 0.66 |  | 3.2 |
| 二、基层医疗卫生机构 | 4341926836 | 4092128740 | 22213797 | 190786408 | 0.02 | 0.03 | 10.3 |
| 社区卫生服务中心(站) | 706450340 | 676733230 | 10474125 | 53643203 | 0.01 | 0.01 | 15.8 |
| 社区卫生服务中心 | 559025520 | 534583696 | 6603656 | 40522442 | 0.01 | 0.00 | 16.3 |
| 社区卫生服务站 | 147424820 | 142149534 | 3870469 | 13120761 | 0.04 | 0.02 | 14.1 |
| 卫生院 | 1062564026 | 1035259334 | 11739419 | 131980951 | 0.02 | 0.05 | 9.6 |
| 街道卫生院 | 7920546 | 7686544 | 153813 | 702277 | 0.02 | 0.04 | 9.4 |
| 乡镇卫生院 | 1054643480 | 1027572790 | 11585606 | 131278674 | 0.02 | 0.05 | 9.6 |
| 中心卫生院 | 436539466 | 425478659 | 4781213 | 48881104 | 0.02 | 0.01 | 9.3 |
| 乡卫生院 | 618104014 | 602094131 | 6804393 | 82397570 | 0.02 | 0.07 | 9.8 |
| 村卫生室 | 1894069013 | 1720491503 |  |  |  |  |  |
| 门诊部 | 93942071 | 86032452 |  | 5138206 |  |  |  |
| 诊所、医务室、护理站 | 584901386 | 573612221 | 253 | 24048 |  |  |  |
| 三、专业公共卫生机构 | 263915563 | 254532132 | 2206922 | 29906950 | 0.00 | 0.00 | 8.4 |
| 专科疾病防治院(所、站) | 22568290 | 21479724 | 48410 | 2873811 | 0.01 | 0.00 | 5.6 |
| 妇幼保健院(所、站) | 235291397 | 226996532 | 2158512 | 27033139 | 0.01 | 0.00 | 8.9 |
| 内：妇幼保健院 | 214723726 | 207602490 | 2097592 | 20722206 | 0.01 | 0.00 | 9.5 |
| 急救中心 | 6055876 | 6055876 |  |  |  |  |  |
| 四、其他医疗卫生机构 | 3941868 | 3028122 | 5935 | 4557602 | 0.01 |  | 4.7 |
| 疗养院 | 2244520 | 2054707 | 5935 | 784963 | 0.01 |  | 2.9 |
| 临床检验中心 | 1697348 | 973415 |  | 3772639 |  |  |  |

## 5-1-3 2015年各地区医疗卫生机构门诊服务情况

| 地区 | 诊疗人次数 | 门急诊 | 观察室留观病例数 | 健康检查人数 | 急诊病死率(%) | 观察室病死率(%) | 居民平均就诊次数 |
|---|---|---|---|---|---|---|---|
| 总 计 | 7693425129 | 7369467442 | 54683454 | 384579015 | 0.07 | 0.08 | 5.61 |
| 东 部 | 3933930850 | 3791351517 | 22684867 | 177556586 | 0.06 | 0.09 | 6.92 |
| 中 部 | 1975161323 | 1860385894 | 15257015 | 104747200 | 0.07 | 0.08 | 4.59 |
| 西 部 | 1784332956 | 1714501415 | 16741572 | 102275229 | 0.07 | 0.05 | 4.76 |
| 北 京 | 217803310 | 216128107 | 2336819 | 8547460 | 0.08 | 0.12 | 10.03 |
| 天 津 | 118807437 | 114265161 | 1356158 | 4434445 | 0.07 | 0.05 | 7.68 |
| 河 北 | 421340776 | 384006226 | 1722084 | 14528534 | 0.18 | 0.11 | 5.67 |
| 山 西 | 125212623 | 115100764 | 542556 | 7606044 | 0.15 | 0.07 | 3.42 |
| 内蒙古 | 100248525 | 93499136 | 393680 | 5872120 | 0.11 | 0.22 | 3.99 |
| 辽 宁 | 185509799 | 171315393 | 2550031 | 9500463 | 0.12 | 0.07 | 4.23 |
| 吉 林 | 104692270 | 93130809 | 658454 | 4196244 | 0.10 | 0.78 | 3.80 |
| 黑龙江 | 114748541 | 105363415 | 483039 | 6042663 | 0.13 | 0.31 | 3.01 |
| 上 海 | 256160436 | 251557889 | 422827 | 7763972 | 0.12 | 1.08 | 10.61 |
| 江 苏 | 545791558 | 531183280 | 1798993 | 29002218 | 0.04 | 0.04 | 6.84 |
| 浙 江 | 529734231 | 519749885 | 1138822 | 24624309 | 0.03 | 0.16 | 9.56 |
| 安 徽 | 261240002 | 250098336 | 1732847 | 13598473 | 0.07 | 0.02 | 4.25 |
| 福 建 | 211900466 | 205502178 | 861023 | 8698607 | 0.03 | 0.06 | 5.52 |
| 江 西 | 208383050 | 198574109 | 1773809 | 11861629 | 0.04 | 0.02 | 4.56 |
| 山 东 | 615213256 | 585657185 | 3867813 | 28185248 | 0.17 | 0.11 | 6.25 |
| 河 南 | 555529518 | 524170074 | 1710876 | 27711215 | 0.08 | 0.09 | 5.86 |
| 湖 北 | 348394038 | 334691704 | 3986911 | 17353409 | 0.06 | 0.04 | 5.95 |
| 湖 南 | 256961281 | 239256683 | 4368523 | 16377523 | 0.03 | 0.03 | 3.79 |
| 广 东 | 785260862 | 766266393 | 6491052 | 40623907 | 0.03 | 0.04 | 7.24 |
| 广 西 | 251883595 | 244069664 | 1868569 | 13826573 | 0.03 | 0.03 | 5.25 |
| 海 南 | 46408719 | 45719820 | 139245 | 1647423 | 0.04 | 0.02 | 5.10 |
| 重 庆 | 145002951 | 139200712 | 2736671 | 7365990 | 0.08 | 0.02 | 4.81 |
| 四 川 | 450819345 | 434444621 | 2963932 | 27769296 | 0.07 | 0.04 | 5.50 |
| 贵 州 | 132011646 | 126234583 | 1560801 | 9169340 | 0.04 | 0.03 | 3.74 |
| 云 南 | 228366499 | 222761584 | 3812312 | 9822719 | 0.04 | 0.05 | 4.82 |
| 西 藏 | 13761702 | 12795500 | 98872 | 1202163 | 0.08 | 0.01 | 4.25 |
| 陕 西 | 175011144 | 169859488 | 182102 | 8285540 | 0.09 | 0.36 | 4.61 |
| 甘 肃 | 125307849 | 116956652 | 1549823 | 8332551 | 0.11 | 0.04 | 4.82 |
| 青 海 | 22817098 | 21345844 | 365422 | 1616087 | 0.26 | 0.01 | 3.88 |
| 宁 夏 | 35769882 | 34443947 | 517976 | 2112137 | 0.12 | 0.02 | 5.35 |
| 新 疆 | 103332720 | 98889684 | 691412 | 6900713 | 0.15 | 0.21 | 4.38 |

## 5-1-4　2015年医疗卫生机构分科门急诊人次及构成

| 科室分类 | 门急诊人次数（人次） | | 构成（%） | |
|---|---|---|---|---|
| | | 医院 | | 医院 |
| 总　计 | 4986819354 | 3016549832 | 100.00 | 100.00 |
| 预防保健科 | 81061507 | 16627169 | 1.62 | 0.55 |
| 全科医疗科 | 649770287 | 48757547 | 13.03 | 1.62 |
| 内科 | 1176913513 | 643096799 | 23.60 | 21.32 |
| 外科 | 411265849 | 290316655 | 8.25 | 9.62 |
| 儿科 | 475051898 | 271547955 | 9.53 | 9.00 |
| 妇产科 | 475783994 | 273177518 | 9.54 | 9.06 |
| 眼科 | 98441541 | 90109740 | 1.97 | 2.99 |
| 耳鼻咽喉科 | 91505621 | 83865225 | 1.83 | 2.78 |
| 口腔科 | 123583790 | 92184896 | 2.48 | 3.06 |
| 皮肤科 | 101412505 | 92121777 | 2.03 | 3.05 |
| 医疗美容科 | 5837785 | 5139283 | 0.12 | 0.17 |
| 精神科 | 41236019 | 40051027 | 0.83 | 1.33 |
| 传染科 | 40389628 | 38499332 | 0.81 | 1.28 |
| 结核病科 | 8143332 | 4809187 | 0.16 | 0.16 |
| 肿瘤科 | 29173950 | 29125090 | 0.58 | 0.97 |
| 急诊医学科 | 152705034 | 138814145 | 3.06 | 4.60 |
| 康复医学科 | 39631130 | 26343273 | 0.79 | 0.87 |
| 职业病科 | 4114583 | 2112820 | 0.08 | 0.07 |
| 中医科 | 693975443 | 566415592 | 13.92 | 18.78 |
| 民族医学科 | 7747964 | 7722761 | 0.16 | 0.26 |
| 中西医结合科 | 63813283 | 62078833 | 1.28 | 2.06 |
| 其他 | 215260698 | 193633208 | 4.32 | 6.42 |

注：本表不包括门诊部、诊所(医务室)、村卫生室数字。

## 5-2-1　医院诊疗人次数

| 年份 | 诊疗人次（亿次） | 卫生计生部门 | | | 诊疗人次中：门急诊（亿次） | 卫生计生部门 | | |
|---|---|---|---|---|---|---|---|---|
| | | | 综合医院 | 中医医院 | | | 综合医院 | 中医医院 |
| 1985 | 12.55 | 7.21 | 5.08 | 0.87 | 11.37 | 7.00 | 4.93 | 0.83 |
| 1986 | 13.02 | 7.76 | 5.36 | 1.04 | 12.18 | 7.54 | 5.22 | 0.99 |
| 1987 | 14.80 | 8.50 | 5.61 | 1.38 | 14.00 | 8.30 | 5.49 | 1.33 |
| 1988 | 14.63 | 8.38 | 5.48 | 1.44 | 13.76 | 8.18 | 5.36 | 1.41 |
| 1989 | 14.43 | 8.16 | 5.25 | 1.46 | 13.52 | 7.96 | 5.13 | 1.43 |
| 1990 | 14.94 | 8.58 | 5.47 | 1.60 | 14.05 | 8.32 | 5.30 | 1.55 |
| 1991 | 15.33 | 8.88 | 5.54 | 1.78 | 14.40 | 8.64 | 5.42 | 1.70 |
| 1992 | 15.35 | 8.84 | 5.50 | 1.78 | 14.31 | 8.60 | 5.35 | 1.74 |
| 1993 | 13.07 | 7.98 | 4.95 | 1.61 | 12.19 | 7.70 | 4.77 | 1.55 |
| 1994 | 12.69 | 7.75 | 4.81 | 1.58 | 11.86 | 7.47 | 4.62 | 1.53 |
| 1995 | 12.52 | 7.76 | 4.78 | 1.58 | 11.65 | 7.49 | 4.59 | 1.53 |
| 1996 | 12.81 | 8.08 | 4.78 | 1.70 | 11.61 | 7.55 | 4.54 | 1.58 |
| 1997 | 12.27 | 7.95 | 4.76 | 1.65 | 11.38 | 7.61 | 4.57 | 1.56 |
| 1998 | 12.39 | 8.17 | 4.88 | 1.62 | 11.51 | 7.84 | 4.69 | 1.57 |
| 1999 | 12.31 | 8.19 | 4.93 | 1.56 | 11.51 | 7.90 | 4.73 | 1.51 |
| 2000 | 12.86 | 8.76 | 5.27 | 1.64 | 11.83 | 8.32 | 5.00 | 1.54 |
| 2001 | 12.50 | 8.74 | 5.18 | 1.64 | 11.74 | 8.39 | 4.96 | 1.57 |
| 2002 | 12.43 | 9.27 | 6.69 | 1.79 | 11.58 | 8.78 | 6.35 | 1.70 |
| 2003 | 12.13 | 9.05 | 6.69 | 1.85 | 11.50 | 8.72 | 6.44 | 1.78 |
| 2004 | 13.05 | 9.73 | 7.44 | 1.97 | 12.45 | 9.44 | 7.18 | 1.90 |
| 2005 | 13.87 | 10.34 | 8.12 | 2.06 | 13.36 | 10.13 | 7.86 | 1.99 |
| 2006 | 14.71 | 10.97 | 8.60 | 2.19 | 14.24 | 10.80 | 8.35 | 2.14 |
| 2007 | 16.38 | 13.00 | 9.55 | 2.29 | 15.82 | 12.63 | 9.30 | 2.21 |
| 2008 | 17.82 | 14.45 | 10.54 | 2.64 | 17.37 | 14.12 | 10.30 | 2.57 |
| 2009 | 19.22 | 15.53 | 11.27 | 2.87 | 18.75 | 15.19 | 11.02 | 2.81 |
| 2010 | 20.40 | 16.60 | 11.98 | 3.12 | 19.92 | 16.23 | 11.73 | 3.03 |
| 2011 | 22.59 | 18.34 | 13.28 | 3.43 | 22.11 | 17.99 | 13.03 | 3.36 |
| 2012 | 25.42 | 20.49 | 14.74 | 3.85 | 24.83 | 20.07 | 14.45 | 3.76 |
| 2013 | 27.42 | 22.12 | 15.87 | 4.15 | 26.79 | 21.66 | 15.56 | 4.04 |
| 2014 | 29.72 | 23.80 | 17.17 | 4.31 | 29.03 | 23.32 | 16.83 | 4.21 |
| 2015 | 30.84 | 24.52 | 17.64 | 4.42 | 30.17 | 24.04 | 17.30 | 4.31 |

注：①1993年以前诊疗人次系推算数字；②2002年前医院数字包括妇幼保健院、专科疾病防治院数字；③2002年以前综合医院不含高等院校附属医院。

## 5-2-2 各类医院诊疗人次数(按登记注册类型/主办单位/管理类别/等级/机构类别分)

（单位：万人次）

| 医院分类 | 2005 | 2010 | 2011 | 2012 | 2013 | 2014 | 2015 |
|---|---|---|---|---|---|---|---|
| 总　计 | 138653.3 | 203963.3 | 225883.7 | 254161.6 | 274177.7 | 297207.0 | 308364.1 |
| 按登记注册类型分 | | | | | | | |
| 公立医院 | 132003.0 | 187381.1 | 205254.4 | 228866.3 | 245510.6 | 264741.6 | 271243.6 |
| 民营医院 | 6650.4 | 16582.2 | 20629.3 | 25295.3 | 28667.1 | 32465.4 | 37120.5 |
| 按主办单位分 | | | | | | | |
| 政府办 | 113425.5 | 170421.9 | 188899.2 | 211670.3 | 227709.9 | 246725.5 | 253498.0 |
| 社会办 | 21422.7 | 23613.1 | 24984.7 | 27439.4 | 28811.2 | 30462.3 | 32173.2 |
| 个人办 | 3805.2 | 9928.3 | 11999.8 | 15051.9 | 17656.6 | 20019.1 | 22692.8 |
| 按管理类别分 | | | | | | | |
| 非营利性 | 132875.6 | 194544.1 | 214928.5 | 241335.0 | 259373.4 | 280616.3 | 290055.6 |
| 营利性 | 5559.5 | 9419.2 | 10955.3 | 12826.6 | 14804.3 | 16590.7 | 18308.5 |
| 不详 | 218.2 | | | | | | |
| 按医院等级分 | | | | | | | |
| 三级医院 | 39714.5 | 76046.3 | 89807.8 | 108670.6 | 123821.9 | 139804.4 | 149764.6 |
| 二级医院 | 54197.5 | 93120.4 | 99198.5 | 105476.7 | 109169.1 | 114708.6 | 117233.1 |
| 一级医院 | 10501.8 | 14573.6 | 15336.5 | 16766.5 | 17617.9 | 18478.1 | 20567.9 |
| 未定级医院 | 34239.5 | 20223.0 | 21541.0 | 23247.9 | 23568.8 | | |
| 按机构类别分 | | | | | | | |
| 综合医院 | 105774.9 | 151058.2 | 167408.1 | 187353.0 | 201576.5 | 218193.0 | 225675.2 |
| 中医医院 | 21429.5 | 32770.2 | 36120.6 | 40705.2 | 43726.3 | 47164.2 | 48502.6 |
| 中西医结合医院 | 1513.4 | 2702.6 | 2958.8 | 3769.1 | 4466.1 | 5101.3 | 5401.4 |
| 民族医院 | 427.2 | 553.8 | 589.1 | 645.9 | 760.1 | 792.6 | 966.8 |
| 专科医院 | 9478.8 | 16821.5 | 18756.0 | 21633.7 | 23575.5 | 25867.4 | 27702.5 |
| 护理院 | 29.6 | 57.1 | 51.2 | 54.7 | 73.3 | 88.6 | 115.4 |

## 5-2-3　2015年各地区医院门诊服务情况

| 地区 | 诊疗人次数 | | | 健康检查人数 | | |
|---|---|---|---|---|---|---|
| | 合计 | 公立 | 民营 | 合计 | 公立 | 民营 |
| 总　计 | 3083640862 | 2712435543 | 371205319 | 159328055 | 137713676 | 21614379 |
| 东　部 | 1708500413 | 1508553239 | 199947174 | 84024419 | 71770431 | 12253988 |
| 中　部 | 689997274 | 606767122 | 83230152 | 35194497 | 31176517 | 4017980 |
| 西　部 | 685143175 | 597115182 | 88027993 | 40109139 | 34766728 | 5342411 |
| 北　京 | 145857150 | 131052556 | 14804594 | 3446020 | 3044869 | 401151 |
| 天　津 | 71512648 | 56776555 | 14736093 | 1945236 | 1699245 | 245991 |
| 河　北 | 117337217 | 101466565 | 15870652 | 5699491 | 5002884 | 696607 |
| 山　西 | 49677869 | 44406817 | 5271052 | 3254388 | 2936906 | 317482 |
| 内蒙古 | 44058120 | 39558506 | 4499614 | 2335129 | 1974492 | 360637 |
| 辽　宁 | 90125375 | 81832364 | 8293011 | 4283716 | 3823925 | 459791 |
| 吉　林 | 48254958 | 42939118 | 5315840 | 2210087 | 1814767 | 395320 |
| 黑龙江 | 60904045 | 55884316 | 5019729 | 3356241 | 3230488 | 125753 |
| 上　海 | 145433676 | 135190174 | 10243502 | 5215429 | 4632184 | 583245 |
| 江　苏 | 241218306 | 193679021 | 47539285 | 13186486 | 9574606 | 3611880 |
| 浙　江 | 246421979 | 223594763 | 22827216 | 11264013 | 10094596 | 1169417 |
| 安　徽 | 93660838 | 76617177 | 17043661 | 4832350 | 4013263 | 819087 |
| 福　建 | 93108165 | 84290734 | 8817431 | 4017990 | 3577569 | 440421 |
| 江　西 | 58851866 | 53667571 | 5184295 | 2824270 | 2575735 | 248535 |
| 山　东 | 187113004 | 161964864 | 25148140 | 11445012 | 9830937 | 1614075 |
| 河　南 | 168673195 | 143087959 | 25585236 | 7578076 | 6427946 | 1150130 |
| 湖　北 | 119907309 | 109746263 | 10161046 | 6412062 | 5901134 | 510928 |
| 湖　南 | 90067194 | 80417901 | 9649293 | 4727023 | 4276278 | 450745 |
| 广　东 | 353820727 | 323349702 | 30471025 | 22848409 | 19858087 | 2990322 |
| 广　西 | 87025828 | 82457089 | 4568739 | 4429612 | 4255223 | 174389 |
| 海　南 | 16552166 | 15355941 | 1196225 | 672617 | 631529 | 41088 |
| 重　庆 | 60227014 | 52016976 | 8210038 | 3619967 | 3057561 | 562406 |
| 四　川 | 160082045 | 135482214 | 24599831 | 9678370 | 8412872 | 1265498 |
| 贵　州 | 49653451 | 38179381 | 11474070 | 3233772 | 2821507 | 412265 |
| 云　南 | 88151379 | 73219136 | 14932243 | 4477640 | 3255785 | 1221855 |
| 西　藏 | 5486127 | 4380493 | 1105634 | 749756 | 686339 | 63417 |
| 陕　西 | 72941538 | 63710152 | 9231386 | 4050410 | 3315826 | 734584 |
| 甘　肃 | 39470923 | 36883369 | 2587554 | 2358717 | 2148434 | 210283 |
| 青　海 | 11082996 | 10165518 | 917478 | 487416 | 396820 | 90596 |
| 宁　夏 | 17139418 | 15229326 | 1910092 | 862493 | 789025 | 73468 |
| 新　疆 | 49824336 | 45833022 | 3991314 | 3825857 | 3652844 | 173013 |

## 5-2-4　2015年各地区医院分科门急诊人次数(万人次)

| 地区 | 合计 | 预防保健科 | 全科医疗科 | 内科 | 外科 | 儿科 | 妇产科 | 眼科 | 耳鼻咽喉科 | 口腔科 |
|---|---|---|---|---|---|---|---|---|---|---|
| 总　计 | 301655.0 | 1662.7 | 4875.8 | 64309.7 | 29031.7 | 27154.8 | 27317.8 | 9011.0 | 8386.5 | 9218.5 |
| 东　部 | 168448.6 | 965.8 | 2386.9 | 36773.1 | 15913.3 | 15312.8 | 14962.3 | 4908.7 | 4618.7 | 5400.6 |
| 中　部 | 66818.7 | 374.9 | 993.2 | 14304.5 | 7003.8 | 5856.0 | 5882.6 | 2219.1 | 1937.8 | 1818.8 |
| 西　部 | 66387.6 | 322.0 | 1495.7 | 13232.1 | 6114.6 | 5986.1 | 6472.8 | 1883.2 | 1830.1 | 1999.1 |
| 北　京 | 14571.0 | 7.4 | 195.4 | 3361.3 | 1448.9 | 1068.3 | 853.0 | 408.6 | 299.2 | 570.5 |
| 天　津 | 7114.6 | 22.2 | 128.6 | 2267.4 | 543.1 | 326.6 | 369.7 | 258.9 | 106.6 | 250.1 |
| 河　北 | 11365.5 | 46.4 | 200.3 | 2559.5 | 1256.0 | 1046.3 | 1157.1 | 483.5 | 305.0 | 319.6 |
| 山　西 | 4691.8 | 27.8 | 98.9 | 1069.7 | 530.5 | 322.9 | 440.4 | 193.4 | 119.4 | 139.9 |
| 内蒙古 | 4292.3 | 12.5 | 65.6 | 798.3 | 402.6 | 286.3 | 351.1 | 154.2 | 107.3 | 123.0 |
| 辽　宁 | 8890.0 | 6.2 | 36.5 | 2050.4 | 1020.6 | 711.5 | 877.4 | 369.3 | 250.2 | 343.1 |
| 吉　林 | 4729.6 | 5.1 | 69.4 | 1147.2 | 557.1 | 363.2 | 382.2 | 158.3 | 130.0 | 123.8 |
| 黑龙江 | 5982.7 | 12.8 | 51.5 | 1468.3 | 665.8 | 408.5 | 472.9 | 215.8 | 170.0 | 177.2 |
| 上　海 | 14480.2 | 28.8 | 69.8 | 4266.6 | 1556.2 | 1235.8 | 1013.6 | 376.6 | 492.3 | 452.0 |
| 江　苏 | 23674.6 | 53.7 | 110.2 | 5034.2 | 2381.5 | 2331.1 | 2138.6 | 621.6 | 607.6 | 692.7 |
| 浙　江 | 24448.6 | 127.3 | 559.6 | 4912.6 | 2420.3 | 2028.8 | 1916.8 | 691.8 | 766.0 | 850.2 |
| 安　徽 | 9073.1 | 52.0 | 126.4 | 1968.2 | 1017.5 | 772.9 | 896.0 | 300.8 | 264.1 | 269.4 |
| 福　建 | 9230.5 | 33.0 | 54.0 | 2015.5 | 716.2 | 951.6 | 939.4 | 264.5 | 273.5 | 223.9 |
| 江　西 | 5695.3 | 31.8 | 85.8 | 1284.6 | 516.5 | 531.6 | 472.6 | 163.0 | 162.3 | 109.9 |
| 山　东 | 18258.1 | 138.7 | 412.7 | 3580.8 | 1867.1 | 1796.0 | 1786.0 | 601.3 | 463.1 | 630.1 |
| 河　南 | 16197.0 | 101.7 | 185.1 | 3621.8 | 1700.5 | 1543.0 | 1367.0 | 574.1 | 450.3 | 409.7 |
| 湖　北 | 11722.0 | 105.1 | 208.2 | 2088.5 | 1079.7 | 1006.8 | 954.7 | 376.5 | 370.4 | 381.2 |
| 湖　南 | 8727.1 | 38.6 | 167.8 | 1656.3 | 936.1 | 907.3 | 896.9 | 237.2 | 271.4 | 207.7 |
| 广　东 | 34786.1 | 497.6 | 542.5 | 6389.2 | 2568.6 | 3656.9 | 3714.1 | 786.2 | 1005.6 | 1024.4 |
| 广　西 | 8481.6 | 64.3 | 127.1 | 1574.8 | 619.4 | 735.5 | 896.4 | 230.4 | 254.5 | 216.7 |
| 海　南 | 1629.6 | 4.6 | 77.2 | 335.6 | 134.8 | 159.9 | 196.7 | 46.6 | 49.7 | 44.2 |
| 重　庆 | 5852.4 | 24.2 | 48.5 | 1265.9 | 559.4 | 569.6 | 519.8 | 138.8 | 154.5 | 218.9 |
| 四　川 | 15509.3 | 33.8 | 160.1 | 3193.6 | 1358.3 | 1371.7 | 1329.4 | 418.1 | 498.1 | 507.8 |
| 贵　州 | 4765.8 | 13.1 | 208.9 | 987.1 | 550.3 | 444.8 | 515.3 | 96.4 | 138.2 | 122.6 |
| 云　南 | 8548.2 | 43.5 | 344.1 | 1749.4 | 758.0 | 842.9 | 843.8 | 246.1 | 200.1 | 241.9 |
| 西　藏 | 513.3 | 3.4 | 71.6 | 87.4 | 46.0 | 33.4 | 53.2 | 9.0 | 8.2 | 7.3 |
| 陕　西 | 7184.2 | 27.4 | 109.4 | 1307.4 | 711.2 | 845.4 | 872.9 | 265.6 | 180.2 | 225.6 |
| 甘　肃 | 3724.9 | 18.1 | 65.6 | 669.9 | 394.0 | 309.7 | 349.3 | 119.8 | 87.2 | 85.6 |
| 青　海 | 1057.8 | 0.1 | 33.3 | 128.3 | 84.1 | 77.1 | 96.7 | 31.3 | 18.3 | 44.7 |
| 宁　夏 | 1631.1 | 14.2 | 16.5 | 355.6 | 155.5 | 122.9 | 162.1 | 65.6 | 38.9 | 66.3 |
| 新　疆 | 4826.9 | 67.6 | 244.9 | 1114.5 | 475.8 | 347.0 | 482.8 | 108.0 | 144.9 | 138.8 |

| 皮肤科 | 医疗美容科 | 精神科 | 传染科 | 结核病科 | 肿瘤科 | 急诊医学科 | 康复医学科 | 职业病科 | 中医科 | 民族医学科 | 中西医结合科 | 其他 |
|---|---|---|---|---|---|---|---|---|---|---|---|---|
| 9212.2 | 513.9 | 4005.1 | 3849.9 | 480.9 | 2912.5 | 13881.4 | 2634.3 | 211.3 | 56641.6 | 772.3 | 6207.9 | 19363.3 |
| | | | | | | | | | | | | |
| 5448.3 | 292.9 | 2286.9 | 2191.6 | 307.9 | 1764.1 | 7270.6 | 1390.2 | 126.6 | 32033.5 | 77.9 | 4013.7 | 10002.4 |
| 2042.8 | 124.1 | 847.2 | 891.1 | 95.7 | 671.9 | 2761.5 | 681.4 | 36.5 | 12391.7 | 33.1 | 924.1 | 4927.2 |
| 1721.0 | 97.0 | 871.1 | 767.3 | 77.4 | 476.5 | 3849.3 | 562.8 | 48.2 | 12216.3 | 661.3 | 1270.1 | 4433.7 |
| | | | | | | | | | | | | |
| 408.6 | 24.9 | 146.9 | 202.1 | 19.2 | 173.0 | 182.0 | 74.6 | 5.1 | 3780.2 | 15.8 | 675.5 | 650.6 |
| 128.5 | 8.5 | 74.6 | 64.7 | 6.5 | 133.6 | 96.2 | 39.6 | 0.0 | 1727.2 | 11.0 | 123.5 | 427.5 |
| 344.8 | 8.6 | 103.9 | 113.1 | 5.0 | 86.7 | 455.3 | 94.7 | 1.2 | 1853.6 | 2.1 | 276.7 | 646.0 |
| 150.8 | 3.4 | 49.5 | 46.8 | 5.3 | 40.8 | 165.7 | 43.8 | 5.0 | 754.1 | 0.1 | 61.1 | 422.9 |
| 119.4 | 3.5 | 47.8 | 40.0 | 16.9 | 38.8 | 231.2 | 46.0 | 4.0 | 642.6 | 281.7 | 39.0 | 480.6 |
| | | | | | | | | | | | | |
| 380.7 | 23.9 | 124.0 | 102.5 | 15.6 | 112.5 | 452.4 | 115.9 | 5.5 | 1115.6 | 16.1 | 60.7 | 699.5 |
| 154.0 | 5.8 | 77.7 | 54.4 | 5.3 | 61.6 | 252.2 | 31.1 | 1.8 | 798.0 | 8.1 | 110.2 | 233.0 |
| 179.2 | 11.3 | 67.7 | 60.9 | 10.7 | 78.3 | 305.6 | 42.4 | 9.7 | 1053.4 | 5.7 | 58.3 | 456.6 |
| | | | | | | | | | | | | |
| 608.4 | 13.0 | 191.4 | 179.0 | 108.0 | 185.5 | 183.4 | 71.2 | 14.2 | 2243.1 | 0.0 | 758.5 | 433.0 |
| 793.1 | 45.1 | 361.5 | 382.5 | 22.6 | 342.5 | 921.6 | 223.8 | 67.7 | 4456.5 | 0.0 | 543.8 | 1542.9 |
| 847.1 | 49.2 | 484.3 | 404.9 | 26.2 | 267.8 | 687.0 | 151.5 | 0.3 | 5368.4 | 16.8 | 744.2 | 1127.8 |
| 311.5 | 12.3 | 118.7 | 198.9 | 16.6 | 99.6 | 301.6 | 116.4 | 3.6 | 1550.1 | 0.0 | 67.6 | 608.8 |
| 223.5 | 14.3 | 139.7 | 132.3 | 45.2 | 75.3 | 475.7 | 98.1 | 0.1 | 1867.1 | 6.0 | 235.4 | 446.4 |
| 154.2 | 10.4 | 58.0 | 94.3 | 17.7 | 52.5 | 220.7 | 32.0 | 1.9 | 1323.0 | 0.0 | 89.0 | 283.9 |
| 548.5 | 34.6 | 246.0 | 172.2 | 23.8 | 152.2 | 786.6 | 103.6 | 12.3 | 3010.7 | 10.1 | 152.3 | 1729.4 |
| | | | | | | | | | | | | |
| 510.0 | 37.1 | 187.5 | 184.1 | 5.4 | 174.5 | 593.6 | 174.4 | 10.8 | 3314.0 | 0.3 | 123.0 | 929.1 |
| 349.2 | 24.6 | 153.9 | 141.5 | 14.5 | 96.7 | 500.0 | 162.1 | 1.0 | 1929.1 | 15.4 | 325.1 | 1437.9 |
| 234.0 | 19.2 | 134.0 | 110.2 | 20.1 | 67.9 | 422.2 | 79.1 | 2.8 | 1670.1 | 3.5 | 89.8 | 555.0 |
| 1130.5 | 70.1 | 398.6 | 426.7 | 35.1 | 232.0 | 2914.2 | 394.8 | 20.2 | 6374.9 | 0.0 | 412.8 | 2191.3 |
| 195.5 | 9.1 | 109.9 | 133.4 | 17.1 | 58.5 | 739.2 | 52.5 | 2.8 | 1684.9 | 32.6 | 258.3 | 468.7 |
| 34.8 | 0.8 | 16.1 | 11.6 | 0.8 | 3.1 | 116.1 | 22.4 | 0.0 | 236.3 | 0.0 | 30.4 | 107.9 |
| | | | | | | | | | | | | |
| 139.9 | 14.5 | 129.8 | 64.2 | 1.0 | 56.0 | 242.0 | 67.8 | 7.9 | 1184.0 | 0.0 | 104.3 | 341.4 |
| 485.7 | 35.2 | 304.2 | 175.0 | 6.4 | 93.4 | 733.3 | 172.6 | 14.7 | 3176.9 | 50.8 | 482.2 | 908.0 |
| 100.8 | 6.7 | 31.0 | 42.6 | 13.4 | 21.2 | 332.3 | 28.1 | 4.3 | 747.3 | 12.5 | 60.7 | 288.4 |
| 172.6 | 8.3 | 95.4 | 78.2 | 0.1 | 50.7 | 617.3 | 35.5 | 1.3 | 1547.0 | 18.9 | 102.8 | 550.7 |
| 5.0 | 0.0 | 0.0 | 5.9 | 0.1 | 0.6 | 14.5 | 2.0 | 0.0 | 4.2 | 74.9 | 3.1 | 83.7 |
| | | | | | | | | | | | | |
| 241.8 | 12.8 | 64.2 | 71.5 | 12.2 | 40.2 | 348.8 | 67.0 | 1.7 | 1265.6 | 0.0 | 82.3 | 431.1 |
| 72.7 | 2.2 | 36.4 | 33.6 | 0.4 | 39.2 | 158.3 | 28.3 | 6.3 | 931.9 | 21.1 | 84.6 | 210.8 |
| 16.1 | 0.5 | 5.3 | 18.5 | 0.1 | 5.2 | 58.2 | 8.0 | 0.3 | 131.9 | 30.9 | 3.6 | 265.4 |
| 47.2 | 0.7 | 5.1 | 19.8 | 0.0 | 17.4 | 90.0 | 20.5 | 2.5 | 319.4 | 9.7 | 14.5 | 86.7 |
| 124.4 | 3.4 | 42.1 | 84.7 | 9.8 | 55.5 | 284.4 | 34.5 | 2.5 | 580.6 | 128.1 | 34.7 | 318.1 |

# 5-2-5 综合医院分科门诊人次及构成

| 年份 | 合计 | 内科 | 外科 | 妇产科 | 儿科 | 中医科 |
|---|---|---|---|---|---|---|
| 门诊人次(万人次) | | | | | | |
| 2000 | 79544.5 | 24546.5 | 9764.3 | 6649.4 | 5475.8 | 6603.2 |
| 2001 | 77487.7 | 24059.2 | 9538.5 | 6589.2 | 5561.4 | 6323.6 |
| 2002 | 82588.0 | 26396.3 | 10860.4 | 7553.9 | 6239.9 | 6065.3 |
| 2003 | 80794.9 | 25866.6 | 10665.3 | 7529.2 | 6012.5 | 5635.9 |
| 2004 | 87032.2 | 26738.9 | 11675.6 | 8861.3 | 6556.8 | 5764.3 |
| 2005 | 93248.9 | 28608.4 | 12582.6 | 9655.5 | 7553.0 | 5850.7 |
| 2006 | 98373.8 | 30041.4 | 13612.4 | 10627.4 | 8191.1 | 5921.3 |
| 2007 | 119227.3 | 33531.2 | 14661.3 | 12294.2 | 9797.7 | 4886.0 |
| 2008 | 130677.3 | 36075.8 | 15356.1 | 13484.5 | 11589.5 | 5247.1 |
| 2009 | 140012.5 | 38910.3 | 15977.7 | 14320.3 | 13009.5 | 5769.5 |
| 2010 | 147730.4 | 40660.9 | 16754.0 | 15456.2 | 13811.9 | 6185.4 |
| 2011 | 163983.3 | 44772.6 | 18394.3 | 17422.2 | 15235.0 | 6822.1 |
| 2012 | 183339.6 | 51344.9 | 22691.4 | 20196.9 | 17607.4 | 8031.6 |
| 2013 | 197235.6 | 55338.5 | 24576.2 | 21514.0 | 19234.3 | 8577.6 |
| 2014 | 213359.2 | 60136.7 | 26618.6 | 23960.6 | 20709.9 | 9152.9 |
| 2015 | 220867.6 | 62965.9 | 27847.3 | 20969.2 | 23870.9 | 9109.8 |
| 构成(%) | | | | | | |
| 2000 | 100.00 | 31.05 | 12.31 | 8.50 | 7.18 | 8.16 |
| 2001 | 100.00 | 31.96 | 13.15 | 9.15 | 7.56 | 7.34 |
| 2002 | 100.00 | 31.96 | 13.15 | 9.15 | 7.56 | 7.34 |
| 2003 | 100.00 | 32.02 | 13.20 | 9.32 | 7.44 | 6.98 |
| 2004 | 100.00 | 30.72 | 13.42 | 10.18 | 7.53 | 6.62 |
| 2005 | 100.00 | 30.68 | 13.49 | 10.35 | 8.1 | 6.27 |
| 2006 | 100.00 | 30.54 | 13.84 | 10.80 | 8.33 | 6.02 |
| 2007 | 100.00 | 0.00 | 0.00 | 0.00 | 0.00 | 0.00 |
| 2008 | 100.00 | 0.00 | 0.00 | 0.00 | 0.00 | 0.00 |
| 2009 | 100.00 | 27.79 | 11.41 | 10.23 | 9.29 | 4.12 |
| 2010 | 100.00 | 27.52 | 11.34 | 10.46 | 9.35 | 4.19 |
| 2011 | 100.00 | 27.30 | 11.22 | 10.62 | 9.29 | 4.16 |
| 2012 | 100.00 | 28.01 | 12.38 | 11.02 | 9.60 | 4.38 |
| 2013 | 100.00 | 28.06 | 12.46 | 10.91 | 9.75 | 4.35 |
| 2014 | 100.00 | 28.19 | 12.48 | 11.23 | 9.71 | 4.29 |
| 2015 | 100.00 | 28.51 | 12.61 | 9.49 | 10.81 | 4.12 |

注：本表2007年起系分科门急诊人次及构成。

# 5-3-1 医疗卫生机构入院人数

| 机构分类 | 2005 | 2009 | 2010 | 2011 | 2012 | 2013 | 2014 | 2015 |
|---|---|---|---|---|---|---|---|---|
| **入院人数(万人)** | 7184 | 13256 | 14174 | 15298 | 17857 | 19215 | 20441 | 21053 |
| 医院 | 5108 | 8488 | 9524 | 10755 | 12727 | 14007 | 15375 | 16087 |
| 综合医院 | 4153 | 6713 | 7505 | 8431 | 9915 | 10848 | 11844 | 12335 |
| 中医医院 | 567 | 1034 | 1168 | 1349 | 1642 | 1827 | 2011 | 2102 |
| 中西医结合医院 | 38 | 77 | 91 | 98 | 130 | 156 | 178 | 203 |
| 民族医院 | 10 | 21 | 24 | 29 | 34 | 41 | 49 | 56 |
| 专科医院 | 339 | 641 | 733 | 844 | 1004 | 1132 | 1287 | 1380 |
| 护理院 | 1 | 2 | 2 | 2 | 3 | 4 | 6 | 10 |
| 基层医疗卫生机构 | 1675 | 4111 | 3950 | 3775 | 4254 | 4300 | 4094 | 4036 |
| 社区卫生服务中心(站) | 27 | 225 | 262 | 290 | 309 | 322 | 321 | 322 |
| 内：社区卫生服务中心 | 27 | 164 | 218 | 247 | 269 | 292 | 298 | 306 |
| 卫生院 | 1641 | 3870 | 3677 | 3472 | 3931 | 3958 | 3752 | 3694 |
| 街道卫生院 | 19 | 62 | 47 | 23 | 24 | 21 | 20 | 18 |
| 乡镇卫生院 | 1622 | 3808 | 3630 | 3449 | 3908 | 3937 | 3733 | 3676 |
| 门诊部 | 7 | 16 | 11 | 13 | 14 | 20 | 21 | 20 |
| 专业公共卫生机构 | 372 | 602 | 655 | 721 | 825 | 860 | 929 | 887 |
| 妇幼保健院(所、站) | 349 | 572 | 622 | 682 | 782 | 806 | 873 | 836 |
| 内：妇幼保健院 | 312 | 535 | 585 | 645 | 740 | 767 | 832 | 802 |
| 专科疾病防治院(所、站) | 23 | 30 | 33 | 38 | 43 | 54 | 55 | 51 |
| 内：专科疾病防治院 | 14 | 15 | 16 | 19 | 21 | 25 | 26 | 27 |
| 其他医疗卫生机构 | 28 | 55 | 45 | 48 | 51 | 47 | 43 | 43 |
| 疗养院 | 28 | 55 | 45 | 48 | 51 | 47 | 43 | 43 |
| **居民年住院率(%)** | 5.50 | 9.95 | 10.59 | 11.37 | 13.21 | 14.12 | 14.97 | 15.32 |

注：①诊所、卫生所、医务室和村卫生室无住院数字；②2007年以前社区卫生服务站无住院数字。

## 5-3-2　2015年医疗卫生机构住院服务情况

| 机构分类 | 入院人数 | 出院人数 | 住院病人手术人次 | 病死率(%) | 每床出院人数 | 每百门急诊入院人数 | 医师日均担负住院床日 |
|---|---|---|---|---|---|---|---|
| 总　计 | 210537715 | 209550122 | 45557027 | 0.4 | 29.9 | 4.2 | 1.9 |
| 一、医院 | 160868382 | 160138975 | 43025081 | 0.5 | 30.1 | 5.3 | 2.6 |
| 综合医院 | 123354247 | 122872921 | 33403945 | 0.5 | 33.0 | 5.6 | 2.5 |
| 中医医院 | 21018156 | 20915263 | 4418428 | 0.4 | 29.2 | 4.4 | 2.4 |
| 中西医结合医院 | 2033370 | 2020219 | 573255 | 0.7 | 25.7 | 3.9 | 2.2 |
| 民族医院 | 562086 | 557617 | 44399 | 0.2 | 21.9 | 6.2 | 2.1 |
| 专科医院 | 13804763 | 13679465 | 4584919 | 0.3 | 18.0 | 5.1 | 3.3 |
| 口腔医院 | 117683 | 116761 | 74664 | 0.2 | 11.5 | 0.4 | 0.2 |
| 眼科医院 | 1277896 | 1265318 | 1046773 | 0.0 | 44.6 | 6.3 | 1.8 |
| 耳鼻喉科医院 | 168805 | 165901 | 114581 | 0.1 | 32.6 | 5.4 | 1.6 |
| 肿瘤医院 | 2254237 | 2242032 | 543350 | 0.6 | 32.2 | 14.6 | 3.8 |
| 心血管病医院 | 360600 | 359284 | 125073 | 0.3 | 28.4 | 8.4 | 2.2 |
| 胸科医院 | 217583 | 217595 | 50990 | 0.8 | 26.6 | 9.4 | 2.9 |
| 血液病医院 | 27836 | 27706 | 31506 | 0.2 | 18.4 | 13.1 | 3.2 |
| 妇产(科)医院 | 1476383 | 1468407 | 725503 | 0.0 | 29.0 | 4.4 | 1.2 |
| 儿童医院 | 1694178 | 1687059 | 523196 | 0.1 | 45.1 | 3.1 | 2.1 |
| 精神病医院 | 1597024 | 1561222 | 67673 | 0.3 | 5.7 | 5.0 | 9.2 |
| 传染病医院 | 915508 | 915220 | 97733 | 0.9 | 18.4 | 6.1 | 3.5 |
| 皮肤病医院 | 79985 | 77124 | 4404 | 0.0 | 11.5 | 1.1 | 1.1 |
| 结核病医院 | 261557 | 261284 | 50908 | 0.7 | 20.1 | 10.1 | 4.7 |
| 麻风病医院 | 7191 | 7097 |  | 0.0 | 5.7 | 0.8 | 1.8 |
| 职业病医院 | 50259 | 50756 | 10074 | 0.9 | 16.9 | 4.7 | 2.7 |
| 骨科医院 | 994012 | 978609 | 444217 | 0.0 | 21.3 | 8.2 | 2.6 |
| 康复医院 | 550039 | 549273 | 71280 | 0.2 | 10.8 | 7.4 | 3.9 |
| 整形外科医院 | 38754 | 36436 | 31934 |  | 18.7 | 8.7 | 0.7 |
| 美容医院 | 75903 | 73201 | 57474 |  | 15.0 | 3.5 | 0.3 |
| 其他专科医院 | 1639330 | 1619180 | 513586 | 0.3 | 19.5 | 6.0 | 2.0 |
| 护理院 | 95760 | 93490 | 135 | 4.1 | 3.4 | 9.6 | 12.7 |
| 二、基层医疗卫生机构 | 40366353 | 40142066 |  | 0.1 | 28.4 | 2.3 | 0.8 |
| 社区卫生服务中心(站) | 3220811 | 3195413 |  | 0.4 | 15.9 | 0.5 | 0.5 |
| 社区卫生服务中心 | 3055499 | 3031433 |  | 0.4 | 17.0 | 0.6 | 0.7 |
| 社区卫生服务站 | 165312 | 163980 |  | 0.1 | 7.3 | 0.1 | 0.2 |
| 卫生院 | 36938755 | 36739392 |  | 0.0 | 30.5 | 3.6 | 1.6 |
| 街道卫生院 | 178193 | 178330 |  | 0.1 | 20.6 | 2.3 | 1.2 |
| 乡镇卫生院 | 36760562 | 36561062 |  | 0.0 | 30.6 | 3.6 | 1.6 |
| 中心卫生院 | 17201971 | 17105061 |  | 0.1 | 32.4 | 4.0 | 1.7 |
| 乡卫生院 | 19558591 | 19456001 |  | 0.0 | 29.1 | 3.2 | 1.5 |
| 门诊部 | 204058 | 204058 |  |  | 26.5 |  |  |
| 护理站 | 2729 | 2565 |  |  | 18.6 | 0.4 | 1.9 |
| 三、专业公共卫生机构 | 8870581 | 8839243 | 2527454 | 0.0 | 37.6 | 3.6 | 1.2 |
| 专科疾病防治院(所、站) | 513438 | 505252 | 32495 | 0.4 | 12.6 | 2.4 | 1.7 |
| 妇幼保健院(所、站) | 8357143 | 8333991 | 2494959 | 0.0 | 42.7 | 3.7 | 1.2 |
| 内：妇幼保健院 | 8021362 | 7999771 | 2413599 | 0.0 | 43.9 | 3.9 | 1.4 |
| 四、其他医疗卫生机构 | 432399 | 429838 | 4492 | 0.1 | 13.0 | 6.9 | 4.5 |
| 疗养院 | 432399 | 429838 | 4492 | 0.1 | 13.0 | 21.0 | 5.0 |
| 临床检验中心 |  |  |  |  |  |  |  |

## 5-3-3　2015年各地区医疗卫生机构住院服务情况

| 地区 | 入院人数 | 出院人数 | 住院病人手术人次 | 病死率(%) | 每床出院人数 | 每百门急诊入院人数 | 居民年住院率(%) |
|---|---|---|---|---|---|---|---|
| 总　计 | 210537715 | 209550122 | 45557027 | 0.4 | 29.9 | 4.2 | 15.3 |
| 东　部 | 79994695 | 79706067 | 21120721 | 0.4 | 28.9 | 2.9 | 14.1 |
| 中　部 | 67061054 | 66680983 | 12795544 | 0.3 | 29.9 | 5.9 | 15.6 |
| 西　部 | 63481966 | 63163072 | 11640762 | 0.3 | 31.3 | 5.7 | 16.9 |
| 北　京 | 2763803 | 2754283 | 1077245 | 1.0 | 24.7 | 1.4 | 12.7 |
| 天　津 | 1507542 | 1507194 | 572558 | 0.6 | 23.7 | 1.5 | 9.7 |
| 河　北 | 9913248 | 9840834 | 1768468 | 0.3 | 28.8 | 5.4 | 13.4 |
| 山　西 | 3814135 | 3797054 | 876891 | 0.2 | 20.9 | 5.2 | 10.4 |
| 内蒙古 | 2959119 | 2952983 | 560281 | 0.6 | 22.1 | 4.5 | 11.8 |
| 辽　宁 | 6463573 | 6432780 | 1236482 | 0.9 | 24.1 | 5.3 | 14.8 |
| 吉　林 | 3414427 | 3372401 | 677926 | 1.0 | 23.4 | 5.4 | 12.4 |
| 黑龙江 | 5149449 | 5120185 | 1119390 | 1.0 | 24.1 | 6.5 | 13.5 |
| 上　海 | 3350607 | 3347986 | 1716461 | 1.5 | 27.3 | 1.4 | 13.9 |
| 江　苏 | 12175808 | 12140660 | 3024712 | 0.2 | 29.4 | 3.0 | 15.3 |
| 浙　江 | 7911531 | 7896961 | 2438825 | 0.3 | 29.0 | 1.8 | 14.3 |
| 安　徽 | 8429893 | 8386814 | 1736768 | 0.3 | 31.4 | 5.1 | 13.7 |
| 福　建 | 5230367 | 5218714 | 1139446 | 0.1 | 30.2 | 3.7 | 13.6 |
| 江　西 | 7120777 | 7096565 | 1176849 | 0.2 | 35.9 | 7.0 | 15.6 |
| 山　东 | 15217567 | 15132772 | 2997672 | 0.4 | 29.2 | 5.0 | 15.5 |
| 河　南 | 15015977 | 14921182 | 2865343 | 0.2 | 30.5 | 5.0 | 15.8 |
| 湖　北 | 11075201 | 11033422 | 2299235 | 0.4 | 32.2 | 5.3 | 18.9 |
| 湖　南 | 13041195 | 12953360 | 2043142 | 0.1 | 32.6 | 8.9 | 19.2 |
| 广　东 | 14414545 | 14388786 | 4969272 | 0.5 | 33.1 | 2.5 | 13.3 |
| 广　西 | 8311502 | 8282620 | 1262459 | 0.4 | 38.6 | 5.2 | 17.3 |
| 海　南 | 1046104 | 1045097 | 179580 | 0.3 | 27.4 | 3.2 | 11.5 |
| 重　庆 | 5910673 | 5881072 | 1060495 | 0.4 | 33.3 | 6.4 | 19.6 |
| 四　川 | 15467529 | 15425686 | 2911980 | 0.4 | 31.6 | 5.5 | 18.9 |
| 贵　州 | 6338801 | 6265089 | 1132761 | 0.2 | 31.9 | 8.0 | 18.0 |
| 云　南 | 7488874 | 7448302 | 1656259 | 0.3 | 31.4 | 5.1 | 15.8 |
| 西　藏 | 289916 | 287368 | 39125 | 0.1 | 20.6 | 3.2 | 8.9 |
| 陕　西 | 6254653 | 6225098 | 1258659 | 0.3 | 29.4 | 6.0 | 16.5 |
| 甘　肃 | 3518459 | 3491717 | 554726 | 0.2 | 27.4 | 5.3 | 13.5 |
| 青　海 | 841267 | 832456 | 140872 | 0.2 | 24.1 | 5.5 | 14.3 |
| 宁　夏 | 979626 | 970366 | 216839 | 0.2 | 28.7 | 3.8 | 14.7 |
| 新　疆 | 5121547 | 5100315 | 846306 | 0.3 | 34.0 | 6.5 | 21.7 |

## 5-3-4　2015年医疗卫生机构分科出院人数及构成

| 科室分类 | 出院人数（人） | 医院 | 构成（%） | 医院 |
|---|---|---|---|---|
| 总 计 | 209550122 | 160138975 | 100.00 | 100.00 |
| 预防保健科 | 253591 | 87987 | 0.12 | 0.05 |
| 全科医疗科 | 10127755 | 1404570 | 4.83 | 0.88 |
| 内科 | 61960831 | 44367797 | 29.57 | 27.71 |
| 外科 | 36123009 | 30980070 | 17.24 | 19.35 |
| 儿科 | 20609870 | 14426184 | 9.84 | 9.01 |
| 妇产科 | 25455037 | 17156267 | 12.15 | 10.71 |
| 眼科 | 4206797 | 3994697 | 2.01 | 2.49 |
| 耳鼻咽喉科 | 2834832 | 2742117 | 1.35 | 1.71 |
| 口腔科 | 644171 | 560973 | 0.31 | 0.35 |
| 皮肤科 | 532294 | 469373 | 0.25 | 0.29 |
| 医疗美容科 | 144741 | 143257 | 0.07 | 0.09 |
| 精神科 | 2019544 | 1987534 | 0.96 | 1.24 |
| 传染科 | 3074606 | 2910205 | 1.47 | 1.82 |
| 结核病科 | 539224 | 424889 | 0.26 | 0.27 |
| 肿瘤科 | 6410720 | 6406845 | 3.06 | 4.00 |
| 急诊医学科 | 1402997 | 1310274 | 0.67 | 0.82 |
| 康复医学科 | 2435194 | 1878115 | 1.16 | 1.17 |
| 职业病科 | 170986 | 114965 | 0.08 | 0.07 |
| 中医科 | 23677572 | 22445033 | 11.30 | 14.02 |
| 民族医学科 | 512130 | 512130 | 0.24 | 0.32 |
| 中西医结合科 | 2534541 | 2529223 | 1.21 | 1.58 |
| 其他 | 3879680 | 3286470 | 1.85 | 2.05 |

## 5-4-1 医院入院人数

| 年份 | 入院人数(万人) | 卫生计生部门 | 综合医院 | 中医医院 | 每百门急诊入院人数(人) |
|---|---|---|---|---|---|
| 1980 | 2247 | 1667 | 1383 | 41 | 2.4 |
| 1985 | 2560 | 1862 | 1485 | 79 | 2.3 |
| 1986 | 2685 | 1960 | 1547 | 96 | 2.2 |
| 1987 | 2926 | 2155 | 1670 | 133 | 2.1 |
| 1988 | 3128 | 2292 | 1752 | 157 | 2.3 |
| 1989 | 3157 | 2304 | 1750 | 174 | 2.3 |
| 1990 | 3182 | 2341 | 1769 | 195 | 2.3 |
| 1991 | 3276 | 2433 | 1825 | 223 | 2.3 |
| 1992 | 3262 | 2428 | 1799 | 232 | 2.3 |
| 1993 | 3066 | 2325 | 1723 | 231 | 2.5 |
| 1994 | 3079 | 2344 | 1728 | 241 | 2.6 |
| 1995 | 3073 | 2358 | 1710 | 251 | 2.6 |
| 1996 | 3100 | 2379 | 1704 | 267 | 2.7 |
| 1997 | 3121 | 2425 | 1725 | 274 | 2.7 |
| 1998 | 3238 | 2538 | 1794 | 287 | 2.8 |
| 1999 | 3379 | 2676 | 1884 | 298 | 2.9 |
| 2000 | 3584 | 2862 | 1996 | 321 | 3.0 |
| 2001 | 3759 | 3030 | 2100 | 349 | 3.2 |
| 2002 | 3997 | 3209 | 2577 | 394 | 3.5 |
| 2003 | 4159 | 3339 | 2727 | 438 | 3.6 |
| 2004 | 4673 | 3752 | 3108 | 498 | 3.8 |
| 2005 | 5108 | 4101 | 3394 | 544 | 3.8 |
| 2006 | 5562 | 4465 | 3656 | 610 | 3.9 |
| 2007 | 6487 | 5336 | 4257 | 693 | 4.1 |
| 2008 | 7392 | 6193 | 4874 | 847 | 4.3 |
| 2009 | 8488 | 7048 | 5525 | 986 | 4.5 |
| 2010 | 9524 | 7890 | 6172 | 1113 | 4.8 |
| 2011 | 10755 | 8849 | 6896 | 1285 | 4.9 |
| 2012 | 12727 | 10324 | 7978 | 1564 | 5.1 |
| 2013 | 14007 | 11251 | 8639 | 1736 | 5.2 |
| 2014 | 16234 | 13116 | 9398 | 1889 | 5.2 |
| 2015 | 16916 | 13400 | 9595 | 1946 | 5.2 |

注：①1993年以前入院人数系推算数；②2002年之前医院数字包括妇幼保健院、专科疾病防治院；③2002年以前综合医院不含高校附属医院。

## 5-4-2 各类医院入院人数(按登记注册类型/主办单位/管理类别/等级/机构类别分)

| 医院分类 | 2005 | 2010 | 2011 | 2012 | 2013 | 2014 | 2015 |
|---|---|---|---|---|---|---|---|
| **总入院人数(万人)** | **5108.1** | **9523.8** | **10754.7** | **12727.4** | **14007.4** | **15375.1** | **16086.8** |
| 按登记注册类型分 | | | | | | | |
| 公立医院 | 4900.2 | 8724.2 | 9707.5 | 11331.2 | 12315.2 | 13414.8 | 13721.4 |
| 民营医院 | 207.8 | 799.5 | 1047.3 | 1396.3 | 1692.3 | 1960.3 | 2365.4 |
| 按主办单位分 | | | | | | | |
| 政府办 | 4327.0 | 8065.1 | 9047.3 | 10590.4 | 11534.9 | 12586.5 | 12905.2 |
| 社会办 | 660.8 | 939.8 | 1032.1 | 1220.4 | 1309.8 | 1450.2 | 1595.5 |
| 个人办 | 120.2 | 518.9 | 675.3 | 916.7 | 1162.8 | 1338.4 | 1586.1 |
| 按管理类别分 | | | | | | | |
| 非营利性 | 4930.6 | 9082.4 | 10206.2 | 11997.1 | 13095.6 | 14332.5 | 14894.9 |
| 营利性 | 170.4 | 441.4 | 548.5 | 730.3 | 911.8 | 1042.7 | 1192.0 |
| 不详 | 7.1 | | | | | | |
| 按医院等级分 | | | | | | | |
| 三级医院 | 1417.6 | 3096.8 | 3717.3 | 4726.4 | 5450.1 | 6291.0 | 6828.9 |
| 二级医院 | 2297.7 | 5115.7 | 5567.4 | 6241.6 | 6620.9 | 7005.7 | 7121.2 |
| 一级医院 | 207.1 | 463.7 | 535.8 | 648.9 | 729.2 | 798.0 | 965.2 |
| 未评级医院 | 1185.7 | 847.5 | 934.2 | 1110.6 | 1207.2 | 1280.3 | 1171.5 |
| 按机构类别分 | | | | | | | |
| 综合医院 | 4152.7 | 7505.5 | 8431.3 | 9914.9 | 10848.0 | 11844.1 | 12335.4 |
| 中医医院 | 567.4 | 1167.7 | 1349.3 | 1641.7 | 1826.7 | 2010.6 | 2101.8 |
| 中西医结合医院 | 38.0 | 91.3 | 98.4 | 129.7 | 155.6 | 177.9 | 203.3 |
| 民族医院 | 9.9 | 24.3 | 29.2 | 34.1 | 40.7 | 49.3 | 56.2 |
| 专科医院 | 339.0 | 732.8 | 844.1 | 1004.1 | 1132.4 | 1286.8 | 1380.5 |
| 护理院 | 0.9 | 2.1 | 2.4 | 3.0 | 4.1 | 6.5 | 9.6 |

# 5-4-3 2015年各地区医院住院服务情况

| 地区 | 入院人数 | | | 出院人数 | | | 住院病人手术人次数 | | |
|---|---|---|---|---|---|---|---|---|---|
| | 合计 | 公立 | 民营 | 合计 | 公立 | 民营 | 合计 | 公立 | 民营 |
| **总 计** | **160868382** | **137214396** | **23653986** | **160138975** | **136798041** | **23340934** | **43025081** | **37018131** | **6006950** |
| 东 部 | 65738636 | 56987943 | 8750693 | 65521318 | 56866770 | 8654548 | 19950419 | 17480654 | 2469765 |
| 中 部 | 49040640 | 42117031 | 6923609 | 48779173 | 41964412 | 6814761 | 11977760 | 10254951 | 1722809 |
| 西 部 | 46089106 | 38109422 | 7979684 | 45838484 | 37966859 | 7871625 | 11096902 | 9282526 | 1814376 |
| 北 京 | 2657627 | 2350117 | 307510 | 2648160 | 2345924 | 302236 | 1037530 | 943782 | 93748 |
| 天 津 | 1401793 | 1243930 | 157863 | 1401922 | 1245548 | 156374 | 566417 | 552005 | 14412 |
| 河 北 | 7819687 | 6782284 | 1037403 | 7768793 | 6751343 | 1017450 | 1683610 | 1506635 | 176975 |
| 山 西 | 3234302 | 2806008 | 428294 | 3219760 | 2800280 | 419480 | 857130 | 751456 | 105674 |
| 内蒙古 | 2495705 | 2264632 | 231073 | 2491859 | 2265531 | 226328 | 538920 | 478954 | 59966 |
| 辽 宁 | 5749850 | 5081453 | 668397 | 5723587 | 5065041 | 658546 | 1220942 | 1085399 | 135543 |
| 吉 林 | 3138357 | 2710829 | 427528 | 3098939 | 2684182 | 414757 | 665038 | 561125 | 103913 |
| 黑龙江 | 4328139 | 3947543 | 380596 | 4307577 | 3932090 | 375487 | 1085557 | 996897 | 88660 |
| 上 海 | 3123929 | 2945194 | 178735 | 3121127 | 2943413 | 177714 | 1649741 | 1568503 | 81238 |
| 江 苏 | 9980673 | 7726978 | 2253695 | 9953981 | 7716714 | 2237267 | 2924794 | 2261562 | 663232 |
| 浙 江 | 7166658 | 6410659 | 755999 | 7154096 | 6404789 | 749307 | 2309982 | 2049130 | 260852 |
| 安 徽 | 6535201 | 5256170 | 1279031 | 6502924 | 5239167 | 1263757 | 1687970 | 1343702 | 344268 |
| 福 建 | 4101484 | 3570792 | 530692 | 4092246 | 3566268 | 525978 | 1071229 | 904552 | 166677 |
| 江 西 | 4503479 | 3921870 | 581609 | 4483432 | 3911147 | 572285 | 1037227 | 883475 | 153752 |
| 山 东 | 11673975 | 10116846 | 1557129 | 11621153 | 10089164 | 1531989 | 2825193 | 2421228 | 403965 |
| 河 南 | 11035274 | 9187168 | 1848106 | 10985485 | 9155494 | 1829991 | 2614667 | 2175902 | 438765 |
| 湖 北 | 7816793 | 7042831 | 773962 | 7787121 | 7025163 | 761958 | 2161871 | 1923995 | 237876 |
| 湖 南 | 8449095 | 7244612 | 1204483 | 8393935 | 7216889 | 1177046 | 1868300 | 1618399 | 249901 |
| 广 东 | 11208781 | 9954529 | 1254252 | 11183182 | 9934974 | 1248208 | 4492151 | 4041430 | 450721 |
| 广 西 | 4994985 | 4655290 | 339695 | 4975601 | 4644384 | 331217 | 1164949 | 1100960 | 63989 |
| 海 南 | 854179 | 805161 | 49018 | 853071 | 803592 | 49479 | 168830 | 146428 | 22402 |
| 重 庆 | 3900309 | 2877406 | 1022903 | 3881702 | 2869363 | 1012339 | 999771 | 706396 | 293375 |
| 四 川 | 10426999 | 8108463 | 2318536 | 10395523 | 8095969 | 2299554 | 2752533 | 2235091 | 517442 |
| 贵 州 | 4716379 | 3427671 | 1288708 | 4653960 | 3391396 | 1262564 | 1070040 | 811002 | 259038 |
| 云 南 | 5784632 | 4626794 | 1157838 | 5753861 | 4609592 | 1144269 | 1619341 | 1319962 | 299379 |
| 西 藏 | 246177 | 187343 | 58834 | 244036 | 185502 | 58534 | 38512 | 28191 | 10321 |
| 陕 西 | 5212889 | 4481594 | 731295 | 5189257 | 4467385 | 721872 | 1217929 | 1055592 | 162337 |
| 甘 肃 | 2739631 | 2556734 | 182897 | 2714439 | 2534317 | 180122 | 528048 | 473982 | 54066 |
| 青 海 | 724548 | 620530 | 104018 | 716231 | 617576 | 98655 | 139169 | 127582 | 11587 |
| 宁 夏 | 875119 | 775979 | 99140 | 868134 | 770270 | 97864 | 205364 | 184125 | 21239 |
| 新 疆 | 3971733 | 3526986 | 444747 | 3953881 | 3515574 | 438307 | 822326 | 760689 | 61637 |

# 5-4-4 2015年各地区医院分科出院人数

| 地区 | 合计 | 预防保健科 | 全科医疗科 | 内科 | 外科 | 儿科 | 妇产科 | 眼科 | 耳鼻咽喉科 | 口腔科 | 皮肤科 |
|---|---|---|---|---|---|---|---|---|---|---|---|
| 总　计 | 160138975 | 87987 | 1404570 | 44367797 | 30980070 | 14426184 | 17156267 | 3994697 | 2742117 | 560973 | 469373 |
| 东　部 | 65521318 | 36821 | 369357 | 17834704 | 13349559 | 5727094 | 7579824 | 1755384 | 1044164 | 251662 | 149316 |
| 中　部 | 48779173 | 37976 | 372714 | 13950768 | 9053302 | 4469626 | 4564409 | 1178120 | 864886 | 183525 | 155388 |
| 西　部 | 45838484 | 13190 | 662499 | 12582325 | 8577209 | 4229464 | 5012034 | 1061193 | 833067 | 125786 | 164669 |
| 北　京 | 2648160 | 18 | 880 | 678114 | 560191 | 176691 | 315126 | 100277 | 44462 | 12340 | 14792 |
| 天　津 | 1401922 |  | 10699 | 413435 | 260233 | 81291 | 117098 | 45887 | 19867 | 5172 | 2311 |
| 河　北 | 7768793 | 5934 | 58238 | 2458880 | 1465698 | 812667 | 862249 | 183530 | 89416 | 24291 | 9634 |
| 山　西 | 3219760 | 857 | 26835 | 1062676 | 626399 | 282493 | 348656 | 86921 | 43807 | 9992 | 12013 |
| 内蒙古 | 2491859 | 2468 | 5683 | 820500 | 468923 | 181888 | 206002 | 62575 | 32391 | 8570 | 5685 |
| 辽　宁 | 5723587 | 53 | 14280 | 2187261 | 1078705 | 319206 | 420370 | 143610 | 84412 | 22995 | 26713 |
| 吉　林 | 3098939 | 800 | 32824 | 1114159 | 631191 | 181912 | 227581 | 74733 | 49290 | 6874 | 4778 |
| 黑龙江 | 4307577 | 8 | 5743 | 1771749 | 759205 | 266097 | 235207 | 85285 | 66683 | 20401 | 13194 |
| 上　海 | 3121127 | 1192 | 19225 | 743427 | 735686 | 181927 | 353236 | 126071 | 75990 | 12600 | 10370 |
| 江　苏 | 9953981 | 2704 | 25648 | 2618719 | 2034732 | 764381 | 1056661 | 219198 | 161288 | 41695 | 14387 |
| 浙　江 | 7154096 | 1367 | 53909 | 1657819 | 1707631 | 517052 | 833699 | 177419 | 120350 | 22619 | 13002 |
| 安　徽 | 6502924 | 1265 | 28161 | 1615147 | 1250420 | 574458 | 661075 | 159706 | 113848 | 23237 | 12209 |
| 福　建 | 4092246 | 85 | 16000 | 888628 | 813472 | 472434 | 638114 | 139569 | 66903 | 11306 | 2383 |
| 江　西 | 4483432 | 569 | 65830 | 1122946 | 826744 | 478141 | 432739 | 96799 | 70414 | 8279 | 13372 |
| 山　东 | 11621153 | 25314 | 62953 | 3254918 | 2249916 | 1144279 | 1184735 | 322677 | 176415 | 65349 | 28394 |
| 河　南 | 10985485 | 20523 | 30777 | 3054155 | 1946964 | 1179055 | 1180063 | 270052 | 187205 | 57032 | 21862 |
| 湖　北 | 7787121 | 10073 | 88075 | 1995677 | 1457423 | 682904 | 669235 | 226629 | 176626 | 31673 | 60014 |
| 湖　南 | 8393935 | 3881 | 94469 | 2214259 | 1554956 | 824566 | 809853 | 177995 | 157013 | 26037 | 17946 |
| 广　东 | 11183182 | 154 | 81615 | 2709277 | 2302038 | 1183026 | 1671789 | 269886 | 191721 | 31266 | 26736 |
| 广　西 | 4975601 | 22 | 42100 | 1180908 | 863185 | 577429 | 653165 | 120447 | 105838 | 11775 | 9337 |
| 海　南 | 853071 |  | 25910 | 224226 | 141257 | 74140 | 126747 | 27260 | 13340 | 2029 | 594 |
| 重　庆 | 3881702 | 136 | 32232 | 1103351 | 740095 | 298556 | 352289 | 119483 | 92528 | 12318 | 14154 |
| 四　川 | 10395523 | 1816 | 83466 | 3044169 | 2006521 | 843531 | 871553 | 244378 | 221707 | 21035 | 52353 |
| 贵　州 | 4653960 | 1340 | 161361 | 1105700 | 939943 | 469723 | 590774 | 69852 | 75549 | 19452 | 18308 |
| 云　南 | 5753861 | 705 | 55094 | 1538367 | 1167711 | 558180 | 718922 | 148349 | 99693 | 14546 | 18868 |
| 西　藏 | 244036 | 2445 | 27545 | 52229 | 41422 | 16115 | 50810 | 1621 | 1348 | 724 | 6 |
| 陕　西 | 5189257 | 949 | 33796 | 1588697 | 912400 | 586515 | 580818 | 141175 | 74309 | 8697 | 9433 |
| 甘　肃 | 2714439 | 555 | 7889 | 618687 | 497137 | 242540 | 290426 | 57194 | 36263 | 6940 | 4562 |
| 青　海 | 716231 | 389 | 17756 | 176135 | 128047 | 55134 | 102289 | 12470 | 9330 | 4300 | 4865 |
| 宁　夏 | 868134 |  | 6409 | 258894 | 155973 | 75423 | 100792 | 22256 | 15494 | 5187 | 2915 |
| 新　疆 | 3953881 | 2365 | 189168 | 1094688 | 655852 | 324430 | 494194 | 61393 | 68617 | 12242 | 24183 |

## 5-4-4 续表

| 医疗美容科 | 精神科 | 传染科 | 结核病科 | 肿瘤科 | 急诊医学科 | 康复医学科 | 职业病科 | 中医科 | 民族医学科 | 中西医结合科 | 其他 |
|---|---|---|---|---|---|---|---|---|---|---|---|
| 143257 | 1987534 | 2910205 | 424889 | 6406845 | 1310274 | 1878115 | 114965 | 22445033 | 512130 | 2529223 | 3286470 |
| | | | | | | | | | | | |
| 72167 | 786508 | 1122704 | 199458 | 3213068 | 497891 | 710345 | 50046 | 8262542 | 25345 | 1168981 | 1314378 |
| 40061 | 641358 | 960085 | 145117 | 2080681 | 413172 | 637239 | 16741 | 7287199 | 29371 | 584735 | 1112700 |
| 31029 | 559668 | 827416 | 80314 | 1113096 | 399211 | 530531 | 48178 | 6895292 | 457414 | 775507 | 859392 |
| | | | | | | | | | | | |
| 9948 | 23461 | 49875 | 5386 | 156213 | 3026 | 18462 | 4874 | 273599 | 1647 | 82309 | 116469 |
| 1004 | 17555 | 26027 | 4134 | 137528 | | 6522 | 2 | 164670 | | 35987 | 52500 |
| 3462 | 49405 | 93328 | 5130 | 222575 | 100318 | 33487 | 1525 | 960426 | 464 | 208477 | 119659 |
| 1743 | 25256 | 54073 | 11588 | 142021 | 11956 | 35947 | 3663 | 328373 | 20 | 49916 | 54555 |
| 227 | 17458 | 32311 | 16378 | 81861 | 30639 | 26152 | 3600 | 265139 | 128160 | 21698 | 73551 |
| | | | | | | | | | | | |
| 3496 | 98502 | 117455 | 32819 | 383964 | 14433 | 56023 | 10359 | 552156 | 10513 | 47219 | 99043 |
| 972 | 60797 | 58142 | 11618 | 168154 | 17680 | 29616 | 1162 | 312908 | 3322 | 60063 | 50363 |
| 1270 | 52625 | 83313 | 18542 | 216591 | 42126 | 34402 | 7222 | 504609 | 3852 | 33243 | 86210 |
| | | | | | | | | | | | |
| 2486 | 12329 | 41460 | 70915 | 176151 | 37957 | 26574 | 168 | 248462 | | 129249 | 115652 |
| 11447 | 140865 | 211246 | 18754 | 624266 | 66824 | 170698 | 22796 | 1403067 | | 184415 | 160190 |
| 10799 | 127294 | 149811 | 3192 | 348028 | 42179 | 83565 | 1278 | 954755 | 7823 | 182605 | 137900 |
| 3754 | 88655 | 178475 | 23835 | 317667 | 110052 | 132622 | 1084 | 965502 | | 61096 | 180656 |
| 9131 | 37477 | 60245 | 17975 | 153689 | 40476 | 39703 | 208 | 532039 | 2036 | 87276 | 63097 |
| 1099 | 50441 | 91559 | 25016 | 178909 | 53039 | 29916 | 132 | 833678 | | 35830 | 67980 |
| 10970 | 136808 | 185147 | 23898 | 509772 | 148550 | 102736 | 8305 | 1680920 | 2860 | 84463 | 211774 |
| | | | | | | | | | | | |
| 11043 | 110086 | 189151 | 9282 | 475597 | 122758 | 130443 | 1438 | 1608996 | | 90596 | 288407 |
| 9759 | 118908 | 147284 | 16286 | 326552 | 13424 | 143488 | 181 | 1198746 | 17509 | 143304 | 253351 |
| 10421 | 134590 | 158088 | 28950 | 255190 | 42137 | 100805 | 1859 | 1534387 | 4668 | 110687 | 131178 |
| 9213 | 123434 | 171229 | 17245 | 471182 | 32495 | 162311 | 531 | 1389378 | 2 | 110198 | 228456 |
| 1483 | 75858 | 108828 | 20326 | 159123 | 7665 | 29296 | 4406 | 825847 | 19981 | 109284 | 49298 |
| 211 | 19378 | 16881 | 10 | 29700 | 11633 | 10264 | | 103070 | | 16783 | 9638 |
| | | | | | | | | | | | |
| 8897 | 58405 | 57018 | 29 | 95733 | 22596 | 84342 | 10488 | 648688 | | 74400 | 55964 |
| 5966 | 201913 | 139113 | 2913 | 261784 | 33144 | 168339 | 9527 | 1653293 | 25213 | 275443 | 228346 |
| 6112 | 33691 | 91169 | 8585 | 57466 | 72237 | 49966 | 1301 | 692702 | 14157 | 78711 | 95861 |
| 2318 | 57126 | 134304 | 3 | 121131 | 64489 | 66689 | 1053 | 835082 | 7814 | 62124 | 81293 |
| | 623 | 7093 | 16 | 1304 | 945 | 3387 | | 701 | 20783 | 1405 | 13514 |
| | | | | | | | | | | | |
| 3427 | 48272 | 69612 | 15868 | 118240 | 42659 | 44509 | 7331 | 769590 | 66 | 56153 | 76741 |
| 1213 | 29837 | 47234 | 118 | 73723 | 34609 | 12032 | 4448 | 611893 | 14001 | 63665 | 59473 |
| | 899 | 16484 | 5 | 17552 | 27305 | 3430 | 1360 | 76082 | 23324 | 1409 | 37666 |
| 278 | 1812 | 18882 | | 21310 | 11303 | 15395 | 1893 | 131571 | 14 | 10348 | 11985 |
| 1108 | 33774 | 105368 | 16073 | 103869 | 51620 | 26994 | 2771 | 384704 | 203901 | 20867 | 75700 |

## 5-5 2015年医疗卫生机构床位利用情况

| 机构分类 | 实际开放总床日数（日） | 平均开放病床（张） | 实际占用总床日数（日） | 出院者占用总床日数（日） | 病床周转次数 | 病床工作日（日） | 病床使用率(%) | 平均住院日 |
|---|---|---|---|---|---|---|---|---|
| **总　计** | **2436600510** | **6675618** | **1936309131** | **1860871394** | **31.4** | **290.1** | **79.5** | **8.9** |
| 一、医院 | 1859097179 | 5093417 | 1586907227 | 1536513406 | 31.4 | 311.6 | 85.4 | 9.6 |
| 综合医院 | 1304751402 | 3574661 | 1123900275 | 1098192181 | 34.4 | 314.4 | 86.1 | 8.9 |
| 中医医院 | 251315143 | 688535 | 212934856 | 208065290 | 30.4 | 309.3 | 84.7 | 9.9 |
| 中西医结合医院 | 27031125 | 74058 | 22036122 | 21085633 | 27.3 | 297.6 | 81.5 | 10.4 |
| 民族医院 | 8257644 | 22624 | 5898738 | 5825797 | 24.6 | 260.7 | 71.4 | 10.4 |
| 专科医院 | 258974127 | 709518 | 215427417 | 198037811 | 19.3 | 303.6 | 83.2 | 14.5 |
| 口腔医院 | 2818458 | 7722 | 1086244 | 1034972 | 15.1 | 140.7 | 38.5 | 8.9 |
| 眼科医院 | 9406611 | 25772 | 5634450 | 5419272 | 49.1 | 218.6 | 59.9 | 4.3 |
| 耳鼻喉科医院 | 1712457 | 4692 | 993824 | 919377 | 35.4 | 211.8 | 58.0 | 5.5 |
| 肿瘤医院 | 25151455 | 68908 | 26208264 | 26106976 | 32.5 | 380.3 | 104.2 | 11.6 |
| 心血管病医院 | 4388538 | 12023 | 3455131 | 3348845 | 29.9 | 287.4 | 78.7 | 9.3 |
| 胸科医院 | 2938573 | 8051 | 2756678 | 2764878 | 27.0 | 342.4 | 93.8 | 12.7 |
| 血液病医院 | 494960 | 1356 | 398414 | 375292 | 20.4 | 293.8 | 80.5 | 13.5 |
| 妇产(科)医院 | 16499409 | 45204 | 9234512 | 8743334 | 32.5 | 204.3 | 56.0 | 6.0 |
| 儿童医院 | 12975405 | 35549 | 12222929 | 12055817 | 47.5 | 343.8 | 94.2 | 7.1 |
| 精神病医院 | 95809376 | 262491 | 91880965 | 77747872 | 5.9 | 350.0 | 95.9 | 49.8 |
| 传染病医院 | 17664413 | 48396 | 15596955 | 16261119 | 18.9 | 322.3 | 88.3 | 17.8 |
| 皮肤病医院 | 2051389 | 5620 | 912435 | 796826 | 13.7 | 162.3 | 44.5 | 10.3 |
| 结核病医院 | 4610633 | 12632 | 4263325 | 4236152 | 20.7 | 337.5 | 92.5 | 16.2 |
| 麻风病医院 | 500275 | 1371 | 171280 | 72719 | 5.2 | 125.0 | 34.2 | 10.2 |
| 职业病医院 | 1093492 | 2996 | 978296 | 932429 | 16.9 | 326.5 | 89.5 | 18.4 |
| 骨科医院 | 15468335 | 42379 | 10854898 | 10339922 | 23.1 | 256.1 | 70.2 | 10.6 |
| 康复医院 | 16417396 | 44979 | 11372137 | 10442748 | 12.2 | 252.8 | 69.3 | 19.0 |
| 整形外科医院 | 628537 | 1722 | 233453 | 223027 | 21.2 | 135.6 | 37.1 | 6.1 |
| 美容医院 | 1393592 | 3818 | 329507 | 299914 | 19.2 | 86.3 | 23.6 | 4.1 |
| 其他专科医院 | 26950823 | 73838 | 16843720 | 15916320 | 21.9 | 228.1 | 62.5 | 9.8 |
| 护理院 | 8767738 | 24021 | 6709819 | 5306694 | 3.9 | 279.3 | 76.5 | 56.8 |
| 二、基层医疗卫生机构 | 485323468 | 1329653 | 286815913 | 265522717 | 30.2 | 215.7 | 59.1 | 6.6 |
| 社区卫生服务中心(站) | 65025656 | 178152 | 35238399 | 30986061 | 17.9 | 197.8 | 54.2 | 9.7 |
| 社区卫生服务中心 | 59760394 | 163727 | 32660545 | 29814401 | 18.5 | 199.5 | 54.7 | 9.8 |
| 社区卫生服务站 | 5265262 | 14425 | 2577854 | 1171660 | 11.4 | 178.7 | 49.0 | 7.1 |
| 卫生院 | 420251114 | 1151373 | 251534766 | 234529518 | 31.9 | 218.5 | 59.9 | 6.4 |
| 街道卫生院 | 2910065 | 7973 | 1533696 | 1335108 | 22.4 | 192.4 | 52.7 | 7.5 |
| 乡镇卫生院 | 417341049 | 1143400 | 250001070 | 233194410 | 32.0 | 218.6 | 59.9 | 6.4 |
| 中心卫生院 | 184801418 | 506305 | 115901059 | 109312627 | 33.8 | 228.9 | 62.7 | 6.4 |
| 乡卫生院 | 232539631 | 637095 | 134100011 | 123881783 | 30.5 | 210.5 | 57.7 | 6.4 |
| 门诊部 | | | | | | | | |
| 护理站 | 46698 | 128 | 42748 | 7138 | 20.0 | 334.1 | 91.5 | 2.8 |
| 三、专业公共卫生机构 | 81651181 | 223702 | 56964516 | 54673545 | 39.5 | 254.6 | 69.8 | 6.2 |
| 专科疾病防治院(所、站) | 13632341 | 37349 | 9737024 | 8431645 | 13.5 | 260.7 | 71.4 | 16.7 |
| 妇幼保健院(所、站) | 68018840 | 186353 | 47227492 | 46241900 | 44.7 | 253.4 | 69.4 | 5.5 |
| 内：妇幼保健院 | 63729690 | 174602 | 45472006 | 44586688 | 45.8 | 260.4 | 71.4 | 5.6 |
| 四、其他医疗卫生机构 | 10528682 | 28846 | 5621475 | 4161726 | 14.9 | 194.9 | 53.4 | 9.7 |
| 疗养院 | 10528682 | 28846 | 5621475 | 4161726 | 14.9 | 194.9 | 53.4 | 9.7 |
| 临床检验中心 | | | | | | | | |

## 5-6-1 医院病床使用情况

| 年份 | 病床使用率(%) | 卫生计生部门 | 综合医院 | 中医医院 | 平均住院日(日) | 卫生计生部门 | 综合医院 | 中医医院 |
|---|---|---|---|---|---|---|---|---|
| 1980 | 82.5 | 85.7 | 84.2 | 86.9 | 14.0 | 13.7 | 11.7 | 23.7 |
| 1985 | 82.7 | 87.9 | 87.0 | 83.9 | 15.8 | 15.4 | 13.3 | 23.3 |
| 1986 | 82.7 | 87.8 | 87.3 | 82.3 | 15.9 | 15.6 | 13.4 | 23.3 |
| 1987 | 84.3 | 89.8 | 89.5 | 81.9 | 16.0 | 15.6 | 13.4 | 21.9 |
| 1988 | 84.4 | 89.9 | 89.7 | 79.6 | 15.8 | 15.6 | 13.5 | 20.2 |
| 1989 | 81.5 | 86.2 | 86.1 | 73.7 | 15.8 | 15.4 | 13.4 | 19.0 |
| 1990 | 80.7 | 85.6 | 85.7 | 73.6 | 15.9 | 15.5 | 13.5 | 18.0 |
| 1991 | 81.2 | 85.8 | 86.2 | 74.0 | 16.0 | 15.5 | 13.4 | 17.4 |
| 1992 | 78.4 | 83.1 | 83.7 | 69.2 | 16.2 | 15.8 | 13.7 | 17.5 |
| 1993 | 70.9 | 75.7 | 76.3 | 62.5 | 15.6 | 15.2 | 13.3 | 15.4 |
| 1994 | 68.8 | 72.1 | 72.6 | 58.9 | 15.0 | 14.5 | 12.9 | 14.4 |
| 1995 | 66.9 | 70.2 | 70.8 | 57.4 | 14.8 | 14.2 | 12.6 | 13.9 |
| 1996 | 64.4 | 67.9 | 69.1 | 54.5 | 14.3 | 13.7 | 12.3 | 13.4 |
| 1997 | 61.5 | 65.0 | 65.4 | 52.1 | 13.8 | 13.3 | 11.9 | 13.1 |
| 1998 | 60.0 | 63.1 | 63.3 | 49.8 | 13.1 | 12.6 | 11.3 | 12.4 |
| 1999 | 59.6 | 63.1 | 63.2 | 50.5 | 12.7 | 12.1 | 11.0 | 12.0 |
| 2000 | 60.6 | 64.5 | 65.0 | 50.7 | 12.2 | 11.6 | 10.5 | 11.4 |
| 2001 | 61.1 | 65.3 | 65.6 | 51.5 | 11.8 | 11.3 | 10.3 | 10.9 |
| 2002 | 64.6 | 68.6 | 70.5 | 57.7 | 10.9 | 10.6 | 9.6 | 10.8 |
| 2003 | 65.3 | 69.3 | 70.6 | 59.4 | 11.0 | 10.8 | 10.0 | 10.9 |
| 2004 | 68.4 | 73.2 | 74.4 | 63.0 | 10.8 | 10.5 | 9.8 | 10.4 |
| 2005 | 70.3 | 75.3 | 76.6 | 65.7 | 10.9 | 10.6 | 9.8 | 10.8 |
| 2006 | 72.4 | 77.9 | 79.2 | 67.7 | 10.9 | 10.5 | 9.8 | 10.4 |
| 2007 | 78.2 | 84.3 | 85.6 | 73.2 | 10.8 | 10.5 | 9.8 | 10.4 |
| 2008 | 81.5 | 88.1 | 89.6 | 78.6 | 10.7 | 10.6 | 9.9 | 10.5 |
| 2009 | 84.7 | 91.5 | 93.0 | 83.1 | 10.5 | 10.4 | 9.7 | 10.4 |
| 2010 | 86.7 | 93.4 | 94.9 | 85.7 | 10.5 | 10.4 | 9.7 | 10.7 |
| 2011 | 88.5 | 95.2 | 96.6 | 88.1 | 10.3 | 10.2 | 9.6 | 10.5 |
| 2012 | 90.1 | 96.9 | 98.2 | 90.4 | 10.0 | 10.0 | 9.3 | 10.1 |
| 2013 | 89.0 | 95.9 | 96.9 | 90.5 | 9.8 | 9.8 | 9.1 | 10.1 |
| 2014 | 88.0 | 94.9 | 95.8 | 89.1 | 9.6 | 9.6 | 8.9 | 9.9 |
| 2015 | 85.4 | 92.2 | 93.1 | 86.6 | 9.6 | 9.5 | 8.9 | 9.9 |

注：2002年以前医院数字包括妇幼保健院、专科疾病防治院数字，综合医院不含高校附属医院。

# 5-6-2　医院病床使用率(%)

| 医院分类 | 2005 | 2010 | 2011 | 2012 | 2013 | 2014 | 2015 |
|---|---|---|---|---|---|---|---|
| 总　计 | 70.3 | 86.7 | 88.5 | 90.1 | 89.0 | 88.0 | 85.4 |
| 按登记注册类型分 | | | | | | | |
| 公立医院 | 71.5 | 90.0 | 92.0 | 94.2 | 93.5 | 92.8 | 90.4 |
| 民营医院 | 49.8 | 59.0 | 62.3 | 63.2 | 63.4 | 63.1 | 62.8 |
| 按主办单位分 | | | | | | | |
| 政府办 | 74.9 | 92.8 | 94.6 | 96.4 | 95.4 | 94.5 | 91.9 |
| 社会办 | 55.6 | 69.1 | 71.4 | 73.7 | 73.4 | 73.6 | 72.6 |
| 个人办 | 47.4 | 55.2 | 58.2 | 59.9 | 60.5 | 60.1 | 59.9 |
| 按管理类别分 | | | | | | | |
| 其中：非营利性 | 71.4 | 88.9 | 90.8 | 92.6 | 91.7 | 90.9 | 88.3 |
| 营利性 | 48.3 | 52.9 | 56.0 | 57.9 | 58.3 | 57.3 | 56.9 |
| 按医院等级分 | | | | | | | |
| 其中：三级医院 | 90.5 | 102.9 | 104.2 | 104.5 | 102.9 | 101.8 | 98.8 |
| 二级医院 | 68.1 | 87.3 | 88.7 | 90.7 | 89.5 | 87.9 | 84.1 |
| 一级医院 | 49.6 | 56.6 | 58.9 | 60.4 | 60.9 | 60.1 | 58.8 |
| 按机构类别分 | | | | | | | |
| 综合医院 | 70.4 | 87.5 | 89.3 | 91.0 | 89.8 | 88.8 | 86.1 |
| 中医医院 | 65.0 | 84.1 | 86.3 | 88.6 | 88.6 | 87.3 | 84.7 |
| 中西医结合医院 | 68.0 | 82.8 | 83.4 | 85.9 | 85.7 | 84.2 | 81.5 |
| 民族医院 | 57.4 | 70.6 | 74.3 | 74.6 | 72.1 | 71.3 | 71.4 |
| 专科医院 | 75.7 | 85.7 | 87.0 | 87.6 | 86.4 | 86.2 | 83.2 |
| 护理院 | 89.6 | 85.3 | 80.6 | 78.8 | 78.1 | 78.5 | 76.5 |

## 5-6-3 医院平均住院日

| 医院分类 | 2005 | 2010 | 2011 | 2012 | 2013 | 2014 | 2015 |
|---|---|---|---|---|---|---|---|
| **总　　计** | **10.9** | **10.5** | **10.3** | **10.0** | **9.8** | **9.6** | **9.6** |
| 按登记注册类型分 | | | | | | | |
| 公立医院 | 10.9 | 10.7 | 10.5 | 10.2 | 10.0 | 9.8 | 9.8 |
| 民营医院 | 9.6 | 8.4 | 8.5 | 8.3 | 8.4 | 8.4 | 8.5 |
| 按主办单位分 | | | | | | | |
| 政府办 | 10.7 | 10.5 | 10.3 | 10.1 | 9.9 | 9.7 | 9.6 |
| 社会办 | 12.4 | 11.7 | 11.4 | 11.1 | 10.8 | 10.6 | 10.5 |
| 个人办 | 9.3 | 8.0 | 8.1 | 7.9 | 8.0 | 8.2 | 8.3 |
| 按管理类别分 | | | | | | | |
| 其中：非营利性 | 10.9 | 10.6 | 10.4 | 10.1 | 10.0 | 9.8 | 9.7 |
| 营利性 | 9.5 | 8.0 | 8.0 | 7.7 | 7.7 | 7.7 | 7.9 |
| 按医院等级分 | | | | | | | |
| 其中：三级医院 | 13.1 | 12.5 | 12.0 | 11.4 | 11.0 | 10.7 | 10.4 |
| 二级医院 | 9.7 | 9.4 | 9.3 | 9.1 | 9.0 | 8.8 | 8.9 |
| 一级医院 | 9.8 | 9.1 | 9.1 | 8.9 | 9.0 | 9.1 | 9.0 |
| 按机构类别分 | | | | | | | |
| 综合医院 | 10.2 | 9.8 | 9.7 | 9.4 | 9.2 | 9.0 | 8.9 |
| 中医医院 | 10.8 | 10.6 | 10.5 | 10.2 | 10.1 | 10.0 | 9.9 |
| 中西医结合医院 | 11.6 | 10.8 | 10.9 | 10.8 | 10.9 | 10.6 | 10.4 |
| 民族医院 | 9.4 | 11.6 | 11.9 | 11.2 | 10.9 | 10.8 | 10.4 |
| 专科医院 | 18.9 | 17.3 | 16.1 | 15.5 | 14.9 | 14.4 | 14.5 |
| 护理院 | 95.0 | 59.6 | 70.0 | 72.6 | 76.6 | 77.8 | 56.8 |

## 5-6-4 2015年各地区医院床位利用情况

| 地区 | 病床工作日 | | | 病床使用率(%) | | | 平均住院日 | | |
|---|---|---|---|---|---|---|---|---|---|
| | 合计 | 公立 | 民营 | 合计 | 公立 | 民营 | 合计 | 公立 | 民营 |
| 总 计 | 311.6 | 329.9 | 229.2 | 85.4 | 90.4 | 62.8 | 9.6 | 9.8 | 8.5 |
| 东 部 | 312.1 | 330.6 | 227.8 | 85.5 | 90.6 | 62.4 | 9.6 | 9.7 | 9.1 |
| 中 部 | 312.9 | 327.2 | 237.9 | 85.7 | 89.6 | 65.2 | 9.8 | 10.0 | 8.3 |
| 西 部 | 309.3 | 332.1 | 223.6 | 84.7 | 91.0 | 61.3 | 9.3 | 9.6 | 8.0 |
| 北 京 | 294.1 | 323.3 | 177.6 | 80.6 | 88.6 | 48.6 | 10.9 | 10.9 | 11.0 |
| 天 津 | 297.9 | 320.7 | 186.7 | 81.6 | 87.9 | 51.2 | 10.9 | 11.2 | 8.2 |
| 河 北 | 305.3 | 320.7 | 225.3 | 83.6 | 87.9 | 61.7 | 9.1 | 9.3 | 7.8 |
| 山 西 | 280.6 | 291.2 | 216.4 | 76.9 | 79.8 | 59.3 | 10.8 | 11.1 | 8.7 |
| 内蒙古 | 267.2 | 284.4 | 161.7 | 73.2 | 77.9 | 44.3 | 10.1 | 10.3 | 8.8 |
| 辽 宁 | 311.8 | 328.1 | 217.5 | 85.4 | 89.9 | 59.6 | 11.1 | 11.3 | 9.5 |
| 吉 林 | 286.7 | 306.3 | 186.8 | 78.5 | 83.9 | 51.2 | 9.8 | 10.1 | 7.7 |
| 黑龙江 | 297.1 | 311.4 | 184.4 | 81.4 | 85.3 | 50.5 | 10.8 | 11.1 | 8.5 |
| 上 海 | 349.4 | 360.2 | 268.0 | 95.7 | 98.7 | 73.4 | 10.6 | 10.4 | 14.8 |
| 江 苏 | 323.4 | 347.1 | 259.9 | 88.6 | 95.1 | 71.2 | 9.8 | 10.0 | 9.2 |
| 浙 江 | 324.6 | 347.7 | 229.1 | 88.9 | 95.2 | 62.8 | 10.1 | 9.8 | 12.6 |
| 安 徽 | 310.1 | 327.8 | 249.5 | 85.0 | 89.8 | 68.4 | 9.1 | 9.3 | 8.5 |
| 福 建 | 301.5 | 317.2 | 211.7 | 82.6 | 86.9 | 58.0 | 8.7 | 9.0 | 7.2 |
| 江 西 | 329.8 | 338.8 | 270.0 | 90.4 | 92.8 | 74.0 | 9.1 | 9.4 | 7.1 |
| 山 东 | 307.7 | 327.2 | 218.6 | 84.3 | 89.6 | 59.9 | 9.4 | 9.5 | 8.7 |
| 河 南 | 318.3 | 327.5 | 274.4 | 87.2 | 89.7 | 75.2 | 9.9 | 10.1 | 8.7 |
| 湖 北 | 337.4 | 354.1 | 223.2 | 92.4 | 97.0 | 61.2 | 9.8 | 10.0 | 8.1 |
| 湖 南 | 315.5 | 333.7 | 227.4 | 86.4 | 91.4 | 62.3 | 9.4 | 9.6 | 8.0 |
| 广 东 | 304.9 | 321.2 | 217.1 | 83.5 | 88.0 | 59.5 | 8.8 | 8.9 | 8.1 |
| 广 西 | 327.9 | 335.0 | 249.5 | 89.8 | 91.8 | 68.4 | 8.8 | 8.8 | 8.1 |
| 海 南 | 289.8 | 294.7 | 230.7 | 79.4 | 80.7 | 63.2 | 9.3 | 9.4 | 8.3 |
| 重 庆 | 317.0 | 336.5 | 262.2 | 86.8 | 92.2 | 71.8 | 9.3 | 9.8 | 7.6 |
| 四 川 | 327.1 | 357.3 | 243.2 | 89.6 | 97.9 | 66.6 | 10.1 | 10.6 | 8.6 |
| 贵 州 | 295.2 | 336.1 | 211.8 | 80.9 | 92.1 | 58.0 | 8.3 | 8.8 | 6.9 |
| 云 南 | 302.6 | 337.2 | 208.0 | 82.9 | 92.4 | 57.0 | 8.8 | 9.1 | 7.9 |
| 西 藏 | 267.3 | 283.7 | 187.7 | 73.2 | 77.7 | 51.4 | 8.8 | 10.2 | 4.3 |
| 陕 西 | 304.4 | 325.7 | 212.4 | 83.4 | 89.2 | 58.2 | 9.4 | 9.5 | 8.9 |
| 甘 肃 | 300.0 | 306.9 | 222.6 | 82.2 | 84.1 | 61.0 | 9.7 | 9.7 | 9.2 |
| 青 海 | 277.6 | 292.3 | 184.1 | 76.0 | 80.1 | 50.4 | 9.5 | 9.8 | 7.4 |
| 宁 夏 | 303.8 | 322.7 | 200.0 | 83.2 | 88.4 | 54.8 | 10.7 | 11.0 | 8.1 |
| 新 疆 | 317.3 | 336.4 | 193.2 | 86.9 | 92.2 | 52.9 | 8.8 | 9.0 | 7.0 |

## 5-7-1　2015年各地区医院医师担负工作量

| 地区 | 医师日均担负诊疗人次 | | | 医师日均担负住院床日 | | |
|---|---|---|---|---|---|---|
| | 合计 | 公立 | 民营 | 合计 | 公立 | 民营 |
| 总　计 | 7.3 | 7.6 | 5.5 | 2.6 | 2.6 | 2.2 |
| 东　部 | 8.8 | 9.2 | 6.6 | 2.3 | 2.4 | 2.0 |
| 中　部 | 5.6 | 5.8 | 4.4 | 2.7 | 2.8 | 2.2 |
| 西　部 | 6.6 | 6.9 | 4.8 | 2.9 | 3.0 | 2.5 |
| 北　京 | 10.3 | 11.4 | 5.4 | 1.4 | 1.6 | 0.9 |
| 天　津 | 11.7 | 11.4 | 13.2 | 1.7 | 1.9 | 1.0 |
| 河　北 | 5.0 | 5.2 | 4.4 | 2.2 | 2.3 | 1.7 |
| 山　西 | 3.8 | 4.0 | 2.9 | 1.9 | 2.0 | 1.5 |
| 内蒙古 | 5.1 | 5.1 | 4.7 | 2.1 | 2.2 | 1.6 |
| 辽　宁 | 5.4 | 5.6 | 4.1 | 2.8 | 2.8 | 2.3 |
| 吉　林 | 5.0 | 5.2 | 3.7 | 2.3 | 2.4 | 1.6 |
| 黑龙江 | 4.7 | 4.8 | 4.1 | 2.6 | 2.7 | 1.9 |
| 上　海 | 15.1 | 15.7 | 10.1 | 2.5 | 2.6 | 2.2 |
| 江　苏 | 9.5 | 9.8 | 8.3 | 2.7 | 2.8 | 2.6 |
| 浙　江 | 11.5 | 12.2 | 7.2 | 2.3 | 2.4 | 2.2 |
| 安　徽 | 6.3 | 6.7 | 5.1 | 2.8 | 2.9 | 2.2 |
| 福　建 | 8.9 | 9.6 | 5.2 | 2.4 | 2.5 | 1.6 |
| 江　西 | 5.9 | 6.1 | 4.2 | 2.9 | 2.9 | 2.5 |
| 山　东 | 5.6 | 5.8 | 4.9 | 2.3 | 2.4 | 1.9 |
| 河　南 | 6.2 | 6.3 | 5.7 | 2.8 | 2.9 | 2.5 |
| 湖　北 | 6.7 | 6.9 | 4.7 | 2.9 | 3.1 | 2.1 |
| 湖　南 | 4.8 | 5.2 | 3.2 | 3.0 | 3.2 | 2.3 |
| 广　东 | 11.4 | 11.9 | 8.2 | 2.3 | 2.3 | 2.1 |
| 广　西 | 7.8 | 8.0 | 5.2 | 2.7 | 2.8 | 2.2 |
| 海　南 | 6.2 | 6.2 | 6.6 | 2.1 | 2.1 | 1.9 |
| 重　庆 | 7.6 | 8.5 | 4.6 | 3.2 | 3.3 | 3.1 |
| 四　川 | 6.9 | 7.5 | 4.7 | 3.2 | 3.4 | 2.8 |
| 贵　州 | 5.4 | 5.7 | 4.5 | 3.1 | 3.2 | 2.6 |
| 云　南 | 7.7 | 8.3 | 5.6 | 3.2 | 3.3 | 2.5 |
| 西　藏 | 6.1 | 5.6 | 8.7 | 1.8 | 1.8 | 1.5 |
| 陕　西 | 6.0 | 6.2 | 4.9 | 2.8 | 2.9 | 2.3 |
| 甘　肃 | 6.1 | 6.2 | 4.6 | 2.8 | 2.9 | 2.0 |
| 青　海 | 5.2 | 5.3 | 4.3 | 2.3 | 2.3 | 2.1 |
| 宁　夏 | 6.9 | 7.0 | 6.4 | 2.4 | 2.4 | 2.0 |
| 新　疆 | 5.7 | 5.9 | 4.0 | 2.8 | 2.9 | 2.0 |

# 5-7-2　2015年各地区综合医院医师担负工作量

| 地区 | 医师日均担负诊疗人次 | | | | | | 医师日均担负住院床日 | | | | | |
|---|---|---|---|---|---|---|---|---|---|---|---|---|
| | 合计 | 中央属 | 省属 | 地级市属 | 县级市属 | 县属 | 合计 | 中央属 | 省属 | 地级市属 | 县级市属 | 县属 |
| 总　计 | 7.8 | 10.2 | 8.6 | 7.7 | 8.1 | 6.9 | 2.6 | 2.3 | 2.6 | 2.6 | 2.4 | 3.0 |
| 东　部 | 9.3 | 11.6 | 10.4 | 9.2 | 9.7 | 7.3 | 2.3 | 1.8 | 2.4 | 2.4 | 2.2 | 2.5 |
| 中　部 | 6.0 | 9.3 | 6.8 | 5.8 | 5.6 | 5.8 | 2.9 | 3.1 | 3.1 | 2.8 | 2.7 | 2.9 |
| 西　部 | 7.2 | 8.0 | 7.2 | 6.8 | 6.7 | 7.9 | 3.0 | 2.2 | 2.4 | 2.8 | 2.8 | 3.5 |
| 北　京 | 11.3 | 11.9 | 10.6 | 11.6 | | | 1.4 | 1.5 | 1.4 | 1.3 | | |
| 天　津 | 11.4 | | 11.8 | 12.2 | | 7.2 | 1.9 | | 2.4 | 1.5 | | 1.7 |
| 河　北 | 5.2 | | 4.1 | 5.0 | 5.1 | 5.5 | 2.3 | | 2.0 | 2.4 | 2.0 | 2.5 |
| 山　西 | 4.0 | | 5.5 | 4.2 | 3.4 | 3.5 | 2.0 | | 2.2 | 2.0 | 1.9 | 1.9 |
| 内蒙古 | 5.5 | | 6.0 | 5.5 | 4.7 | 5.9 | 2.3 | | 2.6 | 2.4 | 2.1 | 2.2 |
| 辽　宁 | 5.7 | | 6.7 | 5.5 | 5.6 | 5.2 | 2.7 | | 2.7 | 2.9 | 2.5 | 2.6 |
| 吉　林 | 5.4 | 7.5 | 6.3 | 5.0 | 5.0 | 4.0 | 2.4 | 3.0 | 2.6 | 2.7 | 2.1 | 1.9 |
| 黑龙江 | 5.0 | | 5.9 | 5.4 | 4.7 | 4.0 | 2.8 | | 3.6 | 3.1 | 2.3 | 2.0 |
| 上　海 | 15.5 | 13.5 | 16.0 | 15.7 | | 12.5 | 2.1 | 1.7 | 2.2 | 2.1 | | 3.2 |
| 江　苏 | 9.9 | | 14.8 | 9.6 | 9.7 | 8.0 | 2.8 | | 3.9 | 2.7 | 2.6 | 3.3 |
| 浙　江 | 12.3 | | 11.1 | 11.0 | 13.5 | 11.8 | 2.3 | | 2.3 | 2.5 | 2.2 | 2.3 |
| 安　徽 | 6.8 | | 7.9 | 6.1 | 5.9 | 7.3 | 2.8 | | 2.8 | 2.7 | 2.8 | 3.1 |
| 福　建 | 9.7 | | 8.8 | 9.5 | 9.7 | 10.8 | 2.6 | | 2.5 | 2.6 | 2.3 | 2.9 |
| 江　西 | 6.2 | | 6.9 | 5.0 | 5.6 | 7.2 | 2.9 | | 3.1 | 2.5 | 2.8 | 3.2 |
| 山　东 | 6.0 | 6.2 | 7.5 | 6.4 | 5.8 | 5.2 | 2.4 | 2.3 | 2.3 | 2.5 | 2.3 | 2.5 |
| 河　南 | 6.5 | | 6.9 | 6.1 | 6.3 | 6.7 | 3.0 | | 3.6 | 2.8 | 2.7 | 3.2 |
| 湖　北 | 7.0 | 11.3 | 8.2 | 6.9 | 6.3 | 6.2 | 3.1 | 3.1 | 2.9 | 3.1 | 3.0 | 3.4 |
| 湖　南 | 5.6 | 9.4 | 6.2 | 5.5 | 5.3 | 5.0 | 3.1 | 3.0 | 3.1 | 3.2 | 2.9 | 3.1 |
| 广　东 | 11.4 | 13.4 | 10.1 | 10.6 | 12.5 | 9.0 | 2.2 | 2.1 | 2.6 | 2.4 | 2.0 | 2.2 |
| 广　西 | 8.5 | | 8.5 | 8.1 | 7.9 | 9.3 | 2.7 | | 2.3 | 2.4 | 2.7 | 3.3 |
| 海　南 | 6.4 | | 6.9 | 5.0 | 6.0 | 8.2 | 2.0 | | 2.0 | 1.7 | 2.2 | 2.3 |
| 重　庆 | 8.7 | | 7.4 | 9.2 | | 8.5 | 3.0 | | 2.4 | 3.1 | | 3.6 |
| 四　川 | 7.7 | 7.1 | 7.8 | 7.2 | 7.6 | 8.3 | 3.2 | 1.9 | 2.7 | 3.3 | 3.1 | 3.5 |
| 贵　州 | 6.1 | | 6.4 | 4.8 | 5.9 | 6.9 | 3.3 | | 2.8 | 2.8 | 3.0 | 4.0 |
| 云　南 | 8.4 | | 9.3 | 7.1 | 6.9 | 9.9 | 3.3 | | 2.4 | 2.9 | 3.1 | 4.3 |
| 西　藏 | 5.7 | | 6.0 | 5.1 | 4.9 | 5.9 | 1.9 | | 2.3 | 2.7 | 1.7 | 1.4 |
| 陕　西 | 6.4 | 9.4 | 6.6 | 5.5 | 5.6 | 6.9 | 3.0 | 2.8 | 2.8 | 2.8 | 2.7 | 3.5 |
| 甘　肃 | 6.5 | | 5.3 | 5.5 | 6.4 | 8.0 | 3.0 | | 2.2 | 2.8 | 2.9 | 3.6 |
| 青　海 | 5.5 | | 6.9 | 3.7 | 4.9 | 6.3 | 2.2 | | 2.1 | 1.8 | 2.0 | 2.7 |
| 宁　夏 | 6.7 | | 5.6 | 7.0 | 6.7 | 9.1 | 2.4 | | 2.3 | 2.2 | 2.7 | 3.3 |
| 新　疆 | 6.3 | | 6.5 | 6.3 | 6.4 | 6.2 | 2.9 | | 2.3 | 2.5 | 2.6 | 3.8 |

注：本表系卫生计生部门医院数字。

## 5-7-3 综合医院工作效率

| 医院级别 | 年份 | 医师日均担负 | | 医师人均年业务收入（万元） | 病床使用率（%） | 平均住院日（日） |
|---|---|---|---|---|---|---|
| | | 诊疗人次 | 住院床日 | | | |
| 医院合计 | 2000 | 4.8 | 1.4 | 27.1 | 67.3 | 11.0 |
| | 2005 | 5.3 | 1.6 | 44.7 | 76.9 | 9.9 |
| | 2010 | 6.8 | 2.4 | 88.1 | 95.0 | 9.7 |
| | 2011 | 7.2 | 2.5 | 101.8 | 96.7 | 9.6 |
| | 2012 | 7.6 | 2.7 | 117.3 | 98.4 | 9.3 |
| | 2013 | 7.7 | 2.7 | 127.6 | 97.0 | 9.2 |
| | 2014 | 8.0 | 2.7 | 139.6 | 95.9 | 9.0 |
| | 2015 | 7.8 | 2.6 | 145.0 | 93.2 | 8.9 |
| 中央属 | 2000 | 8.5 | 1.8 | 72.8 | 95.5 | 14.6 |
| | 2005 | 7.8 | 2.3 | 129.7 | 100.2 | 13.1 |
| | 2010 | 9.8 | 2.5 | 219.7 | 105.5 | 10.9 |
| | 2011 | 10.0 | 2.5 | 240.0 | 106.7 | 10.5 |
| | 2012 | 10.5 | 2.5 | 272.0 | 106.1 | 10.1 |
| | 2013 | 10.8 | 2.6 | 296.3 | 106.0 | 9.6 |
| | 2014 | 11.0 | 2.5 | 326.5 | 104.6 | 9.3 |
| | 2015 | 10.2 | 2.3 | 322.1 | 102.1 | 9.1 |
| 省属 | 2000 | 6.2 | 1.8 | 54.0 | 84.9 | 15.8 |
| | 2005 | 6.6 | 2.1 | 90.1 | 91.3 | 12.8 |
| | 2010 | 7.4 | 2.5 | 148.0 | 103.5 | 11.9 |
| | 2011 | 7.9 | 2.6 | 169.4 | 105.2 | 11.5 |
| | 2012 | 8.5 | 2.7 | 195.0 | 104.5 | 10.8 |
| | 2013 | 8.6 | 2.7 | 209.6 | 103.2 | 10.5 |
| | 2014 | 8.8 | 2.7 | 226.1 | 102.5 | 10.1 |
| | 2015 | 8.6 | 2.6 | 235.2 | 101.1 | 9.8 |
| 地级市(地区)属 | 2000 | 5.0 | 1.5 | 30.4 | 74.0 | 13.1 |
| | 2005 | 5.7 | 1.9 | 49.7 | 84.1 | 11.9 |
| | 2010 | 7.0 | 2.5 | 95.2 | 99.3 | 11.6 |
| | 2011 | 7.3 | 2.6 | 109.0 | 100.6 | 11.4 |
| | 2012 | 7.7 | 2.7 | 124.4 | 103.2 | 10.9 |
| | 2013 | 7.7 | 2.7 | 134.8 | 101.2 | 10.6 |
| | 2014 | 7.9 | 2.7 | 145.9 | 100.2 | 10.3 |
| | 2015 | 7.7 | 2.6 | 151.3 | 97.0 | 10.1 |
| 县级市(区)属 | 2000 | 4.7 | 1.2 | 20.6 | 61.3 | 9.6 |
| | 2005 | 5.0 | 1.4 | 32.6 | 70.3 | 8.8 |
| | 2010 | 6.9 | 2.1 | 66.7 | 89.9 | 8.9 |
| | 2011 | 7.5 | 2.3 | 77.7 | 91.7 | 9.0 |
| | 2012 | 7.8 | 2.5 | 90.2 | 93.0 | 8.8 |
| | 2013 | 7.9 | 2.5 | 97.6 | 92.6 | 8.7 |
| | 2014 | 8.2 | 2.5 | 107.1 | 91.9 | 8.6 |
| | 2015 | 8.1 | 2.4 | 109.5 | 89.0 | 8.5 |
| 县属 | 2000 | 3.9 | 1.2 | 15.2 | 56.3 | 8.4 |
| | 2005 | 4.3 | 1.4 | 23.9 | 65.3 | 7.5 |
| | 2010 | 5.6 | 2.4 | 54.3 | 89.4 | 7.6 |
| | 2011 | 6.1 | 2.6 | 64.5 | 91.7 | 7.7 |
| | 2012 | 6.6 | 2.9 | 77.0 | 94.4 | 7.9 |
| | 2013 | 6.7 | 3.0 | 84.7 | 92.8 | 7.7 |
| | 2014 | 7.1 | 3.1 | 93.5 | 91.0 | 7.6 |
| | 2015 | 6.9 | 3.0 | 96.4 | 88.2 | 7.6 |

注：本表系卫生计生部门医院数字。

## 5-8-1 2015年医院出院病人疾病转归情况

| 疾病名称<br>(ICD-10) | 出院<br>人数<br>（人） | 疾病<br>构成<br>(%) | 病死率<br>(%) | 平 均<br>住院日<br>（日） | 人均<br>医药费用<br>（元） |
|---|---|---|---|---|---|
| 总 计 | 60727502 | 100.00 | 0.52 | 8.76 | 8062.46 |
| 1.传染病和寄生虫病小计 | 1998375 | 3.29 | 0.31 | 8.93 | 5421.89 |
| 其中：肠道传染病 | 196624 | 0.32 | 0.09 | 5.52 | 3067.83 |
| 内：霍乱 | | | | | |
| 伤寒和副伤寒 | 9038 | 0.01 | 0.13 | 8.66 | 6491.42 |
| 细菌性痢疾 | 10281 | 0.02 | 0.13 | 5.57 | 2468.43 |
| 结核病 | 382390 | 0.63 | 0.31 | 13.17 | 8577.31 |
| 内：肺结核 | 273318 | 0.45 | 0.33 | 12.92 | 7821.94 |
| 白喉 | | | | | |
| 百日咳 | 1914 | 0.00 | 0.00 | 8.80 | 4759.16 |
| 猩红热 | 7242 | 0.01 | 0.08 | 6.22 | 2175.77 |
| 性传播模式疾病 | 17214 | 0.03 | 0.07 | 8.51 | 4883.75 |
| 内：梅毒 | 8029 | 0.01 | 0.07 | 9.74 | 5821.27 |
| 淋球菌感染 | 893 | 0.00 | 0.34 | 7.62 | 3378.44 |
| 乙型脑炎 | 295 | 0.00 | 1.02 | 12.91 | 12463.68 |
| 斑疹伤寒 | 17205 | 0.03 | 0.20 | 6.92 | 4951.34 |
| 病毒性肝炎 | 247513 | 0.41 | 0.21 | 13.58 | 7674.22 |
| 人类免疫缺陷病毒病（HIV） | 32033 | 0.05 | 2.32 | 15.15 | 8545.79 |
| 血吸虫病 | 6553 | 0.01 | 0.12 | 12.29 | 5227.72 |
| 丝虫病 | 69 | 0.00 | 0.00 | 8.43 | 6040.03 |
| 钩虫病 | 1029 | 0.00 | 0.00 | 8.21 | 6582.11 |
| 2.肿瘤小计 | 3960146 | 6.52 | 1.89 | 11.46 | 14603.47 |
| 恶性肿瘤计 | 2589824 | 4.26 | 2.78 | 13.05 | 16639.48 |
| 其中：鼻咽恶性肿瘤 | 38372 | 0.06 | 2.36 | 15.00 | 14933.14 |
| 食管恶性肿瘤 | 131449 | 0.22 | 2.39 | 14.92 | 17158.40 |
| 胃恶性肿瘤 | 224970 | 0.37 | 2.60 | 13.23 | 19167.34 |
| 小肠恶性肿瘤 | 9728 | 0.02 | 3.46 | 15.18 | 22541.41 |
| 结肠恶性肿瘤 | 127399 | 0.21 | 3.00 | 14.58 | 23928.59 |
| 直肠乙状结肠连接处、直肠、肛门和肛管恶性肿瘤 | 130355 | 0.21 | 2.02 | 14.73 | 22411.23 |
| 肝和肝内胆管恶性肿瘤 | 202818 | 0.33 | 4.82 | 11.81 | 15464.56 |
| 喉恶性肿瘤 | 17473 | 0.03 | 1.77 | 16.78 | 18706.17 |
| 气管、支气管、肺恶性肿瘤 | 469802 | 0.77 | 4.23 | 12.93 | 14785.85 |
| 骨、关节软骨恶性肿瘤 | 11442 | 0.02 | 2.40 | 14.08 | 17017.52 |
| 乳房恶性肿瘤 | 214805 | 0.35 | 1.04 | 11.93 | 13614.59 |
| 女性生殖器官恶性肿瘤 | 165179 | 0.27 | 1.42 | 13.83 | 15970.89 |
| 男性生殖器官恶性肿瘤 | 64069 | 0.11 | 1.69 | 11.97 | 14415.55 |
| 泌尿道恶性肿瘤 | 97626 | 0.16 | 1.70 | 13.69 | 19487.69 |
| 脑恶性肿瘤 | 23462 | 0.04 | 3.47 | 16.42 | 28656.92 |
| 白血病 | 114871 | 0.19 | 2.69 | 13.00 | 15192.43 |
| 原位癌计 | 59332 | 0.10 | 0.75 | 10.01 | 11272.67 |
| 其中：子宫颈原位癌 | 32065 | 0.05 | 0.07 | 8.16 | 9680.67 |
| 良性肿瘤计 | 1123546 | 1.85 | 0.04 | 8.04 | 10462.20 |
| 其中：皮肤良性肿瘤 | 36761 | 0.06 | 0.01 | 5.77 | 4376.07 |

注：本表系卫生计生部门综合医院数字。

## 5-8-1 续表1

| 疾病名称<br>(ICD-10) | 出院<br>人数<br>(人) | 疾病<br>构成<br>(%) | 病死率<br>(%) | 平 均<br>住院日<br>(日) | 人均<br>医药费用<br>(元) |
|---|---|---|---|---|---|
| 乳房良性肿瘤 | 195276 | 0.32 | 0.01 | 4.70 | 6036.06 |
| 子宫平滑肌瘤 | 305122 | 0.50 | 0.04 | 9.04 | 10833.21 |
| 卵巢良性肿瘤 | 72689 | 0.12 | 0.04 | 8.47 | 11724.39 |
| 前列腺良性肿瘤 | 233 | 0.00 | 0.86 | 10.32 | 9593.48 |
| 甲状腺良性肿瘤 | 51352 | 0.08 | 0.03 | 7.82 | 9964.81 |
| 交界恶性和动态未知的肿瘤 | 186936 | 0.31 | 0.98 | 10.34 | 12369.16 |
| 3.血液、造血器官及免疫疾病小计 | 508393 | 0.84 | 0.35 | 7.66 | 6627.17 |
| 其中：贫血 | 289784 | 0.48 | 0.37 | 6.91 | 6203.10 |
| 4.内分泌、营养和代谢疾病小计 | 1955536 | 3.22 | 0.27 | 9.88 | 7862.08 |
| 其中：甲状腺功能亢进 | 92645 | 0.15 | 0.12 | 8.20 | 5578.22 |
| 糖尿病 | 1384140 | 2.28 | 0.25 | 10.73 | 7864.93 |
| 5.精神和行为障碍小计 | 376951 | 0.62 | 0.16 | 15.65 | 6512.43 |
| 其中：依赖性物质引起的精神和行为障碍 | 42741 | 0.07 | 0.25 | 4.51 | 2551.14 |
| 酒精引起的精神和行为障碍 | 40508 | 0.07 | 0.22 | 4.16 | 2369.69 |
| 精神分裂症、分裂型和妄想性障碍 | 51821 | 0.09 | 0.03 | 46.24 | 9018.44 |
| 情感障碍 | 36256 | 0.06 | 0.03 | 18.70 | 8361.69 |
| 6.神经系统疾病小计 | 1799064 | 2.96 | 0.33 | 9.34 | 7377.63 |
| 其中：中枢神经系统炎性疾病 | 74621 | 0.12 | 0.77 | 10.21 | 9615.04 |
| 帕金森病 | 50965 | 0.08 | 0.19 | 11.61 | 9127.89 |
| 癫痫 | 156860 | 0.26 | 0.39 | 6.62 | 6038.32 |
| 7.眼和附器疾病小计 | 1400422 | 2.31 | 0.01 | 5.62 | 5691.90 |
| 其中：晶状体疾患 | 713905 | 1.18 | 0.01 | 4.29 | 6274.97 |
| 内：老年性白内障 | 509917 | 0.84 | 0.01 | 4.11 | 6168.79 |
| 视网膜脱离和断裂 | 44986 | 0.07 | 0.00 | 7.70 | 10902.99 |
| 青光眼 | 103505 | 0.17 | 0.01 | 8.07 | 5352.02 |
| 8.耳和乳突疾病小计 | 509892 | 0.84 | 0.02 | 8.03 | 5594.65 |
| 其中：中耳和乳突疾病 | 106314 | 0.18 | 0.01 | 8.09 | 6853.35 |
| 9.循环系统疾病小计 | 9654505 | 15.90 | 0.93 | 10.04 | 9842.93 |
| 其中：急性风湿热 | 8804 | 0.01 | 0.15 | 9.33 | 4694.99 |
| 慢性风湿性心脏病 | 102350 | 0.17 | 0.99 | 9.79 | 8628.67 |
| 高血压 | 1084297 | 1.79 | 0.17 | 9.32 | 6867.71 |
| 内：高血压性心脏、肾脏病 | 100077 | 0.16 | 0.54 | 10.20 | 8191.03 |
| 缺血性心脏病 | 2828077 | 4.66 | 0.98 | 9.11 | 11293.45 |
| 内：心绞痛 | 566466 | 0.93 | 0.15 | 8.66 | 13697.04 |
| 急性心肌梗死 | 249428 | 0.41 | 4.75 | 9.02 | 24701.79 |
| 肺栓塞 | 23304 | 0.04 | 5.35 | 12.61 | 16479.85 |
| 心律失常 | 376631 | 0.62 | 0.35 | 7.46 | 12004.23 |
| 心力衰竭 | 235963 | 0.39 | 2.25 | 9.79 | 8796.49 |
| 脑血管病 | 3798212 | 6.25 | 0.99 | 11.59 | 9723.18 |
| 内：颅内出血 | 560563 | 0.92 | 3.66 | 13.95 | 16270.48 |
| 脑梗死 | 2365110 | 3.89 | 0.59 | 11.23 | 8794.58 |
| 大脑动脉闭塞和狭窄 | 57427 | 0.09 | 1.13 | 11.12 | 8797.71 |

## 5-8-1 续表2

| 疾病名称<br>(ICD-10) | 出院<br>人数<br>(人) | 疾病<br>构成<br>(%) | 病死率<br>(%) | 平 均<br>住院日<br>(日) | 人均<br>医药费用<br>(元) |
|---|---|---|---|---|---|
| 静脉炎和血栓形成 | 71383 | 0.12 | 0.18 | 11.48 | 14153.37 |
| 下肢静脉曲张 | 128697 | 0.21 | 0.03 | 8.94 | 8336.42 |
| 10.呼吸系统疾病小计 | 8623915 | 14.20 | 0.55 | 7.89 | 5494.74 |
| 其中：急性上呼吸道感染 | 1399427 | 2.30 | 0.03 | 4.89 | 2038.15 |
| 流行性感冒 | 8756 | 0.01 | 0.18 | 5.16 | 3187.59 |
| 内：人禽流感 | | | | | |
| 肺炎 | 2482026 | 4.09 | 0.54 | 7.71 | 4592.62 |
| 慢性鼻窦炎 | 157215 | 0.26 | 0.02 | 7.83 | 7617.45 |
| 慢性扁桃体和腺样体疾病 | 140357 | 0.23 | 0.01 | 6.87 | 6591.19 |
| 慢性下呼吸道疾病 | 2020272 | 3.33 | 0.59 | 9.74 | 7807.54 |
| 内：哮喘 | 179844 | 0.30 | 0.17 | 7.93 | 6026.59 |
| 外部物质引起的肺病 | 54169 | 0.09 | 2.17 | 19.61 | 10847.96 |
| 11.消化系统疾病小计 | 6451839 | 10.62 | 0.30 | 7.94 | 7787.56 |
| 其中：口腔疾病 | 188662 | 0.31 | 0.02 | 6.97 | 5671.18 |
| 胃及十二指肠溃疡 | 365623 | 0.60 | 0.28 | 8.52 | 8024.06 |
| 阑尾疾病 | 664392 | 1.09 | 0.06 | 6.84 | 6969.78 |
| 疝 | 511524 | 0.84 | 0.05 | 6.99 | 7430.51 |
| 内：腹股沟疝 | 470760 | 0.78 | 0.04 | 6.75 | 6980.00 |
| 肠梗阻 | 308395 | 0.51 | 0.41 | 7.29 | 7520.07 |
| 酒精性肝病 | 42529 | 0.07 | 1.07 | 10.93 | 8899.07 |
| 肝硬化 | 277565 | 0.46 | 1.27 | 11.76 | 10845.87 |
| 胆石病和胆囊炎 | 958171 | 1.58 | 0.11 | 8.73 | 11105.82 |
| 急性胰腺炎 | 239866 | 0.39 | 0.36 | 9.76 | 12307.03 |
| 12.皮肤和皮下组织疾病小计 | 510170 | 0.84 | 0.10 | 9.46 | 5686.81 |
| 其中：皮炎及湿疹 | 89332 | 0.15 | 0.03 | 8.49 | 4455.22 |
| 牛皮癣 | 22464 | 0.04 | 0.02 | 13.16 | 7746.99 |
| 荨麻疹 | 55126 | 0.09 | 0.01 | 5.68 | 2684.15 |
| 13.肌肉骨骼系统和结缔组织疾病小计 | 2118264 | 3.49 | 0.07 | 10.32 | 9892.43 |
| 其中：炎性多关节炎 | 263156 | 0.43 | 0.06 | 10.24 | 8236.74 |
| 内：类风湿性关节炎 | 118074 | 0.19 | 0.09 | 10.64 | 8110.17 |
| 痛风 | 88398 | 0.15 | 0.04 | 9.37 | 5871.16 |
| 其他关节病 | 135646 | 0.22 | 0.02 | 11.53 | 16635.90 |
| 系统性结缔组织病 | 168128 | 0.28 | 0.38 | 10.15 | 8678.61 |
| 内：系统性红斑狼疮 | 80637 | 0.13 | 0.44 | 9.87 | 8226.00 |
| 脊椎关节强硬 | 265247 | 0.44 | 0.02 | 9.80 | 7760.59 |
| 椎间盘疾病 | 539539 | 0.89 | 0.02 | 10.61 | 8434.10 |
| 骨密度和骨结构疾病 | 129144 | 0.21 | 0.11 | 10.90 | 11992.86 |
| 内：骨质疏松 | 98556 | 0.16 | 0.12 | 10.61 | 11137.68 |
| 骨髓炎 | 14005 | 0.02 | 0.09 | 18.63 | 13231.78 |
| 14.泌尿生殖系统疾病小计 | 3749808 | 6.17 | 0.19 | 8.84 | 7811.13 |
| 其中：肾小球疾病 | 226058 | 0.37 | 0.18 | 10.53 | 7413.35 |
| 肾盂肾炎 | 51482 | 0.08 | 0.09 | 9.58 | 6042.70 |
| 肾衰竭 | 548748 | 0.90 | 0.98 | 14.68 | 10200.84 |
| 尿石病 | 546434 | 0.90 | 0.02 | 7.13 | 7738.61 |
| 膀胱炎 | 35369 | 0.06 | 0.03 | 8.67 | 6533.21 |
| 尿道狭窄 | 14813 | 0.02 | 0.00 | 10.40 | 9211.39 |

## 5-8-1 续表3

| 疾病名称<br>(ICD-10) | 出院人数<br>(人) | 疾病构成<br>(%) | 病死率<br>(%) | 平均住院日<br>(日) | 人均医药费用<br>(元) |
|---|---|---|---|---|---|
| 男性生殖器官疾病 | 533995 | 0.88 | 0.04 | 8.36 | 7054.00 |
| 内：前列腺增生 | 239876 | 0.40 | 0.07 | 11.27 | 10876.30 |
| 乳房疾患 | 166227 | 0.27 | 0.08 | 6.10 | 5580.05 |
| 女性盆腔器官炎性疾病 | 254954 | 0.42 | 0.02 | 6.98 | 5060.37 |
| 子宫内膜异位 | 121179 | 0.20 | 0.03 | 8.57 | 11021.93 |
| 女性生殖器脱垂 | 47451 | 0.08 | 0.01 | 10.31 | 10479.71 |
| 15.妊娠、分娩和产褥期小计 | 5278525 | 8.69 | 0.03 | 4.94 | 4092.21 |
| 其中：异位妊娠 | 255335 | 0.42 | 0.03 | 7.01 | 7284.71 |
| 医疗性流产 | 327191 | 0.54 | 0.00 | 3.64 | 1877.90 |
| 妊娠高血压 | 75582 | 0.12 | 0.03 | 6.68 | 7283.94 |
| 前置胎盘、胎盘早剥和产前出血 | 58851 | 0.10 | 0.03 | 7.59 | 7387.48 |
| 梗阻性分娩 | 149263 | 0.25 | 0.01 | 6.33 | 5975.76 |
| 分娩时会阴、阴道裂伤 | 151854 | 0.25 | 0.10 | 3.43 | 3241.15 |
| 产后出血 | 49862 | 0.08 | 0.10 | 5.38 | 6278.22 |
| 顺产 | 1293992 | 2.13 | 0.01 | 3.58 | 2532.04 |
| 16.起源于围生期疾病小计 | 1004172 | 1.65 | 0.23 | 6.45 | 5855.88 |
| 其中：产伤 | 5989 | 0.01 | 0.13 | 6.30 | 5433.74 |
| 出生窒息 | 77210 | 0.13 | 0.53 | 7.15 | 6582.87 |
| 新生儿吸入综合征 | 58262 | 0.10 | 0.17 | 6.08 | 5538.73 |
| 围生期的感染 | 42990 | 0.07 | 0.32 | 6.95 | 6573.37 |
| 胎儿和新生儿的溶血性疾病 | 17100 | 0.03 | 0.01 | 5.86 | 5263.64 |
| 新生儿硬化病 | 683 | 0.00 | 0.29 | 5.82 | 4771.71 |
| 17.先天性畸形、变形和染色体异常小计 | 338317 | 0.56 | 0.25 | 8.62 | 12233.74 |
| 神经系统其他先天性畸形 | 12413 | 0.02 | 0.16 | 10.95 | 11492.99 |
| 循环系统先天性畸形 | 109835 | 0.18 | 0.58 | 9.11 | 18611.09 |
| 内：先天性心脏病 | 89431 | 0.15 | 0.61 | 9.22 | 18278.15 |
| 唇裂和腭裂 | 12106 | 0.02 | 0.03 | 7.70 | 5621.41 |
| 消化系统先天性畸形 | 20256 | 0.03 | 0.33 | 9.23 | 11443.08 |
| 生殖泌尿系统先天性畸形 | 70267 | 0.12 | 0.04 | 8.31 | 7940.38 |
| 肌肉骨骼系统先天性畸形 | 34784 | 0.06 | 0.09 | 8.50 | 13074.17 |
| 18.症状、体征和检验异常小计 | 1082896 | 1.78 | 1.50 | 6.78 | 5939.41 |
| 19.损伤、中毒小计 | 5143511 | 8.47 | 0.55 | 11.35 | 10450.02 |
| 其中：骨折 | 579567 | 0.95 | 0.61 | 12.90 | 12453.84 |
| 内：颅骨和面骨骨折 | 153561 | 0.25 | 0.18 | 10.24 | 8736.56 |
| 股骨骨折 | 284910 | 0.47 | 0.29 | 16.44 | 24508.27 |
| 多部位骨折 | 13464 | 0.02 | 0.95 | 18.58 | 22934.06 |
| 颅内损伤 | 622831 | 1.03 | 2.49 | 12.29 | 11494.41 |
| 烧伤和腐蚀伤 | 129914 | 0.21 | 0.33 | 11.48 | 8003.95 |
| 药物、药剂和生物制品中毒 | 62014 | 0.10 | 0.81 | 3.38 | 4021.39 |
| 非药用物质的毒性效应 | 204283 | 0.34 | 1.16 | 5.03 | 5085.08 |
| 医疗并发症计 | 109812 | 0.18 | 0.18 | 11.40 | 9173.38 |
| 内：手术和操作并发症 | 48248 | 0.08 | 0.16 | 14.04 | 8575.23 |
| 假体装置、植入物和移植物并发症 | 43492 | 0.07 | 0.12 | 9.65 | 10667.95 |
| 20.其他接受医疗服务小计 | 4262801 | 7.02 | 0.15 | 7.87 | 8924.68 |

## 5-8-2　2015年城市和县级医院出院病人疾病转归情况

| 疾病名称<br>(ICD-10) | 城市医院 | | | 县级医院 | | |
|---|---|---|---|---|---|---|
| | 出院人数（人） | 疾病构成（%） | 平均住院日（日） | 出院人数（人） | 疾病构成（%） | 平均住院日（日） |
| **总　计** | **30228968** | **100.00** | **9.5** | **30498534** | **100.00** | **8.0** |
| 1.传染病和寄生虫病小计 | 864233 | 2.86 | 10.2 | 1134142 | 3.72 | 7.9 |
| 其中：肠道传染病 | 65204 | 0.22 | 6.2 | 131420 | 0.43 | 5.2 |
| 内：霍乱 | | | | | | |
| 伤寒和副伤寒 | 4259 | 0.01 | 9.1 | 4779 | 0.02 | 8.3 |
| 细菌性痢疾 | 2904 | 0.01 | 6.2 | 7377 | 0.02 | 5.3 |
| 结核病 | 195053 | 0.65 | 14.2 | 187337 | 0.61 | 12.1 |
| 内：肺结核 | 126708 | 0.42 | 14.0 | 146610 | 0.48 | 11.9 |
| 白喉 | | | | | | |
| 百日咳 | 1191 | 0.00 | 9.1 | 723 | 0.00 | 8.3 |
| 猩红热 | 3003 | 0.01 | 6.7 | 4239 | 0.01 | 5.9 |
| 性传播模式疾病 | 10112 | 0.03 | 8.5 | 7102 | 0.02 | 8.5 |
| 内：梅毒 | 5878 | 0.02 | 9.6 | 2151 | 0.01 | 10.1 |
| 淋球菌感染 | 272 | 0.00 | 8.4 | 621 | 0.00 | 7.3 |
| 乙型脑炎 | 221 | 0.00 | 13.3 | 74 | 0.00 | 11.7 |
| 斑疹伤寒 | 4940 | 0.02 | 7.6 | 12265 | 0.04 | 6.7 |
| 病毒性肝炎 | 129360 | 0.43 | 13.3 | 118153 | 0.39 | 13.8 |
| 人类免疫缺陷病毒病（HIV） | 12269 | 0.04 | 14.5 | 19764 | 0.06 | 15.6 |
| 血吸虫病 | 2849 | 0.01 | 12.5 | 3704 | 0.01 | 12.1 |
| 丝虫病 | 38 | 0.00 | 9.3 | 31 | 0.00 | 7.3 |
| 钩虫病 | 453 | 0.00 | 8.2 | 576 | 0.00 | 8.2 |
| 2.肿瘤小计 | 2674413 | 8.85 | 11.8 | 1285733 | 4.22 | 10.8 |
| 恶性肿瘤计 | 1769005 | 5.85 | 13.3 | 820819 | 2.69 | 12.4 |
| 其中：鼻咽恶性肿瘤 | 26497 | 0.09 | 16.1 | 11875 | 0.04 | 12.6 |
| 食管恶性肿瘤 | 71875 | 0.24 | 16.0 | 59574 | 0.20 | 13.6 |
| 胃恶性肿瘤 | 134900 | 0.45 | 13.8 | 90070 | 0.30 | 12.3 |
| 小肠恶性肿瘤 | 6849 | 0.02 | 15.5 | 2879 | 0.01 | 14.5 |
| 结肠恶性肿瘤 | 88824 | 0.29 | 14.9 | 38575 | 0.13 | 13.8 |
| 直肠乙状结肠连接处、直肠、肛门和肛管恶性肿瘤 | 85662 | 0.28 | 15.4 | 44693 | 0.15 | 13.4 |
| 肝和肝内胆管恶性肿瘤 | 128628 | 0.43 | 11.8 | 74190 | 0.24 | 11.8 |
| 喉恶性肿瘤 | 14059 | 0.05 | 17.3 | 3414 | 0.01 | 14.5 |
| 气管、支气管、肺恶性肿瘤 | 294189 | 0.97 | 13.2 | 175613 | 0.58 | 12.4 |
| 骨、关节软骨恶性肿瘤 | 8277 | 0.03 | 14.2 | 3165 | 0.01 | 13.7 |
| 乳房恶性肿瘤 | 157250 | 0.52 | 12.2 | 57555 | 0.19 | 11.1 |
| 女性生殖器官恶性肿瘤 | 117442 | 0.39 | 14.5 | 47737 | 0.16 | 12.2 |
| 男性生殖器官恶性肿瘤 | 47235 | 0.16 | 11.8 | 16834 | 0.06 | 12.4 |
| 泌尿道恶性肿瘤 | 73856 | 0.24 | 13.8 | 23770 | 0.08 | 13.2 |
| 脑恶性肿瘤 | 18201 | 0.06 | 16.6 | 5261 | 0.02 | 15.8 |
| 白血病 | 88976 | 0.29 | 13.6 | 25895 | 0.08 | 10.8 |
| 原位癌计 | 39736 | 0.13 | 9.6 | 19596 | 0.06 | 10.9 |
| 其中：子宫颈原位癌 | 25559 | 0.08 | 7.9 | 6506 | 0.02 | 9.1 |
| 良性肿瘤计 | 746007 | 2.47 | 8.3 | 377539 | 1.24 | 7.6 |
| 其中：皮肤良性肿瘤 | 22115 | 0.07 | 5.9 | 14646 | 0.05 | 5.6 |

注：①本表系卫生计生部门综合医院数字；②县级医院包括县和县级市医院。

## 5-8-2 续表1

| 疾病名称(ICD-10) | 城市医院 | | | 县级医院 | | |
|---|---|---|---|---|---|---|
| | 出院人数（人） | 疾病构成(%) | 平均住院日（日） | 出院人数（人） | 疾病构成(%) | 平均住院日（日） |
| 乳房良性肿瘤 | 146036 | 0.48 | 4.7 | 49240 | 0.16 | 4.8 |
| 子宫平滑肌瘤 | 179956 | 0.60 | 8.9 | 125166 | 0.41 | 9.2 |
| 卵巢良性肿瘤 | 49008 | 0.16 | 8.5 | 23681 | 0.08 | 8.4 |
| 前列腺良性肿瘤 | 104 | 0.00 | 11.2 | 129 | 0.00 | 9.7 |
| 甲状腺良性肿瘤 | 29525 | 0.10 | 7.7 | 21827 | 0.07 | 7.9 |
| 交界恶性和动态未知的肿瘤 | 119576 | 0.40 | 10.9 | 67360 | 0.22 | 9.3 |
| 3.血液、造血器官及免疫疾病小计 | 301290 | 1.00 | 8.4 | 207103 | 0.68 | 6.6 |
| 其中：贫血 | 153295 | 0.51 | 7.8 | 136489 | 0.45 | 5.9 |
| 4.内分泌、营养和代谢疾病小计 | 1180784 | 3.91 | 10.3 | 774752 | 2.54 | 9.2 |
| 其中：甲状腺功能亢进 | 62587 | 0.21 | 8.3 | 30058 | 0.10 | 8.1 |
| 糖尿病 | 814553 | 2.69 | 11.3 | 569587 | 1.87 | 9.9 |
| 5.精神和行为障碍小计 | 221260 | 0.73 | 18.2 | 155691 | 0.51 | 12.0 |
| 其中:依赖性物质引起的精神和行为障碍 | 10954 | 0.04 | 9.7 | 31787 | 0.10 | 2.7 |
| 酒精引起的精神和行为障碍 | 9749 | 0.03 | 9.1 | 30759 | 0.10 | 2.6 |
| 精神分裂症、分裂型和妄想性障碍 | 36928 | 0.12 | 42.2 | 14893 | 0.05 | 56.2 |
| 情感障碍 | 30936 | 0.10 | 19.1 | 5320 | 0.02 | 16.4 |
| 6.神经系统疾病小计 | 992844 | 3.28 | 10.3 | 806220 | 2.64 | 8.1 |
| 其中：中枢神经系统炎性疾病 | 41406 | 0.14 | 12.3 | 33215 | 0.11 | 7.7 |
| 帕金森病 | 32946 | 0.11 | 12.2 | 18019 | 0.06 | 10.4 |
| 癫痫 | 93587 | 0.31 | 6.9 | 63273 | 0.21 | 6.2 |
| 7.眼和附器疾病小计 | 827952 | 2.74 | 5.8 | 572470 | 1.88 | 5.4 |
| 其中：晶状体疾患 | 405233 | 1.34 | 4.3 | 308672 | 1.01 | 4.3 |
| 内：老年性白内障 | 280373 | 0.93 | 4.1 | 229544 | 0.75 | 4.2 |
| 视网膜脱离和断裂 | 42430 | 0.14 | 7.7 | 2556 | 0.01 | 8.0 |
| 青光眼 | 69013 | 0.23 | 8.2 | 34492 | 0.11 | 7.9 |
| 8.耳和乳突疾病小计 | 263026 | 0.87 | 8.9 | 246866 | 0.81 | 7.1 |
| 其中：中耳和乳突疾病 | 63315 | 0.21 | 8.7 | 42999 | 0.14 | 7.2 |
| 9.循环系统疾病小计 | 4863563 | 16.09 | 10.6 | 4790942 | 15.71 | 9.4 |
| 其中：急性风湿热 | 2130 | 0.01 | 11.1 | 6674 | 0.02 | 8.8 |
| 慢性风湿性心脏病 | 46675 | 0.15 | 10.8 | 55675 | 0.18 | 8.9 |
| 高血压 | 558396 | 1.85 | 10.1 | 525901 | 1.72 | 8.4 |
| 内：高血压性心脏、肾脏病 | 51076 | 0.17 | 11.1 | 49001 | 0.16 | 9.3 |
| 缺血性心脏病 | 1541014 | 5.10 | 9.5 | 1287063 | 4.22 | 8.6 |
| 内：心绞痛 | 436719 | 1.44 | 8.8 | 129747 | 0.43 | 8.3 |
| 急性心肌梗死 | 173270 | 0.57 | 9.3 | 76158 | 0.25 | 8.3 |
| 肺栓塞 | 17634 | 0.06 | 13.0 | 5670 | 0.02 | 11.5 |
| 心律失常 | 233684 | 0.77 | 7.7 | 142947 | 0.47 | 7.0 |
| 心力衰竭 | 108990 | 0.36 | 10.7 | 126973 | 0.42 | 9.0 |
| 脑血管病 | 1733012 | 5.73 | 12.7 | 2065200 | 6.77 | 10.7 |
| 内：颅内出血 | 253831 | 0.84 | 14.6 | 306732 | 1.01 | 13.4 |
| 脑梗死 | 1048788 | 3.47 | 12.3 | 1316322 | 4.32 | 10.4 |
| 大脑动脉闭塞和狭窄 | 29796 | 0.10 | 11.6 | 27631 | 0.09 | 10.6 |

## 5-8-2 续表2

| 疾病名称(ICD-10) | 城市医院 | | | 县级医院 | | |
|---|---|---|---|---|---|---|
| | 出院人数(人) | 疾病构成(%) | 平均住院日(日) | 出院人数(人) | 疾病构成(%) | 平均住院日(日) |
| 静脉炎和血栓形成 | 51653 | 0.17 | 11.7 | 19730 | 0.06 | 10.8 |
| 下肢静脉曲张 | 69481 | 0.23 | 8.8 | 59216 | 0.19 | 9.1 |
| 10.呼吸系统疾病小计 | 3327201 | 11.01 | 8.9 | 5296714 | 17.37 | 7.2 |
| 其中：急性上呼吸道感染 | 393069 | 1.30 | 5.3 | 1006358 | 3.30 | 4.7 |
| 流行性感冒 | 2998 | 0.01 | 5.3 | 5758 | 0.02 | 5.1 |
| 内：人禽流感 | | | | | | |
| 肺炎 | 973221 | 3.22 | 8.7 | 1508805 | 4.95 | 7.1 |
| 慢性鼻窦炎 | 80848 | 0.27 | 8.1 | 76367 | 0.25 | 7.6 |
| 慢性扁桃体和腺样体疾病 | 89894 | 0.30 | 6.9 | 50463 | 0.17 | 6.7 |
| 慢性下呼吸道疾病 | 786250 | 2.60 | 10.8 | 1234022 | 4.05 | 9.1 |
| 内：哮喘 | 86172 | 0.29 | 8.5 | 93672 | 0.31 | 7.4 |
| 外部物质引起的肺病 | 32071 | 0.11 | 24.0 | 22098 | 0.07 | 13.2 |
| 11.消化系统疾病小计 | 3066666 | 10.14 | 8.6 | 3385173 | 11.10 | 7.4 |
| 其中：口腔疾病 | 103827 | 0.34 | 7.6 | 84835 | 0.28 | 6.2 |
| 胃及十二指肠溃疡 | 165018 | 0.55 | 9.0 | 200605 | 0.66 | 8.1 |
| 阑尾疾病 | 244403 | 0.81 | 6.9 | 419989 | 1.38 | 6.8 |
| 疝 | 226343 | 0.75 | 6.9 | 285181 | 0.94 | 7.0 |
| 内：腹股沟疝 | 204528 | 0.68 | 6.5 | 266232 | 0.87 | 6.9 |
| 肠梗阻 | 146767 | 0.49 | 8.3 | 161628 | 0.53 | 6.4 |
| 酒精性肝病 | 20966 | 0.07 | 11.5 | 21563 | 0.07 | 10.3 |
| 肝硬化 | 160632 | 0.53 | 12.1 | 116933 | 0.38 | 11.3 |
| 胆石病和胆囊炎 | 492084 | 1.63 | 9.2 | 466087 | 1.53 | 8.3 |
| 急性胰腺炎 | 122234 | 0.40 | 10.6 | 117632 | 0.39 | 8.9 |
| 12.皮肤和皮下组织疾病小计 | 287013 | 0.95 | 10.4 | 223157 | 0.73 | 8.3 |
| 其中：皮炎及湿疹 | 56441 | 0.19 | 9.4 | 32891 | 0.11 | 6.9 |
| 牛皮癣 | 19488 | 0.06 | 13.2 | 2976 | 0.01 | 12.7 |
| 荨麻疹 | 29328 | 0.10 | 6.3 | 25798 | 0.08 | 4.9 |
| 13.肌肉骨骼系统和结缔组织疾病小计 | 1161396 | 3.84 | 11.0 | 956868 | 3.14 | 9.5 |
| 其中：炎性多关节炎 | 162746 | 0.54 | 10.8 | 100410 | 0.33 | 9.3 |
| 内：类风湿性关节炎 | 85422 | 0.28 | 10.9 | 32652 | 0.11 | 10.1 |
| 痛风 | 45854 | 0.15 | 10.2 | 42544 | 0.14 | 8.5 |
| 其他关节病 | 87608 | 0.29 | 12.1 | 48038 | 0.16 | 10.6 |
| 系统性结缔组织病 | 143534 | 0.47 | 10.4 | 24594 | 0.08 | 8.9 |
| 内：系统性红斑狼疮 | 68121 | 0.23 | 10.1 | 12516 | 0.04 | 8.7 |
| 脊椎关节强硬 | 119603 | 0.40 | 10.8 | 145644 | 0.48 | 9.0 |
| 椎间盘疾病 | 227993 | 0.75 | 11.7 | 311546 | 1.02 | 9.8 |
| 骨密度和骨结构疾病 | 74196 | 0.25 | 11.0 | 54948 | 0.18 | 10.8 |
| 内：骨质疏松 | 57544 | 0.19 | 10.5 | 41012 | 0.13 | 10.8 |
| 骨髓炎 | 8044 | 0.03 | 20.1 | 5961 | 0.02 | 16.6 |
| 14.泌尿生殖系统疾病小计 | 1992570 | 6.59 | 9.4 | 1757238 | 5.76 | 8.2 |
| 其中：肾小球疾病 | 164277 | 0.54 | 10.6 | 61781 | 0.20 | 10.5 |
| 肾盂肾炎 | 28254 | 0.09 | 10.5 | 23228 | 0.08 | 8.5 |
| 肾衰竭 | 315785 | 1.04 | 15.0 | 232963 | 0.76 | 14.3 |
| 尿石病 | 226222 | 0.75 | 8.2 | 320212 | 1.05 | 6.4 |
| 膀胱炎 | 18020 | 0.06 | 9.4 | 17349 | 0.06 | 7.9 |
| 尿道狭窄 | 10248 | 0.03 | 10.6 | 4565 | 0.01 | 10.0 |

## 5-8-2 续表3

| 疾病名称<br>(ICD-10) | 城市医院 | | | 县级医院 | | |
|---|---|---|---|---|---|---|
| | 出院人数（人） | 疾病构成（%） | 平均住院日（日） | 出院人数（人） | 疾病构成（%） | 平均住院日（日） |
| 男性生殖器官疾病 | 255355 | 0.84 | 8.8 | 278640 | 0.91 | 8.0 |
| 内：前列腺增生 | 125518 | 0.42 | 11.7 | 114358 | 0.37 | 10.8 |
| 乳房疾患 | 107999 | 0.36 | 6.0 | 58228 | 0.19 | 6.2 |
| 女性盆腔器官炎性疾病 | 107525 | 0.36 | 7.5 | 147429 | 0.48 | 6.6 |
| 子宫内膜异位 | 76792 | 0.25 | 8.5 | 44387 | 0.15 | 8.7 |
| 女性生殖器脱垂 | 25340 | 0.08 | 10.6 | 22111 | 0.07 | 10.0 |
| 15.妊娠、分娩和产褥期小计 | 1921761 | 6.36 | 5.4 | 3356764 | 11.01 | 4.7 |
| 其中：异位妊娠 | 125954 | 0.42 | 7.1 | 129381 | 0.42 | 6.9 |
| 医疗性流产 | 147879 | 0.49 | 3.7 | 179312 | 0.59 | 3.6 |
| 妊娠高血压 | 41708 | 0.14 | 7.2 | 33874 | 0.11 | 6.1 |
| 前置胎盘、胎盘早剥和产前出血 | 35096 | 0.12 | 8.1 | 23755 | 0.08 | 6.8 |
| 梗阻性分娩 | 44764 | 0.15 | 6.2 | 104499 | 0.34 | 6.4 |
| 分娩时会阴、阴道裂伤 | 64117 | 0.21 | 3.5 | 87737 | 0.29 | 3.4 |
| 产后出血 | 25782 | 0.09 | 5.7 | 24080 | 0.08 | 5.1 |
| 顺产 | 271143 | 0.90 | 4.1 | 1022849 | 3.35 | 3.4 |
| 16.起源于围生期疾病小计 | 415099 | 1.37 | 7.8 | 589073 | 1.93 | 5.5 |
| 其中：产伤 | 2088 | 0.01 | 8.0 | 3901 | 0.01 | 5.4 |
| 出生窒息 | 23414 | 0.08 | 8.9 | 53796 | 0.18 | 6.4 |
| 新生儿吸入综合征 | 17404 | 0.06 | 7.7 | 40858 | 0.13 | 5.4 |
| 围生期的感染 | 19577 | 0.06 | 8.6 | 23413 | 0.08 | 5.6 |
| 胎儿和新生儿的溶血性疾病 | 10819 | 0.04 | 6.1 | 6281 | 0.02 | 5.4 |
| 新生儿硬化病 | 115 | 0.00 | 7.8 | 568 | 0.00 | 5.4 |
| 17.先天性畸形、变形和染色体异常小计 | 257845 | 0.85 | 8.8 | 80472 | 0.26 | 8.0 |
| 神经系统其他先天性畸形 | 8521 | 0.03 | 11.3 | 3892 | 0.01 | 10.1 |
| 循环系统先天性畸形 | 90385 | 0.30 | 9.2 | 19450 | 0.06 | 8.5 |
| 内：先天性心脏病 | 72201 | 0.24 | 9.4 | 17230 | 0.06 | 8.5 |
| 唇裂和腭裂 | 10954 | 0.04 | 7.7 | 1152 | 0.00 | 7.3 |
| 消化系统先天性畸形 | 16155 | 0.05 | 10.0 | 4101 | 0.01 | 6.2 |
| 生殖泌尿系统先天性畸形 | 51468 | 0.17 | 8.3 | 18799 | 0.06 | 8.3 |
| 肌肉骨骼系统先天性畸形 | 26789 | 0.09 | 8.6 | 7995 | 0.03 | 8.1 |
| 18.症状、体征和检验异常小计 | 529068 | 1.75 | 7.5 | 553828 | 1.82 | 6.1 |
| 19.损伤、中毒小计 | 1948105 | 6.44 | 12.5 | 3195406 | 10.48 | 10.6 |
| 其中：骨折 | 222816 | 0.74 | 14.0 | 356751 | 1.17 | 12.2 |
| 内：颅骨和面骨骨折 | 65072 | 0.22 | 10.9 | 88489 | 0.29 | 9.8 |
| 股骨骨折 | 126992 | 0.42 | 16.8 | 157918 | 0.52 | 16.2 |
| 多部位骨折 | 6663 | 0.02 | 18.8 | 6801 | 0.02 | 18.4 |
| 颅内损伤 | 216205 | 0.72 | 13.7 | 406626 | 1.33 | 11.5 |
| 烧伤和腐蚀伤 | 63735 | 0.21 | 13.4 | 66179 | 0.22 | 9.7 |
| 药物、药剂和生物制品中毒 | 22323 | 0.07 | 3.8 | 39691 | 0.13 | 3.1 |
| 非药用物质的毒性效应 | 67125 | 0.22 | 6.8 | 137158 | 0.45 | 4.2 |
| 医疗并发症计 | 66001 | 0.22 | 12.7 | 43811 | 0.14 | 9.5 |
| 内：手术和操作并发症 | 28193 | 0.09 | 15.2 | 20055 | 0.07 | 12.4 |
| 假体装置、植入物和移植物并发症 | 28891 | 0.10 | 10.4 | 14601 | 0.05 | 8.2 |
| 20.其他接受医疗服务小计 | 3132879 | 10.36 | 7.8 | 1129922 | 3.70 | 8.0 |

## 5-9-1 2015年医院出院病人年龄别疾病构成(%)(合计)

| 疾病名称<br>(ICD-10) | 5岁以下 | 5～14岁 | 15～44岁 | 45～59岁 | 60岁及以上 |
|---|---|---|---|---|---|
| 总　　计 | 10.4 | 3.6 | 26.7 | 22.3 | 36.9 |
| 1.传染病和寄生虫病小计 | 35.1 | 7.7 | 21.6 | 15.9 | 19.7 |
| 其中：肠道传染病 | 48.6 | 6.6 | 13.6 | 11.5 | 19.8 |
| 内：霍乱 | | | | | |
| 伤寒和副伤寒 | 6.6 | 6.6 | 35.6 | 22.4 | 28.8 |
| 细菌性痢疾 | 39.6 | 11.6 | 16.2 | 12.1 | 20.4 |
| 结核病 | 0.7 | 1.3 | 36.4 | 25.1 | 36.5 |
| 内：肺结核 | 0.4 | 0.9 | 31.9 | 25.9 | 40.8 |
| 白喉 | | | | | |
| 百日咳 | 92.0 | 5.1 | 0.9 | 0.6 | 1.4 |
| 猩红热 | 31.2 | 66.0 | 2.3 | 0.2 | 0.2 |
| 性传播模式疾病 | 9.2 | 0.7 | 50.9 | 23.4 | 15.8 |
| 内：梅毒 | 17.6 | 0.5 | 40.5 | 25.4 | 16.0 |
| 淋球菌感染 | 5.8 | 2.4 | 56.4 | 18.4 | 17.0 |
| 乙型脑炎 | 28.5 | 49.8 | 12.2 | 7.5 | 2.0 |
| 斑疹伤寒 | 5.9 | 5.5 | 21.4 | 31.6 | 35.6 |
| 病毒性肝炎 | 0.4 | 0.8 | 50.5 | 33.2 | 15.0 |
| 人类免疫缺陷病毒病（HIV） | 0.5 | 1.0 | 46.1 | 31.3 | 21.1 |
| 血吸虫病 | 0.0 | 0.3 | 13.9 | 32.9 | 52.8 |
| 丝虫病 | 0.0 | 1.4 | 10.1 | 31.9 | 56.5 |
| 钩虫病 | 1.0 | 0.2 | 7.1 | 16.9 | 74.8 |
| 2.肿瘤小计 | 0.8 | 1.0 | 22.5 | 33.8 | 41.8 |
| 恶性肿瘤计 | 0.5 | 0.7 | 12.5 | 32.4 | 53.9 |
| 其中：鼻咽恶性肿瘤 | 0.1 | 0.2 | 24.4 | 45.8 | 29.5 |
| 食管恶性肿瘤 | 0.1 | 0.0 | 1.2 | 23.4 | 75.2 |
| 胃恶性肿瘤 | 0.2 | 0.0 | 5.7 | 26.9 | 67.1 |
| 小肠恶性肿瘤 | 0.3 | 0.1 | 9.3 | 31.6 | 58.8 |
| 结肠恶性肿瘤 | 0.1 | 0.0 | 9.0 | 28.3 | 62.5 |
| 直肠乙状结肠连接处、直肠、肛门和肛管恶性肿瘤 | 0.1 | 0.0 | 7.7 | 30.0 | 62.1 |
| 肝和肝内胆管恶性肿瘤 | 0.3 | 0.1 | 12.6 | 38.4 | 48.7 |
| 喉恶性肿瘤 | 0.1 | 0.0 | 2.5 | 32.9 | 64.5 |
| 气管、支气管、肺恶性肿瘤 | 0.1 | 0.0 | 4.3 | 28.6 | 66.9 |
| 骨、关节软骨恶性肿瘤 | 0.7 | 7.6 | 27.2 | 26.0 | 38.5 |
| 乳房恶性肿瘤 | 0.1 | 0.0 | 23.8 | 50.3 | 25.9 |
| 女性生殖器官恶性肿瘤 | 0.1 | 0.1 | 19.5 | 49.7 | 30.5 |
| 男性生殖器官恶性肿瘤 | 0.3 | 0.1 | 3.2 | 7.9 | 88.5 |
| 泌尿道恶性肿瘤 | 0.6 | 0.2 | 6.5 | 25.4 | 67.2 |
| 脑恶性肿瘤 | 2.0 | 6.2 | 30.4 | 32.4 | 29.0 |
| 白血病 | 4.9 | 9.6 | 30.8 | 25.0 | 29.8 |
| 原位癌计 | 0.4 | 0.1 | 35.2 | 36.2 | 28.0 |
| 其中：子宫颈原位癌 | | | 53.3 | 38.8 | 7.9 |
| 良性肿瘤计 | 1.7 | 1.8 | 44.9 | 37.8 | 13.8 |
| 其中：皮肤良性肿瘤 | 7.1 | 10.0 | 39.0 | 23.9 | 20.0 |

注：本表系卫生计生部门综合医院数字。

## 5-9-1 续表1

| 疾病名称<br>(ICD-10) | 5岁以下 | 5～14岁 | 15～44岁 | 45～59岁 | 60岁及以上 |
|---|---|---|---|---|---|
| 乳房良性肿瘤 | 0.1 | 0.6 | 75.2 | 21.4 | 2.8 |
| 子宫平滑肌瘤 | 0.1 | 0.0 | 43.7 | 53.9 | 2.2 |
| 卵巢良性肿瘤 | 0.2 | 1.2 | 65.7 | 22.4 | 10.5 |
| 前列腺良性肿瘤 | | | 3.0 | 9.9 | 87.1 |
| 甲状腺良性肿瘤 | 0.3 | 0.6 | 33.7 | 42.7 | 22.7 |
| 交界恶性和动态未知的肿瘤 | 0.7 | 1.6 | 22.2 | 28.2 | 47.3 |
| 3.血液、造血器官及免疫疾病小计 | 10.8 | 20.2 | 22.7 | 17.6 | 28.7 |
| 其中：贫血 | 10.3 | 12.8 | 22.7 | 18.7 | 35.6 |
| 4.内分泌、营养和代谢疾病小计 | 1.4 | 1.3 | 17.1 | 35.0 | 45.2 |
| 其中：甲状腺功能亢进 | 0.2 | 1.1 | 43.8 | 34.1 | 20.9 |
| 糖尿病 | 0.3 | 0.4 | 12.6 | 35.5 | 51.3 |
| 5.精神和行为障碍小计 | 3.6 | 2.7 | 38.7 | 30.0 | 25.0 |
| 其中：依赖性物质引起的精神和行为障碍 | 1.8 | 1.9 | 57.8 | 28.1 | 10.4 |
| 酒精引起的精神和行为障碍 | 1.5 | 1.9 | 57.5 | 28.8 | 10.2 |
| 精神分裂症、分裂型和妄想性障碍 | 0.1 | 1.2 | 61.5 | 26.6 | 10.4 |
| 情感障碍 | 0.1 | 1.4 | 45.2 | 30.2 | 23.1 |
| 6.神经系统疾病小计 | 4.6 | 3.8 | 14.8 | 26.3 | 50.5 |
| 其中：中枢神经系统炎性疾病 | 24.3 | 30.6 | 20.2 | 12.9 | 12.0 |
| 帕金森病 | 0.2 | 0.0 | 1.6 | 13.7 | 84.5 |
| 癫痫 | 13.3 | 13.6 | 27.4 | 18.6 | 27.2 |
| 7.眼和附器疾病小计 | 1.8 | 2.4 | 10.6 | 21.0 | 64.2 |
| 其中：晶状体疾患 | 0.7 | 0.3 | 2.8 | 13.0 | 83.2 |
| 内：老年性白内障 | | | 0.5 | 9.7 | 89.7 |
| 视网膜脱离和断裂 | 1.2 | 1.9 | 28.1 | 36.2 | 32.7 |
| 青光眼 | 0.5 | 0.9 | 9.5 | 23.0 | 66.0 |
| 8.耳和乳突疾病小计 | 3.1 | 4.4 | 25.8 | 31.2 | 35.6 |
| 其中：中耳和乳突疾病 | 9.0 | 13.3 | 37.5 | 25.2 | 15.0 |
| 9.循环系统疾病小计 | 0.8 | 0.6 | 7.4 | 23.1 | 68.2 |
| 其中：急性风湿热 | 0.9 | 5.6 | 22.3 | 27.0 | 44.1 |
| 慢性风湿性心脏病 | 0.4 | 0.1 | 8.0 | 32.4 | 59.1 |
| 高血压 | 0.4 | 0.1 | 7.8 | 25.6 | 66.2 |
| 内：高血压性心脏、肾脏病 | 0.2 | 0.0 | 5.3 | 17.1 | 77.4 |
| 缺血性心脏病 | 0.3 | 0.0 | 3.1 | 20.7 | 75.8 |
| 内：心绞痛 | 0.1 | 0.0 | 3.4 | 26.0 | 70.5 |
| 急性心肌梗死 | 0.1 | 0.0 | 6.4 | 26.2 | 67.3 |
| 肺栓塞 | 0.2 | 0.0 | 9.4 | 21.7 | 68.7 |
| 心律失常 | 0.6 | 1.3 | 14.2 | 26.3 | 57.6 |
| 心力衰竭 | 2.3 | 0.6 | 3.4 | 12.7 | 81.0 |
| 脑血管病 | 0.6 | 0.2 | 4.6 | 23.2 | 71.4 |
| 内：颅内出血 | 1.2 | 0.6 | 9.5 | 30.5 | 58.1 |
| 脑梗死 | 0.3 | 0.1 | 2.9 | 21.0 | 75.7 |
| 大脑动脉闭塞和狭窄 | 0.2 | 0.1 | 3.7 | 23.9 | 72.2 |

## 5-9-1 续表2

| 疾病名称<br>(ICD-10) | 5岁以下 | 5～14岁 | 15～44岁 | 45～59岁 | 60岁及以上 |
|---|---|---|---|---|---|
| 静脉炎和血栓形成 | 0.2 | 0.1 | 14.9 | 28.9 | 55.9 |
| 下肢静脉曲张 | 0.2 | 0.1 | 13.4 | 43.5 | 43.0 |
| 10.呼吸系统疾病小计 | 37.0 | 9.3 | 9.5 | 10.8 | 33.4 |
| 其中：急性上呼吸道感染 | 58.3 | 21.6 | 8.7 | 5.2 | 6.2 |
| 流行性感冒 | 45.7 | 20.5 | 13.2 | 8.0 | 12.6 |
| 内：人禽流感 | | | | | |
| 肺炎 | 63.0 | 9.3 | 4.7 | 5.7 | 17.2 |
| 慢性鼻窦炎 | 1.4 | 10.6 | 42.7 | 29.2 | 16.1 |
| 慢性扁桃体和腺样体疾病 | 13.1 | 46.4 | 31.0 | 7.6 | 2.0 |
| 慢性下呼吸道疾病 | 6.7 | 1.9 | 4.2 | 12.9 | 74.3 |
| 内：哮喘 | 13.9 | 5.7 | 17.1 | 29.2 | 34.1 |
| 外部物质引起的肺病 | 8.5 | 0.6 | 5.5 | 18.1 | 67.4 |
| 11.消化系统疾病小计 | 6.8 | 3.7 | 24.1 | 27.5 | 38.0 |
| 其中：口腔疾病 | 20.4 | 11.6 | 28.8 | 18.9 | 20.4 |
| 胃及十二指肠溃疡 | 0.4 | 0.6 | 24.1 | 30.8 | 44.0 |
| 阑尾疾病 | 1.1 | 10.9 | 48.3 | 21.7 | 18.0 |
| 疝 | 19.5 | 10.2 | 12.2 | 18.0 | 40.1 |
| 内：腹股沟疝 | 20.9 | 11.0 | 12.2 | 17.6 | 38.4 |
| 肠梗阻 | 8.1 | 2.7 | 17.1 | 23.1 | 49.1 |
| 酒精性肝病 | 0.2 | 0.0 | 20.9 | 49.6 | 29.3 |
| 肝硬化 | 0.2 | 0.1 | 16.6 | 40.9 | 42.3 |
| 胆石病和胆囊炎 | 0.2 | 0.3 | 22.9 | 32.9 | 43.7 |
| 急性胰腺炎 | 0.3 | 0.7 | 35.4 | 31.0 | 32.6 |
| 12.皮肤和皮下组织疾病小计 | 9.6 | 8.8 | 31.8 | 21.6 | 28.1 |
| 其中：皮炎及湿疹 | 8.2 | 5.8 | 27.1 | 23.5 | 35.4 |
| 牛皮癣 | 0.9 | 4.6 | 41.2 | 30.9 | 22.3 |
| 荨麻疹 | 19.2 | 27.8 | 31.0 | 13.3 | 8.7 |
| 13.肌肉骨骼系统和结缔组织疾病小计 | 1.1 | 1.5 | 22.4 | 32.1 | 42.8 |
| 其中：炎性多关节炎 | 0.4 | 1.1 | 16.6 | 32.5 | 49.4 |
| 内：类风湿性关节炎 | 0.2 | 0.3 | 16.0 | 37.7 | 45.9 |
| 痛风 | 0.2 | 0.1 | 18.8 | 28.9 | 52.0 |
| 其他关节病 | 0.5 | 0.4 | 7.0 | 27.5 | 64.7 |
| 系统性结缔组织病 | 5.7 | 3.6 | 42.6 | 28.7 | 19.5 |
| 内：系统性红斑狼疮 | 0.1 | 4.5 | 62.4 | 24.8 | 8.2 |
| 脊椎关节强硬 | 0.2 | 0.1 | 19.3 | 39.6 | 40.9 |
| 椎间盘疾病 | 0.4 | 0.1 | 22.4 | 36.0 | 41.2 |
| 骨密度和骨结构疾病 | 0.4 | 1.3 | 7.2 | 12.9 | 78.2 |
| 内：骨质疏松 | 0.2 | 0.2 | 1.5 | 9.5 | 88.7 |
| 骨髓炎 | 2.0 | 7.1 | 30.6 | 31.1 | 29.3 |
| 14.泌尿生殖系统疾病小计 | 1.8 | 3.3 | 37.3 | 28.8 | 28.9 |
| 其中：肾小球疾病 | 3.1 | 8.1 | 36.9 | 26.6 | 25.3 |
| 肾盂肾炎 | 0.4 | 1.2 | 36.7 | 26.5 | 35.1 |
| 肾衰竭 | 0.2 | 0.2 | 21.8 | 32.8 | 45.0 |
| 尿石病 | 0.5 | 0.4 | 34.1 | 36.9 | 28.1 |
| 膀胱炎 | 0.6 | 0.8 | 23.3 | 30.7 | 44.6 |
| 尿道狭窄 | 1.1 | 2.6 | 21.8 | 26.7 | 47.8 |

## 5-9-1 续表3

| 疾病名称<br>(ICD-10) | 5岁以下 | 5～14岁 | 15～44岁 | 45～59岁 | 60岁及以上 |
|---|---|---|---|---|---|
| 男性生殖器官疾病 | 6.9 | 15.6 | 17.9 | 10.4 | 49.3 |
| 内：前列腺增生 | | | 0.3 | 7.3 | 92.3 |
| 乳房疾患 | 0.3 | 0.4 | 64.6 | 29.0 | 5.7 |
| 女性盆腔器官炎性疾病 | 0.5 | 0.3 | 66.4 | 26.7 | 6.1 |
| 子宫内膜异位 | | | 64.1 | 35.5 | 0.4 |
| 女性生殖器脱垂 | | | 10.4 | 30.0 | 60.6 |
| 15.妊娠、分娩和产褥期小计 | | | 99.6 | 0.3 | 0.0 |
| 其中：异位妊娠 | | | 99.0 | 0.9 | 0.0 |
| 医疗性流产 | | | 99.2 | 0.8 | 0.0 |
| 妊娠高血压 | | | 99.4 | 0.6 | 0.0 |
| 前置胎盘、胎盘早剥和产前出血 | | | 99.6 | 0.4 | 0.0 |
| 梗阻性分娩 | | | 99.8 | 0.2 | 0.0 |
| 分娩时会阴、阴道裂伤 | | | 99.9 | 0.1 | 0.0 |
| 产后出血 | | | 99.8 | 0.2 | 0.0 |
| 顺产 | | | 99.8 | 0.1 | 0.1 |
| 16.起源于围生期疾病小计 | 100.0 | | | | |
| 其中：产伤 | 100.0 | | | | |
| 出生窒息 | 100.0 | | | | |
| 新生儿吸入综合征 | 100.0 | | | | |
| 围生期的感染 | 100.0 | | | | |
| 胎儿和新生儿的溶血性疾病 | 100.0 | | | | |
| 新生儿硬化病 | 100.0 | | | | |
| 17.先天性畸形、变形和染色体异常小计 | 30.3 | 17.0 | 27.6 | 14.6 | 10.5 |
| 神经系统其他先天性畸形 | 63.8 | 6.6 | 14.6 | 11.2 | 3.7 |
| 循环系统先天性畸形 | 21.0 | 8.6 | 26.6 | 23.4 | 20.3 |
| 内：先天性心脏病 | 21.5 | 7.7 | 23.5 | 24.9 | 22.4 |
| 唇裂和腭裂 | 78.7 | 11.1 | 9.3 | 0.5 | 0.4 |
| 消化系统先天性畸形 | 64.1 | 10.6 | 10.4 | 8.1 | 6.8 |
| 生殖泌尿系统先天性畸形 | 28.5 | 27.9 | 27.5 | 9.5 | 6.5 |
| 肌肉骨骼系统先天性畸形 | 48.6 | 21.0 | 17.5 | 7.4 | 5.6 |
| 18.症状、体征和检验异常小计 | 9.4 | 4.3 | 21.0 | 24.5 | 40.8 |
| 19.损伤、中毒小计 | 4.0 | 5.5 | 38.6 | 27.8 | 24.2 |
| 其中：骨折 | 3.5 | 7.0 | 37.9 | 27.5 | 24.1 |
| 内：颅骨和面骨骨折 | 6.2 | 8.7 | 50.7 | 23.5 | 10.9 |
| 股骨骨折 | 1.9 | 2.8 | 13.5 | 14.2 | 67.6 |
| 多部位骨折 | 0.6 | 2.2 | 37.8 | 31.3 | 28.0 |
| 颅内损伤 | 3.7 | 5.7 | 36.9 | 27.8 | 25.9 |
| 烧伤和腐蚀伤 | 32.5 | 8.2 | 29.3 | 18.6 | 11.3 |
| 药物、药剂和生物制品中毒 | 15.9 | 4.0 | 40.6 | 18.4 | 21.1 |
| 非药用物质的毒性效应 | 6.7 | 7.1 | 36.1 | 24.9 | 25.2 |
| 医疗并发症计 | 2.0 | 3.2 | 35.3 | 29.3 | 30.2 |
| 内：手术和操作并发症 | 1.8 | 4.3 | 37.3 | 27.8 | 28.8 |
| 假体装置、植入物和移植物并发症 | 0.7 | 1.8 | 33.2 | 31.1 | 33.2 |
| 20.其他接受医疗服务小计 | 2.2 | 1.6 | 26.0 | 35.1 | 35.1 |

## 5-9-2　2015年医院出院病人年龄别疾病构成(%)(男)

| 疾病名称<br>(ICD-10) | 5岁以下 | 5～14岁 | 15～44岁 | 45～59岁 | 60岁及以上 |
|---|---|---|---|---|---|
| 总　　计 | 13.0 | 4.8 | 18.9 | 23.0 | 40.3 |
| 1.传染病和寄生虫病小计 | 35.0 | 7.9 | 22.4 | 15.8 | 18.9 |
| 其中：肠道传染病 | 54.6 | 7.4 | 12.2 | 9.6 | 16.2 |
| 内：霍乱 | | | | | |
| 伤寒和副伤寒 | 7.6 | 7.8 | 33.2 | 22.3 | 29.2 |
| 细菌性痢疾 | 45.2 | 14.0 | 14.7 | 9.5 | 16.6 |
| 结核病 | 0.6 | 1.2 | 33.9 | 26.3 | 38.0 |
| 内：肺结核 | 0.4 | 0.7 | 29.7 | 27.4 | 41.7 |
| 白喉 | | | | | |
| 百日咳 | 92.2 | 5.9 | 0.4 | 0.3 | 1.1 |
| 猩红热 | 32.7 | 65.0 | 2.1 | 0.2 | 0.0 |
| 性传播模式疾病 | 9.9 | 0.7 | 45.1 | 23.7 | 20.6 |
| 内：梅毒 | 18.0 | 0.5 | 31.9 | 28.5 | 21.1 |
| 淋球菌感染 | 5.1 | 2.3 | 64.1 | 15.0 | 13.5 |
| 乙型脑炎 | 25.3 | 53.0 | 12.7 | 6.6 | 2.4 |
| 斑疹伤寒 | 7.3 | 7.7 | 25.2 | 28.6 | 31.2 |
| 病毒性肝炎 | 0.4 | 0.8 | 54.4 | 31.2 | 13.2 |
| 人类免疫缺陷病毒病（HIV） | 0.5 | 0.8 | 48.5 | 28.7 | 21.5 |
| 血吸虫病 | 0.0 | 0.3 | 15.5 | 32.6 | 51.6 |
| 丝虫病 | 0.0 | 2.9 | 5.7 | 34.3 | 57.1 |
| 钩虫病 | 0.4 | 0.4 | 6.2 | 12.3 | 80.6 |
| 2.肿瘤小计 | 0.9 | 1.3 | 12.2 | 29.2 | 56.3 |
| 恶性肿瘤计 | 0.5 | 0.7 | 9.0 | 28.7 | 61.1 |
| 其中：鼻咽恶性肿瘤 | 0.1 | 0.2 | 23.7 | 46.1 | 29.9 |
| 食管恶性肿瘤 | 0.1 | 0.0 | 1.3 | 26.1 | 72.4 |
| 胃恶性肿瘤 | 0.2 | 0.0 | 3.9 | 26.3 | 69.5 |
| 小肠恶性肿瘤 | 0.3 | 0.1 | 8.6 | 32.4 | 58.6 |
| 结肠恶性肿瘤 | 0.1 | 0.0 | 8.8 | 27.9 | 63.1 |
| 直肠乙状结肠连接处、直肠、肛门和肛管恶性肿瘤 | 0.1 | 0.0 | 6.8 | 29.2 | 63.8 |
| 肝和肝内胆管恶性肿瘤 | 0.3 | 0.1 | 13.5 | 40.5 | 45.6 |
| 喉恶性肿瘤 | 0.0 | 0.0 | 2.5 | 33.4 | 64.1 |
| 气管、支气管、肺恶性肿瘤 | 0.1 | 0.0 | 3.4 | 27.7 | 68.8 |
| 骨、关节软骨恶性肿瘤 | 0.8 | 7.3 | 28.8 | 23.9 | 39.2 |
| 乳房恶性肿瘤 | 0.0 | 0.3 | 11.7 | 32.0 | 56.0 |
| 女性生殖器官恶性肿瘤 | | | | | |
| 男性生殖器官恶性肿瘤 | 0.3 | 0.1 | 3.2 | 7.9 | 88.5 |
| 泌尿道恶性肿瘤 | 0.5 | 0.2 | 6.2 | 25.5 | 67.6 |
| 脑恶性肿瘤 | 2.1 | 6.4 | 30.1 | 32.0 | 29.4 |
| 白血病 | 5.1 | 10.3 | 30.5 | 23.5 | 30.6 |
| 原位癌计 | 0.8 | 0.4 | 6.9 | 25.7 | 66.1 |
| 其中：子宫颈原位癌 | | | | | |
| 良性肿瘤计 | 3.5 | 4.2 | 30.9 | 34.1 | 27.3 |
| 其中：皮肤良性肿瘤 | 6.7 | 10.3 | 36.5 | 24.0 | 22.5 |

注：本表系卫生计生部门综合医院数字。

## 5-9-2 续表1

| 疾病名称(ICD-10) | 5岁以下 | 5～14岁 | 15～44岁 | 45～59岁 | 60岁及以上 |
|---|---|---|---|---|---|
| 乳房良性肿瘤 | 0.9 | 0.7 | 45.4 | 29.7 | 23.3 |
| 子宫平滑肌瘤 | | | | | |
| 卵巢良性肿瘤 | | | | | |
| 前列腺良性肿瘤 | | | 3.0 | 9.9 | 87.0 |
| 甲状腺良性肿瘤 | 0.5 | 1.1 | 28.1 | 42.2 | 28.1 |
| 交界恶性和动态未知的肿瘤 | 0.9 | 1.8 | 15.1 | 25.6 | 56.5 |
| 3.血液、造血器官及免疫疾病小计 | 13.8 | 24.4 | 19.3 | 14.1 | 28.3 |
| 其中：贫血 | 14.2 | 16.3 | 17.3 | 14.9 | 37.2 |
| 4.内分泌、营养和代谢疾病小计 | 1.7 | 1.2 | 18.7 | 36.4 | 42.0 |
| 其中：甲状腺功能亢进 | 0.2 | 0.8 | 46.5 | 32.6 | 19.8 |
| 糖尿病 | 0.3 | 0.3 | 16.3 | 38.4 | 44.7 |
| 5.精神和行为障碍小计 | 4.9 | 3.4 | 42.5 | 26.1 | 23.0 |
| 其中：依赖性物质引起的精神和行为障碍 | 1.7 | 1.8 | 55.8 | 30.0 | 10.7 |
| 酒精引起的精神和行为障碍 | 1.6 | 1.8 | 55.2 | 30.8 | 10.7 |
| 精神分裂症、分裂型和妄想性障碍 | 0.1 | 1.0 | 65.3 | 24.4 | 9.2 |
| 情感障碍 | 0.1 | 1.8 | 50.5 | 27.2 | 20.5 |
| 6.神经系统疾病小计 | 5.5 | 4.7 | 16.3 | 24.7 | 48.8 |
| 其中：中枢神经系统炎性疾病 | 24.2 | 32.3 | 19.8 | 12.1 | 11.5 |
| 帕金森病 | 0.2 | 0.0 | 1.7 | 12.6 | 85.5 |
| 癫痫 | 11.9 | 13.1 | 26.9 | 20.0 | 28.0 |
| 7.眼和附器疾病小计 | 2.1 | 3.1 | 13.0 | 21.6 | 60.2 |
| 其中：晶状体疾患 | 0.8 | 0.5 | 4.0 | 14.7 | 80.0 |
| 内：老年性白内障 | | | 0.7 | 10.7 | 88.6 |
| 视网膜脱离和断裂 | 1.2 | 2.5 | 32.3 | 34.8 | 29.3 |
| 青光眼 | 0.7 | 1.4 | 14.6 | 24.4 | 58.8 |
| 8.耳和乳突疾病小计 | 4.0 | 6.2 | 27.6 | 28.4 | 33.8 |
| 其中：中耳和乳突疾病 | 10.4 | 16.7 | 37.6 | 21.5 | 13.9 |
| 9.循环系统疾病小计 | 0.8 | 0.7 | 8.8 | 24.5 | 65.3 |
| 其中：急性风湿热 | 0.8 | 9.2 | 23.0 | 23.2 | 43.8 |
| 慢性风湿性心脏病 | 0.4 | 0.2 | 9.1 | 32.6 | 57.7 |
| 高血压 | 0.4 | 0.1 | 11.0 | 26.3 | 62.2 |
| 内：高血压性心脏、肾脏病 | 0.2 | 0.0 | 7.6 | 19.1 | 73.0 |
| 缺血性心脏病 | 0.3 | 0.0 | 4.5 | 23.8 | 71.4 |
| 内：心绞痛 | 0.1 | 0.0 | 4.9 | 29.6 | 65.3 |
| 急性心肌梗死 | 0.1 | 0.0 | 8.6 | 32.1 | 59.2 |
| 肺栓塞 | 0.2 | 0.1 | 11.7 | 22.8 | 65.3 |
| 心律失常 | 0.7 | 1.5 | 15.2 | 25.6 | 57.1 |
| 心力衰竭 | 2.6 | 0.6 | 4.2 | 14.9 | 77.7 |
| 脑血管病 | 0.6 | 0.2 | 5.3 | 24.6 | 69.3 |
| 内：颅内出血 | 1.2 | 0.6 | 11.1 | 30.9 | 56.2 |
| 脑梗死 | 0.3 | 0.1 | 3.6 | 23.3 | 72.7 |
| 大脑动脉闭塞和狭窄 | 0.1 | 0.1 | 4.5 | 27.3 | 68.0 |

## 5-9-2 续表2

| 疾病名称<br>(ICD-10) | 5岁以下 | 5～14岁 | 15～44岁 | 45～59岁 | 60岁及以上 |
|---|---|---|---|---|---|
| 静脉炎和血栓形成 | 0.1 | 0.2 | 15.2 | 29.4 | 55.1 |
| 下肢静脉曲张 | 0.2 | 0.1 | 13.5 | 41.2 | 45.1 |
| 10.呼吸系统疾病小计 | 38.3 | 9.6 | 8.9 | 9.5 | 33.7 |
| 其中：急性上呼吸道感染 | 60.3 | 23.2 | 7.4 | 4.1 | 5.0 |
| 流行性感冒 | 47.6 | 22.3 | 11.9 | 7.0 | 11.2 |
| 内：人禽流感 | | | | | |
| 肺炎 | 66.1 | 9.0 | 4.2 | 5.0 | 15.8 |
| 慢性鼻窦炎 | 1.5 | 11.9 | 46.7 | 26.1 | 13.8 |
| 慢性扁桃体和腺样体疾病 | 14.6 | 52.7 | 27.1 | 4.3 | 1.2 |
| 慢性下呼吸道疾病 | 6.7 | 1.9 | 3.3 | 11.2 | 76.8 |
| 内：哮喘 | 20.8 | 8.3 | 15.3 | 25.2 | 30.5 |
| 外部物质引起的肺病 | 6.4 | 0.5 | 5.3 | 19.1 | 68.7 |
| 11.消化系统疾病小计 | 8.1 | 4.2 | 25.1 | 26.8 | 35.9 |
| 其中：口腔疾病 | 21.8 | 13.2 | 27.2 | 18.2 | 19.5 |
| 胃及十二指肠溃疡 | 0.4 | 0.7 | 27.2 | 30.8 | 40.9 |
| 阑尾疾病 | 1.2 | 12.8 | 48.4 | 21.1 | 16.6 |
| 疝 | 20.2 | 8.9 | 11.9 | 18.3 | 40.7 |
| 内：腹股沟疝 | 20.7 | 9.1 | 11.8 | 18.1 | 40.3 |
| 肠梗阻 | 8.8 | 3.0 | 16.4 | 22.3 | 49.5 |
| 酒精性肝病 | 0.2 | 0.0 | 21.0 | 49.9 | 28.9 |
| 肝硬化 | 0.2 | 0.1 | 20.7 | 44.5 | 34.5 |
| 胆石病和胆囊炎 | 0.2 | 0.3 | 22.5 | 32.4 | 44.5 |
| 急性胰腺炎 | 0.3 | 0.7 | 42.5 | 31.2 | 25.3 |
| 12.皮肤和皮下组织疾病小计 | 10.0 | 9.4 | 30.2 | 21.1 | 29.3 |
| 其中：皮炎及湿疹 | 9.3 | 6.5 | 20.8 | 21.1 | 42.2 |
| 牛皮癣 | 0.8 | 3.7 | 40.7 | 31.4 | 23.4 |
| 荨麻疹 | 24.9 | 36.1 | 22.3 | 9.4 | 7.4 |
| 13.肌肉骨骼系统和结缔组织疾病小计 | 1.5 | 2.1 | 25.1 | 30.5 | 40.7 |
| 其中：炎性多关节炎 | 0.4 | 1.4 | 18.3 | 29.8 | 50.2 |
| 内：类风湿性关节炎 | 0.2 | 0.4 | 11.9 | 32.0 | 55.5 |
| 痛风 | 0.2 | 0.1 | 20.3 | 30.4 | 49.0 |
| 其他关节病 | 0.7 | 0.8 | 11.0 | 24.6 | 62.9 |
| 系统性结缔组织病 | 17.8 | 5.8 | 28.3 | 21.8 | 26.4 |
| 内：系统性红斑狼疮 | 0.3 | 7.5 | 57.0 | 21.1 | 14.0 |
| 脊椎关节强硬 | 0.2 | 0.1 | 18.9 | 36.6 | 44.1 |
| 椎间盘疾病 | 0.3 | 0.1 | 26.0 | 34.5 | 39.1 |
| 骨密度和骨结构疾病 | 0.7 | 3.2 | 15.8 | 16.5 | 63.8 |
| 内：骨质疏松 | 0.3 | 0.5 | 2.9 | 10.2 | 86.1 |
| 骨髓炎 | 1.8 | 6.9 | 32.7 | 31.7 | 26.9 |
| 14.泌尿生殖系统疾病小计 | 3.1 | 6.1 | 26.6 | 25.4 | 38.8 |
| 其中：肾小球疾病 | 3.8 | 9.8 | 36.9 | 24.5 | 25.0 |
| 肾盂肾炎 | 0.8 | 2.8 | 23.1 | 30.0 | 43.2 |
| 肾衰竭 | 0.2 | 0.2 | 23.1 | 33.5 | 43.0 |
| 尿石病 | 0.5 | 0.4 | 36.8 | 35.6 | 26.7 |
| 膀胱炎 | 0.9 | 1.5 | 21.8 | 27.0 | 48.8 |
| 尿道狭窄 | 1.1 | 2.5 | 21.9 | 26.4 | 48.0 |

## 5-9-2 续表3

| 疾病名称<br>(ICD-10) | 5岁以下 | 5～14岁 | 15～44岁 | 45～59岁 | 60岁及以上 |
|---|---|---|---|---|---|
| 男性生殖器官疾病 | 6.9 | 15.6 | 17.9 | 10.4 | 49.3 |
| 内：前列腺增生 | | | 0.3 | 7.3 | 92.3 |
| 乳房疾患 | 1.3 | 2.5 | 51.1 | 21.7 | 23.4 |
| 15.妊娠、分娩和产褥期小计 | | | | | |
| 16.起源于围生期疾病小计 | 100.0 | | | | |
| 其中：产伤 | 100.0 | | | | |
| 出生窒息 | 100.0 | | | | |
| 新生儿吸入综合征 | 100.0 | | | | |
| 围生期的感染 | 100.0 | | | | |
| 胎儿和新生儿的溶血性疾病 | 100.0 | | | | |
| 新生儿硬化病 | 100.0 | | | | |
| 17.先天性畸形、变形和染色体异常小计 | 36.8 | 21.8 | 21.9 | 11.1 | 8.4 |
| 神经系统其他先天性畸形 | 72.7 | 7.4 | 11.2 | 6.3 | 2.4 |
| 循环系统先天性畸形 | 23.8 | 9.1 | 26.2 | 22.6 | 18.3 |
| 内：先天性心脏病 | 25.3 | 8.3 | 22.5 | 23.8 | 20.1 |
| 唇裂和腭裂 | 79.4 | 11.2 | 8.6 | 0.5 | 0.3 |
| 消化系统先天性畸形 | 69.5 | 11.7 | 8.5 | 5.1 | 5.2 |
| 生殖泌尿系统先天性畸形 | 36.6 | 35.1 | 17.7 | 6.0 | 4.6 |
| 肌肉骨骼系统先天性畸形 | 50.5 | 23.3 | 18.4 | 4.2 | 3.6 |
| 18.症状、体征和检验异常小计 | 10.6 | 4.9 | 19.5 | 23.1 | 41.9 |
| 19.损伤、中毒小计 | 3.9 | 6.0 | 42.9 | 28.1 | 19.2 |
| 其中：骨折 | 3.4 | 7.7 | 42.5 | 27.8 | 18.6 |
| 内：颅骨和面骨骨折 | 5.2 | 8.2 | 52.9 | 23.7 | 10.0 |
| 股骨骨折 | 2.7 | 4.0 | 23.1 | 18.7 | 51.6 |
| 多部位骨折 | 0.6 | 2.3 | 44.4 | 32.5 | 20.1 |
| 颅内损伤 | 3.4 | 5.7 | 39.3 | 27.8 | 23.8 |
| 烧伤和腐蚀伤 | 30.9 | 8.2 | 32.5 | 19.2 | 9.3 |
| 药物、药剂和生物制品中毒 | 22.9 | 5.4 | 32.9 | 17.0 | 21.7 |
| 非药用物质的毒性效应 | 8.0 | 8.2 | 34.3 | 24.6 | 24.8 |
| 医疗并发症计 | 2.3 | 4.1 | 33.7 | 28.4 | 31.5 |
| 内：手术和操作并发症 | 2.0 | 5.0 | 35.2 | 26.7 | 31.1 |
| 假体装置、植入物和移植物并发症 | 1.0 | 2.8 | 30.9 | 30.6 | 34.7 |
| 20.其他接受医疗服务小计 | 2.6 | 2.3 | 18.0 | 32.6 | 44.4 |

## 5-9-3　2015年医院出院病人年龄别疾病构成(%)(女)

| 疾病名称<br>(ICD-10) | 5岁以下 | 5～14岁 | 15～44岁 | 45～59岁 | 60岁及以上 |
|---|---|---|---|---|---|
| 总　　计 | 8.0 | 2.6 | 34.2 | 21.6 | 33.6 |
| 1.传染病和寄生虫病小计 | 35.4 | 7.5 | 20.3 | 16.0 | 20.8 |
| 其中：肠道传染病 | 41.3 | 5.5 | 15.4 | 13.7 | 24.1 |
| 内：霍乱 | | | | | |
| 伤寒和副伤寒 | 5.5 | 5.3 | 38.1 | 22.5 | 28.5 |
| 细菌性痢疾 | 33.7 | 8.9 | 17.8 | 15.0 | 24.6 |
| 结核病 | 0.7 | 1.7 | 41.6 | 22.6 | 33.4 |
| 内：肺结核 | 0.5 | 1.3 | 37.1 | 22.5 | 38.7 |
| 白喉 | | | | | |
| 百日咳 | 91.7 | 4.0 | 1.6 | 1.0 | 1.6 |
| 猩红热 | 29.3 | 67.8 | 2.6 | 0.2 | 0.1 |
| 性传播模式疾病 | 8.5 | 0.8 | 56.3 | 23.1 | 11.3 |
| 内：梅毒 | 17.2 | 0.4 | 49.9 | 22.1 | 10.4 |
| 淋球菌感染 | 6.8 | 2.5 | 45.5 | 23.3 | 21.9 |
| 乙型脑炎 | 32.6 | 45.7 | 11.6 | 8.5 | 1.6 |
| 斑疹伤寒 | 4.7 | 3.8 | 18.3 | 34.0 | 39.1 |
| 病毒性肝炎 | 0.5 | 0.9 | 42.3 | 37.4 | 18.9 |
| 人类免疫缺陷病毒病（HIV） | 0.6 | 1.5 | 40.0 | 37.9 | 20.0 |
| 血吸虫病 | 0.0 | 0.3 | 10.9 | 33.5 | 55.2 |
| 丝虫病 | 0.0 | 0.0 | 14.7 | 29.4 | 55.9 |
| 钩虫病 | 1.4 | 0.0 | 7.8 | 20.5 | 70.3 |
| 2.肿瘤小计 | 0.8 | 0.9 | 31.1 | 37.5 | 29.7 |
| 恶性肿瘤计 | 0.4 | 0.6 | 17.1 | 37.1 | 44.7 |
| 其中：鼻咽恶性肿瘤 | 0.2 | 0.2 | 26.3 | 44.8 | 28.4 |
| 食管恶性肿瘤 | 0.2 | 0.0 | 0.9 | 14.6 | 84.2 |
| 胃恶性肿瘤 | 0.2 | 0.0 | 10.6 | 28.7 | 60.5 |
| 小肠恶性肿瘤 | 0.3 | 0.0 | 10.2 | 30.7 | 58.9 |
| 结肠恶性肿瘤 | 0.1 | 0.0 | 9.2 | 28.8 | 61.9 |
| 直肠乙状结肠连接处、直肠、肛门和肛管恶性肿瘤 | 0.1 | 0.1 | 9.2 | 31.2 | 59.4 |
| 肝和肝内胆管恶性肿瘤 | 0.4 | 0.1 | 8.8 | 30.2 | 60.4 |
| 喉恶性肿瘤 | 0.2 | 0.0 | 3.1 | 26.9 | 69.9 |
| 气管、支气管、肺恶性肿瘤 | 0.1 | 0.0 | 6.4 | 30.6 | 62.9 |
| 骨、关节软骨恶性肿瘤 | 0.6 | 8.0 | 25.0 | 28.9 | 37.6 |
| 乳房恶性肿瘤 | 0.1 | 0.0 | 23.9 | 50.4 | 25.7 |
| 女性生殖器官恶性肿瘤 | 0.1 | 0.1 | 19.5 | 49.7 | 30.5 |
| 男性生殖器官恶性肿瘤 | | | | | |
| 泌尿道恶性肿瘤 | 0.9 | 0.4 | 7.5 | 25.3 | 65.9 |
| 脑恶性肿瘤 | 1.8 | 5.9 | 31.0 | 32.9 | 28.4 |
| 白血病 | 4.6 | 8.7 | 31.2 | 26.8 | 28.7 |
| 原位癌计 | 0.2 | 0.1 | 43.4 | 39.2 | 17.1 |
| 其中：子宫颈原位癌 | | | 53.3 | 38.8 | 7.9 |
| 良性肿瘤计 | 1.2 | 1.2 | 48.7 | 38.8 | 10.1 |
| 其中：皮肤良性肿瘤 | 7.6 | 9.7 | 41.7 | 23.7 | 17.4 |

注：本表系卫生计生部门综合医院数字。

## 5-9-3 续表1

| 疾病名称<br>(ICD-10) | 5岁以下 | 5～14岁 | 15～44岁 | 45～59岁 | 60岁及以上 |
|---|---|---|---|---|---|
| 乳房良性肿瘤 | 0.1 | 0.6 | 75.3 | 21.3 | 2.7 |
| 子宫平滑肌瘤 | 0.1 | 0.0 | 43.7 | 53.9 | 2.2 |
| 卵巢良性肿瘤 | 0.2 | 1.2 | 65.7 | 22.4 | 10.5 |
| 甲状腺良性肿瘤 | 0.2 | 0.5 | 35.2 | 42.8 | 21.3 |
| 交界恶性和动态未知的肿瘤 | 0.6 | 1.4 | 28.8 | 30.5 | 38.7 |
| 3.血液、造血器官及免疫疾病小计 | 8.1 | 16.5 | 25.8 | 20.6 | 29.0 |
| 其中：贫血 | 7.1 | 9.9 | 27.1 | 21.8 | 34.2 |
| 4.内分泌、营养和代谢疾病小计 | 1.1 | 1.5 | 15.8 | 33.7 | 47.9 |
| 其中：甲状腺功能亢进 | 0.2 | 1.2 | 42.5 | 34.7 | 21.4 |
| 糖尿病 | 0.3 | 0.5 | 8.5 | 32.2 | 58.5 |
| 5.精神和行为障碍小计 | 2.5 | 2.0 | 35.3 | 33.5 | 26.8 |
| 其中：依赖性物质引起的精神和行为障碍 | 1.9 | 2.5 | 64.8 | 21.4 | 9.4 |
| 酒精引起的精神和行为障碍 | 1.4 | 2.4 | 65.9 | 21.7 | 8.5 |
| 精神分裂症、分裂型和妄想性障碍 | 0.1 | 1.5 | 57.9 | 29.1 | 11.4 |
| 情感障碍 | 0.1 | 1.3 | 42.2 | 32.0 | 24.4 |
| 6.神经系统疾病小计 | 3.7 | 2.8 | 13.2 | 28.0 | 52.3 |
| 其中：中枢神经系统炎性疾病 | 24.4 | 27.8 | 21.1 | 14.0 | 12.7 |
| 帕金森病 | 0.2 | 0.0 | 1.4 | 15.0 | 83.3 |
| 癫痫 | 15.7 | 14.4 | 28.1 | 16.1 | 25.6 |
| 7.眼和附器疾病小计 | 1.5 | 1.8 | 8.7 | 20.6 | 67.4 |
| 其中：晶状体疾患 | 0.6 | 0.2 | 1.8 | 11.7 | 85.7 |
| 内：老年性白内障 |  |  | 0.4 | 9.0 | 90.5 |
| 视网膜脱离和断裂 | 1.1 | 1.1 | 22.5 | 38.1 | 37.3 |
| 青光眼 | 0.4 | 0.6 | 6.1 | 22.0 | 70.8 |
| 8.耳和乳突疾病小计 | 2.3 | 2.9 | 24.5 | 33.3 | 36.9 |
| 其中：中耳和乳突疾病 | 7.6 | 9.9 | 37.4 | 28.9 | 16.2 |
| 9.循环系统疾病小计 | 0.7 | 0.5 | 5.8 | 21.4 | 71.5 |
| 其中：急性风湿热 | 1.0 | 3.4 | 21.8 | 29.5 | 44.3 |
| 慢性风湿性心脏病 | 0.4 | 0.1 | 7.5 | 32.3 | 59.7 |
| 高血压 | 0.4 | 0.1 | 4.9 | 24.8 | 69.8 |
| 内：高血压性心脏、肾脏病 | 0.2 | 0.0 | 2.8 | 14.8 | 82.1 |
| 缺血性心脏病 | 0.3 | 0.0 | 1.6 | 17.2 | 80.9 |
| 内：心绞痛 | 0.1 | 0.0 | 1.7 | 21.9 | 76.3 |
| 急性心肌梗死 | 0.1 | 0.0 | 1.5 | 13.0 | 85.4 |
| 肺栓塞 | 0.1 | 0.0 | 7.2 | 20.7 | 71.9 |
| 心律失常 | 0.5 | 1.1 | 13.4 | 27.0 | 58.1 |
| 心力衰竭 | 2.0 | 0.6 | 2.6 | 10.5 | 84.4 |
| 脑血管病 | 0.5 | 0.2 | 3.6 | 21.5 | 74.1 |
| 内：颅内出血 | 1.2 | 0.7 | 7.0 | 30.0 | 61.2 |
| 脑梗死 | 0.3 | 0.1 | 1.9 | 18.0 | 79.7 |
| 大脑动脉闭塞和狭窄 | 0.2 | 0.1 | 2.8 | 19.5 | 77.5 |

## 5-9-3 续表2

| 疾病名称<br>(ICD-10) | 5岁以下 | 5～14岁 | 15～44岁 | 45～59岁 | 60岁及以上 |
|---|---|---|---|---|---|
| 静脉炎和血栓形成 | 0.2 | 0.1 | 14.5 | 28.4 | 56.7 |
| 下肢静脉曲张 | 0.2 | 0.0 | 13.2 | 46.4 | 40.1 |
| 10.呼吸系统疾病小计 | 35.2 | 9.0 | 10.4 | 12.6 | 33.0 |
| 其中：急性上呼吸道感染 | 55.4 | 19.4 | 10.7 | 6.9 | 7.7 |
| 流行性感冒 | 43.0 | 17.8 | 15.1 | 9.5 | 14.6 |
| 内：人禽流感 | | | | | |
| 肺炎 | 58.9 | 9.8 | 5.5 | 6.7 | 19.1 |
| 慢性鼻窦炎 | 1.3 | 8.8 | 36.7 | 33.8 | 19.4 |
| 慢性扁桃体和腺样体疾病 | 10.9 | 37.2 | 36.6 | 12.2 | 3.1 |
| 慢性下呼吸道疾病 | 6.5 | 1.9 | 5.6 | 15.6 | 70.4 |
| 内： 哮喘 | 8.1 | 3.6 | 18.6 | 32.6 | 37.1 |
| 外部物质引起的肺病 | 19.3 | 1.1 | 6.0 | 13.2 | 60.3 |
| 11.消化系统疾病小计 | 5.1 | 3.0 | 22.8 | 28.5 | 40.6 |
| 其中：口腔疾病 | 18.7 | 9.7 | 30.6 | 19.6 | 21.4 |
| 胃及十二指肠溃疡 | 0.5 | 0.5 | 16.8 | 30.9 | 51.3 |
| 阑尾疾病 | 0.9 | 8.9 | 48.3 | 22.4 | 19.5 |
| 疝 | 15.4 | 18.5 | 13.4 | 16.4 | 36.4 |
| 内：腹股沟疝 | 22.6 | 27.5 | 15.5 | 12.9 | 21.5 |
| 肠梗阻 | 7.2 | 2.2 | 18.1 | 24.2 | 48.4 |
| 酒精性肝病 | 0.2 | 0.1 | 19.4 | 39.5 | 40.8 |
| 肝硬化 | 0.2 | 0.1 | 8.6 | 33.8 | 57.3 |
| 胆石病和胆囊炎 | 0.2 | 0.2 | 23.2 | 33.2 | 43.2 |
| 急性胰腺炎 | 0.4 | 0.8 | 25.3 | 30.6 | 43.0 |
| 12.皮肤和皮下组织疾病小计 | 9.1 | 8.1 | 34.0 | 22.2 | 26.6 |
| 其中：皮炎及湿疹 | 6.8 | 5.0 | 34.6 | 26.3 | 27.3 |
| 牛皮癣 | 1.2 | 6.4 | 42.3 | 30.0 | 20.2 |
| 荨麻疹 | 14.0 | 20.3 | 38.9 | 16.9 | 9.9 |
| 13.肌肉骨骼系统和结缔组织疾病小计 | 0.8 | 1.1 | 20.4 | 33.3 | 44.3 |
| 其中：炎性多关节炎 | 0.3 | 0.9 | 15.0 | 35.2 | 48.6 |
| 内：类风湿性关节炎 | 0.2 | 0.2 | 17.4 | 39.6 | 42.6 |
| 痛风 | 0.2 | 0.1 | 4.8 | 14.1 | 80.8 |
| 其他关节病 | 0.4 | 0.2 | 5.3 | 28.7 | 65.5 |
| 系统性结缔组织病 | 2.6 | 3.1 | 46.2 | 30.4 | 17.8 |
| 内：系统性红斑狼疮 | 0.1 | 4.1 | 63.1 | 25.3 | 7.5 |
| 脊椎关节强硬 | 0.2 | 0.1 | 19.5 | 41.5 | 38.7 |
| 椎间盘疾病 | 0.4 | 0.1 | 19.3 | 37.3 | 43.0 |
| 骨密度和骨结构疾病 | 0.3 | 0.6 | 4.0 | 11.6 | 83.5 |
| 内：骨质疏松 | 0.2 | 0.1 | 1.1 | 9.3 | 89.3 |
| 骨髓炎 | 2.3 | 7.6 | 25.7 | 29.6 | 34.7 |
| 14.泌尿生殖系统疾病小计 | 0.6 | 0.9 | 46.4 | 31.7 | 20.5 |
| 其中：肾小球疾病 | 2.1 | 5.8 | 37.1 | 29.3 | 25.7 |
| 肾盂肾炎 | 0.3 | 0.8 | 40.8 | 25.4 | 32.7 |
| 肾衰竭 | 0.2 | 0.2 | 19.9 | 31.8 | 47.9 |
| 尿石病 | 0.4 | 0.4 | 28.8 | 39.6 | 30.9 |
| 膀胱炎 | 0.4 | 0.5 | 24.1 | 32.6 | 42.3 |
| 尿道狭窄 | 1.1 | 4.8 | 18.4 | 32.0 | 43.7 |

## 5-9-3 续表3

| 疾病名称<br>(ICD-10) | 5岁以下 | 5～14岁 | 15～44岁 | 45～59岁 | 60岁及以上 |
|---|---|---|---|---|---|
| 乳房疾患 | 0.2 | 0.3 | 65.4 | 29.4 | 4.7 |
| 女性盆腔器官炎性疾病 | 0.5 | 0.3 | 66.4 | 26.7 | 6.1 |
| 子宫内膜异位 | | | 64.1 | 35.5 | 0.4 |
| 女性生殖器脱垂 | | | 10.4 | 30.0 | 60.6 |
| 15.妊娠、分娩和产褥期小计 | | | 99.6 | 0.3 | 0.0 |
| 其中：异位妊娠 | | | 99.8 | 0.9 | 0.0 |
| 医疗性流产 | | | 99.2 | 0.8 | 0.0 |
| 妊娠高血压 | | | 99.4 | 0.6 | 0.0 |
| 前置胎盘、胎盘早剥和产前出血 | | | 99.6 | 0.4 | 0.0 |
| 梗阻性分娩 | | | 99.7 | 0.2 | 0.0 |
| 分娩时会阴、阴道裂伤 | | | 99.9 | 0.1 | 0.0 |
| 产后出血 | | | 99.8 | 0.2 | 0.0 |
| 顺产 | | | 99.8 | 0.1 | 0.0 |
| 16.起源于围生期疾病小计 | 100.0 | | | | |
| 其中：产伤 | 100.0 | | | | |
| 出生窒息 | 100.0 | | | | |
| 新生儿吸入综合征 | 100.0 | | | | |
| 围生期的感染 | 100.0 | | | | |
| 胎儿和新生儿的溶血性疾病 | 100.0 | | | | |
| 新生儿硬化病 | 100.0 | | | | |
| 17.先天性畸形、变形和染色体异常小计 | 23.0 | 11.6 | 34.0 | 18.6 | 12.9 |
| 神经系统其他先天性畸形 | 52.1 | 5.6 | 19.1 | 17.8 | 5.3 |
| 循环系统先天性畸形 | 18.7 | 8.3 | 27.0 | 24.1 | 21.9 |
| 内：先天性心脏病 | 18.4 | 7.3 | 24.3 | 25.8 | 24.2 |
| 唇裂和腭裂 | 77.8 | 10.9 | 10.2 | 0.5 | 0.5 |
| 消化系统先天性畸形 | 55.5 | 8.8 | 13.5 | 13.0 | 9.2 |
| 生殖泌尿系统先天性畸形 | 4.6 | 6.6 | 56.4 | 20.0 | 12.4 |
| 肌肉骨骼系统先天性畸形 | 46.5 | 18.5 | 16.5 | 10.8 | 7.7 |
| 18.症状、体征和检验异常小计 | 8.1 | 3.6 | 22.7 | 26.2 | 39.4 |
| 19.损伤、中毒小计 | 4.2 | 4.6 | 30.8 | 27.1 | 33.3 |
| 其中：骨折 | 3.7 | 5.7 | 28.9 | 26.8 | 34.8 |
| 内：颅骨和面骨骨折 | 9.5 | 10.6 | 43.3 | 22.5 | 14.0 |
| 股骨骨折 | 1.3 | 1.7 | 4.9 | 10.1 | 82.0 |
| 多部位骨折 | 0.6 | 1.9 | 24.1 | 28.8 | 44.7 |
| 颅内损伤 | 4.4 | 5.8 | 31.9 | 27.8 | 30.1 |
| 烧伤和腐蚀伤 | 35.6 | 8.3 | 23.6 | 17.6 | 14.9 |
| 药物、药剂和生物制品中毒 | 11.2 | 3.1 | 45.7 | 19.3 | 20.7 |
| 非药用物质的毒性效应 | 5.3 | 6.0 | 37.9 | 25.2 | 25.6 |
| 医疗并发症计 | 1.6 | 2.2 | 37.1 | 30.4 | 28.7 |
| 内：手术和操作并发症 | 1.6 | 3.3 | 40.3 | 29.5 | 25.4 |
| 假体装置、植入物和移植物并发症 | 0.6 | 1.0 | 35.0 | 31.5 | 31.9 |
| 20.其他接受医疗服务小计 | 1.9 | 1.1 | 33.0 | 37.3 | 26.8 |

# 5-10-1 调查地区居民两周就诊率

| | 合计 | | | 城市 | | | 农村 | | |
|---|---|---|---|---|---|---|---|---|---|
| | 2003 | 2008 | 2013 | 2003 | 2008 | 2013 | 2003 | 2008 | 2013 |
| 调查人数 | 193689 | 177501 | 273688 | 49698 | 46510 | 133393 | 143991 | 130991 | 140295 |
| 就诊人次数 | 25906 | 25813 | 35681 | 5869 | 5914 | 17728 | 20037 | 19899 | 17953 |
| 两周就诊率(%) | 13.4 | 14.5 | 13.0 | 11.8 | 12.7 | 13.3 | 13.9 | 15.2 | 12.8 |
| 分性别两周就诊率(%) | | | | | | | | | |
| 男性 | 12.2 | 13.1 | 11.9 | 10.3 | 11.3 | 12.2 | 12.8 | 13.8 | 11.7 |
| 女性 | 14.6 | 16.0 | 14.1 | 13.3 | 14.0 | 14.3 | 15.1 | 16.7 | 13.9 |
| 年龄别两周就诊率 (%) | | | | | | | | | |
| 0～4岁 | 20.2 | 24.8 | 14.6 | 15.6 | 19.1 | 15.3 | 21.3 | 26.0 | 14.1 |
| 5～14岁 | 7.7 | 9.1 | 6.2 | 5.5 | 6.8 | 6.3 | 8.2 | 9.6 | 6.1 |
| 15～24岁 | 4.7 | 4.7 | 3.4 | 3.2 | 3.2 | 3.3 | 5.1 | 5.1 | 3.5 |
| 25～34岁 | 7.8 | 6.1 | 4.8 | 4.8 | 4.5 | 4.9 | 8.9 | 6.7 | 4.5 |
| 35～44岁 | 11.3 | 11.4 | 8.5 | 7.5 | 7.0 | 8.0 | 12.7 | 12.8 | 8.9 |
| 45～54岁 | 17.6 | 16.0 | 13.7 | 12.5 | 10.9 | 13.2 | 19.6 | 18.1 | 14.1 |
| 55～64岁 | 22.8 | 21.6 | 19.7 | 19.1 | 18.4 | 19.1 | 24.4 | 22.9 | 20.4 |
| 65岁及以上 | 28.1 | 30.3 | 26.4 | 28.8 | 30.3 | 27.8 | 27.6 | 30.3 | 24.8 |
| 文化程度别两周就诊率(%) | | | | | | | | | |
| 文盲半文盲 | 23.8 | 25.6 | 22.8 | 27.6 | 25.3 | 25.8 | 23.2 | 25.6 | 21.4 |
| 小学 | 16.6 | 18.4 | 18.6 | 19.8 | 22.2 | 21.5 | 16.1 | 17.8 | 16.9 |
| 初中 | 10.0 | 10.7 | 11.5 | 10.6 | 12.0 | 13.2 | 9.8 | 10.3 | 10.1 |
| 高中、技校 | 8.7 | 9.2 | 9.8 | 8.3 | 9.1 | 10.3 | 9.1 | 9.3 | 8.6 |
| 中专 | 9.4 | 10.7 | 10.7 | 9.9 | 12.6 | 11.9 | 8.2 | 7.0 | 7.5 |
| 大专 | 8.7 | 8.0 | 7.9 | 9.3 | 8.8 | 8.2 | 5.7 | 5.0 | 6.5 |
| 大学及以上 | 7.9 | 8.2 | 5.9 | 7.7 | 8.4 | 6.3 | 9.4 | 6.8 | 2.7 |
| 医疗保障形式别两周就诊率 (%) | | | | | | | | | |
| 城镇职工医疗保险 | 13.5 | 14.6 | 13.4 | 13.4 | 14.5 | 13.4 | 14.6 | 15.1 | 13.6 |
| 城镇居民医疗保险 | | 10.5 | 12.4 | | 10.4 | 12.4 | | 11.1 | 12.5 |
| 新型农村合作医疗 | 14.8 | 15.5 | 13.3 | 21.4 | 20.2 | 15.4 | 13.2 | 15.3 | 12.5 |
| 其他社会医疗保险 | 10.2 | 8.1 | 14.8 | 10.0 | 7.3 | 16.6 | 10.4 | 10.3 | 12.3 |
| 无社会医疗保险 | 13.5 | 10.8 | 8.4 | 8.6 | 8.2 | 6.7 | 14.4 | 14.2 | 12.5 |
| 就业状况别两周就诊率(%) | | | | | | | | | |
| 在岗 | 13.7 | 13.3 | 11.5 | 7.8 | 6.9 | 10.2 | 14.9 | 14.6 | 12.4 |
| 离退休 | 25.6 | 24.3 | 21.4 | 24.6 | 23.9 | 21.6 | 33.5 | 26.6 | 20.3 |
| 学生 | 4.3 | 4.9 | 3.1 | 3.0 | 3.0 | 3.2 | 4.9 | 5.6 | 3.0 |
| 无业、失业、半失业 | 14.1 | 19.3 | 19.9 | 11.0 | 12.9 | 18.1 | 21.5 | 23.7 | 21.8 |

## 5-10-2 2013年调查地区居民两周就诊率

| | 合计 | 城市 | | | | 农村 | | | |
|---|---|---|---|---|---|---|---|---|---|
| | | 小计 | 东 | 中 | 西 | 小计 | 东 | 中 | 西 |
| 调查人数 | 273688 | 133393 | 44499 | 44774 | 44120 | 140295 | 45875 | 44883 | 49537 |
| 就诊人次数 | 35681 | 17728 | 6835 | 3944 | 6949 | 17953 | 7389 | 5108 | 5456 |
| 两周就诊率 (%) | 13.0 | 13.3 | 15.4 | 8.8 | 15.8 | 12.8 | 16.1 | 11.4 | 11.0 |
| 分性别两周就诊率(%) | | | | | | | | | |
| 男性 | 11.9 | 12.2 | 14.4 | 8.1 | 14.2 | 11.7 | 15.3 | 10.5 | 9.4 |
| 女性 | 14.1 | 14.3 | 16.2 | 9.5 | 17.2 | 13.9 | 16.9 | 12.3 | 12.7 |
| 年龄别两周就诊率 (%) | | | | | | | | | |
| 0～4岁 | 14.6 | 15.3 | 14.4 | 11.4 | 19.7 | 14.1 | 21.3 | 12.9 | 9.3 |
| 5～14岁 | 6.2 | 6.3 | 7.6 | 3.8 | 7.6 | 6.1 | 10.3 | 5.6 | 3.5 |
| 15～24岁 | 3.4 | 3.3 | 4.6 | 1.8 | 3.6 | 3.5 | 4.0 | 3.1 | 3.4 |
| 25～34岁 | 4.8 | 4.9 | 4.9 | 3.6 | 6.4 | 4.5 | 4.7 | 5.1 | 3.9 |
| 35～44岁 | 8.5 | 8.0 | 7.7 | 5.4 | 10.8 | 8.9 | 9.5 | 8.4 | 8.9 |
| 45～54岁 | 13.7 | 13.2 | 13.2 | 10.1 | 16.4 | 14.1 | 15.8 | 13.1 | 13.2 |
| 55～64岁 | 19.7 | 19.1 | 21.9 | 12.5 | 22.6 | 20.4 | 23.7 | 16.7 | 20.5 |
| 65岁及以上 | 26.4 | 27.8 | 32.8 | 17.4 | 32.8 | 24.8 | 30.9 | 20.3 | 22.4 |
| 文化程度别两周就诊率 (%) | | | | | | | | | |
| 文盲半文盲 | 22.8 | 25.8 | 27.4 | 15.8 | 31.6 | 21.4 | 28.8 | 19.2 | 18.1 |
| 小学 | 18.6 | 21.5 | 26.4 | 14.3 | 23.4 | 16.9 | 22.1 | 14.4 | 14.8 |
| 初中 | 11.5 | 13.2 | 16.4 | 8.7 | 14.7 | 10.1 | 11.7 | 9.3 | 9.2 |
| 高中、技校 | 9.8 | 10.3 | 13.3 | 7.2 | 10.5 | 8.6 | 11.1 | 8.4 | 5.8 |
| 中专 | 10.7 | 11.9 | 12.6 | 8.4 | 15.3 | 7.5 | 8.1 | 6.8 | 7.4 |
| 大专 | 7.9 | 8.2 | 9.3 | 6.4 | 9.1 | 6.5 | 6.7 | 6.0 | 6.6 |
| 大学及以上 | 5.9 | 6.3 | 7.7 | 4.3 | 6.6 | 2.7 | 2.3 | 2.8 | 3.2 |
| 医疗保障形式别两周就诊率 (%) | | | | | | | | | |
| 城镇职工医疗保险 | 13.4 | 13.4 | 16.2 | 9.7 | 13.3 | 13.6 | 15.0 | 10.5 | 13.2 |
| 城镇居民医疗保险 | 12.4 | 12.4 | 16.7 | 8.6 | 10.2 | 12.5 | 14.4 | 9.0 | 12.7 |
| 新型农村合作医疗 | 13.3 | 15.4 | 15.0 | 9.1 | 20.6 | 12.5 | 15.8 | 11.9 | 10.9 |
| 城乡居民合作医疗 | 13.9 | 12.9 | 6.4 | 8.0 | 17.3 | 14.3 | 17.2 | 8.8 | 12.2 |
| 其他社会医疗保险 | 14.8 | 16.6 | 20.0 | 7.3 | 18.9 | 12.3 | 13.7 | 11.8 | 11.1 |
| 无社保 | 8.4 | 6.7 | 8.1 | 4.5 | 8.3 | 12.5 | 20.1 | 8.3 | 8.4 |
| 就业状况别两周就诊率 (%) | | | | | | | | | |
| 在岗 | 11.5 | 10.2 | 9.3 | 6.0 | 14.6 | 12.4 | 14.2 | 11.3 | 11.6 |
| 离退休 | 21.4 | 21.6 | 27.0 | 14.3 | 22.4 | 20.3 | 29.1 | 14.1 | 14.9 |
| 学生 | 3.1 | 3.2 | 4.4 | 1.2 | 4.0 | 3.0 | 4.3 | 2.8 | 2.3 |
| 失业 | 15.5 | 15.3 | 15.0 | 10.7 | 21.2 | 15.9 | 11.2 | 9.8 | 24.4 |
| 无业 | 20.4 | 18.5 | 22.7 | 13.4 | 21.5 | 22.2 | 26.9 | 18.1 | 21.0 |

## 5-11-1 调查地区居民疾病别两周就诊率(‰)

| | 合计 | | | 城市 | | | 农村 | | |
|---|---|---|---|---|---|---|---|---|---|
| | 2003 | 2008 | 2013 | 2003 | 2008 | 2013 | 2003 | 2008 | 2013 |
| 传染病计 | 2.9 | 1.9 | 0.4 | 1.8 | 1.2 | 0.5 | 3.3 | 2.1 | 0.4 |
| 寄生虫病计 | 0.2 | 0.0 | 0.0 | | 0.0 | 0.0 | 0.2 | 0.0 | 0.0 |
| 恶性肿瘤计 | 1.3 | 1.7 | 0.8 | 1.6 | 1.9 | 0.9 | 1.2 | 1.6 | 0.6 |
| 良性肿瘤计 | 0.4 | 0.7 | 0.3 | 0.4 | 0.9 | 0.3 | 0.4 | 0.7 | 0.3 |
| 内分泌、营养和代谢疾病计 | 2.2 | 3.9 | 6.3 | 4.6 | 8.7 | 8.8 | 1.3 | 2.1 | 3.9 |
| 其中：糖尿病 | 1.4 | 2.9 | 5.6 | 3.3 | 7.6 | 7.8 | 0.7 | 1.3 | 3.4 |
| 血液、造血器官疾病 | 1.4 | 1.3 | 0.4 | 1.1 | 0.8 | 0.3 | 1.5 | 1.5 | 0.5 |
| 精神病小计 | 0.5 | 0.8 | 0.4 | 0.5 | 0.9 | 0.4 | 0.5 | 0.8 | 0.5 |
| 神经系病计 | 2.9 | 2.2 | 1.0 | 1.8 | 1.8 | 1.1 | 3.2 | 2.4 | 1.0 |
| 眼及附器疾病 | 1.4 | 1.3 | 0.7 | 1.6 | 1.2 | 0.7 | 1.3 | 1.3 | 0.6 |
| 耳和乳突疾病 | 0.6 | 0.5 | 0.3 | 0.7 | 0.5 | 0.3 | 0.6 | 0.5 | 0.3 |
| 循环系统疾病 | 18.3 | 26.4 | 27.5 | 28.0 | 36.4 | 30.1 | 14.9 | 22.8 | 24.9 |
| 其中：心脏病 | 5.8 | 7.9 | 3.1 | 10.2 | 11.9 | 3.4 | 4.3 | 6.5 | 2.8 |
| 高血压 | 8.0 | 12.3 | 21.4 | 12.9 | 19.3 | 23.8 | 6.4 | 9.9 | 19.2 |
| 脑血管病 | 2.9 | 4.3 | 2.2 | 3.6 | 3.6 | 2.3 | 2.7 | 4.6 | 2.2 |
| 呼吸系统疾病 | 51.4 | 46.9 | 27.0 | 34.0 | 29.1 | 25.4 | 57.4 | 53.2 | 28.5 |
| 其中：急上呼感染 | 41.9 | 37.2 | 23.1 | 26.5 | 21.7 | 21.5 | 47.2 | 42.7 | 24.6 |
| 肺炎 | 1.8 | 2.0 | 0.6 | 1.0 | 1.0 | 0.5 | 2.1 | 2.4 | 0.6 |
| 老慢支 | 3.6 | 3.3 | 1.3 | 3.2 | 2.4 | 1.3 | 3.8 | 3.6 | 1.4 |
| 消化系统疾病 | 21.7 | 22.1 | 8.6 | 16.2 | 14.3 | 7.6 | 23.6 | 24.9 | 9.6 |
| 其中：急性胃炎 | 10.7 | 11.9 | 4.3 | 7.5 | 6.3 | 3.8 | 11.8 | 13.9 | 4.9 |
| 肝硬化 | 0.3 | 0.4 | 0.1 | 0.3 | 0.4 | 0.2 | 0.3 | 0.5 | 0.1 |
| 胆囊疾病 | 2.9 | 1.8 | 0.8 | 2.6 | 1.5 | 0.7 | 3.0 | 1.9 | 0.9 |
| 泌尿生殖系病 | 6.2 | 6.4 | 3.2 | 4.4 | 5.9 | 3.3 | 6.9 | 6.6 | 3.1 |
| 妊娠、分娩病及产褥期并发症 | 0.1 | 0.1 | 0.1 | 0.2 | 0.1 | 0.1 | 0.1 | 0.1 | 0.1 |
| 皮肤皮下组织 | 2.6 | 3.4 | 1.5 | 2.5 | 2.8 | 1.5 | 2.6 | 3.7 | 1.5 |
| 肌肉、骨骼结缔组织 | 11.1 | 17.1 | 7.2 | 12.2 | 13.7 | 6.5 | 10.7 | 18.2 | 7.8 |
| 其中：类风湿性关节炎 | 3.8 | 5.3 | 1.7 | 2.9 | 2.2 | 1.4 | 4.1 | 6.4 | 2.0 |
| 先天异常 | 0.1 | 0.0 | 0.0 | 0.1 | | 0.0 | 0.1 | 0.1 | 0.0 |
| 围生期疾病 | 0.0 | 0.0 | 0.0 | | 0.0 | 0.0 | 0.0 | 0.0 | 0.0 |
| 损伤和中毒 | 6.9 | 6.2 | 2.9 | 4.6 | 4.9 | 2.5 | 7.7 | 6.6 | 3.4 |
| 其他 | 0.6 | 0.5 | 0.4 | 0.4 | 0.5 | 0.4 | 0.6 | 0.6 | 0.3 |
| 不详 | 1.1 | 1.8 | 0.7 | 1.4 | 1.5 | 0.8 | 1.1 | 2.0 | 0.6 |

## 5-11-2　2013年调查地区居民疾病别两周就诊率(‰)

| | 合计 | 城市 | | | | 农村 | | | |
|---|---|---|---|---|---|---|---|---|---|
| | | 小计 | 东 | 中 | 西 | 小计 | 东 | 中 | 西 |
| 传染病计 | 0.4 | 0.5 | 0.4 | 0.6 | 0.3 | 0.4 | 0.3 | 0.5 | 0.5 |
| 寄生虫病计 | 0.0 | 0.0 | | 0.0 | | 0.0 | | | 0.0 |
| 恶性肿瘤计 | 0.8 | 0.9 | 1.5 | 0.6 | 0.7 | 0.6 | 0.7 | 0.6 | 0.5 |
| 良性肿瘤计 | 0.3 | 0.3 | 0.4 | 0.3 | 0.3 | 0.3 | 0.4 | 0.2 | 0.2 |
| 内分泌、营养和代谢疾病计 | 6.3 | 8.8 | 14.6 | 5.8 | 6.1 | 3.9 | 5.8 | 3.9 | 2.3 |
| 其中：糖尿病 | 5.6 | 7.8 | 12.8 | 5.1 | 5.6 | 3.4 | 5.0 | 3.4 | 1.9 |
| 血液、造血器官疾病 | 0.4 | 0.3 | 0.2 | 0.3 | 0.5 | 0.5 | 0.4 | 0.5 | 0.5 |
| 精神病小计 | 0.4 | 0.4 | 0.7 | 0.3 | 0.2 | 0.5 | 0.7 | 0.4 | 0.3 |
| 神经系病计 | 1.0 | 1.1 | 1.4 | 1.0 | 0.8 | 1.0 | 1.3 | 0.7 | 0.9 |
| 眼及附器疾病 | 0.7 | 0.7 | 1.0 | 0.5 | 0.7 | 0.6 | 0.9 | 0.4 | 0.6 |
| 耳和乳突疾病 | 0.3 | 0.3 | 0.4 | 0.2 | 0.5 | 0.3 | 0.3 | 0.3 | 0.3 |
| 循环系统疾病 | 27.5 | 30.1 | 45.7 | 22.3 | 22.4 | 24.9 | 30.8 | 24.3 | 20.0 |
| 其中：心脏病 | 3.1 | 3.4 | 4.0 | 3.0 | 3.1 | 2.8 | 3.8 | 2.7 | 2.1 |
| 高血压 | 21.4 | 23.8 | 38.2 | 16.6 | 16.4 | 19.2 | 23.6 | 18.9 | 15.4 |
| 脑血管病 | 2.2 | 2.3 | 2.5 | 2.2 | 2.0 | 2.2 | 2.5 | 2.3 | 1.8 |
| 呼吸系统疾病 | 27.0 | 25.4 | 21.0 | 17.1 | 38.2 | 28.5 | 34.4 | 26.7 | 24.6 |
| 其中：急上呼感染 | 23.1 | 21.5 | 17.1 | 14.7 | 32.9 | 24.6 | 30.2 | 23.6 | 20.4 |
| 肺炎 | 0.6 | 0.5 | 0.6 | 0.4 | 0.5 | 0.6 | 0.8 | 0.5 | 0.6 |
| 老慢支 | 1.3 | 1.3 | 1.0 | 0.5 | 2.2 | 1.4 | 1.4 | 1.0 | 1.8 |
| 消化系统疾病 | 8.6 | 7.6 | 7.3 | 5.5 | 10.2 | 9.6 | 9.5 | 8.4 | 10.7 |
| 其中：急性胃炎 | 4.3 | 3.8 | 3.3 | 2.3 | 5.9 | 4.9 | 5.0 | 4.0 | 5.5 |
| 肝病硬化 | 0.1 | 0.2 | 0.1 | 0.2 | 0.2 | 0.1 | 0.2 | 0.1 | 0.1 |
| 胆囊疾病 | 0.8 | 0.7 | 0.6 | 0.8 | 0.7 | 0.9 | 0.5 | 0.8 | 1.4 |
| 泌尿生殖系病 | 3.2 | 3.3 | 3.3 | 2.9 | 3.6 | 3.1 | 2.9 | 3.2 | 3.3 |
| 妊娠、分娩病及产褥期并发症 | 0.1 | 0.1 | 0.1 | 0.1 | 0.1 | 0.1 | 0.1 | 0.0 | 0.1 |
| 皮肤皮下组织 | 1.5 | 1.5 | 1.5 | 1.2 | 1.8 | 1.5 | 1.4 | 1.4 | 1.7 |
| 肌肉、骨骼结缔组织 | 7.2 | 6.5 | 6.4 | 4.6 | 8.5 | 7.8 | 8.3 | 6.6 | 8.5 |
| 其中：类风湿性关节炎 | 1.7 | 1.4 | 1.0 | 0.9 | 2.4 | 2.0 | 1.6 | 1.6 | 2.7 |
| 先天异常 | 0.0 | 0.0 | 0.1 | | 0.0 | 0.0 | 0.0 | 0.1 | |
| 围生期疾病 | 0.0 | 0.0 | | | 0.0 | 0.0 | 0.0 | 0.0 | |
| 损伤和中毒 | 2.9 | 2.5 | 2.7 | 1.8 | 3.0 | 3.4 | 3.9 | 3.7 | 2.6 |
| 其他 | 0.4 | 0.4 | 0.4 | 0.5 | 0.4 | 0.3 | 0.4 | 0.3 | 0.2 |
| 不详 | 0.7 | 0.8 | 0.5 | 0.4 | 1.6 | 0.6 | 0.7 | 0.6 | 0.5 |

# 5-12-1　调查地区居民住院率(%)

| | 合计 | | | 城市 | | | 农村 | | |
|---|---|---|---|---|---|---|---|---|---|
| | 2003 | 2008 | 2013 | 2003 | 2008 | 2013 | 2003 | 2008 | 2013 |
| 住院人次数 | 6981 | 12139 | 24740 | 2107 | 3293 | 12110 | 4874 | 8846 | 12630 |
| 住院率 | 3.6 | 6.8 | 9.0 | 4.2 | 7.1 | 9.1 | 3.4 | 6.8 | 9.0 |
| 分性别住院 | | | | | | | | | |
| 男性 | 3.2 | 6.0 | 8.0 | 4.1 | 6.6 | 8.2 | 2.9 | 5.9 | 7.8 |
| 女性 | 4.0 | 7.6 | 10.1 | 4.4 | 7.6 | 9.9 | 3.9 | 7.7 | 10.2 |
| 年龄别住院率 | | | | | | | | | |
| 0～4岁 | 3.3 | 8.1 | 8.6 | 2.6 | 3.3 | 7.4 | 3.5 | 9.1 | 9.5 |
| 5～14岁 | 1.2 | 2.1 | 2.2 | 0.9 | 1.2 | 1.9 | 1.2 | 2.3 | 2.4 |
| 15～24岁 | 2.8 | 4.6 | 5.0 | 1.6 | 2.0 | 4.1 | 3.1 | 5.3 | 5.7 |
| 25～34岁 | 3.9 | 6.9 | 7.3 | 3.5 | 5.6 | 6.9 | 4.1 | 7.4 | 7.8 |
| 35～44岁 | 2.6 | 4.7 | 5.5 | 2.1 | 3.3 | 4.8 | 2.8 | 5.2 | 6.1 |
| 45～54岁 | 3.7 | 6.2 | 7.3 | 3.2 | 5.2 | 6.9 | 3.9 | 6.6 | 7.6 |
| 55～64岁 | 5.3 | 9.3 | 12.4 | 6.0 | 9.7 | 11.8 | 5.1 | 9.2 | 13.1 |
| 65岁及以上 | 8.4 | 15.3 | 19.9 | 12.7 | 19.4 | 21.5 | 5.8 | 12.9 | 18.0 |
| 文化程度别住院率 | | | | | | | | | |
| 文盲半文盲 | 5.0 | 10.0 | 14.7 | 8.0 | 14.5 | 16.3 | 4.5 | 9.4 | 14.0 |
| 小学 | 4.6 | 8.8 | 12.8 | 6.8 | 12.3 | 14.4 | 4.2 | 8.1 | 11.8 |
| 初中 | 3.5 | 6.5 | 8.7 | 4.2 | 7.1 | 9.6 | 3.3 | 6.4 | 7.9 |
| 高中、技校 | 3.3 | 4.9 | 6.8 | 3.4 | 5.2 | 6.9 | 3.1 | 4.6 | 6.5 |
| 中专 | 5.0 | 7.6 | 9.2 | 4.9 | 7.8 | 9.4 | 5.2 | 7.1 | 8.7 |
| 大专 | 3.4 | 6.8 | 6.8 | 3.4 | 6.9 | 6.8 | 3.2 | 6.4 | 6.5 |
| 大学及以上 | 4.5 | 5.5 | 6.2 | 4.6 | 5.8 | 6.4 | 3.5 | 3.3 | 4.8 |
| 医疗保障形式别住院率 | | | | | | | | | |
| 城镇职工基本医保 | | 9.2 | 11.2 | | 9.2 | 11.3 | | 8.8 | 10.5 |
| 城镇居民基本医保 | | 5.1 | 7.1 | | 4.9 | 7.1 | | 6.3 | 6.9 |
| 新型农村合作医疗 | 3.4 | 6.9 | 9.0 | 3.7 | 7.8 | 8.6 | 3.3 | 6.9 | 9.1 |
| 其他社会医疗保险 | 2.7 | 5.1 | 8.0 | 2.3 | 4.4 | 8.0 | 2.9 | 7.1 | 7.9 |
| 无社保 | 3.4 | 4.3 | 5.1 | 3.0 | 4.0 | 4.5 | 3.4 | 4.8 | 6.6 |
| 就业状况别住院率 | | | | | | | | | |
| 在岗 | 3.7 | 6.5 | 7.7 | 2.9 | 3.9 | 6.3 | 3.9 | 7.0 | 8.7 |
| 离退休 | 10.1 | 14.8 | 17.7 | 10.0 | 14.8 | 17.6 | 10.7 | 15.2 | 18.0 |
| 学生 | 1.1 | 1.4 | 1.3 | 0.5 | 0.6 | 1.3 | 1.3 | 1.7 | 1.2 |
| 无业、失业、半失业 | 4.5 | 9.9 | 15.0 | 3.7 | 7.8 | 13.4 | 6.3 | 11.4 | 16.8 |

## 5-12-2　2013年调查地区居民住院率(%)

| | 合计 | 城市 | | | | 农村 | | | |
|---|---|---|---|---|---|---|---|---|---|
| | | 小计 | 东 | 中 | 西 | 小计 | 东 | 中 | 西 |
| 住院人次数 | 24740 | 12110 | 3495 | 3892 | 4723 | 12630 | 3501 | 4493 | 4636 |
| 住院率 | 9.0 | 9.1 | 7.9 | 8.7 | 10.7 | 9.0 | 7.6 | 10.0 | 9.4 |
| 分性别住院 | | | | | | | | | |
| 男性 | 8.0 | 8.2 | 6.9 | 8.0 | 9.7 | 7.8 | 6.9 | 9.1 | 7.6 |
| 女性 | 10.1 | 9.9 | 8.8 | 9.3 | 11.7 | 10.2 | 8.4 | 10.9 | 11.2 |
| 年龄别住院率 | | | | | | | | | |
| 0～4岁 | 8.6 | 7.4 | 5.6 | 7.1 | 9.1 | 9.5 | 6.9 | 11.5 | 9.7 |
| 5～14岁 | 2.2 | 1.9 | 1.9 | 1.4 | 2.3 | 2.4 | 1.6 | 3.1 | 2.5 |
| 15～24岁 | 5.0 | 4.1 | 3.5 | 3.3 | 5.5 | 5.7 | 4.9 | 6.4 | 5.7 |
| 25～34岁 | 7.3 | 6.9 | 6.0 | 6.5 | 8.5 | 7.8 | 7.3 | 7.5 | 8.6 |
| 35～44岁 | 5.5 | 4.8 | 3.4 | 3.9 | 6.8 | 6.1 | 4.3 | 6.8 | 7.0 |
| 45～54岁 | 7.3 | 6.9 | 5.2 | 7.1 | 8.3 | 7.6 | 5.6 | 8.5 | 9.0 |
| 55～64岁 | 12.4 | 11.8 | 10.2 | 11.8 | 13.8 | 13.1 | 10.8 | 14.6 | 13.9 |
| 65岁及以上 | 19.9 | 21.5 | 17.6 | 21.6 | 26.0 | 18.0 | 15.7 | 19.6 | 19.0 |
| 文化程度别住院率 | | | | | | | | | |
| 文盲半文盲 | 14.7 | 16.3 | 15.6 | 14.7 | 17.8 | 14.0 | 13.3 | 14.6 | 14.1 |
| 小学 | 12.8 | 14.4 | 13.6 | 13.3 | 15.9 | 11.8 | 10.3 | 13.2 | 11.9 |
| 初中 | 8.7 | 9.6 | 8.5 | 9.2 | 11.4 | 7.9 | 6.5 | 8.7 | 8.5 |
| 高中、技校 | 6.8 | 6.9 | 6.0 | 7.3 | 7.7 | 6.5 | 5.6 | 8.0 | 6.1 |
| 中专 | 9.2 | 9.4 | 6.6 | 9.7 | 12.9 | 8.7 | 8.4 | 8.5 | 9.3 |
| 大专 | 6.8 | 6.8 | 5.8 | 7.3 | 7.7 | 6.5 | 6.0 | 8.6 | 5.2 |
| 大学及以上 | 6.2 | 6.4 | 5.5 | 7.2 | 6.8 | 4.8 | 4.9 | 6.0 | 3.5 |
| 医疗保障形式别住院率 | | | | | | | | | |
| 城镇职工基本医保 | 11.2 | 11.3 | 9.2 | 12.8 | 13.1 | 10.5 | 9.3 | 13.0 | 10.7 |
| 城镇居民基本医保 | 7.1 | 7.1 | 6.9 | 6.9 | 7.7 | 6.9 | 4.7 | 10.6 | 7.6 |
| 新型农村合作医疗 | 9.0 | 8.6 | 7.4 | 6.6 | 10.5 | 9.1 | 7.8 | 10.3 | 8.9 |
| 城乡居民合作医疗 | 9.3 | 9.4 | 4.6 | 7.1 | 12.2 | 9.2 | 7.9 | 6.2 | 13.5 |
| 其他社会医疗保险 | 8.0 | 8.0 | 7.4 | 5.4 | 10.5 | 7.9 | 6.9 | 9.4 | 7.4 |
| 无社保 | 5.1 | 4.5 | 4.1 | 4.0 | 5.4 | 6.6 | 6.2 | 5.9 | 8.0 |
| 就业状况别住院率 | | | | | | | | | |
| 在岗 | 7.7 | 6.3 | 4.5 | 5.3 | 8.6 | 8.7 | 6.8 | 9.7 | 9.6 |
| 离退休 | 17.7 | 17.6 | 14.1 | 19.2 | 21.7 | 18.0 | 16.6 | 19.3 | 18.0 |
| 学生 | 1.3 | 1.3 | 0.7 | 0.8 | 2.4 | 1.2 | 0.9 | 1.4 | 1.3 |
| 失业 | 13.6 | 11.3 | 10.9 | 8.4 | 15.4 | 18.8 | 12.1 | 18.4 | 23.5 |
| 无业 | 15.2 | 13.7 | 13.9 | 11.1 | 17.1 | 16.6 | 15.2 | 16.7 | 18.5 |

## 5-13-1 调查地区居民疾病别住院率(‰)

| | 合计 | | | 城市 | | | 农村 | | |
|---|---|---|---|---|---|---|---|---|---|
| | 2003 | 2008 | 2013 | 2003 | 2008 | 2013 | 2003 | 2008 | 2013 |
| 传染病计 | 1.1 | 1.1 | 1.0 | 0.7 | 0.6 | 0.8 | 1.2 | 1.3 | 1.2 |
| 寄生虫病计 | 0.1 | 0.1 | 0.1 | 0.1 | 0.0 | 0.1 | 0.0 | 0.1 | 0.0 |
| 恶性肿瘤计 | 1.1 | 2.9 | 3.9 | 2.3 | 4.4 | 4.9 | 0.7 | 2.3 | 3.0 |
| 良性肿瘤计 | 1.0 | 1.7 | 2.0 | 1.2 | 1.8 | 2.0 | 0.9 | 1.7 | 2.0 |
| 内分泌、营养和代谢疾病计 | 0.9 | 2.0 | 3.5 | 2.1 | 4.5 | 4.7 | 0.5 | 1.1 | 2.3 |
| 其中：糖尿病 | 0.6 | 1.6 | 2.6 | 1.6 | 3.9 | 3.6 | 0.2 | 0.7 | 1.6 |
| 血液、造血器官疾病 | 0.3 | 0.5 | 0.6 | 0.2 | 0.3 | 0.5 | 0.3 | 0.6 | 0.7 |
| 精神病小计 | 0.3 | 0.5 | 0.5 | 0.3 | 0.5 | 0.5 | 0.3 | 0.5 | 0.4 |
| 神经系病计 | 0.6 | 1.1 | 1.6 | 0.5 | 1.2 | 1.7 | 0.6 | 1.0 | 1.5 |
| 眼及附器疾病 | 0.6 | 1.2 | 1.9 | 0.7 | 1.5 | 2.0 | 0.6 | 1.0 | 1.7 |
| 耳和乳突疾病 | 0.1 | 0.1 | 0.3 | 0.1 | 0.1 | 0.3 | 0.0 | 0.1 | 0.2 |
| 循环系统疾病 | 6.2 | 13.7 | 20.4 | 11.9 | 21.7 | 21.9 | 4.3 | 10.8 | 18.9 |
| 其中：心脏病 | 2.8 | 5.5 | 6.9 | 5.8 | 9.6 | 8.1 | 1.8 | 4.0 | 5.8 |
| 高血压 | 1.2 | 3.2 | 4.9 | 2.0 | 4.6 | 5.1 | 1.0 | 2.7 | 4.7 |
| 脑血管病 | 1.8 | 4.1 | 6.9 | 3.3 | 5.9 | 7.1 | 1.3 | 3.4 | 6.7 |
| 呼吸系统疾病 | 4.2 | 10.2 | 13.3 | 4.5 | 6.1 | 11.5 | 4.1 | 11.7 | 15.1 |
| 其中：急上呼感染 | 1.5 | 3.8 | 5.4 | 1.2 | 1.4 | 3.9 | 1.6 | 4.7 | 6.9 |
| 肺炎 | 1.0 | 2.6 | 2.9 | 0.9 | 1.4 | 2.8 | 1.0 | 3.0 | 3.1 |
| 老慢支 | 0.6 | 1.6 | 1.9 | 0.9 | 1.5 | 1.8 | 0.5 | 1.6 | 2.0 |
| 消化系统疾病 | 5.7 | 9.1 | 10.2 | 5.6 | 8.1 | 9.8 | 5.8 | 9.5 | 10.5 |
| 其中：急性胃炎 | 0.9 | 1.9 | 2.3 | 0.6 | 1.1 | 1.9 | 1.1 | 2.2 | 2.8 |
| 肝硬化 | 0.2 | 0.4 | 0.5 | 0.3 | 0.2 | 0.6 | 0.2 | 0.5 | 0.3 |
| 胆囊疾病 | 1.2 | 1.9 | 1.9 | 1.8 | 2.4 | 2.0 | 1.1 | 1.8 | 1.9 |
| 泌尿生殖系病 | 2.3 | 3.9 | 5.4 | 2.4 | 3.5 | 5.2 | 2.3 | 4.0 | 5.6 |
| 妊娠、分娩病及产褥期并发症 | 5.6 | 9.0 | 9.8 | 4.7 | 6.3 | 9.5 | 5.9 | 9.9 | 10.0 |
| 皮肤皮下组织 | 0.4 | 0.6 | 1.2 | 0.4 | 0.6 | 1.2 | 0.3 | 0.6 | 1.1 |
| 肌肉、骨骼结缔组织 | 1.1 | 2.7 | 6.0 | 1.4 | 3.0 | 6.1 | 1.0 | 2.6 | 5.8 |
| 其中：类风湿性关节炎 | 0.2 | 0.6 | 1.0 | 0.2 | 0.5 | 0.8 | 0.3 | 0.6 | 1.2 |
| 先天异常 | 0.0 | 0.1 | 0.2 | 0.0 | 0.0 | 0.1 | 0.0 | 0.1 | 0.2 |
| 围生期疾病 | 0.0 | 0.2 | 0.3 | 0.0 | 0.1 | 0.3 | 0.0 | 0.2 | 0.3 |
| 损伤和中毒 | 3.8 | 6.2 | 6.9 | 2.5 | 4.4 | 5.8 | 4.2 | 6.8 | 7.9 |
| 其他 | 0.3 | 0.6 | 0.9 | 0.4 | 0.5 | 1.0 | 0.3 | 0.6 | 0.7 |
| 不详 | 0.3 | 1.2 | 0.6 | 0.3 | 1.5 | 0.7 | 0.3 | 1.1 | 0.6 |

## 5-13-2 2013年调查地区居民疾病别住院率(‰)

| | 合计 | 城市 | | | | 农村 | | | |
|---|---|---|---|---|---|---|---|---|---|
| | | 小计 | 东 | 中 | 西 | 小计 | 东 | 中 | 西 |
| 传染病计 | 1.0 | 0.8 | 0.4 | 1.3 | 0.7 | 1.2 | 1.2 | 1.5 | 1.0 |
| 寄生虫病计 | 0.1 | 0.1 | 0.0 | 0.1 | 0.0 | 0.0 | 0.1 | 0.0 | 0.0 |
| 恶性肿瘤计 | 3.9 | 4.9 | 6.8 | 4.7 | 3.2 | 3.0 | 3.4 | 3.8 | 1.9 |
| 良性肿瘤计 | 2.0 | 2.0 | 1.9 | 1.7 | 2.4 | 2.0 | 2.4 | 2.0 | 1.8 |
| 内分泌、营养和代谢疾病计 | 3.5 | 4.7 | 4.3 | 5.4 | 4.5 | 2.3 | 2.4 | 2.5 | 2.1 |
| 其中：糖尿病 | 2.6 | 3.6 | 3.2 | 4.1 | 3.4 | 1.6 | 1.7 | 1.7 | 1.6 |
| 血液、造血器官疾病 | 0.6 | 0.5 | 0.4 | 0.4 | 0.8 | 0.7 | 0.4 | 1.0 | 0.7 |
| 精神病小计 | 0.5 | 0.5 | 0.5 | 0.5 | 0.5 | 0.4 | 0.4 | 0.5 | 0.4 |
| 神经系病计 | 1.6 | 1.7 | 1.5 | 1.6 | 2.0 | 1.5 | 1.3 | 1.3 | 1.8 |
| 眼及附器疾病 | 1.9 | 2.0 | 1.8 | 2.0 | 2.2 | 1.7 | 1.6 | 2.0 | 1.6 |
| 耳和乳突疾病 | 0.3 | 0.3 | 0.2 | 0.2 | 0.5 | 0.2 | 0.2 | 0.3 | 0.2 |
| 循环系统疾病 | 20.4 | 21.9 | 20.0 | 23.5 | 22.3 | 18.9 | 16.9 | 23.2 | 16.8 |
| 其中：心脏病 | 6.9 | 8.1 | 7.5 | 8.6 | 8.1 | 5.8 | 4.9 | 7.9 | 4.7 |
| 高血压 | 4.9 | 5.1 | 4.0 | 5.5 | 5.9 | 4.7 | 3.7 | 4.9 | 5.5 |
| 脑血管病 | 6.9 | 7.1 | 6.7 | 8.0 | 6.5 | 6.7 | 6.6 | 8.8 | 4.9 |
| 呼吸系统疾病 | 13.3 | 11.5 | 8.8 | 8.9 | 16.9 | 15.1 | 10.8 | 16.7 | 17.5 |
| 其中：急上呼感染 | 5.4 | 3.9 | 2.4 | 2.7 | 6.6 | 6.9 | 4.1 | 9.1 | 7.7 |
| 肺炎 | 2.9 | 2.8 | 2.9 | 2.2 | 3.2 | 3.1 | 3.0 | 2.8 | 3.5 |
| 老慢支 | 1.9 | 1.8 | 1.6 | 1.3 | 2.4 | 2.0 | 1.4 | 1.8 | 2.7 |
| 消化系统疾病 | 10.2 | 9.8 | 7.6 | 8.3 | 13.5 | 10.5 | 8.1 | 10.8 | 12.6 |
| 其中：急性胃炎 | 2.3 | 1.9 | 0.9 | 1.3 | 3.5 | 2.8 | 1.8 | 2.8 | 3.6 |
| 肝病硬化 | 0.5 | 0.6 | 0.3 | 1.0 | 0.6 | 0.3 | 0.4 | 0.2 | 0.3 |
| 胆囊疾病 | 1.9 | 2.0 | 1.5 | 1.8 | 2.8 | 1.9 | 1.2 | 2.0 | 2.3 |
| 泌尿生殖系病 | 5.4 | 5.2 | 3.9 | 4.9 | 7.0 | 5.6 | 3.9 | 6.2 | 6.6 |
| 妊娠、分娩病及产褥期并发症 | 9.8 | 9.5 | 8.9 | 9.2 | 10.4 | 10.0 | 9.9 | 9.3 | 10.8 |
| 皮肤皮下组织 | 1.2 | 1.2 | 0.9 | 1.0 | 1.7 | 1.1 | 0.9 | 1.1 | 1.4 |
| 肌肉、骨骼结缔组织 | 6.0 | 6.1 | 3.5 | 6.3 | 8.6 | 5.8 | 3.6 | 6.2 | 7.6 |
| 其中：类风湿性关节炎 | 1.0 | 0.8 | 0.3 | 0.8 | 1.3 | 1.2 | 0.5 | 1.3 | 1.9 |
| 先天异常 | 0.2 | 0.1 | 0.1 | 0.2 | 0.1 | 0.2 | 0.1 | 0.4 | 0.2 |
| 围生期疾病 | 0.3 | 0.3 | 0.2 | 0.2 | 0.4 | 0.3 | 0.1 | 0.3 | 0.4 |
| 损伤和中毒 | 6.9 | 5.8 | 5.2 | 5.1 | 7.1 | 7.9 | 7.5 | 9.4 | 7.0 |
| 其他 | 0.9 | 1.0 | 1.1 | 0.9 | 1.1 | 0.7 | 0.9 | 0.8 | 0.6 |
| 不详 | 0.6 | 0.7 | 0.5 | 0.4 | 1.2 | 0.6 | 0.5 | 0.8 | 0.4 |

## 5-14-1 调查地区居民经常就诊单位构成(%)

| | 合计 | 城市 | 农村 |
|---|---|---|---|
| 2003年 | | | |
| 患者两周就诊单位 | | | |
| 门诊部、卫生室 | 47.1 | 25.7 | 53.5 |
| 卫生院、社区中心 | 22.4 | 10.9 | 25.8 |
| 县市区医院 | 11.3 | 13.3 | 10.7 |
| 地市医院 | 8.1 | 28.4 | 2.0 |
| 省医院 | 3.8 | 13.4 | 0.9 |
| 其他医院 | 7.3 | 8.2 | 7.0 |
| 2008年 | | | |
| 患者两周首诊单位 | | | |
| 私人诊所 | 16.5 | 12.5 | 17.8 |
| 卫生室（站） | 33.0 | 12.3 | 39.5 |
| 卫生院、社区中心 | 24.2 | 23.5 | 24.4 |
| 县市区医院 | 17.3 | 23.7 | 15.3 |
| 地市医院 | 4.7 | 15.4 | 1.3 |
| 省医院 | 3.2 | 11.2 | 0.7 |
| 其他医院 | 1.0 | 1.4 | 0.9 |
| 2013年 | | | |
| 患者一般性疾病就诊单位 | | | |
| 卫生室 | 47.4 | 30.4 | 64.4 |
| 卫生服务站 | 11.2 | 18.5 | 3.8 |
| 卫生院 | 13.9 | 5.4 | 22.4 |
| 社区中心 | 8.6 | 14.6 | 2.6 |
| 综合医院 | 15.6 | 25.8 | 5.3 |
| 中医院 | 1.6 | 2.2 | 1.0 |
| 其他 | 1.8 | 3.0 | 0.7 |

## 5-14-2 2013年调查地区居民一般性疾病就诊单位构成(%)

| | 合计 | 城市 | | | | 农村 | | | |
|---|---|---|---|---|---|---|---|---|---|
| | | 小计 | 东 | 中 | 西 | 小计 | 东 | 中 | 西 |
| 卫生室 | 47.4 | 30.4 | 17.9 | 36.9 | 36.4 | 64.4 | 59.2 | 72.6 | 61.2 |
| 卫生服务站 | 11.2 | 18.5 | 27.1 | 15.9 | 12.6 | 3.8 | 8.4 | 1.3 | 1.6 |
| 卫生院 | 13.9 | 5.4 | 3.1 | 5.2 | 7.9 | 22.4 | 20.1 | 18.6 | 28.4 |
| 社区中心 | 8.6 | 14.6 | 20.2 | 10.3 | 13.4 | 2.6 | 5.6 | 1.1 | 1.1 |
| 综合医院 | 15.6 | 25.8 | 26.6 | 27.5 | 23.4 | 5.3 | 4.9 | 4.6 | 6.3 |
| 中医院 | 1.6 | 2.2 | 2.7 | 1.3 | 2.5 | 1.0 | 1.4 | 0.9 | 0.6 |
| 其他 | 1.8 | 3.0 | 2.4 | 2.9 | 3.8 | 0.7 | 0.4 | 0.8 | 0.7 |

## 5-15-1 调查地区住户距最近医疗单位距离和时间构成(%)

| | 合计 | 城市 | 农村 |
|---|---|---|---|
| 2003年 | | | |
| 到最近医疗点距离 | | | |
| 不足1公里 | 67.2 | 81.8 | 61.1 |
| 1-公里 | 15.9 | 10.4 | 18.2 |
| 2-公里 | 7.7 | 4.2 | 9.2 |
| 3-公里 | 3.7 | 2.4 | 4.2 |
| 4-公里 | 2.0 | 0.7 | 2.5 |
| 5公里及以上 | 3.5 | 0.4 | 4.8 |
| 到最近医疗点所需时间 | | | |
| 10分钟以内 | 71.2 | 81.6 | 66.9 |
| 10-分钟 | 17.4 | 14.8 | 18.5 |
| 20-分钟 | 6.3 | 2.6 | 7.8 |
| 30分钟以上 | 5.1 | 1.0 | 6.8 |
| 2008年 | | | |
| 到最近医疗点距离 | | | |
| 不足1公里 | 65.6 | 83.5 | 58.0 |
| 1-公里 | 15.5 | 10.0 | 17.9 |
| 2-公里 | 8.4 | 4.3 | 10.1 |
| 3-公里 | 3.9 | 1.3 | 5.0 |
| 4-公里 | 2.0 | 0.5 | 2.6 |
| 5公里及以上 | 4.5 | 0.5 | 6.3 |
| 到最近医疗点所需时间 | | | |
| 10分钟以内 | 69.9 | 80.2 | 65.6 |
| 10-分钟 | 19.0 | 16.9 | 19.8 |
| 20-分钟 | 6.9 | 2.3 | 8.8 |
| 30分钟以上 | 4.2 | 0.7 | 5.7 |
| 2013年 | | | |
| 到最近医疗点距离 | | | |
| 不足1公里 | 63.9 | 71.0 | 56.7 |
| 1-公里 | 16.7 | 15.1 | 18.3 |
| 2-公里 | 9.7 | 7.7 | 11.6 |
| 3-公里 | 4.2 | 3.1 | 5.3 |
| 4-公里 | 2.1 | 1.3 | 3.0 |
| 5公里及以上 | 3.4 | 1.8 | 5.0 |
| 到最近医疗点所需时间 | | | |
| 15分钟及以内 | 84.0 | 87.8 | 80.2 |
| 16～20分钟 | 7.9 | 6.9 | 8.9 |
| 20分钟以上 | 8.1 | 5.3 | 10.9 |

## 5-15-2 2013年调查地区住户距最近医疗单位距离和时间构成(%)

| | 合计 | 城市 | | | | 农村 | | | |
|---|---|---|---|---|---|---|---|---|---|
| | | 小计 | 东 | 中 | 西 | 小计 | 东 | 中 | 西 |
| 到最近医疗点距离 | | | | | | | | | |
| 不足1公里 | 63.9 | 71.0 | 72.1 | 74.6 | 66.3 | 56.7 | 63.2 | 60.0 | 47.0 |
| 1-公里 | 16.7 | 15.1 | 15.2 | 13.4 | 16.8 | 18.3 | 18.4 | 18.0 | 18.6 |
| 2-公里 | 9.7 | 7.7 | 8.4 | 5.7 | 9.2 | 11.6 | 10.3 | 11.8 | 12.8 |
| 3-公里 | 4.2 | 3.1 | 2.7 | 3.2 | 3.5 | 5.3 | 3.8 | 4.4 | 7.8 |
| 4-公里 | 2.1 | 1.3 | 0.7 | 1.4 | 1.6 | 3.0 | 1.9 | 2.3 | 4.9 |
| 5公里及以上 | 3.4 | 1.8 | 0.9 | 1.7 | 2.7 | 5.0 | 2.5 | 3.4 | 9.0 |
| 到最近医疗点所需时间 | | | | | | | | | |
| 15分钟及以内 | 84.0 | 87.8 | 93.0 | 88.8 | 81.6 | 80.2 | 90.4 | 81.1 | 69.1 |
| 16～20分钟 | 7.9 | 6.9 | 4.8 | 7.0 | 8.9 | 8.9 | 6.1 | 9.2 | 11.5 |
| 20分钟以上 | 8.1 | 5.3 | 2.2 | 4.2 | 9.5 | 10.9 | 3.5 | 9.7 | 19.4 |

## 5-16-1 调查地区居民医疗保障制度构成(%)

| | 合计 | 城市 | 农村 |
|---|---|---|---|
| 2003年 | | | |
| 城镇基本医疗保险 | 8.9 | 30.4 | 1.5 |
| 大病医疗保险 | 0.6 | 1.8 | 0.1 |
| 公费医疗 | 1.2 | 4.0 | 0.2 |
| 劳保医疗 | 1.3 | 4.6 | 0.1 |
| 合作医疗 | 8.8 | 6.6 | 9.5 |
| 其他社会医疗保险 | 1.4 | 2.2 | 1.2 |
| 商业医疗保险 | 7.6 | 5.6 | 8.3 |
| 无医疗保险 | 70.3 | 44.8 | 79.0 |
| 2008年 | | | |
| 城镇职工基本医保 | 12.7 | 44.2 | 1.5 |
| 公费医疗 | 1.0 | 3.0 | 0.3 |
| 城镇居民基本医保 | 3.8 | 12.5 | 0.7 |
| 新型农村合作医疗 | 68.7 | 9.5 | 89.7 |
| 其他社会医疗保险 | 1.0 | 2.8 | 0.4 |
| 无社会医疗保险 | 12.9 | 28.1 | 7.5 |
| 2013年 | | | |
| 城镇职工医疗保险 | 21.0 | 38.1 | 4.6 |
| 城镇居民医疗保险 | 13.2 | 22.0 | 4.7 |
| 新型农村合作医疗 | 51.1 | 26.9 | 74.1 |
| 城乡居民合作医疗 | 9.9 | 5.7 | 13.8 |
| 其他社保 | 0.5 | 0.9 | 0.1 |
| 无社保 | 4.4 | 6.4 | 2.6 |

## 5-16-2 2013年调查地区居民社会医疗保障制度构成(%)

| | 合计 | 城市 | | | | 农村 | | | |
|---|---|---|---|---|---|---|---|---|---|
| | | 小计 | 东 | 中 | 西 | 小计 | 东 | 中 | 西 |
| 城镇职工医疗保险 | 21.0 | 38.1 | 48.8 | 36.7 | 28.8 | 4.6 | 8.2 | 3.8 | 2.1 |
| 城镇居民医疗保险 | 13.2 | 22.0 | 27.2 | 21.7 | 17.2 | 4.7 | 8.0 | 4.2 | 2.2 |
| 新型农村合作医疗 | 51.1 | 26.9 | 13.4 | 29.6 | 37.8 | 74.1 | 57.9 | 81.7 | 82.2 |
| 城乡居民合作医疗 | 9.9 | 5.7 | 4.3 | 3.2 | 9.8 | 13.8 | 22.9 | 7.3 | 11.3 |
| 其他社保 | 0.5 | 0.9 | 1.0 | 0.9 | 0.7 | 0.1 | 0.2 | 0.1 | 0.1 |
| 无社保 | 4.4 | 6.4 | 5.4 | 8.0 | 5.7 | 2.6 | 2.8 | 2.8 | 2.2 |

# 六、基层医疗卫生服务

## 简要说明

一、本章主要介绍全国及31个省、自治区、直辖市基层医疗卫生机构门诊、住院和床位利用情况，包括诊疗人次、入院人数、病床使用率、平均住院日、医师人均工作量、医药费用等。

二、本章数据来源于卫生资源与医疗服务统计年报。

三、本章及其他有关社区卫生服务中心（站）数据系登记注册机构数，均不包括医疗机构下设的未注册的社区卫生服务站数。

## 主要指标解释

**家庭卫生服务人次数** 是指医生赴病人家中提供医疗、预防和保健服务的人次数。

## 6-1-1 基层医疗卫生机构医疗服务量

| 机构分类 | 诊疗人次数（万人次） | | | | 入院人数（万人） | | | |
|---|---|---|---|---|---|---|---|---|
| | 2012 | 2013 | 2014 | 2015 | 2012 | 2013 | 2014 | 2015 |
| 总　计 | 410920.6 | 432431.0 | 436394.9 | 434192.7 | 4253.9 | 4300.7 | 4094.2 | 4036.6 |
| 按主办单位分 | | | | | | | | |
| 政府办 | 164680.9 | 171467.8 | 173616.9 | 176140.4 | 4129.3 | 4171.4 | 3966.1 | 3910.7 |
| 非政府办 | 246239.7 | 260963.2 | 262777.9 | 258052.3 | 124.6 | 129.3 | 128.0 | 125.9 |
| 按机构类别分 | | | | | | | | |
| 社区卫生服务中心 | 45475.1 | 50788.6 | 53618.8 | 55902.6 | 268.7 | 292.1 | 298.1 | 305.5 |
| 其中：政府办 | 40277.1 | 42221.5 | 44252.3 | 46441.8 | 215.4 | 233.4 | 237.0 | 242.0 |
| 社区卫生服务站 | 14393.6 | 14921.2 | 14912.0 | 14742.5 | 39.8 | 30.1 | 23.0 | 16.5 |
| 其中：政府办 | 4052.9 | 3997.8 | 3524.6 | 3265.9 | 9.8 | 5.5 | 4.5 | 4.1 |
| 街道卫生院 | 1009.1 | 999.7 | 892.7 | 792.1 | 23.7 | 20.9 | 19.5 | 17.8 |
| 乡镇卫生院 | 96757.8 | 100712.7 | 102865.9 | 105464.3 | 3907.5 | 3937.2 | 3732.6 | 3676.1 |
| 其中：政府办 | 95975.6 | 99985.7 | 102099.0 | 104610.6 | 3879.3 | 3911.6 | 3705.3 | 3647.0 |
| 村卫生室 | 192707.6 | 201218.4 | 198628.7 | 189406.9 | | | | |
| 门诊部 | 7539.5 | 8378.6 | 8786.1 | 9394.2 | 14.2 | 20.3 | 20.8 | 20.4 |
| 诊所(医务室) | 53037.8 | 55411.8 | 56690.8 | 58490.1 | | 0.2 | 0.2 | 0.3 |
| 构成（%） | 100.0 | 100.0 | 100.0 | 100.0 | 100.0 | 100.0 | 100.0 | 100.0 |
| 按主办单位分 | | | | | | | | |
| 政府办 | 40.1 | 39.7 | 39.8 | 40.6 | 97.1 | 97.0 | 96.9 | 96.9 |
| 非政府办 | 59.9 | 60.3 | 60.2 | 59.4 | 2.9 | 3.0 | 3.1 | 3.1 |
| 按机构类别分 | | | | | | | | |
| 社区卫生服务中心 | 11.1 | 11.7 | 12.3 | 12.9 | 6.3 | 6.8 | 7.3 | 7.6 |
| 社区卫生服务站 | 3.5 | 3.5 | 3.4 | 3.4 | 0.9 | 0.7 | 0.6 | 0.4 |
| 街道卫生院 | 0.2 | 0.2 | 0.2 | 0.2 | 0.6 | 0.5 | 0.5 | 0.4 |
| 乡镇卫生院 | 23.5 | 23.3 | 23.6 | 24.3 | 91.9 | 91.5 | 91.2 | 91.1 |
| 村卫生室 | 46.9 | 46.5 | 45.5 | 43.6 | | | | |
| 门诊部 | 1.8 | 1.9 | 2.0 | 2.2 | 0.3 | 0.5 | 0.5 | 0.5 |
| 诊所(医务室) | 12.9 | 12.8 | 13.0 | 13.5 | | 0.0 | 0.0 | 0.0 |

## 6-1-2 2015年各地区基层医疗卫生机构工作情况

| 地区 | 机构数（个） | 床位数（张） | 人员数（人） | 诊疗人次（万人次） | 入院人数（万人） |
|---|---|---|---|---|---|
| 总 计 | 920770 | 1413842 | 3603162 | 434193 | 4037 |
| 东 部 | 333593 | 458185 | 1462900 | 208977 | 1060 |
| 中 部 | 296328 | 494610 | 1129070 | 122103 | 1487 |
| 西 部 | 290849 | 461047 | 1011192 | 103113 | 1489 |
| 北 京 | 8912 | 4442 | 61756 | 6595 | 2 |
| 天 津 | 4618 | 6990 | 26492 | 4496 | 9 |
| 河 北 | 75562 | 74993 | 196818 | 29328 | 166 |
| 山 西 | 39196 | 37567 | 102514 | 7262 | 49 |
| 内蒙古 | 22421 | 24032 | 67403 | 5270 | 37 |
| 辽 宁 | 33105 | 35256 | 94397 | 9234 | 63 |
| 吉 林 | 19409 | 21042 | 69893 | 5420 | 20 |
| 黑龙江 | 18386 | 30016 | 79460 | 5060 | 71 |
| 上 海 | 4480 | 17099 | 52781 | 10464 | 8 |
| 江 苏 | 28841 | 76133 | 204340 | 29153 | 190 |
| 浙 江 | 29431 | 23393 | 146888 | 26460 | 31 |
| 安 徽 | 22030 | 58563 | 131138 | 16181 | 173 |
| 福 建 | 25876 | 33518 | 99584 | 10824 | 93 |
| 江 西 | 37066 | 50074 | 115293 | 14000 | 208 |
| 山 东 | 73041 | 116196 | 331438 | 40759 | 280 |
| 河 南 | 67092 | 109941 | 284711 | 37155 | 309 |
| 湖 北 | 34563 | 83932 | 170198 | 21495 | 268 |
| 湖 南 | 58586 | 103475 | 175863 | 15529 | 387 |
| 广 东 | 45013 | 63792 | 226196 | 38931 | 205 |
| 广 西 | 32216 | 60853 | 140694 | 14656 | 260 |
| 海 南 | 4714 | 6373 | 22210 | 2733 | 12 |
| 重 庆 | 18986 | 48727 | 83905 | 7884 | 183 |
| 四 川 | 76214 | 130741 | 241290 | 27611 | 454 |
| 贵 州 | 26175 | 42050 | 94592 | 7902 | 142 |
| 云 南 | 21833 | 48916 | 98254 | 13160 | 144 |
| 西 藏 | 6531 | 3393 | 16637 | 798 | 3 |
| 陕 西 | 34098 | 35636 | 106433 | 9754 | 80 |
| 甘 肃 | 25459 | 28671 | 71133 | 8219 | 65 |
| 青 海 | 5860 | 5843 | 16475 | 1143 | 11 |
| 宁 夏 | 3981 | 3198 | 13366 | 1687 | 6 |
| 新 疆 | 17075 | 28987 | 61010 | 5031 | 105 |

## 6-2 社区卫生服务机构、床位、人员数

| | 2010 | 2011 | 2012 | 2013 | 2014 | 2015 |
|---|---|---|---|---|---|---|
| 机构数合计(个) | 32739 | 32860 | 33562 | 33965 | 34238 | 34321 |
| #社区卫生服务中心 | 6903 | 7861 | 8182 | 8488 | 8669 | 8806 |
| 社区卫生服务站 | 25836 | 24999 | 25380 | 25477 | 25569 | 25515 |
| 按主办单位分 | | | | | | |
| 政府办 | 18390 | 19821 | 19579 | 18638 | 18306 | 18246 |
| 非政府办 | 14349 | 13039 | 13983 | 15327 | 8835 | 16075 |
| 按床位分 | | | | | | |
| 无床 | 25285 | 25352 | 25805 | 26628 | 26973 | 27357 |
| 1～9张 | 3211 | 2761 | 2769 | 2438 | 2301 | 2053 |
| 10～49张 | 3210 | 3574 | 3764 | 3656 | 3701 | 3573 |
| 50～99张 | 797 | 905 | 959 | 973 | 998 | 1057 |
| 100张及以上 | 236 | 268 | 265 | 270 | 265 | 281 |
| 床位数合计(张) | 168814 | 187132 | 203210 | 194241 | 195913 | 200979 |
| 社区卫生服务中心 | 137628 | 157322 | 163556 | 167998 | 171754 | 178410 |
| 社区卫生服务站 | 31186 | 29810 | 39654 | 26243 | 24159 | 22569 |
| 人员数合计(人) | 389516 | 432923 | 454160 | 476073 | 488771 | 504817 |
| 卫生技术人员 | 331322 | 367972 | 386952 | 406218 | 417503 | 431158 |
| #执业（助理）医师 | 144225 | 158554 | 167414 | 173838 | 176998 | 181670 |
| 注册护士 | 106528 | 119834 | 128652 | 139104 | 145672 | 153393 |
| 其他技术人员 | 14879 | 16840 | 17589 | 18929 | 18963 | 20305 |
| 管理人员 | 18652 | 19558 | 19802 | 20020 | 20380 | 20790 |
| 工勤技能人员 | 24663 | 28553 | 29817 | 30906 | 31925 | 32564 |

## 6-3 2015年社区卫生服务中心分科床位、门急诊人次、出院人数及构成

| 科室分类 | 床位 | | 门急诊 | | 出院 | |
|---|---|---|---|---|---|---|
| | 数(张) | 构成(%) | 人次数(万) | 构成(%) | 人数(万) | 构成(%) |
| 总　计 | 178410 | 100.0 | 53458.4 | 100.0 | 303.1 | 100.0 |
| 预防保健科 | 1812 | 1.0 | 3299.8 | 6.2 | 1.6 | 0.5 |
| 全科医疗科 | 54032 | 30.3 | 26499.0 | 49.6 | 79.5 | 26.2 |
| 内科 | 57328 | 32.1 | 9458.4 | 17.7 | 121.3 | 40.0 |
| 外科 | 18929 | 10.6 | 2040.3 | 3.8 | 31.7 | 10.5 |
| 儿科 | 4813 | 2.7 | 1419.7 | 2.7 | 9.2 | 3.0 |
| 妇产科 | 11532 | 6.5 | 1637.7 | 3.1 | 21.5 | 7.1 |
| 中医科 | 6456 | 3.6 | 4677.8 | 8.8 | 11.0 | 3.6 |
| 其他 | 23508 | 13.2 | 4425.8 | 8.3 | 27.4 | 9.1 |

## 6-4 社区卫生服务中心收入、支出及病人医药费用

| 指标名称 | 2010 | 2011 | 2012 | 2013 | 2014 | 2015 |
|---|---|---|---|---|---|---|
| 机构数(个) | 5903 | 6832 | 7315 | 7553 | 7746 | 7932 |
| 平均每个中心总收入(万元) | 805.4 | 893.2 | 999.4 | 1101.0 | 1195.2 | 1337.1 |
| 其中：医疗收入 | 574.8 | 572.5 | 615.1 | 677.9 | 739.6 | 794.0 |
| 内：药品收入 | 388.1 | 367.5 | 404.7 | 443.3 | 483.6 | 519.8 |
| 财政补助收入 | 185.2 | 269.9 | 340.2 | 374.7 | 409.2 | 487.8 |
| 上级补助收入 | 24.0 | 29.2 | 21.4 | 21.8 | 21.5 | 23.0 |
| 平均每个中心总支出(万元) | 783.8 | 872.6 | 963.2 | 1062.8 | 1149.5 | 1276.4 |
| 其中：医疗卫生支出 | 717.2 | 799.1 | 924.5 | 1028.4 | 1115.6 | 1015.5 |
| 内：药品支出 | 290.4 | 307.3 | 364.8 | 410.1 | 449.2 | 474.3 |
| 平均每个中心人员经费(万元) | 229.5 | 281.2 | 329.1 | 376.1 | 416.5 | 489.8 |
| 职工人均年业务收入(万元) | 12.6 | 12.5 | 13.5 | 14.5 | 15.6 | 16.6 |
| 医师人均年业务收入(万元) | 34.6 | 34.9 | 37.7 | 41.0 | 44.4 | 47.6 |
| 门诊病人次均医药费(元) | 82.8 | 81.5 | 84.6 | 86.5 | 92.3 | 97.7 |
| 其中：药费 | 58.7 | 54.9 | 58.5 | 59.4 | 63.5 | 67.3 |
| 药费所占比重(%) | 70.8 | 67.4 | 69.1 | 68.7 | 68.7 | 68.9 |
| 住院病人人均医药费(元) | 2357.6 | 2315.1 | 2417.9 | 2482.7 | 2635.2 | 2760.6 |
| 其中：药费 | 1162.4 | 1061.4 | 1125.0 | 1130.6 | 1161.5 | 1189.7 |
| 药费所占比重(%) | 49.3 | 45.8 | 46.5 | 45.5 | 44.1 | 43.1 |

注：2010～2011年医疗卫生支出为医疗支出,药品支出为药品费。

## 6-5 各地区社区卫生服务中心(站)医疗服务情况

| 地区 | 社区卫生服务中心 | | | | | | 社区卫生服务站 | |
|---|---|---|---|---|---|---|---|---|
| | 诊疗人次 | 入院人数 | 病床使用率(%) | 平均住院日(日) | 医师日均担负诊疗人次 | 医师日均担负住院床日 | 诊疗人次 | 医师日均担负诊疗人次 |
| 2010 | 347404131 | 2180577 | 56.1 | 10.4 | 13.6 | 0.7 | 137111392 | 13.6 |
| 2011 | 409499505 | 2473426 | 54.4 | 10.2 | 14.0 | 0.7 | 137037903 | 13.7 |
| 2012 | 454751077 | 2686554 | 55.5 | 10.1 | 14.8 | 0.7 | 143935953 | 14.0 |
| 2013 | 507885866 | 2920630 | 57.0 | 9.8 | 15.7 | 0.7 | 149211933 | 14.3 |
| 2014 | 536187933 | 2980571 | 55.6 | 9.9 | 16.1 | 0.7 | 149119766 | 14.4 |
| 2015 | 559025520 | 3055499 | 54.7 | 9.8 | 16.3 | 0.7 | 147424820 | 14.1 |
| 东　部 | 441780147 | 1123771 | 54.2 | 13.0 | 20.5 | 0.5 | 76458173 | 16.8 |
| 中　部 | 61661536 | 1073492 | 53.4 | 8.3 | 8.1 | 0.9 | 40079505 | 12.3 |
| 西　部 | 55583837 | 858236 | 57.5 | 7.5 | 10.6 | 0.9 | 30887142 | 11.5 |
| 北　京 | 43590747 | 21737 | 32.2 | 20.7 | 16.5 | 0.1 | 5311103 | 21.5 |
| 天　津 | 15486321 | 11852 | 20.6 | 13.1 | 25.6 | 0.2 | 3246850 | 31.8 |
| 河　北 | 6752172 | 59655 | 43.4 | 8.6 | 8.8 | 0.6 | 10356450 | 11.5 |
| 山　西 | 3383979 | 33370 | 47.6 | 11.2 | 5.7 | 0.5 | 4124786 | 7.3 |
| 内蒙古 | 3821280 | 40938 | 43.7 | 9.5 | 6.2 | 0.5 | 4188146 | 8.5 |
| 辽　宁 | 9753855 | 71970 | 44.2 | 9.4 | 10.5 | 0.6 | 5360538 | 12.4 |
| 吉　林 | 3768108 | 24193 | 26.8 | 9.7 | 5.9 | 0.3 | 906931 | 12.1 |
| 黑龙江 | 5953041 | 71599 | 42.8 | 10.7 | 5.7 | 0.5 | 1378477 | 7.6 |
| 上　海 | 86740055 | 83814 | 86.0 | 60.5 | 28.9 | 1.2 | | |
| 江　苏 | 64626065 | 333650 | 50.3 | 9.3 | 19.7 | 0.7 | 14025144 | 20.8 |
| 浙　江 | 84484539 | 63035 | 40.1 | 15.0 | 24.1 | 0.2 | 3889136 | 22.7 |
| 安　徽 | 10377235 | 126854 | 43.3 | 8.2 | 11.0 | 0.8 | 10580951 | 13.0 |
| 福　建 | 12288163 | 62447 | 36.1 | 6.2 | 15.5 | 0.3 | 3429374 | 14.9 |
| 江　西 | 3539747 | 52958 | 51.5 | 7.6 | 8.3 | 0.7 | 3311627 | 11.0 |
| 山　东 | 17410433 | 215380 | 48.8 | 7.7 | 9.5 | 0.8 | 15154556 | 13.5 |
| 河　南 | 11842094 | 180849 | 51.3 | 9.3 | 9.1 | 0.9 | 10083224 | 15.9 |
| 湖　北 | 14799261 | 309576 | 61.6 | 7.9 | 9.8 | 1.2 | 7397979 | 18.5 |
| 湖　南 | 7998071 | 274093 | 69.9 | 7.3 | 7.2 | 1.3 | 2295530 | 8.0 |
| 广　东 | 99604961 | 177570 | 55.4 | 8.3 | 24.5 | 0.3 | 13646602 | 24.7 |
| 广　西 | 7338741 | 30693 | 53.9 | 7.8 | 15.1 | 0.3 | 1772137 | 13.0 |
| 海　南 | 1042836 | 22661 | 68.5 | 6.7 | 12.6 | 1.4 | 2038420 | 15.3 |
| 重　庆 | 6650589 | 257368 | 74.6 | 7.8 | 9.1 | 1.9 | 1376310 | 14.9 |
| 四　川 | 17939299 | 211276 | 61.0 | 8.0 | 14.1 | 1.0 | 4813232 | 14.0 |
| 贵　州 | 1979899 | 98479 | 51.8 | 4.7 | 7.1 | 1.3 | 2913463 | 9.6 |
| 云　南 | 4010043 | 78278 | 55.7 | 7.4 | 11.5 | 1.3 | 2499679 | 11.3 |
| 西　藏 | 42965 | | 22.2 | | 2.3 | 0.0 | 12534 | 25.1 |
| 陕　西 | 4677682 | 50041 | 39.1 | 8.8 | 8.8 | 0.6 | 3029301 | 12.0 |
| 甘　肃 | 3386841 | 38092 | 53.3 | 5.7 | 8.6 | 0.6 | 3591552 | 11.2 |
| 青　海 | 716853 | 8724 | 53.6 | 6.0 | 8.2 | 0.7 | 1747763 | 18.0 |
| 宁　夏 | 254589 | 190 | 22.7 | 20.3 | 8.9 | 0.2 | 1442832 | 18.4 |
| 新　疆 | 4765056 | 44157 | 48.7 | 8.7 | 11.1 | 0.7 | 3500193 | 10.4 |

## 6-6 2015年各地区家庭卫生服务人次数

| 地区 | 合计 | 医院 | 社区卫生服务中心(站) | 街道卫生院 | 其他医疗卫生机构 |
|---|---|---|---|---|---|
| 总 计 | 23212502 | 4247488 | 14608037 | 58464 | 4298513 |
| 东 部 | 12469590 | 2217816 | 8570358 | 43348 | 1638068 |
| 中 部 | 6290853 | 1369857 | 3770438 | 15026 | 1135532 |
| 西 部 | 4452059 | 659815 | 2267241 | 90 | 1524913 |
| 北 京 | 749227 | 146724 | 599214 | | 3289 |
| 天 津 | 145131 | 12610 | 132168 | | 353 |
| 河 北 | 790370 | 203325 | 431333 | | 155712 |
| 山 西 | 589244 | 143617 | 375590 | 3955 | 66082 |
| 内蒙古 | 481033 | 107288 | 276811 | | 96934 |
| 辽 宁 | 705423 | 213324 | 460724 | 470 | 30905 |
| 吉 林 | 211736 | 131592 | 61019 | | 19125 |
| 黑龙江 | 527032 | 77630 | 402967 | | 46435 |
| 上 海 | 1132901 | 37514 | 1095387 | | |
| 江 苏 | 2643822 | 348157 | 2033532 | 5536 | 256597 |
| 浙 江 | 1126026 | 365381 | 449950 | | 310695 |
| 安 徽 | 673992 | 56360 | 521634 | | 95998 |
| 福 建 | 522316 | 86415 | 302551 | | 133350 |
| 江 西 | 325693 | 166594 | 78257 | 20 | 80822 |
| 山 东 | 2247366 | 710818 | 1122631 | | 413917 |
| 河 南 | 1253923 | 288053 | 684054 | 26 | 281790 |
| 湖 北 | 2055039 | 378806 | 1256832 | 11025 | 408376 |
| 湖 南 | 654194 | 127205 | 390085 | | 136904 |
| 广 东 | 2382613 | 87544 | 1925995 | 37342 | 331732 |
| 广 西 | 507967 | 75377 | 210799 | | 221791 |
| 海 南 | 24395 | 6004 | 16873 | | 1518 |
| 重 庆 | 297737 | 36049 | 158964 | 40 | 102684 |
| 四 川 | 1521865 | 85191 | 911295 | | 525379 |
| 贵 州 | 131664 | 17079 | 43104 | 50 | 71431 |
| 云 南 | 64096 | 37909 | 21316 | | 4871 |
| 西 藏 | 124358 | 24896 | 3619 | | 95843 |
| 陕 西 | 210992 | 43248 | 104696 | | 63048 |
| 甘 肃 | 333530 | 46998 | 205314 | | 81218 |
| 青 海 | 237751 | 8443 | 145078 | | 84230 |
| 宁 夏 | 129255 | 35466 | 42960 | | 50829 |
| 新 疆 | 411811 | 141871 | 143285 | | 126655 |

## 6-7 乡镇卫生院机构、床位、人员数

| | 2010 | 2011 | 2012 | 2013 | 2014 | 2015 |
|---|---|---|---|---|---|---|
| **机构数合计(个)** | **37836** | **37295** | **37097** | **37015** | **36902** | **36817** |
| 中心卫生院 | 10373 | 10590 | 10590 | 10538 | 10540 | 10579 |
| 乡镇卫生院 | 27463 | 26705 | 26507 | 26477 | 26362 | 26238 |
| 按主办单位分 | | | | | | |
| 政府办 | 37217 | 36850 | 36667 | 36593 | 36445 | 36344 |
| 非政府办 | 619 | 445 | 430 | 422 | 457 | 473 |
| 按床位分 | | | | | | |
| 无床 | 1482 | 1469 | 1474 | 1463 | 1427 | 1519 |
| 1～9张 | 7075 | 6447 | 5965 | 5848 | 5515 | 5358 |
| 10～49张 | 23701 | 23362 | 22805 | 22261 | 22162 | 21785 |
| 50～99张 | 4637 | 4913 | 5530 | 5990 | 6214 | 6486 |
| 100张及以上 | 941 | 1104 | 1323 | 1453 | 1584 | 1669 |
| **床位数合计(张)** | **994329** | **1026251** | **1099262** | **1136492** | **1167245** | **1196122** |
| 中心卫生院 | 421441 | 444726 | 477898 | 497944 | 511732 | 528268 |
| 乡镇卫生院 | 572888 | 581525 | 621364 | 638548 | 655513 | 667854 |
| 人员数合计(人) | 1151349 | 1165996 | 1204996 | 1233858 | 1247299 | 1277697 |
| 卫生技术人员 | 973059 | 981227 | 1017096 | 1043441 | 1053348 | 1078532 |
| #执业（助理）医师 | 422648 | 408587 | 423350 | 434025 | 432831 | 440889 |
| 注册护士 | 217693 | 230339 | 247355 | 270210 | 281864 | 298881 |
| 其他技术人员 | 53508 | 53166 | 52520 | 54401 | 55774 | 57654 |
| 管理人员 | 43983 | 43775 | 42669 | 41709 | 41677 | 42202 |
| 工勤技能人员 | 80799 | 87828 | 92711 | 94307 | 96500 | 99309 |

## 6-8 2015年乡镇卫生院分科床位、门急诊人次、出院人数及构成

| 科室分类 | 床位 | | 门急诊 | | 出院 | |
|---|---|---|---|---|---|---|
| | 数(张) | 构成(%) | 人次数(万) | 构成(%) | 人数(万) | 构成(%) |
| **总计** | **1196122** | **100.0** | **102757.3** | **100.0** | **3656.1** | **100.0** |
| 预防保健科 | 7898 | 0.7 | 2466.6 | 2.4 | 11.9 | 0.3 |
| 全科医疗科 | 253718 | 21.2 | 23940.8 | 23.3 | 775.5 | 21.2 |
| 内科 | 428558 | 35.8 | 41057.1 | 40.0 | 1604.8 | 43.9 |
| 外科 | 190652 | 15.9 | 9830.8 | 9.6 | 475.6 | 13.0 |
| 儿科 | 91895 | 7.7 | 8287.2 | 8.1 | 294.3 | 8.0 |
| 妇产科 | 122394 | 10.2 | 6066.6 | 5.9 | 284.8 | 7.8 |
| 中医科 | 41293 | 3.5 | 5662.9 | 5.5 | 108.7 | 3.0 |
| 其他 | 59714 | 5.0 | 5445.3 | 5.3 | 100.6 | 2.8 |

## 6-9　乡镇卫生院收入、支出及病人医药费用

| 指标名称 | 2010 | 2011 | 2012 | 2013 | 2014 | 2015 |
|---|---|---|---|---|---|---|
| 机构数 | 37386 | 36785 | 36554 | 36421 | 36314 | 36178 |
| 平均每院总收入(万元) | 301.3 | 359.3 | 444.5 | 504.1 | 540.0 | 619.3 |
| 其中：医疗收入 | 208.7 | 210.1 | 252.2 | 282.1 | 302.5 | 325.5 |
| 内：药品收入 | 118.7 | 105.5 | 130.2 | 143.1 | 152.3 | 163.2 |
| 财政补助收入 | 76.0 | 131.4 | 174.0 | 202.7 | 217.9 | 272.3 |
| 上级补助收入 | 5.2 | 6.3 | 6.5 | 7.0 | 7.8 | 8.4 |
| 平均每个中心总支出(万元) | 290.4 | 349.0 | 426.5 | 492.0 | 521.2 | 594.1 |
| 其中：医疗卫生支出 | 266.0 | 317.1 | 409.1 | 468.2 | 500.4 | 480.5 |
| 内：药品支出 | 77.1 | 86.7 | 118.3 | 134.4 | 140.9 | 150.8 |
| 平均每院人员经费(万元) | 94.5 | 119.9 | 148.4 | 183.4 | 209.8 | 253.7 |
| 职工人均年业务收入(万元) | 7.2 | 7.0 | 8.0 | 8.7 | 9.2 | 9.6 |
| 医师人均年业务收入(万元) | 19.5 | 20.0 | 22.8 | 24.7 | 26.4 | 27.8 |
| 门诊病人次均医药费(元) | 47.5 | 47.5 | 49.2 | 52.7 | 56.9 | 60.1 |
| 其中：药费 | 28.7 | 25.3 | 27.0 | 28.7 | 30.9 | 32.6 |
| 药费所占比重(%) | 60.4 | 53.3 | 54.8 | 54.4 | 54.3 | 54.2 |
| 住院病人人均医药费(元) | 1004.6 | 1051.3 | 1140.7 | 1267.0 | 1382.9 | 1487.4 |
| 其中：药费 | 531.1 | 492.3 | 550.0 | 592.9 | 632.7 | 675.4 |
| 药费所占比重(%) | 52.9 | 46.8 | 48.2 | 46.8 | 45.8 | 45.4 |

注：2010～2011年医疗卫生支出为医疗支出，药品支出为药品费。

## 6-10-1 乡镇卫生院医疗服务情况

| 年份 | 诊疗人次数（亿次） | 入院人数（万人） | 病床周转次数（次） | 病床使用率（%） | 平均住院日（日） |
|---|---|---|---|---|---|
| 1983 | 13.65 | 2373 | 33.4 | 56.6 | 5.9 |
| 1984 | 12.65 | 1893 | 27.9 | 49.1 | 6.0 |
| 1985 | 11.00 | 1771 | 26.4 | 46.0 | 5.9 |
| 1986 | 11.18 | 1782 | 26.9 | 46.0 | 5.9 |
| 1987 | 11.30 | 1959 | 28.5 | 47.4 | 5.6 |
| 1988 | 11.36 | 2031 | 29.2 | 47.3 | 5.6 |
| 1989 | 10.60 | 1935 | 28.3 | 44.6 | 5.4 |
| 1990 | 10.65 | 1958 | 28.6 | 43.4 | 5.2 |
| 1991 | 10.82 | 2016 | 29.1 | 43.5 | 5.1 |
| 1992 | 10.34 | 1960 | 28.7 | 42.9 | 5.1 |
| 1993 | 8.98 | 1855 | 27.9 | 38.4 | 4.6 |
| 1994 | 9.73 | 1913 | 29.4 | 40.5 | 4.6 |
| 1995 | 9.38 | 1960 | 29.9 | 40.2 | 4.6 |
| 1996 | 9.44 | 1916 | 28.6 | 37.0 | 4.4 |
| 1997 | 9.16 | 1918 | 26.0 | 34.5 | 4.5 |
| 1998 | 8.74 | 1751 | 24.4 | 33.3 | 4.6 |
| 1999 | 8.38 | 1688 | 24.2 | 32.8 | 4.6 |
| 2000 | 8.24 | 1708 | 24.8 | 33.2 | 4.6 |
| 2001 | 8.24 | 1700 | 23.7 | 31.3 | 4.5 |
| 2002 | 7.10 | 1625 | 28.0 | 34.7 | 4.0 |
| 2003 | 6.91 | 1608 | 28.1 | 36.2 | 4.2 |
| 2004 | 6.81 | 1599 | 27.0 | 37.1 | 4.4 |
| 2005 | 6.79 | 1622 | 25.8 | 37.7 | 4.6 |
| 2006 | 7.01 | 1836 | 28.8 | 39.4 | 4.6 |
| 2007 | 7.59 | 2662 | 36.7 | 48.4 | 4.8 |
| 2008 | 8.27 | 3313 | 42.0 | 55.8 | 4.4 |
| 2009 | 8.77 | 3808 | 42.9 | 60.7 | 4.8 |
| 2010 | 8.74 | 3630 | 38.4 | 59.0 | 5.2 |
| 2011 | 8.66 | 3449 | 35.2 | 58.1 | 5.6 |
| 2012 | 9.68 | 3908 | 37.4 | 62.1 | 5.7 |
| 2013 | 10.07 | 3937 | 36.1 | 62.8 | 5.9 |
| 2014 | 10.29 | 3733 | 33.2 | 60.5 | 6.3 |
| 2015 | 10.55 | 3676 | 32.0 | 59.9 | 6.4 |
| 中心卫生院 | 4.37 | 1720 | 33.8 | 62.7 | 6.4 |
| 乡卫生院 | 6.18 | 1956 | 30.5 | 57.7 | 6.4 |

注：1993年以前的诊疗人次及入院人数系推算数字。

## 6-10-2　2015年各地区乡镇卫生院医疗服务情况

| 地区 | 诊疗人次数 | | 入院人数 | 出院人数 | 病床使用率(%) | 平均住院日(日) | 医师日均担负 | |
|---|---|---|---|---|---|---|---|---|
| | | 门急诊人次 | | | | | 诊疗人次 | 住院床日 |
| 总 计 | 1054643480 | 1027572790 | 36760562 | 36561062 | 59.9 | 6.4 | 9.6 | 1.6 |
| 东 部 | 418921872 | 410544839 | 9327058 | 9277834 | 54.3 | 6.8 | 10.2 | 1.1 |
| 中 部 | 315772883 | 305356486 | 13580594 | 13488769 | 63.3 | 6.5 | 8.0 | 1.6 |
| 西 部 | 319948725 | 311671465 | 13852910 | 13794459 | 61.3 | 5.9 | 10.8 | 2.0 |
| 北 京 | | | | | | | | |
| 天 津 | 6791798 | 6734070 | 79747 | 79293 | 43.6 | 7.1 | 11.9 | 0.8 |
| 河 北 | 45187292 | 43876413 | 1553184 | 1543012 | 56.5 | 7.4 | 7.2 | 1.4 |
| 山 西 | 15177286 | 14684126 | 401177 | 398855 | 40.5 | 8.1 | 6.1 | 1.1 |
| 内蒙古 | 11810884 | 11489932 | 321460 | 320224 | 40.7 | 6.7 | 5.3 | 0.8 |
| 辽 宁 | 16066751 | 15858537 | 551584 | 547542 | 43.7 | 7.3 | 7.5 | 1.4 |
| 吉 林 | 9402184 | 9192205 | 172714 | 172358 | 28.3 | 7.5 | 4.5 | 0.6 |
| 黑龙江 | 9637477 | 9223499 | 612229 | 605764 | 53.9 | 6.5 | 4.7 | 1.4 |
| 上 海 | | | | | | | | |
| 江 苏 | 82166299 | 80796356 | 1568860 | 1563122 | 63.4 | 7.6 | 11.7 | 1.2 |
| 浙 江 | 88250308 | 86307232 | 240675 | 239659 | 45.0 | 9.1 | 18.6 | 0.3 |
| 安 徽 | 46166527 | 44927852 | 1605200 | 1596190 | 60.6 | 6.5 | 9.3 | 1.5 |
| 福 建 | 25895048 | 25166376 | 866766 | 864871 | 49.9 | 6.0 | 10.8 | 1.5 |
| 江 西 | 31170535 | 29606184 | 2006237 | 2005271 | 70.7 | 5.5 | 8.5 | 2.1 |
| 山 东 | 75226731 | 73839143 | 2535435 | 2509054 | 55.6 | 7.2 | 7.6 | 1.3 |
| 河 南 | 104563629 | 101498582 | 2890214 | 2857007 | 62.6 | 7.1 | 11.7 | 1.7 |
| 湖 北 | 59141649 | 57531418 | 2343192 | 2331751 | 73.6 | 7.1 | 8.8 | 1.8 |
| 湖 南 | 40513596 | 38692620 | 3549631 | 3521563 | 70.0 | 6.0 | 4.8 | 1.8 |
| 广 东 | 68076884 | 66754204 | 1846470 | 1846613 | 53.3 | 5.2 | 9.2 | 1.0 |
| 广 西 | 51240218 | 49959831 | 2571249 | 2562276 | 65.3 | 5.1 | 12.3 | 2.2 |
| 海 南 | 11260761 | 11212508 | 84337 | 84668 | 34.8 | 6.6 | 16.6 | 0.7 |
| 重 庆 | 20517753 | 19881915 | 1517632 | 1508946 | 72.9 | 6.5 | 7.8 | 2.7 |
| 四 川 | 91734220 | 89523911 | 4256790 | 4247536 | 67.1 | 6.2 | 11.3 | 2.4 |
| 贵 州 | 24643755 | 23841467 | 1304279 | 1295249 | 51.7 | 4.8 | 8.9 | 1.7 |
| 云 南 | 46431383 | 45679102 | 1359237 | 1350670 | 54.6 | 5.9 | 18.0 | 2.3 |
| 西 藏 | 3802040 | 3655339 | 28155 | 27872 | 30.9 | 6.4 | 14.1 | 0.8 |
| 陕 西 | 21431584 | 21091417 | 740103 | 736102 | 47.9 | 7.3 | 9.8 | 1.7 |
| 甘 肃 | 19578497 | 18928737 | 595032 | 592790 | 57.1 | 6.8 | 9.4 | 1.5 |
| 青 海 | 2522889 | 2311112 | 101451 | 101087 | 52.9 | 6.0 | 5.9 | 1.2 |
| 宁 夏 | 6131512 | 5988221 | 57684 | 55596 | 48.3 | 5.6 | 13.0 | 0.6 |
| 新 疆 | 20103990 | 19320481 | 999838 | 996111 | 74.0 | 6.0 | 12.6 | 2.8 |

# 6-11 2015年各地区村卫生室基本情况

| 地区 | 机构数（个） | 人员总数（人） | 执业（助理）医师 | 注册护士 | 乡村医生和卫生员 | 诊疗人次数（人次） | 门急诊人次 |
|---|---|---|---|---|---|---|---|
| 总 计 | 640536 | 1447712 | 309923 | 106264 | 1031525 | 1894069013 | 1720491503 |
| 东 部 | 216647 | 504081 | 120294 | 39507 | 344280 | 816142918 | 739660687 |
| 中 部 | 222299 | 545101 | 124422 | 43470 | 377209 | 664034401 | 596571184 |
| 西 部 | 201590 | 398530 | 65207 | 23287 | 310036 | 413891694 | 384259632 |
| 北 京 | 2768 | 4820 | 950 | 432 | 3438 | 3792390 | 3523460 |
| 天 津 | 2437 | 7000 | 1441 | 409 | 5150 | 10499971 | 8501238 |
| 河 北 | 60492 | 115578 | 28569 | 4647 | 82362 | 195182391 | 165449193 |
| 山 西 | 28099 | 51541 | 10035 | 2972 | 38534 | 33542966 | 28096653 |
| 内蒙古 | 13645 | 26970 | 6342 | 2350 | 18278 | 20467394 | 16143470 |
| 辽 宁 | 19774 | 32516 | 5304 | 2613 | 24599 | 40739421 | 30286851 |
| 吉 林 | 10229 | 23909 | 4740 | 1680 | 17489 | 26343366 | 17028313 |
| 黑龙江 | 11444 | 32618 | 7082 | 1720 | 23816 | 25090372 | 18755081 |
| 上 海 | 1271 | 5132 | 3644 | 603 | 885 | 6735383 | 6683844 |
| 江 苏 | 15391 | 67069 | 25323 | 7131 | 34615 | 93575963 | 89900796 |
| 浙 江 | 11868 | 24927 | 12600 | 4157 | 8170 | 39964544 | 38998687 |
| 安 徽 | 15295 | 68578 | 17442 | 5222 | 45914 | 82135986 | 77042250 |
| 福 建 | 19008 | 36041 | 6699 | 2420 | 26922 | 43748404 | 40319875 |
| 江 西 | 30697 | 62466 | 11662 | 4688 | 46116 | 90425984 | 84694010 |
| 山 东 | 53780 | 160254 | 21047 | 10472 | 128735 | 246658235 | 226245294 |
| 河 南 | 56918 | 165847 | 36403 | 12932 | 116512 | 221526171 | 202726859 |
| 湖 北 | 24795 | 65359 | 16102 | 8361 | 40896 | 106085862 | 99306454 |
| 湖 南 | 44822 | 74783 | 20956 | 5895 | 47932 | 78883694 | 68921564 |
| 广 东 | 27177 | 43921 | 12871 | 5039 | 26011 | 127657779 | 122317577 |
| 广 西 | 21417 | 41558 | 4701 | 745 | 36112 | 54938320 | 52365650 |
| 海 南 | 2681 | 6823 | 1846 | 1584 | 3393 | 7588437 | 7433872 |
| 重 庆 | 11280 | 31130 | 6885 | 1951 | 22294 | 30135131 | 27210254 |
| 四 川 | 55869 | 90382 | 18495 | 1462 | 70425 | 106513498 | 99962015 |
| 贵 州 | 20831 | 42549 | 4341 | 2211 | 35997 | 36842439 | 34373382 |
| 云 南 | 13351 | 42150 | 4003 | 2398 | 35749 | 57171468 | 55557599 |
| 西 藏 | 5353 | 11866 | 319 | 113 | 11434 | 1555808 | 1298938 |
| 陕 西 | 25717 | 42462 | 6444 | 2845 | 33173 | 49743347 | 46429142 |
| 甘 肃 | 16744 | 32060 | 6290 | 4406 | 21364 | 37779811 | 33840320 |
| 青 海 | 4491 | 9953 | 2187 | 744 | 7022 | 4597735 | 4111519 |
| 宁 夏 | 2453 | 5196 | 1078 | 486 | 3632 | 4881504 | 4753651 |
| 新 疆 | 10439 | 22254 | 4122 | 3576 | 14556 | 9265239 | 8213692 |

注：本表包括乡镇卫生院在村卫生室工作的执业（助理）医师和注册护士数。

# 6-12 各地区县及县级市医院工作情况

| 地区 | 县医院 | | | | | 县级市医院 | | | | |
|---|---|---|---|---|---|---|---|---|---|---|
| | 机构数（个） | 床位数（张） | 人员数（人） | 诊疗人次 | 入院人数 | 机构数（个） | 床位数（张） | 人员数（人） | 诊疗人次 | 入院人数 |
| 2010 | 6400 | 845737 | 976030 | 421371135 | 29450186 | 3221 | 483284 | 590804 | 263983433 | 14513846 |
| 2011 | 6973 | 946973 | 1059365 | 465888834 | 33610236 | 3364 | 537858 | 637844 | 293584397 | 16342682 |
| 2012 | 7399 | 1099856 | 1163260 | 534068582 | 40700554 | 3541 | 608219 | 695163 | 332881273 | 19227813 |
| 2013 | 7907 | 1238500 | 1271389 | 573877563 | 44565675 | 3815 | 667200 | 755546 | 356280041 | 20970004 |
| 2014 | 8411 | 1364075 | 1375768 | 626004112 | 48654626 | 3954 | 705269 | 789132 | 383333619 | 22487152 |
| 2015 | 8919 | 1462234 | 1455619 | 644862576 | 49989782 | 4155 | 741710 | 816226 | 386039266 | 22953907 |
| 东　部 | 2366 | 393667 | 425901 | 215043915 | 13235744 | 1758 | 341773 | 388339 | 223845306 | 10870555 |
| 中　部 | 2698 | 512679 | 507427 | 197617476 | 17475625 | 1205 | 217951 | 234472 | 87094650 | 6726665 |
| 西　部 | 3855 | 555888 | 522291 | 232201185 | 19278413 | 1192 | 181986 | 193415 | 75099310 | 5356687 |
| 北　京 | 16 | 2078 | 3661 | 3631144 | 48293 | | | | | |
| 天　津 | 23 | 2962 | 4895 | 3464466 | 106309 | | | | | |
| 河　北 | 639 | 96461 | 97013 | 41492745 | 3412323 | 307 | 38324 | 45133 | 20512505 | 1301422 |
| 山　西 | 485 | 42712 | 46368 | 13931558 | 1097159 | 183 | 13721 | 16695 | 4175754 | 332946 |
| 内蒙古 | 261 | 33044 | 35966 | 14920833 | 890709 | 80 | 10888 | 13980 | 4721583 | 242707 |
| 辽　宁 | 137 | 23158 | 22567 | 8125876 | 666080 | 151 | 35548 | 33343 | 10810943 | 941071 |
| 吉　林 | 90 | 17094 | 19769 | 6075798 | 480988 | 167 | 26864 | 32439 | 10898346 | 773609 |
| 黑龙江 | 223 | 31133 | 35502 | 10315518 | 827312 | 173 | 22027 | 24804 | 7986929 | 546383 |
| 上　海 | 8 | 2132 | 2497 | 1821129 | 68659 | | | | | |
| 江　苏 | 400 | 55522 | 55407 | 29945528 | 1829768 | 349 | 69611 | 79098 | 58403477 | 2356395 |
| 浙　江 | 231 | 44503 | 52825 | 42854520 | 1306190 | 268 | 55910 | 72867 | 59433119 | |
| 安　徽 | 396 | 71600 | 74111 | 33597131 | 2717527 | 55 | 10819 | 11296 | 5479823 | 359021 |
| 福　建 | 174 | 35599 | 36474 | 20759125 | 1199882 | 123 | 21027 | 23776 | 14253756 | 669821 |
| 江　西 | 272 | 56706 | 56250 | 25547342 | 2127879 | 53 | 11091 | 12280 | 4693415 | 405839 |
| 山　东 | 495 | 94076 | 106057 | 40186499 | 3355690 | 364 | 76493 | 87033 | 35634829 | 2399507 |
| 河　南 | 559 | 133740 | 133735 | 59109658 | 4730701 | 221 | 46266 | 51622 | 20853310 | 1475414 |
| 湖　北 | 165 | 49216 | 46381 | 19291033 | 1767202 | 201 | 51747 | 52138 | 22152557 | 1715996 |
| 湖　南 | 508 | 110478 | 95311 | 29749438 | 3726857 | 152 | 35416 | 33198 | 10854516 | 1117457 |
| 广　东 | 156 | 29785 | 35590 | 18665826 | 1028630 | 157 | 39699 | 40732 | 22345890 | 1339376 |
| 广　西 | 223 | 50868 | 59455 | 28674131 | 2165369 | 34 | 9710 | 12047 | 5457419 | 377082 |
| 海　南 | 87 | 7391 | 8915 | 4097057 | 213920 | 39 | 5161 | 6357 | 2450787 | 164968 |
| 重　庆 | 147 | 31250 | 28935 | 12312435 | 1102705 | | | | | |
| 四　川 | 776 | 119620 | 109812 | 51586064 | 3982866 | 254 | 40548 | 40811 | 18809402 | 1194497 |
| 贵　州 | 668 | 73878 | 63941 | 22125057 | 2595481 | 129 | 18504 | 20392 | 6234739 | 570122 |
| 云　南 | 543 | 80571 | 68099 | 37774038 | 2918920 | 237 | 41192 | 39266 | 16371572 | 1147549 |
| 西　藏 | 96 | 4859 | 4909 | 2681670 | 112875 | | | | | |
| 陕　西 | 419 | 64702 | 72532 | 25468327 | 2186387 | 46 | 4617 | 5848 | 1362055 | 106917 |
| 甘　肃 | 199 | 39774 | 26992 | 16177414 | 1259247 | 18 | 4009 | 2909 | 1710594 | 107818 |
| 青　海 | 111 | 11546 | 8525 | 3749848 | 275619 | 18 | 2005 | 1743 | 609027 | 33298 |
| 宁　夏 | 38 | 6005 | 5580 | 3626225 | 236684 | 9 | 1602 | 2057 | 1071669 | 50187 |
| 新　疆 | 374 | 39771 | 37545 | 13105143 | 1551551 | 367 | 48911 | 54362 | 18751250 | 1526510 |

## 6-13 各地区县及县级市妇幼保健院(所、站)工作情况

| 地区 | 县妇幼保健院(所、站) | | | | | 县级市妇幼保健院(所、站) | | | | |
|---|---|---|---|---|---|---|---|---|---|---|
| | 机构数(个) | 床位数(张) | 人员数(人) | 诊疗人次 | 入院人数 | 机构数(个) | 床位数(张) | 人员数(人) | 诊疗人次 | 入院人数 |
| 2010 | 1586 | 53826 | 86307 | 44757476 | 2319121 | 397 | 22506 | 40406 | 25101250 | 1037614 |
| 2011 | 1594 | 57679 | 91738 | 49160246 | 2526980 | 400 | 23910 | 43681 | 28687040 | 1164979 |
| 2012 | 1590 | 63218 | 98147 | 55746904 | 2862884 | 396 | 27066 | 48007 | 33278691 | 1324521 |
| 2013 | 1641 | 68651 | 106147 | 59320167 | 2930867 | 407 | 28901 | 51164 | 35542574 | 1371034 |
| 2014 | 1602 | 71740 | 110719 | 63349768 | 3058970 | 400 | 30549 | 53641 | 38327877 | 1477394 |
| 2015 | 1566 | 74303 | 115909 | 63136415 | 2810760 | 392 | 31381 | 56337 | 37832079 | 1371778 |
| 东 部 | 357 | 17311 | 29791 | 18643278 | 609275 | 149 | 14072 | 26566 | 21026743 | 657932 |
| 中 部 | 476 | 28571 | 42232 | 19260573 | 1105526 | 138 | 11755 | 19199 | 9805698 | 459069 |
| 西 部 | 733 | 28421 | 43886 | 25232564 | 1095959 | 105 | 5554 | 10572 | 6999638 | 254777 |
| 北 京 | 2 | 140 | 491 | 331032 | 3868 | | | | | |
| 天 津 | 3 | 40 | 195 | 163125 | 1602 | | | | | |
| 河 北 | 124 | 5666 | 8016 | 3547281 | 187382 | 23 | 1156 | 2704 | 1195618 | 44743 |
| 山 西 | 84 | 1693 | 3659 | 942010 | 24611 | 11 | 346 | 734 | 288235 | 11514 |
| 内蒙古 | 70 | 1635 | 2724 | 1122561 | 27360 | 13 | 160 | 543 | 366756 | 2278 |
| 辽 宁 | 28 | 523 | 1432 | 423597 | 10709 | 17 | 368 | 1068 | 399132 | 9819 |
| 吉 林 | 19 | 431 | 1218 | 189616 | 7360 | 23 | 1123 | 2693 | 936478 | 25538 |
| 黑龙江 | 51 | 1479 | 2483 | 571974 | 19307 | 24 | 867 | 1611 | 487120 | 15666 |
| 上 海 | 1 | | 47 | 2780 | | | | | | |
| 江 苏 | 21 | 473 | 1174 | 1086229 | 14261 | 22 | 644 | 1927 | 2397348 | 22615 |
| 浙 江 | 32 | 1237 | 3220 | 3555287 | 57260 | 20 | 2591 | 5680 | 6499753 | |
| 安 徽 | 57 | 952 | 2240 | 1449818 | 30132 | 6 | 240 | 351 | 435940 | 5043 |
| 福 建 | 43 | 1827 | 2428 | 2044192 | 33274 | 13 | 1317 | 2023 | 2143578 | 48013 |
| 江 西 | 69 | 4002 | 5551 | 3251619 | 193000 | 10 | 692 | 1200 | 565873 | 31290 |
| 山 东 | 57 | 4160 | 6712 | 3728626 | 154838 | 29 | 4297 | 6504 | 3569607 | 157858 |
| 河 南 | 85 | 9763 | 12724 | 6107721 | 439043 | 20 | 2749 | 3985 | 2405876 | 122111 |
| 湖 北 | 40 | 4674 | 6227 | 3050394 | 170162 | 26 | 3571 | 5276 | 3000266 | 126208 |
| 湖 南 | 71 | 5577 | 8130 | 3697421 | 221911 | 18 | 2167 | 3349 | 1685910 | 121699 |
| 广 东 | 36 | 3112 | 5656 | 3481125 | 144908 | 20 | 3444 | 6225 | 4524563 | 209302 |
| 广 西 | 64 | 6142 | 10253 | 6561437 | 351719 | 8 | 855 | 1699 | 1204851 | 59239 |
| 海 南 | 10 | 133 | 420 | 280004 | 1173 | 5 | 255 | 435 | 297144 | 11995 |
| 重 庆 | 18 | 1079 | 1906 | 1501200 | 57153 | | | | | |
| 四 川 | 120 | 5180 | 8184 | 5173468 | 210300 | 17 | 1224 | 2514 | 1720168 | 57115 |
| 贵 州 | 67 | 2854 | 3749 | 1354895 | 100883 | 10 | 493 | 778 | 202054 | 17436 |
| 云 南 | 103 | 3460 | 4705 | 4170705 | 116063 | 20 | 1410 | 2298 | 1935796 | 68466 |
| 西 藏 | 49 | 482 | 331 | 128882 | 12159 | | | | | |
| 陕 西 | 79 | 3891 | 6959 | 2064319 | 130719 | 3 | 267 | 700 | 162606 | 10695 |
| 甘 肃 | 65 | 1639 | 2059 | 1267092 | 37632 | 6 | 144 | 242 | 116576 | 3390 |
| 青 海 | 20 | 183 | 443 | 118167 | 3887 | 3 | 60 | 68 | 28132 | 357 |
| 宁 夏 | 11 | 247 | 637 | 361449 | 8036 | 2 | 44 | 108 | 56812 | 1263 |
| 新 疆 | 67 | 1629 | 1936 | 1408389 | 40048 | 23 | 897 | 1622 | 1205887 | 34538 |

## 6-14 各地区县及县级市专科疾病防治院(所、站)工作情况

| 地区 | 县专科疾病防治院(所、站) | | | | | 县级市专科疾病防治院(所、站) | | | | |
|---|---|---|---|---|---|---|---|---|---|---|
| | 机构数(个) | 床位数(张) | 人员数(人) | 诊疗人次 | 入院人数 | 机构数(个) | 床位数(张) | 人员数(人) | 诊疗人次 | 入院人数 |
| 2010 | 517 | 8081 | 13061 | 4169366 | 89564 | 263 | 4468 | 8347 | 3511977 | 59013 |
| 2011 | 526 | 7673 | 13301 | 4259702 | 113076 | 278 | 5448 | 8910 | 3587943 | 69580 |
| 2012 | 520 | 8238 | 13262 | 4362778 | 122234 | 278 | 5957 | 8796 | 3789951 | 79749 |
| 2013 | 509 | 8550 | 13153 | 4314765 | 137977 | 279 | 6545 | 9564 | 3900226 | 95354 |
| 2014 | 503 | 8832 | 12985 | 4565764 | 146162 | 269 | 6276 | 8806 | 3825238 | 92693 |
| 2015 | 497 | 10443 | 12802 | 4415846 | 144283 | 264 | 6163 | 8634 | 3727678 | 95425 |
| 东　部 | 158 | 2851 | 4365 | 2017995 | 20773 | 115 | 3203 | 4126 | 2575258 | 29583 |
| 中　部 | 234 | 6269 | 6339 | 1526467 | 111319 | 122 | 2620 | 3778 | 925660 | 57110 |
| 西　部 | 105 | 1323 | 2098 | 871384 | 12191 | 27 | 340 | 730 | 226760 | 8732 |
| 北　京 | 3 | 100 | 112 | 36299 | 142 | | | | | |
| 天　津 | 3 | 151 | 104 | 61649 | 477 | | | | | |
| 河　北 | 2 | 48 | 16 | 12680 | 93 | | | | | |
| 山　西 | 4 | | 27 | 8779 | | | | | | |
| 内蒙古 | 27 | 131 | 367 | 61227 | 609 | 8 | 20 | 130 | 46591 | |
| 辽　宁 | 33 | 510 | 756 | 51452 | 2656 | 19 | 258 | 564 | 161413 | 3891 |
| 吉　林 | 18 | 131 | 387 | 77437 | 1156 | 21 | 230 | 551 | 89197 | 1870 |
| 黑龙江 | 39 | 122 | 610 | 140213 | 151 | 26 | 125 | 578 | 127166 | 1650 |
| 上　海 | | | | | | | | | | |
| 江　苏 | 5 | 12 | 102 | 87241 | | 14 | 190 | 451 | 511798 | 2410 |
| 浙　江 | 2 | | 12 | 14301 | | 7 | 494 | 409 | 529718 | |
| 安　徽 | 25 | 900 | 978 | 74246 | 4963 | 5 | 170 | 97 | 5113 | 115 |
| 福　建 | 9 | 244 | 205 | 185806 | 1435 | 3 | 100 | 55 | 63573 | |
| 江　西 | 80 | 1896 | 1872 | 594266 | 52947 | 13 | 497 | 451 | 126037 | 6351 |
| 山　东 | 53 | 924 | 1487 | 630090 | 8701 | 43 | 1099 | 1355 | 496015 | 10129 |
| 河　南 | 5 | 141 | 163 | 60473 | 4460 | 4 | 364 | 378 | 101794 | 7401 |
| 湖　北 | 14 | 350 | 319 | 61425 | 3118 | 36 | 662 | 1203 | 380005 | 18524 |
| 湖　南 | 49 | 2729 | 1983 | 509628 | 44524 | 17 | 572 | 520 | 96348 | 21199 |
| 广　东 | 42 | 862 | 1475 | 884023 | 7269 | 25 | 1062 | 1168 | 736333 | 11671 |
| 广　西 | 24 | 226 | 479 | 360186 | 1309 | 4 | 31 | 87 | 44088 | 2001 |
| 海　南 | 6 | | 96 | 54454 | | 4 | | 124 | 76408 | |
| 重　庆 | 6 | 48 | 141 | 62245 | 202 | | | | | |
| 四　川 | 14 | 247 | 360 | 107919 | 3609 | 8 | 31 | 203 | 49527 | 3 |
| 贵　州 | 6 | 320 | 121 | 12425 | 1519 | 1 | 65 | 32 | 3005 | 65 |
| 云　南 | 23 | 303 | 525 | 259482 | 4943 | 5 | 192 | 257 | 70092 | 6663 |
| 西　藏 | | | | | | | | | | |
| 陕　西 | 1 | | 36 | | | | | | | |
| 甘　肃 | 3 | 8 | 33 | 7900 | | | | | | |
| 青　海 | 1 | 40 | 36 | | | | | | | |
| 宁　夏 | | | | | | | | | | |
| 新　疆 | | | | | | 1 | 1 | 21 | 13457 | |

# 七、中医药服务

## 简要说明

一、本章主要介绍全国及31个省、自治区、直辖市中医类医疗卫生机构门诊、住院和床位利用情况，包括诊疗人次、出院人数、病床使用率、平均住院日、医师人均工作量、医药费用等。

二、本章数据来源于卫生资源与医疗服务统计年报。

三、本章涉及的相关指标解释与“医疗卫生机构”、“医疗服务”章一致。

## 主要指标解释

**中医类医疗卫生机构**　包括中医类医院、中医类门诊部、中医类诊所和中医类研究机构。

**中医类医疗机构**　包括中医类医院、中医类门诊部、中医类诊所。

**中医类医院**　包括中医医院、中西医结合医院、民族医医院。

**中医类门诊部**　包括中医门诊部、中西医结合门诊部、民族医门诊部。

**中医类诊所**　包括中医诊所、中西医结合诊所、民族医诊所。

**中医类临床科室**　包括中医科各专业、中西医结合科、民族医学科。

## 7-1-1　中医类医疗机构诊疗人次

| 机构分类 | 2010 | 2011 | 2012 | 2013 | 2014 | 2015 |
|---|---|---|---|---|---|---|
| **中医类总诊疗量（万人次）** | 61264.1 | 67531.9 | 74695.2 | 81409.4 | 87430.9 | 90912.4 |
| **中医类医院** | 36026.5 | 39668.5 | 45120.2 | 48952.5 | 53058.1 | 54870.9 |
| 中医医院 | 32770.2 | 36120.6 | 40705.2 | 43726.3 | 47164.2 | 48502.6 |
| 中西医结合医院 | 2702.6 | 2958.8 | 3769.1 | 4466.1 | 5101.3 | 5401.4 |
| 民族医医院 | 553.8 | 589.1 | 645.9 | 760.1 | 792.6 | 966.8 |
| **中医类门诊部** | 975.9 | 1127.9 | 1290.8 | 1433.6 | 1525.5 | 1761.9 |
| 中医门诊部 | 808.9 | 934.8 | 1069.5 | 1221.6 | 1304.8 | 1567.4 |
| 中西医结合门诊部 | 164.6 | 189.2 | 217.8 | 207.9 | 218.5 | 192.1 |
| 民族医门诊部 | 2.4 | 4.0 | 3.5 | 4.1 | 2.2 | 2.4 |
| **中医类诊所** | 9178.3 | 9981.0 | 10250.2 | 11059.3 | 11342.0 | 11781.4 |
| 中医诊所 | 6796.1 | 7414.0 | 7857.7 | 8616.7 | 8870.1 | 9215.8 |
| 中西医结合诊所 | 2283.8 | 2458.0 | 2291.0 | 2341.5 | 2362.0 | 2446.7 |
| 民族医诊所 | 98.3 | 109.0 | 101.5 | 101.1 | 110.0 | 118.8 |
| **其他机构中医类临床科室** | 15083.4 | 16754.5 | 18033.9 | 19964.0 | 21505.3 | 22498.3 |
| **中医类诊疗量占总诊疗量%** | 14.7 | 15.1 | 15.1 | 15.4 | 15.6 | 15.7 |

## 7-1-2　其他机构中医类临床科室诊疗人次

| 机构分类 | 2010 | 2011 | 2012 | 2013 | 2014 | 2015 |
|---|---|---|---|---|---|---|
| **门急诊量(万人次)** | 15083.4 | 16754.5 | 18033.9 | 19574.1 | 21505.3 | 22498.3 |
| 综合医院 | 8089.2 | 9057.4 | 8826.9 | 9429.7 | 10114.9 | 10069.2 |
| 专科医院 | 390.2 | 461.0 | 496.5 | 527.8 | 570.6 | 563.5 |
| 社区卫生服务中心（站） | 2512.9 | 3074.6 | 3846.0 | 4503.5 | 5094.5 | 5571.6 |
| 乡镇卫生院 | 3419.5 | 3473.7 | 4185.6 | 4756.8 | 5195.4 | 5662.9 |
| 其他机构 | 671.6 | 687.9 | 679.0 | 746.2 | 534.0 | 631.1 |
| **占同类机构诊疗量的%** | | | | | | |
| 综合医院 | 5.4 | 5.4 | 4.7 | 4.7 | 4.6 | 4.5 |
| 专科医院 | 2.3 | 2.5 | 2.3 | 2.2 | 2.2 | 2.0 |
| 社区卫生服务中心（站） | 5.2 | 5.6 | 6.4 | 6.9 | 7.4 | 7.9 |
| 乡镇卫生院 | 3.9 | 4.0 | 4.3 | 4.7 | 5.1 | 5.4 |
| 其他机构 | 1.0 | 1.0 | 0.3 | 0.4 | 0.6 | 0.7 |

## 7-1-3　村卫生室中医诊疗人次

| | 2010 | 2011 | 2012 | 2013 | 2014 | 2015 |
|---|---|---|---|---|---|---|
| **中医诊疗量（万人次）** | 50468.3 | 55369.9 | 62152.4 | 66848.1 | 66716.5 | 77251.0 |
| 以中医为主 | 4550.2 | 4931.6 | 5170.7 | 5648.9 | 5648.5 | 6162.9 |
| 以中西医结合为主 | 45918.1 | 50438.3 | 56981.7 | 61199.1 | 61068.1 | 71088.0 |
| **中医占村卫生室诊疗量的%** | 30.5 | 30.9 | 32.3 | 33.2 | 33.6 | 40.8 |

## 7-2-1 中医类医院诊疗人次(万人次)

| 机构分类 | 2010 | 2011 | 2012 | 2013 | 2014 | 2015 |
|---|---|---|---|---|---|---|
| **中医医院合计** | **32770.2** | **36120.6** | **40705.2** | **43726.3** | **47164.2** | **48502.6** |
| 按医院等级分 | | | | | | |
| 其中：三级医院 | 10779.7 | 12716.8 | 15947.0 | 19341.7 | 22171.6 | 23346.6 |
| 内：三甲医院 | 9138.5 | 10806.5 | 13200.9 | 16343.0 | 18892.0 | 19899.2 |
| 二级医院 | 18639.7 | 19903.9 | 21158.6 | 20807.0 | 21471.1 | 22292.9 |
| 一级医院 | 833.4 | 928.2 | 1033.3 | 1140.4 | 1202.6 | 1319.1 |
| 按登记注册类型分 | | | | | | |
| 公立医院 | 31761.0 | 34871.7 | 39258.2 | 42002.1 | 45135.5 | 46016.5 |
| 民营医院 | 1009.2 | 1248.9 | 1447.0 | 1724.2 | 2028.6 | 2486.2 |
| 按医院类别分 | | | | | | |
| 其中：中医综合医院 | 31410.5 | 34664.5 | 39259.2 | 41976.0 | 45295.3 | 46764.7 |
| 中医专科医院 | 1359.6 | 1456.1 | 1446.0 | 1750.3 | 1868.8 | 1738.0 |
| **中西医结合医院** | **2702.6** | **2958.8** | **3769.1** | **4466.1** | **5101.3** | **5401.4** |
| **民族医医院** | **553.8** | **589.1** | **645.9** | **760.1** | **792.6** | **966.8** |
| 蒙医 | 169.2 | 190.9 | 222.9 | 292.9 | 309.7 | 428.1 |
| 藏医 | 185.0 | 191.4 | 194.5 | 215.2 | 226.6 | 280.0 |
| 维医 | 124.3 | 121.4 | 134.7 | 144.2 | 142.5 | 134.3 |
| 傣医 | 8.5 | 9.6 | 8.6 | 10.3 | 10.6 | 9.8 |
| 其他 | 66.8 | 75.8 | 85.2 | 97.5 | 103.1 | 114.6 |

## 7-2-2 中医医院分科门急诊人次

| 科　　别 | 门急诊人次（万人次） | | 构成（%） | |
|---|---|---|---|---|
| | 2014 | 2015 | 2014 | 2015 |
| **总　计** | **45826.2** | **47400.7** | **100.0** | **100.0** |
| 内科 | 14633.3 | 15056.3 | 31.9 | 31.8 |
| 外科 | 2957.0 | 3005.7 | 6.5 | 6.3 |
| 妇科 | 4127.4 | 4154.3 | 9.0 | 8.8 |
| 儿科 | 3335.0 | 3440.6 | 7.3 | 7.3 |
| 骨伤科 | 3542.1 | 3669.4 | 7.7 | 7.7 |
| 肛肠科 | 547.3 | 555.3 | 1.2 | 1.2 |
| 针灸科 | 2246.3 | 2290.5 | 4.9 | 4.8 |
| 推拿科 | 950.8 | 949.7 | 2.1 | 2.0 |
| 皮肤科 | 1825.4 | 1974.2 | 4.0 | 4.2 |
| 眼科 | 918.7 | 959.1 | 2.0 | 2.0 |
| 耳鼻喉科 | 1108.1 | 1155.9 | 2.4 | 2.4 |
| 其他 | 9634.8 | 10189.7 | 21.0 | 21.5 |

## 7-2-3 2015年各地区中医类医疗机构诊疗人次（万人次）

| 地区 | 总计 | 中医类医院 | | | | 中医类门诊部 | 中医类诊所 | 其他机构中医类临床科室 |
|---|---|---|---|---|---|---|---|---|
| | | | 中医医院 | 中西医结合医院 | 民族医医院 | | | |
| 总　计 | 90912.5 | 54870.9 | 48502.6 | 5401.4 | 966.8 | 1761.9 | 11781.4 | 22498.3 |
| 东　部 | 50052.4 | 30360.2 | 26620.4 | 3674.8 | 65.0 | 1480.7 | 4500.5 | 13711.0 |
| 中　部 | 17961.7 | 11958.9 | 11211.6 | 717.6 | 29.8 | 131.5 | 2288.4 | 3582.9 |
| 西　部 | 22898.3 | 12551.7 | 10670.6 | 1009.0 | 872.1 | 149.7 | 4992.5 | 5204.5 |
| 北　京 | 5685.7 | 3674.7 | 3035.8 | 620.3 | 18.6 | 170.4 | 102.1 | 1738.6 |
| 天　津 | 2346.7 | 1465.7 | 1358.5 | 107.2 | | 92.4 | 35.1 | 753.6 |
| 河　北 | 3148.9 | 1891.6 | 1630.8 | 260.9 | | 14.5 | 581.6 | 661.1 |
| 山　西 | 1403.1 | 698.7 | 653.4 | 45.3 | | 13.3 | 346.0 | 345.1 |
| 内蒙古 | 1791.1 | 976.9 | 572.8 | 15.3 | 388.7 | 14.2 | 459.6 | 340.5 |
| 辽　宁 | 1655.3 | 1037.6 | 971.6 | 45.7 | 20.3 | 19.1 | 280.9 | 317.7 |
| 吉　林 | 1273.4 | 847.5 | 729.4 | 112.9 | 5.3 | 17.6 | 238.9 | 169.3 |
| 黑龙江 | 1387.7 | 1009.2 | 962.0 | 40.2 | 6.9 | 13.2 | 158.2 | 207.2 |
| 上　海 | 4394.9 | 2251.9 | 1528.5 | 723.4 | | 133.4 | 38.3 | 1971.3 |
| 江　苏 | 6553.7 | 4516.4 | 3998.5 | 518.0 | | 99.1 | 335.1 | 1603.0 |
| 浙　江 | 8487.5 | 5222.1 | 4558.9 | 663.2 | | 647.3 | 618.0 | 2000.1 |
| 安　徽 | 2048.3 | 1479.8 | 1412.5 | 67.3 | | 21.5 | 155.4 | 391.6 |
| 福　建 | 2946.8 | 1763.5 | 1539.5 | 218.0 | 6.0 | 98.5 | 444.0 | 640.7 |
| 江　西 | 1850.8 | 1283.1 | 1195.8 | 87.3 | | 11.1 | 266.8 | 289.8 |
| 山　东 | 4679.5 | 2836.6 | 2671.0 | 145.5 | 20.2 | 13.2 | 641.3 | 1188.5 |
| 河　南 | 4406.0 | 3013.0 | 2960.2 | 52.8 | | 5.2 | 368.5 | 1019.3 |
| 湖　北 | 3121.3 | 1971.7 | 1697.6 | 257.7 | 16.4 | 38.7 | 354.3 | 756.6 |
| 湖　南 | 2471.1 | 1656.0 | 1600.7 | 54.1 | 1.2 | 10.9 | 400.3 | 404.0 |
| 广　东 | 9791.1 | 5456.0 | 5113.2 | 342.9 | | 190.2 | 1356.3 | 2788.7 |
| 广　西 | 2774.2 | 1824.1 | 1546.8 | 253.2 | 24.0 | 5.4 | 417.9 | 526.7 |
| 海　南 | 362.3 | 243.9 | 214.1 | 29.7 | | 2.8 | 67.9 | 47.8 |
| 重　庆 | 2150.0 | 1111.7 | 1046.0 | 65.7 | | 14.8 | 576.2 | 447.3 |
| 四　川 | 6831.4 | 3134.9 | 2669.8 | 410.1 | 55.0 | 49.5 | 1756.8 | 1890.3 |
| 贵　州 | 1148.8 | 731.8 | 675.3 | 43.1 | 13.4 | 3.3 | 222.4 | 191.3 |
| 云　南 | 2279.6 | 1462.3 | 1369.1 | 79.1 | 14.1 | 29.0 | 341.3 | 447.0 |
| 西　藏 | 217.3 | 136.1 | | 3.0 | 133.1 | | 50.2 | 31.0 |
| 陕　西 | 2018.5 | 1152.3 | 1097.4 | 54.9 | | 23.7 | 395.7 | 446.8 |
| 甘　肃 | 1824.1 | 894.7 | 813.0 | 51.6 | 30.0 | 2.9 | 406.5 | 520.0 |
| 青　海 | 290.8 | 198.9 | 131.7 | 2.5 | 64.7 | | 49.2 | 42.6 |
| 宁　夏 | 496.0 | 301.9 | 291.0 | 8.2 | 2.8 | 2.5 | 81.5 | 110.1 |
| 新　疆 | 1076.4 | 626.1 | 457.6 | 22.3 | 146.2 | 4.4 | 235.1 | 210.9 |

## 7-3-1 中医类医疗机构出院人数

| 机构分类 | 2010 | 2011 | 2012 | 2013 | 2014 | 2015 |
|---|---|---|---|---|---|---|
| **中医类医疗机构出院人数** | **14472356** | **16708708** | **20222218** | **22759860** | **25371372** | **26914631** |
| **中医类医院** | **12756660** | **14686540** | **17989489** | **20100542** | **22271102** | **23493099** |
| 中医医院 | 11600936 | 13412885 | 16362172 | 18157240 | 20015393 | 20915263 |
| 中西医结合医院 | 912724 | 982815 | 1290360 | 1541344 | 1769930 | 2020219 |
| 民族医医院 | 243000 | 290840 | 336957 | 401958 | 485779 | 557617 |
| 中医类门诊部 | 2321 | 3145 | 6195 | 9218 | 27262 | 19150 |
| 中医门诊部 | 1528 | 1476 | 2922 | 4279 | 18625 | 16340 |
| 中西医结合门诊部 | 788 | 1665 | 2993 | 3115 | 8637 | 2810 |
| 民族医门诊部 | 5 | 4 | 280 | 1824 | | |
| 其他机构中医类临床科室 | 1713375 | 2019023 | 2226534 | 2631518 | 3073008 | 3402382 |
| 中医类出院人数占总出院人数的% | 10.3 | 11.0 | 11.4 | 11.9 | 12.5 | 12.9 |

## 7-3-2 其他机构中医类临床科室出院人数

| 机构分类 | 2010 | 2011 | 2012 | 2013 | 2014 | 2015 |
|---|---|---|---|---|---|---|
| **出院人数** | **1713375** | **2019023** | **2226534** | **2631518** | **3073008** | **3402382** |
| 综合医院 | 1128717 | 1358113 | 1307732 | 1545953 | 1787055 | 1955243 |
| 专科医院 | 124738 | 155177 | 165617 | 187892 | 228673 | 220710 |
| 社区卫生服务中心（站） | 43173 | 51347 | 69209 | 79483 | 106272 | 120778 |
| 乡镇卫生院 | 404581 | 441015 | 669645 | 805973 | 937869 | 1087064 |
| 其他机构 | 12166 | 13371 | 14331 | 12217 | 13139 | 18587 |
| **占同类机构出院人数的%** | | | | | | |
| 综合医院 | 1.5 | 1.6 | 1.3 | 1.4 | 1.5 | 1.8 |
| 专科医院 | 1.7 | 1.8 | 1.7 | 1.7 | 1.8 | 1.6 |
| 社区卫生服务中心（站） | 1.6 | 1.7 | 2.2 | 2.5 | 3.3 | 3.8 |
| 乡镇卫生院 | 1.1 | 1.3 | 1.7 | 2.1 | 2.5 | 3.0 |
| 其他机构 | 0.2 | 0.2 | 0.1 | 0.1 | 0.1 | 0.2 |

## 7-4-1 中医类医院出院人数

| 机构分类 | 2010 | 2011 | 2012 | 2013 | 2014 | 2015 |
|---|---|---|---|---|---|---|
| **中医医院合计** | **11600936** | **13412885** | **16362172** | **18157240** | **20015393** | **20915263** |
| 按医院等级分 | | | | | | |
| 其中：三级医院 | 2627489 | 3262203 | 4394115 | 5765100 | 7074584 | 7726841 |
| 内：三甲医院 | 2183578 | 2692758 | 3569169 | 4727841 | 5883338 | 6392631 |
| 二级医院 | 7876588 | 8894016 | 10536286 | 10974291 | 11630221 | 12183571 |
| 一级医院 | 200912 | 257541 | 339595 | 363442 | 326820 | 352744 |
| 按登记注册类型分 | | | | | | |
| 公立医院 | 11156555 | 12878543 | 15717487 | 17369958 | 19070163 | 19670638 |
| 民营医院 | 444381 | 534342 | 644685 | 787282 | 945230 | 1244625 |
| 按医院类别分 | | | | | | |
| 中医综合医院 | 11149761 | 12887573 | 15845625 | 17519324 | 19296952 | 20099234 |
| 中医专科医院 | 451175 | 525312 | 516547 | 637916 | 718441 | 816029 |
| **中西医结合医院** | **912724** | **982815** | **1290360** | **1541344** | **1769930** | **2020219** |
| **民族医医院** | **243000** | **290840** | **336957** | **401958** | **485779** | **557617** |
| 蒙医 | 50199 | 59242 | 73552 | 109265 | 142417 | 175376 |
| 藏医 | 44032 | 50971 | 61511 | 70244 | 88786 | 95775 |
| 维医 | 114028 | 143441 | 159533 | 168257 | 189858 | 204896 |
| 傣医 | 1034 | 1193 | 1783 | 2770 | 5461 | 5717 |
| 其他 | 33707 | 35993 | 40578 | 51422 | 59257 | 75853 |

## 7-4-2 中医医院分科出院人数

| 科　　别 | 出院人数 | | 构成（%） | |
|---|---|---|---|---|
| | 2014 | 2015 | 2014 | 2015 |
| **总　计** | **20015393** | **20915263** | **100.0** | **100.0** |
| 内科 | 6898345 | 7285665 | 34.5 | 34.8 |
| 外科 | 2891062 | 2992938 | 14.4 | 14.3 |
| 妇科 | 2207954 | 2049625 | 11.0 | 9.8 |
| 儿科 | 1422021 | 1446699 | 7.1 | 6.9 |
| 骨伤科 | 2472054 | 2589389 | 12.4 | 12.4 |
| 肛肠科 | 591767 | 628773 | 3.0 | 3.0 |
| 针灸科 | 763027 | 856888 | 3.8 | 4.1 |
| 推拿科 | 212528 | 255591 | 1.1 | 1.2 |
| 皮肤科 | 100271 | 124632 | 0.5 | 0.6 |
| 眼科 | 310179 | 326703 | 1.5 | 1.6 |
| 耳鼻喉科 | 247643 | 265638 | 1.2 | 1.3 |
| 其他 | 1898542 | 2092722 | 9.5 | 10.0 |

## 7-4-3　2015年各地区中医类医疗机构出院人数

| 地区 | 总计 | 中医类医院 | | | | 中医类门诊部 | 其他机构中医类临床科室 |
|---|---|---|---|---|---|---|---|
| | | | 中医医院 | 中西医结合医院 | 民族医医院 | | |
| 总　计 | 26914631 | 23493099 | 20915263 | 2020219 | 557617 | 19150 | 3402382 |
| 东　部 | 9796700 | 8849819 | 7815594 | 1014941 | 19284 | 10549 | 936332 |
| 中　部 | 8343619 | 7307622 | 6867350 | 414299 | 25973 | 4552 | 1031445 |
| 西　部 | 8774312 | 7335658 | 6232319 | 590979 | 512360 | 4049 | 1434605 |
| 北　京 | 364845 | 334123 | 250374 | 81434 | 2315 | | 30722 |
| 天　津 | 201701 | 185850 | 158553 | 27297 | | 1 | 15850 |
| 河　北 | 1220787 | 1114999 | 924061 | 190938 | | 8882 | 96906 |
| 山　西 | 397096 | 331506 | 293238 | 38268 | | 115 | 65475 |
| 内蒙古 | 477367 | 413100 | 257043 | 9992 | 146065 | 3286 | 60981 |
| 辽　宁 | 623628 | 571595 | 523128 | 36194 | 12273 | | 52033 |
| 吉　林 | 381470 | 352126 | 293976 | 55459 | 2691 | 406 | 28938 |
| 黑龙江 | 570500 | 506628 | 486848 | 16280 | 3500 | 928 | 62944 |
| 上　海 | 384604 | 325200 | 203954 | 121246 | | | 59404 |
| 江　苏 | 1622984 | 1518493 | 1347686 | 170807 | | | 104491 |
| 浙　江 | 1152721 | 1086888 | 938895 | 147993 | | 323 | 65510 |
| 安　徽 | 1064876 | 957510 | 916183 | 41327 | | | 107366 |
| 福　建 | 638630 | 575129 | 493129 | 79964 | 2036 | | 63501 |
| 江　西 | 903544 | 833190 | 801826 | 31364 | | | 70354 |
| 山　东 | 1915529 | 1668038 | 1598094 | 67284 | 2660 | 1343 | 246148 |
| 河　南 | 1792648 | 1576440 | 1523349 | 53091 | | | 216208 |
| 湖　北 | 1455629 | 1215857 | 1093394 | 104954 | 17509 | | 239772 |
| 湖　南 | 1777856 | 1534365 | 1458536 | 73556 | 2273 | 3103 | 240388 |
| 广　东 | 1551326 | 1367382 | 1285479 | 81903 | | | 183944 |
| 广　西 | 1038027 | 880936 | 768400 | 101302 | 11234 | | 157091 |
| 海　南 | 119945 | 102122 | 92241 | 9881 | | | 17823 |
| 重　庆 | 784903 | 646987 | 592151 | 54836 | | 367 | 137549 |
| 四　川 | 2179909 | 1774061 | 1530833 | 217573 | 25655 | 260 | 405588 |
| 贵　州 | 817942 | 692102 | 618909 | 59764 | 13429 | | 125840 |
| 云　南 | 932612 | 774228 | 722341 | 43483 | 8404 | | 158384 |
| 西　藏 | 33147 | 30815 | | 1300 | 29515 | | 2332 |
| 陕　西 | 845615 | 767787 | 722411 | 45376 | | | 77828 |
| 甘　肃 | 751702 | 603611 | 547474 | 39739 | 16398 | 136 | 147955 |
| 青　海 | 124762 | 112231 | 67090 | 1010 | 44131 | | 12531 |
| 宁　夏 | 143745 | 112721 | 109429 | 3278 | 14 | | 31024 |
| 新　疆 | 644581 | 527079 | 296238 | 13326 | 217515 | | 117502 |

## 7-5-1 中医医院病床使用及工作效率

| | 病床使用率（%） | | 平均住院日 | | 医师日均担负诊疗人次 | | 医师日均担负住院床日 | |
|---|---|---|---|---|---|---|---|---|
| | 2014 | 2015 | 2014 | 2015 | 2014 | 2015 | 2014 | 2015 |
| **中医医院合计** | **87.3** | **84.7** | **10.0** | **9.9** | **8.2** | **7.8** | **2.4** | **2.4** |
| **按医院等级分** | | | | | | | | |
| 其中：三级医院 | 97.3 | 94.2 | 12.0 | 11.8 | 9.9 | 9.4 | 2.6 | 2.6 |
| 内：三甲医院 | 98.9 | 95.2 | 12.4 | 12.1 | 10.1 | 9.5 | 2.7 | 2.6 |
| 二级医院 | 84.9 | 81.5 | 8.8 | 8.9 | 7.1 | 6.8 | 2.4 | 2.3 |
| 一级医院 | 55.5 | 52.6 | 9.3 | 9.4 | 6.7 | 6.4 | 1.3 | 1.2 |
| **按登记注册类型分** | | | | | | | | |
| 公立医院 | 89.0 | 86.5 | 10.0 | 10.0 | 8.3 | 8.0 | 2.4 | 2.4 |
| 民营医院 | 63.9 | 63.7 | 9.8 | 9.5 | 5.8 | 5.7 | 1.9 | 2.0 |
| **按医院类别分** | | | | | | | | |
| 中医综合医院 | 88.0 | 85.5 | 9.9 | 9.8 | 8.2 | 7.9 | 2.4 | 2.4 |
| 中医专科医院 | 75.9 | 72.5 | 12.5 | 12.6 | 7.1 | 5.7 | 2.5 | 2.4 |

## 7-5-2 2015年各地区中医医院病床使用及工作效率

| 地　区 | 病床使用率（%） | 平均住院日 | 医师日均担负诊疗人次 | 医师日均担负住院床日 |
|---|---|---|---|---|
| **总　计** | **84.7** | **9.9** | **7.8** | **2.4** |
| 北　京 | 71.8 | 13.1 | 13.8 | 1.1 |
| 天　津 | 78.3 | 11.8 | 13.3 | 1.3 |
| 河　北 | 76.8 | 9.1 | 5.0 | 1.8 |
| 山　西 | 65.7 | 11.1 | 4.4 | 1.6 |
| 内蒙古 | 68.4 | 9.9 | 5.4 | 1.8 |
| 辽　宁 | 77.5 | 11.7 | 5.1 | 2.3 |
| 吉　林 | 71.3 | 10.7 | 5.3 | 1.6 |
| 黑龙江 | 76.4 | 11.3 | 5.0 | 2.0 |
| 上　海 | 94.5 | 10.0 | 20.4 | 1.9 |
| 江　苏 | 89.7 | 9.6 | 10.3 | 2.3 |
| 浙　江 | 87.7 | 10.4 | 13.1 | 1.9 |
| 安　徽 | 90.2 | 9.3 | 6.8 | 2.9 |
| 福　建 | 77.0 | 9.2 | 9.7 | 2.0 |
| 江　西 | 89.6 | 9.3 | 6.0 | 2.7 |
| 山　东 | 85.8 | 9.9 | 5.2 | 2.2 |
| 河　南 | 84.7 | 10.4 | 6.1 | 2.4 |
| 湖　北 | 90.5 | 10.0 | 6.6 | 3.0 |
| 湖　南 | 88.6 | 9.3 | 4.5 | 2.7 |
| 广　东 | 85.1 | 9.7 | 12.2 | 2.1 |
| 广　西 | 86.3 | 8.8 | 7.9 | 2.4 |
| 海　南 | 69.0 | 9.4 | 6.5 | 1.8 |
| 重　庆 | 92.8 | 9.9 | 8.3 | 3.4 |
| 四　川 | 93.7 | 10.4 | 7.4 | 3.1 |
| 贵　州 | 85.8 | 9.1 | 5.6 | 3.2 |
| 云　南 | 84.6 | 9.6 | 9.4 | 3.3 |
| 西　藏 | | | | |
| 陕　西 | 84.2 | 10.5 | 6.1 | 3.0 |
| 甘　肃 | 78.9 | 10.2 | 6.7 | 3.2 |
| 青　海 | 81.1 | 10.0 | 7.1 | 2.5 |
| 宁　夏 | 77.6 | 9.9 | 9.5 | 2.5 |
| 新　疆 | 95.1 | 10.1 | 7.4 | 3.4 |

## 7-6 公立中医类医院病人医药费用

| | 次均门诊费用（元） | 药费 | 门诊药费占门诊费用% | 人均住院费用（元） | 药费 | 住院药费占住院费用% |
|---|---|---|---|---|---|---|
| 中医医院 | | | | | | |
| 2010 | 137.1 | 82.2 | 60.0 | 4899.3 | 2238.0 | 45.7 |
| 2011 | 152.4 | 92.7 | 60.8 | 5281.0 | 2374.5 | 45.0 |
| 2012 | 165.5 | 101.1 | 61.1 | 5551.9 | 2463.2 | 44.4 |
| 2013 | 181.6 | 109.9 | 60.5 | 5990.8 | 2520.8 | 42.1 |
| 2014 | 195.1 | 116.1 | 59.5 | 6316.2 | 2551.0 | 40.4 |
| 2015 | 208.2 | 122.5 | 58.8 | 6715.9 | 2564.5 | 38.2 |
| 其中：三级医院 | | | | | | |
| 2010 | 185.6 | 119.7 | 64.5 | 8842.5 | 3960.2 | 44.8 |
| 2011 | 204.1 | 133.9 | 65.6 | 9124.7 | 4016.2 | 44.0 |
| 2012 | 213.5 | 140.1 | 65.6 | 9194.4 | 4007.3 | 43.6 |
| 2013 | 228.2 | 147.9 | 64.8 | 9518.3 | 3938.3 | 41.4 |
| 2014 | 238.8 | 150.9 | 63.2 | 9628.1 | 3834.3 | 39.8 |
| 2015 | 254.3 | 158.9 | 62.5 | 10056.9 | 3851.0 | 38.3 |
| 二级医院 | | | | | | |
| 2010 | 116.2 | 65.2 | 56.1 | 3660.3 | 1796.2 | 49.1 |
| 2011 | 126.2 | 71.1 | 56.3 | 4084.2 | 1870.0 | 45.8 |
| 2012 | 136.4 | 76.8 | 56.3 | 4271.2 | 1927.3 | 45.1 |
| 2013 | 144.3 | 78.9 | 54.7 | 4354.3 | 1868.7 | 42.9 |
| 2014 | 156.3 | 84.5 | 54.1 | 4464.8 | 1835.3 | 41.1 |
| 2015 | 163.3 | 86.2 | 52.8 | 4653.0 | 1770.5 | 38.1 |
| 中西医结合医院 | | | | | | |
| 2010 | 166.4 | 100.4 | 60.3 | 6388.5 | 2841.8 | 44.5 |
| 2011 | 180.4 | 108.9 | 60.4 | 7811.4 | 3341.5 | 42.8 |
| 2012 | 195.7 | 116.9 | 59.7 | 8549.5 | 3543.3 | 41.4 |
| 2013 | 213.3 | 123.7 | 58.0 | 9144.3 | 3696.7 | 40.4 |
| 2014 | 232.7 | 134.5 | 57.8 | 9924.6 | 3938.6 | 39.7 |
| 2015 | 248.7 | 142.5 | 57.3 | 10688.5 | 4119.8 | 38.5 |
| 民族医医院 | | | | | | |
| 2010 | 83.1 | 57.4 | 69.1 | 2523.4 | 1228.6 | 48.7 |
| 2011 | 93.4 | 62.8 | 67.2 | 2826.9 | 1420.7 | 50.3 |
| 2012 | 103.6 | 69.9 | 67.5 | 3025.5 | 1482.5 | 49.0 |
| 2013 | 108.4 | 71.3 | 65.8 | 3191.3 | 1506.2 | 47.2 |
| 2014 | 128.0 | 81.4 | 63.6 | 3514.8 | 1487.6 | 42.3 |
| 2015 | 156.6 | 88.5 | 56.5 | 4523.9 | 1741.0 | 38.5 |

## 7-7-1 中医类医疗卫生机构数（个）

| 机构名称 | 2010 | 2011 | 2012 | 2013 | 2014 | 2015 |
|---|---|---|---|---|---|---|
| **总计** | **36714** | **38224** | **39382** | **41966** | **43635** | **46541** |
| **中医类医院** | **3232** | **3308** | **3409** | **3590** | **3732** | **3966** |
| 中医医院 | 2778 | 2831 | 2889 | 3015 | 3115 | 3267 |
| 按经济类型分 | | | | | | |
| 公立医院 | 2328 | 2318 | 2318 | 2337 | 2340 | 2335 |
| 民营医院 | 450 | 513 | 571 | 678 | 775 | 932 |
| 按医院级别分 | | | | | | |
| 其中：三级医院 | 203 | 220 | 269 | 323 | 368 | 399 |
| 内：三甲医院 | 145 | 160 | 194 | 248 | 287 | 307 |
| 二级医院 | 1585 | 1601 | 1608 | 1619 | 1629 | 1756 |
| 一级医院 | 267 | 287 | 304 | 351 | 400 | 513 |
| 按医院类别分 | | | | | | |
| 中医综合医院 | 2365 | 2391 | 2487 | 2574 | 2649 | 2752 |
| 中医专科医院 | 413 | 440 | 402 | 441 | 466 | 515 |
| 肛肠医院 | 42 | 46 | 49 | 58 | 57 | 65 |
| 骨伤医院 | 146 | 150 | 166 | 172 | 186 | 200 |
| 针灸医院 | 7 | 8 | 12 | 14 | 13 | 14 |
| 按摩医院 | 27 | 25 | 27 | 27 | 25 | 24 |
| 其他专科医院 | 191 | 211 | 148 | 170 | 185 | 212 |
| 中西医结合医院 | 256 | 277 | 312 | 358 | 384 | 446 |
| 民族医医院 | 198 | 200 | 208 | 217 | 233 | 253 |
| 蒙医医院 | 53 | 54 | 57 | 59 | 66 | 69 |
| 藏医医院 | 41 | 42 | 78 | 41 | 88 | 41 |
| 维医医院 | 73 | 73 | 42 | 79 | 40 | 96 |
| 傣医医院 | 1 | 1 | 1 | 1 | 1 | 1 |
| 其他民族医医院 | 30 | 30 | 30 | 37 | 38 | 46 |
| **中医类门诊部** | **937** | **1113** | **1218** | **1283** | **1468** | **1640** |
| 中医门诊部 | 734 | 848 | 910 | 991 | 1154 | 1304 |
| 中西医结合门诊部 | 192 | 253 | 297 | 279 | 301 | 320 |
| 民族医门诊部 | 11 | 12 | 11 | 13 | 13 | 16 |
| **中医类诊所** | **32496** | **33756** | **34707** | **37045** | **38386** | **40888** |
| 中医诊所 | 24978 | 26115 | 27209 | 29335 | 30795 | 32968 |
| 中西医结合诊所 | 7159 | 7248 | 7088 | 7286 | 7116 | 7386 |
| 民族医诊所 | 359 | 393 | 410 | 424 | 475 | 534 |
| 中医类研究机构 | 49 | 47 | 48 | 48 | 49 | 47 |
| 中医(药)研究院(所) | 36 | 34 | 35 | 35 | 36 | 35 |
| 中西医结合研究所 | 3 | 3 | 3 | 3 | 3 | 3 |
| 民族医(药)学研究所 | 10 | 10 | 10 | 10 | 10 | 9 |

## 7-7-2 设有中医类临床科室的医疗卫生机构数

| 机构名称 | 2010 | 2011 | 2012 | 2013 | 2014 | 2015 |
|---|---|---|---|---|---|---|
| 设立中医类临床科室的机构数（个） | | | | | | |
| 二级及以上公立综合医院 | 3706 | 3813 | 3707 | 3785 | 3896 | 3948 |
| 社区卫生服务中心 | 1834 | 2149 | 2422 | 2615 | 2790 | 3013 |
| 乡镇卫生院 | 9240 | 9277 | 9905 | 10511 | 11091 | 11886 |
| 设有中医类临床科室的机构占同类机构总数的% | | | | | | |
| 二级及以上公立综合医院 | 81.8 | 82.2 | 78.6 | 80.4 | 82.2 | 82.3 |
| 社区卫生服务中心 | 45 | 44.8 | 47.1 | 48.1 | 49.3 | 51.1 |
| 乡镇卫生院 | 25.4 | 25.8 | 27.6 | 29.4 | 31.1 | 33.4 |

注：本表不含分支机构。下表同。

## 7-7-3 提供中医服务的基层医疗卫生机构数

| 机构名称 | 2010 | 2011 | 2012 | 2013 | 2014 | 2015 |
|---|---|---|---|---|---|---|
| 社区卫生服务中心(个) | 4075 | 4798 | 5140 | 5436 | 5659 | 5899 |
| 其中：提供中医服务的机构 | 3283 | 3821 | 4153 | 4483 | 4709 | 5718 |
| 所占比重(%) | 80.6 | 79.6 | 80.8 | 82.5 | 83.2 | 96.9 |
| 社区卫生服务站(个) | 8806 | 8836 | 9129 | 9250 | 9365 | 9552 |
| 其中：提供中医服务的机构 | 4080 | 4236 | 4383 | 4745 | 4964 | 7734 |
| 所占比重(%) | 46.3 | 47.9 | 48.0 | 51.3 | 53.0 | 81.0 |
| 乡镇卫生院(个) | 36406 | 35986 | 35856 | 35738 | 35667 | 35552 |
| 其中：提供中医服务的机构 | 20854 | 21163 | 21940 | 22745 | 23148 | 33070 |
| 所占比重(%) | 57.3 | 58.8 | 61.2 | 63.6 | 64.9 | 93.0 |
| 村卫生室(个) | 593359 | 601596 | 596498 | 595205 | 590854 | 587472 |
| 其中：提供中医服务的机构 | 185690 | 191085 | 195585 | 199711 | 202980 | 354113 |
| 所占比重(%) | 31.3 | 31.8 | 32.8 | 33.6 | 34.4 | 60.3 |

注：①2014年之前按配备中医类别执业(助理)医师的社区卫生服务中心(站)、乡镇卫生院数及以中医、中西医结合、民族医为主的村卫生室统计；②2015年起按配备中医类别执业(助理)医师、有中草药收入、中医处方、开展中医医疗技术和中医药健康管理的社区卫生服务中心(站)、乡镇卫生院数及以中医、中西医结合、民族医为主、有中药柜、开展中医医疗技术和中医药健康管理的村卫生室统计；③本表不含分支机构。

## 7-7-4 2015年各地区中医类医疗卫生机构数（个）

| 地区 | 总计 | 中医类医院 | 中医医院 | 中西医结合医院 | 民族医医院 | 中医类门诊部 | 中医类诊所 | 中医类研究机构 |
|---|---|---|---|---|---|---|---|---|
| 总 计 | 46541 | 3966 | 3267 | 446 | 253 | 1640 | 40888 | 47 |
| 东 部 | 16245 | 1390 | 1204 | 177 | 9 | 1096 | 13736 | 23 |
| 中 部 | 12048 | 1228 | 1088 | 126 | 14 | 321 | 10493 | 6 |
| 西 部 | 18248 | 1348 | 975 | 143 | 230 | 223 | 16659 | 18 |
| 北 京 | 899 | 174 | 149 | 22 | 3 | 189 | 528 | 8 |
| 天 津 | 280 | 51 | 48 | 3 |  | 87 | 139 | 3 |
| 河 北 | 2241 | 227 | 193 | 34 |  | 31 | 1983 |  |
| 山 西 | 2568 | 212 | 194 | 18 |  | 52 | 2304 |  |
| 内蒙古 | 2417 | 164 | 95 | 10 | 59 | 41 | 2210 | 2 |
| 辽 宁 | 1957 | 126 | 115 | 10 | 1 | 74 | 1755 | 2 |
| 吉 林 | 1579 | 91 | 79 | 9 | 3 | 64 | 1424 |  |
| 黑龙江 | 1309 | 145 | 132 | 8 | 5 | 36 | 1128 |  |
| 上 海 | 313 | 26 | 18 | 8 |  | 78 | 207 | 2 |
| 江 苏 | 1340 | 129 | 104 | 25 |  | 113 | 1098 |  |
| 浙 江 | 2193 | 175 | 144 | 31 |  | 210 | 1807 | 1 |
| 安 徽 | 639 | 115 | 97 | 18 |  | 26 | 496 | 2 |
| 福 建 | 1367 | 88 | 78 | 9 | 1 | 50 | 1228 | 1 |
| 江 西 | 1158 | 109 | 101 | 8 |  | 25 | 1023 | 1 |
| 山 东 | 2358 | 208 | 189 | 15 | 4 | 39 | 2108 | 3 |
| 河 南 | 1366 | 258 | 238 | 20 |  | 9 | 1097 | 2 |
| 湖 北 | 1403 | 129 | 109 | 17 | 3 | 84 | 1190 |  |
| 湖 南 | 2026 | 169 | 138 | 28 | 3 | 25 | 1831 | 1 |
| 广 东 | 3080 | 164 | 149 | 15 |  | 219 | 2694 | 3 |
| 广 西 | 1472 | 109 | 91 | 14 | 4 | 13 | 1347 | 3 |
| 海 南 | 217 | 22 | 17 | 5 |  | 6 | 189 |  |
| 重 庆 | 2044 | 68 | 56 | 12 |  | 31 | 1945 |  |
| 四 川 | 5280 | 260 | 198 | 26 | 36 | 38 | 4980 | 2 |
| 贵 州 | 821 | 116 | 87 | 22 | 7 | 9 | 695 | 1 |
| 云 南 | 1316 | 157 | 124 | 30 | 3 | 28 | 1128 | 3 |
| 西 藏 | 115 | 29 |  | 1 | 28 |  | 86 |  |
| 陕 西 | 1601 | 163 | 154 | 9 |  | 35 | 1400 | 3 |
| 甘 肃 | 1596 | 103 | 81 | 10 | 12 | 7 | 1482 | 4 |
| 青 海 | 284 | 47 | 13 | 1 | 33 | 2 | 235 |  |
| 宁 夏 | 253 | 24 | 19 | 3 | 2 | 3 | 226 |  |
| 新 疆 | 1049 | 108 | 57 | 5 | 46 | 16 | 925 |  |

## 7-8-1 中医类医疗机构床位数

| 机构名称 | 2010 | 2011 | 2012 | 2013 | 2014 | 2015 |
|---|---|---|---|---|---|---|
| 总 计 | 548726 | 618205 | 705795 | 794160 | 877255 | 957523 |
| 中医类医院 | 471289 | 529349 | 612777 | 686793 | 755050 | 819412 |
| 中医医院 | 424244 | 477078 | 547967 | 608843 | 665005 | 715393 |
| 中西医结合医院 | 35234 | 38787 | 49844 | 58774 | 67277 | 78611 |
| 民族医医院 | 11811 | 13484 | 14966 | 19176 | 22768 | 25408 |
| 中医类门诊部 | 596 | 622 | 805 | 807 | 736 | 585 |
| 中医门诊部 | 407 | 427 | 423 | 490 | 500 | 370 |
| 中西医结合门诊部 | 185 | 191 | 363 | 289 | 218 | 197 |
| 民族医门诊部 | 4 | 4 | 19 | 28 | 18 | 18 |
| 其他医疗机构中医类临床科室 | 76841 | 88234 | 92213 | 106560 | 121469 | 137526 |

## 7-8-2 中医类医院床位数

| 机构名称 | 2010 | 2011 | 2012 | 2013 | 2014 | 2015 |
|---|---|---|---|---|---|---|
| 总 计 | 471289 | 529349 | 612777 | 686793 | 755050 | 819412 |
| 中医医院 | 424244 | 477078 | 547967 | 608843 | 665005 | 715393 |
| 按登记注册类型分 | | | | | | |
| 公立医院 | 401022 | 449234 | 515326 | 569040 | 617750 | 654413 |
| 民营医院 | 23222 | 27844 | 32641 | 39803 | 47255 | 60980 |
| 按医院级别分 | | | | | | |
| 其中：三级医院 | 109257 | 129727 | 166292 | 210061 | 249981 | 275734 |
| 内：三甲医院 | 89376 | 106885 | 134890 | 174484 | 210183 | 231582 |
| 二级医院 | 261440 | 289815 | 320828 | 336084 | 352153 | 385656 |
| 一级医院 | 11287 | 13214 | 15702 | 17082 | 18310 | 21278 |
| 按医院类别分 | | | | | | |
| 中医综合医院 | 397213 | 447249 | 520620 | 576501 | 628787 | 672158 |
| 中医专科医院 | 27031 | 29829 | 27347 | 32342 | 36218 | 43235 |
| 肛肠医院 | 2153 | 2499 | 2684 | 3199 | 3621 | 4477 |
| 骨伤医院 | 13794 | 14480 | 16252 | 17529 | 20128 | 23935 |
| 针灸医院 | 370 | 480 | 527 | 1220 | 1429 | 1552 |
| 按摩医院 | 1170 | 1203 | 1368 | 1438 | 1332 | 1357 |
| 其他专科医院 | 9544 | 11167 | 6516 | 8956 | 9708 | 11914 |
| 中西医结合医院 | 35234 | 38787 | 49844 | 58774 | 67277 | 78611 |
| 民族医医院 | 11811 | 13484 | 14966 | 19176 | 22768 | 25408 |
| 蒙医医院 | 2622 | 3204 | 3791 | 5671 | 6962 | 8498 |
| 藏医医院 | 4839 | 5718 | 3156 | 6813 | 7293 | 6159 |
| 维医医院 | 2644 | 2897 | 6169 | 4059 | 5438 | 7409 |
| 傣医医院 | 49 | 49 | 100 | 174 | 222 | 214 |
| 其他民族医医院 | 1657 | 1616 | 1750 | 2459 | 2853 | 3128 |

## 7-8-3 其他医疗卫生机构中医类临床科室床位数

| 科　　别 | 其他医疗卫生机构中医类临床科室床位数(张) | | | 占同类机构床位数的% | | |
|---|---|---|---|---|---|---|
| | 2013 | 2014 | 2015 | 2013 | 2014 | 2015 |
| **总　计** | **106560** | **121469** | **137526** | | | |
| 综合医院 | 60121 | 66889 | 75482 | 1.8 | 1.9 | 2.0 |
| 专科医院 | 10768 | 11681 | 11953 | 1.7 | 1.7 | 1.6 |
| 社区卫生服务中心（站） | 5549 | 6753 | 7395 | 2.9 | 3.4 | 3.7 |
| 乡镇卫生院 | 29304 | 34963 | 41293 | 2.6 | 3.0 | 3.5 |
| 其他医疗卫生机构 | 818 | 1183 | 1403 | 0.3 | 0.3 | 0.1 |

## 7-8-4 中医医院分科床位及构成

| 科　　别 | 床位数（张） | | | 构成（%） | | |
|---|---|---|---|---|---|---|
| | 2013 | 2014 | 2015 | 2013 | 2014 | 2015 |
| **总　计** | **608843** | **665005** | **715393** | **100.0** | **100.0** | **100.0** |
| 内科 | 200132 | 221096 | 237587 | 32.9 | 33.3 | 33.2 |
| 外科 | 94055 | 99191 | 104172 | 15.4 | 14.9 | 14.6 |
| 儿科 | 28752 | 31768 | 33622 | 4.7 | 4.8 | 4.7 |
| 妇产科 | 50690 | 53587 | 55204 | 8.3 | 8.1 | 7.7 |
| 眼科 | 7599 | 8233 | 9143 | 1.2 | 1.2 | 1.3 |
| 耳鼻喉科 | 6775 | 7401 | 7716 | 1.1 | 1.1 | 1.1 |
| 皮肤科 | 3726 | 4414 | 5398 | 0.6 | 0.7 | 0.8 |
| 骨伤科 | 91085 | 97668 | 104179 | 15 | 14.7 | 14.6 |
| 肛肠科 | 20867 | 22717 | 24551 | 3.4 | 3.4 | 3.4 |
| 针灸科 | 27459 | 31084 | 34808 | 4.5 | 4.7 | 4.9 |
| 推拿科 | 7989 | 9421 | 10863 | 1.3 | 1.4 | 1.5 |
| 其他 | 69714 | 78425 | 88150 | 11.5 | 11.8 | 12.3 |

## 7-8-5　2015年各地区中医类医疗机构床位数

| 地　区 | 总计 | 中医类医院 | | | | 中医类门诊部 | 其他机构中医类临床科室 |
|---|---|---|---|---|---|---|---|
| | | | 中医医院 | 中西医结合医院 | 民族医医院 | | |
| 总　计 | 957523 | 819412 | 715393 | 78611 | 25408 | 585 | 137526 |
| 东　部 | 356510 | 314015 | 272769 | 40435 | 811 | 210 | 42285 |
| 中　部 | 296276 | 255526 | 237936 | 16205 | 1385 | 229 | 40521 |
| 西　部 | 304737 | 249871 | 204688 | 21971 | 23212 | 146 | 54720 |
| 北　京 | 21357 | 19810 | 13276 | 6287 | 247 | | 1547 |
| 天　津 | 9916 | 8769 | 7609 | 1160 | | 7 | 1140 |
| 河　北 | 43097 | 38046 | 32091 | 5955 | | 100 | 4951 |
| 山　西 | 21770 | 17493 | 15415 | 2078 | | 49 | 4228 |
| 内蒙古 | 23474 | 19997 | 11713 | 844 | 7440 | 59 | 3418 |
| 辽　宁 | 28566 | 25566 | 23581 | 1685 | 300 | 40 | 2960 |
| 吉　林 | 17533 | 15787 | 13169 | 2481 | 137 | 11 | 1735 |
| 黑龙江 | 25438 | 22536 | 21407 | 847 | 282 | 128 | 2774 |
| 上　海 | 11517 | 9468 | 5966 | 3502 | | | 2049 |
| 江　苏 | 51604 | 46874 | 40828 | 6046 | | | 4730 |
| 浙　江 | 42285 | 39184 | 32635 | 6549 | | 10 | 3091 |
| 安　徽 | 33340 | 29318 | 27398 | 1920 | | | 4022 |
| 福　建 | 22838 | 20427 | 17606 | 2761 | 60 | | 2411 |
| 江　西 | 27750 | 25236 | 24114 | 1122 | | 2 | 2512 |
| 山　东 | 67855 | 56427 | 53373 | 2850 | 204 | 53 | 11375 |
| 河　南 | 65990 | 57078 | 55059 | 2019 | | | 8912 |
| 湖　北 | 48349 | 39870 | 35356 | 3654 | 860 | 4 | 8475 |
| 湖　南 | 56106 | 48208 | 46018 | 2084 | 106 | 35 | 7863 |
| 广　东 | 52838 | 45404 | 42174 | 3230 | | | 7434 |
| 广　西 | 33290 | 27272 | 22293 | 4544 | 435 | | 6018 |
| 海　南 | 4637 | 4040 | 3630 | 410 | | | 597 |
| 重　庆 | 25100 | 20713 | 18735 | 1978 | | 10 | 4377 |
| 四　川 | 71649 | 57023 | 48190 | 7682 | 1151 | 65 | 14561 |
| 贵　州 | 25784 | 20757 | 18765 | 1507 | 485 | | 5027 |
| 云　南 | 31327 | 25640 | 23394 | 1892 | 354 | | 5687 |
| 西　藏 | 1941 | 1747 | | 50 | 1697 | | 194 |
| 陕　西 | 30572 | 27271 | 26071 | 1200 | | | 3301 |
| 甘　肃 | 28423 | 22031 | 19935 | 1336 | 760 | 2 | 6390 |
| 青　海 | 6070 | 5444 | 2421 | 60 | 2963 | | 626 |
| 宁　夏 | 5465 | 4192 | 3923 | 229 | 40 | | 1273 |
| 新　疆 | 21642 | 17784 | 9248 | 649 | 7887 | 10 | 3848 |

## 7-9-1 中医药人员数

| 人员类别 | 2010 | 2011 | 2012 | 2013 | 2014 | 2015 |
|---|---|---|---|---|---|---|
| **中医药人员总数（万人）** | **40.4** | **42.0** | **48.8** | **52.3** | **54.5** | **58.0** |
| 中医类别执业(助理)医师 | 29.4 | 30.9 | 36.8 | 39.8 | 41.9 | 45.2 |
| 见习中医师 | 1.3 | 1.1 | 1.2 | 1.4 | 1.5 | 1.4 |
| 中药师(士) | 9.7 | 10.0 | 10.8 | 11.0 | 11.2 | 11.4 |
| 占同类人员总数的% | | | | | | |
| 中医类别执业(助理)医师 | 12.2 | 12.5 | 14.1 | 14.3 | 14.5 | 14.9 |
| 见习中医师 | 9.9 | 6.2 | 6.7 | 6.9 | 6.7 | 6.4 |
| 中药师(士) | 27.4 | 27.5 | 28.5 | 27.9 | 27.3 | 26.9 |

## 7-9-2 2015年各地区中医药人员数

| 地　区 | 合计 | 中医类别执业（助理）医师 | 见习中医师 | 中药师（士） |
|---|---|---|---|---|
| **总　计** | **580422** | **452190** | **14412** | **113820** |
| 东　部 | 247207 | 191334 | 4739 | 51134 |
| 中　部 | 160683 | 122696 | 3233 | 34754 |
| 西　部 | 172532 | 138160 | 6440 | 27932 |
| 北　京 | 21586 | 15947 | 674 | 4965 |
| 天　津 | 8738 | 6863 | 125 | 1750 |
| 河　北 | 29577 | 25162 | 509 | 3906 |
| 山　西 | 16928 | 14203 | 193 | 2532 |
| 内蒙古 | 17201 | 12926 | 315 | 3960 |
| 辽　宁 | 16410 | 12136 | 308 | 3966 |
| 吉　林 | 11546 | 9185 | 161 | 2200 |
| 黑龙江 | 13463 | 10009 | 277 | 3177 |
| 上　海 | 9292 | 7450 | 51 | 1791 |
| 江　苏 | 27908 | 21472 | 595 | 5841 |
| 浙　江 | 30783 | 22874 | 661 | 7248 |
| 安　徽 | 15254 | 11837 | 413 | 3004 |
| 福　建 | 17041 | 12901 | 478 | 3662 |
| 江　西 | 15297 | 11053 | 393 | 3851 |
| 山　东 | 40181 | 31235 | 684 | 8262 |
| 河　南 | 37187 | 29702 | 833 | 6652 |
| 湖　北 | 21959 | 15963 | 447 | 5549 |
| 湖　南 | 29049 | 20744 | 516 | 7789 |
| 广　东 | 43183 | 33401 | 535 | 9247 |
| 广　西 | 16531 | 12874 | 1189 | 2468 |
| 海　南 | 2508 | 1893 | 119 | 496 |
| 重　庆 | 15426 | 12794 | 337 | 2295 |
| 四　川 | 52804 | 45132 | 1230 | 6442 |
| 贵　州 | 11360 | 8549 | 1076 | 1735 |
| 云　南 | 12627 | 9973 | 759 | 1895 |
| 西　藏 | 1437 | 1169 | 36 | 232 |
| 陕　西 | 16039 | 11533 | 305 | 4201 |
| 甘　肃 | 14626 | 12039 | 599 | 1988 |
| 青　海 | 3056 | 2448 | 126 | 482 |
| 宁　夏 | 2746 | 1994 | 66 | 686 |
| 新　疆 | 8679 | 6729 | 402 | 1548 |

## 7-9-3　中医类医疗卫生机构人员数

| 机构类别 | 2010 | 2011 | 2012 | 2013 | 2014 | 2015 |
|---|---|---|---|---|---|---|
| 总　计 | 700483 | 745985 | 818775 | 894690 | 966786 | 1044242 |
| 中医类医院 | 618106 | 662074 | 731415 | 801408 | 869714 | 940387 |
| 中医医院 | 558110 | 599200 | 655925 | 713816 | 769166 | 824022 |
| 中医综合医院 | 530505 | 569023 | 628332 | 681462 | 733007 | 781741 |
| 中医专科医院 | 27605 | 30177 | 27593 | 32354 | 36159 | 42281 |
| 中西医结合医院 | 47480 | 49340 | 60831 | 70886 | 81144 | 93209 |
| 民族医医院 | 12516 | 13534 | 14659 | 16706 | 19404 | 23156 |
| 中医类门诊部 | 12156 | 13109 | 15076 | 16698 | 18597 | 21434 |
| 中医门诊部 | 9822 | 10573 | 12045 | 13594 | 15144 | 17848 |
| 中西医结合门诊部 | 2260 | 2438 | 2915 | 2991 | 3361 | 3482 |
| 民族医门诊部 | 74 | 98 | 116 | 113 | 92 | 104 |
| 中医类诊所 | 67165 | 67590 | 69199 | 73524 | 75153 | 79314 |
| 中医诊所 | 47386 | 48539 | 50838 | 54822 | 56674 | 60344 |
| 中西医结合诊所 | 19142 | 18379 | 17643 | 17971 | 17752 | 18185 |
| 民族医诊所 | 637 | 672 | 718 | 731 | 727 | 785 |
| 中医类研究机构 | 3056 | 3212 | 3085 | 3060 | 3322 | 3107 |
| 中医(药)研究院(所) | 2409 | 2594 | 2316 | 2460 | 2639 | 2616 |
| 中西医结合研究所 | 67 | 68 | 83 | 84 | 87 | 87 |
| 民族医(药)学研究所 | 580 | 550 | 686 | 591 | 596 | 404 |

## 7-9-4 中医类医疗机构卫生技术人员数

| 机构类别 | 中医类别执业(助理)医师(人) | | 中药师(士)(人) | | 注册护士(人) | | 中医类别占同类机构执业(助理)医师总数的% | | 中药师(士)占同类机构药师(士)总数的% | |
|---|---|---|---|---|---|---|---|---|---|---|
| | 2014 | 2015 | 2014 | 2015 | 2014 | 2015 | 2014 | 2015 | 2014 | 2015 |
| **总　计** | **164289** | **179449** | **39714** | **41435** | **317876** | **350263** | **51.7** | **52.2** | **58.7** | **58.2** |
| **中医类医院** | **123946** | **134876** | **31737** | **32636** | **301936** | **332966** | **47.2** | **47.6** | **54.7** | **53.8** |
| 中医医院 | 112418 | 121131 | 28859 | 29398 | 267493 | 292609 | 48.6 | 48.8 | 55.5 | 54.5 |
| 中医综合医院 | 106807 | 114776 | 27726 | 28147 | 256210 | 278557 | 48.3 | 48.7 | 55.5 | 54.5 |
| 中医专科医院 | 5611 | 6355 | 1133 | 1251 | 11283 | 14052 | 53.3 | 52.3 | 54.7 | 53.4 |
| 中西医结合医院 | 7529 | 9056 | 1678 | 1868 | 29732 | 34548 | 30.9 | 32.5 | 39.2 | 38.9 |
| 民族医医院 | 3999 | 4689 | 1200 | 1370 | 4711 | 5809 | 60.9 | 61.4 | 71.7 | 70.7 |
| **中医类门诊部** | **6111** | **7397** | **1376** | **1635** | **3139** | **3616** | **72.7** | **75.7** | **75.7** | **77.2** |
| 中医门诊部 | 5568 | 6808 | 1258 | 1508 | 2196 | 2632 | 81.5 | 83.7 | 80.5 | 81.6 |
| 中西医结合门诊部 | 510 | 549 | 109 | 118 | 926 | 964 | 33.2 | 34.4 | 44.5 | 45 |
| 民族医门诊部 | 33 | 40 | 9 | 9 | 17 | 20 | 86.8 | 85.1 | 100 | 100 |
| **中医类诊所** | **34232** | **37176** | **6601** | **7164** | **12801** | **13681** | **72.4** | **73.8** | **84.6** | **85.7** |
| 中医诊所 | 29353 | 32143 | 6028 | 6580 | 7824 | 8433 | 80.2 | 81.6 | 88.1 | 88.8 |
| 中西医结合诊所 | 4563 | 4671 | 519 | 525 | 4891 | 5150 | 44.6 | 44.7 | 57.5 | 59.9 |
| 民族医诊所 | 316 | 362 | 54 | 59 | 86 | 98 | 69.9 | 73.3 | 87.1 | 84.3 |

## 7-9-5 其他医疗卫生机构中医类人员数

| 机构类别 | 中医类别执业(助理)医师(人) | | 中药师(士)(人) | | 中医类别占同类机构执业(助理)医师总数的% | | 中药师(士)占同类机构药师(士)总数的% | |
|---|---|---|---|---|---|---|---|---|
| | 2014 | 2015 | 2014 | 2015 | 2014 | 2015 | 2014 | 2015 |
| **总　计** | **253696** | **272165** | **72161** | **72283** | **9.9** | **10.1** | **21.1** | **20.6** |
| 综合医院 | 76843 | 83197 | 29088 | 29638 | 6.6 | 6.8 | 16.9 | 16.6 |
| 专科医院 | 13335 | 14373 | 4241 | 4361 | 8.1 | 8.0 | 16.7 | 16.1 |
| 社区卫生服务中心 | 24266 | 25691 | 7365 | 7540 | 18.1 | 18.5 | 27.0 | 26.6 |
| 社区卫生服务站 | 10126 | 10913 | 1558 | 1559 | 23.7 | 25.3 | 27.2 | 28.0 |
| 乡镇卫生院 | 66059 | 68753 | 21856 | 21220 | 15.3 | 15.6 | 29.7 | 28.4 |
| 门诊部 | 6403 | 6905 | 1441 | 1470 | 12.4 | 12.2 | 25.8 | 26.4 |
| 诊所 | 19354 | 19855 | 2058 | 2154 | 12.3 | 11.9 | 30.3 | 30.4 |
| 妇幼保健机构 | 4269 | 4640 | 1582 | 1684 | 4.3 | 4.4 | 13.3 | 13.4 |
| 专科疾病防治机构 | 1034 | 1001 | 496 | 466 | 6.5 | 6.2 | 18.2 | 17.0 |
| 其他医疗卫生机构 | 32007 | 36837 | 2476 | 2191 | 10.1 | 11.6 | 23.6 | 22.6 |

## 7-9-6　2015年各地区中医医院人员数

| 地区 | 合计 | 卫生技术人员 | | | | | | | 其他技术人员 | 管理人员 | 工勤技能人员 |
|---|---|---|---|---|---|---|---|---|---|---|---|
| | | 小计 | 执业(助理)医师 | 执业医师 | 注册护士 | 药师(士) | 技师(士) | 其他 | | | |
| 总　计 | 824022 | 694827 | 248027 | 227793 | 292609 | 53953 | 36841 | 63397 | 31783 | 34111 | 63301 |
| 东　部 | 353281 | 298147 | 110606 | 103297 | 123316 | 23927 | 14098 | 26200 | 14336 | 13913 | 26885 |
| 中　部 | 260913 | 219511 | 79043 | 70668 | 93853 | 17176 | 12863 | 16576 | 10662 | 11188 | 19552 |
| 西　部 | 209828 | 177169 | 58378 | 53828 | 75440 | 12850 | 9880 | 20621 | 6785 | 9010 | 16864 |
| 北　京 | 26555 | 21191 | 8757 | 8458 | 7983 | 1978 | 1021 | 1452 | 1067 | 1751 | 2546 |
| 天　津 | 12355 | 10564 | 4059 | 3918 | 3425 | 829 | 418 | 1833 | 301 | 777 | 713 |
| 河　北 | 37191 | 30737 | 12966 | 11133 | 11138 | 1954 | 1759 | 2920 | 2211 | 1288 | 2955 |
| 山　西 | 16109 | 13564 | 5941 | 5349 | 4891 | 1011 | 806 | 915 | 764 | 636 | 1145 |
| 内蒙古 | 13769 | 11501 | 4198 | 3809 | 4410 | 935 | 705 | 1253 | 751 | 610 | 907 |
| 辽　宁 | 23349 | 19211 | 7653 | 7106 | 7577 | 1643 | 1003 | 1335 | 971 | 1287 | 1880 |
| 吉　林 | 16659 | 13581 | 5458 | 5018 | 5115 | 994 | 691 | 1323 | 607 | 1154 | 1317 |
| 黑龙江 | 24777 | 20084 | 7684 | 7096 | 7357 | 1805 | 1231 | 2007 | 709 | 1633 | 2351 |
| 上　海 | 9511 | 7964 | 2991 | 2974 | 3320 | 818 | 405 | 430 | 649 | 395 | 503 |
| 江　苏 | 51233 | 44104 | 15519 | 15125 | 20158 | 3265 | 1847 | 3315 | 1580 | 1894 | 3655 |
| 浙　江 | 45434 | 38498 | 13908 | 13347 | 16294 | 3302 | 1781 | 3213 | 1614 | 1588 | 3734 |
| 安　徽 | 29360 | 25292 | 8327 | 7772 | 11619 | 1757 | 1406 | 2183 | 1218 | 915 | 1935 |
| 福　建 | 21402 | 18274 | 6342 | 5708 | 7947 | 1563 | 948 | 1474 | 770 | 655 | 1703 |
| 江　西 | 25839 | 22409 | 7879 | 7328 | 9749 | 1925 | 1518 | 1338 | 1007 | 749 | 1674 |
| 山　东 | 62596 | 53855 | 20345 | 18765 | 22858 | 3633 | 2543 | 4476 | 3475 | 1710 | 3556 |
| 河　南 | 64249 | 52783 | 19215 | 16088 | 22003 | 3914 | 3200 | 4451 | 3177 | 2758 | 5531 |
| 湖　北 | 35455 | 30699 | 10298 | 9399 | 14111 | 2521 | 1645 | 2124 | 1382 | 1392 | 1982 |
| 湖　南 | 48465 | 41099 | 14241 | 12618 | 19008 | 3249 | 2366 | 2235 | 1798 | 1951 | 3617 |
| 广　东 | 58843 | 49690 | 16753 | 15525 | 20793 | 4579 | 2162 | 5403 | 1580 | 2383 | 5190 |
| 广　西 | 30339 | 25465 | 7797 | 7262 | 11454 | 1931 | 1323 | 2960 | 660 | 1142 | 3072 |
| 海　南 | 4812 | 4059 | 1313 | 1238 | 1823 | 363 | 211 | 349 | 118 | 185 | 450 |
| 重　庆 | 18917 | 15911 | 5008 | 4638 | 7525 | 1118 | 720 | 1540 | 520 | 883 | 1603 |
| 四　川 | 50370 | 42218 | 14300 | 13509 | 18949 | 3015 | 2170 | 3784 | 1663 | 2194 | 4295 |
| 贵　州 | 17877 | 15310 | 4847 | 4347 | 6678 | 922 | 910 | 1953 | 785 | 737 | 1045 |
| 云　南 | 20556 | 17531 | 5817 | 5326 | 7102 | 1242 | 926 | 2444 | 815 | 577 | 1633 |
| 西　藏 | | | | | | | | | | | |
| 陕　西 | 30552 | 25876 | 7173 | 6392 | 10830 | 1853 | 1765 | 4255 | 341 | 2006 | 2329 |
| 甘　肃 | 13068 | 11218 | 4833 | 4395 | 3813 | 755 | 635 | 1182 | 438 | 393 | 1019 |
| 青　海 | 2396 | 2145 | 737 | 693 | 787 | 210 | 158 | 253 | 110 | 46 | 95 |
| 宁　夏 | 3680 | 3199 | 1217 | 1138 | 1166 | 337 | 170 | 309 | 107 | 85 | 289 |
| 新　疆 | 8304 | 6795 | 2451 | 2319 | 2726 | 532 | 398 | 688 | 595 | 337 | 577 |

## 7-9-7　2010年中医医院人员性别、年龄、学历及职称构成(%)

| 分　　类 | 卫生技术人员 | | | | | | | 其他技术人员 | 管理人员 |
|---|---|---|---|---|---|---|---|---|---|
| | 合计 | 执业(助理)医师 | 执业医师 | 注册护士 | 药师(士) | 技师(士) | 其他 | | |
| 总　计 | 100.0 | 100.0 | 100.0 | 100.0 | 100.0 | 100.0 | 100.0 | 100.0 | 100.0 |
| 按性别分 | | | | | | | | | |
| 男 | 34.2 | 59.8 | 60.7 | 1.3 | 38.3 | 44.3 | 40.5 | 39.9 | 46.3 |
| 女 | 65.8 | 40.2 | 39.3 | 98.7 | 61.7 | 55.7 | 59.5 | 60.1 | 53.7 |
| 按年龄分 | | | | | | | | | |
| 25岁以下 | 7.8 | 0.1 | 0.1 | 14.1 | 4.6 | 5.0 | 23.2 | 4.9 | 2.6 |
| 25～34岁 | 36.5 | 34.2 | 31.2 | 40.8 | 25.5 | 37.3 | 41.4 | 31.8 | 21.0 |
| 35～44岁 | 30.8 | 35.0 | 35.4 | 28.2 | 33.5 | 31.8 | 19.0 | 34.8 | 33.9 |
| 45～54岁 | 19.3 | 21.6 | 23.3 | 15.4 | 29.4 | 20.7 | 12.4 | 23.0 | 33.3 |
| 55～59岁 | 4.2 | 6.5 | 7.2 | 1.4 | 6.1 | 4.3 | 3.0 | 4.5 | 7.8 |
| 60岁及以上 | 1.3 | 2.6 | 2.8 | 0.2 | 0.9 | 0.8 | 1.1 | 1.0 | 1.4 |
| 按工作年限分 | | | | | | | | | |
| 5年以下 | 19.9 | 14.0 | 13.7 | 23.5 | 10.8 | 14.4 | 45.8 | 14.8 | 9.0 |
| 5～9年 | 14.1 | 14.1 | 12.8 | 16.3 | 8.1 | 13.5 | 11.9 | 12.3 | 7.4 |
| 10～19年 | 30.9 | 33.3 | 32.4 | 30.6 | 30.2 | 34.3 | 19.6 | 30.1 | 25.2 |
| 20～29年 | 21.9 | 22.2 | 23.4 | 21.8 | 28.2 | 22.3 | 13.2 | 26.2 | 33.2 |
| 30年及以上 | 13.2 | 16.3 | 17.7 | 7.7 | 22.6 | 15.5 | 9.5 | 16.6 | 25.2 |
| 按学历分 | | | | | | | | | |
| 研究生 | 3.7 | 8.3 | 9.3 | 0.0 | 0.9 | 0.9 | 2.6 | 0.9 | 2.3 |
| 大学本科 | 25.7 | 44.7 | 49.4 | 8.3 | 15.2 | 16.0 | 28.0 | 17.6 | 24.9 |
| 大专 | 37.3 | 31.5 | 28.0 | 44.7 | 33.6 | 42.4 | 34.7 | 38.5 | 40.4 |
| 中专 | 29.5 | 13.9 | 11.6 | 44.6 | 35.6 | 35.3 | 28.8 | 27.0 | 19.6 |
| 高中及以下 | 3.8 | 1.7 | 1.6 | 2.4 | 14.7 | 5.4 | 5.9 | 16.1 | 12.7 |
| 按专业技术资格分 | | | | | | | | | |
| 正高 | 1.9 | 4.4 | 4.9 | 0.1 | 0.6 | 0.2 | 0.5 | 0.2 | 2.5 |
| 副高 | 7.1 | 14.8 | 16.6 | 1.6 | 3.1 | 2.8 | 1.8 | 1.9 | 8.8 |
| 中级 | 26.9 | 33.3 | 37.1 | 25.0 | 25.3 | 25.0 | 8.4 | 14.8 | 23.6 |
| 师级/助理 | 33.8 | 35.5 | 34.9 | 31.4 | 41.2 | 39.0 | 24.4 | 28.6 | 22.6 |
| 士级 | 22.9 | 7.5 | 2.5 | 36.4 | 24.6 | 25.8 | 34.8 | 33.5 | 19.0 |
| 不详 | 7.3 | 4.5 | 3.9 | 5.6 | 5.1 | 7.2 | 30.0 | 21.0 | 23.5 |
| 按聘任技术职务分 | | | | | | | | | |
| 正高 | 1.8 | 4.1 | 4.7 | 0.0 | 0.6 | 0.2 | 0.6 | 0.3 | 3.2 |
| 副高 | 7.1 | 14.7 | 16.5 | 1.4 | 3.0 | 2.8 | 2.3 | 2.0 | 10.0 |
| 中级 | 27.2 | 33.6 | 37.5 | 24.9 | 25.6 | 25.3 | 9.2 | 16.2 | 28.8 |
| 师级/助理 | 35.2 | 37.0 | 35.9 | 32.7 | 41.7 | 40.7 | 26.0 | 33.3 | 28.8 |
| 士级 | 23.4 | 7.1 | 2.5 | 37.7 | 25.7 | 26.9 | 34.4 | 36.1 | 21.8 |
| 待聘 | 5.5 | 3.4 | 2.9 | 3.2 | 3.3 | 4.1 | 27.5 | 12.1 | 7.4 |

# 7-9-8 2015年中医医院人员性别、年龄、学历及职称构成(%)

| 分类 | 卫生技术人员 | | | | | | | 其他技术人员 | 管理人员 |
|---|---|---|---|---|---|---|---|---|---|
| | 合计 | 执业(助理)医师 | 执业医师 | 注册护士 | 药师(士) | 技师(士) | 其他 | | |
| 总计 | 100.0 | 100.0 | 100.0 | 100.0 | 100.0 | 100.0 | 100.0 | 100.0 | 100.0 |
| 按性别分 | | | | | | | | | |
| 男 | 30.3 | 58.2 | 58.8 | 1.5 | 36.4 | 42.3 | 43.1 | 39.3 | 44.4 |
| 女 | 69.7 | 41.8 | 41.2 | 98.5 | 63.6 | 57.7 | 56.9 | 60.7 | 55.6 |
| 按年龄分 | | | | | | | | | |
| 25岁以下 | 9.0 | 0.1 | 0.0 | 15.7 | 4.0 | 6.3 | 14.8 | 4.9 | 2.3 |
| 25～34岁 | 41.6 | 28.4 | 27.6 | 48.1 | 32.6 | 39.7 | 61.9 | 36.9 | 24.7 |
| 35～44岁 | 26.5 | 35.7 | 35.0 | 22.1 | 28.6 | 29.5 | 14.0 | 29.9 | 28.3 |
| 45～54岁 | 17.2 | 24.6 | 25.5 | 12.5 | 26.0 | 18.6 | 6.7 | 22.3 | 33.1 |
| 55～59岁 | 3.3 | 5.7 | 5.9 | 1.3 | 6.2 | 4.1 | 1.5 | 4.1 | 8.1 |
| 60岁及以上 | 2.4 | 5.5 | 5.9 | 0.3 | 2.5 | 1.8 | 1.1 | 1.8 | 3.5 |
| 按工作年限分 | | | | | | | | | |
| 5年以下 | 26.5 | 11.6 | 11.5 | 31.9 | 17.1 | 22.5 | 55.4 | 23.5 | 14.1 |
| 5～9年 | 20.6 | 17.7 | 17.5 | 24.0 | 15.8 | 17.7 | 20.8 | 17.4 | 11.9 |
| 10～19年 | 21.8 | 27.1 | 26.2 | 20.6 | 19.8 | 24.6 | 11.7 | 21.9 | 18.1 |
| 20～29年 | 19.5 | 25.7 | 26.0 | 16.6 | 26.3 | 21.6 | 7.3 | 22.7 | 29.6 |
| 30年及以上 | 11.7 | 17.9 | 18.8 | 6.8 | 20.9 | 13.6 | 4.8 | 14.5 | 26.3 |
| 按学历分 | | | | | | | | | |
| 研究生 | 5.9 | 14.0 | 15.1 | 0.1 | 2.6 | 1.6 | 7.8 | 1.8 | 3.9 |
| 大学本科 | 29.8 | 47.9 | 50.9 | 13.7 | 25.4 | 25.9 | 40.4 | 27.0 | 33.0 |
| 大专 | 38.7 | 26.8 | 24.4 | 50.1 | 35.2 | 44.4 | 32.1 | 39.9 | 38.4 |
| 中专 | 23.7 | 10.2 | 8.7 | 35.2 | 28.0 | 25.2 | 17.4 | 21.0 | 15.5 |
| 高中及以下 | 1.9 | 1.2 | 1.0 | 1.0 | 8.8 | 2.9 | 2.3 | 10.2 | 9.1 |
| 按专业技术资格分 | | | | | | | | | |
| 正高 | 2.0 | 5.4 | 5.9 | 0.1 | 0.8 | 0.5 | 0.2 | 0.3 | 2.8 |
| 副高 | 6.4 | 15.3 | 16.6 | 1.9 | 3.8 | 3.4 | 0.7 | 2.1 | 8.6 |
| 中级 | 21.5 | 32.9 | 35.4 | 17.7 | 22.1 | 21.1 | 3.8 | 13.5 | 19.4 |
| 师级/助理 | 30.0 | 37.2 | 36.4 | 24.2 | 37.1 | 33.7 | 24.1 | 24.1 | 18.5 |
| 士级 | 29.6 | 4.7 | 1.5 | 47.4 | 27.7 | 30.6 | 36.9 | 33.7 | 16.4 |
| 不详 | 10.5 | 4.4 | 4.2 | 8.7 | 8.6 | 10.9 | 34.2 | 26.3 | 34.4 |
| 按聘任技术职务分 | | | | | | | | | |
| 正高 | 1.9 | 5.2 | 5.6 | 0.1 | 0.7 | 0.4 | 0.2 | 0.4 | 4.2 |
| 副高 | 6.3 | 15.3 | 16.6 | 1.8 | 3.6 | 3.3 | 0.8 | 2.0 | 10.9 |
| 中级 | 21.5 | 33.1 | 35.6 | 17.4 | 22.3 | 21.4 | 4.3 | 13.7 | 26.5 |
| 师级/助理 | 31.0 | 39.6 | 38.5 | 25.5 | 37.2 | 34.5 | 20.9 | 27.4 | 27.0 |
| 士级 | 28.6 | 4.8 | 1.8 | 47.2 | 27.6 | 30.1 | 29.9 | 32.5 | 20.9 |
| 待聘 | 10.7 | 2.1 | 2.0 | 8.1 | 8.5 | 10.3 | 43.9 | 24.1 | 10.5 |

# 八、妇幼保健与计划生育

## 简要说明

一、本章主要介绍全国及31个省、自治区、直辖市孕产妇保健、儿童保健、妇科病查治、婚前医学检查、计划生育手术及质量等情况。主要包括5岁以下儿童死亡率、孕产妇死亡率，产前检查及产后访视率、新法接生率、住院分娩率、孕产妇和3岁以下儿童保健系统管理率，查出各种妇科病及治疗情况，男女婚前医学检查及查出疾病情况，已婚育龄妇女避孕率等。

二、除新生儿死亡率、婴儿死亡率、5岁以下儿童死亡率、孕产妇死亡率系妇幼卫生监测地区数字外，其他数据来源于妇幼卫生统计年报。

三、妇幼卫生监测网：1990~1995年，原卫生部在30个省、自治区、直辖市建立两个妇幼卫生监测网（孕产妇死亡监测网，247个监测点；5岁以下儿童死亡监测网，81个监测点），动态监测全国孕产妇死亡和5岁以下儿童死亡情况。1996年起实行孕产妇死亡监测、5岁以下儿童死亡监测和出生缺陷监测三网合一，抽取116个监测点建立全国妇幼卫生监测网，2007年起全国妇幼卫生监测点扩大到336个。

四、因缺个别地区数字，部分历史年份计划生育手术数字变动较大。

## 主要指标解释

**活产数**　指年内妊娠满28周及以上（如孕周不清楚，可参考出生体重达1000克及以上），娩出后有心跳、呼吸、脐带搏动、随意肌收缩4项生命体征之一的新生儿数。

**新生儿死亡率**　指年内新生儿死亡数与活产数之比，一般以千分率表示。新生儿死亡指出生至28天以内（即0~27天）死亡人数。

**5岁以下儿童死亡率**　指年内未满5岁儿童死亡人数与活产数之比，一般以‰表示。

**孕产妇死亡率**　指年内每10万名孕产妇的死亡人数。孕产妇死亡指从妊娠期至产后42天内，由于任何妊娠或妊娠处理有关的原因导致的死亡，但不包括意外原因死亡者。按国际通用计算方法，“孕产妇总数”以“活产数”代替计算。

**高危产妇比重**　指高危产妇人数与活产数之比，一般用%表示。高危产妇是指在妊娠期有某种病理因素可能危害孕妇、胎儿、新生儿或导致难产的产妇人数。

**孕产妇建卡率**　指年内孕产妇中由保健人员建立的保健卡（册）人数与活产数之比，一般用%表示。

**孕产妇系统管理率**　指年内孕产妇系统管理人数与活产数之比，一般用%表示。孕产妇系统管理人数指按系统管理程序要求，妊娠至产后28天内接受过早孕检查、至少5次产前检查、新法接生和产后访视的产妇人数。

**产前检查率**　指年内产前接受过一次及以上产前检查的产妇人数与活产数之比，一般用%表示。

**产后访视率**　指年内产后接受过一次及以上产后访视的产妇人数与活产数之比，一般用%表示。

**住院分娩率**　指年内在取得助产技术资质乡的机构分娩的活产数与所有活产数之比，一般用%表示。

**新法接生率**　指年内住院分娩和非住院分娩新法接生人数之和与活产数之比，一般用%表示。新法接生指产包、接生者的手、产妇的外阴部、脐带四消毒，并由医生、助产士和受过培训并取得“家庭接生人员合格证”的初级卫生人员和接生员接生。

**出生体重<2500 克婴儿比重** 指年内出生体重低于 2500 克的婴儿数与活产数之比。

**围产儿死亡率** 指孕满 28 周或出生体重≥1000 克的胎儿（含死胎、死产）至产后 7 天内新生儿死亡数与活产数（孕产妇）之比。一般以‰表示。

**新生儿破伤风发病率** 指年内新生儿破伤风发病数与活产数之比。一般 1/万表示。新生儿破伤风指：①活产，生后 2 天内正常吸吮，哭叫；②出生后第 3~28 天内发病；③发病后不能吸吮，进食困难，强直，抽搐。必须符合上述三项标准者才可诊断为新生儿破伤风。

**新生儿破伤风死亡率** 指年内新生儿破伤风死亡数与活产数之比。一般 1/万表示。

**新生儿访视率** 指接受 1 次及以上访视的新生儿人数与活产数之比。一般以%表示。

**3 岁以下儿童系统管理率** 指年内 3 岁以下儿童系统管理人数与当地 3 岁儿童数之比，一般以%表示。3 岁以下儿童系统管理是指 3 岁以下儿童按年龄接受生长监测或 4∶2∶1（城市）或 3∶2∶1（农村）体检检查（身高和体重）的人数。新生儿访视时的体检次数不包括在内。

**7 岁以下儿童保健管理率** 指 7 岁以下儿童保健覆盖人数与 7 岁以下儿童数之比，一般以%表示。7 岁以下儿童保健覆盖人数指 7 岁以下儿童中当年实际接受 1 次及以上体格检查（身高和体重）的人数。

**5 岁以下儿童中重度营养不良比重** 包括低体重患病率和发育迟缓患病率两个指标。本资料指低体重患病率，即对照世界卫生组织各年龄段体重标准，5 岁以下儿童体重低于同龄标准人群中位数减 2 个标准差的人数占 5 岁以下体检儿童总数的百分比。

**节育手术总例数** 指年内放（取）宫内节育器、输卵（精）管绝育术、人工流产和放（取）皮下埋植的例数之和。

**人工流产例数** 包括药物流产、负压吸引术、钳刮术和中期引产例数。

**节育手术并发症例数** 指节育手术中因各种原因造成的术中和术后生殖器官的损伤、感染等病症的例数。两种及以上并发症，只统计一种主要的疾病，如子宫穿孔后感染，只统计为子宫穿孔。

**子宫穿孔例数** 计划生育手术中将子宫壁损伤、穿破，含单纯子宫壁损伤及合并内脏如肠管、网膜等损伤的例数。

**节育手术感染例数** 指术前无生殖器炎症，术后 2 周内出现与手术有关的生殖器（绝育术后腹壁）感染。

**妇女病应查人数** 指年内常住人口中 20~64 岁妇女数。

**妇女病检查率** 指年内实际进行妇女病普查人数与 20~64 岁妇女数之比，一般用%表示。

**查出妇女病率** 指年内查出进行妇科病普查时查出的妇科病患病人数与实查人数之比，一般用%表示。

**某种妇女病患病率** 指查出某种妇女病病人数与实查人数之比。一般用%表示。

**某种妇女病治疗率** 指接受某种妇女病治疗人数与查出同种妇科病病人数之比，一般用%表示。

**婚前检查率** 指年内进行婚前医学检查人数与应查人数之比，一般用%表示。

**指定传染病** 是指《中华人民共和国传染病防治法》中规定的医学上认为影响结婚和生育的传染病。

**严重遗传疾病** 是指由于遗传因素先天形成，患者全部或部分散失自主生活能力，后代再现风险高，医学上认为不宜生育的遗传性疾病。

**影响婚育疾病医学指导意见“合计”** 是指检出疾病的人群中，医学上认为应暂缓结婚、不宜结婚等人数之和。

## 8-1 监测地区5岁以下儿童和孕产妇死亡率

| 年份 | 新生儿死亡率(‰) | | | 婴儿死亡率(‰) | | | 5岁以下儿童死亡率(‰) | | | 孕产妇死亡率(1/10万) | | |
|---|---|---|---|---|---|---|---|---|---|---|---|---|
| | 合计 | 城市 | 农村 | 合计 | 城市 | 农村 | 合计 | 城市 | 农村 | 合计 | 城市 | 农村 |
| 1991 | 33.1 | 12.5 | 37.9 | 50.2 | 17.3 | 58.0 | 61.0 | 20.9 | 71.1 | 80.0 | 46.3 | 100.0 |
| 2000 | 22.8 | 9.5 | 25.8 | 32.2 | 11.8 | 37.0 | 39.7 | 13.8 | 45.7 | 53.0 | 29.3 | 69.6 |
| 2001 | 21.4 | 10.6 | 23.9 | 30.0 | 13.6 | 33.8 | 35.9 | 16.3 | 40.4 | 50.2 | 33.1 | 61.9 |
| 2002 | 20.7 | 9.7 | 23.2 | 29.2 | 12.2 | 33.1 | 34.9 | 14.6 | 39.6 | 43.2 | 22.3 | 58.2 |
| 2003 | 18.0 | 8.9 | 20.1 | 25.5 | 11.3 | 28.7 | 29.9 | 14.8 | 33.4 | 51.3 | 27.6 | 65.4 |
| 2004 | 15.4 | 8.4 | 17.3 | 21.5 | 10.1 | 24.5 | 25.0 | 12.0 | 28.5 | 48.3 | 26.1 | 63.0 |
| 2005 | 13.2 | 7.5 | 14.7 | 19.0 | 9.1 | 21.6 | 22.5 | 10.7 | 25.7 | 47.7 | 25.0 | 53.8 |
| 2006 | 12.0 | 6.8 | 13.4 | 17.2 | 8.0 | 19.7 | 20.6 | 9.6 | 23.6 | 41.1 | 24.8 | 45.5 |
| 2007 | 10.7 | 5.5 | 12.8 | 15.3 | 7.7 | 18.6 | 18.1 | 9.0 | 21.8 | 36.6 | 25.2 | 41.3 |
| 2008 | 10.2 | 5.0 | 12.3 | 14.9 | 6.5 | 18.4 | 18.5 | 7.9 | 22.7 | 34.2 | 29.2 | 36.1 |
| 2009 | 9.0 | 4.5 | 10.8 | 13.8 | 6.2 | 17.0 | 17.2 | 7.6 | 21.1 | 31.9 | 26.6 | 34.0 |
| 2010 | 8.3 | 4.1 | 10.0 | 13.1 | 5.8 | 16.1 | 16.4 | 7.3 | 20.1 | 30.0 | 29.7 | 30.1 |
| 2011 | 7.8 | 4.0 | 9.4 | 12.1 | 5.8 | 14.7 | 15.6 | 7.1 | 19.1 | 26.1 | 25.2 | 26.5 |
| 2012 | 6.9 | 3.9 | 8.1 | 10.3 | 5.2 | 12.4 | 13.2 | 5.9 | 16.2 | 24.5 | 22.2 | 25.6 |
| 2013 | 6.3 | 3.7 | 7.3 | 9.5 | 5.2 | 11.3 | 12.0 | 6.0 | 14.5 | 23.2 | 22.4 | 23.6 |
| 2014 | 5.9 | 3.5 | 6.9 | 8.9 | 4.8 | 10.7 | 11.7 | 5.9 | 14.2 | 21.7 | 20.5 | 22.2 |
| 2015 | 5.4 | 3.3 | 6.4 | 8.1 | 4.7 | 9.6 | 10.7 | 5.8 | 12.9 | 20.1 | 19.8 | 20.2 |

## 8-2 监测地区孕产妇主要疾病死亡率及死因构成

| | 主要疾病死亡率（1/10万） | | | | | | 占死亡总数% | | | | | |
|---|---|---|---|---|---|---|---|---|---|---|---|---|
| | 产科出血 | 妊娠期高血压疾病 | 心脏病 | 羊水栓塞 | 产褥感染 | 肝病 | 产科出血 | 妊娠期高血压疾病 | 心脏病 | 羊水栓塞 | 产褥感染 | 肝病 |
| 合计 | | | | | | | | | | | | |
| 2010 | 8.3 | 3.7 | 3.3 | 2.8 | 0.4 | 0.9 | 27.8 | 12.3 | 10.9 | 9.2 | 1.2 | 3.1 |
| 2011 | 7.5 | 2.9 | 2.7 | 3.0 | 0.2 | 1.3 | 28.6 | 11.1 | 10.2 | 11.4 | 0.6 | 5.1 |
| 2012 | 6.6 | 2.0 | 2.7 | 3.2 | 0.4 | 0.8 | 27.0 | 8.0 | 10.9 | 12.9 | 1.4 | 3.2 |
| 2013 | 6.6 | 2.6 | 1.8 | 3.1 | 0.2 | 0.6 | 28.2 | 11.4 | 7.8 | 13.3 | 0.6 | 2.6 |
| 2014 | 5.7 | 2.0 | 2.5 | 3.2 | 0.2 | 1.0 | 26.3 | 9.1 | 11.4 | 14.9 | 1.1 | 4.6 |
| 2015 | 4.2 | 2.3 | 3.3 | 1.9 | 0.1 | 1.0 | 21.1 | 11.6 | 16.4 | 9.5 | 0.7 | 4.7 |
| 城市 | | | | | | | | | | | | |
| 2010 | 8.0 | 1.9 | 2.8 | 2.5 | 0.3 | 0.9 | 27.1 | 6.3 | 9.4 | 8.3 | 1.0 | 3.1 |
| 2011 | 5.0 | 2.0 | 2.0 | 3.6 | 0.0 | 1.3 | 19.7 | 7.9 | 7.9 | 14.5 | 0.0 | 5.3 |
| 2012 | 5.7 | 1.5 | 1.5 | 3.9 | 0.3 | 0.8 | 25.6 | 7.0 | 7.0 | 17.4 | 1.2 | 3.5 |
| 2013 | 5.6 | 2.1 | 2.1 | 2.7 | 0.0 | 0.9 | 25.0 | 9.2 | 9.2 | 11.8 | 0.0 | 3.9 |
| 2014 | 4.3 | 1.4 | 2.3 | 2.7 | 0.2 | 0.8 | 21.2 | 7.1 | 11.1 | 13.1 | 1.0 | 4.0 |
| 2015 | 3.5 | 0.9 | 5.2 | 0.7 | 0.2 | 0.7 | 17.9 | 4.8 | 26.2 | 3.6 | 1.2 | 3.6 |
| 农村 | | | | | | | | | | | | |
| 2010 | 8.4 | 4.3 | 3.4 | 2.8 | 0.4 | 0.9 | 28.0 | 14.2 | 11.3 | 9.4 | 1.3 | 3.1 |
| 2011 | 8.3 | 3.2 | 2.9 | 2.8 | 0.2 | 1.3 | 31.1 | 12.1 | 10.9 | 10.5 | 0.8 | 5.1 |
| 2012 | 7.0 | 2.1 | 3.1 | 2.9 | 0.4 | 0.8 | 27.5 | 8.4 | 12.2 | 11.5 | 1.5 | 3.1 |
| 2013 | 6.9 | 2.8 | 1.7 | 3.3 | 0.2 | 0.5 | 29.3 | 12.1 | 7.3 | 13.8 | 0.9 | 2.2 |
| 2014 | 6.3 | 2.2 | 2.6 | 3.4 | 0.3 | 1.1 | 28.3 | 10.0 | 11.6 | 15.5 | 1.2 | 4.8 |
| 2015 | 4.5 | 3.0 | 2.4 | 2.4 | 0.1 | 1.1 | 22.5 | 14.7 | 12.0 | 12.0 | 0.5 | 5.2 |

# 8-3 儿童保健情况

| 年份<br>地区 | 出生体重<br><2500克婴<br>儿比重(%) | 围产儿<br>死亡率<br>(‰) | 5岁以下儿童<br>中重度营养<br>不良比重(%) | 新生儿<br>访视率<br>(%) | 3岁以下<br>儿童系统<br>管理率(%) | 7岁以下<br>儿童保健<br>管理率(%) |
|---|---|---|---|---|---|---|
| 2010 | 2.34 | 7.02 | 1.55 | 89.6 | 81.5 | 83.4 |
| 2011 | 2.33 | 6.32 | 1.51 | 90.6 | 84.6 | 85.8 |
| 2012 | 2.38 | 5.89 | 1.44 | 91.8 | 87.0 | 88.9 |
| 2013 | 2.44 | 5.53 | 1.37 | 93.2 | 89.0 | 90.7 |
| 2014 | 2.61 | 5.37 | 1.48 | 93.6 | 89.8 | 91.3 |
| 2015 | 2.64 | 4.99 | 1.49 | 94.3 | 90.7 | 92.1 |
| 北　京 | 4.05 | 3.25 | 0.16 | 96.5 | 92.9 | 98.5 |
| 天　津 | 3.91 | 6.72 | 0.32 | 98.1 | 86.8 | 93.3 |
| 河　北 | 2.85 | 4.11 | 2.22 | 93.1 | 90.6 | 93.4 |
| 山　西 | 2.31 | 6.95 | 0.87 | 91.5 | 89.0 | 91.0 |
| 内蒙古 | 2.31 | 5.54 | 0.60 | 95.7 | 93.9 | 94.7 |
| 辽　宁 | 2.37 | 6.08 | 0.81 | 94.5 | 93.4 | 94.4 |
| 吉　林 | 2.57 | 6.65 | 0.32 | 95.6 | 91.7 | 92.0 |
| 黑龙江 | 2.31 | 6.65 | 1.42 | 96.5 | 93.5 | 94.8 |
| 上　海 | 4.50 | 2.15 | 0.13 | 98.1 | 98.0 | 99.5 |
| 江　苏 | 2.57 | 3.11 | 0.56 | 100.0 | 97.4 | 98.4 |
| 浙　江 | 3.45 | 3.98 | 0.51 | 99.0 | 96.9 | 97.3 |
| 安　徽 | 1.73 | 4.20 | 0.66 | 89.4 | 85.9 | 90.9 |
| 福　建 | 3.15 | 4.82 | 0.95 | 94.3 | 92.4 | 94.8 |
| 江　西 | 2.17 | 3.07 | 2.55 | 93.6 | 86.5 | 87.9 |
| 山　东 | 1.35 | 3.92 | 0.99 | 93.4 | 92.2 | 92.2 |
| 河　南 | 2.33 | 3.92 | 1.61 | 88.4 | 85.8 | 86.6 |
| 湖　北 | 2.06 | 4.37 | 1.18 | 95.6 | 91.6 | 92.3 |
| 湖　南 | 2.65 | 4.84 | 1.45 | 94.8 | 88.9 | 89.4 |
| 广　东 | 3.93 | 4.64 | 1.68 | 95.6 | 92.1 | 95.9 |
| 广　西 | 5.02 | 7.19 | 4.16 | 99.3 | 89.5 | 90.5 |
| 海　南 | 3.19 | 5.01 | 2.95 | 89.3 | 86.8 | 92.8 |
| 重　庆 | 1.41 | 3.98 | 1.15 | 93.3 | 89.4 | 92.0 |
| 四　川 | 1.92 | 4.02 | 1.21 | 95.0 | 93.9 | 93.1 |
| 贵　州 | 1.78 | 5.04 | 1.21 | 93.7 | 87.8 | 88.7 |
| 云　南 | 3.83 | 7.05 | 1.93 | 97.6 | 91.9 | 92.8 |
| 西　藏 | 1.95 | 16.90 | 4.87 | 81.8 | 73.1 | 64.7 |
| 陕　西 | 1.57 | 4.27 | 0.94 | 97.6 | 95.0 | 96.0 |
| 甘　肃 | 2.29 | 7.43 | 1.30 | 96.7 | 93.3 | 92.7 |
| 青　海 | 2.34 | 6.96 | 2.07 | 89.8 | 90.9 | 87.3 |
| 宁　夏 | 2.77 | 8.31 | 0.80 | 98.9 | 94.1 | 96.2 |
| 新　疆 | 2.46 | 14.20 | 2.02 | 91.5 | 86.9 | 87.4 |

## 8-4-1 孕产妇保健情况

| 年份 | 活产数 | 高危产妇比重(%) | 建卡率(%) | 系统管理率(%) | 产前检查率(%) | 产后访视率(%) | 住院分娩率(%) | | | 新法接生率(%) | | |
|---|---|---|---|---|---|---|---|---|---|---|---|---|
| | | | | | | | 合计 | 市 | 县 | 合计 | 市 | 县 |
| 1980 | … | … | … | … | … | … | … | … | … | 91.4 | 98.7 | 90.3 |
| 1985 | … | … | … | … | … | … | 43.7 | 73.6 | 36.4 | 94.5 | 98.7 | 93.5 |
| 1990 | 14517207 | … | … | … | … | … | 50.6 | 74.2 | 45.1 | 94.0 | 98.6 | 93.9 |
| 1991 | 15293237 | … | … | … | … | … | 50.6 | 72.8 | 45.5 | 93.7 | 98.1 | 93.2 |
| 1992 | 11746275 | … | 76.6 | … | 69.7 | 69.7 | 52.7 | 71.7 | 41.2 | 84.1 | 91.2 | 82.0 |
| 1993 | 10170690 | … | 75.7 | … | 72.2 | 71.0 | 56.5 | 68.3 | 51.0 | 83.6 | 81.1 | 84.7 |
| 1994 | 11044607 | … | 79.1 | … | 76.3 | 74.5 | 65.6 | 76.4 | 50.4 | … | … | 87.4 |
| 1995 | 11539613 | … | 81.4 | … | 78.7 | 78.8 | 58.0 | 70.7 | 50.2 | … | … | 87.6 |
| 1996 | 11412028 | 7.3 | 82.4 | 65.5 | 83.7 | 80.1 | 60.7 | 76.5 | 51.7 | … | … | 95.5 |
| 1997 | 11286021 | 8.1 | 84.5 | 68.3 | 85.9 | 82.3 | 61.7 | 76.4 | 53.0 | … | … | 91.8 |
| 1998 | 10961516 | 8.6 | 86.2 | 72.3 | 87.1 | 83.9 | 66.2 | 79.0 | 58.1 | … | … | 92.6 |
| 1999 | 10698467 | 9.2 | 87.9 | 75.4 | 89.3 | 85.9 | 70.0 | 83.3 | 61.5 | 96.8 | 98.9 | 95.4 |
| 2000 | 10987691 | 10.0 | 88.6 | 77.2 | 89.4 | 86.2 | 72.9 | 84.9 | 65.2 | 96.6 | 98.8 | 95.2 |
| 2001 | 10690630 | 11.1 | 89.4 | 78.6 | 90.3 | 87.2 | 76.0 | 87.0 | 69.0 | 97.3 | 99.0 | 96.1 |
| 2002 | 10591949 | 11.9 | 89.2 | 78.2 | 90.1 | 86.7 | 78.7 | 89.4 | 71.6 | 96.7 | 98.6 | 95.4 |
| 2003 | 10188005 | 11.8 | 87.6 | 75.5 | 88.9 | 85.4 | 79.4 | 89.9 | 72.6 | 95.9 | 98.5 | 94.1 |
| 2004 | 10892614 | 12.4 | 88.3 | 76.4 | 89.7 | 85.9 | 82.8 | 91.4 | 77.1 | 97.3 | 98.9 | 96.2 |
| 2005 | 11415809 | 12.8 | 88.5 | 76.7 | 89.8 | 86.0 | 85.9 | 93.2 | 81.0 | 97.5 | 98.7 | 96.7 |
| 2006 | 11770056 | 13.0 | 88.2 | 76.5 | 89.7 | 85.7 | 88.4 | 94.1 | 84.6 | 97.8 | 98.7 | 97.2 |
| 2007 | 12506498 | 13.7 | 89.3 | 77.3 | 90.9 | 86.7 | 91.7 | 95.8 | 88.8 | 98.4 | 99.1 | 97.9 |
| 2008 | 13307045 | 15.7 | 89.3 | 78.1 | 91.0 | 87.0 | 94.5 | 97.5 | 92.3 | 99.1 | 99.6 | 98.7 |
| 2009 | 13825431 | 16.4 | 90.9 | 80.9 | 92.2 | 88.7 | 96.3 | 98.5 | 94.7 | 99.3 | 99.8 | 99.0 |
| 2010 | 14218657 | 17.1 | 92.9 | 84.1 | 94.1 | 90.8 | 97.8 | 99.2 | 96.7 | 99.6 | 99.9 | 99.4 |
| 2011 | 14507141 | 17.7 | 93.8 | 85.2 | 93.7 | 91.0 | 98.7 | 99.6 | 98.1 | 99.7 | 99.9 | 99.6 |
| 2012 | 15442995 | 18.5 | 94.8 | 87.6 | 95.0 | 92.6 | 99.2 | 99.7 | 98.8 | 99.8 | 99.9 | 99.7 |
| 2013 | 15108153 | 19.4 | 95.7 | 89.5 | 95.6 | 93.5 | 99.5 | 99.9 | 99.2 | 99.9 | 100.0 | 99.7 |
| 2014 | 15178881 | 20.7 | 95.8 | 90.0 | 96.2 | 93.9 | 99.6 | 99.9 | 99.4 | 99.9 | 100.0 | 99.8 |
| 2015 | 14544524 | 22.6 | 96.4 | 91.5 | 96.5 | 94.5 | 99.7 | 99.9 | 99.5 | 99.9 | 100.0 | 99.9 |

## 8-4-2 2015年各地区孕产妇保健情况

| 地区 | 活产数 | 高危产妇比重(%) | 建卡率(%) | 系统管理率(%) | 产前检查率(%) | 产后访视率(%) | 住院分娩率(%) | | |
|---|---|---|---|---|---|---|---|---|---|
| | | | | | | | 合计 | 市 | 县 |
| 总计 | 14544524 | 22.6 | 96.4 | 91.5 | 96.5 | 94.5 | 99.7 | 99.9 | 99.5 |
| 北京 | 128757 | 53.2 | 99.9 | 95.9 | 98.6 | 96.2 | 100.0 | 100.0 | 100.0 |
| 天津 | 74089 | 50.6 | 96.2 | 92.4 | 99.0 | 94.0 | 100.0 | 100.0 | 100.0 |
| 河北 | 818774 | 14.0 | 96.2 | 90.0 | 96.0 | 93.4 | 100.0 | 100.0 | 100.0 |
| 山西 | 297998 | 16.9 | 95.9 | 87.0 | 95.8 | 92.4 | 99.9 | 100.0 | 99.8 |
| 内蒙古 | 186107 | 28.1 | 97.5 | 94.1 | 97.1 | 95.5 | 99.9 | 100.0 | 99.9 |
| 辽宁 | 271675 | 22.6 | 98.4 | 92.1 | 97.7 | 94.7 | 100.0 | 100.0 | 100.0 |
| 吉林 | 155972 | 32.4 | 97.3 | 92.3 | 96.5 | 95.3 | 100.0 | 100.0 | 100.0 |
| 黑龙江 | 172675 | 17.8 | 98.3 | 94.1 | 97.7 | 96.3 | 100.0 | 100.0 | 100.0 |
| 上海 | 87791 | 44.6 | 100.0 | 95.2 | 98.4 | 98.1 | 100.0 | 100.0 | 100.0 |
| 江苏 | 734398 | 33.6 | 99.8 | 100.0 | 100.0 | 100.0 | 100.0 | 100.0 | 100.0 |
| 浙江 | 416883 | 52.1 | 99.6 | 96.8 | 98.6 | 98.1 | 100.0 | 100.0 | 100.0 |
| 安徽 | 722064 | 22.7 | 93.6 | 85.3 | 93.0 | 90.1 | 100.0 | 100.0 | 99.9 |
| 福建 | 546793 | 35.6 | 96.7 | 91.4 | 97.0 | 94.1 | 100.0 | 100.0 | 100.0 |
| 江西 | 628241 | 16.2 | 95.7 | 89.4 | 95.7 | 94.4 | 100.0 | 100.0 | 100.0 |
| 山东 | 1050086 | 12.5 | 95.7 | 91.5 | 95.4 | 93.2 | 99.9 | 99.8 | 100.0 |
| 河南 | 1472256 | 16.7 | 91.1 | 86.0 | 94.9 | 90.1 | 100.0 | 100.0 | 100.0 |
| 湖北 | 645105 | 21.0 | 97.9 | 92.6 | 96.8 | 95.4 | 100.0 | 100.0 | 100.0 |
| 湖南 | 781066 | 28.8 | 96.8 | 91.3 | 96.1 | 94.4 | 99.9 | 100.0 | 99.9 |
| 广东 | 1285983 | 21.3 | 96.6 | 91.8 | 97.2 | 95.7 | 99.9 | 99.9 | 99.7 |
| 广西 | 772491 | 26.4 | 99.9 | 97.1 | 99.3 | 98.8 | 99.9 | 100.0 | 99.9 |
| 海南 | 107876 | 14.2 | 95.7 | 86.7 | 96.0 | 89.3 | 99.9 | 99.9 | 99.8 |
| 重庆 | 306455 | 16.4 | 97.5 | 90.1 | 96.9 | 93.4 | 99.5 | 99.9 | 99.0 |
| 四川 | 743295 | 17.3 | 96.0 | 93.9 | 96.0 | 95.2 | 98.1 | 99.9 | 97.1 |
| 贵州 | 399553 | 9.8 | 95.1 | 90.3 | 94.9 | 93.7 | 98.8 | 99.2 | 98.6 |
| 云南 | 507910 | 29.0 | 98.8 | 92.8 | 98.3 | 97.7 | 99.3 | 99.7 | 99.1 |
| 西藏 | 53506 | 8.7 | 83.0 | 71.0 | 87.3 | 84.1 | 90.5 | 98.2 | 89.3 |
| 陕西 | 356988 | 20.5 | 98.6 | 95.5 | 98.3 | 97.4 | 100.0 | 100.0 | 100.0 |
| 甘肃 | 278642 | 13.2 | 97.5 | 94.2 | 97.4 | 96.7 | 99.4 | 99.7 | 99.3 |
| 青海 | 62601 | 13.0 | 92.8 | 91.6 | 95.2 | 93.4 | 97.2 | 99.9 | 96.7 |
| 宁夏 | 73599 | 30.8 | 99.6 | 96.8 | 99.3 | 98.7 | 99.9 | 100.0 | 99.9 |
| 新疆 | 404895 | 25.1 | 94.9 | 85.2 | 94.2 | 92.3 | 98.6 | 99.4 | 98.3 |

## 8-4-2　续表1

| 新法接生率(%) | | | 孕产妇死亡率(1/10万) | | | 孕产妇死因构成(%) | | | | |
|---|---|---|---|---|---|---|---|---|---|---|
| 合计 | 市 | 县 | 合计 | 市 | 县 | 产科出血 | 妊娠高血压疾病 | 内科合并症 | 羊水栓塞 | 其他 |
| 99.9 | 100.0 | 99.9 | | | | | | | | |
| 100.0 | 100.0 | 100.0 | 8.5 | 7.9 | 9.9 | 9.1 | 0.0 | 27.3 | 36.4 | 27.3 |
| 100.0 | 100.0 | 100.0 | 8.1 | 8.5 | 6.5 | 0.0 | 0.0 | 33.3 | 0.0 | 66.7 |
| 100.0 | 100.0 | 100.0 | 8.8 | 8.6 | 8.9 | 12.5 | 11.1 | 23.6 | 29.2 | 23.6 |
| 100.0 | 100.0 | 100.0 | 13.1 | 13.2 | 13.0 | 10.3 | 20.5 | 20.5 | 15.4 | 33.3 |
| 100.0 | 100.0 | 100.0 | 18.3 | 13.1 | 21.9 | 32.4 | 8.8 | 35.3 | 11.8 | 11.8 |
| 100.0 | 100.0 | 100.0 | 8.5 | 7.8 | 10.6 | 4.3 | 0.0 | 43.5 | 39.1 | 13.0 |
| 100.0 | 100.0 | 100.0 | 15.4 | 17.1 | 11.1 | 4.2 | 4.2 | 37.5 | 4.2 | 50.0 |
| 100.0 | 100.0 | 100.0 | 16.8 | 15.8 | 18.4 | 13.8 | 10.3 | 31.0 | 20.7 | 24.1 |
| 100.0 | 100.0 | 100.0 | 5.7 | 5.8 | 0.0 | 0.0 | 0.0 | 100.0 | 0.0 | 0.0 |
| 100.0 | 100.0 | 100.0 | 2.3 | 3.0 | 0.9 | 23.5 | 17.6 | 11.8 | 35.3 | 11.8 |
| 100.0 | 100.0 | 100.0 | 5.3 | 5.5 | 4.7 | 13.6 | 0.0 | 36.4 | 18.2 | 31.8 |
| 100.0 | 100.0 | 100.0 | 14.0 | 14.6 | 13.7 | 21.8 | 4.0 | 28.7 | 22.8 | 22.8 |
| 100.0 | 100.0 | 100.0 | 10.1 | 7.5 | 12.4 | 14.5 | 10.9 | 32.7 | 12.7 | 29.1 |
| 100.0 | 100.0 | 100.0 | 8.3 | 8.4 | 8.2 | 34.6 | 1.9 | 28.8 | 17.3 | 17.3 |
| 99.9 | 99.8 | 100.0 | 8.5 | 8.1 | 8.9 | 10.1 | 9.0 | 37.1 | 25.8 | 18.0 |
| 100.0 | 100.0 | 100.0 | 10.5 | 11.0 | 10.2 | 16.9 | 11.7 | 22.1 | 32.5 | 16.9 |
| 100.0 | 100.0 | 100.0 | 9.1 | 10.3 | 7.3 | 16.9 | 1.7 | 37.3 | 22.0 | 22.0 |
| 100.0 | 100.0 | 100.0 | 14.2 | 11.7 | 15.6 | 19.8 | 9.0 | 29.7 | 15.3 | 26.1 |
| 100.0 | 100.0 | 100.0 | 6.1 | 6.0 | 6.2 | 19.2 | 3.8 | 32.1 | 20.5 | 24.4 |
| 100.0 | 100.0 | 100.0 | 14.2 | 11.6 | 15.9 | 12.7 | 7.3 | 35.5 | 24.5 | 20.0 |
| 99.9 | 100.0 | 99.8 | 8.3 | 9.9 | 5.4 | 0.0 | 33.3 | 22.2 | 22.2 | 22.2 |
| 99.9 | 100.0 | 99.8 | 11.1 | 9.0 | 13.5 | 20.6 | 5.9 | 38.2 | 11.8 | 23.5 |
| 99.3 | 100.0 | 99.0 | 17.8 | 16.0 | 18.8 | 28.8 | 8.3 | 27.3 | 12.1 | 23.5 |
| 99.9 | 100.0 | 99.9 | 20.5 | 29.7 | 17.0 | 28.0 | 8.5 | 23.2 | 13.4 | 26.8 |
| 99.9 | 100.0 | 99.8 | 23.6 | 28.3 | 22.0 | 39.2 | 5.0 | 15.8 | 16.7 | 23.3 |
| 98.0 | 99.0 | 97.8 | 100.9 | 0.0 | 117.9 | 48.1 | 24.1 | 5.6 | 7.4 | 14.8 |
| 100.0 | 100.0 | 100.0 | 9.2 | 12.5 | 7.7 | 15.2 | 3.0 | 18.2 | 45.5 | 18.2 |
| 99.9 | 100.0 | 99.9 | 15.1 | 19.3 | 13.3 | 33.3 | 11.9 | 9.5 | 28.6 | 16.7 |
| 99.5 | 100.0 | 99.4 | 31.9 | 11.2 | 35.4 | 40.0 | 15.0 | 5.0 | 15.0 | 25.0 |
| 100.0 | 100.0 | 100.0 | 23.1 | 17.0 | 28.7 | 11.8 | 17.6 | 29.4 | 11.8 | 29.4 |
| 99.1 | 99.6 | 99.0 | 38.5 | 37.5 | 38.9 | 28.8 | 23.7 | 21.2 | 7.7 | 18.6 |

## 8-5 妇女病查治情况

| 年份<br>地区 | 应查<br>人数 | 实查<br>人数 | 检查率<br>(%) | 查出妇<br>女病率<br>(%) | 滴虫性阴道炎<br>患病率<br>(%) | 宫颈糜烂<br>患病率<br>(%) | 尖锐湿疣<br>患病率<br>(1/10万) | 宫颈癌<br>患病率<br>(1/10万) | 乳腺癌<br>患病率<br>(1/10万) | 卵巢癌<br>患病率<br>(1/10万) |
|---|---|---|---|---|---|---|---|---|---|---|
| 2010 | 138883231 | 84946929 | 61.2 | 28.8 | 13.2 | 12.1 | 33.8 | 15.1 | 10.1 | 3.40 |
| 2011 | 146505542 | 95879515 | 65.4 | 28.3 | 13.6 | 11.7 | 33.4 | 15.3 | 10.4 | 3.2 |
| 2012 | 162109093 | 104152268 | 64.2 | 27.8 | 13.6 | 11.3 | 28.8 | 13.3 | 10.7 | 2.9 |
| 2013 | 156973213 | 107799764 | 68.7 | 27.4 | 13.6 | 11.3 | 20.7 | 16.4 | 12.2 | 3.1 |
| 2014 | 172359476 | 94989818 | 55.1 | 27.6 | 13.4 | 10.7 | 34.1 | 17.6 | 14.3 | 4.3 |
| 2015 | 165227057 | 101713169 | 61.6 | 26.3 | 12.9 | 10.0 | 28.5 | 15.8 | 13.2 | 3.5 |
| 北　京 | 2533049 | 1372280 | 54.2 | 31.1 | 9.4 | 9.7 | 4.8 | 3.6 | 18.9 | 0.4 |
| 天　津 | 1079239 | 917382 | 85.0 | 46.7 | 11.6 | 17.3 | 3.9 | 6.1 | 10.0 | 1.6 |
| 河　北 | 13356585 | 8523984 | 63.8 | 23.0 | 12.0 | 8.7 | 8.4 | 6.7 | 7.8 | 2.5 |
| 山　西 | 3113178 | 1449488 | 46.6 | 30.6 | 16.3 | 10.6 | 15.2 | 28.6 | 10.8 | 2.4 |
| 内蒙古 | 3184615 | 1883487 | 59.1 | 25.9 | 14.1 | 9.2 | 21.1 | 12.8 | 9.3 | 2.3 |
| 辽　宁 | 6310791 | 3507910 | 55.6 | 27.3 | 14.2 | 10.0 | 41.4 | 18.6 | 27.9 | 8.4 |
| 吉　林 | 2600800 | 881427 | 33.9 | 20.7 | 9.4 | 8.5 | 22.0 | 15.4 | 9.3 | 0.5 |
| 黑龙江 | 3614029 | 3169489 | 87.7 | 24.2 | 13.7 | 8.6 | 38.7 | 19.0 | 19.3 | 8.8 |
| 上　海 | 754914 | 684180 | 90.6 | 31.6 | 1.5 | 2.4 | 4.7 | 15.2 | 21.8 | 1.9 |
| 江　苏 | 7650899 | 6958102 | 90.9 | 17.0 | 8.2 | 5.6 | 8.8 | 11.6 | 10.7 | 1.0 |
| 浙　江 | 5485433 | 4466199 | 81.4 | 29.3 | 9.6 | 8.3 | 5.6 | 11.0 | 11.1 | 0.6 |
| 安　徽 | 6705782 | 3134317 | 46.7 | 35.4 | 19.4 | 17.2 | 31.7 | 17.1 | 23.9 | 6.9 |
| 福　建 | 2513849 | 1828704 | 72.8 | 29.6 | 14.6 | 11.0 | 43.4 | 47.0 | 16.8 | 2.6 |
| 江　西 | 5816226 | 2358774 | 40.6 | 40.7 | 22.7 | 19.9 | 73.4 | 24.2 | 14.3 | 8.1 |
| 山　东 | 17722325 | 11349365 | 64.0 | 20.6 | 9.2 | 8.4 | 12.8 | 15.1 | 15.0 | 2.7 |
| 河　南 | 12274422 | 6891436 | 56.1 | 26.7 | 14.8 | 9.9 | 34.0 | 22.2 | 18.2 | 5.7 |
| 湖　北 | 6389644 | 5240588 | 82.0 | 32.4 | 17.1 | 13.9 | 56.5 | 14.5 | 9.0 | 4.4 |
| 湖　南 | 7918874 | 5919882 | 74.8 | 37.3 | 17.7 | 14.1 | 24.5 | 13.0 | 7.9 | 2.3 |
| 广　东 | 10378379 | 7690931 | 74.1 | 20.5 | 9.4 | 8.0 | 30.0 | 12.1 | 8.6 | 0.9 |
| 广　西 | 4767373 | 1926091 | 40.4 | 27.1 | 13.0 | 10.1 | 47.4 | 24.5 | 21.8 | 1.8 |
| 海　南 | 878213 | 315644 | 35.9 | 27.5 | 12.2 | 12.3 | 28.5 | 18.4 | 10.1 | 2.9 |
| 重　庆 | 3428947 | 2165253 | 63.2 | 22.3 | 12.1 | 9.3 | 41.8 | 24.2 | 12.7 | 6.3 |
| 四　川 | 12320379 | 7830541 | 63.6 | 20.2 | 11.1 | 7.7 | 39.0 | 19.0 | 15.0 | 5.9 |
| 贵　州 | 5751378 | 2822895 | 49.1 | 23.4 | 12.7 | 8.5 | 18.8 | 5.5 | 1.7 | 1.1 |
| 云　南 | 4754252 | 1029277 | 21.7 | 31.4 | 16.7 | 12.4 | 49.1 | 32.5 | 15.5 | 7.1 |
| 西　藏 | 535732 | 243712 | 45.5 | 18.7 | 9.0 | 3.7 | 41.4 | 7.4 | 11.5 | 0.4 |
| 陕　西 | 5875071 | 3125745 | 53.2 | 29.2 | 16.2 | 10.1 | 31.5 | 14.0 | 7.3 | 0.9 |
| 甘　肃 | 2886081 | 1937857 | 67.1 | 40.3 | 21.6 | 15.9 | 17.3 | 20.5 | 10.0 | 5.6 |
| 青　海 | 880284 | 373538 | 42.4 | 34.8 | 17.0 | 12.4 | 164.1 | 10.4 | 4.6 | 7.2 |
| 宁　夏 | 844549 | 677978 | 80.3 | 26.9 | 14.1 | 10.1 | 8.3 | 10.3 | 8.1 | 0.6 |
| 新　疆 | 2901765 | 1036713 | 35.7 | 36.7 | 17.1 | 16.4 | 163.7 | 32.4 | 39.3 | 4.8 |

注：①2000年妇女病查治包括艾滋病和HIV感染者、Ⅱ度以上子宫脱垂。②2008年起，滴虫性阴道炎调整为阴道炎，宫颈糜烂调整为宫颈炎。③2009～2010年妇女病检查率根据各省（区、市）妇女病筛查频率进行了调整。④妇女常见病筛查率超过100%的省（区、市）均视为100%。

## 8-6 各地区已婚育龄妇女避孕率(%)

| 地　区 | 2009 | 2010 | 2011 | 2012 | 2013 | 2014 | 2015 |
|---|---|---|---|---|---|---|---|
| **总　计** | 89.0 | 89.1 | 88.6 | 87.9 | 87.3 | 86.6 | 86.1 |
| 北　京 | 85.6 | 84.6 | 83.6 | 82.7 | 79.0 | 78.3 | 76.6 |
| 天　津 | 90.5 | 90.7 | 91.0 | 91.2 | 91.3 | 90.5 | 90.2 |
| 河　北 | 89.1 | 90.8 | 91.2 | 90.9 | 90.9 | 90.8 | 90.8 |
| 山　西 | 89.9 | 90.1 | 91.3 | 91.4 | 92.8 | 91.2 | 91.0 |
| 内蒙古 | 91.4 | 91.5 | 90.7 | 90.6 | 90.1 | 89.8 | 90.0 |
| 辽　宁 | 88.5 | 88.2 | 88.2 | 85.9 | 87.1 | 86.0 | 85.0 |
| 吉　林 | 90.3 | 89.9 | 89.6 | 89.8 | 89.8 | 89.5 | 89.4 |
| 黑龙江 | 92.1 | 92.6 | 92.1 | 91.7 | 91.3 | 91.2 | 90.8 |
| 上　海 | 82.3 | 82.8 | 80.5 | 81.6 | 83.1 | 81.0 | 78.8 |
| 江　苏 | 90.6 | 90.0 | 89.4 | 88.2 | 88.2 | 88.4 | 88.5 |
| 浙　江 | 89.2 | 88.6 | 88.0 | 87.4 | 87.1 | 86.1 | 86.2 |
| 安　徽 | 91.0 | 90.4 | 89.8 | 89.3 | 88.6 | 89.7 | 90.1 |
| 福　建 | 82.0 | 81.6 | 82.8 | 82.3 | 81.4 | 80.3 | 79.3 |
| 江　西 | 93.9 | 93.9 | 94.6 | 94.6 | 90.4 | 82.2 | 83.6 |
| 山　东 | 89.9 | 89.6 | 87.9 | 90.3 | 88.7 | 84.9 | 81.7 |
| 河　南 | 89.5 | 89.6 | 89.8 | 90.0 | 89.8 | 89.8 | 89.7 |
| 湖　北 | 87.6 | 86.1 | 86.9 | 85.3 | 82.6 | 84.4 | 84.2 |
| 湖　南 | 91.5 | 92.2 | 86.1 | 87.8 | 88.4 | 89.8 | 89.7 |
| 广　东 | 86.7 | 89.9 | 87.2 | 80.9 | 80.4 | 81.4 | 81.5 |
| 广　西 | 86.7 | 87.1 | 87.2 | 87.6 | 87.1 | 86.8 | 86.5 |
| 海　南 | 80.9 | 79.2 | 81.6 | 81.0 | 80.8 | 80.7 | 81.3 |
| 重　庆 | 90.9 | 90.8 | 89.4 | 79.7 | 80.3 | 82.0 | 78.7 |
| 四　川 | 89.1 | 88.3 | 90.6 | 89.3 | 88.2 | 85.7 | 84.8 |
| 贵　州 | 89.6 | 88.2 | 88.1 | 89.0 | 89.0 | 89.1 | 88.7 |
| 云　南 | 87.9 | 86.2 | 87.9 | 87.2 | 86.4 | 86.0 | 86.8 |
| 西　藏 | 79.3 | 78.0 | 75.3 | 81.3 | 75.2 | - | - |
| 陕　西 | 91.1 | 91.3 | 91.4 | 91.7 | 91.3 | 91.1 | 91.2 |
| 甘　肃 | 88.0 | 87.9 | 88.1 | 85.0 | 88.3 | 82.3 | 81.2 |
| 青　海 | 86.0 | 84.9 | 85.1 | 85.9 | 86.3 | 87.7 | 88.1 |
| 宁　夏 | 90.7 | 90.5 | 91.5 | 93.2 | 91.7 | 92.3 | 93.0 |
| 新　疆 | 79.1 | 82.7 | 83.2 | 82.0 | 81.5 | 73.0 | 83.5 |

## 8-7-1 婚前检查保健情况(合计)

| 年份<br>地区 | 应查人数 | 实查人数 | 检查率(%) | 检出疾病人数 | 指定传染病 | | 严重遗传病 | 精神病 | 生殖系统疾病 | 内科系统疾病 | 影响婚育疾病接受医学指导意见人数 |
|---|---|---|---|---|---|---|---|---|---|---|---|
| | | | | | | 性病 | | | | | |
| 2010 | 20373786 | 6257617 | 31.0 | 629925 | 134015 | 17736 | 8099 | 1050 | 229697 | 200628 | 209098 |
| 2011 | 21932212 | 8888531 | 41.0 | 798513 | 180016 | 25975 | 6140 | 1579 | 289461 | 257802 | 262529 |
| 2012 | 22318307 | 10671575 | 48.4 | 892722 | 215939 | 31704 | 5682 | 1398 | 314244 | 278673 | 322938 |
| 2013 | 22484981 | 11722101 | 52.9 | 945631 | 237949 | 36239 | 7511 | 1791 | 321027 | 306159 | 346086 |
| 2014 | 21659134 | 12046543 | 55.3 | 957574 | 232845 | 41479 | 6512 | 3637 | 324908 | 323620 | 388880 |
| 2015 | 20391247 | 11815398 | 58.7 | 937389 | 236365 | 44747 | 7803 | 2099 | 303178 | 327777 | 366274 |
| 北　京 | 321514 | 30366 | 9.4 | 3626 | 211 | 13 | 329 | 11 | 2159 | 751 | 373 |
| 天　津 | 156156 | 1138 | 0.7 | 6 | 2 | 2 | | | 2 | 2 | 6 |
| 河　北 | 1198294 | 223138 | 18.6 | 6834 | 1538 | 168 | 31 | 19 | 1824 | 2141 | 2403 |
| 山　西 | 561064 | 37990 | 10.3 | 2046 | 345 | 44 | 1 | 17 | 979 | 704 | 439 |
| 内蒙古 | 285880 | 197692 | 69.2 | 11624 | 2671 | 489 | 32 | 11 | 4928 | 3727 | 1959 |
| 辽　宁 | 531337 | 198915 | 37.4 | 11020 | 1426 | 416 | 20 | 9 | 4894 | 2104 | 1865 |
| 吉　林 | 353442 | 150229 | 42.5 | 4491 | 1410 | 383 | 4 | | 1245 | 1554 | 955 |
| 黑龙江 | 465584 | 154619 | 33.2 | 5870 | 2399 | 316 | 23 | 5 | 1634 | 1604 | 911 |
| 上　海 | 250330 | 53070 | 21.2 | 4060 | 364 | 49 | 101 | 10 | 2175 | 1440 | 378 |
| 江　苏 | 1042690 | 899941 | 86.3 | 70340 | 9082 | 1828 | 1312 | 194 | 31600 | 28152 | 19922 |
| 浙　江 | 597169 | 562272 | 94.2 | 91863 | 5251 | 1994 | 101 | 90 | 27756 | 53824 | 17213 |
| 安　徽 | 1202329 | 1130269 | 94.0 | 103821 | 31978 | 3600 | 421 | 328 | 29079 | 32544 | 47051 |
| 福　建 | 547214 | 420410 | 76.8 | 54392 | 3453 | 1206 | 235 | 69 | 21003 | 24667 | 55529 |
| 江　西 | 705826 | 322957 | 45.8 | 45221 | 9256 | 754 | 90 | 46 | 15360 | 20290 | 10212 |
| 山　东 | 1273772 | 778413 | 61.1 | 46408 | 12800 | 1036 | 435 | 123 | 21795 | 11503 | 6370 |
| 河　南 | 1908941 | 1346684 | 70.5 | 67331 | 27505 | 2746 | 168 | 201 | 12562 | 22175 | 10314 |
| 湖　北 | 870783 | 572919 | 65.8 | 24333 | 10217 | 896 | 76 | 114 | 6405 | 6927 | 4397 |
| 湖　南 | 996701 | 849824 | 85.3 | 80546 | 27841 | 2265 | 1007 | 297 | 22533 | 25248 | 31434 |
| 广　东 | 1488369 | 511196 | 34.9 | 51833 | 3840 | 989 | 2048 | 40 | 18010 | 11293 | 14181 |
| 广　西 | 753830 | 736655 | 97.7 | 56834 | 5805 | 3050 | 166 | 334 | 27177 | 22873 | 18137 |
| 海　南 | 136938 | 67466 | 49.3 | 10353 | 4632 | 186 | 507 | 10 | 1800 | 3470 | 2182 |
| 重　庆 | 477872 | 73602 | 15.7 | 4430 | 1717 | 190 | 57 | | 1011 | 1590 | 267 |
| 四　川 | 1299393 | 874407 | 67.3 | 85494 | 28311 | 6679 | 108 | 68 | 22637 | 28839 | 21862 |
| 贵　州 | 582792 | 25069 | 4.4 | 1840 | 329 | 103 | 10 | 2 | 583 | 442 | 119 |
| 云　南 | 744878 | 620635 | 83.3 | 31826 | 13878 | 3552 | 62 | 57 | 9658 | 6337 | 7113 |
| 西　藏 | 44716 | 7508 | 17.7 | 1337 | 80 | 46 | | | 781 | 147 | 13 |
| 陕　西 | 562230 | 197376 | 35.1 | 3074 | 605 | 81 | 20 | 10 | 831 | 533 | 975 |
| 甘　肃 | 309171 | 174175 | 56.3 | 10168 | 3400 | 113 | 68 | 14 | 3902 | 2471 | 4964 |
| 青　海 | 64180 | 650 | 2.1 | 24 | 15 | 2 | | | 6 | 1 | |
| 宁　夏 | 88546 | 86605 | 97.8 | 14231 | 2863 | 244 | 25 | 8 | 5266 | 6067 | 3539 |
| 新　疆 | 569306 | 509208 | 89.4 | 32113 | 23141 | 11307 | 346 | 12 | 3583 | 4357 | 81191 |

注：应查人数指结婚登记人数，实查人数指婚前医学检查人数。以下两表同。

# 8-7-2 婚前检查保健情况(男)

| 年份<br>地区 | 应查人数 | 实查人数 | 检查率(%) | 检出疾病人数 | 指定传染病 | | 严重遗传病 | 精神病 | 生殖系统疾病 | 内科系统疾病 | 影响婚育疾病接受医学指导意见人数 |
|---|---|---|---|---|---|---|---|---|---|---|---|
| | | | | | | 性病 | | | | | |
| 2010 | 10201759 | 3122118 | 30.9 | 309820 | 77570 | 8186 | 3967 | 173 | 94596 | 106967 | 115790 |
| 2011 | 10978175 | 4442169 | 40.9 | 397077 | 103128 | 12335 | 2679 | 333 | 116785 | 141648 | 144057 |
| 2012 | 11148621 | 5335039 | 48.5 | 438175 | 123035 | 15108 | 2632 | 221 | 122827 | 151373 | 175828 |
| 2013 | 11243952 | 5857781 | 52.9 | 466971 | 135581 | 17031 | 3640 | 308 | 124281 | 166800 | 187973 |
| 2014 | 11078787 | 6023521 | 55.0 | 474111 | 132293 | 19807 | 2901 | 2013 | 129334 | 174654 | 209177 |
| 2015 | 10200514 | 5910776 | 58.8 | 460614 | 133455 | 21900 | 3305 | 482 | 122003 | 171057 | 193322 |
| 北　京 | 160757 | 15685 | 9.8 | 1744 | 130 | 8 | 176 | 3 | 1053 | 389 | 201 |
| 天　津 | 78078 | 592 | 0.8 | 3 | 2 | 2 | | | | 1 | 3 |
| 河　北 | 599147 | 111656 | 18.6 | 3234 | 889 | 90 | 14 | 5 | 691 | 1115 | 1427 |
| 山　西 | 280532 | 18942 | 10.2 | 603 | 196 | 19 | 1 | | 213 | 193 | 119 |
| 内蒙古 | 142940 | 98753 | 69.1 | 5494 | 1476 | 185 | 7 | 1 | 1879 | 2005 | 875 |
| 辽　宁 | 266577 | 100072 | 37.5 | 4935 | 697 | 154 | 8 | | 1935 | 1015 | 799 |
| 吉　林 | 176721 | 75115 | 42.5 | 2541 | 741 | 161 | 1 | | 804 | 898 | 453 |
| 黑龙江 | 232789 | 77340 | 33.2 | 3321 | 1284 | 134 | 7 | 1 | 854 | 1047 | 500 |
| 上　海 | 125165 | 27037 | 21.6 | 2348 | 234 | 26 | 36 | 2 | 875 | 1263 | 236 |
| 江　苏 | 521345 | 449939 | 86.3 | 33148 | 5149 | 820 | 582 | 69 | 12311 | 15037 | 10568 |
| 浙　江 | 298583 | 280895 | 94.1 | 46305 | 3225 | 865 | 31 | 18 | 7432 | 32980 | 10176 |
| 安　徽 | 601163 | 565359 | 94.0 | 49158 | 17762 | 1577 | 131 | 58 | 13166 | 13358 | 24425 |
| 福　建 | 273616 | 210285 | 76.9 | 25190 | 2184 | 518 | 99 | 6 | 7565 | 12805 | 31797 |
| 江　西 | 353544 | 161438 | 45.7 | 24417 | 5335 | 346 | 37 | 11 | 7890 | 10967 | 5943 |
| 山　东 | 636885 | 388442 | 61.0 | 21864 | 6901 | 436 | 248 | 30 | 8701 | 6091 | 3408 |
| 河　南 | 954804 | 673720 | 70.6 | 36322 | 15682 | 1449 | 74 | 59 | 7020 | 10955 | 5729 |
| 湖　北 | 434870 | 286511 | 65.9 | 11470 | 5337 | 387 | 29 | 49 | 2011 | 3744 | 1903 |
| 湖　南 | 498594 | 424779 | 85.2 | 38255 | 15508 | 974 | 358 | 91 | 8223 | 11893 | 15712 |
| 广　东 | 744399 | 255245 | 34.8 | 24419 | 2126 | 300 | 942 | 21 | 6935 | 5595 | 7396 |
| 广　西 | 376915 | 368480 | 97.8 | 22946 | 3307 | 1472 | 29 | 20 | 8034 | 11310 | 9597 |
| 海　南 | 68466 | 33766 | 49.3 | 5255 | 2634 | 59 | 205 | | 638 | 1802 | 1139 |
| 重　庆 | 239276 | 36701 | 15.7 | 2907 | 1050 | 98 | 1 | | 649 | 1176 | 127 |
| 四　川 | 649764 | 436385 | 67.2 | 48903 | 15980 | 3443 | 40 | 16 | 16811 | 14382 | 11432 |
| 贵　州 | 293749 | 14286 | 5.0 | 673 | 178 | 48 | 1 | | 259 | 210 | 53 |
| 云　南 | 372439 | 310396 | 83.3 | 14231 | 7815 | 1833 | 20 | 10 | 1984 | 3428 | 3738 |
| 西　藏 | 22446 | 3666 | 17.4 | 390 | 42 | 19 | | | 127 | 79 | 5 |
| 陕　西 | 281222 | 99738 | 35.5 | 1723 | 330 | 41 | 8 | 2 | 161 | 260 | 423 |
| 甘　肃 | 154605 | 87066 | 56.3 | 4802 | 1926 | 43 | 32 | 4 | 1259 | 1387 | 2074 |
| 青　海 | 32090 | 370 | 2.4 | 12 | 10 | 1 | | | 1 | | |
| 宁　夏 | 44269 | 43327 | 97.9 | 6409 | 1678 | 104 | 7 | 2 | 1642 | 3078 | 1968 |
| 新　疆 | 284764 | 254790 | 89.5 | 17592 | 13647 | 6288 | 181 | 4 | 880 | 2594 | 41096 |

# 8-7-3　婚前检查保健情况(女)

| 年份<br>地区 | 应查人数 | 实查人数 | 检查率(%) | 检出疾病人数 | 指定传染病 | 性病 | 严重遗传病 | 精神病 | 生殖系统疾病 | 内科系统疾病 | 影响婚育疾病接受医学指导意见人数 |
|---|---|---|---|---|---|---|---|---|---|---|---|
| 2010 | 10172027 | 3135499 | 31.1 | 320105 | 56445 | 9550 | 4132 | 877 | 135101 | 93661 | 93308 |
| 2011 | 10954037 | 4446362 | 41.0 | 401436 | 76888 | 13640 | 3461 | 1246 | 172676 | 116154 | 118472 |
| 2012 | 11169686 | 5336536 | 48.4 | 454547 | 92904 | 16596 | 3050 | 1177 | 191417 | 127300 | 147110 |
| 2013 | 11241029 | 5864320 | 53.0 | 478660 | 102368 | 19208 | 3871 | 1483 | 196746 | 139359 | 158113 |
| 2014 | 10580347 | 6023022 | 57.6 | 483463 | 100552 | 21672 | 3611 | 1624 | 195574 | 148966 | 179703 |
| 2015 | 10190733 | 5904622 | 58.7 | 476775 | 102910 | 22847 | 4498 | 1617 | 181175 | 156720 | 172952 |
| 北　京 | 160757 | 14681 | 9.1 | 1882 | 81 | 5 | 153 | 8 | 1106 | 362 | 172 |
| 天　津 | 78078 | 546 | 0.7 | 3 |  |  |  |  | 2 | 1 | 3 |
| 河　北 | 599147 | 111482 | 18.6 | 3600 | 649 | 78 | 17 | 14 | 1133 | 1026 | 976 |
| 山　西 | 280532 | 19048 | 10.3 | 1443 | 149 | 25 |  | 17 | 766 | 511 | 320 |
| 内蒙古 | 142940 | 98939 | 69.2 | 6130 | 1195 | 304 | 25 | 10 | 3049 | 1722 | 1084 |
| 辽　宁 | 264760 | 98843 | 37.3 | 6085 | 729 | 262 | 12 | 9 | 2959 | 1089 | 1066 |
| 吉　林 | 176721 | 75114 | 42.5 | 1950 | 669 | 222 | 3 |  | 441 | 656 | 502 |
| 黑龙江 | 232795 | 77279 | 33.2 | 2549 | 1115 | 182 | 16 | 4 | 780 | 557 | 411 |
| 上　海 | 125165 | 26033 | 20.8 | 1712 | 130 | 23 | 65 | 8 | 1300 | 177 | 142 |
| 江　苏 | 521345 | 450002 | 86.3 | 37192 | 3933 | 1008 | 730 | 125 | 19289 | 13115 | 9354 |
| 浙　江 | 298586 | 281377 | 94.2 | 45558 | 2026 | 1129 | 70 | 72 | 20324 | 20844 | 7037 |
| 安　徽 | 601166 | 564910 | 94.0 | 54663 | 14216 | 2023 | 290 | 270 | 15913 | 19186 | 22626 |
| 福　建 | 273598 | 210125 | 76.8 | 29202 | 1269 | 688 | 136 | 63 | 13438 | 11862 | 23732 |
| 江　西 | 352282 | 161519 | 45.8 | 20804 | 3921 | 408 | 53 | 35 | 7470 | 9323 | 4269 |
| 山　东 | 636887 | 389971 | 61.2 | 24544 | 5899 | 600 | 187 | 93 | 13094 | 5412 | 2962 |
| 河　南 | 954137 | 672964 | 70.5 | 31009 | 11823 | 1297 | 94 | 142 | 5542 | 11220 | 4585 |
| 湖　北 | 435913 | 286408 | 65.7 | 12863 | 4880 | 509 | 47 | 65 | 4394 | 3183 | 2494 |
| 湖　南 | 498107 | 425045 | 85.3 | 42291 | 12333 | 1291 | 649 | 206 | 14310 | 13355 | 15722 |
| 广　东 | 743970 | 255951 | 35.0 | 27414 | 1714 | 689 | 1106 | 19 | 11075 | 5698 | 6785 |
| 广　西 | 376915 | 368175 | 97.7 | 33888 | 2498 | 1578 | 137 | 314 | 19143 | 11563 | 8540 |
| 海　南 | 68472 | 33700 | 49.2 | 5098 | 1998 | 127 | 302 | 10 | 1162 | 1668 | 1043 |
| 重　庆 | 238596 | 36901 | 15.8 | 1523 | 667 | 92 | 56 |  | 362 | 414 | 140 |
| 四　川 | 649629 | 438022 | 67.4 | 36591 | 12331 | 3236 | 68 | 52 | 5826 | 14457 | 10430 |
| 贵　州 | 289043 | 10783 | 3.9 | 1167 | 151 | 55 | 9 | 2 | 324 | 232 | 66 |
| 云　南 | 372439 | 310239 | 83.3 | 17595 | 6063 | 1719 | 42 | 47 | 7674 | 2909 | 3375 |
| 西　藏 | 22270 | 3842 | 18.4 | 947 | 38 | 27 |  |  | 654 | 68 | 8 |
| 陕　西 | 281008 | 97638 | 34.7 | 1351 | 275 | 40 | 12 | 8 | 670 | 273 | 552 |
| 甘　肃 | 154566 | 87109 | 56.4 | 5366 | 1474 | 70 | 36 | 10 | 2643 | 1084 | 2890 |
| 青　海 | 32090 | 280 | 1.8 | 12 | 5 | 1 |  |  | 5 | 1 |  |
| 宁　夏 | 44277 | 43278 | 97.7 | 7822 | 1185 | 140 | 18 | 6 | 3624 | 2989 | 1571 |
| 新　疆 | 284542 | 254418 | 89.4 | 14521 | 9494 | 5019 | 165 | 8 | 2703 | 1763 | 40095 |

# 8-8-1 计划生育手术情况

| 年份 | 节育手术总例数 | 放置节育器 | | 取出节育器 | | 输精管结扎 | | 输卵管结扎 | | 人工流产 | |
|---|---|---|---|---|---|---|---|---|---|---|---|
| | | 例数 | % | 例数 | % | 人数 | % | 人数 | % | 人数 | % |
| 1971 | 13051123 | 6172889 | 47.3 | … | … | 1223480 | 9.4 | 1744644 | 13.4 | 3910110 | 30.0 |
| 1972 | 18690446 | 9220297 | 49.3 | 853625 | 4.6 | 1715822 | 9.2 | 2087160 | 11.2 | 4813542 | 25.8 |
| 1973 | 25075557 | 13949569 | 55.6 | 1126756 | 4.5 | 1933210 | 7.7 | 2955617 | 11.8 | 5110405 | 20.4 |
| 1974 | 22638229 | 12579886 | 55.6 | 1352787 | 6.0 | 1445251 | 6.4 | 2275741 | 10.1 | 4984564 | 22.0 |
| 1975 | 29462861 | 16743693 | 56.8 | 1702213 | 5.8 | 2652653 | 9.0 | 3280042 | 11.1 | 5084260 | 17.3 |
| 1976 | 22385435 | 11626510 | 51.9 | 1812590 | 8.1 | 1495540 | 6.7 | 2707849 | 12.1 | 4742946 | 21.2 |
| 1977 | 25539086 | 12974313 | 50.8 | 1941880 | 7.6 | 2616876 | 10.2 | 2776448 | 10.9 | 5229569 | 20.5 |
| 1978 | 21720096 | 10962517 | 50.5 | 2087420 | 9.6 | 767542 | 3.5 | 2511413 | 11.6 | 5391204 | 24.8 |
| 1979 | 30581114 | 13472392 | 44.1 | 2288670 | 7.5 | 1673947 | 5.5 | 5289518 | 17.3 | 7856587 | 25.7 |
| 1980 | 28628437 | 11491871 | 40.1 | 2403408 | 8.4 | 1363508 | 4.8 | 3842006 | 13.4 | 9527644 | 33.3 |
| 1981 | 22760305 | 10344537 | 45.4 | 1513376 | 6.6 | 649476 | 2.9 | 1555971 | 6.8 | 8696945 | 38.2 |
| 1982 | 33702389 | 14069161 | 41.7 | 2056671 | 6.1 | 1230967 | 3.7 | 3925927 | 11.6 | 12419663 | 36.9 |
| 1983 | 58205572 | 17755736 | 30.5 | 5323354 | 9.1 | 4259261 | 7.3 | 16398378 | 28.2 | 14371843 | 24.7 |
| 1984 | 31734864 | 11751146 | 37.0 | 4383129 | 13.8 | 1293286 | 4.1 | 5417163 | 17.1 | 8890140 | 28.0 |
| 1985 | 25646972 | 9576980 | 37.3 | 2278892 | 8.9 | 575564 | 2.2 | 2283971 | 8.9 | 10931565 | 42.6 |
| 1986 | 28475506 | 10637909 | 37.4 | 2313157 | 8.1 | 1030827 | 3.6 | 2914900 | 10.2 | 11578713 | 40.7 |
| 1987 | 34597082 | 13448332 | 38.9 | 2411389 | 7.0 | 1752598 | 5.1 | 4407755 | 12.7 | 10489412 | 30.3 |
| 1988 | 31820664 | 12227219 | 38.4 | 2264969 | 7.1 | 1062161 | 3.3 | 3590469 | 11.3 | 12675839 | 39.8 |
| 1989 | 29031912 | 10854752 | 37.4 | 2066723 | 7.1 | 1509294 | 5.2 | 4221717 | 14.5 | 10379426 | 35.8 |
| 1990 | 34982328 | 12352110 | 35.3 | 2355128 | 6.7 | 1466442 | 4.2 | 5314722 | 15.2 | 13493926 | 38.6 |
| 1991 | 38135578 | 12289953 | 32.2 | 2623304 | 6.9 | 2382670 | 6.2 | 6753338 | 17.7 | 14086313 | 36.9 |
| 1992 | 28017605 | 10091391 | 36.0 | 2151223 | 7.7 | 858675 | 3.1 | 4500029 | 16.1 | 10416287 | 37.2 |
| 1993 | 25114685 | 9366096 | 37.3 | 2030421 | 8.1 | 641705 | 2.6 | 3580344 | 14.3 | 9496119 | 37.8 |
| 1994 | 27967575 | 10353790 | 37.0 | 2322221 | 8.3 | 671890 | 2.4 | 3726861 | 13.3 | 9467064 | 33.9 |
| 1995 | 22236012 | 8368242 | 37.6 | 1841903 | 8.3 | 464387 | 2.1 | 2315472 | 10.4 | 7476482 | 33.6 |
| 1996 | 22953599 | 8807090 | 38.4 | 2029474 | 8.8 | 546425 | 2.4 | 2736415 | 11.9 | 8834195 | 38.5 |
| 1997 | 20418688 | 7947709 | 38.9 | 1868727 | 9.2 | 436656 | 2.1 | 2340303 | 11.5 | 6589869 | 32.3 |
| 1998 | 19458072 | 7663447 | 39.4 | 2088129 | 10.7 | 329080 | 1.7 | 1993126 | 10.2 | 7384290 | 37.9 |
| 1999 | 18209721 | 7159823 | 39.3 | 2138951 | 11.7 | 318858 | 1.8 | 1827732 | 10.0 | 6764357 | 37.1 |
| 2000 | 17720620 | 6833181 | 38.6 | 2235434 | 12.6 | 312538 | 1.8 | 1680917 | 9.5 | 6658550 | 37.6 |
| 2001 | 17070650 | 6627130 | 38.8 | 2354747 | 13.8 | 254229 | 1.5 | 1549700 | 9.1 | 6284844 | 36.8 |
| 2002 | 17671279 | 6539550 | 37.0 | 2395709 | 13.6 | 209006 | 1.2 | 1372535 | 7.8 | 6812317 | 38.6 |
| 2003 | 18644537 | 6808186 | 36.5 | 2607231 | 14.0 | 272608 | 1.5 | 1478979 | 7.9 | 7215440 | 38.8 |
| 2004 | 18524918 | 6661851 | 36.0 | 2807888 | 15.2 | 192751 | 1.0 | 1466742 | 7.9 | 7140588 | 38.5 |
| 2005 | 19388510 | 6803959 | 35.1 | 2788035 | 14.4 | 199372 | 1.0 | 1418789 | 7.3 | 7105995 | 36.7 |
| 2006 | 19010352 | 6955904 | 36.6 | 2786171 | 14.7 | 259433 | 1.4 | 1422983 | 7.5 | 7308615 | 38.4 |
| 2007 | 19682051 | 7242095 | 36.8 | 2784691 | 14.2 | 206103 | 1.1 | 1576399 | 8.0 | 7632539 | 38.8 |
| 2008 | 22965823 | 7680893 | 33.4 | 2928735 | 12.8 | 214514 | 0.9 | 1606313 | 7.0 | 9173101 | 40.0 |
| 2009 | 22768853 | 7818040 | 34.3 | 3084561 | 13.6 | 219284 | 1.0 | 1775706 | 7.8 | 6111375 | 26.8 |
| 2010 | 22157408 | 7543621 | 34.0 | 2817209 | 12.7 | 218306 | 1.0 | 1699379 | 7.7 | 6361539 | 28.7 |
| 2011 | 21948224 | 7296642 | 33.2 | 2818858 | 12.8 | 196064 | 0.9 | 1595105 | 7.3 | 6631310 | 30.2 |
| 2012 | 21763821 | 7200416 | 33.1 | 2835480 | 13.0 | 173231 | 0.8 | 1561809 | 7.2 | 6690027 | 30.7 |
| 2013 | 20348829 | 6811831 | 33.5 | 2792446 | 13.7 | 157153 | 0.8 | 1373089 | 6.7 | 6237177 | 30.7 |
| 2014 | 24182908 | 8482706 | 35.1 | 3531477 | 14.6 | 180959 | 0.7 | 1467743 | 6.1 | 9621995 | 39.8 |
| 2015 | 23786065 | 8227879 | 34.6 | 3528728 | 14.8 | 149432 | 0.6 | 1230805 | 5.2 | 9851961 | 41.4 |

# 8-8-2 2015年各地区计划生育手术情况

| 地区 | 节育手术总例数 | 放置节育器例数 | | | 取出节育器例数 | | | 输精管结扎人数 | | |
|---|---|---|---|---|---|---|---|---|---|---|
| | | | 子宫穿孔 | 感染 | | 子宫穿孔 | 感染 | | 阴囊脓肿 | 感染 |
| 总　计 | 23786065 | 8227879 | 2134 | 2802 | 3528728 | 69 | 433 | 149432 | 12 | 6 |
| 北　京 | 261091 | 22381 | 1 | | 47334 | 1 | | 21 | | |
| 天　津 | 176540 | 20722 | | | 34632 | | | 2 | | |
| 河　北 | 1304416 | 718789 | 2 | 5 | 117065 | | | 5418 | | |
| 山　西 | 504604 | 207290 | | | 81370 | | | 100 | 2 | |
| 内蒙古 | 345029 | 130161 | | 21 | 64951 | | 3 | 22 | | |
| 辽　宁 | 599869 | 144889 | | 3 | 162837 | 2 | 6 | 56 | | |
| 吉　林 | 299152 | 77898 | | 2 | 71806 | 1 | | | | |
| 黑龙江 | 381883 | 116481 | | | 93764 | 1 | | 56 | 1 | |
| 上　海 | 375316 | 43181 | | | 103303 | 2 | | 2 | | |
| 江　苏 | 1578402 | 403095 | 1 | 3 | 356231 | 1 | | 1629 | | |
| 浙　江 | 1291369 | 192110 | 1 | 14 | 231458 | 2 | 2 | 219 | | |
| 安　徽 | 1165753 | 740287 | 123 | 700 | 151060 | 6 | 39 | 4269 | | |
| 福　建 | 708619 | 225945 | 712 | 1 | 62235 | 1 | 1 | 14954 | | |
| 江　西 | 765318 | 405952 | 3 | 78 | 42736 | | 6 | 245 | | |
| 山　东 | 2057273 | 850426 | 4 | 906 | 391665 | 1 | 9 | 23138 | | 1 |
| 河　南 | 1704005 | 843704 | 2 | 38 | 171656 | | 18 | 31900 | | |
| 湖　北 | 872552 | 289190 | 1 | 19 | 147738 | 3 | 5 | 304 | | |
| 湖　南 | 1104416 | 440151 | | 10 | 102068 | 1 | 5 | 2039 | | |
| 广　东 | 2231653 | 410016 | 839 | 23 | 163888 | 7 | 13 | 25414 | | 2 |
| 广　西 | 824728 | 266449 | 3 | 4 | 80445 | 2 | | 2022 | | |
| 海　南 | 156405 | 53292 | | 18 | 14410 | | | 19 | | |
| 重　庆 | 505021 | 92105 | | 27 | 100923 | 2 | 6 | 38 | | |
| 四　川 | 1311291 | 255235 | 92 | 231 | 226377 | 13 | 41 | 2889 | 1 | 1 |
| 贵　州 | 566101 | 207194 | 1 | | 65765 | 1 | | 30904 | 6 | 2 |
| 云　南 | 1001907 | 347454 | 6 | 14 | 191092 | 7 | 3 | 3116 | | |
| 西　藏 | 55179 | 7809 | 229 | 201 | 3784 | | 40 | 80 | | |
| 陕　西 | 484311 | 168318 | 63 | 5 | 76645 | 1 | 5 | 260 | 2 | |
| 甘　肃 | 311951 | 130995 | | 66 | 32157 | 1 | 2 | 49 | | |
| 青　海 | 96483 | 35601 | 37 | | 17297 | 12 | 3 | 49 | | |
| 宁　夏 | 161860 | 42119 | 4 | 70 | 34563 | 1 | | 2 | | |
| 新　疆 | 583568 | 338640 | 10 | 343 | 87473 | | 226 | 216 | | |

## 8-8-2 续表

| | | | | | | | | 节育手术构成(%) | | | | |
|---|---|---|---|---|---|---|---|---|---|---|---|---|
| 输卵管结扎人数 | 肠管损伤 | 膀胱损伤 | 感染 | 人工流产例数 | 子宫穿孔 | 人流不全 | 感染 | 放置节育器 | 取出节育器 | 输精管结扎 | 输卵管结扎 | 人工流产 |
| 1230805 | 6 | 6 | 82 | 9851961 | 495 | 11732 | 991 | 34.59 | 14.84 | 0.63 | 5.17 | 41.42 |
| 1115 | | | | 190081 | | 1 | | 8.57 | 18.13 | 0.01 | 0.43 | 72.80 |
| 351 | | | | 120707 | | 14 | | 11.74 | 19.62 | | 0.20 | 68.37 |
| 44183 | | | | 330296 | 3 | 291 | 10 | 55.10 | 8.97 | 0.42 | 3.39 | 25.32 |
| 11868 | | | | 203797 | 1 | 73 | 2 | 41.08 | 16.13 | 0.02 | 2.35 | 40.39 |
| 5305 | | | | 131369 | | 180 | 1 | 37.72 | 18.82 | 0.01 | 1.54 | 38.07 |
| 596 | | | | 268236 | 5 | 246 | 78 | 24.15 | 27.15 | 0.01 | 0.10 | 44.72 |
| 1139 | | | | 147823 | 2 | 10 | | 26.04 | 24.00 | | 0.38 | 49.41 |
| 862 | | | | 153096 | 13 | 128 | 1 | 30.50 | 24.55 | 0.01 | 0.23 | 40.09 |
| 3081 | | | | 217457 | | 42 | | 11.51 | 27.52 | | 0.82 | 57.94 |
| 7275 | | | | 808438 | 3 | 110 | 11 | 25.54 | 22.57 | 0.10 | 0.46 | 51.22 |
| 33335 | | 1 | | 831297 | 26 | 749 | 104 | 14.88 | 17.92 | 0.02 | 2.58 | 64.37 |
| 36735 | | 1 | 4 | 199959 | 6 | 251 | 65 | 63.50 | 12.96 | 0.37 | 3.15 | 17.15 |
| 73616 | | 1 | 3 | 330374 | 24 | 649 | 29 | 31.89 | 8.78 | 2.11 | 10.39 | 46.62 |
| 55571 | | | 12 | 257636 | 6 | 759 | 166 | 53.04 | 5.58 | 0.03 | 7.26 | 33.66 |
| 72656 | | | 1 | 527886 | 60 | 482 | 18 | 41.34 | 19.04 | 1.12 | 3.53 | 25.66 |
| 223831 | 2 | | 7 | 381198 | 13 | 418 | 7 | 49.51 | 10.07 | 1.87 | 13.14 | 22.37 |
| 31522 | | | | 338638 | 2 | 219 | 44 | 33.14 | 16.93 | 0.03 | 3.61 | 38.81 |
| 121228 | | | 1 | 385583 | 5 | 636 | 33 | 39.85 | 9.24 | 0.18 | 10.98 | 34.91 |
| 203397 | | 1 | 25 | 1349305 | 215 | 1961 | 37 | 18.37 | 7.34 | 1.14 | 9.11 | 60.46 |
| 21275 | | | | 453251 | 5 | 326 | 14 | 32.31 | 9.75 | 0.25 | 2.58 | 54.96 |
| 5328 | | | | 80559 | | 169 | 11 | 34.07 | 9.21 | 0.01 | 3.41 | 51.51 |
| 571 | | | | 309279 | 8 | 247 | 40 | 18.24 | 19.98 | 0.01 | 0.11 | 61.24 |
| 7171 | | | | 802619 | 39 | 2043 | 270 | 19.46 | 17.26 | 0.22 | 0.55 | 61.21 |
| 145488 | 2 | 1 | 17 | 109270 | 31 | 224 | 11 | 36.60 | 11.62 | 5.46 | 25.70 | 19.30 |
| 29939 | | | 3 | 423633 | 10 | 584 | 16 | 34.68 | 19.07 | 0.31 | 2.99 | 42.28 |
| 1644 | 2 | | | 3163 | | 4 | 2 | 14.15 | 6.86 | 0.14 | 2.98 | 5.73 |
| 20723 | | 1 | | 198225 | 3 | 126 | 2 | 34.75 | 15.83 | 0.05 | 4.28 | 40.93 |
| 46857 | | | 7 | 98315 | 1 | 184 | | 41.99 | 10.31 | 0.02 | 15.02 | 31.52 |
| 5264 | | | | 31971 | 1 | 54 | | 36.90 | 17.93 | 0.05 | 5.46 | 33.14 |
| 9061 | | | 2 | 67553 | 9 | 480 | 4 | 26.02 | 21.35 | | 5.60 | 41.74 |
| 9818 | | | | 100947 | 4 | 72 | 15 | 58.03 | 14.99 | 0.04 | 1.68 | 17.30 |

# 九、人民健康水平

## 简要说明

一、本章主要介绍全国人民健康水平和营养状况。包括人口出生率、死亡率、预期寿命、患病率、居民长期失能和残障情况、城乡青少年和儿童身体发育情况、居民营养状况等。

二、出生率、死亡率和预期寿命数据摘自《中国统计年鉴》；居民患病率、长期失能和残障情况数据来源于2003、2008、2013年国家卫生服务调查（调查情况介绍见第五部分医疗服务）；城乡性别年龄别平均身高和体重数据来源于2002年居民营养与健康状况调查；居民营养状况数据来源于1982、1992、2002年全国营养调查。

## 主要指标解释

**出生率** 又称粗出生率。指年内一定地区出生人数与同期平均人数之比，一般用‰表示。出生人数指活产数，年平均人数指年初和年底人口数的平均数，也可用年中人口数代替。

**死亡率** 又称粗死亡率。指年内一定地区的死亡人数与同期平均人数之比，一般用‰表示。

**人口自然增长率** 指年内一定地区的人口自然增加数（出生人数减死亡人数）与同期平均人数之比（或者人口自然增长率=出生率－死亡率），一般用‰表示。

**婴儿死亡率** 指年内一定地区未满1岁婴儿死亡人数与同年出生的活产数之比，一般用‰表示。

**预期寿命** 某年某地区新出生的婴儿预期存活的平均年数，又称出生期望寿命，人均预期寿命。一般用“岁”表示。

**两周患病率** 即调查前两周内患病人数（或例数）/调查人数×1000。

**慢性病患病率** 两种定义：按人数计算的慢性病患病率，是指调查前半年内慢性病患病人数与调查人数之比；按例数计算的慢性病患病率，是指调查前半年内慢性病患病例数（含一人多次得病）与调查人数之比。“慢性病患病”是指：①调查前半年内经过医生诊断明确有慢性病（包括慢性感染性疾病如结核等和慢性非感染性疾病如冠心病和高血压等）；②半年以前经医生诊断有慢性病，在调查前半年内时有发作，并采取了治疗措施如服药、理疗等。二者有其一者，即认为患慢性病。

**每千人患病天数** 即调查前两周内病人患病天数之和/调查人数×1000。

**每千人休工天数** 即调查前两周内病人因病休工天数之和/调查人数×1000。

**每千人休学天数** 即调查前两周内学生因病休学天数之和/调查人数×1000。

**每千人卧床天数** 即调查前两周内病人因病卧床天数之和/调查人数×1000。

## 9-1-1 人口出生率、死亡率与自然增长率

| | 出生率<br>(‰) | 死亡率<br>(‰) | 自然增长率<br>(‰) |
|---|---|---|---|
| 1955 | 32.60 | 12.28 | 20.32 |
| 1960 | 20.86 | 25.43 | -4.57 |
| 1965 | 37.88 | 9.50 | 28.38 |
| 1970 | 33.43 | 7.60 | 25.83 |
| 1975 | 23.01 | 7.32 | 15.69 |
| 1976 | 19.91 | 7.25 | 12.66 |
| 1977 | 18.93 | 6.87 | 12.06 |
| 1978 | 18.25 | 6.25 | 12.00 |
| 1979 | 17.82 | 6.21 | 11.61 |
| 1980 | 18.21 | 6.34 | 11.87 |
| 1981 | 20.91 | 6.36 | 14.55 |
| 1982 | 22.28 | 6.60 | 15.68 |
| 1983 | 20.19 | 6.90 | 13.29 |
| 1984 | 19.90 | 6.82 | 13.08 |
| 1985 | 21.04 | 6.78 | 14.26 |
| 1986 | 22.43 | 6.86 | 15.57 |
| 1987 | 23.33 | 6.72 | 16.61 |
| 1988 | 22.37 | 6.64 | 15.73 |
| 1989 | 21.58 | 6.54 | 15.04 |
| 1990 | 21.06 | 6.67 | 14.39 |
| 1991 | 19.68 | 6.70 | 12.98 |
| 1992 | 18.24 | 6.64 | 11.60 |
| 1993 | 18.09 | 6.64 | 11.45 |
| 1994 | 17.70 | 6.49 | 11.21 |
| 1995 | 17.12 | 6.57 | 10.55 |
| 1996 | 16.98 | 6.56 | 10.42 |
| 1997 | 16.57 | 6.51 | 10.06 |
| 1998 | 15.64 | 6.50 | 9.14 |
| 1999 | 14.64 | 6.46 | 7.58 |
| 2000 | 14.03 | 6.45 | 7.58 |
| 2001 | 13.38 | 6.43 | 6.95 |
| 2002 | 12.86 | 6.41 | 6.45 |
| 2003 | 12.41 | 6.40 | 6.01 |
| 2004 | 12.29 | 6.42 | 5.87 |
| 2005 | 12.40 | 6.51 | 5.89 |
| 2006 | 12.09 | 6.81 | 5.28 |
| 2007 | 12.10 | 6.93 | 5.17 |
| 2008 | 12.14 | 7.06 | 5.08 |
| 2009 | 11.95 | 7.08 | 4.87 |
| 2010 | 11.90 | 7.11 | 4.79 |
| 2011 | 11.93 | 7.14 | 4.79 |
| 2012 | 12.10 | 7.15 | 4.95 |
| 2013 | 12.08 | 7.16 | 4.92 |
| 2014 | 12.37 | 7.16 | 5.21 |
| 2015 | 12.07 | 7.11 | 4.96 |

资料来源：有关年份《中国统计年鉴》。

## 9-1-2　各地区人口出生率和死亡率

| 地区 | 出生率(‰) | | | | | | 死亡率(‰) | | | | | |
|---|---|---|---|---|---|---|---|---|---|---|---|---|
| | 1981 | 1990 | 2000 | 2005 | 2010 | 2014 | 1981 | 1990 | 2000 | 2005 | 2010 | 2014 |
| 总　计 | 20.91 | 21.06 | 14.03 | 12.40 | 11.90 | 12.37 | 6.36 | 6.67 | 6.45 | 6.51 | 7.11 | 7.16 |
| 北　京 | 17.65 | 13.01 | 8.39 | 6.29 | 7.48 | 9.75 | 6.02 | 5.81 | 6.99 | 5.20 | 4.41 | 4.92 |
| 天　津 | 17.84 | 15.61 | 7.50 | 7.44 | 8.18 | 8.19 | 5.98 | 5.78 | 6.67 | 6.01 | 5.58 | 6.05 |
| 河　北 | 19.74 | 20.46 | 13.86 | 12.84 | 13.22 | 13.18 | 6.32 | 6.82 | 6.65 | 6.75 | 6.41 | 6.23 |
| 山　西 | 16.96 | 22.54 | 21.36 | 12.02 | 10.68 | 10.92 | 6.54 | 6.56 | 7.32 | 6.00 | 5.38 | 5.93 |
| 内蒙古 | 17.27 | 21.19 | 12.65 | 10.08 | 9.30 | 9.31 | 4.90 | 7.21 | 6.84 | 5.46 | 5.54 | 5.75 |
| 辽　宁 | 16.59 | 16.30 | 10.67 | 7.01 | 6.68 | 6.49 | 5.26 | 6.59 | 6.74 | 6.04 | 6.26 | 6.23 |
| 吉　林 | 15.67 | 19.49 | 10.31 | 7.89 | 7.91 | 6.62 | 5.87 | 6.56 | 5.85 | 5.32 | 5.88 | 6.22 |
| 黑龙江 | 13.07 | 18.11 | 10.54 | 7.87 | 7.35 | 7.37 | 4.83 | 6.35 | 5.48 | 5.20 | 5.03 | 6.46 |
| 上　海 | 16.79 | 10.31 | 6.02 | 7.04 | 7.05 | 8.35 | 6.45 | 6.64 | 7.17 | 6.08 | 5.07 | 5.21 |
| 江　苏 | 15.38 | 20.54 | 11.83 | 9.24 | 9.73 | 9.45 | 5.85 | 6.53 | 6.68 | 7.03 | 6.88 | 7.02 |
| 浙　江 | 16.60 | 15.33 | 13.90 | 11.10 | 10.27 | 10.51 | 6.06 | 6.31 | 6.61 | 6.08 | 5.54 | 5.51 |
| 安　徽 | 14.18 | 24.47 | 13.06 | 12.43 | 12.70 | 12.86 | 4.81 | 6.25 | 5.53 | 6.23 | 5.95 | 5.89 |
| 福　建 | 21.09 | 24.44 | 16.96 | 11.60 | 11.27 | 13.70 | 5.91 | 6.71 | 6.08 | 5.62 | 5.16 | 6.20 |
| 江　西 | 15.88 | 24.59 | 16.85 | 13.79 | 13.72 | 13.24 | 6.33 | 7.54 | 5.29 | 5.96 | 6.06 | 6.26 |
| 山　东 | 16.48 | 18.21 | 11.38 | 12.14 | 11.65 | 14.23 | 6.41 | 6.96 | 6.70 | 6.31 | 6.26 | 6.84 |
| 河　南 | 18.52 | 24.92 | 11.60 | 11.55 | 11.52 | 12.80 | 6.57 | 6.52 | 5.58 | 6.30 | 6.57 | 7.02 |
| 湖　北 | 16.33 | 21.60 | 8.55 | 8.74 | 10.36 | 11.86 | 7.07 | 7.30 | 5.75 | 5.69 | 6.02 | 6.96 |
| 湖　南 | 18.01 | 23.93 | 10.40 | 11.90 | 13.10 | 13.52 | 6.62 | 7.23 | 5.94 | 6.75 | 6.70 | 6.89 |
| 广　东 | 21.77 | 22.26 | 18.20 | 11.70 | 11.18 | 10.80 | 5.46 | 5.76 | 5.43 | 4.68 | 4.21 | 4.70 |
| 广　西 | 22.52 | 20.20 | 16.47 | 14.26 | 14.13 | 14.07 | 5.55 | 6.60 | 5.06 | 6.09 | 5.48 | 6.21 |
| 海　南 | | 24.86 | 26.12 | 14.65 | 14.71 | 14.56 | | 6.26 | 4.74 | 5.72 | 5.73 | 5.95 |
| 重　庆 | 15.93 | 19.11 | 11.43 | 9.40 | 9.17 | 10.67 | 6.77 | 7.66 | 7.98 | 6.40 | 6.40 | 7.05 |
| 四　川 | | | 10.16 | 9.70 | 8.93 | 10.22 | | | 6.73 | 6.80 | 6.62 | 7.02 |
| 贵　州 | 22.39 | 23.09 | 20.30 | 14.59 | 13.96 | 12.98 | 7.43 | 7.90 | 6.29 | 7.21 | 6.55 | 7.18 |
| 云　南 | 20.23 | 23.60 | 17.06 | 14.72 | 13.10 | 12.65 | 7.30 | 7.92 | 6.60 | 6.75 | 6.56 | 6.45 |
| 西　藏 | 24.37 | 23.98 | 17.70 | 17.94 | 15.80 | 15.76 | 8.76 | 7.55 | 6.60 | 7.15 | 5.55 | 5.21 |
| 陕　西 | 17.40 | 23.48 | 11.00 | 10.02 | 9.73 | 10.13 | 6.78 | 6.52 | 5.92 | 6.01 | 6.01 | 6.26 |
| 甘　肃 | 16.56 | 20.68 | 13.23 | 12.59 | 12.05 | 12.21 | 5.34 | 6.20 | 5.92 | 6.57 | 6.02 | 6.11 |
| 青　海 | 20.86 | 24.34 | 19.85 | 15.70 | 14.94 | 14.67 | 5.70 | 7.47 | 7.35 | 6.21 | 6.31 | 6.18 |
| 宁　夏 | 24.67 | 24.34 | 15.42 | 15.93 | 14.14 | 13.10 | 4.85 | 5.52 | 4.92 | 4.95 | 5.10 | 4.53 |
| 新　疆 | 21.09 | 26.44 | 14.50 | 16.42 | 15.99 | 16.44 | 7.46 | 7.82 | 5.17 | 5.04 | 5.43 | 4.97 |

注：①本表数字摘自《中国统计年鉴》；②1981年广东省出生率和死亡率包括海南数据。

## 9-2-1 婴儿死亡率与预期寿命

| 年份 | 婴儿死亡率(‰) | 预期寿命(岁) | | |
|---|---|---|---|---|
| | | 合计 | 男 | 女 |
| 解放前 | 200左右 | 35.0 | … | … |
| 1973～1975 | 47.0 | … | 63.6 | 66.3 |
| 1981 | 34.7 | 67.9 | 66.4 | 69.3 |
| 1990 | … | 68.6 | 66.9 | 70.5 |
| 2000 | 32.2 | 71.4 | 69.6 | 73.3 |
| 2005 | 19.0 | 73.0 | 71.0 | 74.0 |
| 2010 | 13.1 | 74.8 | 72.4 | 77.4 |
| 2015 | 8.1 | 76.3 | … | … |

资料来源：①1973～1975年系全国三年肿瘤死亡回顾调查数字；②1981、1990、2000、2010年预期寿命系人口普查数，2005年系1%人口抽样调查数；③2000、2005、2010年婴儿死亡率系妇幼卫生监测地区数字。

## 9-2-2 各地区预期寿命

| 地区 | 1990年预期寿命(岁)合计 | 男 | 女 | 2000年预期寿命(岁)合计 | 男 | 女 | 2010年预期寿命(岁)合计 | 男 | 女 |
|---|---|---|---|---|---|---|---|---|---|
| 总 计 | 68.55 | 66.84 | 70.47 | 71.40 | 69.63 | 73.33 | 74.83 | 72.38 | 77.37 |
| 北 京 | 72.86 | 71.07 | 74.93 | 76.10 | 74.33 | 78.01 | 80.18 | 78.28 | 82.21 |
| 天 津 | 72.32 | 71.03 | 73.73 | 74.91 | 73.31 | 76.63 | 78.89 | 77.42 | 80.48 |
| 河 北 | 70.35 | 68.47 | 72.53 | 72.54 | 70.68 | 74.57 | 74.97 | 72.70 | 77.47 |
| 山 西 | 68.97 | 67.33 | 70.93 | 71.65 | 69.96 | 73.57 | 74.92 | 72.87 | 77.28 |
| 内蒙古 | 65.68 | 64.47 | 67.22 | 69.87 | 68.29 | 71.79 | 74.44 | 72.04 | 77.27 |
| 辽 宁 | 70.22 | 68.72 | 71.94 | 73.34 | 71.51 | 75.36 | 76.38 | 74.12 | 78.86 |
| 吉 林 | 67.95 | 66.65 | 69.49 | 73.10 | 71.38 | 75.04 | 76.18 | 74.12 | 78.44 |
| 黑龙江 | 66.97 | 65.50 | 68.73 | 72.37 | 70.39 | 74.66 | 75.98 | 73.52 | 78.81 |
| 上 海 | 74.90 | 72.77 | 77.02 | 78.14 | 76.22 | 80.04 | 80.26 | 78.20 | 82.44 |
| 江 苏 | 71.37 | 69.26 | 73.57 | 73.91 | 71.69 | 76.23 | 76.63 | 74.60 | 78.81 |
| 浙 江 | 71.38 | 69.66 | 74.24 | 74.70 | 72.5 | 77.21 | 77.73 | 75.58 | 80.21 |
| 安 徽 | 69.48 | 67.75 | 71.36 | 71.85 | 70.18 | 73.59 | 75.08 | 72.65 | 77.84 |
| 福 建 | 68.57 | 66.49 | 70.93 | 72.55 | 70.3 | 75.07 | 75.76 | 73.27 | 78.64 |
| 江 西 | 66.11 | 64.87 | 67.49 | 68.95 | 68.37 | 69.32 | 74.33 | 71.94 | 77.06 |
| 山 东 | 70.57 | 68.64 | 72.67 | 73.92 | 71.7 | 76.26 | 76.46 | 74.05 | 79.06 |
| 河 南 | 70.15 | 67.96 | 72.55 | 71.54 | 69.67 | 73.41 | 74.57 | 71.84 | 77.59 |
| 湖 北 | 67.25 | 65.51 | 69.23 | 71.08 | 69.31 | 73.02 | 74.87 | 72.68 | 77.35 |
| 湖 南 | 66.93 | 65.41 | 68.70 | 70.66 | 69.05 | 72.47 | 74.70 | 72.28 | 77.48 |
| 广 东 | 72.52 | 69.71 | 75.43 | 73.27 | 70.79 | 75.93 | 76.49 | 74.00 | 79.37 |
| 广 西 | 68.72 | 67.17 | 70.34 | 71.29 | 69.07 | 73.75 | 75.11 | 71.77 | 79.05 |
| 海 南 | 70.01 | 66.93 | 73.28 | 72.92 | 70.66 | 75.26 | 76.30 | 73.20 | 80.01 |
| 重 庆 | }66.33 | }65.06 | }67.70 | 71.73 | 69.84 | 73.89 | 75.70 | 73.16 | 78.60 |
| 四 川 | | | | 71.20 | 69.25 | 73.39 | 74.75 | 72.25 | 77.59 |
| 贵 州 | 64.29 | 63.04 | 65.63 | 65.96 | 64.54 | 67.57 | 71.10 | 68.43 | 74.11 |
| 云 南 | 63.49 | 62.08 | 64.98 | 65.49 | 64.24 | 66.89 | 69.54 | 67.06 | 72.43 |
| 西 藏 | 59.64 | 57.64 | 61.57 | 64.37 | 62.52 | 66.15 | 68.17 | 66.33 | 70.07 |
| 陕 西 | 67.40 | 66.23 | 68.79 | 70.07 | 68.92 | 71.3 | 74.68 | 72.84 | 76.74 |
| 甘 肃 | 67.24 | 66.35 | 68.25 | 67.47 | 66.77 | 68.26 | 72.23 | 70.60 | 74.06 |
| 青 海 | 60.57 | 59.29 | 61.96 | 66.03 | 64.55 | 67.7 | 69.96 | 68.11 | 72.07 |
| 宁 夏 | 66.94 | 65.95 | 68.05 | 70.17 | 68.71 | 71.84 | 73.38 | 71.31 | 75.71 |
| 新 疆 | 63.59 | 61.95 | 63.26 | 67.41 | 65.98 | 69.14 | 72.35 | 70.30 | 74.86 |

资料来源：1990、2000、2010年人口普查数字。

# 9-3-1 调查地区居民两周患病率

| 指标名称 | 合计 | | | 城市 | | | 农村 | | |
|---|---|---|---|---|---|---|---|---|---|
| | 2003 | 2008 | 2013 | 2003 | 2008 | 2013 | 2003 | 2008 | 2013 |
| 调查人数 | 193689 | 177501 | 273688 | 49698 | 46510 | 133393 | 143991 | 130991 | 140295 |
| 患病人次数 | 27696 | 33473 | 66067 | 7614 | 10326 | 37660 | 20082 | 23147 | 28407 |
| 两周患病率(‰) | 14.3 | 18.9 | 24.1 | 15.3 | 22.2 | 28.2 | 13.9 | 17.7 | 20.2 |
| 分性别两周患病率(‰) | | | | | | | | | |
| 男性 | 13.0 | 17.0 | 22.4 | 13.5 | 20.3 | 26.8 | 12.9 | 15.9 | 18.3 |
| 女性 | 15.6 | 20.7 | 25.9 | 17.0 | 24.0 | 29.6 | 15.1 | 19.4 | 22.2 |
| 年龄别两周患病率(‰) | | | | | | | | | |
| 0～4岁 | 13.3 | 17.4 | 10.6 | 10.4 | 14.7 | 11.5 | 14.0 | 18.0 | 9.9 |
| 5～14岁 | 7.2 | 7.7 | 5.3 | 6.1 | 6.4 | 5.7 | 7.5 | 8.0 | 5.0 |
| 15～24岁 | 5.0 | 5.0 | 3.7 | 4.0 | 5.1 | 4.2 | 5.2 | 5.0 | 3.3 |
| 25～34岁 | 8.2 | 7.5 | 5.7 | 6.0 | 6.3 | 5.9 | 9.0 | 8.0 | 5.3 |
| 35～44岁 | 12.6 | 13.6 | 12.4 | 10.0 | 10.2 | 12.9 | 13.6 | 14.8 | 12.0 |
| 45～54岁 | 19.2 | 22.7 | 24.3 | 16.3 | 21.4 | 26.3 | 20.3 | 23.3 | 22.5 |
| 55～64岁 | 25.2 | 32.3 | 42.0 | 25.8 | 35.5 | 47.0 | 24.9 | 31.0 | 37.0 |
| 65岁及以上 | 33.8 | 46.6 | 62.2 | 39.7 | 58.1 | 73.6 | 30.2 | 39.8 | 48.8 |
| 文化程度别两周患病率(‰) | | | | | | | | | |
| 文盲半文盲 | 24.9 | 33.8 | 42.1 | 32.7 | 42.7 | 52.4 | 23.8 | 32.5 | 37.4 |
| 小学 | 17.9 | 24.6 | 34.7 | 25.1 | 36.9 | 46.0 | 16.7 | 22.4 | 28.2 |
| 初中 | 11.7 | 15.5 | 23.1 | 15.1 | 24.0 | 31.0 | 10.6 | 12.9 | 16.6 |
| 高中、技校 | 10.6 | 14.3 | 22.2 | 11.1 | 17.6 | 25.0 | 10.0 | 10.9 | 16.7 |
| 中专 | 14.1 | 17.9 | 24.8 | 16.2 | 22.1 | 28.5 | 9.8 | 9.9 | 14.2 |
| 大专 | 11.5 | 16.1 | 17.6 | 12.3 | 18.1 | 19.0 | 7.6 | 8.1 | 11.2 |
| 大学及以上 | 11.7 | 14.3 | 15.1 | 12.1 | 15.5 | 16.3 | 7.6 | 5.9 | 7.4 |
| 医疗保障形式别两周患病率(‰) | | | | | | | | | |
| 城镇职工基本医保 | 17.8 | 28.4 | 38.3 | 18.2 | 28.6 | 38.9 | 15.5 | 26.6 | 33.0 |
| 城镇居民基本医保 | | 14.6 | 23.6 | | 14.2 | 22.9 | | 16.7 | 26.2 |
| 新型农村合作医疗 | 13.8 | 17.8 | 19.7 | 15.1 | 21.2 | 22.0 | 13.5 | 17.7 | 18.8 |
| 其他社会医疗保险 | 10.2 | 13.9 | 22.8 | 9.6 | 14.1 | 25.2 | 10.6 | 13.2 | 19.7 |
| 无医疗保险 | 14.2 | 14.8 | 13.1 | 12.5 | 14.4 | 13.3 | 14.5 | 15.3 | 12.4 |
| 就业状况别两周患病率(‰) | | | | | | | | | |
| 在岗 | 14.5 | 16.8 | 18.7 | 9.8 | 11.5 | 17.3 | 15.4 | 17.9 | 19.8 |
| 离退休 | 33.4 | 46.3 | 63.2 | 33.6 | 47.2 | 64.4 | 32.2 | 39.9 | 53.9 |
| 学生 | 4.6 | 4.7 | 3.4 | 4.1 | 4.7 | 3.9 | 4.8 | 4.8 | 2.9 |
| 无业、失业、半失业 | 19.5 | 28.9 | 39.5 | 15.5 | 22.2 | 38.7 | 29.1 | 33.6 | 40.2 |

资料来源：国家卫生服务调查。

## 9-3-2　2013年调查地区居民两周患病率

| 指标名称 | 合计 | 城市 | | | | 农村 | | | |
|---|---|---|---|---|---|---|---|---|---|
| | | 小计 | 东 | 中 | 西 | 小计 | 东 | 中 | 西 |
| 调查人数 | 273688 | 133393 | 44499 | 44774 | 44120 | 140295 | 45875 | 44883 | 49537 |
| 患病人次数 | 66067 | 37660 | 14278 | 11810 | 11572 | 28407 | 11767 | 8754 | 7886 |
| 两周患病率(%) | 24.1 | 28.2 | 32.1 | 26.4 | 26.2 | 20.2 | 25.7 | 19.5 | 15.9 |
| 分性别两周患病率(%) | | | | | | | | | |
| 男性 | 22.4 | 26.8 | 30.6 | 25.3 | 24.5 | 18.3 | 23.6 | 17.7 | 14.0 |
| 女性 | 25.9 | 29.6 | 33.5 | 27.4 | 27.9 | 22.2 | 27.7 | 21.3 | 17.9 |
| 年龄别两周患病率(%) | | | | | | | | | |
| 0～4岁 | 10.6 | 11.5 | 9.9 | 9.1 | 14.9 | 9.9 | 12.7 | 10.3 | 7.2 |
| 5～14岁 | 5.3 | 5.7 | 5.9 | 3.8 | 7.4 | 5.0 | 7.0 | 4.8 | 3.6 |
| 15～24岁 | 3.7 | 4.2 | 5.1 | 2.7 | 4.7 | 3.3 | 3.9 | 3.0 | 3.2 |
| 25～34岁 | 5.7 | 5.9 | 6.3 | 5.0 | 6.5 | 5.3 | 5.7 | 6.0 | 4.5 |
| 35～44岁 | 12.4 | 12.9 | 12.5 | 12.0 | 13.9 | 12.0 | 13.4 | 11.8 | 10.9 |
| 45～54岁 | 24.3 | 26.3 | 27.6 | 25.8 | 25.6 | 22.5 | 26.2 | 21.8 | 19.3 |
| 55～64岁 | 42.0 | 47.0 | 50.0 | 46.8 | 43.3 | 37.0 | 44.6 | 34.3 | 31.5 |
| 65岁及以上 | 62.2 | 73.6 | 80.7 | 69.4 | 69.6 | 48.8 | 58.9 | 45.5 | 40.4 |
| 文化程度别两周患病率(%) | | | | | | | | | |
| 文盲半文盲 | 42.1 | 52.4 | 63.6 | 55.1 | 44.0 | 37.4 | 52.0 | 33.4 | 30.4 |
| 小学 | 34.7 | 46.0 | 56.6 | 44.7 | 38.9 | 28.2 | 38.5 | 26.9 | 21.0 |
| 初中 | 23.1 | 31.0 | 35.9 | 28.8 | 27.9 | 16.6 | 19.9 | 16.6 | 12.7 |
| 高中、技校 | 22.2 | 25.0 | 28.5 | 23.8 | 22.2 | 16.7 | 20.6 | 17.6 | 11.0 |
| 中专 | 24.8 | 28.5 | 28.6 | 26.8 | 30.6 | 14.2 | 14.1 | 17.0 | 10.8 |
| 大专 | 17.6 | 19.0 | 21.0 | 18.1 | 17.6 | 11.2 | 10.4 | 13.2 | 10.2 |
| 大学及以上 | 15.1 | 16.3 | 17.6 | 14.7 | 16.2 | 7.4 | 3.8 | 13.7 | 5.2 |
| 医疗保障形式别两周患病率(%) | | | | | | | | | |
| 城镇职工基本医保 | 38.3 | 38.9 | 39.7 | 38.7 | 37.9 | 33.0 | 30.1 | 41.6 | 29.0 |
| 城镇居民基本医保 | 23.6 | 22.9 | 27.5 | 22.3 | 16.3 | 26.2 | 26.5 | 29.5 | 19.7 |
| 新型农村合作医疗 | 19.7 | 22.0 | 26.5 | 19.5 | 22.3 | 18.8 | 25.7 | 18.5 | 14.6 |
| 城乡居民合作医疗 | 22.7 | 22.7 | 12.2 | 13.0 | 30.4 | 22.7 | 24.2 | 16.1 | 23.5 |
| 其他社会医疗保险 | 22.8 | 25.2 | 27.5 | 20.9 | 25.6 | 19.7 | 21.7 | 22.1 | 14.1 |
| 无社保 | 13.1 | 13.3 | 13.8 | 12.4 | 14.1 | 12.4 | 16.0 | 11.6 | 9.2 |
| 就业状况别两周患病率(%) | | | | | | | | | |
| 在岗 | 18.7 | 17.3 | 16.8 | 15.5 | 19.3 | 19.8 | 24.4 | 18.5 | 16.6 |
| 离退休 | 63.2 | 64.4 | 66.1 | 60.6 | 67.0 | 53.9 | 58.8 | 56.9 | 38.7 |
| 学生 | 3.4 | 3.9 | 4.5 | 2.5 | 4.6 | 2.9 | 4.3 | 2.8 | 1.9 |
| 失业 | 28.7 | 27.4 | 31.1 | 25.7 | 24.2 | 31.8 | 32.9 | 23.2 | 38.4 |
| 无业 | 40.7 | 40.7 | 50.7 | 36.6 | 36.5 | 40.8 | 47.5 | 37.6 | 35.5 |

资料来源：2013年国家卫生服务调查。

## 9-4-1　调查地区居民疾病别两周患病率(‰)

| 指标名称 | 合计 | | | 城市 | | | 农村 | | |
|---|---|---|---|---|---|---|---|---|---|
| | 2003 | 2008 | 2013 | 2003 | 2008 | 2013 | 2003 | 2008 | 2013 |
| 传染病计 | 2.5 | 2.1 | 1.0 | 1.8 | 1.7 | 0.9 | 2.7 | 2.2 | 1.0 |
| 寄生虫病计 | 0.1 | 0.1 | 0.1 | 0.0 | 0.0 | 0.0 | 0.1 | 0.1 | 0.1 |
| 恶性肿瘤计 | 0.9 | 1.4 | 1.7 | 1.3 | 2.2 | 2.2 | 0.8 | 1.1 | 1.3 |
| 良性肿瘤计 | 0.4 | 0.8 | 0.5 | 0.4 | 1.0 | 0.5 | 0.4 | 0.7 | 0.5 |
| 内分泌、营养和代谢疾病计 | 3.1 | 7.4 | 28.4 | 7.7 | 17.8 | 41.5 | 1.6 | 3.7 | 15.9 |
| 其中：糖尿病 | 2.2 | 6.0 | 26.5 | 6.3 | 15.5 | 38.8 | 0.8 | 2.6 | 14.8 |
| 血液、造血器官疾病 | 1.3 | 1.4 | 0.8 | 0.9 | 1.0 | 0.7 | 1.4 | 1.6 | 0.9 |
| 精神病小计 | 0.8 | 1.3 | 1.5 | 0.9 | 1.7 | 1.7 | 0.8 | 1.2 | 1.4 |
| 神经系病计 | 3.5 | 3.4 | 2.7 | 3.4 | 3.1 | 3.0 | 3.5 | 3.5 | 2.5 |
| 眼及附器疾病 | 1.6 | 1.6 | 1.3 | 2.0 | 2.0 | 1.5 | 1.5 | 1.4 | 1.1 |
| 耳和乳突疾病 | 0.5 | 0.5 | 0.4 | 0.4 | 0.6 | 0.4 | 0.5 | 0.5 | 0.3 |
| 循环系统疾病 | 24.4 | 50.3 | 116.8 | 45.2 | 91.7 | 144.2 | 17.2 | 35.6 | 90.7 |
| 其中：心脏病 | 7.2 | 10.7 | 10.2 | 14.6 | 20.4 | 12.8 | 4.6 | 7.2 | 7.7 |
| 　　　高血压 | 11.9 | 31.4 | 98.9 | 21.9 | 60.8 | 123.2 | 8.4 | 20.9 | 75.8 |
| 　　　脑血管病 | 3.7 | 5.8 | 6.1 | 6.4 | 7.7 | 6.3 | 2.7 | 5.2 | 5.9 |
| 呼吸系统疾病 | 52.6 | 47.8 | 41.3 | 42.4 | 40.5 | 42.4 | 56.1 | 50.4 | 40.2 |
| 其中：急上呼感染 | 44.1 | 38.0 | 34.4 | 34.1 | 30.8 | 35.3 | 47.5 | 40.6 | 33.6 |
| 　　　肺炎 | 0.9 | 1.1 | 0.6 | 0.4 | 0.8 | 0.6 | 1.1 | 1.2 | 0.7 |
| 　　　老慢支 | 3.8 | 4.1 | 2.7 | 3.6 | 3.3 | 2.4 | 3.8 | 4.4 | 2.9 |
| 消化系统疾病 | 21.1 | 26.4 | 15.0 | 17.7 | 20.6 | 14.1 | 22.3 | 28.5 | 15.8 |
| 其中：急性胃炎 | 10.5 | 13.6 | 7.5 | 8.3 | 8.6 | 6.9 | 11.3 | 15.4 | 8.0 |
| 　　　肝硬化 | 0.4 | 0.6 | 0.4 | 0.4 | 0.8 | 0.5 | 0.4 | 0.6 | 0.3 |
| 　　　胆囊疾病 | 2.5 | 2.8 | 1.6 | 2.8 | 2.4 | 1.6 | 2.4 | 3.0 | 1.7 |
| 泌尿生殖系病 | 5.2 | 6.6 | 5.2 | 4.4 | 5.7 | 5.6 | 5.5 | 6.9 | 4.9 |
| 妊娠、分娩病及产褥期并发症 | 0.1 | 0.1 | 0.1 | 0.2 | 0.1 | 0.1 | 0.1 | 0.1 | 0.1 |
| 皮肤皮下组织 | 1.9 | 3.0 | 2.1 | 1.7 | 2.7 | 2.1 | 2.0 | 3.1 | 2.0 |
| 肌肉、骨骼结缔组织 | 14.7 | 25.0 | 16.5 | 16.3 | 21.1 | 15.2 | 14.2 | 26.4 | 17.7 |
| 其中：类风湿性关节炎 | 5.1 | 7.6 | 4.1 | 4.2 | 4.8 | 3.5 | 5.4 | 8.6 | 4.6 |
| 先天异常 | 0.2 | 0.1 | 0.1 | 0.1 | 0.2 | 0.1 | 0.2 | 0.1 | 0.2 |
| 围生期疾病 | 0.0 | 0.0 | 0.0 | | 0.0 | 0.0 | 0.0 | 0.0 | 0.0 |
| 损伤和中毒 | 5.7 | 5.6 | 4.2 | 4.0 | 4.4 | 3.9 | 6.3 | 6.0 | 4.5 |
| 其他 | 0.7 | 0.6 | 0.6 | 0.5 | 0.6 | 0.7 | 0.8 | 0.6 | 0.4 |
| 不详 | 1.7 | 3.1 | 1.1 | 2.0 | 3.5 | 1.4 | 1.6 | 2.9 | 0.9 |

资料来源：国家卫生服务调查。

## 9-4-2 2013年调查地区居民疾病别两周患病率(‰)

| 指标名称 | 合计 | 城市 | | | | 农村 | | | |
|---|---|---|---|---|---|---|---|---|---|
| | | 小计 | 东 | 中 | 西 | 小计 | 东 | 中 | 西 |
| 传染病计 | 1.0 | 0.9 | 0.8 | 1.2 | 0.8 | 1.0 | 0.7 | 1.3 | 0.9 |
| 寄生虫病计 | 0.1 | 0.0 | 0.0 | 0.1 | 0.0 | 0.1 | | 0.2 | 0.0 |
| 恶性肿瘤计 | 1.7 | 2.2 | 3.0 | 2.2 | 1.3 | 1.3 | 1.4 | 1.5 | 1.0 |
| 良性肿瘤计 | 0.5 | 0.5 | 0.6 | 0.5 | 0.5 | 0.5 | 0.5 | 0.6 | 0.3 |
| 内分泌、营养和代谢疾病计 | 28.4 | 41.5 | 52.1 | 40.8 | 31.7 | 15.9 | 24.2 | 15.3 | 8.8 |
| 其中：糖尿病 | 26.5 | 38.8 | 47.5 | 38.7 | 30.0 | 14.8 | 22.6 | 14.4 | 8.0 |
| 血液、造血器官疾病计 | 0.8 | 0.7 | 0.5 | 0.7 | 0.9 | 0.9 | 0.8 | 0.9 | 0.8 |
| 精神病小计 | 1.5 | 1.7 | 2.1 | 1.8 | 1.3 | 1.4 | 2.0 | 1.3 | 0.8 |
| 神经系病计 | 2.7 | 3.0 | 3.5 | 2.7 | 2.8 | 2.5 | 3.2 | 2.0 | 2.1 |
| 眼及附器疾病 | 1.3 | 1.5 | 1.9 | 1.3 | 1.3 | 1.1 | 1.5 | 0.9 | 1.0 |
| 耳和乳突疾病 | 0.4 | 0.4 | 0.4 | 0.2 | 0.5 | 0.3 | 0.3 | 0.4 | 0.3 |
| 循环系统疾病 | 116.8 | 144.2 | 177.2 | 147.2 | 107.8 | 90.7 | 124.3 | 87.0 | 63.0 |
| 其中：心脏病 | 10.2 | 12.8 | 14.7 | 13.4 | 10.4 | 7.7 | 10.4 | 8.0 | 4.9 |
| 高血压 | 98.9 | 123.2 | 153.8 | 125.8 | 89.7 | 75.8 | 104.9 | 71.5 | 52.7 |
| 脑血管病 | 6.1 | 6.3 | 6.4 | 6.7 | 5.8 | 5.9 | 7.3 | 6.4 | 4.1 |
| 呼吸系统疾病 | 41.3 | 42.4 | 35.1 | 30.2 | 62.2 | 40.2 | 47.7 | 38.3 | 35.0 |
| 其中：急上呼感染 | 34.4 | 35.3 | 28.1 | 24.9 | 53.2 | 33.6 | 40.3 | 32.5 | 28.4 |
| 肺炎 | 0.6 | 0.6 | 0.6 | 0.5 | 0.5 | 0.7 | 0.8 | 0.6 | 0.7 |
| 老慢支 | 2.7 | 2.4 | 2.1 | 1.5 | 3.7 | 2.9 | 3.2 | 2.4 | 3.2 |
| 消化系统疾病 | 15.0 | 14.1 | 13.7 | 11.1 | 17.7 | 15.8 | 16.2 | 14.6 | 16.4 |
| 其中：急性胃炎 | 7.5 | 6.9 | 6.2 | 4.3 | 10.1 | 8.0 | 8.1 | 7.1 | 8.9 |
| 肝硬化 | 0.4 | 0.5 | 0.4 | 0.7 | 0.5 | 0.3 | 0.5 | 0.3 | 0.3 |
| 胆囊疾病 | 1.6 | 1.6 | 1.5 | 1.8 | 1.5 | 1.7 | 1.2 | 1.6 | 2.2 |
| 泌尿生殖系病 | 5.2 | 5.6 | 5.8 | 5.1 | 5.8 | 4.9 | 4.8 | 5.4 | 4.6 |
| 妊娠、分娩病及产褥期并发症 | 0.1 | 0.1 | 0.1 | 0.1 | 0.1 | 0.1 | 0.1 | 0.0 | 0.2 |
| 皮肤皮下组织 | 2.1 | 2.1 | 2.1 | 1.6 | 2.5 | 2.0 | 2.0 | 2.0 | 2.1 |
| 肌肉、骨骼结缔组织 | 16.5 | 15.2 | 15.3 | 12.5 | 17.7 | 17.7 | 19.6 | 16.8 | 16.9 |
| 其中：类风湿性关节炎 | 4.1 | 3.5 | 2.7 | 2.8 | 5.0 | 4.6 | 4.3 | 4.3 | 5.2 |
| 先天异常 | 0.1 | 0.1 | 0.2 | 0.0 | 0.1 | 0.2 | 0.1 | 0.3 | 0.1 |
| 围生期疾病 | 0.0 | 0.0 | | 0.0 | 0.0 | 0.0 | 0.0 | 0.0 | |
| 损伤和中毒 | 4.2 | 3.9 | 4.5 | 3.2 | 4.1 | 4.5 | 5.3 | 4.8 | 3.5 |
| 其他 | 0.6 | 0.7 | 1.0 | 0.6 | 0.6 | 0.4 | 0.5 | 0.5 | 0.2 |
| 不详 | 1.1 | 1.4 | 1.0 | 0.6 | 2.5 | 0.9 | 1.0 | 1.0 | 0.8 |

资料来源：2013年国家卫生服务调查。

## 9-5-1 调查地区居民两周患疾病严重程度

| | 合计 | | | 城市 | | | 农村 | | |
|---|---|---|---|---|---|---|---|---|---|
| | 2003 | 2008 | 2013 | 2003 | 2008 | 2013 | 2003 | 2008 | 2013 |
| 每千人患病天数 | 1093 | 1537 | 2237 | 1238 | 1842 | 2628 | 1043 | 1428 | 1865 |
| 每千人休工天数 | 194 | 90 | 141 | 84 | 59 | 94 | 218 | 97 | 177 |
| 每千人休学天数 | 50 | 44 | 24 | 35 | 29 | 19 | 54 | 48 | 29 |
| 每千人卧床天数 | 170 | 185 | 169 | 175 | 164 | 156 | 169 | 193 | 181 |

资料来源：国家卫生服务调查。

## 9-5-2 2013年调查地区居民两周患疾病严重程度

| | 合计 | 城市 | | | | 农村 | | | |
|---|---|---|---|---|---|---|---|---|---|
| | | 小计 | 东 | 中 | 西 | 小计 | 东 | 中 | 西 |
| 每千人患病天数 | 2237 | 2628 | 3065 | 2520 | 2297 | 1865 | 2406 | 1786 | 1435 |
| 每千人休工天数 | 141 | 94 | 69 | 86 | 125 | 177 | 155 | 214 | 167 |
| 每千人休学天数 | 24 | 19 | 23 | 13 | 20 | 29 | 37 | 29 | 22 |
| 每千人卧床天数 | 169 | 156 | 136 | 164 | 169 | 181 | 168 | 183 | 192 |

资料来源：2013年国家卫生服务调查。

## 9-6-1　调查地区居民慢性病患病率(‰)

| 指标名称 | 合计 | | | 城市 | | | 农村 | | |
|---|---|---|---|---|---|---|---|---|---|
| | 2003 | 2008 | 2013 | 2003 | 2008 | 2013 | 2003 | 2008 | 2013 |
| 慢性病患病率 | | | | | | | | | |
| 按人数计算 | 123.3 | 157.4 | 245.2 | 177.3 | 205.3 | 263.2 | 104.7 | 140.4 | 227.2 |
| 按例数计算 | 151.1 | 199.9 | 330.7 | 239.6 | 282.8 | 366.7 | 120.5 | 170.5 | 294.7 |
| 分性别慢性病患病率 | | | | | | | | | |
| 男性 | 133.5 | 177.3 | 310.0 | 215.4 | 266.2 | 355.2 | 106.4 | 147.0 | 266.2 |
| 女性 | 169.0 | 222.5 | 350.5 | 262.7 | 298.6 | 377.4 | 135.3 | 194.4 | 322.7 |
| 年龄别慢性病患病率 | | | | | | | | | |
| 0～4岁 | 6.3 | 6.4 | | 5.3 | 7.9 | | 6.5 | 6.1 | |
| 5～14岁 | 9.6 | 8.7 | | 8.7 | 7.0 | | 9.7 | 9.0 | |
| 15～24岁 | 18.0 | 20.2 | 14.4 | 14.5 | 15.1 | 17.0 | 18.9 | 21.7 | 12.2 |
| 25～34岁 | 58.3 | 51.3 | 38.3 | 48.9 | 35.6 | 38.4 | 61.6 | 57.5 | 38.2 |
| 35～44岁 | 117.1 | 121.7 | 115.0 | 118.6 | 105.0 | 111.6 | 116.5 | 127.3 | 118.4 |
| 45～54岁 | 219.5 | 259.5 | 235.4 | 261.7 | 272.7 | 241.6 | 203.1 | 254.0 | 230.0 |
| 55～64岁 | 362.1 | 419.9 | 389.0 | 497.1 | 522.5 | 410.5 | 302.6 | 379.7 | 367.8 |
| 65岁及以上 | 538.8 | 645.4 | 539.9 | 777.1 | 851.8 | 589.8 | 391.7 | 523.9 | 481.7 |
| 疾病别慢性病患病率 | | | | | | | | | |
| 传染病计 | 2.7 | 2.7 | 2.3 | 2.4 | 1.7 | 2.2 | 2.8 | 3.1 | 2.3 |
| 寄生虫病计 | 0.1 | 0.1 | 0.4 | 0.2 | 0.1 | 0.3 | 0.1 | 0.1 | 0.4 |
| 恶性肿瘤计 | 1.3 | 2.0 | 2.9 | 2.5 | 3.3 | 3.5 | 0.8 | 1.5 | 2.3 |
| 良性肿瘤计 | 0.8 | 1.2 | 1.1 | 1.1 | 1.8 | 1.2 | 0.6 | 1.0 | 1.0 |
| 内分泌、营养和代谢疾病计 | 7.5 | 12.9 | 39.1 | 20.3 | 31.4 | 54.6 | 3.1 | 6.3 | 23.6 |
| 其中：糖尿病 | 5.6 | 10.7 | 35.1 | 16.3 | 27.5 | 48.9 | 1.9 | 4.8 | 21.3 |
| 血液、造血器官疾病 | 1.9 | 2.0 | 2.1 | 1.6 | 1.6 | 1.9 | 2.0 | 2.2 | 2.2 |
| 精神病小计 | 1.9 | 2.1 | 3.0 | 2.4 | 2.3 | 3.1 | 1.8 | 2.0 | 3.0 |
| 神经系病计 | 3.9 | 4.2 | 4.3 | 4.6 | 4.0 | 4.5 | 3.7 | 4.2 | 4.2 |
| 眼及附器疾病 | 2.8 | 2.7 | 2.8 | 4.6 | 4.0 | 3.0 | 2.1 | 2.2 | 2.5 |
| 耳和乳突疾病 | 0.6 | 0.5 | 0.3 | 0.9 | 0.5 | 0.3 | 0.5 | 0.5 | 0.3 |
| 循环系统疾病 | 50.0 | 85.5 | 180.3 | 105.8 | 153.3 | 203.7 | 30.8 | 61.5 | 156.8 |
| 其中：心脏病 | 14.3 | 17.6 | 22.1 | 32.8 | 34.4 | 25.9 | 7.9 | 11.7 | 18.3 |
| 高血压 | 26.2 | 54.9 | 142.5 | 54.7 | 100.8 | 161.8 | 16.4 | 38.5 | 123.1 |
| 脑血管病 | 6.6 | 9.7 | 12.2 | 13.0 | 13.6 | 12.1 | 4.4 | 8.3 | 12.3 |
| 呼吸系统疾病 | 15.5 | 14.7 | 15.6 | 19.1 | 15.7 | 15.8 | 14.2 | 14.3 | 15.5 |
| 其中：老慢支 | 7.5 | 6.9 | 7.2 | 8.2 | 6.6 | 6.2 | 7.3 | 7.1 | 8.1 |
| 消化系统疾病 | 25.5 | 24.5 | 24.9 | 28.2 | 21.9 | 23.7 | 24.6 | 25.5 | 26.1 |
| 其中：急性胃炎 | 10.3 | 10.7 | 12.0 | 9.8 | 7.9 | 10.8 | 10.5 | 11.7 | 13.2 |
| 肝硬化 | 1.2 | 1.2 | 1.3 | 1.4 | 1.5 | 1.5 | 1.1 | 1.0 | 1.1 |
| 胆囊疾病 | 5.7 | 5.1 | 5.0 | 8.5 | 5.0 | 4.9 | 4.7 | 5.2 | 5.1 |
| 泌尿生殖系病 | 8.4 | 9.3 | 10.3 | 10.1 | 9.4 | 10.5 | 7.8 | 9.3 | 10.1 |
| 妊娠、分娩病及产褥期并发症 | 0.1 | 0.0 | 0.0 | 0.1 | 0.0 | 0.0 | 0.1 | 0.0 | 0.0 |
| 皮肤皮下组织 | 1.3 | 1.3 | 1.3 | 1.8 | 1.3 | 1.3 | 1.2 | 1.3 | 1.3 |
| 肌肉、骨骼结缔组织 | 23.1 | 31.0 | 37.3 | 29.8 | 27.4 | 34.3 | 20.8 | 32.3 | 40.3 |
| 其中：类风湿性关节炎 | 8.6 | 10.2 | 9.7 | 8.4 | 7.2 | 8.0 | 8.7 | 11.3 | 11.4 |
| 先天异常 | 0.4 | 0.4 | 0.4 | 0.4 | 0.5 | 0.3 | 0.5 | 0.4 | 0.5 |
| 围生期疾病 | 0.0 | 0.0 | 0.0 | 0.0 | | | 0.0 | 0.1 | 0.0 |
| 损伤和中毒 | 2.1 | 1.4 | 1.3 | 2.4 | 1.4 | 1.4 | 2.0 | 1.4 | 1.2 |
| 其他 | 0.3 | 0.3 | 1.0 | 0.2 | 0.2 | 1.1 | 0.3 | 0.3 | 1.0 |

资料来源：国家卫生服务调查。2013年系15岁以上慢性病患病率。

## 9-6-2　2013年调查地区15岁及以上居民慢性病患病率(‰)

| 指标名称 | 合计 | 城市 | | | | 农村 | | | |
|---|---|---|---|---|---|---|---|---|---|
| | | 小计 | 东 | 中 | 西 | 小计 | 东 | 中 | 西 |
| 慢性病患病率 | | | | | | | | | |
| 按人数计算 | 245.2 | 263.2 | 279.1 | 261.6 | 247.9 | 227.2 | 246.5 | 231.5 | 204.7 |
| 按例数计算 | 330.7 | 366.7 | 387.3 | 362.3 | 349.5 | 294.7 | 318.3 | 303.4 | 264.0 |
| 分性别慢性病患病率 | | | | | | | | | |
| 男性 | 310.0 | 355.2 | 378.4 | 354.1 | 331.7 | 266.2 | 294.8 | 275.2 | 230.9 |
| 女性 | 350.5 | 377.4 | 395.5 | 369.8 | 366.0 | 322.7 | 341.2 | 330.5 | 297.3 |
| 年龄别慢性病患病率 | | | | | | | | | |
| 0～4岁 | | | | | | | | | |
| 5～14岁 | | | | | | | | | |
| 15～24岁 | 14.4 | 17.0 | 19.2 | 12.6 | 19.3 | 12.2 | 8.5 | 13.9 | 13.6 |
| 25～34岁 | 38.3 | 38.4 | 37.8 | 34.3 | 43.5 | 38.2 | 34.5 | 41.7 | 38.7 |
| 35～44岁 | 115.0 | 111.6 | 103.9 | 113.4 | 116.4 | 118.4 | 112.6 | 121.9 | 120.0 |
| 45～54岁 | 235.4 | 241.6 | 239.4 | 252.4 | 232.6 | 230.0 | 232.8 | 232.6 | 224.6 |
| 55～64岁 | 389.0 | 410.5 | 418.0 | 422.0 | 388.3 | 367.8 | 388.9 | 361.5 | 350.5 |
| 65岁及以上 | 539.9 | 589.8 | 613.7 | 577.7 | 574.0 | 481.7 | 513.6 | 472.0 | 454.5 |
| 疾病别慢性病患病率 | | | | | | | | | |
| 传染病计 | 2.3 | 2.2 | 1.7 | 2.1 | 2.9 | 2.3 | 1.6 | 3.2 | 2.3 |
| 寄生虫病计 | 0.4 | 0.3 | 0.0 | 0.9 | 0.0 | 0.4 | 0.1 | 1.2 | 0.0 |
| 恶性肿瘤计 | 2.9 | 3.5 | 4.3 | 3.9 | 2.3 | 2.3 | 2.8 | 2.8 | 1.5 |
| 良性肿瘤计 | 1.1 | 1.2 | 1.2 | 1.3 | 1.2 | 1.0 | 0.9 | 1.3 | 0.9 |
| 内分泌、营养、代谢及免疫 | 39.1 | 54.6 | 66.5 | 53.9 | 42.9 | 23.6 | 32.9 | 24.1 | 14.2 |
| 其中：糖尿病 | 35.1 | 48.9 | 57.8 | 49.6 | 38.7 | 21.3 | 30.0 | 22.1 | 12.3 |
| 血液、造血器官疾病计 | 2.1 | 1.9 | 1.3 | 1.4 | 3.1 | 2.2 | 1.5 | 2.9 | 2.3 |
| 精神病小计 | 3.0 | 3.1 | 3.4 | 2.6 | 3.2 | 3.0 | 3.4 | 3.2 | 2.5 |
| 神经系病计 | 4.3 | 4.5 | 4.3 | 4.3 | 4.8 | 4.2 | 4.8 | 4.1 | 3.8 |
| 眼及附器疾病 | 2.8 | 3.0 | 3.3 | 2.4 | 3.5 | 2.5 | 2.5 | 2.6 | 2.3 |
| 耳和乳突疾病 | 0.3 | 0.3 | 0.3 | 0.2 | 0.5 | 0.3 | 0.3 | 0.3 | 0.3 |
| 循环系统疾病 | 180.3 | 203.7 | 228.1 | 214.3 | 166.9 | 156.8 | 184.3 | 159.6 | 127.7 |
| 其中：心脏病 | 22.1 | 25.9 | 24.1 | 30.5 | 23.1 | 18.3 | 19.6 | 20.7 | 14.9 |
| 高血压 | 142.5 | 161.8 | 190.1 | 166.4 | 127.1 | 123.1 | 150.0 | 120.9 | 99.0 |
| 脑血管病 | 12.2 | 12.1 | 9.7 | 14.0 | 12.7 | 12.3 | 12.0 | 14.8 | 10.4 |
| 呼吸系统疾病 | 15.6 | 15.8 | 13.7 | 11.6 | 22.2 | 15.5 | 14.2 | 14.7 | 17.4 |
| 其中：　老慢支 | 7.2 | 6.2 | 4.6 | 4.0 | 10.3 | 8.1 | 7.6 | 6.8 | 9.7 |
| 消化系统疾病 | 24.9 | 23.7 | 18.9 | 20.2 | 32.4 | 26.1 | 22.1 | 25.9 | 30.0 |
| 其中：急性胃炎 | 12.0 | 10.8 | 7.9 | 7.3 | 17.5 | 13.2 | 11.2 | 13.1 | 15.3 |
| 肝硬化 | 1.3 | 1.5 | 1.1 | 1.9 | 1.4 | 1.1 | 1.1 | 1.0 | 1.2 |
| 胆囊疾病 | 5.0 | 4.9 | 3.6 | 5.0 | 6.2 | 5.1 | 3.1 | 4.7 | 7.3 |
| 泌尿生殖系病 | 10.3 | 10.5 | 9.4 | 9.9 | 12.1 | 10.1 | 7.5 | 11.9 | 11.1 |
| 妊娠、分娩病及产褥期并发症 | 0.0 | 0.0 | | | 0.1 | 0.0 | | 0.0 | 0.0 |
| 皮肤皮下组织 | 1.3 | 1.3 | 1.4 | 1.1 | 1.3 | 1.3 | 1.1 | 1.6 | 1.2 |
| 肌肉、骨骼结缔组织 | 37.3 | 34.3 | 27.0 | 30.3 | 46.1 | 40.3 | 35.7 | 41.1 | 44.2 |
| 其中：类关节炎 | 9.7 | 8.0 | 4.8 | 6.1 | 13.4 | 11.4 | 8.0 | 10.6 | 15.4 |
| 先天异常 | 0.4 | 0.3 | 0.4 | 0.2 | 0.3 | 0.5 | 0.3 | 0.4 | 0.7 |
| 围生期疾病 | 0.0 | | | | | 0.0 | | 0.0 | |
| 损伤和中毒 | 1.3 | 1.4 | 1.4 | 1.0 | 1.8 | 1.2 | 1.4 | 0.9 | 1.2 |
| 其他 | 1.0 | 1.1 | 0.6 | 0.7 | 2.0 | 1.0 | 1.0 | 1.4 | 0.6 |

资料来源：2013年国家卫生服务调查。

## 9-7-1　城市7岁以下儿童身体发育情况

| 年龄 | 男性 | | | | 女性 | | | |
|---|---|---|---|---|---|---|---|---|
| | 体重(千克) | | 身高(厘米) | | 体重(千克) | | 身高(厘米) | |
| | 平均值 | 标准差 | 平均值 | 标准差 | 平均值 | 标准差 | 平均值 | 标准差 |
| 0～3天 | 3.33 | 0.39 | 50.4 | 1.7 | 3.24 | 0.39 | 49.7 | 1.7 |
| 1月 | 5.11 | 0.65 | 56.8 | 2.4 | 4.73 | 0.58 | 55.6 | 2.2 |
| 2月 | 6.27 | 0.73 | 60.5 | 2.3 | 5.75 | 0.68 | 59.1 | 2.3 |
| 3月 | 7.17 | 0.78 | 63.3 | 2.2 | 6.56 | 0.73 | 62.0 | 2.1 |
| 4月 | 7.76 | 0.86 | 65.7 | 2.3 | 7.16 | 0.78 | 64.2 | 2.2 |
| 5月 | 8.32 | 0.95 | 67.8 | 2.4 | 7.65 | 0.84 | 66.1 | 2.3 |
| 6月 | 8.75 | 1.03 | 69.8 | 2.6 | 8.13 | 0.93 | 68.1 | 2.4 |
| 8月 | 9.35 | 1.04 | 72.6 | 2.6 | 8.74 | 0.99 | 71.1 | 2.6 |
| 10月 | 9.92 | 1.09 | 75.5 | 2.6 | 9.28 | 1.01 | 73.8 | 2.7 |
| 12月 | 10.49 | 1.15 | 78.3 | 2.9 | 9.80 | 1.05 | 76.8 | 2.8 |
| 15月 | 11.04 | 1.23 | 81.4 | 3.1 | 10.43 | 1.14 | 80.2 | 3.0 |
| 18月 | 11.65 | 1.31 | 84.0 | 3.2 | 11.01 | 1.18 | 82.9 | 3.1 |
| 21月 | 12.39 | 1.39 | 87.3 | 3.4 | 11.77 | 1.30 | 86.0 | 3.3 |
| 2岁 | 13.19 | 1.48 | 91.2 | 3.8 | 12.60 | 1.48 | 89.9 | 3.8 |
| 2.5岁 | 14.28 | 1.64 | 95.4 | 3.9 | 13.73 | 1.63 | 94.3 | 3.8 |
| 3岁 | 15.31 | 1.75 | 98.9 | 3.8 | 14.80 | 1.69 | 97.6 | 3.8 |
| 3.5岁 | 16.33 | 1.97 | 102.4 | 4.0 | 15.83 | 1.86 | 101.3 | 3.8 |
| 4岁 | 17.37 | 2.03 | 106.0 | 4.1 | 16.84 | 2.02 | 104.9 | 4.1 |
| 4.5岁 | 18.55 | 2.27 | 109.5 | 4.4 | 18.01 | 2.22 | 108.7 | 4.3 |
| 5岁 | 19.90 | 2.61 | 113.1 | 4.4 | 18.93 | 2.45 | 111.7 | 4.4 |
| 5.5岁 | 21.16 | 2.82 | 116.4 | 4.5 | 20.27 | 2.73 | 115.4 | 4.5 |
| 6～7岁 | 22.51 | 3.21 | 120.0 | 4.8 | 21.55 | 2.94 | 118.9 | 4.6 |

资料来源：《2005年中国九市7岁以下儿童体格发育调查研究资料》。

## 9-7-2 农村7岁以下儿童身体发育情况

| 年龄 | 男性 | | | | 女性 | | | |
|---|---|---|---|---|---|---|---|---|
| | 体重(千克) | | 身高(厘米) | | 体重(千克) | | 身高(厘米) | |
| | 平均值 | 标准差 | 平均值 | 标准差 | 平均值 | 标准差 | 平均值 | 标准差 |
| 0～3天 | 3.32 | 0.40 | 50.4 | 1.7 | 3.19 | 0.39 | 49.8 | 1.7 |
| 1月 | 5.12 | 0.73 | 56.6 | 2.5 | 4.79 | 0.61 | 55.6 | 2.2 |
| 2月 | 6.29 | 0.75 | 60.5 | 2.4 | 5.75 | 0.72 | 59.0 | 2.4 |
| 3月 | 7.08 | 0.82 | 63.0 | 2.3 | 6.51 | 0.76 | 61.7 | 2.2 |
| 4月 | 7.63 | 0.89 | 65.0 | 2.2 | 7.08 | 0.83 | 63.6 | 2.3 |
| 5月 | 8.15 | 0.93 | 67.0 | 2.2 | 7.54 | 0.91 | 65.5 | 2.4 |
| 6月 | 8.57 | 1.01 | 69.2 | 2.5 | 7.98 | 0.94 | 67.6 | 2.5 |
| 8月 | 9.18 | 1.07 | 72.1 | 2.6 | 8.54 | 1.05 | 70.5 | 2.7 |
| 10月 | 9.65 | 1.10 | 74.7 | 2.8 | 9.00 | 1.04 | 73.2 | 2.7 |
| 12月 | 10.11 | 1.15 | 77.5 | 2.8 | 9.44 | 1.12 | 75.8 | 2.8 |
| 15月 | 10.59 | 1.20 | 80.2 | 3.1 | 9.97 | 1.13 | 78.9 | 3.1 |
| 18月 | 11.21 | 1.25 | 82.8 | 3.2 | 10.63 | 1.20 | 81.7 | 3.3 |
| 21月 | 11.82 | 1.36 | 85.8 | 3.4 | 11.21 | 1.27 | 84.4 | 3.3 |
| 2岁 | 12.65 | 1.43 | 89.5 | 3.8 | 12.04 | 1.38 | 88.2 | 3.7 |
| 2.5岁 | 13.81 | 1.60 | 93.7 | 3.8 | 13.18 | 1.52 | 92.4 | 3.7 |
| 3岁 | 14.65 | 1.65 | 97.2 | 3.9 | 14.22 | 1.66 | 96.2 | 3.9 |
| 3.5岁 | 15.51 | 1.77 | 100.5 | 4.0 | 15.09 | 1.82 | 99.5 | 4.2 |
| 4岁 | 16.49 | 1.95 | 103.9 | 4.4 | 15.99 | 1.89 | 103.1 | 4.1 |
| 4.5岁 | 17.47 | 2.18 | 107.4 | 4.3 | 16.84 | 2.07 | 106.2 | 4.5 |
| 5岁 | 18.46 | 2.32 | 110.7 | 4.5 | 17.85 | 2.35 | 109.7 | 4.6 |
| 5.5岁 | 19.58 | 2.72 | 113.6 | 4.7 | 18.83 | 2.49 | 112.7 | 4.7 |
| 6～7岁 | 20.79 | 2.89 | 117.4 | 5.0 | 20.11 | 2.87 | 116.5 | 5.0 |

资料来源：《2005年中国九市7岁以下儿童体格发育调查研究资料》。

## 9-7-3 青少年身体发育情况

| 年龄(岁) | 男性 | | | | 女性 | | | |
|---|---|---|---|---|---|---|---|---|
| | 平均体重(千克) | | 平均身高(厘米) | | 平均体重(千克) | | 平均身高(厘米) | |
| | 2002 | 2012 | 2002 | 2012 | 2002 | 2012 | 2002 | 2012 |
| 城市 | | | | | | | | |
| 7 | 24.8 | 26.2 | 124.0 | 126.0 | 23.2 | 24.5 | 122.6 | 124.4 |
| 8 | 27.2 | 29.7 | 129.0 | 131.4 | 26.0 | 28.0 | 128.3 | 130.5 |
| 9 | 30.4 | 33.1 | 134.4 | 136.1 | 28.6 | 31.4 | 133.5 | 136.0 |
| 10 | 33.8 | 37.3 | 139.6 | 141.7 | 32.8 | 34.5 | 139.9 | 141.4 |
| 11 | 37.4 | 41.8 | 144.9 | 147.5 | 36.7 | 40.1 | 145.8 | 148.5 |
| 12 | 40.5 | 45.2 | 149.5 | 153.3 | 40.5 | 43.9 | 150.5 | 152.8 |
| 13 | 44.9 | 50.6 | 156.6 | 160.0 | 44.5 | 47.5 | 154.5 | 156.6 |
| 14 | 49.4 | 56.2 | 162.0 | 165.6 | 47.2 | 50.5 | 157.2 | 158.6 |
| 15 | 55.2 | 57.7 | 167.6 | 167.7 | 50.8 | 51.5 | 158.3 | 158.8 |
| 16 | 57.2 | 60.4 | 168.4 | 170.1 | 52.2 | 52.9 | 158.8 | 159.6 |
| 17 | 58.7 | 61.7 | 170.2 | 171.0 | 51.9 | 52.7 | 158.6 | 159.3 |
| 18 | 60.9 | 63.6 | 170.8 | 169.5 | 51.9 | 54.9 | 158.8 | 159.9 |
| 19 | 61.2 | 65.3 | 170.4 | 171.3 | 51.8 | 55.8 | 159.6 | 161.8 |
| 农村 | | | | | | | | |
| 7 | 21.7 | 24.9 | 119.6 | 123.9 | 20.6 | 23.7 | 118.2 | 122.6 |
| 8 | 23.9 | 27.4 | 124.6 | 128.7 | 22.9 | 26.6 | 123.8 | 128.0 |
| 9 | 26.1 | 30.8 | 129.1 | 133.3 | 25.4 | 29.0 | 128.8 | 133.1 |
| 10 | 28.6 | 34.0 | 134.2 | 138.4 | 28.2 | 33.1 | 134.3 | 139.2 |
| 11 | 31.9 | 37.8 | 139.2 | 144.0 | 31.8 | 36.3 | 140.0 | 144.4 |
| 12 | 35.4 | 41.8 | 144.5 | 149.6 | 35.8 | 41.0 | 145.4 | 149.8 |
| 13 | 39.3 | 46.3 | 149.9 | 155.9 | 40.5 | 44.8 | 150.1 | 153.5 |
| 14 | 45.1 | 50.7 | 157.2 | 161.3 | 44.1 | 47.7 | 153.2 | 156.0 |
| 15 | 48.6 | 54.0 | 161.4 | 165.2 | 46.7 | 50.0 | 154.8 | 156.9 |
| 16 | 53.0 | 56.3 | 165.2 | 166.8 | 49.2 | 50.8 | 156.0 | 157.5 |
| 17 | 54.9 | 58.0 | 166.3 | 168.3 | 51.2 | 51.6 | 157.0 | 158.1 |
| 18 | 56.8 | 59.0 | 167.2 | 167.9 | 51.7 | 52.6 | 157.5 | 157.2 |
| 19 | 58.8 | 61.8 | 168.3 | 167.2 | 52.3 | 52.6 | 157.0 | 156.9 |

资料来源：2002、2012年中国居民营养与健康监测。

## 9-8-1　城乡居民每人每日营养素摄入量

| 营养素名称 | 合计 | | | 城市 | | | 农村 | | |
|---|---|---|---|---|---|---|---|---|---|
| | 1992 | 2002 | 2012 | 1992 | 2002 | 2012 | 1992 | 2002 | 2012 |
| 能量(卡) | 2328.3 | 2250.5 | 2172.1 | 2394.6 | 2134.0 | 2052.6 | 2294.0 | 2295.5 | 2286.4 |
| 蛋白质(克) | 68.0 | 65.9 | 64.5 | 75.1 | 69.0 | 65.4 | 64.3 | 64.6 | 63.6 |
| 脂肪(克) | 58.3 | 76.2 | 79.9 | 77.7 | 85.5 | 83.8 | 48.3 | 72.7 | 76.2 |
| 碳水化合物（克） | 378.4 | 321.2 | 300.8 | 340.5 | 268.3 | 261.1 | 397.9 | 341.6 | 338.8 |
| 膳食纤维(克) | 13.3 | 12.0 | 10.8 | 11.6 | 11.1 | 10.8 | 14.1 | 12.4 | 10.9 |
| 视黄醇当量(微克) | 476.0 | 469.2 | 443.5 | 605.5 | 547.2 | 514.5 | 409.0 | 439.1 | 375.4 |
| 硫胺素(毫克) | 1.2 | 1.0 | 0.9 | 1.1 | 1.0 | 0.9 | 1.2 | 1.0 | 1.0 |
| 核黄素(毫克) | 0.8 | 0.8 | 0.8 | 0.9 | 0.9 | 0.8 | 0.7 | 0.7 | 0.7 |
| 维生素E(毫克) | | 35.6 | 35.9 | | 37.3 | 37.5 | | 35.0 | 34.3 |
| 钾(毫克) | | 1700.1 | 1616.9 | | 1722.4 | 1660.7 | | 1691.5 | 1574.3 |
| 钠(毫克) | | 6268.2 | 5702.7 | | 6007.7 | 5858.8 | | 6368.8 | 5554.6 |
| 钙(毫克) | 405.4 | 388.8 | 366.1 | 457.9 | 438.6 | 412.4 | 378.2 | 369.6 | 321.4 |
| 铁(毫克) | 23.4 | 23.2 | 21.5 | 25.5 | 23.7 | 21.9 | 22.4 | 23.1 | 21.2 |
| 锌(毫克) | | 11.3 | 10.7 | | 11.5 | 10.6 | | 11.2 | 10.8 |
| 硒(毫克) | | 39.9 | 44.6 | | 46.5 | 47.0 | | 37.4 | 42.2 |

资料来源：1992全国营养调查，2002、2012中国居民营养与健康监测。

## 9-8-2　城乡居民膳食结构(%)

| 食物分类 | 合计 | | 城市 | | 农村 | |
|---|---|---|---|---|---|---|
| | 2002 | 2012 | 2002 | 2012 | 2002 | 2012 |
| **能量的食物来源** | | | | | | |
| 谷类 | 57.9 | 53.1 | 48.5 | 47.1 | 61.5 | 58.8 |
| 动物性食物类 | 12.6 | 15.0 | 17.6 | 17.6 | 10.7 | 12.5 |
| 其他 | 29.5 | 31.9 | 33.9 | 35.3 | 27.8 | 28.7 |
| **能量的营养素来源** | | | | | | |
| 蛋白质 | 11.8 | 12.1 | 13.1 | 12.9 | 11.3 | 11.2 |
| 脂肪 | 29.6 | 32.9 | 35.0 | 36.1 | 27.5 | 29.7 |
| 碳水化合物 | 58.6 | 55.0 | 51.9 | 51.0 | 61.2 | 59.1 |
| **蛋白质的食物来源** | | | | | | |
| 谷类 | 52.0 | 47.3 | 40.7 | 39.7 | 56.5 | 54.6 |
| 豆类 | 7.5 | 5.4 | 7.3 | 6.3 | 7.6 | 4.5 |
| 动物性食物类 | 25.1 | 30.7 | 35.8 | 36.2 | 21.0 | 25.4 |
| 其他 | 15.4 | 16.6 | 16.2 | 17.8 | 14.9 | 15.5 |
| **脂肪的食物来源** | | | | | | |
| 动物性食物 | 39.2 | 35.9 | 36.2 | 34.3 | 40.4 | 37.4 |
| 植物性食物 | 60.8 | 64.1 | 63.8 | 65.7 | 59.6 | 62.6 |

资料来源：2002、2012中国居民营养与健康监测。

## 9-8-3 城乡居民每人每日食物摄入量(克)

| 食物分类 | 合计 | | | 城市 | | | 农村 | | |
|---|---|---|---|---|---|---|---|---|---|
| | 1992 | 2002 | 2012 | 1992 | 2002 | 2012 | 1992 | 2002 | 2012 |
| 米及其制品 | 226.7 | 238.3 | 177.7 | 223.1 | 217.8 | 130.8 | 255.8 | 246.2 | 222.7 |
| 面及其制品 | 178.7 | 140.2 | 142.8 | 165.3 | 131.9 | 134.7 | 189.1 | 143.5 | 150.4 |
| 其他谷类 | 34.5 | 23.6 | 16.8 | 17.0 | 16.3 | 15.9 | 40.9 | 26.4 | 17.6 |
| 薯类 | 86.6 | 49.1 | 35.8 | 46.0 | 31.9 | 28.4 | 108.0 | 55.7 | 42.8 |
| 干豆类 | 3.3 | 4.2 | 3.3 | 2.3 | 2.6 | 2.9 | 4.0 | 4.8 | 3.7 |
| 豆制品 | 7.9 | 11.8 | 10.9 | 11.0 | 12.9 | 12.4 | 6.2 | 11.4 | 9.4 |
| 深色蔬菜 | 102.0 | 90.8 | 89.4 | 98.1 | 88.1 | 104.8 | 107.1 | 91.8 | 74.7 |
| 浅色蔬菜 | 208.3 | 185.4 | 180.0 | 221.2 | 163.8 | 178.5 | 199.6 | 193.8 | 181.4 |
| 腌菜 | 9.7 | 10.2 | 3.9 | 8.0 | 8.4 | 4.8 | 10.8 | 10.9 | 3.1 |
| 水果 | 49.2 | 45.0 | 40.7 | 80.1 | 69.4 | 48.8 | 32.0 | 35.6 | 32.9 |
| 坚果 | 3.1 | 3.8 | 3.8 | 3.4 | 5.4 | 4.7 | 3.0 | 3.2 | 2.8 |
| 奶及其制品 | 14.9 | 26.5 | 24.7 | 36.1 | 65.8 | 37.8 | 3.8 | 11.4 | 12.1 |
| 蛋及其制品 | 16.0 | 23.7 | 24.3 | 29.4 | 33.2 | 29.5 | 8.8 | 20.0 | 19.4 |
| 畜禽类 | 58.9 | 78.6 | 89.7 | 100.5 | 104.5 | 98.5 | 37.6 | 68.7 | 81.2 |
| 鱼虾类 | 27.5 | 29.6 | 23.7 | 44.2 | 44.9 | 32.4 | 19.2 | 23.7 | 15.4 |
| 植物油 | 22.4 | 32.9 | 37.3 | 32.4 | 40.2 | 41.0 | 17.1 | 30.1 | 33.7 |
| 动物油 | 7.1 | 8.7 | 4.8 | 4.5 | 3.8 | 2.1 | 8.5 | 10.6 | 7.3 |
| 糕点类 | | 9.2 | 7.4 | | 17.2 | 8.3 | | 6.2 | 6.6 |
| 淀粉及糖 | 4.7 | 4.4 | 6.4 | 7.7 | 5.2 | 7.0 | 3.0 | 4.1 | 5.9 |
| 食盐 | 13.9 | 12.0 | 10.5 | 13.3 | 10.9 | 10.3 | 13.9 | 12.4 | 10.7 |
| 酱油 | 12.6 | 8.9 | 7.9 | 15.9 | 10.6 | 9.1 | 10.6 | 8.2 | 6.8 |
| 酒类 | 2.2 | | 2.1 | 2.9 | | 2.2 | 1.8 | | 2.0 |
| 其他 | 11.5 | | | 20.6 | | | 6.6 | | |

资料来源：1992全国营养调查，2002、2012中国居民营养与健康监测。

# 十、疾病控制与公共卫生

## 简要说明

一、本章主要介绍全国及31个省、自治区、直辖市疾病控制与公共卫生情况，包括法定报告传染病发病及死亡率，高血压病患病率和治疗率，恶性肿瘤死亡率，血吸虫病、寄生虫病和地方病防治情况，农村改水和改厕进展情况等。

二、传染病发病率、死亡率、病死率数据来源于法定报告传染病统计年报资料；血吸虫病、寄生虫和地方病防治情况来源于寄生虫和地方病统计年报资料；农村改厕情况来源于爱卫会农村改厕统计年报资料。高血压病患病率和治疗率来源于《2002年中国居民营养与健康状况调查报告》和《2015年中国居民营养与慢性病状况报告》；恶性肿瘤死亡率来源于1973~1975年、1990~1992年、2004~2005年《中国恶性肿瘤死亡抽样回顾调查》。

三、随着新的传染性疾病的出现和流行，甲、乙类法定报告传染病病种有所调整。1989年及以前法定报告传染病包括鼠疫、副霍乱、白喉、流脑、百日咳、猩红热、麻疹、流感、痢疾、伤寒和副伤寒、病毒性肝炎、脊髓灰质炎、乙脑、疟疾、黑热病、森林脑炎、恙虫病、出血热和钩端螺旋体病19种。根据1989年颁布的《中华人民共和国传染病防治法》，1990~1995年甲、乙类法定报告传染病包括鼠疫、霍乱、病毒性肝炎、痢疾、伤寒和副伤寒、艾滋病、淋病、梅毒、脊髓灰质炎、麻疹、百日咳、白喉、流脑、猩红热、流行性出血热、狂犬病、钩端螺旋体病、布鲁氏菌病、炭疽、流行性和地方性斑疹伤寒、流行性乙型脑炎、黑热病、疟疾、登革热25种。1996年乙类传染病增加新生儿破伤风和肺结核；2002年增加HIV感染者；2003年增加传染性非典型肺炎；2005年增加血吸虫病和人禽流感；2009年增加甲型H1N1流感；2013年乙类传染病增加人感染H7N9禽流感，甲型H1N1流感从乙类调整至丙类。

四、建国初期及20世纪60年代末至70年代初期，各地疫情报告系统不够健全，传染病发病和死亡漏报情况比较严重。

五、本章“农村总户数”仅用于计算农村卫生厕所普及率。

## 主要指标解释

**甲乙类法定报告传染病发病率**　是指某年某地区每10万人口中甲、乙类法定报告传染病发病数。即法定报告传染病发病率=甲、乙类法定报告传染病发病数/人口数×100000。

**甲乙类法定报告传染病死亡率**　是指某年某地区每10万人口中甲、乙类法定报告传染病死亡数。即法定报告传染病死亡率=甲、乙类法定报告传染病死亡数/人口数×100000。

**1岁儿童免疫接种率**　是指按照儿童免疫程序进行合格接种的人数占全部应接种人数的百分比。

**大骨节病临床Ⅰ度以上病人数**　是指年底实有Ⅰ度以上病人总数及病人总数中12岁以下病人数。

**碘缺乏病消除县数**　是指通过国家评估组评估达到消除标准的县数。

**地方性砷中毒（水型）轻病区**　水砷含量大于0.05mg/L、小于等于0.2mg/L，患病率<10%的病区村。

**地方性砷中毒（水型）中病区**　水砷含量大于0.2mg/L、小于等于0.5mg/L，患病率在10%~30%的病区村。

**地方性砷中毒（水型）重病区**　水砷含量大于0.5mg/L以上，患病率>30%的病区村。

**卫生厕所普及率**　是指符合农村户厕卫生标准的累计卫生厕所数占当地农村总户数的百分

比。卫生厕所的标准是：厕所有墙、有顶，厕坑及贮粪池不渗漏，厕内清洁，无蝇蛆，基本无臭，贮粪池密闭有盖，粪便及时清除并进行无害化处理。

**无害化卫生厕所普及率** 即累计卫生厕所户数（“合计”-“其他”）/农村总户数×100%。

## 10-1-1 2015年甲乙类法定报告传染病发病数及死亡数排序

| 顺位 | 发病 | | 死亡 | |
|---|---|---|---|---|
| | 疾病名称 | 发病人数 | 疾病名称 | 死亡人数 |
| 1 | 病毒性肝炎 | 1218946 | 艾滋病 | 12755 |
| 2 | 肺结核 | 864015 | 肺结核 | 2280 |
| 3 | 梅毒 | 433974 | 狂犬病 | 744 |
| 4 | 细菌性和阿米巴性痢疾 | 138917 | 病毒性肝炎 | 474 |
| 5 | 淋病 | 100245 | 人感染 | 92 |
| 6 | 猩红热 | 68249 | 流行性出血热 | 62 |
| 7 | 布鲁氏菌病 | 56989 | 梅毒 | 58 |
| 8 | 艾滋病 | 50330 | 麻疹 | 32 |
| 9 | 麻疹 | 42361 | 疟疾 | 20 |
| 10 | 血吸虫病 | 34143 | 流行性乙型脑炎 | 19 |
| 11 | 伤寒和副伤寒 | 11637 | 新生儿破伤风 | 17 |
| 12 | 流行性出血热 | 10314 | 流行性脑脊髓膜炎 | 13 |
| 13 | 百日咳 | 6658 | 细菌性和阿米巴性痢疾 | 7 |
| 14 | 登革热 | 3858 | 人感染高致病性禽流感 | 3 |
| 15 | 疟疾 | 3116 | 百日咳 | 2 |
| 16 | 狂犬病 | 801 | 淋病 | 1 |
| 17 | 流行性乙型脑炎 | 624 | 猩红热 | 1 |
| 18 | 钩端螺旋体病 | 355 | 布鲁氏菌病 | 1 |
| 19 | 新生儿破伤风 | 306 | 伤寒和副伤寒 | 1 |
| 20 | 炭疽 | 288 | 钩端螺旋体病 | 1 |
| 21 | 人感染H7N9禽流感 | 196 | 炭疽 | 1 |
| 22 | 流行性脑脊髓膜炎 | 106 | 鼠疫 | 0 |
| 23 | 霍乱 | 13 | 传染性非典型肺炎 | 0 |
| 24 | 人感染高致病性禽流感 | 6 | 脊髓灰质炎 | 0 |
| 25 | 鼠疫 | 0 | 白喉 | 0 |
| 26 | 传染性非典型肺炎 | 0 | 血吸虫病 | 0 |
| 27 | 脊髓灰质炎 | 0 | 登革热 | 0 |
| 28 | 白喉 | 0 | 霍乱 | 0 |

## 10-1-2　2015年甲乙类法定报告传染病发病率、死亡率及病死率排序

| 顺位 | 发病 | | 死亡 | |
|---|---|---|---|---|
| | 疾病名称 | 发病率（1/10万） | 疾病名称 | 死亡率（1/10万） |
| 1 | 病毒性肝炎 | 89.47 | 艾滋病 | 0.94 |
| 2 | 肺结核 | 63.42 | 肺结核 | 0.17 |
| 3 | 梅毒 | 31.85 | 狂犬病 | 0.05 |
| 4 | 细菌性和阿米巴性痢疾 | 10.20 | 病毒性肝炎 | 0.03 |
| 5 | 淋病 | 7.36 | 人感染H7N9禽流感 | 0.01 |
| 6 | 猩红热 | 5.01 | 流行性出血热 | 0.00 |
| 7 | 布鲁氏菌病 | 4.18 | 梅毒 | 0.00 |
| 8 | 艾滋病 | 3.69 | 麻疹 | 0.00 |
| 9 | 麻疹 | 3.11 | 疟疾 | 0.00 |
| 10 | 血吸虫病 | 2.51 | 流行性乙型脑炎 | 0.00 |
| 11 | 伤寒和副伤寒 | 0.85 | 新生儿破伤风 | 0.00 |
| 12 | 流行性出血热 | 0.76 | 流行性脑脊髓膜炎 | 0.00 |
| 13 | 百日咳 | 0.49 | 细菌性和阿米巴性痢疾 | 0.00 |
| 14 | 登革热 | 0.28 | 人感染高致病性禽流感 | 0.00 |
| 15 | 疟疾 | 0.23 | 淋病 | 0.00 |
| 16 | 狂犬病 | 0.06 | 猩红热 | 0.00 |
| 17 | 流行性乙型脑炎 | 0.05 | 布鲁氏菌病 | 0.00 |
| 18 | 钩端螺旋体病 | 0.03 | 伤寒和副伤寒 | 0.00 |
| 19 | 炭疽 | 0.02 | 百日咳 | 0.00 |
| 20 | 新生儿破伤风 | 0.02 | 钩端螺旋体病 | 0.00 |
| 21 | 人感染H7N9禽流感 | 0.01 | 炭疽 | 0.00 |
| 22 | 流行性脑脊髓膜炎 | 0.01 | 鼠疫 | 0.00 |
| 23 | 霍乱 | 0.00 | 传染性非典型肺炎 | 0.00 |
| 24 | 人感染高致病性禽流感 | 0.00 | 脊髓灰质炎 | 0.00 |
| 25 | 鼠疫 | 0.00 | 白喉 | 0.00 |
| 26 | 传染性非典型肺炎 | 0.00 | 血吸虫病 | 0.00 |
| 27 | 脊髓灰质炎 | 0.00 | 登革热 | 0.00 |
| 28 | 白喉 | 0.00 | 霍乱 | 0.00 |

注：新生儿破伤风发病率和死亡率单位为‰。

# 10-1-3 甲乙类法定报告传染病发病率、死亡率及病死率

| 年份 | 总计 | | 鼠疫 | | 霍乱 | | 病毒性肝炎 | |
|---|---|---|---|---|---|---|---|---|
| | 发病率(1/10万) | 死亡率(1/10万) | 发病率(1/10万) | 死亡率(1/10万) | 发病率(1/10万) | 死亡率(1/10万) | 发病率(1/10万) | 死亡率(1/10万) |
| 1950 | 163.37 | 6.70 | 0.68 | 0.25 | | | | |
| 1955 | 2139.69 | 18.43 | 0.01 | | | | | |
| 1960 | 2448.35 | 7.47 | 0.01 | 0.01 | | | | 0.16 |
| 1965 | 3501.36 | 18.71 | | | 0.01 | | 61.84 | 0.23 |
| 1970 | 7061.86 | 7.73 | 0.01 | | | | 32.23 | 0.15 |
| 1975 | 5070.27 | 7.40 | | | 0.07 | | 85.15 | 0.22 |
| 1976 | 3254.00 | 6.29 | | | 0.02 | | 72.20 | 0.19 |
| 1977 | 3816.78 | 6.51 | | | 0.26 | 0.02 | 103.20 | 0.19 |
| 1978 | 2373.07 | 4.86 | | | 1.60 | 0.02 | 92.39 | 0.18 |
| 1979 | 2067.38 | 4.39 | | | 3.55 | 0.04 | 103.54 | 0.19 |
| 1980 | 2079.79 | 3.76 | | | 4.16 | 0.03 | 111.47 | 0.18 |
| 1981 | 1884.43 | 3.51 | | | 3.84 | 0.04 | 106.01 | 0.21 |
| 1982 | 1532.85 | 3.16 | | | 1.40 | 0.01 | 91.57 | 0.21 |
| 1983 | 1302.95 | 2.68 | | | 1.78 | 0.01 | 72.44 | 0.18 |
| 1984 | 1043.22 | 2.59 | | | 1.63 | 0.01 | 67.87 | 0.20 |
| 1985 | 874.82 | 2.41 | | | 0.63 | 0.01 | 76.68 | 0.22 |
| 1986 | 725.91 | 1.97 | | | 1.04 | 0.01 | 97.27 | 0.20 |
| 1987 | 558.74 | 1.83 | | | 0.52 | | 108.23 | 0.23 |
| 1988 | 465.89 | 1.49 | | | 0.67 | 0.01 | 132.47 | 0.19 |
| 1989 | 339.26 | 1.26 | | | 0.51 | | 113.11 | 0.15 |
| 1990 | 297.24 | 1.17 | 0.01 | | 0.06 | | 117.57 | 0.16 |
| 1991 | 284.50 | 0.87 | | | 0.02 | | 116.87 | 0.14 |
| 1992 | 235.91 | 0.55 | | | 0.04 | | 109.12 | 0.11 |
| 1993 | 189.49 | 0.47 | | | 0.95 | 0.01 | 88.77 | 0.10 |
| 1994 | 196.12 | 0.46 | | | 2.96 | 0.03 | 73.52 | 0.09 |
| 1995 | 176.37 | 0.34 | | | 0.95 | 0.01 | 63.63 | 0.09 |
| 1996 | 166.10 | 0.33 | 0.01 | | 0.31 | | 63.41 | 0.08 |
| 1997 | 199.29 | 0.43 | | | 0.10 | | 66.05 | 0.09 |
| 1998 | 204.39 | 0.41 | | | 0.97 | 0.02 | 65.78 | 0.07 |
| 1999 | 204.44 | 0.41 | | | 0.42 | | 71.68 | 0.06 |
| 2000 | 192.59 | 0.36 | 0.02 | | 0.15 | | 64.91 | 0.07 |
| 2001 | 191.09 | 0.36 | 0.01 | | 0.22 | | 65.46 | 0.06 |
| 2002 | 182.25 | 0.39 | 0.01 | | 0.05 | 0.00 | 66.10 | 0.08 |
| 2003 | 192.18 | 0.48 | | | 0.02 | | 68.55 | 0.08 |
| 2004 | 244.66 | 0.55 | 0.00 | 0.00 | 0.02 | 0.00 | 88.69 | 0.08 |
| 2005 | 268.31 | 0.76 | 0.00 | 0.00 | 0.07 | 0.00 | 91.42 | 0.09 |
| 2006 | 266.83 | 0.81 | 0.00 | | 0.01 | 0.00 | 102.09 | 0.10 |
| 2007 | 272.39 | 0.99 | 0.00 | | 0.01 | | 108.44 | 0.09 |
| 2008 | 268.01 | 0.94 | 0.00 | 0.00 | 0.01 | | 106.54 | 0.08 |
| 2009 | 263.52 | 1.12 | 0.00 | 0.00 | 0.01 | | 107.30 | 0.08 |
| 2010 | 238.69 | 1.07 | 0.00 | 0.00 | 0.01 | | 98.74 | 0.07 |
| 2011 | 241.44 | 1.14 | 0.00 | 0.00 | 0.00 | | 102.34 | 0.06 |
| 2012 | 238.76 | 1.24 | 0.00 | 0.00 | 0.01 | | 102.48 | 0.06 |
| 2013 | 225.80 | 1.20 | | | 0.00 | 0.00 | 92.45 | 0.05 |
| 2014 | 226.98 | 1.19 | 0.00 | 0.00 | 0.00 | | 90.25 | 0.04 |
| 2015 | 223.60 | 1.22 | | | 0.00 | | 89.47 | 0.03 |

注：①2005年起，流行性和地方性斑疹伤寒、黑热病调整为丙类传染病；②2009年甲型H1N1流感纳入乙类传染病；③2013年11月1日起，人感染H7N9禽流感纳入法定乙类传染病，甲型H1N1流感从乙类调整至丙类，统一纳入流行性感冒进行监测。

## 10-1-3 续表1

| 年份 | 细菌性和阿米巴性痢疾 | | 伤寒、副伤寒 | | 艾滋病 | | HIV感染者 | |
|---|---|---|---|---|---|---|---|---|
| | 发病率（1/10万） | 死亡率（1/10万） | 发病率（1/10万） | 死亡率（1/10万） | 发病率（1/10万） | 死亡率（1/10万） | 发病率（1/10万） | 死亡率（1/10万） |
| 1950 | 46.37 | 1.96 | 8.17 | 0.78 | | | | |
| 1955 | 319.42 | 1.91 | 8.69 | 0.19 | | | | |
| 1960 | 438.88 | 1.88 | 37.75 | 0.55 | | | | |
| 1965 | 424.89 | 0.96 | 16.06 | 0.09 | | | | |
| 1970 | 352.15 | 0.48 | 9.96 | 0.03 | | | | |
| 1975 | 1000.70 | 1.44 | 9.61 | 0.03 | | | | |
| 1976 | 712.90 | 0.91 | 7.68 | 0.03 | | | | |
| 1977 | 729.11 | 0.83 | 12.82 | 0.04 | | | | |
| 1978 | 676.06 | 0.82 | 15.58 | 0.05 | | | | |
| 1979 | 589.62 | 0.78 | 10.53 | 0.04 | | | | |
| 1980 | 568.99 | 0.52 | 11.94 | 0.04 | | | | |
| 1981 | 671.37 | 0.56 | 12.72 | 0.04 | | | | |
| 1982 | 617.23 | 0.36 | 14.25 | 0.04 | | | | |
| 1983 | 482.80 | 0.30 | 11.24 | 0.03 | | | | |
| 1984 | 376.75 | 0.21 | 9.75 | 0.25 | | | | |
| 1985 | 316.72 | 0.23 | 8.35 | 0.02 | | | | |
| 1986 | 299.84 | 0.25 | 9.76 | 0.04 | | | | |
| 1987 | 230.67 | 0.24 | 13.02 | 0.04 | | | | |
| 1988 | 190.06 | 0.21 | 14.01 | 0.03 | | | | |
| 1989 | 132.47 | 0.14 | 10.83 | 0.04 | | | | |
| 1990 | 127.44 | 0.17 | 10.32 | 0.02 | | | | |
| 1991 | 115.58 | 0.10 | 10.45 | 0.03 | | | | |
| 1992 | 79.55 | 0.06 | 7.91 | 0.01 | | | | |
| 1993 | 54.50 | 0.04 | 7.51 | 0.01 | | | | |
| 1994 | 74.84 | 0.02 | 7.75 | | | | | |
| 1995 | 73.30 | 0.04 | 6.10 | 0.01 | | | | |
| 1996 | 66.31 | 0.03 | 5.61 | 0.01 | | | | |
| 1997 | 59.65 | 0.03 | 4.83 | 0.01 | 0.01 | 0.01 | 0.15 | |
| 1998 | 55.34 | 0.03 | 4.80 | 0.01 | | | 0.10 | |
| 1999 | 48.30 | 0.02 | 4.08 | | 0.02 | 0.01 | 0.18 | |
| 2000 | 40.79 | 0.01 | 4.19 | | 0.02 | 0.01 | 0.20 | |
| 2001 | 39.86 | 0.01 | 5.07 | | 0.04 | 0.02 | 0.30 | |
| 2002 | 36.23 | 0.02 | 4.47 | 0.00 | 0.06 | 0.02 | 0.33 | |
| 2003 | 34.52 | 0.02 | 4.17 | | 0.08 | 0.03 | | |
| 2004 | 38.30 | 0.01 | 3.80 | 0.00 | 0.23 | 0.06 | 1.02 | 0.00 |
| 2005 | 34.92 | 0.01 | 2.65 | 0.00 | 0.43 | 0.10 | | |
| 2006 | 32.36 | 0.01 | 1.99 | 0.00 | 0.60 | 0.11 | 2.42 | 0.03 |
| 2007 | 27.99 | 0.01 | 1.55 | | 0.82 | 0.30 | | |
| 2008 | 23.43 | 0.00 | 1.18 | 0.00 | 1.10 | 0.45 | 3.14 | 0.24 |
| 2009 | 20.45 | 0.00 | 1.28 | 0.00 | 1.51 | 0.52 | 3.33 | 0.39 |
| 2010 | 18.90 | 0.00 | 1.05 | 0.00 | 2.56 | 0.71 | 3.42 | 0.49 |
| 2011 | 17.74 | 0.00 | 0.88 | 0.00 | 2.92 | 0.79 | 3.93 | 0.64 |
| 2012 | 15.40 | 0.00 | 0.89 | 0.00 | 3.11 | 0.86 | 4.33 | 0.85 |
| 2013 | 13.83 | 0.00 | 1.04 | 0.00 | 3.12 | 0.84 | | |
| 2014 | 11.33 | 0.00 | 1.02 | | 3.33 | 0.89 | 5.46 | 0.83 |
| 2015 | 10.20 | 0.00 | 0.85 | 0.00 | 3.69 | 0.94 | 6.00 | 0.89 |

注：从2006年起，艾滋病病死率定义为当年符合治疗标准的感染者和病人中死亡人数所占比例。

## 10-1-3　续表2

| 年份 | 淋病 | | 梅毒 | | 脊髓灰质炎 | | 麻疹 | |
|---|---|---|---|---|---|---|---|---|
| | 发病率(1/10万) | 死亡率(1/10万) | 发病率(1/10万) | 死亡率(1/10万) | 发病率(1/10万) | 死亡率(1/10万) | 发病率(1/10万) | 死亡率(1/10万) |
| 1950 | | | | | | | 44.08 | 2.85 |
| 1955 | | | | | | 0.02 | 701.23 | 12.24 |
| 1960 | | | | | 2.40 | 0.09 | 157.51 | 1.60 |
| 1965 | | | | | 4.06 | 0.08 | 1265.74 | 9.19 |
| 1970 | | | | | 2.56 | 0.03 | 450.47 | 1.83 |
| 1975 | | | | | 0.84 | 0.02 | 277.57 | 1.63 |
| 1976 | | | | | 0.50 | 0.01 | 273.56 | 1.20 |
| 1977 | | | | | 0.79 | 0.02 | 278.26 | 1.24 |
| 1978 | | | | | 1.09 | 0.03 | 249.44 | 1.01 |
| 1979 | | | | | 0.57 | 0.01 | 178.31 | 0.79 |
| 1980 | | | | | 0.76 | 0.02 | 114.88 | 0.50 |
| 1981 | 0.02 | | | | 0.97 | 0.02 | 101.46 | 0.42 |
| 1982 | 0.05 | | 0.01 | | 0.77 | 0.02 | 88.96 | 0.51 |
| 1983 | 0.09 | | 0.00 | | 0.32 | 0.01 | 76.92 | 0.40 |
| 1984 | 0.18 | | 0.01 | | 0.16 | | 60.42 | 0.28 |
| 1985 | 0.49 | | 0.02 | | 0.15 | 0.01 | 40.37 | 0.26 |
| 1986 | 2.03 | | 0.03 | | 0.17 | 0.02 | 18.97 | 0.08 |
| 1987 | 4.06 | | 0.08 | | 0.09 | | 9.88 | 0.02 |
| 1988 | 5.72 | | 0.12 | | 0.06 | | 8.90 | 0.05 |
| 1989 | 9.93 | | 0.18 | | 0.42 | 0.01 | 7.77 | 0.03 |
| 1990 | 9.49 | | 0.23 | | 0.46 | 0.01 | 7.71 | 0.02 |
| 1991 | 10.09 | | 0.16 | | 0.17 | 0.01 | 10.78 | 0.03 |
| 1992 | 11.53 | | 0.17 | | 0.10 | | 12.10 | 0.03 |
| 1993 | 14.25 | | 0.17 | | 0.05 | | 10.16 | 0.03 |
| 1994 | 16.77 | | 0.39 | | 0.02 | | 7.33 | 0.02 |
| 1995 | 17.34 | | 0.96 | | 0.01 | | 4.83 | 0.01 |
| 1996 | 17.26 | | 1.81 | | | | 6.27 | 0.01 |
| 1997 | 18.15 | | 2.78 | | | | 6.86 | 0.02 |
| 1998 | 24.31 | | 4.37 | | | | 4.54 | 0.01 |
| 1999 | 27.54 | | 6.50 | | | | 4.98 | 0.01 |
| 2000 | 22.92 | | 6.43 | | | | 5.93 | 0.01 |
| 2001 | 18.57 | | 6.11 | | | | 7.15 | 0.01 |
| 2002 | 16.14 | 0.00 | 5.80 | | | | 4.76 | 0.01 |
| 2003 | 16.54 | | 5.63 | | 5.55 | 0.01 | 0.00 | |
| 2004 | 17.71 | 0.00 | 7.70 | 0.00 | | | 5.43 | 0.00 |
| 2005 | 14.27 | 0.00 | 10.96 | 0.01 | | | 9.42 | 0.00 |
| 2006 | 12.46 | 0.00 | 14.24 | 0.01 | | | 7.62 | 0.00 |
| 2007 | 11.33 | | 17.16 | | | | 8.29 | 0.01 |
| 2008 | 10.16 | 0.00 | 21.06 | 0.00 | | | 9.95 | 0.01 |
| 2009 | 9.19 | | 24.66 | 0.00 | | | 3.95 | 0.00 |
| 2010 | 8.07 | 0.00 | 28.90 | 0.01 | | | 2.86 | 0.00 |
| 2011 | 7.61 | 0.00 | 32.04 | 0.01 | 0.00 | 0.00 | 0.74 | 0.00 |
| 2012 | 7.07 | 0.00 | 33.30 | 0.01 | | | 0.46 | 0.00 |
| 2013 | 7.61 | 0.00 | 32.86 | 0.01 | | | 2.04 | 0.00 |
| 2014 | 7.05 | 0.00 | 30.93 | 0.01 | | | 3.88 | 0.00 |
| 2015 | 7.36 | 0.00 | 31.85 | 0.00 | | | 3.11 | 0.00 |

## 10-1-3 续表3

| 年份 | 百日咳 | | 白喉 | | 流行性脑脊髓膜炎 | | 猩红热 | |
|---|---|---|---|---|---|---|---|---|
| | 发病率(1/10万) | 死亡率(1/10万) | 发病率(1/10万) | 死亡率(1/10万) | 发病率(1/10万) | 死亡率(1/10万) | 发病率(1/10万) | 死亡率(1/10万) |
| 1950 | | | 3.97 | 0.41 | 1.94 | 0.32 | 0.59 | 0.05 |
| 1955 | 133.82 | 0.99 | 9.74 | 1.25 | 1.94 | 0.37 | 8.72 | 0.24 |
| 1960 | 87.77 | 0.36 | 23.09 | 1.62 | 6.91 | 0.65 | 6.38 | 0.02 |
| 1965 | 188.79 | 0.51 | 13.69 | 1.35 | 71.59 | 4.33 | 13.75 | 0.02 |
| 1970 | 152.23 | 0.25 | 3.34 | 0.28 | 20.97 | 1.59 | 7.22 | |
| 1975 | 196.56 | 0.22 | 4.16 | 0.34 | 25.11 | 1.34 | 8.99 | 0.01 |
| 1976 | 143.36 | 0.13 | 2.56 | 0.23 | 40.44 | 2.08 | 7.41 | 0.01 |
| 1977 | 152.98 | 0.13 | 3.26 | 0.25 | 59.44 | 2.46 | 9.48 | 0.01 |
| 1978 | 125.95 | 0.14 | 2.11 | 0.18 | 32.18 | 1.34 | 14.69 | 0.01 |
| 1979 | 76.24 | 0.09 | 1.75 | 0.13 | 27.97 | 1.08 | 15.30 | 0.01 |
| 1980 | 62.82 | 0.05 | 1.00 | 0.09 | 23.44 | 0.91 | 10.95 | 0.01 |
| 1981 | 51.25 | 0.06 | 0.85 | 0.08 | 13.21 | 0.54 | 8.65 | 0.06 |
| 1982 | 42.07 | 0.05 | 0.65 | 0.07 | 8.65 | 0.43 | 6.68 | |
| 1983 | 32.62 | 0.03 | 0.71 | 0.07 | 7.81 | 0.39 | 5.14 | |
| 1984 | 21.06 | 0.03 | 0.33 | 0.04 | 11.69 | 0.58 | 5.76 | |
| 1985 | 14.22 | 0.02 | 0.14 | 0.08 | 10.73 | 0.59 | 5.95 | |
| 1986 | 8.02 | 0.01 | 0.08 | 0.01 | 7.56 | 0.44 | 4.84 | |
| 1987 | 5.61 | 0.01 | 0.04 | | 3.21 | 0.21 | 4.36 | |
| 1988 | 3.06 | 0.01 | 0.03 | | 2.00 | 0.15 | 3.98 | |
| 1989 | 2.46 | | 0.03 | 0.01 | 1.33 | 0.10 | 4.14 | |
| 1990 | 1.80 | | 0.04 | 0.01 | 0.89 | 0.07 | 2.70 | |
| 1991 | 0.93 | | 0.02 | | 0.69 | 0.05 | 2.78 | |
| 1992 | 0.97 | | 0.01 | | 0.61 | 0.04 | 3.62 | |
| 1993 | 0.79 | | 0.01 | | 0.48 | 0.03 | 3.38 | |
| 1994 | 0.67 | | 0.01 | | 0.55 | 0.03 | 2.07 | |
| 1995 | 0.50 | | 0.01 | | 0.52 | 0.03 | 1.35 | |
| 1996 | 0.43 | | | | 0.52 | 0.03 | 1.11 | |
| 1997 | 0.75 | | | | 0.41 | 0.02 | 1.22 | |
| 1998 | 0.59 | | | | 0.31 | 0.02 | 1.24 | |
| 1999 | 0.50 | | | | 0.24 | 0.01 | 1.23 | |
| 2000 | 0.46 | | | | 0.19 | 0.01 | 1.08 | |
| 2001 | 0.51 | | | | 0.18 | 0.01 | 0.94 | |
| 2002 | 0.49 | 0.00 | 0.00 | 0.00 | 0.19 | 0.01 | 1.14 | 0.00 |
| 2003 | 0.41 | | | | 0.19 | 0.01 | 0.75 | |
| 2004 | 0.36 | 0.00 | 0.00 | | 0.21 | 0.01 | 1.46 | 0.00 |
| 2005 | 0.29 | 0.00 | | | 0.18 | 0.02 | 1.92 | 0.00 |
| 2006 | 0.19 | 0.00 | | | 0.13 | 0.01 | 2.11 | |
| 2007 | 0.22 | | | | 0.09 | 0.01 | 2.55 | |
| 2008 | 0.18 | 0.00 | | | 0.07 | 0.01 | 2.10 | |
| 2009 | 0.12 | 0.00 | | | 0.05 | 0.01 | 1.66 | |
| 2010 | 0.13 | 0.00 | | | 0.02 | 0.00 | 1.56 | |
| 2011 | 0.19 | 0.00 | | | 0.02 | 0.00 | 4.76 | 0.00 |
| 2012 | 0.16 | 0.00 | | | 0.01 | 0.00 | 3.45 | 0.00 |
| 2013 | 0.13 | | | | 0.02 | 0.00 | 2.53 | 0.00 |
| 2014 | 0.25 | 0.00 | | | 0.01 | 0.00 | 4.00 | |
| 2015 | 0.49 | 0.00 | | | 0.01 | 0.00 | 5.01 | 0.00 |

## 10-1-3 续表4

| 年份 | 流行性出血热 | | 狂犬病 | | 钩端螺旋体病 | | 布鲁氏菌病 | |
|---|---|---|---|---|---|---|---|---|
| | 发病率（1/10万） | 死亡率（1/10万） | 发病率（1/10万） | 死亡率（1/10万） | 发病率（1/10万） | 死亡率（1/10万） | 发病率（1/10万） | 死亡率（1/10万） |
| 1950 | | | | | | | | |
| 1955 | | | 0.32 | 0.07 | | | 0.23 | |
| 1960 | 0.10 | 0.01 | 0.03 | 0.02 | | | 0.33 | |
| 1965 | 0.43 | 0.05 | 0.14 | 0.10 | 19.73 | 0.08 | 0.66 | |
| 1970 | 0.41 | 0.05 | 0.18 | 0.13 | 11.14 | 0.09 | 0.99 | |
| 1975 | 2.02 | 0.16 | 0.25 | 0.20 | 17.77 | 0.13 | | |
| 1976 | 1.67 | 0.14 | 0.20 | 0.16 | 3.34 | 0.07 | | |
| 1977 | 1.80 | 0.15 | 0.22 | 0.21 | 4.53 | 0.08 | | |
| 1978 | 1.58 | 0.10 | 0.25 | 0.25 | 2.14 | 0.06 | 0.24 | |
| 1979 | 2.19 | 0.15 | 0.45 | 0.44 | 2.84 | 0.08 | 0.10 | |
| 1980 | 3.12 | 0.20 | 0.69 | 0.68 | 3.67 | 0.09 | 0.17 | |
| 1981 | 4.26 | 0.24 | 0.71 | 0.71 | 4.33 | 0.10 | 0.11 | |
| 1982 | 6.15 | 0.30 | 0.61 | 0.61 | 6.55 | 0.12 | 0.08 | |
| 1983 | 8.40 | 0.30 | 0.53 | 0.52 | 6.33 | 0.12 | 0.11 | |
| 1984 | 8.87 | 0.29 | 0.59 | 0.59 | 3.62 | 0.07 | 0.20 | |
| 1985 | 10.02 | 0.30 | 0.40 | 0.40 | 2.57 | 0.05 | 0.09 | |
| 1986 | 11.06 | 0.25 | 0.41 | 0.41 | 4.28 | 0.07 | 0.03 | |
| 1987 | 6.14 | 0.14 | 0.54 | 0.54 | 12.69 | 0.12 | 0.07 | |
| 1988 | 4.78 | 0.12 | 0.45 | 0.45 | 3.22 | 0.06 | 0.05 | |
| 1989 | 3.66 | 0.10 | 0.47 | 0.47 | 3.09 | 0.06 | 0.09 | |
| 1990 | 3.66 | 0.10 | 0.32 | 0.32 | 2.59 | 0.05 | 0.07 | |
| 1991 | 4.32 | 0.12 | 0.18 | 0.18 | 2.57 | 0.05 | 0.07 | |
| 1992 | 4.03 | 0.07 | 0.09 | 0.09 | 1.23 | 0.03 | 0.04 | |
| 1993 | 3.94 | 0.06 | 0.04 | 0.04 | 2.53 | 0.07 | 0.03 | |
| 1994 | 5.14 | 0.07 | 0.03 | 0.03 | 1.84 | 0.06 | 0.05 | |
| 1995 | 5.30 | 0.05 | 0.02 | 0.02 | 1.10 | 0.03 | 0.07 | |
| 1996 | 3.65 | 0.03 | 0.01 | 0.01 | 1.15 | 0.03 | 0.21 | |
| 1997 | 3.60 | 0.04 | 0.02 | 0.02 | 0.87 | 0.03 | 0.11 | |
| 1998 | 3.77 | 0.04 | 0.02 | 0.02 | 0.94 | 0.03 | 0.09 | |
| 1999 | 3.93 | 0.04 | 0.03 | 0.03 | 0.94 | 0.02 | 0.14 | |
| 2000 | 3.05 | 0.03 | 0.04 | 0.04 | 0.32 | 0.01 | 0.17 | |
| 2001 | 2.83 | 0.02 | 0.07 | 0.07 | 0.30 | 0.01 | 0.23 | |
| 2002 | 2.46 | 0.02 | 0.09 | 0.09 | 0.19 | 0.01 | 0.41 | |
| 2003 | 1.68 | 0.01 | 0.15 | 0.15 | 0.13 | | 0.48 | |
| 2004 | 1.93 | 0.02 | 0.20 | 0.20 | 0.11 | 0.00 | 0.88 | 0.00 |
| 2005 | 1.60 | 0.02 | 0.19 | 0.19 | 0.11 | 0.00 | 1.41 | 0.00 |
| 2006 | 1.15 | 0.01 | 0.25 | 0.25 | 0.05 | 0.00 | 1.45 | |
| 2007 | 0.84 | 0.01 | 0.25 | 0.25 | 0.07 | | 1.50 | |
| 2008 | 0.68 | 0.01 | 0.19 | 0.18 | 0.07 | 0.00 | 2.10 | |
| 2009 | 0.66 | 0.01 | 0.17 | 0.16 | 0.04 | 0.00 | 2.70 | |
| 2010 | 0.71 | 0.01 | 0.15 | 0.15 | 0.05 | 0.00 | 2.53 | 0.00 |
| 2011 | 0.80 | 0.01 | 0.14 | 0.14 | 0.03 | 0.00 | 2.85 | |
| 2012 | 0.99 | 0.01 | 0.11 | 0.10 | 0.03 | 0.00 | 2.93 | 0.00 |
| 2013 | 0.95 | 0.01 | 0.09 | 0.08 | 0.03 | 0.00 | 3.21 | |
| 2014 | 0.85 | 0.01 | 0.07 | 0.06 | 0.04 | 0.00 | 4.22 | 0.00 |
| 2015 | 0.76 | 0.00 | 0.06 | 0.05 | 0.03 | 0.00 | 4.18 | 0.00 |

## 10-1-3 续表5

| 年份 | 炭疽 | | 斑疹伤寒 | | 流行性乙型脑炎 | | 黑热病 | |
|---|---|---|---|---|---|---|---|---|
| | 发病率（1/10万） | 死亡率（1/10万） | 发病率（1/10万） | 死亡率（1/10万） | 发病率（1/10万） | 死亡率（1/10万） | 发病率（1/10万） | 死亡率（1/10万） |
| 1950 | | | | 0.11 | | | | 0.01 |
| 1955 | 0.46 | 0.02 | 0.45 | 0.03 | 2.30 | 0.63 | 9.46 | 0.03 |
| 1960 | 0.21 | 0.02 | 2.08 | 0.02 | 2.18 | 0.36 | 0.23 | |
| 1965 | 0.39 | 0.02 | 2.91 | 0.02 | 13.36 | 1.79 | 0.40 | |
| 1970 | 0.23 | 0.01 | 0.50 | | 18.02 | 2.15 | 0.30 | |
| 1975 | 0.46 | 0.01 | 0.58 | | 9.67 | 1.11 | 0.11 | |
| 1976 | 0.36 | 0.01 | 0.48 | | 7.50 | 0.79 | 0.05 | |
| 1977 | 0.54 | 0.01 | 0.77 | 0.01 | 6.97 | 0.73 | 0.02 | |
| 1978 | 0.54 | 0.01 | 0.83 | 0.01 | 5.39 | 0.59 | 0.01 | |
| 1979 | 0.41 | 0.01 | 0.84 | 0.01 | 5.08 | 0.48 | 0.01 | |
| 1980 | 0.43 | 0.01 | 2.17 | | 3.31 | 0.32 | | |
| 1981 | 0.34 | 0.01 | 1.24 | | 4.01 | 0.42 | 0.01 | |
| 1982 | 0.37 | 0.01 | 1.09 | | 3.18 | 0.39 | | |
| 1983 | 0.31 | 0.01 | 1.40 | | 2.39 | 0.24 | 0.01 | |
| 1984 | 0.30 | 0.01 | 1.28 | | 2.56 | 0.23 | 0.01 | |
| 1985 | 0.23 | 0.01 | 1.17 | | 2.81 | 0.24 | 0.01 | |
| 1986 | 0.23 | 0.01 | 0.90 | | 1.73 | 0.15 | 0.02 | |
| 1987 | 0.17 | 0.01 | 0.35 | | 2.30 | 0.21 | 0.03 | |
| 1988 | 0.22 | 0.01 | 0.54 | | 2.33 | 0.20 | | |
| 1989 | 0.22 | 0.03 | 0.45 | | 1.64 | 0.12 | 0.02 | |
| 1990 | 0.21 | 0.01 | 0.31 | | 3.43 | 0.24 | 0.02 | |
| 1991 | 0.24 | 0.01 | 0.38 | | 2.13 | 0.10 | 0.03 | |
| 1992 | 0.15 | 0.01 | 0.33 | | 1.73 | 0.06 | 0.02 | |
| 1993 | 0.15 | | 0.27 | | 1.54 | 0.06 | 0.02 | |
| 1994 | 0.11 | | 0.33 | | 1.59 | 0.07 | 0.01 | |
| 1995 | 0.09 | | 0.29 | | 1.32 | 0.05 | 0.01 | |
| 1996 | 0.09 | | 0.25 | | 0.87 | 0.03 | 0.01 | |
| 1997 | 0.10 | | 0.33 | | 0.83 | 0.03 | 0.01 | |
| 1998 | 0.10 | | 0.45 | | 1.00 | 0.04 | 0.01 | |
| 1999 | 0.05 | | 0.48 | | 0.69 | 0.03 | 0.01 | |
| 2000 | 0.05 | | 0.49 | | 0.95 | 0.03 | 0.01 | |
| 2001 | 0.06 | | 0.48 | | 0.77 | 0.02 | 0.01 | |
| 2002 | 0.06 | 0.00 | 0.39 | 0.00 | 0.65 | 0.02 | 0.01 | 0.00 |
| 2003 | 0.04 | | 0.30 | | 0.58 | 0.03 | 0.01 | |
| 2004 | 0.05 | 0.00 | 0.32 | 0.00 | 0.42 | 0.02 | 0.02 | |
| 2005 | 0.04 | 0.00 | | | 0.39 | 0.02 | | |
| 2006 | 0.03 | 0.00 | | | 0.58 | 0.04 | | |
| 2007 | 0.03 | | | | 0.33 | 0.02 | | |
| 2008 | 0.03 | 0.00 | | | 0.23 | 0.01 | | |
| 2009 | 0.03 | 0.00 | | | 0.29 | 0.01 | | |
| 2010 | 0.02 | 0.00 | | | 0.19 | 0.01 | | |
| 2011 | 0.02 | 0.00 | | | 0.12 | 0.00 | | |
| 2012 | 0.02 | 0.00 | | | 0.13 | 0.00 | | |
| 2013 | 0.01 | 0.00 | | | 0.16 | 0.00 | | |
| 2014 | 0.02 | 0.00 | | | 0.06 | 0.00 | | |
| 2015 | 0.02 | 0.00 | | | 0.05 | 0.00 | | |

## 10-1-3 续表6

| 年份 | 疟疾 | | 登革热 | | 新生儿破伤风 | | 肺结核 | |
|---|---|---|---|---|---|---|---|---|
| | 发病率(1/10万) | 死亡率(1/10万) | 发病率(1/10万) | 死亡率(1/10万) | 发病率(‰) | 死亡率(‰) | 发病率(1/10万) | 死亡率(1/10万) |
| 1950 | | 0.63 | | | | | | |
| 1955 | 1027.73 | 0.95 | | | | | | |
| 1960 | 1553.85 | 0.06 | | | | | | |
| 1965 | 905.24 | 0.03 | | | | | | |
| 1970 | 2961.10 | 0.03 | | | | | | |
| 1975 | 763.14 | 0.02 | | | | | | |
| 1976 | 454.70 | 0.01 | | | | | | |
| 1977 | 443.69 | 0.01 | | | | | | |
| 1978 | 325.37 | 0.01 | | | | | | |
| 1979 | 246.43 | 0.01 | | | | | | |
| 1980 | 337.83 | 0.01 | | | | | | |
| 1981 | 307.13 | 0.01 | | | | | | |
| 1982 | 203.38 | 0.01 | | | | | | |
| 1983 | 135.60 | | | | | | | |
| 1984 | 88.12 | | | | | | | |
| 1985 | 54.39 | | | | | | | |
| 1986 | 34.69 | | | | | | | |
| 1987 | 19.84 | | | | | | | |
| 1988 | 12.44 | 0.01 | | | | | | |
| 1989 | 12.56 | 0.01 | | | | | | |
| 1990 | 10.56 | | 0.03 | | | | | |
| 1991 | 8.88 | | 0.08 | | | | | |
| 1992 | 6.40 | | 0.00 | | | | | |
| 1993 | 5.05 | | 0.03 | | | | | |
| 1994 | 5.29 | | | | | | | |
| 1995 | 4.19 | | 0.58 | | | | | |
| 1996 | 3.08 | | | | 25.16 | 3.19 | | |
| 1997 | 2.87 | | 0.05 | | 21.56 | 2.89 | 39.21 | 0.07 |
| 1998 | 2.67 | | 0.04 | | 18.76 | 2.48 | 34.69 | 0.07 |
| 1999 | 2.39 | 0.01 | 0.15 | | 20.79 | 4.09 | 41.72 | 0.07 |
| 2000 | 2.02 | | 0.03 | | 19.82 | 3.76 | 43.75 | 0.03 |
| 2001 | 2.15 | | 0.03 | | 16.65 | 2.60 | 44.89 | 0.03 |
| 2002 | 2.65 | 0.00 | 0.12 | | 0.19 | 0.03 | 43.58 | 0.08 |
| 2003 | 3.00 | | 0.01 | | 0.18 | 0.03 | 52.36 | 0.08 |
| 2004 | 2.89 | 0.00 | 0.02 | | 2.46 | 0.25 | 74.64 | 0.11 |
| 2005 | 3.03 | 0.00 | 0.00 | 0.00 | 0.19 | 0.02 | 96.31 | 0.26 |
| 2006 | 4.60 | 0.00 | 0.08 | | 0.15 | 0.02 | 86.23 | 0.26 |
| 2007 | 3.55 | | 0.04 | | 0.13 | 0.01 | 88.55 | 0.28 |
| 2008 | 1.99 | 0.00 | 0.02 | | 0.10 | 0.01 | 88.52 | 0.21 |
| 2009 | 1.06 | 0.00 | 0.02 | | 0.08 | 0.01 | 81.09 | 0.28 |
| 2010 | 0.55 | 0.00 | 0.02 | | 0.06 | 0.00 | 74.27 | 0.22 |
| 2011 | 0.30 | 0.00 | 0.01 | | 0.05 | 0.00 | 71.09 | 0.21 |
| 2012 | 0.18 | 0.00 | 0.04 | | 0.05 | 0.00 | 70.62 | 0.20 |
| 2013 | 0.29 | 0.00 | 0.34 | | 0.03 | 0.00 | 66.80 | 0.19 |
| 2014 | 0.22 | 0.00 | 3.46 | 0.00 | 0.03 | 0.00 | 65.63 | 0.17 |
| 2015 | 0.23 | 0.00 | 0.28 | | 0.02 | 0.00 | 63.42 | 0.17 |

# 10-1-3 续表7

| 年份 | 甲型H1N1流感 | | 血吸虫病 | | 人禽流感 | | 传染性非典型肺炎 | | 人感染H7N9禽流感 | |
|---|---|---|---|---|---|---|---|---|---|---|
| | 发病率(1/10万) | 死亡率(1/10万) | 发病率(1/10万) | 死亡率(1/10万) | 发病率(1/10万) | 死亡率(1/10万) | 发病率(1/10万) | 死亡率(1/10万) | 发病率(1/10万) | 死亡率(1/10万) |
| 1950 | | | | | | | | | | |
| 1955 | | | | | | | | | | |
| 1960 | | | | | | | | | | |
| 1965 | | | | | | | | | | |
| 1970 | | | | | | | | | | |
| 1975 | | | | | | | | | | |
| 1976 | | | | | | | | | | |
| 1977 | | | | | | | | | | |
| 1978 | | | | | | | | | | |
| 1979 | | | | | | | | | | |
| 1980 | | | | | | | | | | |
| 1981 | | | | | | | | | | |
| 1982 | | | | | | | | | | |
| 1983 | | | | | | | | | | |
| 1984 | | | | | | | | | | |
| 1985 | | | | | | | | | | |
| 1986 | | | | | | | | | | |
| 1987 | | | | | | | | | | |
| 1988 | | | | | | | | | | |
| 1989 | | | | | | | | | | |
| 1990 | | | | | | | | | | |
| 1991 | | | | | | | | | | |
| 1992 | | | | | | | | | | |
| 1993 | | | | | | | | | | |
| 1994 | | | | | | | | | | |
| 1995 | | | | | | | | | | |
| 1996 | | | | | | | | | | |
| 1997 | | | | | | | | | | |
| 1998 | | | | | | | | | | |
| 1999 | | | | | | | | | | |
| 2000 | | | | | | | | | | |
| 2001 | | | | | | | | | | |
| 2002 | | | | | | | | | | |
| 2003 | | | | | | | 0.40 | 0.03 | | |
| 2004 | | | | | | | | | | |
| 2005 | | | 0.24 | | | | | | | |
| 2006 | | | 0.23 | | | | | | | |
| 2007 | | | 0.21 | | | | | | | |
| 2008 | | | 0.22 | | | | | | | |
| 2009 | 9.17 | 0.05 | 0.27 | | | | | | | |
| 2010 | 0.53 | 0.01 | 0.32 | | 0.00 | 0.00 | | | | |
| 2011 | 0.70 | 0.01 | 0.33 | 0.00 | 0.00 | 0.00 | | | | |
| 2012 | 0.08 | 0.00 | 0.36 | 0.00 | 0.00 | 0.00 | | | | |
| 2013 | | | 0.42 | 0.00 | 0.00 | 0.00 | | | 0.00 | 0.00 |
| 2014 | | | 0.31 | | 0.00 | 0.00 | | | 0.02 | 0.01 |
| 2015 | | | 2.51 | | 0.00 | 0.00 | | | 0.01 | 0.01 |

# 10-1-3　续表8

| 年份 | 天花 | | 流行性感冒 | | 回归热 | | 森林脑炎 | | 恙虫病 | |
|---|---|---|---|---|---|---|---|---|---|---|
| | 发病率（1/10万） | 死亡率（1/10万） | 发病率（1/10万） | 死亡率（1/10万） | 发病率（1/10万） | 死亡率（1/10万） | 发病率（1/10万） | 死亡率（1/10万） | 发病率（1/10万） | 死亡率（1/10万） |
| 1950 | 11.22 | 2.37 | | | 2.11 | 0.05 | | | | |
| 1955 | 0.43 | 0.07 | | | 0.16 | 0.01 | | | | |
| 1960 | 0.01 | | 91.02 | 0.04 | 0.02 | | 0.23 | | 0.02 | |
| 1965 | | | 559.59 | 0.19 | 0.02 | | 0.40 | | 0.01 | |
| 1970 | | | 3133.35 | 0.71 | 0.01 | | 0.30 | | | |
| 1975 | | | 2689.53 | 0.54 | 0.06 | | 0.10 | | 0.01 | |
| 1976 | | | 1552.72 | 0.31 | 0.09 | | 0.05 | | 0.01 | |
| 1977 | | | 1937.28 | 0.14 | 0.21 | | 0.02 | | | |
| 1978 | | | 824.44 | 0.06 | 0.28 | | 0.01 | | 0.02 | |
| 1979 | | | 799.01 | 0.04 | 0.17 | | | | 0.06 | 0.01 |
| 1980 | | | 817.74 | 0.07 | 0.15 | | 0.01 | | 0.07 | |
| 1981 | | | 591.74 | 0.04 | 0.17 | | 0.02 | | 0.09 | |
| 1982 | | | 438.96 | 0.03 | 0.14 | | 0.01 | | 0.10 | |
| 1983 | | | 455.88 | 0.05 | 0.10 | | 0.02 | | 0.10 | |
| 1984 | | | 382.03 | 0.02 | 0.09 | | 0.03 | | 0.15 | |
| 1985 | | | 328.96 | 0.03 | 0.05 | | 0.03 | | 0.15 | |
| 1986 | | | 224.78 | 0.01 | 0.03 | | 0.03 | | 0.15 | |
| 1987 | | | 140.49 | 0.02 | 0.01 | | 0.02 | | 0.21 | |
| 1988 | | | 86.60 | | 0.01 | | 0.02 | | 0.24 | |
| 1989 | | | 43.74 | | | | 0.01 | | 0.23 | |
| 1990 | | | | | | | | | | |
| 1991 | | | | | | | | | | |
| 1992 | | | | | | | | | | |
| 1993 | | | | | | | | | | |
| 1994 | | | | | | | | | | |
| 1995 | | | | | | | | | | |
| 1996 | | | | | | | | | | |
| 1997 | | | | | | | | | | |
| 1998 | | | | | | | | | | |
| 1999 | | | | | | | | | | |
| 2000 | | | | | | | | | | |
| 2001 | | | | | | | | | | |
| 2002 | | | | | | | | | | |
| 2003 | | | | | | | | | | |
| 2004 | | | | | | | | | | |
| 2005 | | | | | | | | | | |
| 2006 | | | | | | | | | | |
| 2007 | | | | | | | | | | |
| 2008 | | | | | | | | | | |
| 2009 | | | | | | | | | | |
| 2010 | | | | | | | | | | |
| 2011 | | | | | | | | | | |
| 2012 | | | | | | | | | | |
| 2013 | | | | | | | | | | |
| 2014 | | | | | | | | | | |
| 2015 | | | | | | | | | | |

## 10-1-4　2015年各地区甲乙类法定报告传染病发病率、死亡率及病死率

| 地区 | 总计 | | 鼠疫 | | 霍乱 | | 病毒性肝炎 | |
|---|---|---|---|---|---|---|---|---|
| | 发病率（1/10万） | 死亡率（1/10万） | 发病率（1/10万） | 死亡率（1/10万） | 发病率（1/10万） | 死亡率（1/10万） | 发病率（1/10万） | 死亡率（1/10万） |
| 总　计 | 223.60 | 1.22 | | | 0.00 | | 89.47 | 0.03 |
| 北　京 | 150.86 | 0.82 | | | 0.02 | | 13.82 | 0.42 |
| 天　津 | 131.85 | 0.45 | | | | | 18.12 | 0.03 |
| 河　北 | 184.92 | 0.27 | | | | | 89.39 | 0.03 |
| 山　西 | 268.21 | 0.34 | | | | | 154.86 | 0.02 |
| 内蒙古 | 268.40 | 0.38 | | | | | 117.36 | 0.04 |
| 辽　宁 | 211.18 | 0.57 | | | | | 75.19 | 0.02 |
| 吉　林 | 174.26 | 0.70 | | | | | 66.82 | 0.03 |
| 黑龙江 | 199.76 | 0.71 | | | | | 43.13 | 0.04 |
| 上　海 | 186.91 | 0.45 | | | | | 46.49 | 0.05 |
| 江　苏 | 124.24 | 0.43 | | | 0.00 | | 29.55 | 0.01 |
| 浙　江 | 193.24 | 0.62 | | | 0.01 | | 34.94 | 0.01 |
| 安　徽 | 242.66 | 0.51 | | | 0.00 | | 79.16 | 0.02 |
| 福　建 | 278.24 | 0.43 | | | 0.00 | | 147.60 | 0.03 |
| 江　西 | 227.94 | 0.85 | | | | | 98.27 | 0.02 |
| 山　东 | 130.90 | 0.29 | | | | | 55.99 | 0.02 |
| 河　南 | 204.76 | 1.52 | | | | | 91.35 | 0.03 |
| 湖　北 | 251.55 | 0.78 | | | 0.00 | | 130.31 | 0.02 |
| 湖　南 | 244.74 | 1.13 | | | | | 105.11 | 0.01 |
| 广　东 | 313.19 | 0.97 | | | 0.00 | | 160.46 | 0.05 |
| 广　西 | 262.75 | 6.11 | | | | | 114.52 | 0.05 |
| 海　南 | 342.48 | 0.86 | | | | | 171.30 | 0.03 |
| 重　庆 | 262.08 | 2.07 | | | | | 86.29 | 0.06 |
| 四　川 | 187.72 | 2.32 | | | | | 65.38 | 0.04 |
| 贵　州 | 266.61 | 2.11 | | | | | 75.93 | 0.02 |
| 云　南 | 207.72 | 4.20 | | | | | 72.88 | 0.03 |
| 西　藏 | 325.52 | 0.60 | | | | | 89.18 | |
| 陕　西 | 200.14 | 0.50 | | | | | 82.94 | 0.03 |
| 甘　肃 | 188.74 | 0.45 | | | | | 69.44 | 0.01 |
| 青　海 | 414.30 | 0.63 | | | | | 188.83 | 0.05 |
| 宁　夏 | 234.95 | 0.51 | | | | | 59.21 | 0.02 |
| 新　疆 | 635.11 | 4.30 | | | | | 233.58 | 0.08 |

## 10-1-4 续表1

| 地区 | 其中 | | | | | | | |
|---|---|---|---|---|---|---|---|---|
| | 甲型肝炎 | | 乙型肝炎 | | 丙型肝炎 | | 戊型肝炎 | |
| | 发病率（1/10万） | 死亡率（1/10万） | 发病率（1/10万） | 死亡率（1/10万） | 发病率（1/10万） | 死亡率（1/10万） | 发病率（1/10万） | 死亡率（1/10万） |
| **总计** | 1.66 | 0.00 | 68.57 | 0.03 | 15.26 | 0.01 | 1.99 | 0.00 |
| 北京 | 0.50 | | 7.82 | 0.35 | 4.07 | 0.07 | 1.28 | 0.00 |
| 天津 | 0.43 | | 12.51 | 0.03 | 4.02 | | 0.66 | |
| 河北 | 0.74 | | 73.94 | 0.02 | 12.74 | 0.01 | 1.04 | |
| 山西 | 3.05 | | 124.54 | 0.01 | 23.31 | 0.01 | 1.65 | |
| 内蒙古 | 0.79 | | 87.94 | 0.03 | 27.52 | 0.01 | 0.75 | |
| 辽宁 | 4.44 | 0.00 | 44.87 | 0.02 | 20.05 | | 2.21 | 0.00 |
| 吉林 | 0.81 | | 40.86 | 0.01 | 23.17 | 0.00 | 1.05 | 0.01 |
| 黑龙江 | 0.64 | | 26.69 | 0.02 | 12.77 | 0.01 | 1.10 | |
| 上海 | 0.81 | | 34.74 | 0.05 | 7.38 | | 2.84 | 0.00 |
| 江苏 | 0.84 | 0.00 | 17.95 | 0.01 | 3.97 | 0.00 | 3.81 | |
| 浙江 | 0.84 | | 23.57 | 0.00 | 4.82 | | 3.16 | 0.01 |
| 安徽 | 0.99 | | 61.28 | 0.01 | 10.40 | 0.00 | 2.61 | |
| 福建 | 1.42 | | 129.41 | 0.03 | 7.50 | 0.00 | 2.50 | |
| 江西 | 0.61 | 0.00 | 85.23 | 0.02 | 8.32 | | 1.82 | |
| 山东 | 0.53 | | 48.75 | 0.02 | 4.22 | 0.00 | 1.23 | |
| 河南 | 0.41 | | 63.62 | 0.02 | 26.22 | 0.01 | 0.64 | |
| 湖北 | 1.47 | | 106.43 | 0.02 | 15.02 | | 4.00 | 0.00 |
| 湖南 | 0.92 | | 80.70 | 0.00 | 19.45 | 0.01 | 1.71 | |
| 广东 | 1.55 | | 134.56 | 0.04 | 19.64 | 0.01 | 2.55 | 0.00 |
| 广西 | 1.53 | | 87.13 | 0.03 | 19.18 | 0.02 | 3.24 | |
| 海南 | 0.91 | | 127.63 | | 37.09 | 0.03 | 2.66 | |
| 重庆 | 2.93 | 0.01 | 66.03 | 0.04 | 13.08 | 0.01 | 3.01 | |
| 四川 | 2.93 | | 47.39 | 0.04 | 12.23 | 0.00 | 1.45 | |
| 贵州 | 1.11 | 0.01 | 58.71 | 0.01 | 13.42 | 0.00 | 1.73 | |
| 云南 | 2.74 | | 45.25 | 0.01 | 22.00 | 0.01 | 2.60 | |
| 西藏 | 7.97 | | 78.73 | | 0.98 | | 0.13 | |
| 陕西 | 1.00 | | 61.38 | 0.02 | 19.05 | 0.01 | 0.73 | |
| 甘肃 | 2.89 | 0.00 | 38.78 | 0.01 | 26.21 | | 0.48 | |
| 青海 | 5.79 | | 146.31 | 0.05 | 34.14 | | 1.23 | |
| 宁夏 | 2.24 | | 44.02 | 0.02 | 12.15 | | 0.24 | |
| 新疆 | 16.52 | 0.01 | 164.31 | 0.04 | 47.66 | 0.03 | 2.27 | 0.00 |

## 10-1-4 续表2

| 地 区 | 其中 未分型肝炎 | | 痢疾 | | 伤寒、副伤寒 | | 艾滋病 | |
|---|---|---|---|---|---|---|---|---|
| | 发病率(1/10万) | 死亡率(1/10万) | 发病率(1/10万) | 死亡率(1/10万) | 发病率(1/10万) | 死亡率(1/10万) | 发病率(1/10万) | 死亡率(1/10万) |
| 总 计 | 1.98 | 0.00 | 10.20 | 0.00 | 0.85 | 0.00 | 3.69 | 0.94 |
| 北 京 | 0.15 | | 45.19 | 0.01 | 0.14 | | 3.61 | 0.22 |
| 天 津 | 0.50 | | 52.79 | | 0.13 | | 1.79 | 0.24 |
| 河 北 | 0.93 | | 13.04 | | 0.40 | | 0.92 | 0.15 |
| 山 西 | 2.31 | | 9.12 | | 1.08 | | 1.35 | 0.20 |
| 内蒙古 | 0.36 | | 6.61 | | 0.10 | | 0.83 | 0.15 |
| 辽 宁 | 3.62 | | 9.69 | | 0.38 | | 1.88 | 0.30 |
| 吉 林 | 0.94 | | 3.74 | | 0.07 | | 1.96 | 0.54 |
| 黑龙江 | 1.93 | 0.00 | 8.52 | 0.00 | 0.10 | | 1.44 | 0.19 |
| 上 海 | 0.73 | | 0.80 | | 0.12 | | 2.15 | 0.15 |
| 江 苏 | 2.98 | 0.00 | 4.90 | | 0.20 | | 1.98 | 0.23 |
| 浙 江 | 2.56 | | 4.32 | | 0.70 | | 3.02 | 0.33 |
| 安 徽 | 3.87 | | 16.09 | | 0.49 | | 1.71 | 0.27 |
| 福 建 | 6.76 | | 1.52 | | 1.27 | | 2.00 | 0.24 |
| 江 西 | 2.29 | | 10.37 | | 0.51 | | 2.60 | 0.68 |
| 山 东 | 1.26 | | 6.44 | | 0.07 | | 0.62 | 0.11 |
| 河 南 | 0.45 | | 14.84 | 0.00 | 0.31 | | 3.26 | 1.30 |
| 湖 北 | 3.38 | 0.00 | 8.02 | | 0.47 | | 2.02 | 0.56 |
| 湖 南 | 2.33 | | 6.07 | | 1.53 | | 3.82 | 0.87 |
| 广 东 | 2.15 | 0.00 | 3.00 | | 1.48 | | 3.65 | 0.73 |
| 广 西 | 3.44 | | 8.10 | | 2.41 | | 13.25 | 5.59 |
| 海 南 | 3.02 | | 4.50 | | 0.38 | | 2.10 | 0.53 |
| 重 庆 | 1.24 | 0.00 | 24.58 | | 0.50 | | 8.76 | 1.56 |
| 四 川 | 1.38 | | 7.38 | | 0.36 | | 9.55 | 2.07 |
| 贵 州 | 0.96 | | 8.40 | | 1.74 | 0.00 | 6.02 | 1.45 |
| 云 南 | 0.29 | | 10.27 | | 6.93 | | 12.31 | 3.88 |
| 西 藏 | 1.39 | | 23.30 | 0.03 | 0.03 | | 1.04 | 0.16 |
| 陕 西 | 0.79 | | 13.15 | | 0.10 | | 1.74 | 0.30 |
| 甘 肃 | 1.08 | | 23.38 | 0.00 | 0.15 | | 1.20 | 0.22 |
| 青 海 | 1.35 | | 13.44 | | 0.14 | | 2.59 | 0.39 |
| 宁 夏 | 0.56 | | 19.65 | | 0.27 | | 1.18 | 0.21 |
| 新 疆 | 2.81 | | 21.55 | | 0.87 | | 8.13 | 2.96 |

## 10-1-4 续表3

| 地区 | 淋病 | | 梅毒 | | 脊髓灰质炎 | | 麻疹 | |
|---|---|---|---|---|---|---|---|---|
| | 发病率（1/10万） | 死亡率（1/10万） | 发病率（1/10万） | 死亡率（1/10万） | 发病率（1/10万） | 死亡率（1/10万） | 发病率（1/10万） | 死亡率（1/10万） |
| 总　计 | 7.36 | 0.00 | 31.85 | 0.00 | | | 3.11 | 0.00 |
| 北　京 | 5.14 | | 24.68 | 0.01 | | | 6.14 | |
| 天　津 | 2.70 | | 19.37 | 0.01 | | | 1.78 | |
| 河　北 | 1.72 | | 13.50 | 0.00 | | | 5.18 | 0.00 |
| 山　西 | 3.72 | | 26.90 | 0.01 | | | 1.47 | |
| 内蒙古 | 8.33 | | 43.41 | 0.02 | | | 2.89 | |
| 辽　宁 | 5.89 | | 40.43 | | | | 0.41 | |
| 吉　林 | 5.29 | | 21.34 | 0.00 | | | 0.69 | |
| 黑龙江 | 4.38 | | 25.31 | 0.01 | | | 1.06 | |
| 上　海 | 29.82 | | 56.13 | 0.00 | | | 4.31 | |
| 江　苏 | 7.65 | | 29.64 | 0.00 | | | 5.69 | 0.00 |
| 浙　江 | 29.41 | | 59.36 | | | | 2.52 | |
| 安　徽 | 4.64 | | 34.19 | 0.00 | | | 5.48 | 0.00 |
| 福　建 | 13.13 | | 62.96 | 0.01 | | | 1.11 | |
| 江　西 | 7.27 | | 25.11 | | | | 0.39 | |
| 山　东 | 3.85 | | 15.00 | | | | 3.04 | 0.00 |
| 河　南 | 2.92 | | 17.04 | 0.00 | | | 3.38 | 0.01 |
| 湖　北 | 3.87 | | 20.67 | | | | 1.75 | |
| 湖　南 | 3.56 | | 31.04 | 0.00 | | | 1.73 | |
| 广　东 | 15.84 | | 46.64 | 0.01 | | | 2.04 | |
| 广　西 | 8.56 | | 17.27 | | | | 0.30 | |
| 海　南 | 16.85 | | 48.59 | 0.01 | | | 0.16 | |
| 重　庆 | 5.93 | | 48.55 | 0.01 | | | 7.88 | 0.00 |
| 四　川 | 3.37 | | 27.83 | 0.01 | | | 3.13 | 0.00 |
| 贵　州 | 4.76 | | 32.37 | | | | 0.70 | |
| 云　南 | 6.42 | | 33.02 | 0.00 | | | 0.86 | |
| 西　藏 | 1.73 | | 33.57 | | | | 31.96 | 0.06 |
| 陕　西 | 3.47 | | 24.91 | 0.01 | | | 1.64 | |
| 甘　肃 | 2.94 | | 16.78 | | | | 5.44 | 0.00 |
| 青　海 | 2.86 | | 42.66 | | | | 31.50 | 0.03 |
| 宁　夏 | 5.09 | | 49.19 | | | | 1.60 | |
| 新　疆 | 8.91 | 0.00 | 107.51 | 0.02 | | | 12.10 | 0.05 |

## 10-1-4 续表4

| 地区 | 百日咳 |  | 白喉 |  | 流行性脑脊髓膜炎 |  | 猩红热 |  |
|---|---|---|---|---|---|---|---|---|
|  | 发病率（1/10万） | 死亡率（1/10万） | 发病率（1/10万） | 死亡率（1/10万） | 发病率（1/10万） | 死亡率（1/10万） | 发病率（1/10万） | 死亡率（1/10万） |
| **总　计** | 0.49 | 0.00 |  |  | 0.01 | 0.00 | 5.01 | 0.00 |
| 北　京 | 0.43 | 0.00 |  |  | 0.02 |  | 17.94 |  |
| 天　津 | 2.48 |  |  |  | 0.01 |  | 11.06 |  |
| 河　北 | 0.48 |  |  |  | 0.01 | 0.00 | 5.68 |  |
| 山　西 | 0.30 |  |  |  |  |  | 7.67 |  |
| 内蒙古 | 0.06 |  |  |  | 0.00 |  | 11.40 |  |
| 辽　宁 | 0.01 |  |  |  | 0.00 |  | 14.55 | 0.00 |
| 吉　林 | 0.00 |  |  |  | 0.01 |  | 9.61 |  |
| 黑龙江 | 0.10 |  |  |  | 0.01 |  | 9.67 |  |
| 上　海 | 0.02 |  |  |  |  |  | 19.29 |  |
| 江　苏 | 0.04 |  |  |  | 0.01 |  | 4.10 |  |
| 浙　江 | 0.38 |  |  |  | 0.01 |  | 6.34 |  |
| 安　徽 | 0.04 |  |  |  | 0.00 |  | 1.77 |  |
| 福　建 | 0.03 |  |  |  | 0.01 |  | 1.73 |  |
| 江　西 | 0.04 |  |  |  | 0.00 |  | 0.15 |  |
| 山　东 | 1.43 |  |  |  | 0.01 |  | 6.18 |  |
| 河　南 | 0.24 |  |  |  | 0.01 | 0.00 | 2.21 |  |
| 湖　北 | 0.22 |  |  |  | 0.01 |  | 1.97 |  |
| 湖　南 | 0.14 |  |  |  | 0.01 | 0.00 | 1.45 |  |
| 广　东 | 0.61 |  |  |  | 0.00 | 0.00 | 2.60 |  |
| 广　西 | 0.01 |  |  |  | 0.00 | 0.00 | 0.94 |  |
| 海　南 |  |  |  |  | 0.01 |  | 0.14 |  |
| 重　庆 | 1.24 |  |  |  | 0.01 |  | 2.73 |  |
| 四　川 | 0.36 |  |  |  | 0.00 |  | 2.36 |  |
| 贵　州 | 0.12 | 0.00 |  |  | 0.01 | 0.01 | 2.28 |  |
| 云　南 | 0.06 |  |  |  |  |  | 3.89 |  |
| 西　藏 | 0.03 |  |  |  | 0.03 | 0.03 | 3.34 |  |
| 陕　西 | 1.96 |  |  |  |  |  | 6.18 |  |
| 甘　肃 | 0.34 |  |  |  | 0.00 |  | 4.61 |  |
| 青　海 | 0.05 |  |  |  | 0.03 | 0.02 | 7.61 |  |
| 宁　夏 | 0.05 |  |  |  | 0.02 |  | 12.52 |  |
| 新　疆 | 5.63 |  |  |  | 0.12 | 0.01 | 13.54 |  |

## 10-1-4 续表5

| 地区 | 流行性出血热 | | 狂犬病 | | 钩端螺旋体病 | | 布鲁氏菌病 | |
|---|---|---|---|---|---|---|---|---|
| | 发病率(1/10万) | 死亡率(1/10万) | 发病率(1/10万) | 死亡率(1/10万) | 发病率(1/10万) | 死亡率(1/10万) | 发病率(1/10万) | 死亡率(1/10万) |
| 总 计 | 0.76 | 0.00 | 0.06 | 0.05 | 0.03 | 0.00 | 4.18 | 0.00 |
| 北 京 | 0.06 | 0.00 | 0.05 | 0.05 | | | 1.31 | |
| 天 津 | 0.21 | | 0.01 | 0.01 | | | 1.75 | |
| 河 北 | 0.83 | 0.01 | 0.06 | 0.04 | | | 7.48 | |
| 山 西 | 0.04 | | 0.07 | 0.04 | | | 19.18 | 0.00 |
| 内蒙古 | 0.66 | | 0.03 | 0.02 | | | 28.90 | |
| 辽 宁 | 2.18 | 0.01 | 0.01 | 0.00 | | | 6.65 | |
| 吉 林 | 2.28 | 0.01 | 0.00 | 0.00 | | | 5.90 | |
| 黑龙江 | 3.73 | 0.02 | | | | | 15.55 | |
| 上 海 | 0.01 | | | | | | 0.01 | |
| 江 苏 | 0.28 | 0.01 | 0.04 | 0.04 | | | 0.10 | |
| 浙 江 | 0.66 | 0.01 | 0.01 | 0.01 | 0.01 | | 0.18 | |
| 安 徽 | 0.26 | 0.00 | 0.06 | 0.05 | 0.01 | | 0.12 | |
| 福 建 | 1.09 | | 0.01 | 0.01 | 0.12 | | 0.27 | |
| 江 西 | 1.54 | 0.01 | 0.02 | 0.02 | 0.00 | | 0.10 | |
| 山 东 | 1.15 | 0.01 | 0.04 | 0.04 | 0.00 | | 3.77 | |
| 河 南 | 0.20 | 0.00 | 0.08 | 0.07 | | | 5.91 | |
| 湖 北 | 0.44 | 0.01 | 0.06 | 0.07 | 0.01 | 0.00 | 0.44 | |
| 湖 南 | 1.10 | 0.00 | 0.11 | 0.11 | 0.05 | | 0.14 | |
| 广 东 | 0.39 | | 0.04 | 0.04 | 0.03 | | 0.45 | |
| 广 西 | 0.03 | 0.00 | 0.23 | 0.23 | 0.03 | | 0.08 | |
| 海 南 | 0.03 | | 0.09 | 0.09 | 0.02 | | 0.03 | |
| 重 庆 | 0.02 | 0.00 | 0.09 | 0.08 | 0.02 | | 0.16 | |
| 四 川 | 0.12 | | 0.04 | 0.04 | 0.06 | | 0.05 | |
| 贵 州 | 0.13 | 0.01 | 0.18 | 0.18 | 0.06 | | 0.19 | |
| 云 南 | 0.56 | | 0.12 | 0.11 | 0.27 | | 0.46 | |
| 西 藏 | | | 0.03 | 0.03 | | | 0.03 | |
| 陕 西 | 3.71 | 0.01 | 0.07 | 0.07 | | | 3.23 | |
| 甘 肃 | 0.13 | | 0.04 | 0.04 | | | 8.89 | |
| 青 海 | 0.02 | | | | | | 0.27 | |
| 宁 夏 | 0.02 | | 0.12 | 0.11 | | | 43.66 | |
| 新 疆 | | | | | | | 38.37 | |

## 10-1-4　续表6

| 地　区 | 炭疽 | | 流行性乙型脑炎 | | 肺结核 | | 疟疾 | | 登革热 | |
|---|---|---|---|---|---|---|---|---|---|---|
| | 发病率（1/10万） | 死亡率（1/10万） | 发病率（1/10万） | 死亡率（1/10万） | 发病率（1/10万） | 死亡率（1/10万） | 发病率（1/10万） | 死亡率（1/10万） | 发病率（1/10万） | 死亡率（1/10万） |
| **总　计** | 0.02 | 0.00 | 0.05 | 0.00 | 63.42 | 0.17 | 0.23 | 0.00 | 0.28 | |
| 北　京 | | | 0.00 | | 31.97 | 0.08 | 0.21 | | 0.08 | |
| 天　津 | | | | | 19.52 | 0.15 | 0.11 | 0.01 | 0.01 | |
| 河　北 | | | 0.01 | | 46.11 | 0.04 | 0.08 | | 0.01 | |
| 山　西 | 0.00 | | 0.08 | 0.00 | 42.32 | 0.07 | 0.05 | | | |
| 内蒙古 | 0.09 | | | | 47.71 | 0.16 | 0.02 | | 0.00 | |
| 辽　宁 | 0.03 | | 0.00 | | 53.72 | 0.23 | 0.15 | | 0.01 | |
| 吉　林 | | | | | 56.45 | 0.12 | 0.08 | | | |
| 黑龙江 | 0.01 | | | | 86.73 | 0.45 | 0.04 | | 0.00 | |
| 上　海 | | | 0.01 | | 27.56 | 0.24 | 0.10 | 0.00 | 0.07 | |
| 江　苏 | | | 0.01 | | 39.52 | 0.12 | 0.51 | | 0.01 | |
| 浙　江 | | | 0.02 | | 50.80 | 0.21 | 0.30 | | 0.11 | |
| 安　徽 | | | 0.03 | | 58.44 | 0.15 | 0.22 | 0.00 | 0.01 | |
| 福　建 | | | 0.01 | | 44.82 | 0.10 | 0.20 | 0.01 | 0.23 | |
| 江　西 | | | 0.01 | | 71.63 | 0.11 | 0.13 | | 0.01 | |
| 山　东 | | | 0.02 | 0.00 | 33.06 | 0.10 | 0.22 | 0.00 | 0.03 | |
| 河　南 | | | 0.05 | | 62.74 | 0.11 | 0.20 | 0.00 | 0.01 | |
| 湖　北 | | | 0.01 | | 78.14 | 0.12 | 0.21 | | 0.02 | |
| 湖　南 | | | 0.12 | 0.00 | 83.00 | 0.12 | 0.21 | 0.00 | 0.03 | |
| 广　东 | | | 0.03 | 0.00 | 74.12 | 0.10 | 0.10 | 0.00 | 1.57 | |
| 广　西 | 0.00 | | 0.03 | 0.00 | 96.41 | 0.24 | 0.50 | | 0.01 | |
| 海　南 | | | 0.03 | | 97.92 | 0.20 | 0.17 | | 0.03 | |
| 重　庆 | | | 0.14 | | 75.00 | 0.35 | 0.11 | | 0.06 | |
| 四　川 | 0.05 | | 0.12 | 0.00 | 67.13 | 0.14 | 0.36 | 0.01 | 0.04 | |
| 贵　州 | 0.01 | | 0.15 | 0.00 | 133.46 | 0.41 | 0.04 | | 0.01 | |
| 云　南 | 0.02 | | 0.21 | 0.01 | 54.42 | 0.15 | 1.09 | 0.00 | 3.85 | |
| 西　藏 | 0.76 | | | | 140.20 | 0.28 | 0.25 | | | |
| 陕　西 | 0.06 | | 0.11 | 0.01 | 56.66 | 0.08 | 0.20 | | 0.02 | |
| 甘　肃 | 0.27 | | 0.07 | | 54.92 | 0.17 | 0.11 | | 0.00 | |
| 青　海 | 1.01 | | | | 123.26 | 0.14 | 0.02 | | | |
| 宁　夏 | 0.05 | | | | 42.23 | 0.18 | 0.11 | | | |
| 新　疆 | 0.06 | 0.00 | | | 184.53 | 1.17 | 0.01 | | 0.00 | |

## 10-1-4 续表7

| 地区 | 血吸虫 | | 新生儿破伤风 | | 人禽流感 | | 人感染H7N9禽流感 | |
|---|---|---|---|---|---|---|---|---|
| | 发病率(1/10万) | 死亡率(1/10万) | 发病率(‰) | 死亡率(‰) | 发病率(1/10万) | 死亡率(1/10万) | 发病率(1/10万) | 死亡率(1/10万) |
| 总 计 | 2.51 | | 0.02 | 0.00 | 0.00 | 0.00 | 0.01 | 0.01 |
| 北 京 | 0.03 | | 0.01 | | | | 0.00 | 0.00 |
| 天 津 | | | 0.01 | | | | | |
| 河 北 | | | 0.01 | | | | | |
| 山 西 | 0.01 | | | | | | | |
| 内蒙古 | | | | | | | | |
| 辽 宁 | | | | | | | | |
| 吉 林 | | | | | | | | |
| 黑龙江 | | | | | | | | |
| 上 海 | | | | | | | 0.02 | 0.01 |
| 江 苏 | 0.00 | | 0.01 | | 0.00 | 0.00 | 0.02 | 0.01 |
| 浙 江 | 0.01 | | 0.06 | 0.00 | | | 0.09 | 0.05 |
| 安 徽 | 39.90 | | 0.00 | | | | 0.02 | 0.01 |
| 福 建 | | | 0.04 | 0.00 | | | 0.07 | 0.03 |
| 江 西 | 9.77 | | 0.01 | | | | 0.01 | |
| 山 东 | | | 0.00 | | | | 0.00 | 0.00 |
| 河 南 | | | 0.01 | | | | | |
| 湖 北 | 2.90 | | | | | | 0.00 | |
| 湖 南 | 5.51 | | 0.01 | 0.00 | | | 0.00 | 0.00 |
| 广 东 | | | 0.05 | 0.00 | | | 0.07 | 0.03 |
| 广 西 | | | 0.03 | | | | | |
| 海 南 | 0.01 | | 0.07 | | | | | |
| 重 庆 | | | 0.00 | | | | | |
| 四 川 | 0.00 | | 0.03 | 0.00 | 0.00 | 0.00 | | |
| 贵 州 | | | 0.04 | 0.02 | | | 0.00 | 0.00 |
| 云 南 | 0.03 | | 0.03 | 0.00 | 0.01 | 0.00 | | |
| 西 藏 | | | 0.02 | | | | | |
| 陕 西 | | | 0.00 | | | | | |
| 甘 肃 | | | 0.02 | | | | | |
| 青 海 | | | | | | | | |
| 宁 夏 | | | | | | | | |
| 新 疆 | | | 0.14 | | | | 0.00 | 0.00 |

## 10-2-1　我国居民高血压患病率(%)

| 分　组 | 2002年 | | | 2012年 | | |
|---|---|---|---|---|---|---|
| | 合计 | 城市 | 农村 | 合计 | 城市 | 农村 |
| **合计** | **18.8** | **19.3** | **18.6** | **25.2** | **26.8** | **23.5** |
| 　男性 | 20.2 | 21.8 | 19.6 | 26.2 | 28.1 | 24.2 |
| 　女性 | 18.0 | 17.9 | 18.0 | 24.1 | 25.4 | 22.8 |
| 18～44岁小计 | 9.1 | 9.4 | 9.0 | 10.6 | 11.3 | 10.0 |
| 　男性 | 12.7 | 14.5 | 12.0 | 13.6 | 14.6 | 12.7 |
| 　女性 | 6.7 | 6.1 | 6.9 | 7.3 | 7.6 | 6.9 |
| 45～59岁小计 | 29.3 | 32.8 | 28.0 | 35.7 | 36.6 | 34.7 |
| 　男性 | 28.6 | 33.1 | 26.9 | 35.9 | 37.9 | 33.6 |
| 　女性 | 30.0 | 32.6 | 29.1 | 35.5 | 35.2 | 35.9 |
| 60岁及以上小计 | 49.1 | 54.4 | 47.2 | 58.9 | 60.6 | 57.0 |
| 　男性 | 48.1 | 54.0 | 46.0 | 56.5 | 57.6 | 55.3 |
| 　女性 | 50.2 | 54.9 | 48.4 | 61.2 | 63.4 | 58.7 |

资料来源:2002、2012年中国居民营养与健康监测。

## 10-2-2　我国居民高血压治疗率(%)

| 分　组 | 2002年 | | | 2012年 | | |
|---|---|---|---|---|---|---|
| | 合计 | 城市 | 农村 | 合计 | 城市 | 农村 |
| **合计** | **24.7** | **35.1** | **17.4** | **41.1** | **47.9** | **33.4** |
| 　男性 | 21.6 | 31.2 | 14.7 | 37.4 | 44.7 | 29.3 |
| 　女性 | 27.7 | 38.8 | 19.8 | 44.2 | 50.7 | 36.9 |
| 18～44岁小计 | 9.1 | 11.8 | 7.9 | 16.9 | 20.2 | 14.2 |
| 　男性 | 6.9 | 9.7 | 5.4 | 14.1 | 17.2 | 11.4 |
| 　女性 | 12.0 | 15.0 | 10.8 | 20.5 | 24.4 | 17.6 |
| 45～59岁小计 | 25.0 | 34.1 | 19.4 | 38.0 | 43.7 | 32.1 |
| 　男性 | 20.6 | 28.6 | 15.7 | 33.7 | 40.6 | 26.2 |
| 　女性 | 28.5 | 38.5 | 22.3 | 41.5 | 46.2 | 36.6 |
| 60岁及以上小计 | 32.2 | 43.1 | 21.3 | 48.8 | 55.8 | 39.9 |
| 　男性 | 31.0 | 41.5 | 20.7 | 46.7 | 54.0 | 37.8 |
| 　女性 | 33.3 | 44.7 | 21.9 | 50.7 | 57.3 | 41.8 |

## 10-3-1 前十位恶性肿瘤死亡率(合计)

| 顺位 | 2004～2005 | | 1990～1992 | | 1973～1975 | |
|---|---|---|---|---|---|---|
| | 疾病名称 | 死亡率(1/10万) | 疾病名称 | 死亡率(1/10万) | 疾病名称 | 死亡率(1/10万) |
| 1 | 肺癌 | 30.83 | 胃癌 | 25.16 | 胃癌 | 19.54 |
| 2 | 肝癌 | 26.26 | 肝癌 | 20.37 | 食管癌 | 18.83 |
| 3 | 胃癌 | 24.71 | 肺癌 | 17.54 | 肝癌 | 12.54 |
| 4 | 食管癌 | 15.21 | 食管癌 | 17.38 | 肺癌 | 7.09 |
| 5 | 结直肠癌 | 7.25 | 结直肠癌 | 5.30 | 子宫颈癌 | 5.23 |
| 6 | 白血病 | 3.84 | 白血病 | 3.64 | 结直肠癌 | 4.60 |
| 7 | 脑瘤 | 3.13 | 子宫颈癌 | 1.89 | 白血病 | 2.72 |
| 8 | 女性乳腺癌 | 2.90 | 鼻咽癌 | 1.74 | 鼻咽癌 | 2.32 |
| 9 | 胰腺癌 | 2.62 | 女性乳腺癌 | 1.72 | 女性乳腺癌 | 1.65 |
| 10 | 骨癌 | 1.70 | | | | |
| | 恶性肿瘤总计 | 134.80 | 恶性肿瘤总计 | 108.26 | 恶性肿瘤总计 | 83.65 |

资料来源：1973～1975、1990～1992、2004～2005年中国恶性肿瘤死亡抽样回顾调查。

## 10-3-2 前十位恶性肿瘤死亡率(男)

| 顺位 | 2004～2005 | | 1990～1992 | | 1973～1975 | |
|---|---|---|---|---|---|---|
| | 疾病名称 | 死亡率(1/10万) | 疾病名称 | 死亡率(1/10万) | 疾病名称 | 死亡率(1/10万) |
| 1 | 肺癌 | 41.34 | 胃癌 | 32.84 | 胃癌 | 25.12 |
| 2 | 肝癌 | 37.54 | 肝癌 | 29.01 | 食管癌 | 23.34 |
| 3 | 胃癌 | 32.46 | 肺癌 | 24.03 | 肝癌 | 17.60 |
| 4 | 食管癌 | 20.65 | 食管癌 | 22.14 | 肺癌 | 9.28 |
| 5 | 结直肠癌 | 8.19 | 结直肠癌 | 5.76 | 结直肠癌 | 4.85 |
| 6 | 白血病 | 4.27 | 白血病 | 3.96 | 白血病 | 3.00 |
| 7 | 脑瘤 | 3.50 | 鼻咽癌 | 2.34 | 鼻咽癌 | 2.94 |
| 8 | 胰腺癌 | 2.94 | | | | |
| 9 | 膀胱癌 | 2.13 | | | | |
| 10 | 鼻咽癌 | 2.05 | | | | |
| | 恶性肿瘤总计 | 169.19 | 恶性肿瘤总计 | 134.91 | 恶性肿瘤总计 | 96.31 |

## 10-3-3 前十位恶性肿瘤死亡率(女)

| 顺位 | 2004～2005 | | 1990～1992 | | 1973～1975 | |
|---|---|---|---|---|---|---|
| | 疾病名称 | 死亡率(1/10万) | 疾病名称 | 死亡率(1/10万) | 疾病名称 | 死亡率(1/10万) |
| 1 | 肺癌 | 19.84 | 胃癌 | 17.02 | 食管癌 | 14.11 |
| 2 | 胃癌 | 16.59 | 食管癌 | 12.34 | 胃癌 | 13.72 |
| 3 | 肝癌 | 14.44 | 肝癌 | 11.21 | 子宫颈癌 | 10.70 |
| 4 | 食管癌 | 9.51 | 肺癌 | 10.66 | 肝癌 | 7.26 |
| 5 | 结直肠癌 | 6.26 | 结直肠癌 | 4.82 | 肺癌 | 4.79 |
| 6 | 女性乳腺癌 | 5.90 | 子宫颈癌 | 3.89 | 结直肠癌 | 4.33 |
| 7 | 白血病 | 3.41 | 女性乳腺癌 | 3.53 | 女性乳腺癌 | 3.37 |
| 8 | 宫颈癌 | 2.86 | 白血病 | 3.30 | 白血病 | 2.42 |
| 9 | 脑瘤 | 2.74 | 鼻咽癌 | 1.10 | 鼻咽癌 | 1.67 |
| 10 | 子宫癌 | 2.71 | | | | |
| | 恶性肿瘤总计 | 98.97 | 恶性肿瘤总计 | 80.04 | 恶性肿瘤总计 | 70.43 |

## 10-3-4 前十位恶性肿瘤死亡率(城市)

| 顺位 | 2004～2005 | | 1990～1992 | | 1973～1975 | |
|---|---|---|---|---|---|---|
| | 疾病名称 | 死亡率(1/10万) | 疾病名称 | 死亡率(1/10万) | 疾病名称 | 死亡率(1/10万) |
| 1 | 肺癌 | 40.98 | 肺癌 | 27.50 | 胃癌 | 20.19 |
| 2 | 肝癌 | 24.93 | 肝癌 | 19.50 | 肝癌 | 14.05 |
| 3 | 胃癌 | 22.97 | 胃癌 | 19.44 | 食管癌 | 13.59 |
| 4 | 食管癌 | 10.97 | 食管癌 | 9.62 | 肺癌 | 12.61 |
| 5 | 结直肠癌 | 9.78 | 结直肠癌 | 6.98 | 子宫颈癌 | 5.81 |
| 6 | 胰腺癌 | 4.44 | 白血病 | 3.66 | 结直肠癌 | 5.29 |
| 7 | 白血病 | 4.17 | 女性乳腺癌 | 2.56 | 白血病 | 3.17 |
| 8 | 女性乳腺癌 | 3.98 | 鼻咽癌 | 1.93 | 鼻咽癌 | 2.60 |
| 9 | 脑瘤 | 3.27 | 子宫颈癌 | 1.58 | 女性乳腺癌 | 2.17 |
| 10 | 胆囊癌 | 2.13 | | | | |
| | 恶性肿瘤总计 | 146.57 | 恶性肿瘤总计 | | 恶性肿瘤总计 | 91.80 |

## 10-3-5 前十位恶性肿瘤死亡率(农村)

| 顺位 | 2004～2005 | | 1990～1992 | | 1973～1975 | |
|---|---|---|---|---|---|---|
| | 疾病名称 | 死亡率(1/10万) | 疾病名称 | 死亡率(1/10万) | 疾病名称 | 死亡率(1/10万) |
| 1 | 肝癌 | 26.93 | 胃癌 | 27.16 | 食管癌 | 20.81 |
| 2 | 肺癌 | 25.71 | 肝癌 | 20.67 | 胃癌 | 19.18 |
| 3 | 胃癌 | 25.58 | 食管癌 | 20.10 | 肝癌 | 12.02 |
| 4 | 食管癌 | 17.34 | 肺癌 | 14.05 | 肺癌 | 5.13 |
| 5 | 结直肠癌 | 5.96 | 结直肠癌 | 4.72 | 子宫颈癌 | 5.05 |
| 6 | 白血病 | 3.68 | 白血病 | 3.63 | 结直肠癌 | 4.35 |
| 7 | 脑瘤 | 2.80 | 子宫颈癌 | 2.00 | 白血病 | 2.55 |
| 8 | 女性乳腺癌 | 2.35 | 鼻咽癌 | 1.67 | 鼻咽癌 | 2.22 |
| 9 | 胰腺癌 | 1.70 | 女性乳腺癌 | 1.42 | 女性乳腺癌 | 1.45 |
| 10 | 骨癌 | 1.61 | | | | |
| | 恶性肿瘤总计 | 128.63 | 恶性肿瘤总计 | 106.76 | 恶性肿瘤总计 | 80.79 |

## 10-4-1　2015年血吸虫病防治情况

| 地区 | 流行县数(个) | 流行乡数(个) | 流行村人口数(万人) | 达到传播控制标准县数(个) | 达到传播阻断标准县数(个) | 未达控制标准县数(个) | 现有病人数(人) | 其中晚期病人数(人) | 急性血吸虫病感染人数(人) | 治疗及扩大化疗人数(人) |
|---|---|---|---|---|---|---|---|---|---|---|
| 总　计 | 453 | 3481 | 6861.3 | 110 | 343 |  | 77194 | 30843 |  | 2620134 |
|  |  |  |  |  |  |  |  |  |  |  |
| 上　海 | 8 | 81 | 261.0 |  | 8 |  |  |  |  | 1 |
| 江　苏 | 67 | 472 | 1332.4 | 7 | 60 |  | 2756 | 2756 |  | 6188 |
| 浙　江 | 55 | 468 | 916.5 |  | 55 |  | 1036 | 1028 |  | 1710 |
| 安　徽 | 51 | 366 | 703.4 | 28 | 23 |  | 8904 | 5684 |  | 318393 |
| 福　建 | 16 | 75 | 85.7 |  | 16 |  |  |  |  |  |
| 江　西 | 39 | 317 | 493.2 | 15 | 24 |  | 11534 | 5102 |  | 255394 |
| 湖　北 | 63 | 522 | 1003.3 | 27 | 36 |  | 22509 | 9098 |  | 647131 |
| 湖　南 | 41 | 342 | 634.7 | 26 | 15 |  | 27930 | 4652 |  | 533980 |
| 广　东 | 13 | 33 | 39.8 |  | 13 |  |  |  |  |  |
| 广　西 | 19 | 69 | 89.8 |  | 19 |  | 2 |  |  | 4 |
| 四　川 | 63 | 662 | 1117.8 |  | 63 |  | 1767 | 1767 |  | 583726 |
| 云　南 | 18 | 74 | 183.7 | 7 | 11 |  | 756 | 756 |  | 273607 |
| 重　庆 |  |  |  |  |  |  |  |  |  |  |

## 10-4-2　2015年血吸虫病查灭螺情况

| 地　区 | 实际钉螺情况 |  |  | 年内查螺情况 |  |  |  | 灭　螺总面积（万平方米） |  |
|---|---|---|---|---|---|---|---|---|---|
|  | 有螺乡数（个） | 有螺村数（个） | 实有钉螺面积（万平方米） | 年内查螺乡数（个） | 年内查出有螺乡数（个） | 查出钉螺面积（万平方米） | 内：新发现有螺面积（万平方米） |  | 环改灭螺面积（万平方米） |
| 总　计 | 1458 | 7560 | 356287.6 | 3001 | 1112 | 173462.5 | 666.0 | 144305.5 | 4572.1 |
|  | 10 | 21 | 1.5 | 57 | 6 | 0.5 | 0.4 | 145.6 | 0.0 |
| 上　海 | 41 | 117 | 1977.2 | 453 | 40 | 1876.6 | 13.4 | 12351.9 | 214.7 |
| 江　苏 | 94 | 328 | 65.7 | 417 | 83 | 39.3 |  | 2011.7 | 3.4 |
| 浙　江 | 207 | 942 | 27143.6 | 318 | 199 | 18633.7 |  | 10967.7 | 28.9 |
| 安　徽 | 7 | 10 | 3.8 | 34 | 7 | 3.5 |  | 29.3 | 0.4 |
| 福　建 | 142 | 598 | 78816.6 | 238 | 120 | 39689.8 | 7.2 | 16044.7 | 1417.7 |
| 江　西 | 345 | 2588 | 68472.1 | 484 | 339 | 53613.1 | 0.0 | 43546.4 | 2628.1 |
| 湖　北 | 197 | 921 | 175953.3 | 293 | 186 | 58141.3 | 645.0 | 19121.8 | 205.9 |
| 湖　南 |  |  |  | 16 |  |  |  |  |  |
| 广　东 | 5 | 6 | 4.2 | 55 | 5 | 4.2 |  | 19.8 |  |
| 广　西 | 357 | 1785 | 2537.6 | 563 | 75 | 174.8 |  | 28687.1 | 72.9 |
| 四　川 | 53 | 244 | 1311.9 | 73 | 52 | 1285.7 |  | 11379.5 |  |
| 云　南 |  |  |  |  |  |  |  |  |  |

## 10-5-1 2015年克山病防治情况

| 地区 | 病区县 | | 病区乡镇 | | 已控制县数(个) | 消除县数(个) | 现症病人数(人) | | 年内死亡(人) |
|---|---|---|---|---|---|---|---|---|---|
| | 个数 | 人口数(万人) | 个数 | 人口数(万人) | | | 潜在型 | 慢型 | |
| **总　计** | 328 | 12942.6 | 2648 | 6048.7 | 158 | 147 | 27928 | 9497 | 592 |
| 河　北 | 11 | 351.6 | 73 | 91.3 | 6 | 5 | 5036 | 639 | |
| 山　西 | 11 | 123.9 | 20 | 25.7 | | 11 | 849 | 60 | 64 |
| 内蒙古 | 12 | 417.5 | 62 | 172.5 | 8 | 3 | 11585 | 3924 | 174 |
| 辽　宁 | 4 | 113.7 | 46 | 86.5 | 1 | 3 | 655 | 97 | 4 |
| 吉　林 | 37 | 1262.9 | 307 | 712.3 | 15 | 19 | 1714 | 822 | 94 |
| 黑龙江 | 66 | 2155.7 | 304 | 655.9 | 38 | 28 | 254 | 232 | 5 |
| 山　东 | 19 | 1670.5 | 191 | 1164.9 | 10 | 9 | 341 | 480 | 23 |
| 河　南 | 3 | 164.9 | 20 | 44.8 | | 3 | 476 | 60 | |
| 湖　北 | 1 | 90.3 | 1 | 7.1 | 1 | | 74 | 7 | |
| 四　川 | 54 | 2262.2 | 798 | 969.6 | 54 | | 161 | 167 | 5 |
| 贵　州 | 1 | 145.4 | 6 | 24.2 | | 1 | 162 | 2 | |
| 云　南 | 42 | 1569.7 | 226 | 820.6 | 2 | 40 | 126 | 200 | 12 |
| 西　藏 | 1 | 4.9 | 2 | 0.9 | | | | | |
| 重　庆 | 9 | 799.2 | 138 | 424.2 | | 9 | 6 | 74 | 11 |
| 陕　西 | 29 | 735.2 | 225 | 321.3 | 18 | 8 | 2476 | 523 | 48 |
| 甘　肃 | 28 | 1075.0 | 229 | 527.0 | 5 | 8 | 4013 | 2210 | 152 |

## 10-5-2 2015年大骨节病防治情况

| 地区 | 病区县 | | 病区乡镇 | | 已控制县数(个) | 消除县数(个) | 临床Ⅰ度及以上病人(人) | |
|---|---|---|---|---|---|---|---|---|
| | 个数 | 人口数(万人) | 个数 | 人口数(万人) | | | | 13岁以下病人数 |
| **总　计** | 378 | 10439.3 | 2102 | 3792.9 | 95 | 257 | 567637 | 12730 |
| 河　北 | 7 | 246.6 | 36 | 45.5 | 2 | 5 | 5329 | 2 |
| 山　西 | 35 | 744.4 | 118 | 175.7 | | 35 | 5211 | |
| 内蒙古 | 18 | 561.9 | 113 | 258.3 | 10 | 8 | 99004 | 170 |
| 辽　宁 | 5 | 130.0 | 60 | 114.4 | | 5 | 24598 | |
| 吉　林 | 40 | 1498.1 | 312 | 752.2 | 14 | 26 | 40290 | 1 |
| 黑龙江 | 80 | 2560.1 | 367 | 854.5 | 48 | 32 | 60445 | 1422 |
| 山　东 | 1 | 93.2 | 4 | 20.0 | | 1 | 435 | |
| 河　南 | 5 | 236.1 | 33 | 69.3 | | 5 | 11974 | 6 |
| 四　川 | 32 | 704.3 | 143 | 82.7 | | 32 | 44237 | |
| 西　藏 | 53 | 216.3 | 168 | 74.6 | 7 | 41 | 14771 | 666 |
| 陕　西 | 62 | 2173.0 | 361 | 627.0 | | 62 | 150115 | 1 |
| 甘　肃 | 37 | 1254.5 | 380 | 713.9 | 14 | 5 | 109332 | 10462 |
| 青　海 | 3 | 20.8 | 7 | 5.0 | | | 1896 | |

## 10-5-3 2015年地方性氟中毒(水型)防治情况

| 地区 | 病区县数(个) | 基本控制县数(个) | 病区村(个) | 病区村人口数(万人) | 已改水 | | 现症病人数(人) | |
|---|---|---|---|---|---|---|---|---|
| | | | | | 村数(个) | 受益人口(万人) | 氟斑牙 | 氟骨症 |
| 总 计 | 1126 | 706 | 79056 | 7086.5 | 64826 | 4967.0 | 14496416 | 1166268 |
| 北 京 | 9 | 9 | 239 | 38.0 | 239 | 37.8 | 15319 | 1340 |
| 天 津 | 10 | 2 | 2060 | 285.9 | 891 | 137.0 | | |
| 河 北 | 126 | 62 | 6281 | 633.2 | 4596 | 528.8 | 1127692 | 42231 |
| 山 西 | 62 | 28 | 4105 | 456.8 | 3777 | 371.2 | 1423216 | 99280 |
| 内蒙古 | 84 | 23 | 10243 | 485.7 | 6822 | 336.3 | 865036 | 191391 |
| 辽 宁 | 54 | 30 | 2667 | 185.2 | 2238 | 147.9 | 581222 | 39233 |
| 吉 林 | 16 | 1 | 3171 | 189.2 | 2862 | 121.9 | 579873 | 57884 |
| 黑龙江 | 24 | | 1727 | 108.9 | 1203 | 46.5 | 323946 | 46844 |
| 江 苏 | 26 | 12 | 2090 | 436.5 | 2036 | 336.4 | 1990751 | 132179 |
| 浙 江 | 33 | 30 | 295 | 17.0 | 292 | 16.2 | 8637 | 109 |
| 安 徽 | 25 | 8 | 1725 | 668.0 | 802 | 194.3 | 693976 | 6894 |
| 福 建 | 36 | 32 | 153 | 9.8 | 153 | 9.8 | 6884 | 286 |
| 江 西 | 21 | 19 | 33 | 5.1 | 31 | 4.1 | 3780 | 8 |
| 山 东 | 111 | 86 | 11656 | 1185.7 | 10782 | 974.1 | 1845996 | 351465 |
| 河 南 | 112 | 59 | 20076 | 1436.2 | 17388 | 1024.1 | 2687426 | 23167 |
| 湖 北 | 30 | 106 | 197 | 27.4 | 197 | 35.5 | 21025 | 96 |
| 湖 南 | 9 | 9 | 22 | 3.4 | 22 | 3.4 | 8946 | 41 |
| 广 东 | 40 | 37 | 377 | 80.9 | 353 | 79.7 | 15274 | 195 |
| 广 西 | 14 | 10 | 191 | 10.0 | 190 | 8.9 | 36432 | 3577 |
| 重 庆 | 6 | 6 | 6 | 2.6 | 6 | 2.5 | 647 | 26 |
| 四 川 | 12 | 4 | 94 | 15.4 | 86 | 9.1 | 16891 | |
| 云 南 | 14 | 11 | 146 | 8.7 | 141 | 7.6 | 11386 | 569 |
| 西 藏 | 7 | 7 | 47 | 4.2 | 44 | 1.7 | 705 | 234 |
| 陕 西 | 63 | 27 | 4687 | 409.5 | 3891 | 214.6 | 482665 | 146884 |
| 甘 肃 | 57 | | 1886 | 153.9 | 1296 | 113.5 | 288801 | 8631 |
| 青 海 | 21 | 15 | 366 | 34.3 | 342 | 30.2 | 165463 | 10346 |
| 宁 夏 | 19 | 13 | 3400 | 109.8 | 3042 | 86.1 | 256200 | 2383 |
| 新 疆 | 85 | 60 | 1116 | 85.0 | 1104 | 87.8 | 1038227 | 975 |

## 10-5-4　2015年地方性氟中毒(燃煤污染型)防治情况

| 地区 | 病区县数(个) | 基本控制县数(个) | 消除县数(个) | 病区村(个) | 病区村人口数(万人) | 病区户数 | 已改炉改灶 | | 现症病人数(人) | |
|---|---|---|---|---|---|---|---|---|---|---|
| | | | | | | | 户数 | 受益人口(万人) | 氟斑牙 | 氟骨症 |
| 总计 | 172 | 65 | 86 | 32836 | 3065.4 | 8542864 | 7846147 | 2901.4 | 13815928 | 1737899 |
| 山西 | 20 | 9 | 11 | 3373 | 259.1 | 727212 | 705348 | 249.4 | 432459 | 1983 |
| 辽宁 | 2 | | 2 | 2 | 0.1 | 258 | 224 | 0.1 | 23 | 8 |
| 江西 | 7 | 4 | 3 | 406 | 113.1 | 287611 | 261203 | 106.2 | 55862 | 2 |
| 河南 | 5 | | 5 | 253 | 18.3 | 46550 | 46362 | 17.7 | 65550 | |
| 湖北 | 15 | 5 | 9 | 731 | 93.7 | 291610 | 285756 | 97.4 | 323778 | 16880 |
| 湖南 | 28 | 15 | 13 | 2123 | 276.4 | 716744 | 689662 | 270.9 | 695357 | 3073 |
| 广西 | 2 | 1 | 1 | 518 | 22.1 | 43059 | 42874 | 22.9 | 83734 | 5846 |
| 四川 | 22 | 15 | 6 | 1791 | 274.0 | 705412 | 657961 | 276.4 | 403612 | 25991 |
| 贵州 | 37 | 5 | 26 | 7853 | 1389.3 | 4079901 | 3974114 | 1279.6 | 8790000 | 1078000 |
| 云南 | 13 | 6 | 4 | 13637 | 357.2 | 867160 | 470881 | 352.9 | 2188135 | 575948 |
| 重庆 | 13 | 4 | 5 | 661 | 142.6 | 399314 | 392441 | 142.6 | 597175 | 5782 |
| 陕西 | 8 | 1 | 1 | 1488 | 119.6 | 378033 | 319321 | 85.3 | 180243 | 24386 |

## 10-5-5　2015年地方性砷中毒(水型)防治情况

| 地区 | 病区县 | | 病区村(个) | 病区村人口(万人) | 已改水 | | 病人数(人) |
|---|---|---|---|---|---|---|---|
| | 个数 | 人口数(万人) | | | 村数(个) | 受益人口(万人) | |
| 总计 | 118 | 4773.8 | 2940 | 161.2 | 2771 | 134.7 | 12857 |
| 山西 | 16 | 629.5 | 157 | 23.1 | 150 | 13.4 | 3965 |
| 内蒙 | 28 | 513.2 | 1454 | 38.5 | 1404 | 34.0 | 7275 |
| 吉林 | 7 | 338.3 | 361 | 15.3 | 329 | 10.7 | 511 |
| 江苏 | 5 | 407.5 | 37 | 8.0 | 37 | 8.0 | 59 |
| 安徽 | 13 | 1105.0 | 95 | 13.1 | 89 | 11.5 | 71 |
| 河南 | 6 | 519.9 | 26 | 4.7 | 26 | 4.7 | |
| 湖北 | 1 | 120.2 | 53 | 7.7 | 49 | 7.4 | 4 |
| 云南 | 10 | 339.1 | 43 | 5.5 | 42 | 5.4 | 31 |
| 陕西 | 3 | 115.0 | 17 | 1.8 | 17 | 1.8 | |
| 甘肃 | 8 | 157.2 | 65 | 4.6 | 15 | 1.9 | 279 |
| 青海 | 4 | 37.3 | 22 | 0.1 | 3 | 0.1 | 364 |
| 宁夏 | 6 | 208.2 | 156 | 3.7 | 156 | 3.7 | 249 |
| 新疆 | 11 | 283.4 | 454 | 35.0 | 454 | 32.0 | 49 |

## 10-5-6　2015年地方性砷中毒(燃煤污染型)防治情况

| 地区 | 病区县 | | 病区村(个) | 病区村人口数(万人) | 病区户数(户) | 已改炉改灶 | | 病人数(人) |
|---|---|---|---|---|---|---|---|---|
| | 个数 | 人口数(万人) | | | | 户数 | 受益人口(万人) | |
| 总计 | 12 | 558.0 | 920 | 97 | 259816 | 259816 | 48.0 | 18628 |
| 贵州 | 4 | 299.0 | 26 | 6 | 14983 | 14983 | 6.0 | 2848 |
| 陕西 | 8 | 259.0 | 894 | 91 | 244833 | 244833 | 42.0 | 15780 |

# 10-5-7　2015年碘缺乏病防治情况

| 地区 | 工作县 | | 现症病人数(人) | | | 碘盐销售数量(吨) | | 居民户碘盐监测 | | |
|---|---|---|---|---|---|---|---|---|---|---|
| | 个数 | 人口数（万人） | 甲肿 | Ⅱ度甲肿 | 克汀病 | 计划供应 | 实际销售 | 碘盐份数 | 合格碘盐份数 | 非碘盐份数 |
| 总　计 | 2789 | 130243.9 | 4505973 | 214754 | 85614 | 5990925 | 5645542 | 828125 | 796212 | 10099 |
| 北　京 | 16 | 1420.4 | 200 | 4 | | 163500 | 122171 | 4633 | 4520 | 147 |
| 天　津 | 16 | 1472.2 | 6447 | | | 47855 | 43963 | 4869 | 4397 | 532 |
| 河　北 | 165 | 7073.5 | 72608 | 8434 | 7249 | 288461 | 273928 | 47853 | 46266 | 764 |
| 山　西 | 119 | 3617.9 | 34264 | 1241 | 978 | 137557 | 116751 | 34873 | 33064 | 829 |
| 内蒙古 | 101 | 2425.4 | 107757 | 5384 | 1977 | 139286 | 124406 | 30220 | 29307 | 103 |
| 辽　宁 | 100 | 4404.6 | 123062 | 5951 | 2645 | 256089 | 251895 | 29851 | 29371 | 149 |
| 吉　林 | 60 | 2657.4 | 429265 | 61453 | 951 | 114283 | 109399 | 17962 | 17400 | 18 |
| 黑龙江 | 128 | 3760.3 | 177348 | 6767 | 691 | 151472 | 128555 | 38702 | 38016 | 128 |
| 上　海 | | | | | | | | | | |
| 江　苏 | 99 | 7799.2 | 257985 | 5 | | 340793 | 334604 | 29519 | 28794 | 343 |
| 浙　江 | 90 | 4835.2 | 7946 | 144 | 5 | 214332 | 205418 | 27365 | 26245 | 996 |
| 安　徽 | 104 | 6475.3 | 27095 | 1308 | 6393 | 347077 | 337841 | 30820 | 30120 | 26 |
| 福　建 | 84 | 3783.0 | 84607 | 4322 | 156 | 153070 | 145241 | 24594 | 23697 | 419 |
| 江　西 | 100 | 4670.9 | 415711 | 13800 | 1597 | 169595 | 161071 | 29926 | 28723 | 78 |
| 山　东 | 117 | 7866.8 | 160695 | 17869 | 492 | 437712 | 422046 | 34811 | 33355 | 1456 |
| 河　南 | 156 | 10127.3 | 60443 | 3631 | 1265 | 446671 | 446577 | 47792 | 45454 | 515 |
| 湖　北 | 94 | 5303.9 | 144715 | 2869 | 8603 | 209227 | 217910 | 27230 | 25722 | 87 |
| 湖　南 | 122 | 7046.4 | 782585 | 8107 | 2929 | 267649 | 239829 | 36599 | 34769 | 121 |
| 广　东 | 121 | 8886.9 | | | | 406000 | 390572 | 35560 | 35041 | 371 |
| 广　西 | 109 | 4754.0 | 416071 | | 3780 | 252590 | 212695 | 32146 | 30980 | 698 |
| 海　南 | 21 | 923.5 | 1426 | | | 37000 | 37800 | 6266 | 6088 | 115 |
| 重　庆 | 183 | 8526.1 | 107908 | 1818 | 9 | 360612 | 352029 | 55404 | 53556 | 143 |
| 四　川 | 88 | 4249.5 | 343412 | 4428 | 5144 | 190000 | 175103 | 26600 | 25232 | 100 |
| 贵　州 | 129 | 4633.7 | 15058 | 4638 | 65 | 231178 | 213592 | 38442 | 37281 | 371 |
| 云　南 | 74 | 327.5 | 42315 | | | 19961 | 19916 | 18053 | 15451 | 625 |
| 西　藏 | 39 | 3129.8 | 136599 | 1110 | | 135374 | 126711 | 11720 | 11093 | 67 |
| 陕　西 | 108 | 3903.4 | 404320 | 49150 | 33769 | 189751 | 165083 | 33588 | 32974 | 12 |
| 甘　肃 | 87 | 2790.4 | 98849 | 10629 | 4592 | 114361 | 98719 | 25789 | 24740 | 142 |
| 青　海 | 43 | 557.6 | | | 1069 | 31000 | 27019 | 12456 | 11466 | 444 |
| 宁　夏 | 22 | 661.5 | 154 | 53 | 242 | 31920 | 30277 | 6474 | 6167 | 126 |
| 新　疆 | 94 | 2160.3 | 47128 | 1639 | 1013 | 106550 | 114422 | 28008 | 26923 | 174 |

# 10-6 农村改厕情况

| 年份<br>地区 | 农村总户数(万户) | 累计卫生厕所户数(万户) | | | | | | | | 卫生厕所普及率(%) | 当年新增卫生厕所(万户) | 累计使用卫生公厕(万户) | 无害化卫生厕所普及率(%) |
|---|---|---|---|---|---|---|---|---|---|---|---|---|---|
| | | 合计 | 三格化粪池式 | 双瓮漏斗式 | 三联沼气池式 | 粪尿分集式 | 完整下水道水冲式 | 双坑交替式 | 其他 | | | | |
| 2010 | 25415.4 | 17138.3 | 5344.3 | 1097.6 | 2638.1 | 304.6 | 1846.8 | 94.5 | 5812.4 | 67.4 | 1060.4 | 2827.7 | 45.0 |
| 2011 | 26044.3 | 18018.5 | 5808.3 | 1119.0 | 2804.2 | 321.3 | 2113.5 | 153.2 | 5699.0 | 69.2 | 1028.9 | 2972.8 | 47.3 |
| 2012 | 25977.2 | 18627.5 | 6225.6 | 1057.4 | 2879.7 | 337.3 | 2296.5 | 125.7 | 5705.3 | 71.7 | 737.4 | 2896.6 | 49.7 |
| 2013 | 26185.9 | 19400.6 | 6573.2 | 1103.1 | 3003.2 | 338.3 | 2537.3 | 166.4 | 5679.1 | 74.1 | 648.3 | 3165.1 | 52.4 |
| 2014 | 26219.1 | 19939.3 | 6930.5 | 1156.6 | 3032.4 | 357.5 | 2824.8 | 165.3 | 5472.3 | 76.1 | 685.1 | 3990.9 | 55.2 |
| 2015 | 26372.8 | 20684.3 | 7172.2 | 1174.6 | 3052.0 | 357.5 | 3254.1 | 149.3 | 5524.7 | 78.4 | 774.3 | 3879.5 | 57.5 |
| 北京 | 118.9 | 117.0 | 91.7 | 1.3 | 0.2 | | 23.9 | | | 98.4 | 0.3 | 17.7 | 98.4 |
| 天津 | 123.4 | 115.5 | 75.9 | | 0.4 | | 39.2 | | | 93.6 | | 11.5 | 93.6 |
| 河北 | 1503.6 | 1034.8 | 122.5 | 236.5 | 157.9 | 1.0 | 195.1 | 2.0 | 319.8 | 68.8 | 88.2 | 65.0 | 47.6 |
| 山西 | 692.0 | 387.2 | 2.8 | 76.0 | 27.0 | 1.1 | 123.9 | 0.3 | 156.2 | 56.0 | 35.9 | 72.6 | 33.4 |
| 内蒙古 | 395.1 | 247.3 | 2.3 | 0.3 | 21.0 | 1.3 | 42.6 | 54.0 | 125.8 | 62.6 | 17.5 | 73.8 | 30.8 |
| 辽宁 | 682.4 | 496.8 | 35.7 | 44.4 | 43.2 | 0.4 | 135.5 | 2.5 | 235.1 | 72.8 | 31.2 | 36.0 | 38.4 |
| 吉林 | 440.3 | 337.0 | | | 2.6 | 62.5 | 6.8 | | 265.2 | 76.5 | | 7.1 | 16.3 |
| 黑龙江 | 624.6 | 474.2 | 1.5 | 20.7 | 1.1 | 2.3 | 66.5 | 13.4 | 368.6 | 75.9 | 6.4 | 106.8 | 16.9 |
| 上海 | 100.1 | 98.8 | 84.8 | | | | 12.2 | | 1.8 | 98.6 | 8.5 | 61.1 | 96.9 |
| 江苏 | 1571.3 | 1522.4 | 1184.7 | 9.3 | 41.0 | 14.8 | 128.2 | | 144.3 | 96.9 | 36.0 | 71.5 | 87.7 |
| 浙江 | 1200.2 | 1158.7 | 956.0 | | 25.5 | | 116.1 | | 61.1 | 96.5 | 59.7 | 169.4 | 91.5 |
| 安徽 | 1434.8 | 963.2 | 171.7 | 61.4 | 61.0 | 15.9 | 210.5 | 33.9 | 408.9 | 67.1 | 59.7 | 293.6 | 38.6 |
| 福建 | 720.3 | 676.8 | 592.3 | 0.7 | 40.0 | 0.5 | 32.0 | 0.7 | 10.7 | 94.0 | 10.5 | 74.3 | 92.5 |
| 江西 | 841.3 | 752.5 | 358.0 | 3.2 | 123.6 | | 85.3 | 0.6 | 181.7 | 89.4 | 24.5 | 193.0 | 67.8 |
| 山东 | 2092.3 | 1928.7 | 272.1 | 108.5 | 189.9 | 186.5 | 431.5 | 10.3 | 729.8 | 92.2 | 51.4 | 107.0 | 57.3 |
| 河南 | 2197.2 | 1662.0 | 181.4 | 397.8 | 243.9 | 14.4 | 402.0 | 19.0 | 403.6 | 75.6 | 46.8 | 646.1 | 57.3 |
| 湖北 | 1075.6 | 892.9 | 201.8 | | 262.2 | | 131.8 | | 297.1 | 83.0 | 9.7 | 30.2 | 55.4 |
| 湖南 | 1483.4 | 1103.6 | 327.1 | 23.8 | 159.0 | 2.1 | 121.6 | 0.3 | 469.8 | 74.4 | 31.9 | 72.8 | 42.7 |
| 广东 | 1494.8 | 1380.1 | 1249.6 | 2.5 | 35.7 | 0.7 | 13.8 | 0.7 | 77.0 | 92.3 | 82.5 | 155.6 | 87.2 |
| 广西 | 1053.8 | 902.8 | 504.1 | 1.5 | 300.9 | 3.8 | 12.7 | | 79.9 | 85.7 | 27.6 | 205.7 | 78.1 |
| 海南 | 128.1 | 105.5 | 93.1 | 0.6 | 10.3 | | | | 1.5 | 82.4 | 3.8 | 25.2 | 81.2 |
| 重庆 | 726.9 | 480.9 | 144.5 | 6.6 | 122.6 | 1.5 | 205.7 | | | 66.2 | 12.5 | | 66.2 |
| 四川 | 2029.6 | 1577.7 | 240.6 | 4.0 | 647.5 | 2.8 | 338.7 | 0.7 | 343.4 | 77.7 | 55.4 | 928.1 | 60.8 |
| 贵州 | 1002.6 | 549.6 | 117.2 | 0.7 | 157.0 | 0.3 | 98.2 | | 176.1 | 54.8 | 29.7 | 79.9 | 37.3 |
| 云南 | 965.4 | 624.0 | 105.7 | 3.1 | 180.5 | 8.3 | 64.5 | 3.3 | 258.5 | 64.6 | 17.2 | 150.4 | 37.9 |
| 陕西 | 706.6 | 391.7 | 35.9 | 90.4 | 105.1 | 2.1 | 81.9 | 0.5 | 75.8 | 55.4 | 7.0 | 63.8 | 44.7 |
| 甘肃 | 489.3 | 351.5 | 9.6 | 21.5 | 58.5 | 28.2 | 37.7 | 1.3 | 194.7 | 71.8 | 9.8 | 102.2 | 32.0 |
| 青海 | 94.5 | 63.0 | | 1.0 | 5.2 | | 2.3 | | 54.5 | 66.6 | | 9.3 | 9.0 |
| 宁夏 | 93.7 | 65.9 | 0.4 | 20.0 | 14.6 | 0.8 | 16.0 | 3.3 | 10.8 | 70.3 | 2.0 | 32.8 | 58.8 |
| 新疆 | 290.8 | 222.6 | 9.4 | 39.1 | 14.5 | 6.0 | 77.9 | 0.3 | 72.7 | 76.5 | 8.7 | 17.3 | 51.5 |

注：缺西藏数字。

## 10-7　2015年健康教育专业机构服务情况

| 地区 | 健康教育服务情况 | | | | 传播材料制作 | | | | 主办网站（个） | 健康教育培训人次数 |
|---|---|---|---|---|---|---|---|---|---|---|
| | 技术咨询与政策建议(次) | 公众健康教育活动(次) | 与媒体合办栏目(个) | 与媒体合作播放信息(次) | 平面材料(万份) | 音像制品(万份) | 手机短信(万条) | 实物(万个) | | |
| 总　计 | 10700 | 79283 | 5589 | 356369 | 39573 | 126 | 12109 | 4275 | 1050 | 1274861 |
| 北　京 | 135 | 360 | 32 | 524 | 234.3 | 0.4 | 6.0 | 40.0 | 11 | 14116 |
| 天　津 | 38 | 456 | 40 | 925 | 130.6 | 0.4 | 17.6 | 34.2 | 8 | 3125 |
| 河　北 | 533 | 3401 | 210 | 4553 | 1064.5 | 3.2 | 337.2 | 117.6 | 34 | 52016 |
| 山　西 | 76 | 974 | 189 | 16734 | 1177.5 | 7.0 | 154.7 | 171.9 | 0 | 38190 |
| 内蒙古 | 314 | 7076 | 312 | 17509 | 1101.2 | 8.3 | 87.9 | 94.9 | 38 | 60743 |
| 辽　宁 | 129 | 2833 | 175 | 6218 | 873.8 | 2.5 | 74.1 | 118.5 | 28 | 30905 |
| 吉　林 | 147 | 989 | 81 | 6997 | 762.7 | 9.0 | 46.1 | 56.9 | 20 | 11512 |
| 黑龙江 | 465 | 2852 | 218 | 4948 | 895.5 | 2.8 | 57.9 | 133.0 | 19 | 39231 |
| 上　海 | 19 | 570 | 25 | 645 | 1093.3 | 0.3 | 202.9 | 99.8 | 26 | 42935 |
| 江　苏 | 456 | 2212 | 85 | 24811 | 2567.7 | 24.7 | 40.1 | 0.2 | 72 | 14090 |
| 浙　江 | 579 | 2291 | 185 | 18126 | 1465.1 | 2.4 | 1095.0 | 226.8 | 75 | 27738 |
| 安　徽 | 42 | 1064 | 109 | 4949 | 1057.0 | 0.9 | 218.9 | 151.0 | 43 | 13796 |
| 福　建 | 175 | 1221 | 94 | 3169 | 807.0 | 0.6 | 481.4 | 65.7 | 31 | 11607 |
| 江　西 | 805 | 3880 | 306 | 14559 | 1179.1 | 3.6 | 537.2 | 224.8 | 31 | 62628 |
| 山　东 | 838 | 2995 | 590 | 21874 | 1987.3 | 16.0 | 621.7 | 212.3 | 111 | 89579 |
| 河　南 | 743 | 7619 | 270 | 15253 | 1993.0 | 2.4 | 675.0 | 163.4 | 36 | 78494 |
| 湖　北 | 229 | 1952 | 289 | 24371 | 2334.7 | 2.6 | 714.4 | 40.3 | 6 | 35363 |
| 湖　南 | 932 | 5340 | 272 | 15014 | 2599.2 | 9.4 | 1398.4 | 205.1 | 88 | 132757 |
| 广　东 | 306 | 2509 | 190 | 13457 | 3852.0 | 14.9 | 1431.7 | 737.7 | 85 | 99810 |
| 广　西 | 362 | 1292 | 188 | 9050 | 764.2 | 2.5 | 462.0 | 66.2 | 21 | 41435 |
| 海　南 | 78 | 372 | 33 | 2926 | 800.0 | 2.2 | 38.7 | 35.2 | 5 | 8240 |
| 重　庆 | 263 | 607 | 81 | 7619 | 1525.2 | 1.3 | 856.5 | 55.6 | 18 | 9810 |
| 四　川 | 1388 | 7282 | 399 | 18334 | 2620.7 | 2.8 | 968.7 | 368.3 | 95 | 87631 |
| 贵　州 | 250 | 2251 | 254 | 31167 | 894.9 | 1.2 | 160.3 | 197.7 | 10 | 21012 |
| 云　南 | 225 | 5362 | 234 | 40005 | 2100.5 | 2.3 | 315.3 | 167.7 | 15 | 33166 |
| 西　藏 | 11 | 265 | 23 | 1041 | 186.6 | 0.1 | 289.1 | 9.3 | 7 | 6967 |
| 陕　西 | 141 | 5181 | 373 | 8263 | 1650.8 | 1.4 | 420.4 | 195.8 | 73 | 60151 |
| 甘　肃 | 792 | 4010 | 216 | 17517 | 992.3 | 2.7 | 122.8 | 95.6 | 31 | 94456 |
| 青　海 | 117 | 1483 | 68 | 3072 | 572.8 | 5.8 | 74.7 | 97.9 | 4 | 30306 |
| 宁　夏 | 104 | 516 | 41 | 2632 | 271.6 | 0.5 | 188.2 | 91.7 | 8 | 22350 |
| 新　疆 | 112 | 443 | 115 | 5032 | 218.2 | 0.1 | 64.3 | 38.8 | 15 | 5964 |

注：平面材料包括传单/折页、小册子/书籍、宣传画；与媒体合办栏目包括电视台、广播电台、报刊。

# 十一、居民病伤死亡原因

## 简要说明

一、本章主要介绍我国居民病伤死亡原因，内容包括城市、农村地区居民粗死亡率及死因顺位，分性别、疾病别、年龄别死亡率。

二、本章数据来源于居民病伤死亡原因年报。

三、资料范围

2000 年城市地区包括北京、天津、长春、沈阳、大连、鞍山、上海、南京、杭州、武汉、广州、成都、重庆和西安 14 个大城市，苏州、徐州、合肥、安庆、马鞍山、铜陵、厦门、福州、平顶山、信阳、宜昌、黄石、长沙、湘潭、衡阳、常德、佛山、自贡、桂林和乌鲁木齐 20 个中小城市；农村地区包括北京、天津、上海市全部市辖县和江苏、浙江、安徽、福建、河南、湖北、湖南、广东、重庆、四川、贵州、甘肃 15 个省（直辖市）90 个县（县级市）。

2005 年城市地区包括北京、天津、上海、哈尔滨、长春、沈阳、大连、鞍山、南京、杭州、郑州、武汉、广州、重庆、成都、昆明、西安 17 个大城市，苏州、徐州、合肥、安庆、蚌埠、马鞍山、铜陵、福州、厦门、宜昌、黄石、长沙、衡阳、常德、湘潭、佛山、中山、三明、桂林、自贡、乌鲁木齐 21 个中小城市；农村地区包括北京、天津、上海市全部市辖县和江苏、浙江、安徽、福建、河南、湖北、湖南、广东、重庆、四川、贵州、甘肃 15 个省（直辖市）78 个县（县级市）。

2010 年城市地区包括北京、沈阳、大连、鞍山、哈尔滨、上海、广州、成都、昆明、西安 10 个大城市，徐州、合肥、蚌埠、马鞍山、铜陵、安庆、常德、佛山、自贡等 9 个中小城市；农村地区包括北京、天津、上海市全部市辖县和江苏、安徽、河南、湖北、广东、四川 9 个省（直辖市）34 个县（县级市）。

2015 年包括全国 31 个省的 141 个区（城市地区）和 350 个县或县级市（农村地区）。

四、2000 年采用 ICD-9 国际疾病分类统计标准。2002 年起采用 ICD-10 国际疾病分类统计标准。

## 主要指标解释

**性别年龄别死亡率** 指分性别年龄别计算的死亡率。计算公式：男（女）性某年龄别死亡率=男（女）性某年龄别死亡人数/男（女）性同年龄平均人口数。

## 11-1-1　2000年城市居民主要疾病死亡率及构成

| 疾病名称 | 合计 | | | 男 | | | 女 | | |
|---|---|---|---|---|---|---|---|---|---|
| | 死亡率(1/10万) | 构成(%) | 位次 | 死亡率(1/10万) | 构成(%) | 位次 | 死亡率(1/10万) | 构成(%) | 位次 |
| 传染病(不含肺结核) | 4.03 | 0.67 | 11 | 5.09 | 0.78 | 11 | 2.93 | 0.53 | 13 |
| 肺结核 | 2.87 | 0.48 | 15 | 4.28 | 0.66 | 12 | 1.39 | 0.25 | 16 |
| 寄生虫病 | 0.63 | 0.10 | 17 | 0.67 | 0.10 | 17 | 0.59 | 0.11 | 17 |
| 恶性肿瘤 | 146.61 | 24.38 | 1 | 176.85 | 27.23 | 1 | 115.06 | 20.88 | 2 |
| 内分泌、营养和代谢及免疫疾病 | 17.99 | 2.99 | 7 | 14.70 | 2.26 | 7 | 21.42 | 3.89 | 6 |
| 血液和造血器官疾病 | 1.41 | 0.23 | 16 | 1.28 | 0.20 | 16 | 1.54 | 0.28 | 15 |
| 精神病 | 6.70 | 1.11 | 9 | 6.24 | 0.96 | 10 | 7.19 | 1.30 | 9 |
| 神经系统疾病 | 5.53 | 0.92 | 10 | 6.26 | 0.96 | 9 | 4.76 | 0.86 | 10 |
| 心脏病 | 106.65 | 17.74 | 3 | 107.06 | 16.49 | 3 | 106.22 | 19.27 | 3 |
| 脑血管病 | 127.96 | 21.28 | 2 | 135.14 | 20.81 | 2 | 120.47 | 21.86 | 1 |
| 呼吸系统疾病 | 79.92 | 13.29 | 4 | 82.92 | 12.77 | 4 | 76.80 | 13.93 | 4 |
| 消化系统疾病 | 18.38 | 3.06 | 6 | 21.85 | 3.37 | 6 | 14.76 | 2.68 | 7 |
| 泌尿、生殖系统疾病 | 9.01 | 1.50 | 8 | 9.64 | 1.48 | 8 | 8.36 | 1.52 | 8 |
| 妊娠、分娩产褥期并发症 | 0.13 | 0.02 | 18 | | | | 0.27 | 0.05 | 18 |
| 先天异常 | 3.15 | 0.52 | 13 | 3.33 | 0.51 | 14 | 2.95 | 0.54 | 12 |
| 新生儿病 | 3.14 | 0.52 | 14 | 3.43 | 0.53 | 13 | 2.84 | 0.51 | 14 |
| 其他疾病 | 3.83 | 0.64 | 12 | 2.93 | 0.45 | 15 | 4.76 | 0.86 | 11 |
| 损伤和中毒 | 35.57 | 5.91 | 5 | 43.44 | 6.69 | 5 | 27.35 | 4.96 | 5 |

## 11-1-2　2005年城市居民主要疾病死亡率及构成

| 疾病名称 | 合计 | | | 男 | | | 女 | | |
|---|---|---|---|---|---|---|---|---|---|
| | 死亡率(1/10万) | 构成(%) | 位次 | 死亡率(1/10万) | 构成(%) | 位次 | 死亡率(1/10万) | 构成(%) | 位次 |
| 传染病(不含呼吸道结核) | 3.61 | 0.66 | 13 | 4.86 | 0.79 | 11 | 2.32 | 0.48 | 14 |
| 呼吸道结核 | 2.84 | 0.52 | 15 | 4.16 | 0.68 | 15 | 1.46 | 0.30 | 17 |
| 寄生虫病 | 0.06 | 0.01 | 20 | 0.07 | 0.01 | 19 | 0.05 | 0.01 | 20 |
| 恶性肿瘤 | 124.86 | 22.74 | 1 | 159.77 | 26.05 | 1 | 88.51 | 18.36 | 3 |
| 血液、造血器官及免疫疾病 | 0.93 | 0.17 | 18 | 0.83 | 0.13 | 17 | 1.04 | 0.21 | 18 |
| 内分泌、营养和代谢疾病 | 13.75 | 2.50 | 7 | 11.81 | 1.92 | 7 | 15.77 | 3.27 | 6 |
| 精神障碍 | 5.19 | 0.95 | 10 | 4.85 | 0.79 | 12 | 5.55 | 1.15 | 10 |
| 神经系统疾病 | 4.60 | 0.84 | 11 | 4.87 | 0.79 | 13 | 4.32 | 0.90 | 11 |
| 心脏病 | 98.22 | 17.89 | 3 | 99.49 | 16.22 | 3 | 96.88 | 20.09 | 2 |
| 脑血管病 | 111.02 | 20.22 | 2 | 116.63 | 19.01 | 2 | 105.19 | 21.82 | 1 |
| 呼吸系统疾病 | 69.00 | 12.57 | 4 | 75.88 | 12.37 | 4 | 61.85 | 12.83 | 4 |
| 消化系统疾病 | 18.10 | 3.30 | 6 | 22.54 | 3.68 | 6 | 13.46 | 2.79 | 8 |
| 肌肉骨骼和结缔组织疾病 | 1.16 | 0.21 | 17 | 0.77 | 0.13 | 18 | 1.57 | 0.33 | 16 |
| 泌尿生殖系统疾病 | 8.58 | 1.56 | 9 | 8.92 | 1.45 | 9 | 8.21 | 1.70 | 9 |
| 妊娠、分娩和产褥期并发症 | 0.28 | 0.05 | 19 | | | | 0.50 | 0.10 | 19 |
| 起源于围生期某些情况 | 3.50 | 0.64 | 14 | 3.68 | 0.60 | 14 | 3.23 | 0.67 | 13 |
| 先天畸形、变形和染色体异常 | 1.85 | 0.34 | 16 | 2.04 | 0.33 | 16 | 1.65 | 0.34 | 15 |
| 诊断不明 | 4.09 | 0.74 | 12 | 4.82 | 0.79 | 10 | 3.33 | 0.69 | 12 |
| 其他疾病 | 11.98 | 2.18 | 8 | 9.14 | 1.49 | 8 | 14.94 | 3.10 | 7 |
| 损伤和中毒外部原因 | 45.28 | 8.25 | 5 | 56.84 | 9.27 | 5 | 33.22 | 6.89 | 5 |

## 11-1-3　2010年城市居民主要疾病死亡率及构成

| 疾病名称 | 合计 | | | 男 | | | 女 | | |
|---|---|---|---|---|---|---|---|---|---|
| | 死亡率(1/10万) | 构成(%) | 位次 | 死亡率(1/10万) | 构成(%) | 位次 | 死亡率(1/10万) | 构成(%) | 位次 |
| 传染病(不含呼吸道结核) | 4.44 | 0.72 | 11 | 5.79 | 0.82 | 11 | 3.04 | 0.57 | 12 |
| 呼吸道结核 | 2.32 | 0.38 | 14 | 3.47 | 0.49 | 13 | 1.13 | 0.21 | 18 |
| 寄生虫病 | 0.13 | 0.02 | 18 | 0.15 | 0.02 | 19 | 0.10 | 0.02 | 20 |
| 恶性肿瘤 | 162.87 | 26.33 | 1 | 201.99 | 28.77 | 1 | 122.35 | 22.99 | 2 |
| 血液、造血器官及免疫疾病 | 1.50 | 0.24 | 17 | 1.48 | 0.21 | 17 | 1.52 | 0.29 | 17 |
| 内分泌、营养和代谢疾病 | 18.13 | 2.93 | 6 | 16.63 | 2.37 | 7 | 19.69 | 3.70 | 6 |
| 精神障碍 | 2.90 | 0.47 | 13 | 2.82 | 0.40 | 14 | 2.98 | 0.56 | 13 |
| 神经系统疾病 | 5.84 | 0.94 | 10 | 6.33 | 0.90 | 10 | 5.34 | 1.00 | 10 |
| 心脏病 | 129.19 | 20.88 | 2 | 135.15 | 19.25 | 3 | 123.02 | 23.12 | 1 |
| 脑血管病 | 125.15 | 20.23 | 3 | 137.30 | 19.55 | 2 | 112.56 | 21.15 | 3 |
| 呼吸系统疾病 | 68.32 | 11.04 | 4 | 78.06 | 11.12 | 4 | 58.22 | 10.94 | 4 |
| 消化系统疾病 | 16.96 | 2.74 | 7 | 20.76 | 2.96 | 6 | 13.03 | 2.45 | 7 |
| 肌肉骨骼和结缔组织疾病 | 1.61 | 0.26 | 16 | 1.21 | 0.17 | 18 | 2.02 | 0.38 | 14 |
| 泌尿生殖系统疾病 | 7.20 | 1.16 | 9 | 7.98 | 1.14 | 8 | 6.40 | 1.20 | 9 |
| 妊娠、分娩产褥期并发症 | 0.11 | 0.02 | 18 | | | | 0.22 | 0.04 | 19 |
| 围生期疾病 | 2.03 | 0.33 | 15 | 2.34 | 0.33 | 15 | 1.70 | 0.32 | 16 |
| 先天畸形、变形和染色体异常 | 2.02 | 0.33 | 15 | 2.12 | 0.30 | 16 | 1.92 | 0.36 | 15 |
| 诊断不明 | 4.12 | 0.67 | 12 | 4.99 | 0.71 | 12 | 3.21 | 0.60 | 11 |
| 其他疾病 | 9.58 | 1.55 | 8 | 7.61 | 1.08 | 9 | 11.63 | 2.19 | 8 |
| 损伤和中毒外部原因 | 38.09 | 6.16 | 5 | 48.43 | 6.90 | 5 | 27.38 | 5.15 | 5 |

## 11-1-4 2015年城市居民主要疾病死亡率及构成

| 疾病名称 | 合计 | | | 男 | | | 女 | | |
|---|---|---|---|---|---|---|---|---|---|
| | 死亡率（1/10万） | 构成（%） | 位次 | 死亡率（1/10万） | 构成（%） | 位次 | 死亡率（1/10万） | 构成（%） | 位次 |
| 传染病(含呼吸道结核) | 6.78 | 1.09 | 9 | 9.31 | 1.31 | 8 | 4.18 | 0.79 | 10 |
| 寄生虫病 | 0.04 | 0.01 | 17 | 0.07 | 0.01 | 16 | 0.02 | 0.00 | 17 |
| 恶性肿瘤 | 164.35 | 26.44 | 1 | 207.22 | 29.11 | 1 | 120.56 | 22.77 | 2 |
| 血液、造血器官及免疫疾病 | 1.22 | 0.20 | 15 | 1.21 | 0.17 | 15 | 1.23 | 0.23 | 15 |
| 内分泌、营养和代谢疾病 | 19.25 | 3.10 | 6 | 18.47 | 2.59 | 6 | 20.04 | 3.79 | 6 |
| 精神障碍 | 2.79 | 0.45 | 11 | 2.73 | 0.38 | 11 | 2.86 | 0.54 | 11 |
| 神经系统疾病 | 6.90 | 1.11 | 8 | 7.16 | 1.01 | 10 | 6.64 | 1.25 | 8 |
| 心脏病 | 136.61 | 21.98 | 2 | 141.01 | 19.81 | 3 | 132.11 | 24.95 | 1 |
| 脑血管病 | 128.23 | 20.63 | 3 | 141.54 | 19.89 | 2 | 114.64 | 21.65 | 3 |
| 呼吸系统疾病 | 73.36 | 11.80 | 4 | 84.98 | 11.94 | 4 | 61.49 | 11.62 | 4 |
| 消化系统疾病 | 14.27 | 2.30 | 7 | 17.62 | 2.47 | 7 | 10.84 | 2.05 | 7 |
| 肌肉骨骼和结缔组织疾病 | 1.79 | 0.29 | 12 | 1.37 | 0.19 | 14 | 2.23 | 0.42 | 12 |
| 泌尿生殖系统疾病 | 6.52 | 1.05 | 10 | 7.48 | 1.05 | 9 | 5.54 | 1.05 | 9 |
| 妊娠、分娩产褥期并发症 | 0.07 | 0.01 | 16 | | | | 0.15 | 0.03 | 16 |
| 围生期疾病 | 1.70 | 0.27 | 14 | 2.03 | 0.28 | 12 | 1.37 | 0.26 | 14 |
| 先天畸形、变形和染色体异常 | 1.73 | 0.28 | 13 | 1.93 | 0.27 | 13 | 1.53 | 0.29 | 13 |
| 损伤和中毒外部原因 | 37.63 | 6.05 | 5 | 49.01 | 6.89 | 5 | 26.01 | 4.91 | 5 |
| 诊断不明 | 2.26 | 0.36 | | 3.00 | 0.42 | | 1.52 | 0.29 | |
| 其他疾病 | 6.15 | 0.99 | | 4.92 | 0.69 | | 7.41 | 1.40 | |

## 11-2-1　2015年城市居民年龄别疾病别死亡率(1/10万)(合计)

| 疾病名称(ICD-10) | 合计 | 不满1岁 | 1～ | 5～ | 10～ | 15～ | 20～ | 25～ |
|---|---|---|---|---|---|---|---|---|
| 总计 | 621.56 | 440.54 | 38.43 | 17.89 | 20.96 | 23.44 | 24.08 | 44.47 |
| 一、传染病和寄生虫病小计 | 6.82 | 11.33 | 1.30 | 0.48 | 0.41 | 0.43 | 0.68 | 1.17 |
| 其中：传染病计 | 6.78 | 11.33 | 1.27 | 0.48 | 0.41 | 0.43 | 0.68 | 1.15 |
| 内：痢疾 | 0.00 | 0.15 |  |  | 0.03 |  |  |  |
| 肠道其他细菌性传染病 | 0.12 | 1.62 | 0.07 |  |  | 0.04 | 0.01 | 0.02 |
| 呼吸道结核 | 1.55 |  |  |  |  | 0.06 | 0.22 | 0.22 |
| 破伤风 | 0.03 | 0.44 |  |  |  |  |  | 0.02 |
| 脑膜炎球菌感染 | 0.10 | 1.32 | 0.17 | 0.08 | 0.09 | 0.02 | 0.03 | 0.05 |
| 败血症 | 0.50 | 5.44 | 0.37 | 0.15 | 0.12 | 0.04 | 0.03 | 0.03 |
| 性传播疾病 | 0.01 | 0.15 |  |  |  |  |  | 0.02 |
| 狂犬病 | 0.05 |  | 0.03 |  | 0.03 | 0.02 | 0.04 |  |
| 流行性乙型脑炎 | 0.00 |  |  | 0.03 |  |  |  |  |
| 病毒性肝炎 | 2.84 | 0.29 |  | 0.05 | 0.06 | 0.02 | 0.07 | 0.19 |
| 艾滋病 | 0.58 |  | 0.10 |  | 0.03 | 0.08 | 0.17 | 0.49 |
| 寄生虫病计 | 0.04 |  | 0.03 |  |  |  |  | 0.02 |
| 内：血吸虫病 | 0.03 |  |  |  |  |  |  |  |
| 二、肿瘤小计 | 165.82 | 5.59 | 4.40 | 3.65 | 3.46 | 3.53 | 4.15 | 8.35 |
| 其中：恶性肿瘤计 | 164.35 | 5.44 | 4.17 | 3.50 | 3.32 | 3.42 | 4.09 | 8.22 |
| 内：鼻咽癌 | 1.44 |  |  | 0.03 |  | 0.02 | 0.03 | 0.17 |
| 食管癌 | 10.88 |  |  |  | 0.03 |  | 0.03 | 0.03 |
| 胃癌 | 19.24 |  |  | 0.03 | 0.03 | 0.04 | 0.07 | 0.82 |
| 结肠、直肠和肛门癌 | 12.92 |  |  |  |  | 0.16 | 0.16 | 0.44 |
| 内：结肠癌 | 5.87 |  |  |  |  | 0.12 | 0.04 | 0.22 |
| 直肠癌 | 6.67 |  |  |  |  | 0.04 | 0.12 | 0.22 |
| 肝癌 | 23.95 |  |  | 0.15 | 0.12 | 0.14 | 0.59 | 1.36 |
| 胆囊癌 | 1.28 |  |  |  |  |  |  |  |
| 胰腺癌 | 6.26 |  |  |  |  |  | 0.08 | 0.13 |
| 肺癌 | 49.40 |  |  |  | 0.06 | 0.10 | 0.18 | 0.52 |
| 乳腺癌 | 4.76 |  |  |  |  |  | 0.07 | 0.41 |
| 宫颈癌 | 2.54 |  |  |  |  |  | 0.01 | 0.16 |
| 卵巢癌 | 1.49 |  |  |  |  |  | 0.05 | 0.06 |
| 前列腺癌 | 2.07 |  |  |  |  |  | 0.01 | 0.02 |
| 膀胱癌 | 2.19 |  |  | 0.03 |  |  | 0.01 | 0.02 |
| 脑及神经系统恶性肿瘤 | 3.63 | 1.32 | 1.10 | 1.03 | 0.64 | 0.61 | 0.55 | 0.84 |
| 白血病 | 3.72 | 3.38 | 2.17 | 1.76 | 1.51 | 1.39 | 1.37 | 1.72 |
| 良性肿瘤计 | 0.43 |  | 0.07 | 0.05 | 0.03 | 0.06 | 0.03 | 0.06 |
| 三、血液、造血器官及免疫疾病小计 | 1.22 | 3.83 | 0.67 | 0.25 | 0.32 | 0.26 | 0.20 | 0.21 |
| 其中：贫血 | 0.79 | 0.74 | 0.23 | 0.13 | 0.26 | 0.18 | 0.14 | 0.14 |
| 四、内分泌、营养和代谢疾病小计 | 19.25 | 5.15 | 0.50 | 0.35 | 0.23 | 0.10 | 0.30 | 0.49 |
| 其中：甲状腺疾患 | 0.11 |  | 0.03 |  |  | 0.02 | 0.01 | 0.03 |
| 糖尿病 | 16.55 | 0.15 |  | 0.05 | 0.09 | 0.06 | 0.17 | 0.36 |
| 五、精神和行为障碍小计 | 2.79 | 0.15 | 0.03 | 0.03 | 0.09 | 0.08 | 0.18 | 0.46 |
| 其中：痴呆 | 1.25 | 0.15 |  |  |  |  |  |  |
| 六、神经系统疾病小计 | 6.90 | 13.24 | 2.83 | 1.48 | 1.37 | 1.24 | 0.95 | 1.19 |
| 其中：脑膜炎 | 0.14 | 2.65 | 0.37 | 0.18 | 0.12 | 0.06 | 0.07 |  |
| 帕金森病 | 0.95 |  |  |  |  |  |  |  |
| 七、循环系统疾病小计 | 273.03 | 5.44 | 0.93 | 0.45 | 0.87 | 2.30 | 2.62 | 5.60 |
| 其中：心脏病计 | 136.61 | 5.15 | 0.80 | 0.38 | 0.70 | 1.41 | 1.63 | 3.45 |
| 内：慢性风湿性心脏病 | 3.18 |  |  | 0.03 |  | 0.02 | 0.04 | 0.11 |
| 高血压性心脏病 | 13.12 | 0.29 |  |  |  | 0.02 | 0.03 | 0.14 |
| 冠心病 | 110.67 | 0.15 |  |  | 0.06 | 0.55 | 0.86 | 1.94 |
| 内：急性心肌梗死 | 56.38 | 0.15 |  |  | 0.03 | 0.47 | 0.65 | 1.52 |
| 其他高血压病 | 5.40 |  |  |  |  |  | 0.07 | 0.05 |

## 11-2-1 续表1

| 30～ | 35～ | 40～ | 45～ | 50～ | 55～ | 60～ | 65～ | 70～ | 75～ | 80～ | 85岁及以上 |
|---|---|---|---|---|---|---|---|---|---|---|---|
| 59.21 | 71.78 | 140.08 | 184.72 | 433.08 | 474.57 | 962.03 | 1622.62 | 2499.34 | 4181.49 | 8215.77 | 18728.26 |
| 2.00 | 2.25 | 4.61 | 4.79 | 9.73 | 7.35 | 13.22 | 18.43 | 25.74 | 35.48 | 50.63 | 87.45 |
| 1.98 | 2.25 | 4.57 | 4.76 | 9.71 | 7.32 | 13.08 | 18.36 | 25.56 | 35.09 | 50.35 | 86.94 |
|  |  |  |  |  |  |  |  |  |  |  |  |
| 0.04 | 0.03 | 0.05 | 0.08 | 0.02 | 0.05 | 0.16 | 0.28 | 0.36 | 0.61 | 1.03 | 2.89 |
| 0.45 | 0.30 | 0.83 | 0.98 | 1.84 | 1.57 | 3.00 | 4.74 | 5.97 | 10.67 | 14.20 | 20.89 |
|  | 0.03 | 0.07 | 0.02 | 0.02 |  | 0.09 |  | 0.09 | 0.17 | 0.37 | 0.17 |
| 0.05 | 0.01 | 0.05 | 0.05 | 0.15 | 0.03 | 0.11 | 0.21 | 0.22 | 0.11 | 0.75 | 1.19 |
| 0.11 | 0.07 | 0.10 | 0.06 | 0.40 | 0.24 | 0.69 | 0.95 | 2.09 | 2.40 | 5.14 | 15.11 |
| 0.02 |  | 0.03 | 0.02 | 0.04 |  | 0.02 |  |  |  | 0.19 |  |
|  | 0.03 | 0.04 | 0.10 | 0.10 | 0.02 | 0.14 | 0.18 | 0.04 | 0.11 | 0.09 |  |
|  |  |  |  |  |  |  |  |  |  | 0.19 |  |
| 0.55 | 0.90 | 2.24 | 2.40 | 5.29 | 4.29 | 6.68 | 8.36 | 11.00 | 12.85 | 16.81 | 22.59 |
| 0.59 | 0.75 | 0.94 | 0.75 | 1.00 | 0.53 | 0.89 | 1.02 | 1.25 | 0.84 | 1.12 | 0.85 |
| 0.02 |  | 0.04 | 0.02 | 0.02 | 0.03 | 0.14 | 0.07 | 0.18 | 0.39 | 0.28 | 0.51 |
|  |  | 0.01 |  |  | 0.03 | 0.11 | 0.07 | 0.13 | 0.34 | 0.19 | 0.51 |
| 14.63 | 21.11 | 46.92 | 69.18 | 177.52 | 211.41 | 412.56 | 627.52 | 802.19 | 1060.26 | 1576.34 | 2072.41 |
| 14.44 | 20.79 | 46.39 | 68.60 | 176.12 | 209.77 | 409.86 | 623.24 | 797.07 | 1050.93 | 1558.04 | 2044.05 |
| 0.41 | 0.34 | 0.87 | 1.15 | 3.10 | 2.45 | 4.05 | 5.44 | 4.50 | 5.76 | 6.63 | 8.83 |
| 0.05 | 0.19 | 0.75 | 2.24 | 8.48 | 12.41 | 28.79 | 49.09 | 63.99 | 79.51 | 112.00 | 139.76 |
| 1.02 | 1.52 | 4.05 | 5.89 | 16.39 | 22.65 | 46.52 | 78.30 | 104.15 | 136.11 | 195.89 | 260.66 |
| 0.95 | 1.32 | 2.61 | 3.99 | 10.32 | 13.53 | 28.04 | 46.63 | 61.36 | 88.39 | 157.49 | 238.76 |
| 0.41 | 0.54 | 1.11 | 1.58 | 4.29 | 6.06 | 12.05 | 20.19 | 26.98 | 40.62 | 74.64 | 124.13 |
| 0.50 | 0.75 | 1.45 | 2.26 | 5.86 | 7.11 | 15.14 | 24.93 | 32.46 | 44.98 | 77.81 | 108.34 |
| 3.16 | 5.33 | 12.70 | 17.40 | 38.53 | 39.33 | 65.84 | 84.20 | 98.59 | 111.52 | 153.10 | 195.80 |
| 0.02 | 0.06 | 0.25 | 0.30 | 0.90 | 1.15 | 3.02 | 4.18 | 5.92 | 11.51 | 17.28 | 20.04 |
| 0.29 | 0.43 | 1.13 | 2.00 | 5.99 | 9.22 | 15.00 | 25.84 | 31.35 | 42.91 | 63.15 | 77.10 |
| 1.34 | 3.07 | 7.82 | 14.15 | 43.11 | 59.24 | 128.82 | 203.80 | 267.80 | 357.09 | 512.84 | 607.25 |
| 0.95 | 1.68 | 3.73 | 4.69 | 9.90 | 9.15 | 13.04 | 12.61 | 13.36 | 16.04 | 21.30 | 40.76 |
| 0.64 | 0.97 | 2.02 | 3.05 | 6.42 | 4.20 | 6.49 | 6.46 | 7.70 | 7.65 | 10.00 | 16.47 |
| 0.39 | 0.26 | 0.64 | 1.09 | 2.72 | 2.77 | 4.85 | 4.95 | 6.10 | 5.92 | 7.75 | 8.49 |
| 0.02 | 0.01 | 0.01 | 0.07 | 0.44 | 0.62 | 2.06 | 3.69 | 9.53 | 20.45 | 39.98 | 74.55 |
| 0.02 | 0.03 | 0.15 | 0.28 | 0.82 | 1.41 | 3.27 | 6.46 | 9.66 | 18.44 | 34.94 | 66.91 |
| 1.02 | 1.15 | 2.08 | 2.42 | 4.75 | 4.84 | 8.53 | 11.97 | 14.83 | 15.98 | 21.20 | 29.21 |
| 1.77 | 1.59 | 2.03 | 1.80 | 3.91 | 3.86 | 8.03 | 10.92 | 13.14 | 16.48 | 22.42 | 23.94 |
| 0.09 | 0.16 | 0.20 | 0.25 | 0.56 | 0.60 | 1.03 | 1.16 | 1.25 | 2.35 | 4.86 | 3.91 |
| 0.36 | 0.19 | 0.40 | 0.30 | 1.11 | 0.79 | 1.92 | 3.05 | 3.83 | 7.04 | 12.98 | 31.93 |
| 0.20 | 0.09 | 0.31 | 0.18 | 0.77 | 0.55 | 1.33 | 1.97 | 2.58 | 4.30 | 8.78 | 21.23 |
| 0.98 | 1.39 | 2.55 | 3.87 | 10.97 | 13.01 | 30.12 | 54.46 | 94.36 | 147.67 | 279.21 | 536.44 |
| 0.09 | 0.04 | 0.05 | 0.09 | 0.23 | 0.05 | 0.16 | 0.35 | 0.31 | 0.28 | 0.93 | 2.21 |
| 0.62 | 1.13 | 2.13 | 3.37 | 9.84 | 11.78 | 27.56 | 49.30 | 85.14 | 132.70 | 244.37 | 401.10 |
| 0.70 | 0.69 | 1.11 | 1.02 | 2.14 | 1.47 | 2.36 | 4.04 | 6.50 | 14.42 | 39.33 | 128.89 |
| 0.02 | 0.01 | 0.01 | 0.03 | 0.06 | 0.11 | 0.50 | 1.30 | 2.94 | 8.66 | 23.07 | 83.72 |
| 1.25 | 1.16 | 1.37 | 1.55 | 3.27 | 3.56 | 6.61 | 11.45 | 16.70 | 41.63 | 97.62 | 284.78 |
| 0.04 | 0.06 | 0.07 | 0.02 | 0.21 | 0.13 | 0.23 | 0.28 | 0.09 | 0.28 | 0.37 | 0.68 |
| 0.02 |  | 0.03 | 0.06 | 0.15 | 0.29 | 0.85 | 1.90 | 3.74 | 9.44 | 21.48 | 30.91 |
| 10.76 | 16.74 | 36.97 | 52.74 | 137.77 | 154.55 | 334.76 | 631.70 | 1087.45 | 2029.79 | 4287.00 | 10285.29 |
| 6.19 | 8.87 | 18.63 | 25.94 | 65.15 | 71.66 | 157.16 | 284.39 | 492.23 | 952.37 | 2138.60 | 5841.26 |
| 0.20 | 0.27 | 0.60 | 1.04 | 1.95 | 2.72 | 5.81 | 11.03 | 14.38 | 22.68 | 39.98 | 79.64 |
| 0.23 | 0.37 | 0.98 | 1.29 | 3.68 | 4.45 | 12.60 | 24.90 | 49.65 | 96.89 | 222.32 | 625.93 |
| 4.23 | 6.16 | 14.03 | 19.87 | 53.08 | 57.12 | 125.99 | 226.06 | 395.38 | 769.16 | 1754.67 | 4832.90 |
| 3.30 | 4.67 | 10.38 | 14.26 | 35.77 | 35.98 | 77.11 | 135.93 | 220.15 | 400.39 | 813.63 | 2024.69 |
| 0.23 | 0.34 | 0.61 | 1.03 | 3.01 | 2.41 | 5.21 | 11.66 | 20.08 | 38.72 | 85.66 | 232.81 |

## 11-2-1 续表2

| 疾病名称（ICD-10） | 合计 | 不满1岁 | 1～ | 5～ | 10～ | 15～ | 20～ | 25～ |
|---|---|---|---|---|---|---|---|---|
| 脑血管病计 | 128.23 | 0.15 | 0.07 | 0.08 | 0.15 | 0.84 | 0.82 | 1.96 |
| 内：脑出血 | 52.09 | 0.15 | 0.03 | 0.05 | 0.06 | 0.75 | 0.76 | 1.63 |
| 脑梗死 | 41.82 | | | | | 0.04 | 0.04 | 0.17 |
| 中风（未特指出血或梗死） | 4.25 | | | | | | | 0.05 |
| 八、呼吸系统疾病小计 | 73.36 | 35.90 | 2.60 | 0.73 | 0.70 | 0.37 | 0.39 | 0.90 |
| 其中：肺炎 | 14.02 | 31.93 | 2.23 | 0.48 | 0.55 | 0.26 | 0.20 | 0.40 |
| 慢性下呼吸道疾病 | 53.32 | | | 0.05 | 0.12 | 0.04 | 0.05 | 0.28 |
| 内：慢性支气管肺炎 | 8.66 | | | 0.03 | 0.03 | 0.02 | | |
| 肺气肿 | 2.93 | | | | | | | 0.02 |
| 尘肺 | 0.68 | | | | | | | |
| 九、消化系统疾病小计 | 14.27 | 7.95 | 0.77 | 0.08 | 0.26 | 0.20 | 0.22 | 1.00 |
| 其中：胃和十二指肠溃疡 | 2.18 | | | | | 0.04 | 0.01 | 0.13 |
| 阑尾炎 | 0.06 | | | | | | | |
| 肠梗阻 | 1.00 | 2.65 | 0.17 | | 0.09 | | | 0.05 |
| 肝疾病 | 5.84 | 0.59 | 0.07 | | 0.12 | 0.02 | 0.09 | 0.41 |
| 内：肝硬化 | 5.16 | 0.15 | 0.03 | | | | 0.05 | 0.32 |
| 十、肌肉骨骼和结缔组织疾病小计 | 1.79 | | 0.17 | 0.10 | 0.15 | 0.35 | 0.22 | 0.27 |
| 其中：系统性红斑狼疮 | 0.32 | | 0.03 | 0.05 | 0.12 | 0.26 | 0.17 | 0.21 |
| 十一、泌尿生殖系统疾病小计 | 6.52 | | 0.20 | 0.15 | 0.35 | 0.33 | 0.34 | 0.77 |
| 其中：肾小球和肾小管间质疾病 | 3.97 | | 0.13 | 0.08 | 0.29 | 0.20 | 0.13 | 0.44 |
| 肾衰竭 | 1.93 | | 0.07 | 0.08 | 0.06 | 0.12 | 0.21 | 0.30 |
| 前列腺增生 | 0.14 | | | | | | | 0.02 |
| 十二、妊娠、分娩和产褥期并发症小计 | 0.07 | | | | | 0.02 | 0.10 | 0.27 |
| 其中：直接产科原因计 | 0.07 | | | | | 0.02 | 0.10 | 0.25 |
| 内：流产 | 0.01 | | | | | | 0.04 | |
| 妊娠高血压综合征 | 0.01 | | | | | | 0.01 | 0.05 |
| 产后出血 | 0.01 | | | | | 0.02 | | 0.03 |
| 产褥期感染 | 0.02 | | | | | | 0.03 | 0.14 |
| 间接产科原因计 | 0.00 | | | | | | | 0.02 |
| 十三、起源于围生期的情况小计 | 1.70 | 206.73 | 0.17 | | | | | |
| 其中：早产儿和未成熟儿 | 0.41 | 49.73 | 0.03 | | | | | |
| 新生儿产伤和窒息 | 0.32 | 39.29 | | | | | | |
| 十四、先天畸形、变形和染色体异常小计 | 1.73 | 110.06 | 5.47 | 1.18 | 1.48 | 0.86 | 0.52 | 0.85 |
| 其中：先天性心脏病 | 1.17 | 68.71 | 4.40 | 0.88 | 0.96 | 0.63 | 0.35 | 0.68 |
| 先天性脑畸形 | 0.07 | 3.09 | 0.30 | 0.10 | 0.17 | 0.04 | 0.07 | 0.08 |
| 十五、诊断不明小计 | 2.26 | 5.74 | 1.03 | 0.10 | 0.12 | 0.33 | 0.30 | 0.65 |
| 十六、其他疾病小计 | 6.15 | 3.38 | 0.67 | 0.18 | 0.20 | 0.20 | 0.13 | 0.27 |
| 十七、损伤和中毒小计 | 37.63 | 25.75 | 16.53 | 8.66 | 10.86 | 12.74 | 12.70 | 21.93 |
| 其中：机动车辆交通事故 | 13.16 | 4.41 | 4.97 | 3.02 | 3.29 | 5.83 | 5.94 | 10.20 |
| 内：行人与机动车发生的交通事故 | 6.63 | 1.91 | 2.73 | 2.11 | 1.75 | 2.87 | 2.55 | 4.41 |
| 机动车与机动车发生的交通事故 | 1.78 | 0.59 | 0.63 | 0.13 | 0.32 | 0.82 | 1.02 | 1.88 |
| 机动车以外的运输事故 | 0.07 | | | | 0.06 | | 0.04 | 0.05 |
| 意外中毒 | 2.38 | 0.15 | 0.80 | 0.43 | 0.38 | 0.71 | 0.82 | 1.72 |
| 意外跌落 | 8.81 | 1.91 | 1.90 | 0.70 | 0.87 | 0.94 | 0.96 | 1.94 |
| 火灾 | 0.37 | 0.15 | 0.23 | 0.13 | 0.06 | 0.02 | 0.01 | 0.13 |
| 溺水 | 2.56 | 1.03 | 6.13 | 3.07 | 4.19 | 2.57 | 1.39 | 1.85 |
| 意外的机械性窒息 | 0.49 | 10.30 | 0.33 | 0.20 | 0.26 | 0.08 | 0.14 | 0.30 |
| 砸死 | 0.45 | | 0.27 | 0.15 | 0.06 | 0.04 | 0.21 | 0.22 |
| 触电 | 0.53 | 0.29 | 0.03 | 0.13 | 0.06 | 0.33 | 0.38 | 0.41 |
| 自杀 | 5.07 | | | 0.08 | 1.08 | 1.30 | 1.77 | 3.29 |
| 被杀 | 0.38 | 0.15 | 0.33 | 0.15 | 0.15 | 0.31 | 0.40 | 0.44 |

## 11-2-1 续表3

| 30～ | 35～ | 40～ | 45～ | 50～ | 55～ | 60～ | 65～ | 70～ | 75～ | 80～ | 85岁及以上 |
|---|---|---|---|---|---|---|---|---|---|---|---|
| 4.09 | 7.16 | 17.05 | 24.88 | 67.58 | 78.30 | 168.04 | 329.23 | 565.70 | 1021.82 | 2023.23 | 4113.23 |
| 3.21 | 5.79 | 12.87 | 18.02 | 45.50 | 44.24 | 90.65 | 159.87 | 238.28 | 382.90 | 659.12 | 1191.41 |
| 0.37 | 0.72 | 2.18 | 3.81 | 12.56 | 18.95 | 43.79 | 96.77 | 185.24 | 361.34 | 738.34 | 1540.89 |
| 0.11 | 0.11 | 0.40 | 0.53 | 1.46 | 2.15 | 4.32 | 8.74 | 17.46 | 32.41 | 72.49 | 175.93 |
| 1.39 | 1.42 | 3.15 | 5.13 | 14.13 | 21.53 | 59.09 | 133.43 | 285.52 | 574.27 | 1327.31 | 3422.26 |
| 0.54 | 0.59 | 0.87 | 1.14 | 2.89 | 3.95 | 8.76 | 18.93 | 38.21 | 84.98 | 234.93 | 815.62 |
| 0.61 | 0.59 | 1.65 | 3.08 | 8.87 | 15.16 | 44.46 | 104.18 | 228.17 | 443.75 | 994.19 | 2326.96 |
| 0.04 | 0.06 | 0.18 | 0.32 | 1.26 | 1.83 | 6.47 | 15.49 | 35.76 | 68.78 | 163.66 | 414.52 |
| 0.04 | 0.01 | 0.12 | 0.18 | 0.82 | 1.04 | 3.29 | 7.23 | 15.50 | 26.54 | 48.01 | 102.74 |
|  | 0.04 | 0.07 | 0.15 | 0.33 | 0.47 | 0.91 | 1.19 | 3.30 | 7.38 | 10.93 | 16.47 |
| 1.61 | 2.26 | 5.79 | 7.53 | 15.84 | 14.74 | 25.48 | 34.94 | 48.27 | 80.68 | 160.67 | 378.68 |
| 0.18 | 0.21 | 0.29 | 0.69 | 1.15 | 1.73 | 3.20 | 5.83 | 9.17 | 15.98 | 29.14 | 69.96 |
| 0.02 |  | 0.01 | 0.01 |  | 0.02 | 0.09 | 0.32 | 0.13 | 0.39 | 0.47 | 2.38 |
| 0.02 | 0.07 | 0.11 | 0.08 | 0.36 | 0.36 | 1.28 | 1.65 | 3.96 | 8.10 | 15.41 | 40.08 |
| 0.96 | 1.39 | 4.19 | 5.39 | 11.05 | 9.44 | 14.48 | 16.54 | 19.01 | 24.70 | 38.39 | 55.53 |
| 0.79 | 1.20 | 3.80 | 4.83 | 10.11 | 8.57 | 12.90 | 14.33 | 16.48 | 21.57 | 34.10 | 46.70 |
| 0.46 | 0.33 | 0.52 | 0.60 | 1.34 | 1.67 | 2.81 | 3.76 | 5.97 | 9.50 | 21.58 | 58.59 |
| 0.36 | 0.23 | 0.27 | 0.28 | 0.52 | 0.47 | 0.66 | 0.63 | 0.62 | 0.67 | 0.56 | 0.51 |
| 1.30 | 1.40 | 1.99 | 2.79 | 5.69 | 5.36 | 10.93 | 19.49 | 28.41 | 43.30 | 74.82 | 145.53 |
| 0.89 | 0.97 | 1.50 | 1.72 | 3.52 | 3.53 | 6.27 | 12.68 | 17.54 | 26.15 | 45.12 | 78.79 |
| 0.32 | 0.40 | 0.42 | 0.93 | 1.95 | 1.51 | 3.82 | 5.48 | 8.51 | 13.07 | 21.77 | 36.85 |
|  |  |  | 0.02 | 0.02 | 0.05 | 0.02 | 0.11 | 0.53 | 1.12 | 2.15 | 7.98 |
| 0.25 | 0.21 | 0.08 |  |  |  |  |  |  |  |  |  |
| 0.23 | 0.21 | 0.07 |  |  |  |  |  |  |  |  |  |
| 0.02 | 0.06 | 0.01 |  |  |  |  |  |  |  |  |  |
|  | 0.04 | 0.01 |  |  |  |  |  |  |  |  |  |
| 0.09 | 0.01 | 0.03 |  |  |  |  |  |  |  |  |  |
| 0.07 | 0.06 | 0.01 |  |  |  |  |  |  |  |  |  |
| 0.02 |  |  |  |  |  |  |  |  |  |  |  |
|  |  |  |  |  |  |  |  |  |  |  |  |
|  |  |  |  |  |  |  |  |  |  |  |  |
|  |  |  |  |  |  |  |  |  |  |  |  |
| 0.54 | 0.52 | 0.48 | 0.49 | 0.79 | 0.55 | 0.64 | 0.42 | 0.22 | 0.45 | 1.03 | 1.19 |
| 0.37 | 0.37 | 0.38 | 0.38 | 0.38 | 0.39 | 0.41 | 0.39 | 0.18 | 0.28 | 0.56 | 0.51 |
| 0.05 | 0.03 |  | 0.01 |  |  |  |  |  |  |  |  |
| 0.64 | 0.72 | 1.16 | 1.38 | 2.85 | 2.25 | 3.43 | 3.79 | 6.28 | 10.50 | 19.90 | 57.91 |
| 0.41 | 0.40 | 0.48 | 0.56 | 1.19 | 0.70 | 1.56 | 2.91 | 6.06 | 13.86 | 55.11 | 617.95 |
| 21.88 | 20.88 | 32.37 | 32.63 | 48.45 | 35.41 | 56.21 | 72.93 | 81.53 | 111.69 | 210.37 | 612.18 |
| 10.56 | 9.62 | 14.36 | 14.69 | 20.55 | 14.92 | 24.10 | 29.71 | 26.32 | 27.15 | 29.80 | 39.23 |
| 4.94 | 4.33 | 6.16 | 7.07 | 9.50 | 7.44 | 12.35 | 15.38 | 16.12 | 18.05 | 21.02 | 26.49 |
| 1.78 | 1.62 | 2.36 | 2.05 | 2.76 | 2.27 | 3.09 | 3.65 | 1.96 | 2.12 | 1.31 | 2.21 |
| 0.05 | 0.03 | 0.11 | 0.06 | 0.23 | 0.05 | 0.23 | 0.18 | 0.09 |  |  | 0.17 |
| 1.82 | 1.89 | 3.00 | 2.71 | 4.08 | 2.61 | 3.43 | 4.04 | 4.63 | 5.59 | 8.59 | 14.43 |
| 2.14 | 2.31 | 3.89 | 4.68 | 7.28 | 5.86 | 9.10 | 13.52 | 20.13 | 39.89 | 100.42 | 372.57 |
| 0.12 | 0.06 | 0.27 | 0.31 | 0.34 | 0.36 | 0.46 | 0.95 | 0.94 | 2.01 | 3.46 | 7.30 |
| 1.36 | 1.06 | 1.56 | 1.52 | 2.24 | 1.43 | 3.34 | 4.11 | 5.03 | 5.98 | 10.84 | 19.19 |
| 0.20 | 0.23 | 0.41 | 0.45 | 0.59 | 0.34 | 0.64 | 0.63 | 0.98 | 0.50 | 1.77 | 4.92 |
| 0.23 | 0.49 | 0.70 | 0.65 | 0.88 | 0.68 | 0.91 | 0.63 | 0.27 | 0.28 | 0.56 | 0.68 |
| 0.71 | 0.70 | 0.78 | 0.85 | 0.86 | 0.44 | 0.62 | 0.53 | 0.40 | 0.39 | 0.75 | 0.51 |
| 2.84 | 2.52 | 4.20 | 4.11 | 7.26 | 6.09 | 9.70 | 13.17 | 15.32 | 18.16 | 26.81 | 41.09 |
| 0.34 | 0.33 | 0.64 | 0.41 | 0.69 | 0.32 | 0.37 | 0.25 | 0.36 | 0.22 | 0.28 | 0.68 |

## 11-2-2　2015年城市居民年龄别疾病别死亡率(1/10万)(男)

| 疾病名称(ICD-10) | 合计 | 不满1岁 | 1～ | 5～ | 10～ | 15～ | 20～ | 25～ |
|---|---|---|---|---|---|---|---|---|
| 总计 | 711.79 | 482.74 | 41.99 | 20.42 | 24.79 | 32.40 | 34.06 | 62.23 |
| 一、传染病和寄生虫病小计 | 9.38 | 12.08 | 1.49 | 0.58 | 0.33 | 0.55 | 0.95 | 1.99 |
| 其中：传染病计 | 9.31 | 12.08 | 1.49 | 0.58 | 0.33 | 0.55 | 0.95 | 1.96 |
| 内：痢疾 | 0.00 | 0.27 | | | | | | |
| 肠道其他细菌性传染病 | 0.13 | 1.65 | 0.06 | | | 0.04 | 0.03 | 0.03 |
| 呼吸道结核 | 2.42 | | | | | 0.08 | 0.33 | 0.42 |
| 破伤风 | 0.05 | 0.27 | | | | | | 0.03 |
| 脑膜炎球菌感染 | 0.12 | 1.37 | 0.25 | 0.05 | 0.05 | | 0.03 | 0.10 |
| 败血症 | 0.58 | 5.49 | 0.37 | 0.19 | 0.11 | | 0.05 | 0.06 |
| 性传播疾病 | 0.02 | 0.27 | | | | | | |
| 狂犬病 | 0.07 | | 0.06 | | 0.05 | 0.04 | 0.08 | |
| 流行性乙型脑炎 | 0.00 | | | 0.05 | | | | |
| 病毒性肝炎 | 3.85 | 0.55 | | 0.10 | | 0.04 | 0.08 | 0.29 |
| 艾滋病 | 0.97 | | 0.12 | | | 0.16 | 0.26 | 0.84 |
| 寄生虫病计 | 0.07 | | | | | | | 0.03 |
| 内：血吸虫病 | 0.05 | | | | | | | |
| 二、肿瘤小计 | 208.71 | 4.39 | 4.77 | 3.74 | 3.26 | 4.45 | 4.96 | 9.55 |
| 其中：恶性肿瘤计 | 207.22 | 4.12 | 4.46 | 3.64 | 3.21 | 4.37 | 4.88 | 9.42 |
| 内：鼻咽癌 | 2.12 | | | 0.05 | | 0.04 | 0.03 | 0.35 |
| 食管癌 | 16.03 | | | | 0.05 | | 0.03 | 0.03 |
| 胃癌 | 25.83 | | | 0.05 | | 0.04 | 0.05 | 0.64 |
| 结肠、直肠和肛门癌 | 14.94 | | | | | 0.20 | 0.18 | 0.39 |
| 内：结肠癌 | 6.38 | | | | | 0.12 | 0.08 | 0.10 |
| 直肠癌 | 8.10 | | | | | 0.08 | 0.10 | 0.29 |
| 肝癌 | 34.85 | | | 0.19 | 0.16 | 0.28 | 0.80 | 2.35 |
| 胆囊癌 | 0.96 | | | | | | | |
| 胰腺癌 | 7.07 | | | | | | 0.08 | 0.19 |
| 肺癌 | 68.00 | | | | 0.11 | 0.16 | 0.26 | 0.68 |
| 乳腺癌 | 0.15 | | | | | | | |
| 宫颈癌 | | | | | | | | |
| 卵巢癌 | | | | | | | | |
| 前列腺癌 | 4.09 | | | | | | 0.03 | 0.03 |
| 膀胱癌 | 3.37 | | | | | | 0.03 | 0.03 |
| 脑及神经系统恶性肿瘤 | 4.07 | 0.82 | 1.18 | 1.01 | 0.65 | 0.59 | 0.57 | 1.03 |
| 白血病 | 4.22 | 3.02 | 2.35 | 1.92 | 1.36 | 1.69 | 1.67 | 1.86 |
| 良性肿瘤计 | 0.38 | | 0.12 | 0.05 | | 0.08 | 0.05 | 0.03 |
| 三、血液、造血器官及免疫疾病小计 | 1.21 | 4.39 | 0.81 | 0.19 | 0.33 | 0.12 | 0.26 | 0.19 |
| 其中：贫血 | 0.73 | 0.55 | 0.25 | 0.05 | 0.22 | 0.08 | 0.18 | 0.10 |
| 四、内分泌、营养和代谢疾病小计 | 18.47 | 5.22 | 0.56 | 0.43 | 0.27 | 0.20 | 0.36 | 0.45 |
| 其中：甲状腺疾患 | 0.07 | | 0.06 | | | 0.04 | 0.03 | |
| 糖尿病 | 15.94 | | | | 0.11 | 0.12 | 0.18 | 0.32 |
| 五、精神和行为障碍小计 | 2.73 | 0.27 | 0.06 | 0.05 | 0.11 | 0.12 | 0.23 | 0.61 |
| 其中：痴呆 | 1.02 | 0.27 | | | | | | |
| 六、神经系统疾病小计 | 7.16 | 14.00 | 2.97 | 1.58 | 1.69 | 1.85 | 1.34 | 1.51 |
| 其中：脑膜炎 | 0.17 | 3.02 | 0.37 | 0.19 | 0.16 | 0.12 | 0.10 | |
| 帕金森病 | 1.04 | | | | | | | |
| 七、循环系统疾病小计 | 291.47 | 7.14 | 0.74 | 0.67 | 1.03 | 3.31 | 3.44 | 8.33 |
| 其中：心脏病计 | 141.01 | 6.59 | 0.68 | 0.53 | 0.76 | 2.09 | 2.18 | 5.21 |
| 内：慢性风湿性心脏病 | 2.59 | | | 0.05 | | 0.04 | 0.03 | 0.13 |
| 高血压性心脏病 | 13.02 | 0.27 | | | | 0.04 | 0.03 | 0.19 |
| 冠心病 | 114.27 | | | | 0.05 | 0.91 | 1.13 | 3.09 |
| 内：急性心肌梗死 | 61.57 | | | | 0.05 | 0.75 | 0.87 | 2.44 |
| 其他高血压病 | 5.74 | | | | | | 0.10 | 0.06 |

## 11-2-2 续表1

| 30～ | 35～ | 40～ | 45～ | 50～ | 55～ | 60～ | 65～ | 70～ | 75～ | 80～ | 85岁及以上 |
|---|---|---|---|---|---|---|---|---|---|---|---|
| 80.05 | 100.74 | 196.82 | 256.45 | 599.41 | 671.54 | 1296.56 | 2126.89 | 3172.67 | 5069.34 | 9513.94 | 20754.73 |
| 2.95 | 3.69 | 7.62 | 8.00 | 15.96 | 11.46 | 18.67 | 24.85 | 32.94 | 46.36 | 63.66 | 125.20 |
| 2.91 | 3.69 | 7.54 | 7.95 | 15.92 | 11.39 | 18.54 | 24.71 | 32.66 | 45.64 | 63.25 | 123.91 |
| | | | | | | | | | | | |
| | 0.03 | 0.03 | 0.11 | 0.04 | 0.10 | 0.14 | 0.28 | 0.37 | 0.84 | 1.03 | 3.87 |
| 0.63 | 0.45 | 1.43 | 1.73 | 3.29 | 2.70 | 4.74 | 7.34 | 9.69 | 17.32 | 21.01 | 40.44 |
| | 0.06 | 0.05 | 0.05 | 0.04 | | 0.18 | | 0.18 | 0.12 | 0.62 | 0.43 |
| 0.04 | 0.03 | 0.08 | 0.07 | 0.22 | 0.03 | 0.18 | 0.21 | 0.37 | 0.24 | 0.41 | 1.72 |
| 0.21 | 0.11 | 0.14 | 0.09 | 0.52 | 0.29 | 0.96 | 1.41 | 2.40 | 3.23 | 5.77 | 17.64 |
| 0.04 | | 0.05 | | 0.07 | | 0.05 | | | | 0.21 | |
| | 0.06 | 0.05 | 0.21 | 0.07 | | 0.14 | 0.14 | | 0.24 | 0.21 | |
| | | | | | | | | | | | |
| 0.84 | 1.56 | 3.84 | 4.06 | 8.67 | 6.57 | 9.15 | 10.45 | 13.01 | 13.38 | 20.40 | 26.67 |
| 0.88 | 1.22 | 1.59 | 1.21 | 1.83 | 0.85 | 1.50 | 1.76 | 2.21 | 1.55 | 2.27 | 1.72 |
| 0.04 | | 0.08 | 0.05 | 0.04 | 0.07 | 0.14 | 0.14 | 0.28 | 0.72 | 0.41 | 1.29 |
| | | 0.03 | | | 0.07 | 0.14 | 0.14 | 0.18 | 0.60 | 0.21 | 1.29 |
| 15.68 | 23.96 | 56.80 | 84.11 | 227.00 | 288.11 | 559.26 | 855.84 | 1094.00 | 1397.23 | 2061.31 | 2862.81 |
| 15.47 | 23.70 | 56.20 | 83.68 | 225.69 | 286.38 | 556.71 | 851.39 | 1087.73 | 1387.55 | 2038.44 | 2827.10 |
| 0.63 | 0.45 | 1.30 | 1.71 | 5.05 | 3.84 | 5.83 | 8.82 | 6.55 | 8.12 | 9.68 | 11.62 |
| 0.07 | 0.28 | 1.30 | 3.87 | 14.69 | 21.93 | 47.32 | 77.30 | 96.33 | 118.64 | 160.29 | 202.21 |
| 0.77 | 1.42 | 4.86 | 7.72 | 23.25 | 33.85 | 66.59 | 114.43 | 155.01 | 199.40 | 267.63 | 350.21 |
| 1.16 | 1.48 | 2.95 | 4.60 | 13.19 | 16.63 | 36.03 | 59.51 | 78.24 | 108.48 | 183.57 | 299.45 |
| 0.56 | 0.51 | 1.11 | 1.73 | 5.12 | 7.00 | 14.21 | 23.86 | 32.94 | 47.19 | 80.97 | 157.47 |
| 0.60 | 0.91 | 1.78 | 2.73 | 7.85 | 9.05 | 20.63 | 33.18 | 42.81 | 58.18 | 96.83 | 134.23 |
| 5.16 | 9.09 | 21.54 | 29.50 | 62.09 | 63.49 | 101.75 | 121.77 | 139.69 | 148.27 | 198.40 | 274.92 |
| | 0.06 | 0.19 | 0.16 | 0.90 | 1.01 | 2.60 | 3.60 | 4.34 | 8.72 | 13.39 | 17.21 |
| 0.28 | 0.63 | 1.57 | 2.76 | 7.10 | 12.20 | 18.54 | 30.99 | 36.26 | 47.79 | 69.84 | 87.34 |
| 1.54 | 3.67 | 10.38 | 18.54 | 61.60 | 89.50 | 193.75 | 304.67 | 398.22 | 497.12 | 726.66 | 909.96 |
| 0.04 | | 0.14 | 0.05 | 0.34 | 0.36 | 0.46 | 0.49 | 0.37 | 0.96 | 0.82 | 0.43 |
| | | | | | | | | | | | |
| | | | | | | | | | | | |
| 0.04 | 0.03 | 0.03 | 0.14 | 0.86 | 1.24 | 4.10 | 7.41 | 19.75 | 43.73 | 88.18 | 188.87 |
| 0.04 | 0.06 | 0.19 | 0.48 | 1.35 | 2.54 | 5.51 | 11.15 | 16.05 | 29.15 | 57.48 | 123.91 |
| 1.16 | 1.17 | 2.57 | 2.73 | 5.49 | 6.15 | 10.43 | 13.48 | 17.72 | 16.25 | 25.34 | 36.57 |
| 2.03 | 2.10 | 2.22 | 1.82 | 4.67 | 4.30 | 9.66 | 12.28 | 15.87 | 18.76 | 27.81 | 37.00 |
| 0.04 | 0.11 | 0.22 | 0.11 | 0.45 | 0.52 | 0.91 | 1.27 | 1.29 | 2.39 | 5.56 | 2.58 |
| 0.42 | 0.20 | 0.30 | 0.36 | 1.27 | 0.81 | 1.78 | 3.18 | 3.97 | 7.89 | 14.01 | 36.14 |
| 0.21 | 0.14 | 0.19 | 0.21 | 0.86 | 0.62 | 1.14 | 1.91 | 2.40 | 4.06 | 8.65 | 26.67 |
| 1.33 | 1.88 | 3.13 | 5.22 | 14.32 | 16.17 | 33.39 | 56.97 | 94.20 | 141.57 | 274.02 | 541.67 |
| | 0.03 | 0.05 | 0.11 | 0.15 | | 0.14 | 0.42 | 0.18 | 0.12 | 0.41 | |
| 0.91 | 1.45 | 2.73 | 4.65 | 13.19 | 14.68 | 30.52 | 50.97 | 83.87 | 125.69 | 236.31 | 418.62 |
| 0.81 | 1.08 | 1.59 | 1.46 | 2.95 | 1.82 | 2.69 | 4.16 | 6.83 | 15.65 | 39.76 | 116.59 |
| | 0.03 | | 0.02 | 0.07 | 0.23 | 0.50 | 1.34 | 3.32 | 9.92 | 23.08 | 66.26 |
| 1.37 | 1.34 | 1.86 | 2.03 | 4.37 | 4.49 | 7.88 | 13.20 | 19.28 | 47.55 | 111.25 | 294.28 |
| | 0.09 | 0.08 | 0.05 | 0.26 | 0.20 | 0.27 | 0.35 | 0.18 | 0.36 | 0.21 | 0.43 |
| 0.04 | | 0.05 | 0.05 | 0.15 | 0.36 | 0.96 | 1.69 | 4.15 | 11.71 | 26.78 | 42.59 |
| 16.45 | 26.37 | 55.55 | 78.57 | 201.51 | 227.25 | 450.45 | 803.81 | 1315.63 | 2334.37 | 4658.49 | 10596.78 |
| 9.37 | 13.84 | 28.97 | 39.23 | 97.63 | 106.42 | 213.43 | 358.25 | 577.77 | 1055.78 | 2248.17 | 5820.27 |
| 0.21 | 0.20 | 0.59 | 0.84 | 1.79 | 2.38 | 4.65 | 9.04 | 13.56 | 19.59 | 33.38 | 78.73 |
| 0.42 | 0.63 | 1.57 | 1.96 | 5.08 | 6.67 | 16.58 | 31.27 | 59.60 | 110.99 | 234.25 | 605.35 |
| 6.45 | 9.86 | 22.02 | 30.64 | 81.45 | 85.65 | 174.26 | 287.73 | 464.56 | 850.52 | 1843.33 | 4825.13 |
| 5.09 | 7.67 | 16.08 | 21.92 | 55.13 | 53.83 | 107.94 | 176.55 | 262.22 | 455.67 | 877.06 | 2059.55 |
| 0.25 | 0.48 | 0.92 | 1.34 | 4.22 | 3.78 | 7.06 | 15.04 | 25.65 | 44.44 | 96.21 | 244.81 |

## 11-2-2 续表2

| 疾病名称(ICD-10) | 合计 | 不满1岁 | 1～ | 5～ | 10～ | 15～ | 20～ | 25～ |
|---|---|---|---|---|---|---|---|---|
| 脑血管病计 | 141.54 | 0.27 | 0.06 | 0.14 | 0.22 | 1.10 | 1.05 | 2.83 |
| 内：脑出血 | 60.12 | 0.27 | 0.06 | 0.10 | 0.11 | 0.99 | 0.98 | 2.38 |
| 脑梗死 | 44.87 | | | | | 0.08 | 0.05 | 0.23 |
| 中风（未特指出血或梗死） | 4.41 | | | | | | | 0.10 |
| 八、呼吸系统疾病小计 | 84.98 | 37.34 | 2.91 | 0.81 | 0.76 | 0.59 | 0.57 | 0.96 |
| 其中：肺炎 | 15.19 | 34.05 | 2.42 | 0.53 | 0.76 | 0.43 | 0.28 | 0.48 |
| 慢性下呼吸道疾病 | 62.41 | | | 0.05 | | 0.08 | 0.05 | 0.26 |
| 内：慢性支气管肺炎 | 9.75 | | | | | 0.04 | | |
| 肺气肿 | 3.62 | | | | | | | 0.03 |
| 尘肺 | 1.25 | | | | | | | |
| 九、消化系统疾病小计 | 17.62 | 9.34 | 0.74 | 0.14 | 0.33 | 0.32 | 0.33 | 1.41 |
| 其中：胃和十二指肠溃疡 | 2.60 | | | | | 0.08 | 0.03 | 0.16 |
| 阑尾炎 | 0.05 | | | | | | | |
| 肠梗阻 | 1.06 | 3.57 | 0.19 | | 0.05 | | | 0.03 |
| 肝疾病 | 8.48 | 0.27 | 0.06 | | 0.16 | 0.04 | 0.13 | 0.58 |
| 内：肝硬化 | 7.68 | | 0.06 | | | | 0.08 | 0.51 |
| 十、肌肉骨骼和结缔组织疾病小计 | 1.37 | | 0.31 | | 0.11 | 0.32 | 0.13 | 0.06 |
| 其中：系统性红斑狼疮 | 0.09 | | 0.06 | | 0.05 | 0.16 | 0.03 | |
| 十一、泌尿生殖系统疾病小计 | 7.48 | | 0.19 | 0.19 | 0.38 | 0.32 | 0.46 | 0.93 |
| 其中：肾小球和肾小管间质疾病 | 4.39 | | 0.12 | 0.05 | 0.33 | 0.16 | 0.21 | 0.51 |
| 肾衰竭 | 2.20 | | 0.06 | 0.14 | 0.05 | 0.16 | 0.26 | 0.39 |
| 前列腺增生 | 0.27 | | | | | | | 0.03 |
| 十二、妊娠、分娩和产褥期并发症小计 | | | | | | | | |
| 其中：直接产科原因计 | | | | | | | | |
| 内：流产 | | | | | | | | |
| 妊娠高血压综合征 | | | | | | | | |
| 产后出血 | | | | | | | | |
| 产褥期感染 | | | | | | | | |
| 间接产科原因计 | | | | | | | | |
| 十三、起源于围生期的情况小计 | 2.03 | 232.03 | 0.25 | | | | | |
| 其中：早产儿和未成熟儿 | 0.48 | 54.64 | 0.06 | | | | | |
| 新生儿产伤和窒息 | 0.33 | 38.44 | | | | | | |
| 十四、先天畸形、变形和染色体异常小计 | 1.93 | 118.35 | 4.89 | 1.39 | 1.63 | 1.18 | 0.67 | 1.00 |
| 其中：先天性心脏病 | 1.27 | 75.24 | 3.84 | 1.05 | 0.87 | 0.95 | 0.44 | 0.71 |
| 先天性脑畸形 | 0.10 | 4.12 | 0.31 | 0.10 | 0.16 | 0.08 | 0.13 | 0.16 |
| 十五、诊断不明小计 | 3.00 | 5.22 | 1.11 | 0.10 | 0.16 | 0.39 | 0.51 | 1.03 |
| 十六、其他疾病小计 | 4.92 | 3.84 | 0.81 | 0.10 | 0.38 | 0.28 | 0.13 | 0.39 |
| 十七、损伤和中毒小计 | 49.01 | 28.83 | 19.20 | 10.40 | 13.92 | 18.25 | 19.57 | 33.62 |
| 其中：机动车辆交通事故 | 18.84 | 4.67 | 5.33 | 3.59 | 3.75 | 8.51 | 9.40 | 16.30 |
| 内：行人与机动车发生的交通事故 | 9.00 | 2.20 | 2.91 | 2.73 | 1.96 | 4.02 | 3.88 | 6.59 |
| 机动车与机动车发生的交通事故 | 2.72 | 0.55 | 0.87 | 0.05 | 0.38 | 1.30 | 1.67 | 3.28 |
| 机动车以外的运输事故 | 0.09 | | | | 0.11 | | 0.05 | 0.03 |
| 意外中毒 | 3.38 | | 0.74 | 0.53 | 0.38 | 0.67 | 1.26 | 2.57 |
| 意外跌落 | 10.20 | 1.37 | 2.48 | 0.77 | 1.09 | 1.30 | 1.62 | 3.34 |
| 火灾 | 0.50 | 0.27 | 0.19 | 0.05 | 0.11 | 0.04 | 0.03 | 0.23 |
| 溺水 | 3.31 | 1.10 | 7.37 | 3.88 | 5.98 | 3.78 | 2.21 | 2.83 |
| 意外的机械性窒息 | 0.69 | 10.98 | 0.50 | 0.19 | 0.33 | 0.16 | 0.21 | 0.48 |
| 砸死 | 0.73 | | 0.43 | 0.19 | 0.11 | 0.08 | 0.36 | 0.42 |
| 触电 | 0.94 | 0.27 | 0.06 | 0.10 | 0.05 | 0.55 | 0.69 | 0.77 |
| 自杀 | 5.85 | | | 0.05 | 1.14 | 1.62 | 2.26 | 4.02 |
| 被杀 | 0.49 | 0.27 | 0.43 | 0.19 | 0.22 | 0.55 | 0.46 | 0.55 |

## 11-2-2　续表3

| 30～ | 35～ | 40～ | 45～ | 50～ | 55～ | 60～ | 65～ | 70～ | 75～ | 80～ | 85岁及以上 |
|---|---|---|---|---|---|---|---|---|---|---|---|
| 6.45 | 11.51 | 24.70 | 36.63 | 96.66 | 113.81 | 223.63 | 422.41 | 701.41 | 1213.84 | 2267.13 | 4428.88 |
| 5.16 | 9.26 | 18.70 | 26.81 | 63.73 | 62.35 | 119.19 | 198.71 | 293.87 | 454.71 | 742.52 | 1316.10 |
| 0.53 | 1.08 | 3.22 | 5.42 | 19.06 | 28.64 | 58.53 | 125.51 | 228.82 | 429.98 | 830.08 | 1644.37 |
| 0.21 | 0.23 | 0.49 | 0.84 | 2.28 | 3.19 | 5.47 | 11.44 | 23.53 | 36.80 | 74.58 | 176.83 |
| 1.72 | 1.88 | 4.67 | 7.24 | 19.55 | 32.28 | 83.90 | 185.58 | 385.49 | 752.08 | 1689.63 | 4329.49 |
| 0.70 | 0.85 | 1.27 | 1.62 | 3.96 | 5.56 | 12.57 | 25.48 | 50.93 | 100.00 | 286.58 | 979.65 |
| 0.70 | 0.63 | 2.32 | 4.10 | 12.19 | 22.98 | 62.94 | 145.98 | 307.15 | 587.80 | 1269.95 | 2984.57 |
| 0.04 | 0.09 | 0.27 | 0.41 | 1.87 | 2.57 | 8.88 | 20.68 | 46.32 | 90.56 | 210.35 | 496.93 |
| 0.04 | 0.03 | 0.22 | 0.30 | 1.08 | 1.79 | 4.92 | 10.94 | 21.41 | 35.84 | 64.28 | 129.50 |
|  | 0.06 | 0.14 | 0.30 | 0.60 | 0.94 | 1.59 | 2.12 | 6.46 | 14.93 | 22.25 | 39.15 |
| 2.56 | 3.61 | 9.81 | 12.48 | 25.60 | 23.89 | 37.12 | 47.93 | 60.16 | 97.85 | 170.38 | 404.42 |
| 0.21 | 0.23 | 0.38 | 1.09 | 1.79 | 2.93 | 4.96 | 8.40 | 11.81 | 20.79 | 33.79 | 74.00 |
| 0.04 |  | 0.03 | 0.02 |  |  | 0.09 | 0.28 | 0.18 | 0.36 | 0.62 | 1.29 |
| 0.04 | 0.09 | 0.16 | 0.11 | 0.52 | 0.36 | 1.59 | 2.40 | 5.07 | 9.68 | 15.86 | 45.61 |
| 1.58 | 2.53 | 7.46 | 9.09 | 18.80 | 15.91 | 21.86 | 23.79 | 23.25 | 32.14 | 43.27 | 75.29 |
| 1.37 | 2.24 | 6.86 | 8.32 | 17.46 | 14.68 | 20.04 | 21.67 | 20.30 | 28.08 | 38.94 | 64.97 |
| 0.28 | 0.14 | 0.35 | 0.36 | 0.78 | 1.24 | 2.19 | 3.25 | 5.26 | 9.44 | 21.43 | 49.91 |
| 0.14 |  |  | 0.07 | 0.11 |  | 0.23 | 0.14 | 0.37 | 0.36 | 0.82 | 0.43 |
| 1.44 | 1.85 | 2.73 | 3.46 | 7.25 | 6.64 | 12.84 | 21.60 | 32.57 | 52.93 | 93.12 | 203.50 |
| 0.98 | 1.31 | 2.08 | 2.14 | 4.52 | 4.33 | 7.56 | 14.05 | 19.01 | 29.99 | 52.12 | 98.09 |
| 0.42 | 0.51 | 0.57 | 1.18 | 2.54 | 1.85 | 4.33 | 5.86 | 9.87 | 16.01 | 27.81 | 47.76 |
|  |  |  | 0.05 | 0.04 | 0.10 | 0.05 | 0.21 | 1.11 | 2.39 | 4.74 | 20.22 |
| 0.46 | 0.57 | 0.57 | 0.57 | 0.90 | 0.68 | 0.46 | 0.35 | 0.28 | 0.24 | 1.24 | 1.29 |
| 0.35 | 0.31 | 0.43 | 0.48 | 0.30 | 0.46 | 0.23 | 0.35 | 0.28 |  | 0.62 | 0.43 |
|  | 0.06 |  | 0.02 |  |  |  |  |  |  |  |  |
| 1.05 | 1.14 | 1.89 | 2.28 | 4.90 | 3.78 | 5.56 | 5.79 | 8.77 | 14.81 | 20.81 | 60.66 |
| 0.53 | 0.57 | 0.62 | 0.84 | 1.76 | 0.98 | 2.10 | 4.24 | 7.66 | 16.37 | 57.89 | 525.32 |
| 32.91 | 32.25 | 49.04 | 49.12 | 70.83 | 51.61 | 77.75 | 95.65 | 105.00 | 133.57 | 234.87 | 600.61 |
| 16.70 | 15.34 | 22.08 | 22.12 | 29.72 | 21.38 | 33.48 | 39.32 | 36.08 | 35.01 | 39.76 | 57.65 |
| 7.51 | 6.59 | 8.89 | 10.34 | 13.27 | 10.22 | 17.13 | 18.85 | 20.48 | 21.74 | 27.81 | 37.43 |
| 2.81 | 2.67 | 3.62 | 3.21 | 4.07 | 3.38 | 4.37 | 5.58 | 3.32 | 2.87 | 1.65 | 4.73 |
| 0.07 | 0.03 | 0.11 | 0.07 | 0.30 | 0.10 | 0.32 | 0.14 | 0.09 |  |  |  |
| 2.56 | 3.10 | 4.84 | 4.10 | 6.43 | 3.91 | 5.33 | 4.94 | 5.91 | 7.53 | 10.30 | 19.36 |
| 3.44 | 3.67 | 6.30 | 8.06 | 11.92 | 9.31 | 13.66 | 19.06 | 26.66 | 45.52 | 104.46 | 355.81 |
| 0.18 | 0.09 | 0.35 | 0.50 | 0.56 | 0.59 | 0.77 | 1.34 | 1.38 | 3.23 | 3.91 | 8.17 |
| 2.00 | 1.45 | 2.16 | 1.89 | 2.80 | 1.99 | 4.19 | 5.22 | 5.81 | 7.29 | 12.16 | 20.65 |
| 0.28 | 0.43 | 0.76 | 0.68 | 0.93 | 0.55 | 0.96 | 0.85 | 1.20 | 0.60 | 2.47 | 7.31 |
| 0.39 | 0.80 | 1.13 | 1.16 | 1.53 | 1.20 | 1.37 | 0.99 | 0.28 | 0.24 | 0.41 | 0.43 |
| 1.30 | 1.34 | 1.46 | 1.53 | 1.50 | 0.78 | 1.09 | 0.78 | 0.65 | 0.72 | 1.44 | 0.43 |
| 3.33 | 2.96 | 5.16 | 4.88 | 8.56 | 7.52 | 11.25 | 15.67 | 16.88 | 21.62 | 33.17 | 49.91 |
| 0.39 | 0.34 | 0.84 | 0.59 | 0.86 | 0.49 | 0.46 | 0.21 | 0.37 | 0.24 | 0.62 |  |

# 11-2-3　2015年城市居民年龄别疾病别死亡率(1/10万)(女)

| 疾病名称(ICD-10) | 合计 | 不满1岁 | 1～ | 5～ | 10～ | 15～ | 20～ | 25～ |
|---|---|---|---|---|---|---|---|---|
| 总计 | 529.40 | 391.82 | 34.28 | 15.09 | 16.55 | 13.85 | 13.82 | 27.28 |
| 一、传染病和寄生虫病小计 | 4.20 | 10.46 | 1.08 | 0.37 | 0.50 | 0.30 | 0.40 | 0.37 |
| 其中：传染病计 | 4.18 | 10.46 | 1.01 | 0.37 | 0.50 | 0.30 | 0.40 | 0.37 |
| 内：痢疾 | 0.00 | | | | 0.06 | | | |
| 肠道其他细菌性传染病 | 0.11 | 1.59 | 0.07 | | | 0.04 | | |
| 呼吸道结核 | 0.66 | | | | | 0.04 | 0.11 | 0.03 |
| 破伤风 | 0.02 | 0.63 | | | | | | |
| 脑膜炎球菌感染 | 0.08 | 1.27 | 0.07 | 0.11 | 0.13 | 0.04 | 0.03 | |
| 败血症 | 0.42 | 5.39 | 0.36 | 0.11 | 0.13 | 0.08 | | |
| 性传播疾病 | 0.01 | | | | | | | 0.03 |
| 狂犬病 | 0.03 | | | | | | | |
| 流行性乙型脑炎 | 0.00 | | | | | | | |
| 病毒性肝炎 | 1.80 | | | | 0.13 | | 0.05 | 0.09 |
| 艾滋病 | 0.19 | | 0.07 | | 0.06 | | 0.08 | 0.16 |
| 寄生虫病计 | 0.02 | | 0.07 | | | | | |
| 内：血吸虫病 | 0.01 | | | | | | | |
| 二、肿瘤小计 | 122.01 | 6.97 | 3.97 | 3.55 | 3.70 | 2.53 | 3.33 | 7.19 |
| 其中：恶性肿瘤计 | 120.56 | 6.97 | 3.82 | 3.34 | 3.45 | 2.41 | 3.28 | 7.06 |
| 内：鼻咽癌 | 0.75 | | | | | | 0.03 | |
| 食管癌 | 5.61 | | | | | | 0.03 | 0.03 |
| 胃癌 | 12.52 | | | | 0.06 | 0.04 | 0.08 | 1.00 |
| 结肠、直肠和肛门癌 | 10.85 | | | | | 0.13 | 0.13 | 0.50 |
| 内：结肠癌 | 5.35 | | | | | 0.13 | | 0.34 |
| 直肠癌 | 5.21 | | | | | | 0.13 | 0.16 |
| 肝癌 | 12.81 | | | 0.11 | 0.06 | | 0.37 | 0.40 |
| 胆囊癌 | 1.60 | | | | | | | |
| 胰腺癌 | 5.43 | | | | | | 0.08 | 0.06 |
| 肺癌 | 30.40 | | | | | 0.04 | 0.11 | 0.37 |
| 乳腺癌 | 9.47 | | | | | | 0.13 | 0.81 |
| 宫颈癌 | 5.13 | | | | | | 0.03 | 0.31 |
| 卵巢癌 | 3.00 | | | | | | 0.11 | 0.12 |
| 前列腺癌 | | | | | | | | |
| 膀胱癌 | 0.98 | | | 0.05 | | | | |
| 脑及神经系统恶性肿瘤 | 3.18 | 1.90 | 1.01 | 1.06 | 0.63 | 0.63 | 0.53 | 0.65 |
| 白血病 | 3.21 | 3.80 | 1.95 | 1.59 | 1.69 | 1.06 | 1.06 | 1.59 |
| 良性肿瘤计 | 0.48 | | | 0.05 | 0.06 | 0.04 | | 0.09 |
| 三、血液、造血器官及免疫疾病小计 | 1.23 | 3.17 | 0.51 | 0.32 | 0.31 | 0.42 | 0.13 | 0.22 |
| 其中：贫血 | 0.84 | 0.95 | 0.22 | 0.21 | 0.31 | 0.30 | 0.11 | 0.19 |
| 四、内分泌、营养和代谢疾病小计 | 20.04 | 5.07 | 0.43 | 0.26 | 0.19 | | 0.24 | 0.53 |
| 其中：甲状腺疾患 | 0.15 | | | | | | | 0.06 |
| 糖尿病 | 17.17 | 0.32 | | 0.11 | 0.06 | | 0.16 | 0.40 |
| 五、精神和行为障碍小计 | 2.86 | | | | 0.06 | 0.04 | 0.13 | 0.31 |
| 其中：痴呆 | 1.49 | | | | | | | |
| 六、神经系统疾病小计 | 6.64 | 12.36 | 2.67 | 1.38 | 1.00 | 0.59 | 0.55 | 0.87 |
| 其中：脑膜炎 | 0.10 | 2.22 | 0.36 | 0.16 | 0.06 | | 0.03 | |
| 帕金森病 | 0.86 | | | | | | | |
| 七、循环系统疾病小计 | 254.20 | 3.49 | 1.15 | 0.21 | 0.69 | 1.22 | 1.77 | 2.95 |
| 其中：心脏病计 | 132.11 | 3.49 | 0.94 | 0.21 | 0.63 | 0.68 | 1.06 | 1.74 |
| 内：慢性风湿性心脏病 | 3.79 | | | | | | 0.05 | 0.09 |
| 高血压性心脏病 | 13.22 | 0.32 | | | | | 0.03 | 0.09 |
| 冠心病 | 106.99 | 0.32 | | | 0.06 | 0.17 | 0.58 | 0.84 |
| 内：急性心肌梗死 | 51.08 | 0.32 | | | | 0.17 | 0.42 | 0.62 |
| 其他高血压病 | 5.05 | | | | | | 0.03 | 0.03 |

## 11-2-3　续表1

| 30～ | 35～ | 40～ | 45～ | 50～ | 55～ | 60～ | 65～ | 70～ | 75～ | 80～ | 85岁及以上 |
|---|---|---|---|---|---|---|---|---|---|---|---|
| 37.63 | 42.32 | 82.14 | 111.89 | 258.35 | 279.36 | 624.67 | 1123.50 | 1871.25 | 3401.48 | 7138.94 | 17406.88 |
| 1.02 | 0.78 | 1.55 | 1.53 | 3.18 | 3.29 | 7.72 | 12.09 | 19.02 | 25.93 | 39.82 | 62.84 |
| 1.02 | 0.78 | 1.55 | 1.53 | 3.18 | 3.29 | 7.58 | 12.09 | 18.93 | 25.82 | 39.65 | 62.84 |
| | | | | | | | | | | | |
| 0.07 | 0.03 | 0.08 | 0.05 | | | 0.18 | 0.28 | 0.34 | 0.42 | 1.03 | 2.24 |
| 0.25 | 0.14 | 0.22 | 0.21 | 0.31 | 0.45 | 1.24 | 2.17 | 2.50 | 4.83 | 8.54 | 8.14 |
| | | 0.08 | | | | | | | 0.21 | 0.17 | |
| 0.07 | | 0.03 | 0.02 | 0.08 | 0.03 | 0.05 | 0.21 | 0.09 | | 1.03 | 0.84 |
| | 0.03 | 0.06 | 0.02 | 0.27 | 0.19 | 0.41 | 0.49 | 1.81 | 1.68 | 4.61 | 13.47 |
| | | | 0.05 | | | | | | | 0.17 | |
| | | 0.03 | | 0.12 | 0.03 | 0.14 | 0.21 | 0.09 | | | |
| | | | | | | | | | | 0.34 | |
| 0.25 | 0.23 | 0.61 | 0.72 | 1.73 | 2.03 | 4.18 | 6.29 | 9.12 | 12.39 | 13.84 | 19.92 |
| 0.29 | 0.26 | 0.28 | 0.28 | 0.12 | 0.23 | 0.28 | 0.28 | 0.34 | 0.21 | 0.17 | 0.28 |
| | | | | | | 0.14 | | 0.09 | 0.10 | 0.17 | |
| | | | | | | 0.09 | | 0.09 | 0.10 | 0.17 | |
| 13.55 | 18.21 | 36.84 | 54.01 | 125.54 | 135.39 | 264.61 | 401.54 | 530.00 | 764.22 | 1174.07 | 1557.02 |
| 13.37 | 17.84 | 36.37 | 53.29 | 124.05 | 133.84 | 261.77 | 397.42 | 525.95 | 755.20 | 1159.55 | 1533.45 |
| 0.18 | 0.23 | 0.44 | 0.58 | 1.06 | 1.06 | 2.25 | 2.10 | 2.58 | 3.67 | 4.10 | 7.01 |
| 0.04 | 0.09 | 0.19 | 0.58 | 1.96 | 2.97 | 10.11 | 21.17 | 33.82 | 45.13 | 71.95 | 99.03 |
| 1.27 | 1.62 | 3.23 | 4.02 | 9.19 | 11.55 | 26.27 | 42.55 | 56.72 | 80.51 | 136.38 | 202.27 |
| 0.73 | 1.16 | 2.26 | 3.38 | 7.30 | 10.45 | 19.98 | 33.89 | 45.62 | 70.74 | 135.86 | 199.19 |
| 0.25 | 0.58 | 1.10 | 1.43 | 3.42 | 5.13 | 9.88 | 16.56 | 21.43 | 34.85 | 69.38 | 102.40 |
| 0.40 | 0.58 | 1.10 | 1.78 | 3.77 | 5.19 | 9.60 | 16.77 | 22.81 | 33.38 | 62.04 | 91.46 |
| 1.09 | 1.50 | 3.67 | 5.11 | 13.78 | 15.38 | 29.63 | 47.02 | 60.25 | 79.25 | 115.53 | 144.20 |
| 0.04 | 0.06 | 0.30 | 0.44 | 0.90 | 1.29 | 3.44 | 4.75 | 7.40 | 13.96 | 20.51 | 21.88 |
| 0.29 | 0.23 | 0.69 | 1.23 | 4.83 | 6.26 | 11.44 | 20.75 | 26.77 | 38.63 | 57.59 | 70.42 |
| 1.13 | 2.46 | 5.22 | 9.69 | 23.68 | 29.25 | 63.34 | 103.97 | 146.14 | 234.06 | 335.47 | 409.87 |
| 1.89 | 3.38 | 7.39 | 9.41 | 19.95 | 17.87 | 25.72 | 24.59 | 25.48 | 29.28 | 38.28 | 67.05 |
| 1.31 | 1.97 | 4.08 | 6.15 | 13.15 | 8.35 | 13.04 | 12.86 | 14.89 | 14.38 | 18.29 | 27.21 |
| 0.80 | 0.52 | 1.30 | 2.20 | 5.58 | 5.52 | 9.74 | 9.85 | 11.79 | 11.13 | 14.18 | 14.03 |
| | | | | | | | | | | | |
| | | 0.11 | 0.07 | 0.27 | 0.29 | 1.01 | 1.82 | 3.70 | 9.03 | 16.24 | 29.74 |
| 0.87 | 1.13 | 1.57 | 2.10 | 3.97 | 3.55 | 6.61 | 10.48 | 12.14 | 15.74 | 17.77 | 24.41 |
| 1.49 | 1.07 | 1.85 | 1.78 | 3.10 | 3.42 | 6.38 | 9.57 | 10.59 | 14.48 | 17.94 | 15.43 |
| 0.15 | 0.20 | 0.19 | 0.39 | 0.67 | 0.68 | 1.15 | 1.05 | 1.20 | 2.31 | 4.27 | 4.77 |
| 0.29 | 0.17 | 0.50 | 0.23 | 0.94 | 0.77 | 2.07 | 2.93 | 3.70 | 6.30 | 12.13 | 29.18 |
| 0.18 | 0.03 | 0.44 | 0.16 | 0.67 | 0.48 | 1.52 | 2.03 | 2.75 | 4.51 | 8.89 | 17.67 |
| 0.62 | 0.90 | 1.96 | 2.50 | 7.46 | 9.87 | 26.82 | 51.98 | 94.50 | 153.03 | 283.52 | 533.03 |
| 0.18 | 0.06 | 0.06 | 0.07 | 0.31 | 0.10 | 0.18 | 0.28 | 0.43 | 0.42 | 1.37 | 3.65 |
| 0.33 | 0.81 | 1.52 | 2.08 | 6.32 | 8.90 | 24.57 | 47.65 | 86.32 | 138.86 | 251.05 | 389.67 |
| 0.58 | 0.29 | 0.61 | 0.58 | 1.30 | 1.13 | 2.02 | 3.91 | 6.20 | 13.33 | 38.96 | 136.91 |
| 0.04 | | 0.03 | 0.05 | 0.04 | | 0.51 | 1.26 | 2.58 | 7.56 | 23.07 | 95.10 |
| 1.13 | 0.98 | 0.86 | 1.06 | 2.12 | 2.64 | 5.33 | 9.71 | 14.29 | 36.42 | 86.30 | 278.58 |
| 0.07 | 0.03 | 0.06 | | 0.16 | 0.06 | 0.18 | 0.21 | | 0.21 | 0.51 | 0.84 |
| | | | 0.07 | 0.16 | 0.23 | 0.73 | 2.10 | 3.36 | 7.45 | 17.09 | 23.29 |
| 4.87 | 6.94 | 17.99 | 26.51 | 70.80 | 82.50 | 218.08 | 461.35 | 874.60 | 1762.19 | 3978.86 | 10082.17 |
| 2.91 | 3.82 | 8.08 | 12.44 | 31.02 | 37.22 | 100.41 | 211.28 | 412.43 | 861.52 | 2047.70 | 5854.94 |
| 0.18 | 0.35 | 0.61 | 1.25 | 2.12 | 3.06 | 6.98 | 13.00 | 15.15 | 25.40 | 45.46 | 80.24 |
| 0.04 | 0.12 | 0.39 | 0.60 | 2.20 | 2.26 | 8.59 | 18.59 | 40.37 | 84.49 | 212.43 | 639.36 |
| 1.92 | 2.40 | 5.88 | 8.93 | 23.29 | 28.83 | 77.30 | 165.03 | 330.84 | 697.68 | 1681.13 | 4837.97 |
| 1.45 | 1.62 | 4.55 | 6.48 | 15.43 | 18.29 | 46.02 | 95.72 | 180.91 | 351.83 | 761.01 | 2001.96 |
| 0.22 | 0.20 | 0.30 | 0.72 | 1.73 | 1.06 | 3.35 | 8.31 | 14.89 | 33.69 | 76.90 | 225.00 |

## 11-2-3　续表2

| 疾病名称(ICD-10) | 合计 | 不满1岁 | 1～ | 5～ | 10～ | 15～ | 20～ | 25～ |
|---|---|---|---|---|---|---|---|---|
| 脑血管病计 | 114.64 | | 0.07 | | 0.06 | 0.55 | 0.58 | 1.12 |
| 内：脑出血 | 43.90 | | | | | 0.51 | 0.53 | 0.90 |
| 脑梗死 | 38.70 | | | | | | 0.03 | 0.12 |
| 中风（未特指出血或梗死） | 4.08 | | | | | | | |
| 八、呼吸系统疾病小计 | 61.49 | 34.24 | 2.24 | 0.64 | 0.63 | 0.13 | 0.21 | 0.84 |
| 其中：肺炎 | 12.82 | 29.48 | 2.02 | 0.42 | 0.31 | 0.08 | 0.11 | 0.31 |
| 慢性下呼吸道疾病 | 44.03 | | | 0.05 | 0.25 | | 0.05 | 0.31 |
| 内：慢性支气管肺炎 | 7.54 | | | 0.05 | 0.06 | | | |
| 肺气肿 | 2.22 | | | | | | | |
| 尘肺 | 0.09 | | | | | | | |
| 九、消化系统疾病小计 | 10.84 | 6.34 | 0.79 | | 0.19 | 0.08 | 0.11 | 0.59 |
| 其中：胃和十二指肠溃疡 | 1.75 | | | | | | | 0.09 |
| 阑尾炎 | 0.06 | | | | | | | |
| 肠梗阻 | 0.93 | 1.59 | 0.14 | | 0.13 | | | 0.06 |
| 肝疾病 | 3.14 | 0.95 | 0.07 | | 0.06 | | 0.05 | 0.25 |
| 内：肝硬化 | 2.59 | 0.32 | | | | | 0.03 | 0.12 |
| 十、肌肉骨骼和结缔组织疾病小计 | 2.23 | | | 0.21 | 0.19 | 0.38 | 0.32 | 0.47 |
| 其中：系统性红斑狼疮 | 0.56 | | | 0.11 | 0.19 | 0.38 | 0.32 | 0.40 |
| 十一、泌尿生殖系统疾病小计 | 5.54 | | 0.22 | 0.11 | 0.31 | 0.34 | 0.21 | 0.62 |
| 其中：肾小球和肾小管间质疾病 | 3.53 | | 0.14 | 0.11 | 0.25 | 0.25 | 0.05 | 0.37 |
| 肾衰竭 | 1.65 | | 0.07 | | 0.06 | 0.08 | 0.16 | 0.22 |
| 前列腺增生 | | | | | | | | |
| 十二、妊娠、分娩和产褥期并发症小计 | 0.15 | | | | | 0.04 | 0.21 | 0.53 |
| 其中：直接产科原因计 | 0.14 | | | | | 0.04 | 0.21 | 0.50 |
| 内：流产 | 0.02 | | | | | | 0.08 | |
| 妊娠高血压综合征 | 0.02 | | | | | | 0.03 | 0.09 |
| 产后出血 | 0.03 | | | | | 0.04 | | 0.06 |
| 产褥期感染 | 0.05 | | | | | | 0.05 | 0.28 |
| 间接产科原因计 | 0.00 | | | | | | | 0.03 |
| 十三、起源于围生期的情况小计 | 1.37 | 177.52 | 0.07 | | | | | |
| 其中：早产儿和未成熟儿 | 0.34 | 44.06 | | | | | | |
| 新生儿产伤和窒息 | 0.31 | 40.26 | | | | | | |
| 十四、先天畸形、变形和染色体异常小计 | 1.53 | 100.49 | 6.13 | 0.95 | 1.32 | 0.51 | 0.37 | 0.72 |
| 其中：先天性心脏病 | 1.06 | 61.18 | 5.05 | 0.69 | 1.07 | 0.30 | 0.26 | 0.65 |
| 先天性脑畸形 | 0.04 | 1.90 | 0.29 | 0.11 | 0.19 | | | |
| 十五、诊断不明小计 | 1.52 | 6.34 | 0.94 | 0.11 | 0.06 | 0.25 | 0.08 | 0.28 |
| 十六、其他疾病小计 | 7.41 | 2.85 | 0.51 | 0.26 | | 0.13 | 0.13 | 0.16 |
| 十七、损伤和中毒小计 | 26.01 | 22.19 | 13.42 | 6.73 | 7.33 | 6.84 | 5.63 | 10.61 |
| 其中：机动车辆交通事故 | 7.36 | 4.12 | 4.55 | 2.38 | 2.76 | 2.95 | 2.38 | 4.29 |
| 内：行人与机动车发生的交通事故 | 4.21 | 1.59 | 2.53 | 1.43 | 1.50 | 1.65 | 1.19 | 2.30 |
| 机动车与机动车发生的交通事故 | 0.81 | 0.63 | 0.36 | 0.21 | 0.25 | 0.30 | 0.34 | 0.53 |
| 机动车以外的运输事故 | 0.06 | | | | | | 0.03 | 0.06 |
| 意外中毒 | 1.35 | 0.32 | 0.87 | 0.32 | 0.38 | 0.76 | 0.37 | 0.90 |
| 意外跌落 | 7.39 | 2.54 | 1.23 | 0.64 | 0.63 | 0.55 | 0.29 | 0.59 |
| 火灾 | 0.24 | | 0.29 | 0.21 | | | | 0.03 |
| 溺水 | 1.78 | 0.95 | 4.69 | 2.17 | 2.13 | 1.27 | 0.55 | 0.90 |
| 意外的机械性窒息 | 0.28 | 9.51 | 0.14 | 0.21 | 0.19 | | 0.08 | 0.12 |
| 砸死 | 0.16 | | 0.07 | 0.11 | | | 0.05 | 0.03 |
| 触电 | 0.11 | 0.32 | | 0.16 | 0.06 | 0.08 | 0.05 | 0.06 |
| 自杀 | 4.27 | | | 0.11 | 1.00 | 0.97 | 1.27 | 2.58 |
| 被杀 | 0.28 | | 0.22 | 0.11 | 0.06 | 0.04 | 0.34 | 0.34 |

## 11-2-3 续表3

| 30～ | 35～ | 40～ | 45～ | 50～ | 55～ | 60～ | 65～ | 70～ | 75～ | 80～ | 85岁及以上 |
|---|---|---|---|---|---|---|---|---|---|---|---|
| 1.63 | 2.75 | 9.24 | 12.95 | 37.03 | 43.12 | 111.98 | 237.00 | 439.11 | 853.12 | 1820.92 | 3907.41 |
| 1.20 | 2.25 | 6.93 | 9.09 | 26.35 | 26.29 | 61.87 | 121.43 | 186.42 | 319.82 | 589.94 | 1110.11 |
| 0.22 | 0.35 | 1.13 | 2.17 | 5.73 | 9.35 | 28.94 | 68.33 | 144.59 | 301.03 | 662.23 | 1473.41 |
|  |  | 0.30 | 0.21 | 0.59 | 1.13 | 3.17 | 6.08 | 11.79 | 28.55 | 70.75 | 175.34 |
| 1.05 | 0.95 | 1.60 | 2.98 | 8.44 | 10.87 | 34.08 | 81.82 | 192.27 | 418.06 | 1026.76 | 2830.68 |
| 0.36 | 0.32 | 0.47 | 0.65 | 1.77 | 2.35 | 4.91 | 12.44 | 26.34 | 71.79 | 192.09 | 708.65 |
| 0.51 | 0.55 | 0.97 | 2.04 | 5.38 | 7.42 | 25.81 | 62.81 | 154.49 | 317.19 | 765.45 | 1898.16 |
| 0.04 | 0.03 | 0.08 | 0.23 | 0.63 | 1.10 | 4.04 | 10.34 | 25.91 | 49.65 | 124.93 | 360.78 |
| 0.04 |  | 0.03 | 0.07 | 0.55 | 0.29 | 1.65 | 3.56 | 9.98 | 18.37 | 34.52 | 85.29 |
|  | 0.03 |  |  | 0.04 |  | 0.23 | 0.28 | 0.34 | 0.73 | 1.54 | 1.68 |
| 0.62 | 0.90 | 1.68 | 2.50 | 5.58 | 5.68 | 13.73 | 22.08 | 37.18 | 65.60 | 152.61 | 361.90 |
| 0.15 | 0.20 | 0.19 | 0.28 | 0.47 | 0.55 | 1.42 | 3.28 | 6.71 | 11.76 | 25.29 | 67.33 |
|  |  |  |  |  | 0.03 | 0.09 | 0.35 | 0.09 | 0.42 | 0.34 | 3.09 |
|  | 0.06 | 0.06 | 0.05 | 0.20 | 0.35 | 0.96 | 0.91 | 2.93 | 6.72 | 15.04 | 36.47 |
| 0.33 | 0.23 | 0.86 | 1.64 | 2.91 | 3.03 | 7.03 | 9.36 | 15.06 | 18.16 | 34.35 | 42.64 |
| 0.18 | 0.14 | 0.66 | 1.30 | 2.40 | 2.52 | 5.70 | 7.06 | 12.91 | 15.85 | 30.08 | 34.79 |
| 0.65 | 0.52 | 0.69 | 0.83 | 1.92 | 2.10 | 3.44 | 4.26 | 6.63 | 9.55 | 21.70 | 64.24 |
| 0.58 | 0.46 | 0.55 | 0.49 | 0.94 | 0.94 | 1.10 | 1.12 | 0.86 | 0.94 | 0.34 | 0.56 |
| 1.16 | 0.95 | 1.24 | 2.10 | 4.04 | 4.10 | 9.00 | 17.40 | 24.53 | 34.85 | 59.64 | 107.73 |
| 0.80 | 0.64 | 0.91 | 1.30 | 2.47 | 2.74 | 4.96 | 11.32 | 16.18 | 22.78 | 39.31 | 66.21 |
| 0.22 | 0.29 | 0.28 | 0.67 | 1.34 | 1.16 | 3.31 | 5.10 | 7.23 | 10.50 | 16.75 | 29.74 |
|  |  |  |  |  |  |  |  |  |  |  |  |
| 0.51 | 0.43 | 0.17 |  |  |  |  |  |  |  |  |  |
| 0.47 | 0.43 | 0.14 |  |  |  |  |  |  |  |  |  |
| 0.04 | 0.12 | 0.03 |  |  |  |  |  |  |  |  |  |
|  | 0.09 | 0.03 |  |  |  |  |  |  |  |  |  |
| 0.18 | 0.03 | 0.06 |  |  |  |  |  |  |  |  |  |
| 0.15 | 0.12 | 0.03 |  |  |  |  |  |  |  |  |  |
| 0.04 |  |  |  |  |  |  |  |  |  |  |  |
|  |  |  |  |  |  |  |  |  |  |  |  |
|  |  |  |  |  |  |  |  |  |  |  |  |
|  |  |  |  |  |  |  |  |  |  |  |  |
| 0.62 | 0.46 | 0.39 | 0.42 | 0.67 | 0.42 | 0.83 | 0.49 | 0.17 | 0.63 | 0.85 | 1.12 |
| 0.40 | 0.43 | 0.33 | 0.28 | 0.47 | 0.32 | 0.60 | 0.42 | 0.09 | 0.52 | 0.51 | 0.56 |
| 0.11 |  |  |  |  |  |  |  |  |  |  |  |
| 0.22 | 0.29 | 0.41 | 0.46 | 0.71 | 0.74 | 1.29 | 1.82 | 3.96 | 6.72 | 19.14 | 56.11 |
| 0.29 | 0.23 | 0.33 | 0.28 | 0.59 | 0.42 | 1.01 | 1.61 | 4.56 | 11.65 | 52.81 | 678.35 |
| 10.46 | 9.31 | 15.34 | 15.89 | 24.94 | 19.35 | 34.49 | 50.45 | 59.64 | 92.47 | 190.04 | 619.72 |
| 4.21 | 3.79 | 6.48 | 7.15 | 10.92 | 8.51 | 14.65 | 20.19 | 17.21 | 20.26 | 21.53 | 27.21 |
| 2.29 | 2.02 | 3.37 | 3.75 | 5.54 | 4.68 | 7.53 | 11.95 | 12.05 | 14.80 | 15.38 | 19.36 |
| 0.73 | 0.55 | 1.08 | 0.88 | 1.37 | 1.16 | 1.79 | 1.75 | 0.69 | 1.47 | 1.03 | 0.56 |
| 0.04 | 0.03 | 0.11 | 0.05 | 0.16 |  | 0.14 | 0.21 | 0.09 |  |  | 0.28 |
| 1.05 | 0.66 | 1.13 | 1.30 | 1.61 | 1.32 | 1.52 | 3.14 | 3.44 | 3.88 | 7.18 | 11.22 |
| 0.80 | 0.93 | 1.43 | 1.25 | 2.40 | 2.45 | 4.50 | 8.03 | 14.03 | 34.95 | 97.07 | 383.50 |
| 0.07 | 0.03 | 0.19 | 0.12 | 0.12 | 0.13 | 0.14 | 0.56 | 0.52 | 0.94 | 3.08 | 6.73 |
| 0.69 | 0.66 | 0.94 | 1.13 | 1.65 | 0.87 | 2.48 | 3.00 | 4.30 | 4.83 | 9.74 | 18.24 |
| 0.11 | 0.03 | 0.06 | 0.21 | 0.24 | 0.13 | 0.32 | 0.42 | 0.77 | 0.42 | 1.20 | 3.37 |
| 0.07 | 0.17 | 0.25 | 0.14 | 0.20 | 0.16 | 0.46 | 0.28 | 0.26 | 0.31 | 0.68 | 0.84 |
| 0.11 | 0.06 | 0.08 | 0.16 | 0.20 | 0.10 | 0.14 | 0.28 | 0.17 | 0.10 | 0.17 | 0.56 |
| 2.32 | 2.08 | 3.23 | 3.33 | 5.89 | 4.68 | 8.13 | 10.69 | 13.86 | 15.11 | 21.53 | 35.35 |
| 0.29 | 0.32 | 0.44 | 0.23 | 0.51 | 0.16 | 0.28 | 0.28 | 0.34 | 0.21 |  | 1.12 |

## 11-3-1　2000年农村居民主要疾病死亡率及构成

| 疾病名称 | 合计 | | | 男 | | | 女 | | |
|---|---|---|---|---|---|---|---|---|---|
| | 死亡率(1/10万) | 构成(%) | 位次 | 死亡率(1/10万) | 构成(%) | 位次 | 死亡率(1/10万) | 构成(%) | 位次 |
| 传染病(不含肺结核) | 5.14 | 0.83 | 11 | 6.07 | 0.91 | 10 | 4.16 | 0.74 | 12 |
| 肺结核 | 7.31 | 1.19 | 8 | 9.10 | 1.36 | 8 | 5.42 | 0.97 | 10 |
| 寄生虫病 | 0.56 | 0.09 | 17 | 0.62 | 0.09 | 17 | 0.50 | 0.09 | 18 |
| 恶性肿瘤 | 112.57 | 18.30 | 3 | 139.12 | 20.82 | 2 | 84.62 | 15.12 | 3 |
| 内分泌营养和代谢及免疫疾病 | 6.84 | 1.11 | 10 | 6.08 | 0.91 | 11 | 7.64 | 1.37 | 8 |
| 血液和造血器官疾病 | 0.86 | 0.14 | 16 | 0.82 | 0.12 | 16 | 0.90 | 0.16 | 17 |
| 精神病 | 4.14 | 0.67 | 12 | 3.93 | 0.59 | 12 | 4.36 | 0.78 | 11 |
| 神经系统疾病 | 2.85 | 0.46 | 15 | 3.07 | 0.46 | 13 | 2.62 | 0.47 | 15 |
| 心脏病 | 73.43 | 11.94 | 4 | 72.03 | 10.78 | 5 | 74.90 | 13.39 | 4 |
| 脑血管病 | 115.20 | 18.73 | 2 | 124.05 | 18.57 | 3 | 105.89 | 18.93 | 2 |
| 呼吸系统疾病 | 142.16 | 23.11 | 1 | 143.40 | 21.46 | 1 | 140.86 | 25.18 | 1 |
| 消化系统疾病 | 23.89 | 3.88 | 6 | 28.06 | 4.20 | 6 | 19.50 | 3.48 | 6 |
| 泌尿、生殖系统疾病 | 9.27 | 1.51 | 7 | 10.33 | 1.55 | 7 | 8.15 | 1.46 | 7 |
| 妊娠分娩产褥期并发症 | 0.56 | 0.09 | 18 | | | | 1.16 | 0.21 | 16 |
| 先天异常 | 2.92 | 0.47 | 13 | 2.98 | 0.45 | 14 | 2.85 | 0.51 | 14 |
| 新生儿病 | 6.99 | 1.14 | 9 | 7.04 | 1.05 | 9 | 6.93 | 1.24 | 9 |
| 其他疾病 | 2.89 | 0.47 | 14 | 2.58 | 0.39 | 15 | 3.22 | 0.58 | 13 |
| 损伤和中毒 | 64.89 | 10.55 | 5 | 78.66 | 11.77 | 4 | 50.40 | 9.01 | 5 |

## 11-3-2　2005年农村居民主要疾病死亡率及死因构成

| 疾病名称 | 合计 | | | 男 | | | 女 | | |
|---|---|---|---|---|---|---|---|---|---|
| | 死亡率(1/10万) | 构成(%) | 位次 | 死亡率(1/10万) | 构成(%) | 位次 | 死亡率(1/10万) | 构成(%) | 位次 |
| 传染病(不含呼吸道结核) | 3.18 | 0.60 | 13 | 3.93 | 0.70 | 12 | 2.29 | 0.38 | 14 |
| 呼吸道结核 | 2.89 | 0.55 | 14 | 3.81 | 0.67 | 14 | 1.78 | 0.27 | 16 |
| 寄生虫病 | 0.10 | 0.02 | 20 | 0.12 | 0.02 | 19 | 0.06 | 0.01 | 20 |
| 恶性肿瘤 | 105.99 | 20.08 | 3 | 130.26 | 23.05 | 1 | 76.99 | 11.80 | 3 |
| 血液、造血器官及免疫疾病 | 0.59 | 0.11 | 18 | 0.56 | 0.10 | 18 | 0.63 | 0.10 | 19 |
| 内分泌、营养和代谢疾病 | 6.19 | 1.17 | 9 | 5.14 | 0.91 | 9 | 7.45 | 1.09 | 9 |
| 精神障碍 | 2.34 | 0.44 | 15 | 2.11 | 0.37 | 15 | 2.62 | 0.35 | 15 |
| 神经系统疾病 | 4.75 | 0.90 | 11 | 4.92 | 0.87 | 11 | 4.55 | 0.79 | 11 |
| 心脏病 | 62.13 | 11.77 | 4 | 58.50 | 10.35 | 4 | 66.46 | 8.56 | 4 |
| 脑血管病 | 111.74 | 21.17 | 2 | 116.46 | 20.60 | 3 | 106.11 | 14.38 | 2 |
| 呼吸系统疾病 | 123.79 | 23.45 | 1 | 119.81 | 21.20 | 2 | 128.53 | 16.93 | 1 |
| 消化系统疾病 | 17.11 | 3.24 | 6 | 21.75 | 3.85 | 6 | 11.56 | 1.72 | 6 |
| 肌肉骨骼和结缔组织疾病 | 0.91 | 0.17 | 17 | 0.60 | 0.11 | 17 | 1.28 | 0.24 | 17 |
| 泌尿生殖系统疾病 | 6.98 | 1.32 | 8 | 7.18 | 1.27 | 8 | 6.73 | 1.01 | 10 |
| 妊娠、分娩产褥期并发症 | 0.40 | 0.08 | 19 | | | | 0.73 | 0.12 | 18 |
| 起源于围生期某些情况 | 4.19 | 0.79 | 12 | 3.77 | 0.67 | 13 | 4.03 | 1.59 | 7 |
| 先天畸形、变形和染色体异常 | 2.07 | 0.39 | 16 | 2.00 | 0.35 | 16 | 2.16 | 0.71 | 13 |
| 诊断不明 | 4.85 | 0.92 | 10 | 5.02 | 0.89 | 10 | 4.64 | 0.72 | 12 |
| 其他疾病 | 9.00 | 1.70 | 7 | 7.37 | 1.30 | 7 | 10.95 | 1.17 | 8 |
| 损伤和中毒外部原因 | 44.71 | 8.47 | 5 | 55.89 | 9.89 | 5 | 31.36 | 5.54 | 5 |

## 11-3-3 2010年农村居民主要疾病死亡率及死因构成

| 疾病名称 | 合计 | | | 男 | | | 女 | | |
|---|---|---|---|---|---|---|---|---|---|
| | 死亡率(1/10万) | 构成(%) | 位次 | 死亡率(1/10万) | 构成(%) | 位次 | 死亡率(1/10万) | 构成(%) | 位次 |
| 传染病(不含呼吸道结核) | 4.13 | 0.66 | 11 | 5.30 | 0.74 | 10 | 2.92 | 0.55 | 13 |
| 呼吸道结核 | 2.12 | 0.34 | 16 | 2.99 | 0.42 | 13 | 1.22 | 0.23 | 16 |
| 寄生虫病 | 0.02 | 0.00 | 20 | 0.01 | 0.00 | 18 | 0.03 | 0.01 | 20 |
| 恶性肿瘤 | 144.11 | 23.11 | 2 | 187.25 | 26.14 | 1 | 99.00 | 18.81 | 3 |
| 血液、造血器官及免疫疾病 | 0.90 | 0.14 | 17 | 0.98 | 0.14 | 16 | 0.81 | 0.15 | 18 |
| 内分泌营养和代谢疾病 | 10.33 | 1.66 | 8 | 8.99 | 1.25 | 8 | 11.74 | 2.23 | 7 |
| 精神障碍 | 2.99 | 0.48 | 13 | 2.79 | 0.39 | 14 | 3.19 | 0.61 | 12 |
| 神经系统疾病 | 3.84 | 0.62 | 12 | 3.98 | 0.56 | 12 | 3.69 | 0.70 | 11 |
| 心脏病 | 111.34 | 17.86 | 3 | 115.54 | 16.13 | 3 | 106.95 | 20.32 | 2 |
| 脑血管病 | 145.71 | 23.37 | 1 | 159.27 | 22.23 | 2 | 131.54 | 24.99 | 1 |
| 呼吸系统疾病 | 88.25 | 14.15 | 4 | 95.36 | 13.31 | 4 | 80.82 | 15.36 | 4 |
| 消化系统疾病 | 14.76 | 2.37 | 6 | 19.26 | 2.69 | 6 | 10.05 | 1.91 | 8 |
| 肌肉骨骼和结缔组织疾病 | 0.88 | 0.14 | 18 | 0.72 | 0.10 | 17 | 1.05 | 0.20 | 17 |
| 泌尿生殖系统疾病 | 6.31 | 1.01 | 9 | 7.31 | 1.02 | 9 | 5.27 | 1.00 | 9 |
| 妊娠分娩产褥期并发症 | 0.13 | 0.02 | 19 | | | | 0.27 | 0.05 | 19 |
| 围生期疾病 | 2.51 | 0.40 | 14 | 2.99 | 0.42 | 13 | 2.01 | 0.38 | 14 |
| 先天畸形、变性和染色体异常 | 2.14 | 0.34 | 15 | 2.48 | 0.35 | 15 | 1.79 | 0.34 | 15 |
| 诊断不明 | 4.57 | 0.73 | 10 | 5.10 | 0.71 | 11 | 4.01 | 0.76 | 10 |
| 其他疾病 | 12.64 | 2.03 | 7 | 10.55 | 1.47 | 7 | 14.83 | 2.82 | 6 |
| 损伤和中毒外部原因 | 52.93 | 8.49 | 5 | 71.75 | 10.02 | 5 | 33.25 | 6.32 | 5 |

## 11-3-4 2015年农村居民主要疾病死亡率及死因构成

| 疾病名称 | 合计 | | | 男 | | | 女 | | |
|---|---|---|---|---|---|---|---|---|---|
| | 死亡率(1/10万) | 构成(%) | 位次 | 死亡率(1/10万) | 构成(%) | 位次 | 死亡率(1/10万) | 构成(%) | 位次 |
| 传染病(含呼吸道结核) | 7.72 | 1.16 | 8 | 10.55 | 1.39 | 8 | 4.78 | 0.85 | 10 |
| 寄生虫病 | 0.07 | 0.01 | 17 | 0.08 | 0.01 | 16 | 0.05 | 0.01 | 17 |
| 恶性肿瘤 | 153.94 | 23.22 | 1 | 198.07 | 26.07 | 1 | 108.20 | 19.24 | 3 |
| 血液、造血器官及免疫疾病 | 1.16 | 0.18 | 15 | 1.19 | 0.16 | 15 | 1.13 | 0.20 | 15 |
| 内分泌营养和代谢疾病 | 14.28 | 2.15 | 6 | 12.52 | 1.65 | 7 | 16.11 | 2.86 | 6 |
| 精神障碍 | 2.83 | 0.43 | 11 | 2.66 | 0.35 | 11 | 3.01 | 0.54 | 11 |
| 神经系统疾病 | 6.51 | 0.98 | 10 | 6.64 | 0.87 | 10 | 6.37 | 1.13 | 8 |
| 心脏病 | 144.79 | 21.84 | 3 | 148.22 | 19.51 | 3 | 141.22 | 25.11 | 1 |
| 脑血管病 | 153.63 | 23.17 | 2 | 169.27 | 22.28 | 2 | 137.43 | 24.43 | 2 |
| 呼吸系统疾病 | 79.96 | 12.06 | 4 | 88.47 | 11.64 | 4 | 71.13 | 12.65 | 4 |
| 消化系统疾病 | 14.16 | 2.14 | 7 | 18.20 | 2.39 | 6 | 9.98 | 1.77 | 7 |
| 肌肉骨骼和结缔组织疾病 | 1.54 | 0.23 | 14 | 1.27 | 0.17 | 14 | 1.83 | 0.33 | 12 |
| 泌尿生殖系统疾病 | 7.20 | 1.09 | 9 | 8.39 | 1.10 | 9 | 5.96 | 1.06 | 9 |
| 妊娠分娩产褥期并发症 | 0.10 | 0.02 | 16 | | | | 0.21 | 0.04 | 16 |
| 围生期疾病 | 2.19 | 0.33 | 12 | 2.61 | 0.34 | 12 | 1.75 | 0.31 | 13 |
| 先天畸形、变性和染色体异常 | 1.78 | 0.27 | 13 | 2.03 | 0.27 | 13 | 1.53 | 0.27 | 14 |
| 损伤和中毒外部原因 | 53.49 | 8.07 | 5 | 72.12 | 9.49 | 5 | 34.17 | 6.08 | 5 |
| 诊断不明 | 2.41 | 0.36 | | 2.72 | 0.36 | | 2.10 | 0.37 | |
| 其他疾病 | 6.17 | 0.93 | | 5.15 | 0.68 | | 7.22 | 1.28 | |

## 11-4-1　2015年农村居民年龄别疾病别死亡率(1/10万)(合计)

| 疾病名称(ICD-10) | 合计 | 不满1岁 | 1～ | 5～ | 10～ | 15～ | 20～ | 25～ |
|---|---|---|---|---|---|---|---|---|
| 总计 | 662.95 | 386.98 | 45.46 | 21.06 | 26.48 | 37.41 | 35.12 | 68.79 |
| 一、传染病和寄生虫病小计 | 7.78 | 12.00 | 1.90 | 0.61 | 0.49 | 0.74 | 0.92 | 1.77 |
| 其中：传染病计 | 7.72 | 12.00 | 1.89 | 0.60 | 0.49 | 0.74 | 0.91 | 1.75 |
| 内：痢疾 | 0.01 | 0.05 | 0.02 | | | | | |
| 肠道其他细菌性传染病 | 0.17 | 1.84 | 0.19 | 0.06 | 0.06 | | 0.01 | 0.04 |
| 呼吸道结核 | 2.26 | 0.19 | 0.03 | | 0.03 | 0.20 | 0.31 | 0.59 |
| 破伤风 | 0.04 | 0.24 | 0.02 | 0.01 | | 0.01 | | |
| 脑膜炎球菌感染 | 0.19 | 0.94 | 0.26 | 0.12 | 0.10 | 0.14 | 0.08 | 0.06 |
| 败血症 | 0.56 | 6.07 | 0.31 | 0.07 | 0.10 | 0.02 | 0.06 | 0.11 |
| 性传播疾病 | 0.01 | 0.05 | | 0.01 | | | 0.01 | 0.01 |
| 狂犬病 | 0.07 | | 0.03 | 0.05 | 0.01 | 0.02 | 0.01 | 0.04 |
| 流行性乙型脑炎 | 0.00 | | | | | | | 0.01 |
| 病毒性肝炎 | 3.27 | 0.24 | 0.03 | 0.04 | 0.01 | 0.11 | 0.11 | 0.31 |
| 艾滋病 | 0.43 | 0.05 | 0.02 | 0.02 | 0.03 | 0.05 | 0.12 | 0.30 |
| 寄生虫病计 | 0.07 | | 0.01 | 0.01 | | | 0.01 | 0.02 |
| 内：血吸虫病 | 0.04 | | | | | | 0.01 | |
| 二、肿瘤小计 | 154.98 | 4.99 | 3.96 | 3.01 | 4.11 | 5.05 | 4.37 | 10.38 |
| 其中：恶性肿瘤计 | 153.94 | 4.33 | 3.69 | 2.91 | 4.04 | 4.96 | 4.27 | 10.16 |
| 内：鼻咽癌 | 1.62 | | | 0.02 | 0.05 | 0.07 | 0.09 | 0.09 |
| 食管癌 | 13.38 | | | | | 0.01 | 0.02 | 0.06 |
| 胃癌 | 21.72 | | | | 0.01 | 0.03 | 0.18 | 0.59 |
| 结肠、直肠和肛门癌 | 8.90 | | | | 0.02 | 0.10 | 0.18 | 0.45 |
| 内：结肠癌 | 3.01 | | | | 0.02 | 0.05 | 0.06 | 0.17 |
| 直肠癌 | 5.45 | | | | | 0.04 | 0.12 | 0.27 |
| 肝癌 | 27.09 | | | 0.06 | 0.09 | 0.27 | 0.50 | 1.74 |
| 胆囊癌 | 0.78 | | | | | | | 0.01 |
| 胰腺癌 | 4.04 | | | 0.02 | 0.01 | 0.01 | 0.03 | 0.11 |
| 肺癌 | 42.72 | | | 0.02 | 0.03 | 0.15 | 0.22 | 1.03 |
| 乳腺癌 | 3.25 | | | | | 0.01 | 0.03 | 0.36 |
| 宫颈癌 | 2.64 | | | | | | 0.05 | 0.23 |
| 卵巢癌 | 0.81 | | | | 0.02 | 0.04 | 0.03 | 0.10 |
| 前列腺癌 | 1.15 | | | | | | | 0.01 |
| 膀胱癌 | 1.63 | | | | | 0.01 | 0.01 | 0.02 |
| 脑及神经系统恶性肿瘤 | 3.75 | 0.85 | 1.03 | 0.85 | 0.77 | 0.86 | 0.58 | 0.98 |
| 白血病 | 3.60 | 3.06 | 1.97 | 1.30 | 1.80 | 2.03 | 1.46 | 2.20 |
| 良性肿瘤计 | 0.46 | 0.33 | 0.15 | 0.04 | 0.05 | 0.04 | 0.07 | 0.11 |
| 三、血液、造血器官及免疫疾病小计 | 1.16 | 2.87 | 0.79 | 0.27 | 0.33 | 0.35 | 0.20 | 0.31 |
| 其中：贫血 | 0.83 | 1.22 | 0.60 | 0.21 | 0.20 | 0.27 | 0.14 | 0.19 |
| 四、内分泌、营养和代谢疾病小计 | 14.28 | 3.72 | 0.32 | 0.09 | 0.16 | 0.27 | 0.30 | 0.52 |
| 其中：甲状腺疾患 | 0.08 | 0.09 | | | | 0.03 | 0.04 | 0.07 |
| 糖尿病 | 12.05 | 0.14 | 0.02 | 0.02 | 0.07 | 0.15 | 0.18 | 0.36 |
| 五、精神和行为障碍小计 | 2.83 | | 0.02 | 0.04 | 0.07 | 0.22 | 0.18 | 0.62 |
| 其中：痴呆 | 1.45 | | 0.01 | | | | 0.01 | |
| 六、神经系统疾病小计 | 6.51 | 6.92 | 2.66 | 1.69 | 1.65 | 1.81 | 1.25 | 1.77 |
| 其中：脑膜炎 | 0.13 | 1.74 | 0.37 | 0.11 | 0.07 | 0.07 | 0.04 | 0.11 |
| 帕金森病 | 0.44 | | | | | | | |
| 七、循环系统疾病小计 | 306.06 | 4.71 | 0.74 | 0.52 | 1.02 | 3.04 | 4.00 | 9.26 |
| 其中：心脏病计 | 144.79 | 4.19 | 0.67 | 0.31 | 0.65 | 1.65 | 2.51 | 5.29 |
| 内：慢性风湿性心脏病 | 3.29 | | | | | 0.09 | 0.06 | 0.19 |
| 高血压性心脏病 | 19.59 | 0.09 | 0.05 | 0.01 | 0.03 | 0.02 | 0.09 | 0.23 |
| 冠心病 | 110.91 | 0.09 | | 0.02 | 0.02 | 0.88 | 1.59 | 3.58 |
| 内：急性心肌梗死 | 70.09 | 0.05 | | 0.01 | 0.02 | 0.70 | 1.26 | 2.88 |
| 其他高血压病 | 5.17 | 0.05 | | | | 0.04 | 0.03 | 0.07 |

## 11-4-1 续表1

| 30～ | 35～ | 40～ | 45～ | 50～ | 55～ | 60～ | 65～ | 70～ | 75～ | 80～ | 85岁及以上 |
|---|---|---|---|---|---|---|---|---|---|---|---|
| 92.51 | 106.63 | 169.60 | 240.54 | 481.37 | 534.24 | 1024.77 | 1878.85 | 3013.43 | 4778.49 | 8072.78 | 17283.19 |
| 3.04 | 3.85 | 5.10 | 5.72 | 9.66 | 9.63 | 14.99 | 24.06 | 30.92 | 41.59 | 49.73 | 72.03 |
| 3.01 | 3.85 | 5.08 | 5.71 | 9.61 | 9.57 | 14.95 | 23.80 | 30.56 | 40.97 | 48.93 | 71.29 |
|  |  |  |  |  |  | 0.01 | 0.02 | 0.02 | 0.06 | 0.04 | 0.16 |
| 0.03 | 0.05 | 0.08 | 0.08 | 0.11 | 0.16 | 0.22 | 0.24 | 0.62 | 0.70 | 0.89 | 3.58 |
| 0.87 | 0.95 | 1.11 | 1.35 | 2.38 | 2.74 | 4.40 | 8.34 | 11.00 | 15.00 | 17.42 | 18.07 |
| 0.01 |  | 0.01 | 0.03 | 0.04 | 0.06 | 0.06 | 0.18 | 0.20 | 0.08 | 0.18 | 0.73 |
| 0.08 | 0.04 | 0.08 | 0.11 | 0.14 | 0.13 | 0.19 | 0.49 | 0.45 | 1.04 | 1.20 | 2.20 |
| 0.15 | 0.16 | 0.15 | 0.25 | 0.39 | 0.35 | 0.66 | 1.23 | 1.67 | 3.12 | 5.02 | 12.70 |
| 0.01 | 0.01 | 0.01 | 0.01 | 0.03 |  | 0.01 |  | 0.07 |  | 0.09 |  |
|  | 0.04 | 0.11 | 0.06 | 0.12 | 0.11 | 0.23 | 0.18 | 0.18 | 0.14 | 0.13 |  |
|  |  |  |  |  |  |  | 0.02 |  |  |  | 0.16 |
| 0.92 | 1.65 | 2.40 | 2.86 | 5.08 | 4.83 | 7.57 | 10.70 | 13.21 | 16.46 | 19.20 | 24.50 |
| 0.71 | 0.72 | 0.83 | 0.58 | 0.64 | 0.47 | 0.61 | 0.65 | 0.56 | 0.67 | 0.44 | 0.33 |
| 0.03 | 0.01 | 0.02 | 0.01 | 0.05 | 0.07 | 0.04 | 0.26 | 0.36 | 0.62 | 0.80 | 0.73 |
|  |  |  |  | 0.02 | 0.03 | 0.03 | 0.18 | 0.25 | 0.45 | 0.76 | 0.57 |
| 19.26 | 27.08 | 52.52 | 83.94 | 181.74 | 207.90 | 388.28 | 631.51 | 833.19 | 1021.73 | 1195.74 | 1342.54 |
| 18.93 | 26.79 | 52.01 | 83.36 | 180.38 | 206.67 | 386.02 | 628.00 | 828.86 | 1015.61 | 1187.48 | 1333.18 |
| 0.35 | 0.69 | 1.26 | 1.69 | 2.97 | 2.83 | 4.65 | 5.56 | 6.02 | 6.91 | 5.47 | 6.10 |
| 0.11 | 0.23 | 1.21 | 3.38 | 10.45 | 15.25 | 33.80 | 63.08 | 87.76 | 104.95 | 129.89 | 145.19 |
| 1.52 | 2.18 | 4.19 | 8.09 | 18.90 | 24.59 | 52.86 | 93.80 | 133.30 | 168.11 | 203.35 | 230.40 |
| 1.15 | 1.56 | 2.76 | 4.28 | 8.61 | 9.91 | 19.34 | 32.89 | 48.14 | 69.37 | 87.05 | 107.51 |
| 0.48 | 0.52 | 0.93 | 1.31 | 2.98 | 3.37 | 6.40 | 10.67 | 15.91 | 24.12 | 29.55 | 38.50 |
| 0.61 | 0.94 | 1.70 | 2.71 | 5.30 | 5.97 | 11.94 | 20.53 | 29.92 | 41.37 | 53.68 | 64.13 |
| 4.94 | 8.06 | 15.70 | 23.00 | 44.16 | 45.70 | 73.40 | 103.64 | 119.06 | 129.30 | 144.60 | 155.53 |
| 0.04 | 0.09 | 0.15 | 0.29 | 0.56 | 0.88 | 1.99 | 3.23 | 4.28 | 6.15 | 8.09 | 9.60 |
| 0.27 | 0.33 | 1.01 | 1.72 | 4.12 | 5.47 | 10.81 | 17.72 | 25.03 | 27.38 | 33.24 | 33.77 |
| 2.05 | 3.48 | 8.85 | 16.63 | 42.97 | 55.81 | 110.42 | 189.26 | 257.27 | 319.45 | 358.04 | 381.13 |
| 1.12 | 1.70 | 3.24 | 4.39 | 8.24 | 6.43 | 8.16 | 8.12 | 7.85 | 8.42 | 10.71 | 13.43 |
| 0.76 | 0.93 | 2.03 | 3.22 | 5.58 | 4.47 | 6.28 | 8.60 | 9.39 | 10.70 | 11.55 | 12.45 |
| 0.12 | 0.27 | 0.57 | 0.72 | 1.93 | 1.32 | 2.11 | 3.36 | 3.03 | 2.95 | 2.84 | 3.09 |
| 0.01 | 0.02 | 0.06 | 0.05 | 0.19 | 0.40 | 1.25 | 2.85 | 6.56 | 13.31 | 20.40 | 31.50 |
| 0.07 | 0.09 | 0.15 | 0.21 | 0.79 | 1.07 | 2.62 | 5.43 | 9.84 | 15.75 | 22.80 | 35.48 |
| 1.51 | 1.63 | 2.01 | 2.96 | 5.51 | 5.23 | 9.05 | 14.13 | 14.30 | 15.70 | 17.91 | 17.17 |
| 2.23 | 1.88 | 2.30 | 2.64 | 4.31 | 4.06 | 7.38 | 9.46 | 12.60 | 14.60 | 12.80 | 10.50 |
| 0.22 | 0.15 | 0.25 | 0.27 | 0.59 | 0.49 | 1.01 | 1.55 | 1.96 | 2.33 | 3.47 | 4.39 |
| 0.41 | 0.27 | 0.45 | 0.43 | 0.82 | 0.90 | 1.76 | 2.91 | 4.31 | 6.29 | 11.64 | 23.44 |
| 0.25 | 0.20 | 0.35 | 0.31 | 0.54 | 0.67 | 1.33 | 2.12 | 3.52 | 4.77 | 8.89 | 14.08 |
| 1.04 | 1.23 | 2.33 | 3.79 | 8.91 | 11.67 | 25.32 | 52.23 | 80.38 | 112.50 | 167.18 | 321.80 |
| 0.07 | 0.07 | 0.02 | 0.07 | 0.13 | 0.17 | 0.11 | 0.16 | 0.18 | 0.25 | 0.44 | 0.57 |
| 0.76 | 0.94 | 2.04 | 3.34 | 8.30 | 10.82 | 24.09 | 49.36 | 75.70 | 101.83 | 137.36 | 173.68 |
| 0.76 | 1.08 | 1.13 | 1.05 | 1.55 | 1.16 | 2.69 | 4.17 | 7.52 | 17.89 | 42.57 | 120.29 |
| 0.01 | 0.02 | 0.03 | 0.05 | 0.05 | 0.13 | 0.51 | 1.54 | 3.70 | 11.21 | 29.95 | 90.18 |
| 1.70 | 1.57 | 1.60 | 2.11 | 2.84 | 2.77 | 5.43 | 10.17 | 19.14 | 38.17 | 79.94 | 264.67 |
| 0.06 | 0.07 | 0.07 | 0.05 | 0.14 | 0.09 | 0.20 | 0.21 | 0.16 | 0.17 | 0.13 | 0.65 |
|  |  | 0.01 | 0.05 | 0.07 | 0.12 | 0.59 | 1.60 | 2.79 | 5.14 | 6.93 | 8.79 |
| 16.63 | 23.75 | 44.79 | 71.42 | 160.29 | 192.12 | 397.53 | 817.02 | 1443.77 | 2495.71 | 4523.77 | 9993.90 |
| 9.02 | 12.59 | 22.05 | 33.84 | 72.57 | 85.14 | 171.58 | 345.21 | 613.84 | 1104.97 | 2158.05 | 5528.35 |
| 0.32 | 0.45 | 0.79 | 1.13 | 2.52 | 2.94 | 5.82 | 10.51 | 16.42 | 24.57 | 38.84 | 78.37 |
| 0.40 | 0.51 | 1.25 | 2.09 | 5.64 | 7.38 | 16.53 | 39.92 | 79.69 | 162.27 | 339.33 | 889.14 |
| 6.45 | 9.53 | 17.28 | 27.24 | 58.31 | 67.86 | 136.96 | 269.88 | 474.43 | 841.29 | 1636.84 | 4151.47 |
| 5.32 | 7.64 | 13.62 | 20.98 | 43.64 | 49.49 | 97.75 | 183.23 | 305.30 | 516.54 | 964.80 | 2371.17 |
| 0.18 | 0.28 | 0.69 | 1.02 | 2.53 | 3.05 | 6.70 | 14.39 | 25.95 | 43.64 | 76.74 | 166.76 |

## 11-4-1 续表2

| 疾病名称(ICD-10) | 合计 | 不满1岁 | 1～ | 5～ | 10～ | 15～ | 20～ | 25～ |
|---|---|---|---|---|---|---|---|---|
| 脑血管病计 | 153.63 | 0.24 | 0.03 | 0.18 | 0.30 | 1.27 | 1.37 | 3.63 |
| 内：脑出血 | 72.26 | 0.09 |  | 0.11 | 0.22 | 1.08 | 1.12 | 3.15 |
| 脑梗死 | 46.99 | 0.05 |  |  |  | 0.05 | 0.12 | 0.23 |
| 中风（未特指出血或梗死） | 6.67 |  |  |  |  | 0.01 | 0.04 | 0.06 |
| 八、呼吸系统疾病小计 | 79.96 | 44.76 | 4.48 | 0.89 | 0.86 | 0.72 | 0.55 | 1.09 |
| 其中：肺炎 | 8.90 | 39.30 | 3.20 | 0.58 | 0.40 | 0.34 | 0.22 | 0.37 |
| 慢性下呼吸道疾病 | 66.72 |  | 0.02 | 0.01 | 0.06 | 0.14 | 0.13 | 0.31 |
| 内：慢性支气管肺炎 | 14.11 |  |  |  |  | 0.02 | 0.03 | 0.02 |
| 肺气肿 | 4.63 |  |  |  |  | 0.03 | 0.01 | 0.05 |
| 尘肺 | 0.59 |  |  |  |  |  |  | 0.02 |
| 九、消化系统疾病小计 | 14.16 | 10.78 | 1.10 | 0.19 | 0.26 | 0.48 | 0.32 | 1.17 |
| 其中：胃和十二指肠溃疡 | 2.68 | 0.09 |  | 0.02 |  | 0.11 | 0.08 | 0.15 |
| 阑尾炎 | 0.11 |  | 0.06 | 0.02 | 0.03 | 0.03 | 0.01 | 0.04 |
| 肠梗阻 | 0.79 | 1.46 | 0.15 | 0.02 | 0.05 | 0.08 | 0.03 | 0.02 |
| 肝疾病 | 5.81 | 0.38 | 0.06 | 0.04 | 0.05 | 0.11 | 0.08 | 0.57 |
| 内：肝硬化 | 4.97 | 0.05 | 0.01 | 0.02 | 0.01 | 0.07 | 0.05 | 0.40 |
| 十、肌肉骨骼和结缔组织疾病小计 | 1.54 | 0.14 | 0.07 | 0.09 | 0.20 | 0.27 | 0.32 | 0.45 |
| 其中：系统性红斑狼疮 | 0.23 | 0.05 |  | 0.05 | 0.09 | 0.18 | 0.22 | 0.31 |
| 十一、泌尿生殖系统疾病小计 | 7.20 | 0.61 | 0.17 | 0.20 | 0.45 | 0.52 | 0.62 | 1.23 |
| 其中：肾小球和肾小管间质疾病 | 4.71 | 0.19 | 0.06 | 0.11 | 0.27 | 0.38 | 0.41 | 0.79 |
| 肾衰竭 | 1.89 | 0.19 | 0.11 | 0.08 | 0.16 | 0.13 | 0.19 | 0.40 |
| 前列腺增生 | 0.11 |  |  |  |  |  |  | 0.02 |
| 十二、妊娠、分娩和产褥期并发症小计 | 0.10 |  |  |  |  | 0.05 | 0.27 | 0.40 |
| 其中：直接产科原因计 | 0.10 |  |  |  |  | 0.05 | 0.26 | 0.38 |
| 内：流产 | 0.01 |  |  |  |  | 0.01 | 0.05 | 0.02 |
| 妊娠高血压综合征 | 0.01 |  |  |  |  |  | 0.05 | 0.05 |
| 产后出血 | 0.03 |  |  |  |  | 0.01 | 0.07 | 0.11 |
| 产褥期感染 | 0.03 |  |  |  |  | 0.02 | 0.05 | 0.10 |
| 间接产科原因计 | 0.00 |  |  |  |  |  | 0.01 | 0.02 |
| 十三、起源于围生期的情况小计 | 2.19 | 178.05 | 0.48 |  |  |  |  |  |
| 其中：早产儿和未成熟儿 | 0.61 | 50.13 | 0.05 |  |  |  |  |  |
| 新生儿产伤和窒息 | 0.45 | 36.57 | 0.02 |  |  |  |  |  |
| 十四、先天畸形、变形和染色体异常小计 | 1.78 | 77.09 | 5.05 | 1.22 | 1.36 | 1.25 | 0.66 | 1.05 |
| 其中：先天性心脏病 | 1.31 | 53.70 | 4.23 | 1.00 | 1.09 | 1.00 | 0.53 | 0.85 |
| 先天性脑畸形 | 0.08 | 3.11 | 0.32 | 0.11 | 0.12 | 0.04 | 0.03 | 0.03 |
| 十五、诊断不明小计 | 2.41 | 5.70 | 1.13 | 0.16 | 0.27 | 0.29 | 0.31 | 0.61 |
| 十六、其他疾病小计 | 6.17 | 4.94 | 0.85 | 0.20 | 0.41 | 0.32 | 0.15 | 0.52 |
| 十七、损伤和中毒小计 | 53.49 | 28.95 | 21.53 | 11.80 | 14.68 | 21.91 | 20.63 | 37.48 |
| 其中：机动车辆交通事故 | 19.26 | 3.72 | 6.02 | 3.60 | 4.23 | 9.73 | 10.12 | 18.28 |
| 内：行人与机动车发生的交通事故 | 8.45 | 1.13 | 3.33 | 1.99 | 2.10 | 3.47 | 3.42 | 6.69 |
| 机动车与机动车发生的交通事故 | 3.44 | 0.66 | 0.59 | 0.39 | 0.56 | 1.94 | 2.30 | 4.07 |
| 机动车以外的运输事故 | 0.05 |  | 0.03 | 0.02 | 0.02 | 0.03 | 0.01 | 0.03 |
| 意外中毒 | 3.73 | 0.85 | 0.94 | 0.48 | 0.57 | 1.11 | 1.27 | 2.44 |
| 意外跌落 | 10.03 | 1.65 | 2.10 | 1.06 | 1.15 | 1.32 | 1.56 | 3.00 |
| 火灾 | 0.64 | 0.24 | 0.27 | 0.15 | 0.13 | 0.10 | 0.13 | 0.26 |
| 溺水 | 4.20 | 1.79 | 9.17 | 4.87 | 6.42 | 4.20 | 1.75 | 2.77 |
| 意外的机械性窒息 | 0.88 | 14.59 | 0.59 | 0.29 | 0.21 | 0.20 | 0.26 | 0.45 |
| 砸死 | 0.75 | 0.05 | 0.22 | 0.18 | 0.07 | 0.13 | 0.28 | 0.70 |
| 触电 | 0.87 | 0.14 | 0.22 | 0.24 | 0.22 | 0.47 | 0.62 | 1.49 |
| 自杀 | 8.39 |  |  | 0.03 | 0.88 | 2.81 | 2.88 | 4.63 |
| 被杀 | 0.58 | 0.47 | 0.16 | 0.16 | 0.20 | 0.58 | 0.59 | 0.96 |

## 11-4-1 续表3

| 30～ | 35～ | 40～ | 45～ | 50～ | 55～ | 60～ | 65～ | 70～ | 75～ | 80～ | 85岁及以上 |
|---|---|---|---|---|---|---|---|---|---|---|---|
| 7.15 | 10.39 | 21.38 | 35.58 | 83.50 | 101.82 | 215.62 | 450.10 | 792.94 | 1328.23 | 2257.37 | 4238.80 |
| 5.90 | 8.32 | 16.58 | 26.32 | 57.36 | 64.40 | 125.10 | 232.49 | 374.80 | 562.14 | 880.50 | 1584.49 |
| 0.64 | 1.03 | 2.46 | 5.28 | 15.07 | 21.94 | 53.20 | 129.82 | 246.74 | 440.35 | 791.36 | 1504.41 |
| 0.16 | 0.23 | 0.42 | 0.66 | 1.93 | 2.64 | 6.38 | 16.28 | 30.39 | 59.12 | 113.32 | 263.53 |
| 1.64 | 2.43 | 4.31 | 7.24 | 17.45 | 25.59 | 63.97 | 156.98 | 354.65 | 695.88 | 1415.89 | 3416.24 |
| 0.46 | 0.67 | 0.79 | 1.10 | 2.20 | 2.54 | 5.60 | 11.43 | 25.57 | 53.81 | 140.65 | 467.40 |
| 0.69 | 1.17 | 2.54 | 4.73 | 12.57 | 20.57 | 53.62 | 136.95 | 313.98 | 616.51 | 1221.03 | 2764.58 |
| 0.12 | 0.25 | 0.45 | 0.87 | 2.39 | 3.78 | 9.63 | 26.32 | 64.61 | 123.23 | 260.72 | 645.79 |
| 0.05 | 0.14 | 0.27 | 0.47 | 0.90 | 1.89 | 4.65 | 9.94 | 23.74 | 43.28 | 79.19 | 174.33 |
| 0.04 | 0.14 | 0.35 | 0.53 | 1.08 | 0.93 | 1.57 | 2.13 | 2.12 | 3.15 | 3.87 | 3.99 |
| 2.50 | 4.36 | 6.66 | 9.25 | 16.47 | 14.48 | 24.63 | 39.84 | 58.79 | 90.74 | 139.31 | 264.58 |
| 0.33 | 0.44 | 0.66 | 0.87 | 1.80 | 1.98 | 4.01 | 7.44 | 12.02 | 22.55 | 36.93 | 67.47 |
| 0.06 | 0.07 | 0.08 | 0.06 | 0.06 | 0.07 | 0.10 | 0.19 | 0.47 | 0.90 | 1.16 | 2.03 |
| 0.03 | 0.09 | 0.14 | 0.20 | 0.34 | 0.31 | 0.77 | 1.91 | 3.68 | 6.26 | 13.64 | 22.87 |
| 1.42 | 2.89 | 4.54 | 6.35 | 10.90 | 8.64 | 13.55 | 17.98 | 22.42 | 26.90 | 27.42 | 37.03 |
| 1.19 | 2.49 | 3.96 | 5.66 | 9.67 | 7.67 | 11.70 | 15.38 | 18.83 | 22.41 | 21.60 | 29.62 |
| 0.38 | 0.41 | 0.60 | 0.68 | 1.32 | 1.14 | 2.38 | 3.99 | 6.78 | 9.13 | 16.98 | 36.95 |
| 0.31 | 0.30 | 0.21 | 0.25 | 0.39 | 0.17 | 0.26 | 0.40 | 0.47 | 0.39 | 0.09 | 0.08 |
| 2.07 | 2.00 | 3.07 | 4.00 | 7.18 | 7.16 | 13.67 | 22.67 | 34.00 | 48.02 | 68.75 | 112.64 |
| 1.40 | 1.22 | 2.15 | 2.78 | 4.63 | 4.79 | 9.31 | 15.72 | 22.58 | 31.65 | 43.06 | 64.54 |
| 0.58 | 0.66 | 0.80 | 1.06 | 2.16 | 2.01 | 3.65 | 5.53 | 9.26 | 11.71 | 17.15 | 26.45 |
| 0.02 | 0.01 | 0.03 | 0.02 | 0.03 | 0.02 | 0.04 | 0.23 | 0.33 | 0.67 | 1.91 | 5.86 |
| 0.33 | 0.27 | 0.09 | 0.01 | | | | | | | | |
| 0.32 | 0.27 | 0.09 | 0.01 | | | | | | | | |
| 0.03 | 0.02 | 0.02 | | | | | | | | | |
| 0.03 | 0.04 | 0.01 | | | | | | | | | |
| 0.09 | 0.10 | 0.01 | 0.01 | | | | | | | | |
| 0.11 | 0.07 | 0.04 | | | | | | | | | |
| 0.01 | | | | | | | | | | | |
| | | | | | | | | | | | |
| | | | | | | | | | | | |
| | | | | | | | | | | | |
| 0.75 | 0.55 | 0.40 | 0.34 | 0.39 | 0.33 | 0.23 | 0.23 | 0.18 | 0.28 | 0.27 | 0.57 |
| 0.59 | 0.42 | 0.31 | 0.23 | 0.24 | 0.21 | 0.15 | 0.11 | 0.09 | 0.08 | 0.04 | 0.33 |
| 0.04 | 0.01 | | 0.02 | | 0.01 | | | | | | |
| 0.58 | 0.80 | 0.86 | 1.03 | 1.67 | 1.26 | 2.21 | 3.61 | 5.22 | 9.10 | 25.29 | 116.14 |
| 0.49 | 0.53 | 0.56 | 0.71 | 1.11 | 1.07 | 1.84 | 3.98 | 6.38 | 18.28 | 61.10 | 577.51 |
| 40.83 | 36.26 | 44.87 | 48.54 | 69.69 | 56.72 | 79.46 | 104.77 | 127.50 | 172.15 | 272.01 | 612.18 |
| 20.36 | 16.70 | 20.21 | 21.32 | 30.06 | 23.15 | 33.01 | 39.65 | 40.29 | 41.17 | 40.22 | 43.13 |
| 7.83 | 6.24 | 7.98 | 8.10 | 11.92 | 10.02 | 15.96 | 19.61 | 22.55 | 24.74 | 25.46 | 28.97 |
| 4.27 | 3.52 | 3.82 | 4.34 | 6.19 | 4.54 | 5.46 | 5.92 | 4.73 | 3.85 | 3.24 | 3.01 |
| 0.07 | 0.06 | 0.08 | 0.08 | 0.09 | 0.08 | 0.07 | 0.06 | 0.02 | 0.06 | | |
| 3.49 | 3.40 | 3.77 | 3.87 | 5.78 | 4.55 | 5.90 | 7.89 | 9.57 | 12.10 | 16.13 | 16.03 |
| 3.54 | 3.68 | 5.34 | 6.40 | 9.38 | 8.04 | 11.81 | 16.48 | 25.25 | 46.81 | 105.72 | 343.04 |
| 0.27 | 0.22 | 0.26 | 0.44 | 0.48 | 0.45 | 0.65 | 1.34 | 2.19 | 3.51 | 7.02 | 15.71 |
| 2.13 | 1.83 | 2.33 | 2.22 | 3.15 | 3.10 | 4.28 | 6.86 | 8.57 | 12.27 | 18.26 | 30.11 |
| 0.59 | 0.54 | 0.81 | 0.89 | 1.22 | 0.62 | 1.04 | 1.00 | 1.56 | 1.60 | 2.58 | 4.15 |
| 0.76 | 0.82 | 1.21 | 1.28 | 1.66 | 1.01 | 0.93 | 1.07 | 0.65 | 0.56 | 0.49 | 0.57 |
| 1.33 | 1.10 | 1.14 | 1.09 | 1.38 | 0.83 | 0.96 | 0.87 | 0.54 | 0.67 | 0.71 | 1.14 |
| 4.77 | 4.45 | 5.89 | 7.06 | 11.53 | 10.71 | 14.94 | 21.99 | 29.58 | 39.85 | 52.48 | 65.60 |
| 0.92 | 0.77 | 0.58 | 0.58 | 0.66 | 0.45 | 0.61 | 0.61 | 0.76 | 0.62 | 0.67 | 0.65 |

## 11-4-2 2015年农村居民年龄别疾病别死亡率(1/10万)(男)

| 疾病名称(ICD-10) | 合计 | 不满1岁 | 1～ | 5～ | 10～ | 15～ | 20～ | 25～ |
|---|---|---|---|---|---|---|---|---|
| 总计 | 759.88 | 427.29 | 50.73 | 25.59 | 33.55 | 51.60 | 50.62 | 98.69 |
| 一、传染病和寄生虫病小计 | 10.63 | 14.48 | 1.96 | 0.57 | 0.62 | 0.86 | 1.26 | 2.53 |
| 其中：传染病计 | 10.55 | 14.48 | 1.96 | 0.56 | 0.62 | 0.86 | 1.23 | 2.51 |
| 内：痢疾 | 0.01 | 0.09 | | | | | | |
| 肠道其他细菌性传染病 | 0.18 | 2.17 | 0.25 | 0.02 | 0.06 | | 0.01 | 0.05 |
| 呼吸道结核 | 3.30 | 0.09 | 0.06 | | 0.04 | 0.16 | 0.45 | 0.85 |
| 破伤风 | 0.06 | 0.26 | 0.04 | | | 0.02 | | |
| 脑膜炎球菌感染 | 0.24 | 1.30 | 0.23 | 0.15 | 0.13 | 0.19 | 0.09 | 0.08 |
| 败血症 | 0.64 | 7.20 | 0.21 | 0.07 | 0.15 | 0.04 | 0.07 | 0.13 |
| 性传播疾病 | 0.01 | | | | | | 0.01 | |
| 狂犬病 | 0.10 | | 0.06 | 0.05 | 0.02 | 0.02 | 0.01 | 0.06 |
| 流行性乙型脑炎 | 0.00 | | | | | | | 0.02 |
| 病毒性肝炎 | 4.43 | 0.35 | 0.04 | | | 0.16 | 0.16 | 0.46 |
| 艾滋病 | 0.67 | | | 0.03 | 0.02 | 0.06 | 0.16 | 0.50 |
| 寄生虫病计 | 0.08 | | | 0.02 | | | 0.03 | 0.02 |
| 内：血吸虫病 | 0.04 | | | | | | 0.01 | |
| 二、肿瘤小计 | 199.11 | 5.03 | 3.88 | 3.47 | 4.28 | 5.97 | 5.51 | 12.08 |
| 其中：恶性肿瘤计 | 198.07 | 4.07 | 3.64 | 3.40 | 4.17 | 5.86 | 5.37 | 11.92 |
| 内：鼻咽癌 | 2.39 | | | 0.03 | 0.04 | 0.12 | 0.13 | 0.13 |
| 食管癌 | 19.26 | | | | | 0.02 | 0.03 | 0.06 |
| 胃癌 | 29.38 | | | | | 0.04 | 0.21 | 0.54 |
| 结肠、直肠和肛门癌 | 10.46 | | | | 0.02 | 0.12 | 0.20 | 0.50 |
| 内：结肠癌 | 3.42 | | | | 0.02 | 0.06 | 0.05 | 0.24 |
| 直肠癌 | 6.50 | | | | | 0.04 | 0.14 | 0.26 |
| 肝癌 | 39.47 | | | 0.07 | 0.09 | 0.45 | 0.73 | 2.74 |
| 胆囊癌 | 0.65 | | | | | | | |
| 胰腺癌 | 4.73 | | | 0.02 | | 0.02 | 0.04 | 0.08 |
| 肺癌 | 58.47 | | | | | 0.21 | 0.28 | 1.33 |
| 乳腺癌 | 0.14 | | | | | | | 0.02 |
| 宫颈癌 | | | | | | | | |
| 卵巢癌 | | | | | | | | |
| 前列腺癌 | 2.25 | | | | | | | 0.02 |
| 膀胱癌 | 2.53 | | | | | | 0.03 | 0.03 |
| 脑及神经系统恶性肿瘤 | 4.27 | 0.69 | 1.01 | 0.98 | 0.82 | 0.97 | 0.84 | 1.22 |
| 白血病 | 4.06 | 2.95 | 1.98 | 1.56 | 2.00 | 2.24 | 1.73 | 2.69 |
| 良性肿瘤计 | 0.43 | 0.61 | 0.14 | 0.05 | 0.06 | 0.06 | 0.08 | 0.08 |
| 三、血液、造血器官及免疫疾病小计 | 1.19 | 3.12 | 0.79 | 0.32 | 0.34 | 0.41 | 0.24 | 0.29 |
| 其中：贫血 | 0.86 | 1.30 | 0.60 | 0.27 | 0.19 | 0.31 | 0.18 | 0.18 |
| 四、内分泌、营养和代谢疾病小计 | 12.52 | 3.38 | 0.35 | 0.07 | 0.13 | 0.37 | 0.26 | 0.59 |
| 其中：甲状腺疾患 | 0.06 | 0.09 | | | | 0.02 | 0.03 | 0.05 |
| 糖尿病 | 10.60 | 0.17 | 0.02 | | 0.02 | 0.25 | 0.16 | 0.42 |
| 五、精神和行为障碍小计 | 2.66 | | 0.04 | | 0.09 | 0.19 | 0.26 | 0.90 |
| 其中：痴呆 | 1.16 | | 0.02 | | | | 0.01 | |
| 六、神经系统疾病小计 | 6.64 | 8.15 | 3.08 | 2.12 | 1.98 | 2.47 | 1.63 | 2.37 |
| 其中：脑膜炎 | 0.17 | 2.08 | 0.43 | 0.13 | 0.09 | 0.08 | 0.07 | 0.18 |
| 帕金森病 | 0.45 | | | | | | | |
| 七、循环系统疾病小计 | 325.70 | 5.11 | 0.64 | 0.56 | 1.22 | 4.36 | 5.65 | 13.19 |
| 其中：心脏病计 | 148.22 | 4.33 | 0.60 | 0.34 | 0.77 | 2.45 | 3.44 | 7.49 |
| 内：慢性风湿性心脏病 | 2.64 | | | | | 0.10 | 0.03 | 0.13 |
| 高血压性心脏病 | 18.92 | 0.09 | 0.02 | 0.02 | 0.06 | 0.04 | 0.08 | 0.35 |
| 冠心病 | 114.89 | 0.17 | | 0.03 | 0.02 | 1.40 | 2.34 | 5.30 |
| 内：急性心肌梗死 | 75.24 | 0.09 | | 0.02 | 0.02 | 1.17 | 1.88 | 4.27 |
| 其他高血压病 | 5.46 | 0.09 | | | | 0.02 | 0.04 | 0.10 |

## 11-4-2 续表1

| 30～ | 35～ | 40～ | 45～ | 50～ | 55～ | 60～ | 65～ | 70～ | 75～ | 80～ | 85岁及以上 |
|---|---|---|---|---|---|---|---|---|---|---|---|
| 132.70 | 152.27 | 242.09 | 342.22 | 643.88 | 729.29 | 1347.40 | 2388.84 | 3670.80 | 5781.57 | 9483.74 | 19080.16 |
| 4.54 | 6.17 | 8.21 | 9.40 | 14.48 | 14.13 | 21.15 | 32.88 | 40.44 | 55.70 | 68.90 | 93.80 |
| 4.48 | 6.17 | 8.20 | 9.38 | 14.39 | 14.06 | 21.07 | 32.72 | 40.09 | 54.76 | 67.80 | 92.73 |
| | | | | | | 0.02 | 0.03 | 0.04 | 0.06 | 0.10 | 0.43 |
| 0.02 | 0.08 | 0.16 | 0.10 | 0.14 | 0.21 | 0.24 | 0.26 | 0.40 | 0.59 | 0.90 | 3.43 |
| 1.32 | 1.45 | 1.72 | 2.22 | 3.67 | 4.29 | 6.46 | 12.48 | 15.61 | 22.99 | 27.86 | 30.05 |
| 0.02 | | 0.03 | 0.06 | 0.05 | 0.08 | 0.10 | 0.26 | 0.26 | 0.12 | 0.30 | 1.50 |
| 0.10 | 0.08 | 0.06 | 0.19 | 0.20 | 0.18 | 0.24 | 0.67 | 0.71 | 1.58 | 1.30 | 1.50 |
| 0.22 | 0.17 | 0.24 | 0.36 | 0.58 | 0.43 | 0.90 | 1.35 | 2.03 | 3.69 | 6.29 | 13.52 |
| | | 0.01 | 0.01 | 0.02 | | | | 0.04 | | 0.10 | |
| | 0.08 | 0.19 | 0.08 | 0.18 | 0.13 | 0.26 | 0.22 | 0.22 | 0.12 | | |
| | | | | | | | 0.03 | | | | |
| 1.53 | 2.91 | 3.95 | 4.82 | 7.67 | 6.95 | 10.53 | 14.34 | 16.36 | 19.54 | 23.17 | 28.98 |
| 1.02 | 1.09 | 1.37 | 0.98 | 1.00 | 0.77 | 0.88 | 1.06 | 0.93 | 1.05 | 1.00 | 0.43 |
| 0.06 | | 0.01 | 0.02 | 0.09 | 0.07 | 0.08 | 0.16 | 0.35 | 0.94 | 1.10 | 1.07 |
| | | | | 0.04 | 0.02 | 0.06 | 0.13 | 0.18 | 0.59 | 1.00 | 0.86 |
| 23.01 | 32.85 | 65.57 | 109.68 | 233.78 | 283.41 | 530.67 | 855.56 | 1113.53 | 1380.26 | 1617.17 | 1888.31 |
| 22.63 | 32.50 | 65.05 | 109.16 | 232.42 | 282.25 | 528.51 | 851.90 | 1109.34 | 1373.24 | 1608.28 | 1874.79 |
| 0.40 | 1.00 | 1.95 | 2.59 | 4.80 | 4.18 | 7.36 | 8.40 | 8.73 | 10.59 | 7.59 | 7.51 |
| 0.14 | 0.34 | 1.99 | 5.81 | 17.68 | 25.70 | 54.93 | 95.11 | 127.77 | 148.08 | 182.53 | 205.21 |
| 1.69 | 2.43 | 5.54 | 11.23 | 26.42 | 36.37 | 78.28 | 136.72 | 188.01 | 237.54 | 276.78 | 326.49 |
| 1.32 | 1.69 | 2.88 | 5.22 | 10.37 | 12.38 | 24.37 | 41.41 | 59.89 | 85.36 | 108.34 | 143.60 |
| 0.50 | 0.58 | 0.92 | 1.58 | 3.44 | 4.21 | 7.97 | 13.28 | 18.83 | 28.67 | 34.65 | 47.87 |
| 0.74 | 0.97 | 1.82 | 3.29 | 6.50 | 7.36 | 15.22 | 26.18 | 38.06 | 52.19 | 67.60 | 89.30 |
| 8.27 | 13.76 | 26.44 | 39.15 | 70.88 | 72.17 | 110.47 | 149.39 | 162.30 | 174.65 | 195.41 | 209.07 |
| 0.04 | 0.05 | 0.16 | 0.19 | 0.54 | 0.92 | 1.81 | 2.73 | 3.48 | 5.62 | 7.59 | 6.87 |
| 0.34 | 0.46 | 1.36 | 2.30 | 5.46 | 6.72 | 13.55 | 22.07 | 28.31 | 32.30 | 37.04 | 43.79 |
| 2.53 | 4.75 | 11.64 | 23.18 | 58.94 | 81.18 | 159.78 | 272.22 | 366.33 | 459.99 | 518.32 | 551.02 |
| 0.04 | 0.03 | 0.09 | 0.15 | 0.31 | 0.13 | 0.41 | 0.45 | 0.66 | 0.94 | 1.10 | 0.43 |
| | | | | | | | | | | | |
| | | | | | | | | | | | |
| 0.02 | 0.05 | 0.11 | 0.10 | 0.38 | 0.79 | 2.47 | 5.65 | 12.97 | 27.73 | 45.83 | 83.07 |
| 0.08 | 0.14 | 0.20 | 0.32 | 1.30 | 1.77 | 4.12 | 8.28 | 15.97 | 26.09 | 39.94 | 73.20 |
| 1.85 | 1.91 | 2.37 | 3.77 | 6.19 | 6.16 | 10.64 | 15.88 | 16.01 | 18.66 | 19.77 | 22.11 |
| 2.77 | 1.89 | 2.64 | 2.98 | 4.38 | 4.65 | 7.93 | 10.87 | 14.07 | 18.25 | 18.97 | 15.03 |
| 0.28 | 0.22 | 0.27 | 0.18 | 0.60 | 0.36 | 0.90 | 1.38 | 1.76 | 2.40 | 3.39 | 6.01 |
| 0.56 | 0.35 | 0.56 | 0.49 | 0.85 | 1.00 | 1.77 | 3.21 | 4.50 | 6.73 | 12.98 | 24.04 |
| 0.40 | 0.31 | 0.42 | 0.39 | 0.54 | 0.67 | 1.34 | 2.41 | 3.53 | 4.86 | 9.79 | 15.88 |
| 1.22 | 1.57 | 2.94 | 4.49 | 9.84 | 12.41 | 23.29 | 44.85 | 69.46 | 100.98 | 157.06 | 318.76 |
| 0.06 | 0.08 | | 0.06 | 0.13 | 0.13 | 0.04 | 0.06 | 0.18 | 0.23 | 0.20 | 0.43 |
| 0.88 | 1.20 | 2.55 | 3.92 | 9.05 | 11.49 | 21.88 | 41.89 | 64.30 | 89.75 | 127.21 | 182.24 |
| 1.02 | 1.71 | 1.61 | 1.56 | 2.08 | 1.31 | 3.32 | 4.33 | 7.59 | 17.90 | 38.74 | 104.75 |
| | 0.05 | 0.05 | 0.09 | 0.05 | 0.18 | 0.65 | 1.51 | 3.57 | 11.58 | 28.16 | 76.63 |
| 2.03 | 2.05 | 2.04 | 2.87 | 3.78 | 3.44 | 6.38 | 12.09 | 22.58 | 42.01 | 88.57 | 250.29 |
| 0.08 | 0.12 | 0.09 | 0.08 | 0.22 | 0.16 | 0.20 | 0.22 | 0.22 | 0.18 | 0.20 | 0.64 |
| | | 0.01 | 0.05 | 0.09 | 0.11 | 0.55 | 1.80 | 3.22 | 5.21 | 8.69 | 11.81 |
| 24.91 | 35.25 | 66.75 | 103.17 | 213.94 | 258.83 | 503.36 | 991.96 | 1664.74 | 2868.23 | 5043.71 | 10616.36 |
| 13.07 | 18.75 | 33.10 | 49.93 | 100.27 | 116.36 | 213.51 | 406.14 | 679.29 | 1226.73 | 2330.59 | 5666.87 |
| 0.32 | 0.40 | 0.70 | 0.92 | 2.12 | 2.52 | 4.52 | 8.66 | 15.08 | 23.17 | 32.35 | 70.62 |
| 0.52 | 0.71 | 1.85 | 2.73 | 6.88 | 9.24 | 20.58 | 46.42 | 88.56 | 179.39 | 360.16 | 909.70 |
| 9.62 | 14.59 | 26.42 | 41.25 | 83.00 | 95.03 | 173.21 | 321.10 | 526.03 | 935.60 | 1776.03 | 4249.51 |
| 7.85 | 11.90 | 20.89 | 32.24 | 62.70 | 70.10 | 126.02 | 219.32 | 343.70 | 588.94 | 1066.30 | 2458.43 |
| 0.24 | 0.40 | 1.06 | 1.40 | 3.13 | 3.87 | 8.62 | 17.13 | 29.06 | 47.39 | 88.27 | 189.11 |

## 11-4-2 续表2

| 疾病名称(ICD-10) | 合计 | 不满1岁 | 1～ | 5～ | 10～ | 15～ | 20～ | 25～ |
|---|---|---|---|---|---|---|---|---|
| 脑血管病计 | 169.27 | 0.35 | 0.04 | 0.17 | 0.34 | 1.79 | 2.06 | 5.22 |
| 内：脑出血 | 82.21 | 0.17 | | 0.10 | 0.26 | 1.56 | 1.74 | 4.59 |
| 脑梗死 | 50.55 | 0.09 | | | | 0.08 | 0.13 | 0.32 |
| 中风（未特指出血或梗死） | 6.84 | | | | | 0.02 | 0.05 | 0.08 |
| 八、呼吸系统疾病小计 | 88.47 | 48.20 | 4.65 | 1.08 | 0.97 | 0.90 | 0.67 | 1.26 |
| 其中：肺炎 | 9.19 | 41.96 | 3.41 | 0.64 | 0.41 | 0.43 | 0.29 | 0.46 |
| 慢性下呼吸道疾病 | 74.00 | | 0.02 | 0.02 | 0.11 | 0.14 | 0.16 | 0.29 |
| 内：慢性支气管肺炎 | 15.35 | | | | | 0.02 | 0.04 | 0.05 |
| 肺气肿 | 5.29 | | | | | 0.04 | 0.01 | 0.03 |
| 尘肺 | 1.11 | | | | | | | 0.03 |
| 九、消化系统疾病小计 | 18.20 | 12.14 | 1.18 | 0.20 | 0.26 | 0.53 | 0.37 | 1.68 |
| 其中：胃和十二指肠溃疡 | 3.24 | 0.09 | | 0.02 | | 0.12 | 0.10 | 0.18 |
| 阑尾炎 | 0.11 | | 0.04 | 0.03 | 0.04 | 0.04 | 0.01 | 0.05 |
| 肠梗阻 | 0.87 | 1.56 | 0.10 | 0.02 | 0.04 | 0.08 | 0.03 | 0.03 |
| 肝疾病 | 8.66 | 0.52 | 0.06 | 0.05 | 0.04 | 0.18 | 0.08 | 0.80 |
| 内：肝硬化 | 7.56 | | 0.02 | 0.02 | 0.02 | 0.10 | 0.05 | 0.67 |
| 十、肌肉骨骼和结缔组织疾病小计 | 1.27 | 0.09 | 0.10 | | 0.11 | 0.21 | 0.17 | 0.29 |
| 其中：系统性红斑狼疮 | 0.07 | 0.09 | | | 0.02 | 0.10 | 0.03 | 0.06 |
| 十一、泌尿生殖系统疾病小计 | 8.39 | 0.87 | 0.21 | 0.22 | 0.41 | 0.47 | 0.72 | 1.50 |
| 其中：肾小球和肾小管间质疾病 | 5.36 | 0.26 | 0.06 | 0.10 | 0.21 | 0.41 | 0.52 | 0.99 |
| 肾衰竭 | 2.18 | 0.26 | 0.14 | 0.12 | 0.15 | 0.06 | 0.18 | 0.45 |
| 前列腺增生 | 0.21 | | | | | | | 0.03 |
| 十二、妊娠、分娩和产褥期并发症小计 | | | | | | | | |
| 其中：直接产科原因计 | | | | | | | | |
| 内：流产 | | | | | | | | |
| 妊娠高血压综合征 | | | | | | | | |
| 产后出血 | | | | | | | | |
| 产褥期感染 | | | | | | | | |
| 间接产科原因计 | | | | | | | | |
| 十三、起源于围生期的情况小计 | 2.61 | 199.47 | 0.48 | | | | | |
| 其中：早产儿和未成熟儿 | 0.71 | 54.18 | 0.04 | | | | | |
| 新生儿产伤和窒息 | 0.54 | 41.44 | 0.04 | | | | | |
| 十四、先天畸形、变形和染色体异常小计 | 2.03 | 84.09 | 5.23 | 1.30 | 1.38 | 1.42 | 0.70 | 1.22 |
| 其中：先天性心脏病 | 1.47 | 58.60 | 4.46 | 1.01 | 1.03 | 1.07 | 0.50 | 0.98 |
| 先天性脑畸形 | 0.08 | 3.12 | 0.25 | 0.12 | 0.15 | 0.06 | 0.04 | 0.03 |
| 十五、诊断不明小计 | 2.72 | 6.42 | 1.14 | 0.19 | 0.32 | 0.41 | 0.45 | 0.96 |
| 十六、其他疾病小计 | 5.15 | 5.63 | 1.01 | 0.22 | 0.60 | 0.49 | 0.21 | 0.70 |
| 十七、损伤和中毒小计 | 72.12 | 30.51 | 25.72 | 15.21 | 20.76 | 32.34 | 32.43 | 58.88 |
| 其中：机动车辆交通事故 | 28.57 | 4.51 | 6.36 | 4.32 | 5.80 | 14.77 | 16.30 | 29.72 |
| 内：行人与机动车发生的交通事故 | 11.94 | 1.30 | 3.51 | 2.49 | 2.79 | 4.84 | 5.17 | 10.60 |
| 机动车与机动车发生的交通事故 | 5.38 | 0.69 | 0.48 | 0.50 | 0.80 | 3.11 | 3.84 | 6.63 |
| 机动车以外的运输事故 | 0.09 | | 0.04 | | 0.04 | 0.06 | 0.03 | 0.06 |
| 意外中毒 | 5.24 | 0.52 | 1.14 | 0.57 | 0.56 | 1.28 | 1.81 | 3.44 |
| 意外跌落 | 12.12 | 1.65 | 2.62 | 1.40 | 1.55 | 2.06 | 2.65 | 5.14 |
| 火灾 | 0.86 | 0.17 | 0.39 | 0.17 | 0.15 | 0.12 | 0.20 | 0.37 |
| 溺水 | 5.46 | 2.25 | 11.72 | 6.70 | 9.84 | 6.46 | 2.94 | 4.27 |
| 意外的机械性窒息 | 1.28 | 15.95 | 0.60 | 0.35 | 0.26 | 0.31 | 0.43 | 0.75 |
| 砸死 | 1.30 | 0.09 | 0.29 | 0.24 | 0.11 | 0.25 | 0.52 | 1.34 |
| 触电 | 1.54 | 0.17 | 0.29 | 0.35 | 0.34 | 0.90 | 1.17 | 2.85 |
| 自杀 | 9.58 | | | 0.03 | 1.10 | 3.44 | 3.63 | 5.70 |
| 被杀 | 0.75 | 0.26 | 0.19 | 0.24 | 0.26 | 0.82 | 0.84 | 1.30 |

## 11-4-2 续表3

| 30～ | 35～ | 40～ | 45～ | 50～ | 55～ | 60～ | 65～ | 70～ | 75～ | 80～ | 85岁及以上 |
|---|---|---|---|---|---|---|---|---|---|---|---|
| 11.16 | 15.36 | 31.68 | 50.52 | 108.27 | 135.95 | 276.71 | 560.25 | 943.51 | 1572.57 | 2587.91 | 4689.98 |
| 9.17 | 12.49 | 24.67 | 37.29 | 73.31 | 85.02 | 159.35 | 289.44 | 444.52 | 666.76 | 1017.17 | 1785.71 |
| 1.04 | 1.41 | 3.55 | 7.63 | 20.50 | 30.34 | 69.30 | 162.25 | 297.17 | 517.85 | 902.94 | 1659.49 |
| 0.26 | 0.32 | 0.63 | 0.90 | 2.44 | 3.51 | 8.27 | 20.34 | 36.17 | 71.50 | 121.72 | 269.18 |
| 2.21 | 3.43 | 6.04 | 10.22 | 23.94 | 34.55 | 86.25 | 208.12 | 454.31 | 886.39 | 1763.85 | 3992.78 |
| 0.58 | 1.17 | 1.14 | 1.61 | 3.18 | 3.64 | 7.72 | 15.01 | 32.06 | 66.52 | 168.45 | 485.55 |
| 0.86 | 1.32 | 3.31 | 6.29 | 16.45 | 27.08 | 71.58 | 179.93 | 402.31 | 785.76 | 1527.20 | 3274.98 |
| 0.18 | 0.29 | 0.58 | 1.12 | 2.99 | 4.90 | 12.18 | 34.48 | 82.92 | 155.28 | 323.41 | 762.24 |
| 0.04 | 0.14 | 0.41 | 0.63 | 1.12 | 2.52 | 6.36 | 13.50 | 31.40 | 56.75 | 101.75 | 204.57 |
| 0.06 | 0.28 | 0.66 | 0.99 | 2.06 | 1.79 | 3.02 | 4.11 | 4.01 | 6.20 | 8.19 | 9.87 |
| 3.98 | 7.29 | 11.05 | 15.54 | 25.80 | 22.39 | 36.35 | 53.83 | 72.51 | 110.64 | 165.75 | 307.81 |
| 0.46 | 0.72 | 1.01 | 1.45 | 2.57 | 3.05 | 5.95 | 9.82 | 15.22 | 27.50 | 45.73 | 80.71 |
| 0.04 | 0.06 | 0.03 | 0.05 | 0.09 | 0.10 | 0.16 | 0.29 | 0.44 | 0.94 | 1.40 | 1.93 |
| 0.02 | 0.14 | 0.15 | 0.32 | 0.42 | 0.36 | 1.12 | 2.34 | 4.54 | 7.49 | 16.28 | 26.62 |
| 2.53 | 5.14 | 7.96 | 11.21 | 17.88 | 14.03 | 20.95 | 25.76 | 28.62 | 36.68 | 35.05 | 51.52 |
| 2.13 | 4.52 | 7.03 | 10.14 | 16.09 | 12.72 | 18.24 | 22.17 | 24.61 | 31.24 | 27.96 | 41.86 |
| 0.16 | 0.20 | 0.56 | 0.56 | 1.00 | 1.08 | 2.04 | 4.11 | 6.79 | 9.42 | 15.18 | 30.48 |
| 0.04 | 0.08 | 0.05 | 0.06 | 0.09 | 0.05 | 0.08 | 0.16 | 0.26 | 0.47 | 0.10 | 0.21 |
| 2.77 | 2.57 | 3.94 | 4.94 | 8.05 | 8.80 | 15.99 | 26.37 | 40.18 | 58.51 | 91.16 | 165.50 |
| 1.83 | 1.58 | 2.85 | 3.39 | 5.19 | 5.85 | 11.02 | 18.06 | 25.71 | 36.92 | 55.22 | 83.50 |
| 0.82 | 0.91 | 0.98 | 1.44 | 2.52 | 2.59 | 4.16 | 6.29 | 11.42 | 14.16 | 20.87 | 33.92 |
| 0.04 | 0.02 | 0.05 | 0.03 | 0.05 | 0.05 | 0.08 | 0.45 | 0.66 | 1.40 | 4.29 | 15.46 |
| | | | | | | | | | | | |
| | | | | | | | | | | | |
| 0.82 | 0.66 | 0.41 | 0.41 | 0.38 | 0.46 | 0.26 | 0.19 | 0.13 | 0.29 | 0.30 | 0.64 |
| 0.62 | 0.51 | 0.32 | 0.27 | 0.20 | 0.26 | 0.16 | 0.06 | 0.04 | 0.12 | | 0.21 |
| 0.04 | | | 0.02 | | 0.02 | | | | | | |
| 0.92 | 1.35 | 1.36 | 1.70 | 2.53 | 1.85 | 3.48 | 5.20 | 6.44 | 11.53 | 29.86 | 113.77 |
| 0.72 | 0.78 | 0.79 | 1.15 | 1.38 | 1.52 | 2.49 | 4.75 | 6.97 | 20.01 | 61.81 | 542.22 |
| 63.66 | 55.70 | 69.80 | 75.59 | 101.57 | 83.58 | 109.90 | 140.41 | 159.43 | 211.56 | 325.11 | 621.64 |
| 32.68 | 26.34 | 32.01 | 33.70 | 44.93 | 34.55 | 47.31 | 55.88 | 55.48 | 58.45 | 60.51 | 62.68 |
| 12.39 | 9.38 | 12.49 | 12.28 | 17.41 | 14.74 | 21.76 | 26.30 | 29.20 | 33.47 | 37.64 | 40.57 |
| 6.91 | 5.66 | 6.16 | 7.01 | 9.83 | 7.15 | 8.21 | 9.21 | 7.28 | 5.62 | 5.39 | 4.51 |
| 0.14 | 0.11 | 0.11 | 0.16 | 0.16 | 0.11 | 0.14 | 0.06 | 0.04 | 0.12 | | |
| 5.22 | 5.40 | 6.27 | 6.08 | 8.98 | 6.77 | 8.74 | 10.14 | 11.73 | 15.15 | 18.77 | 23.83 |
| 6.20 | 6.09 | 8.93 | 10.91 | 15.15 | 13.19 | 17.95 | 23.29 | 31.14 | 54.12 | 112.43 | 314.47 |
| 0.38 | 0.23 | 0.42 | 0.75 | 0.72 | 0.72 | 1.00 | 1.76 | 3.22 | 4.56 | 10.28 | 23.83 |
| 3.47 | 2.51 | 3.35 | 3.01 | 3.96 | 4.39 | 4.89 | 7.83 | 9.31 | 12.46 | 18.77 | 28.98 |
| 0.98 | 0.92 | 1.42 | 1.62 | 1.94 | 1.00 | 1.55 | 1.57 | 2.25 | 1.93 | 3.10 | 5.37 |
| 1.30 | 1.43 | 2.22 | 2.27 | 2.91 | 1.84 | 1.59 | 1.76 | 0.93 | 0.82 | 1.00 | 1.07 |
| 2.55 | 2.09 | 2.13 | 2.01 | 2.46 | 1.38 | 1.61 | 1.41 | 0.79 | 0.88 | 1.00 | 1.50 |
| 5.28 | 5.24 | 6.91 | 8.93 | 12.63 | 13.11 | 16.63 | 26.14 | 32.95 | 46.40 | 66.90 | 81.78 |
| 1.24 | 1.08 | 0.66 | 0.80 | 0.87 | 0.62 | 0.84 | 0.77 | 0.93 | 0.59 | 0.80 | 0.21 |

## 11-4-3　2015年农村居民年龄别疾病别死亡率(1/10万)(女)

| 疾病名称(ICD-10) | 合计 | 不满1岁 | 1～ | 5～ | 10～ | 15～ | 20～ | 25～ |
|---|---|---|---|---|---|---|---|---|
| 总计 | 562.48 | 339.09 | 39.08 | 16.08 | 18.16 | 21.43 | 19.57 | 38.15 |
| 一、传染病和寄生虫病小计 | 4.84 | 9.06 | 1.83 | 0.65 | 0.33 | 0.61 | 0.58 | 1.00 |
| 其中：传染病计 | 4.78 | 9.06 | 1.80 | 0.65 | 0.33 | 0.61 | 0.58 | 0.97 |
| 内：痢疾 | 0.00 |  | 0.05 |  |  |  |  |  |
| 肠道其他细菌性传染病 | 0.16 | 1.44 | 0.13 | 0.11 | 0.05 |  | 0.01 | 0.03 |
| 呼吸道结核 | 1.18 | 0.31 |  |  | 0.03 | 0.24 | 0.17 | 0.33 |
| 破伤风 | 0.02 | 0.21 |  | 0.02 |  |  |  |  |
| 脑膜炎球菌感染 | 0.14 | 0.51 | 0.30 | 0.09 | 0.08 | 0.09 | 0.07 | 0.03 |
| 败血症 | 0.48 | 4.74 | 0.43 | 0.07 | 0.05 |  | 0.05 | 0.10 |
| 性传播疾病 | 0.02 | 0.10 |  | 0.02 |  |  | 0.01 | 0.02 |
| 狂犬病 | 0.05 |  |  | 0.06 |  | 0.02 |  | 0.02 |
| 流行性乙型脑炎 | 0.00 |  |  |  |  |  |  |  |
| 病毒性肝炎 | 2.06 | 0.10 | 0.03 | 0.07 | 0.03 | 0.07 | 0.07 | 0.15 |
| 艾滋病 | 0.18 | 0.10 | 0.05 |  | 0.05 | 0.04 | 0.09 | 0.10 |
| 寄生虫病计 | 0.05 |  | 0.03 |  |  |  |  | 0.03 |
| 内：血吸虫病 | 0.04 |  |  |  |  |  |  |  |
| 二、肿瘤小计 | 109.23 | 4.94 | 4.05 | 2.52 | 3.92 | 4.01 | 3.23 | 8.63 |
| 其中：恶性肿瘤计 | 108.20 | 4.63 | 3.75 | 2.37 | 3.89 | 3.94 | 3.16 | 8.35 |
| 内：鼻咽癌 | 0.82 |  |  |  | 0.05 | 0.02 | 0.05 | 0.05 |
| 食管癌 | 7.28 |  |  |  |  |  | 0.01 | 0.05 |
| 胃癌 | 13.77 |  |  |  | 0.03 | 0.02 | 0.16 | 0.64 |
| 结肠、直肠和肛门癌 | 7.28 |  |  |  | 0.03 | 0.09 | 0.16 | 0.41 |
| 内：结肠癌 | 2.58 |  |  |  | 0.03 | 0.04 | 0.07 | 0.10 |
| 直肠癌 | 4.35 |  |  |  |  | 0.04 | 0.09 | 0.28 |
| 肝癌 | 14.26 |  |  | 0.06 | 0.10 | 0.07 | 0.26 | 0.72 |
| 胆囊癌 | 0.91 |  |  |  |  |  |  | 0.02 |
| 胰腺癌 | 3.34 |  |  | 0.02 | 0.03 |  | 0.01 | 0.13 |
| 肺癌 | 26.40 |  |  | 0.04 | 0.08 | 0.09 | 0.17 | 0.72 |
| 乳腺癌 | 6.48 |  |  |  |  | 0.02 | 0.05 | 0.71 |
| 宫颈癌 | 5.38 |  |  |  |  |  | 0.09 | 0.46 |
| 卵巢癌 | 1.64 |  |  |  | 0.05 | 0.09 | 0.05 | 0.20 |
| 前列腺癌 |  |  |  |  |  |  |  |  |
| 膀胱癌 | 0.69 |  |  |  |  | 0.02 |  | 0.02 |
| 脑及神经系统恶性肿瘤 | 3.22 | 1.03 | 1.05 | 0.72 | 0.71 | 0.72 | 0.33 | 0.74 |
| 白血病 | 3.12 | 3.19 | 1.95 | 1.00 | 1.57 | 1.80 | 1.19 | 1.69 |
| 良性肿瘤计 | 0.49 |  | 0.15 | 0.04 | 0.03 | 0.02 | 0.05 | 0.13 |
| 三、血液、造血器官及免疫疾病小计 | 1.13 | 2.57 | 0.80 | 0.22 | 0.30 | 0.28 | 0.17 | 0.33 |
| 其中：贫血 | 0.80 | 1.13 | 0.60 | 0.15 | 0.20 | 0.22 | 0.11 | 0.20 |
| 四、内分泌、营养和代谢疾病小计 | 16.11 | 4.12 | 0.28 | 0.11 | 0.20 | 0.15 | 0.34 | 0.44 |
| 其中：甲状腺疾患 | 0.10 | 0.10 |  |  |  | 0.04 | 0.05 | 0.10 |
| 糖尿病 | 13.56 | 0.10 | 0.03 | 0.04 | 0.13 | 0.04 | 0.21 | 0.31 |
| 五、精神和行为障碍小计 | 3.01 |  |  | 0.07 | 0.05 | 0.24 | 0.09 | 0.34 |
| 其中：痴呆 | 1.75 |  |  |  |  |  | 0.01 |  |
| 六、神经系统疾病小计 | 6.37 | 5.46 | 2.15 | 1.22 | 1.26 | 1.07 | 0.87 | 1.16 |
| 其中：脑膜炎 | 0.09 | 1.34 | 0.30 | 0.07 | 0.05 | 0.07 | 0.01 | 0.05 |
| 帕金森病 | 0.42 |  |  |  |  |  |  |  |
| 七、循环系统疾病小计 | 285.69 | 4.22 | 0.85 | 0.48 | 0.78 | 1.56 | 2.33 | 5.23 |
| 其中：心脏病计 | 141.22 | 4.02 | 0.75 | 0.28 | 0.51 | 0.75 | 1.58 | 3.03 |
| 内：慢性风湿性心脏病 | 3.96 |  |  |  |  | 0.09 | 0.09 | 0.26 |
| 高血压性心脏病 | 20.29 | 0.10 | 0.08 |  |  |  | 0.11 | 0.11 |
| 冠心病 | 106.79 |  |  |  | 0.03 | 0.28 | 0.84 | 1.82 |
| 内：急性心肌梗死 | 64.75 |  |  |  | 0.03 | 0.18 | 0.65 | 1.44 |
| 其他高血压病 | 4.88 |  |  |  |  | 0.07 | 0.03 | 0.05 |

## 11-4-3 续表1

| 30～ | 35～ | 40～ | 45～ | 50～ | 55～ | 60～ | 65～ | 70～ | 75～ | 80～ | 85岁及以上 |
|---|---|---|---|---|---|---|---|---|---|---|---|
| 52.08 | 59.62 | 95.78 | 140.30 | 311.47 | 336.29 | 693.03 | 1360.54 | 2340.54 | 3852.60 | 6941.25 | 16185.80 |
| 1.52 | 1.47 | 1.94 | 2.10 | 4.62 | 5.07 | 8.65 | 15.09 | 21.17 | 28.57 | 34.35 | 58.73 |
| 1.52 | 1.46 | 1.91 | 2.10 | 4.62 | 5.01 | 8.65 | 14.74 | 20.81 | 28.24 | 33.79 | 58.20 |
|  |  |  |  |  |  |  |  |  | 0.05 |  |  |
| 0.04 | 0.03 |  | 0.06 | 0.08 | 0.10 | 0.19 | 0.23 | 0.86 | 0.81 | 0.88 | 3.67 |
| 0.42 | 0.44 | 0.48 | 0.48 | 1.02 | 1.16 | 2.28 | 4.14 | 6.28 | 7.61 | 9.05 | 10.75 |
|  |  |  |  | 0.02 | 0.03 | 0.02 | 0.10 | 0.14 | 0.05 | 0.08 | 0.26 |
| 0.06 |  | 0.10 | 0.03 | 0.08 | 0.08 | 0.13 | 0.29 | 0.18 | 0.54 | 1.12 | 2.62 |
| 0.08 | 0.14 | 0.06 | 0.15 | 0.19 | 0.27 | 0.42 | 1.11 | 1.31 | 2.59 | 4.00 | 12.19 |
| 0.02 | 0.02 |  | 0.01 | 0.04 |  | 0.02 |  | 0.09 |  | 0.08 |  |
|  |  | 0.03 | 0.03 | 0.06 | 0.08 | 0.19 | 0.13 | 0.14 | 0.16 | 0.24 |  |
|  |  |  |  |  |  |  |  |  |  |  | 0.26 |
| 0.30 | 0.35 | 0.83 | 0.92 | 2.36 | 2.68 | 4.53 | 7.01 | 9.98 | 13.61 | 16.02 | 21.76 |
| 0.40 | 0.33 | 0.28 | 0.18 | 0.26 | 0.17 | 0.34 | 0.23 | 0.18 | 0.32 |  | 0.26 |
|  | 0.02 | 0.03 |  |  | 0.07 |  | 0.36 | 0.36 | 0.32 | 0.56 | 0.52 |
|  |  |  |  |  | 0.05 |  | 0.23 | 0.32 | 0.32 | 0.56 | 0.39 |
| 15.47 | 21.13 | 39.24 | 58.56 | 127.33 | 131.26 | 241.88 | 403.81 | 546.22 | 690.79 | 857.78 | 1009.24 |
| 15.19 | 20.91 | 38.73 | 57.92 | 125.97 | 129.97 | 239.51 | 400.45 | 541.75 | 685.49 | 850.01 | 1002.42 |
| 0.30 | 0.36 | 0.55 | 0.81 | 1.06 | 1.46 | 1.86 | 2.67 | 3.25 | 3.51 | 3.76 | 5.24 |
| 0.08 | 0.13 | 0.43 | 0.98 | 2.89 | 4.64 | 12.07 | 30.52 | 46.82 | 65.13 | 87.68 | 108.54 |
| 1.34 | 1.92 | 2.83 | 4.99 | 11.03 | 12.63 | 26.71 | 50.17 | 77.29 | 104.01 | 144.46 | 171.72 |
| 0.98 | 1.43 | 2.65 | 3.35 | 6.77 | 7.40 | 14.16 | 24.22 | 36.12 | 54.60 | 69.99 | 85.47 |
| 0.46 | 0.46 | 0.93 | 1.04 | 2.50 | 2.51 | 4.80 | 8.02 | 12.91 | 19.93 | 25.46 | 32.77 |
| 0.48 | 0.92 | 1.57 | 2.13 | 4.05 | 4.56 | 8.57 | 14.80 | 21.58 | 31.38 | 42.52 | 48.76 |
| 1.58 | 2.19 | 4.76 | 7.06 | 16.23 | 18.85 | 35.28 | 57.15 | 74.81 | 87.44 | 103.86 | 122.83 |
| 0.04 | 0.13 | 0.14 | 0.38 | 0.59 | 0.83 | 2.18 | 3.75 | 5.10 | 6.64 | 8.49 | 11.27 |
| 0.20 | 0.19 | 0.66 | 1.16 | 2.72 | 4.19 | 8.00 | 13.30 | 21.67 | 22.84 | 30.19 | 27.66 |
| 1.56 | 2.17 | 6.00 | 10.18 | 26.28 | 30.06 | 59.67 | 104.95 | 145.64 | 189.72 | 229.50 | 277.38 |
| 2.20 | 3.42 | 6.45 | 8.57 | 16.53 | 12.83 | 16.13 | 15.91 | 15.21 | 15.34 | 18.42 | 21.37 |
| 1.52 | 1.89 | 4.09 | 6.40 | 11.41 | 9.00 | 12.74 | 17.34 | 19.01 | 20.58 | 20.82 | 20.06 |
| 0.24 | 0.55 | 1.15 | 1.44 | 3.95 | 2.66 | 4.27 | 6.78 | 6.14 | 5.67 | 5.12 | 4.98 |
|  |  |  |  |  |  |  |  |  |  |  |  |
| 0.06 | 0.03 | 0.09 | 0.11 | 0.25 | 0.37 | 1.09 | 2.54 | 3.57 | 6.21 | 9.05 | 12.45 |
| 1.16 | 1.35 | 1.64 | 2.17 | 4.81 | 4.28 | 7.42 | 12.36 | 12.55 | 12.96 | 16.42 | 14.16 |
| 1.68 | 1.87 | 1.95 | 2.30 | 4.24 | 3.46 | 6.81 | 8.02 | 11.11 | 11.23 | 7.85 | 7.73 |
| 0.16 | 0.08 | 0.23 | 0.36 | 0.59 | 0.62 | 1.13 | 1.73 | 2.17 | 2.27 | 3.52 | 3.41 |
| 0.26 | 0.19 | 0.34 | 0.37 | 0.79 | 0.80 | 1.74 | 2.61 | 4.11 | 5.89 | 10.57 | 23.07 |
| 0.10 | 0.10 | 0.28 | 0.24 | 0.53 | 0.67 | 1.32 | 1.83 | 3.52 | 4.70 | 8.17 | 12.98 |
| 0.86 | 0.89 | 1.72 | 3.10 | 7.93 | 10.91 | 27.40 | 59.73 | 91.56 | 123.13 | 175.29 | 323.65 |
| 0.08 | 0.06 | 0.04 | 0.08 | 0.13 | 0.22 | 0.19 | 0.26 | 0.18 | 0.27 | 0.64 | 0.66 |
| 0.64 | 0.67 | 1.52 | 2.76 | 7.51 | 10.13 | 26.36 | 56.96 | 87.36 | 112.98 | 145.50 | 168.45 |
| 0.50 | 0.43 | 0.63 | 0.55 | 1.00 | 1.01 | 2.03 | 4.01 | 7.45 | 17.88 | 45.64 | 129.78 |
| 0.02 |  |  | 0.01 | 0.04 | 0.08 | 0.36 | 1.56 | 3.84 | 10.86 | 31.39 | 98.45 |
| 1.36 | 1.08 | 1.16 | 1.36 | 1.85 | 2.10 | 4.46 | 8.22 | 15.62 | 34.62 | 73.03 | 273.45 |
| 0.04 | 0.02 | 0.05 | 0.02 | 0.06 | 0.02 | 0.19 | 0.20 | 0.09 | 0.16 | 0.08 | 0.66 |
|  |  |  | 0.04 | 0.06 | 0.13 | 0.63 | 1.40 | 2.35 | 5.08 | 5.53 | 6.95 |
| 8.30 | 11.91 | 22.43 | 40.13 | 104.20 | 124.41 | 288.70 | 639.22 | 1217.58 | 2151.85 | 4106.79 | 9613.77 |
| 4.95 | 6.26 | 10.80 | 17.97 | 43.60 | 53.46 | 128.47 | 283.28 | 546.85 | 992.57 | 2019.68 | 5443.77 |
| 0.32 | 0.51 | 0.88 | 1.33 | 2.95 | 3.36 | 7.14 | 12.39 | 17.79 | 25.87 | 44.04 | 83.11 |
| 0.28 | 0.30 | 0.65 | 1.46 | 4.35 | 5.49 | 12.36 | 33.32 | 70.61 | 146.46 | 322.63 | 876.58 |
| 3.25 | 4.31 | 7.97 | 13.42 | 32.50 | 40.27 | 99.68 | 217.81 | 421.62 | 754.24 | 1525.21 | 4091.61 |
| 2.77 | 3.25 | 6.22 | 9.87 | 23.70 | 28.58 | 68.68 | 146.55 | 266.00 | 449.70 | 883.40 | 2317.87 |
| 0.12 | 0.16 | 0.31 | 0.65 | 1.91 | 2.21 | 4.73 | 11.61 | 22.75 | 40.18 | 67.50 | 153.11 |

## 11-4-3　续表2

| 疾病名称(ICD-10) | 合计 | 不满1岁 | 1～ | 5～ | 10～ | 15～ | 20～ | 25～ |
|---|---|---|---|---|---|---|---|---|
| 脑血管病计 | 137.43 | 0.10 | 0.03 | 0.19 | 0.25 | 0.68 | 0.67 | 2.00 |
| 内：脑出血 | 61.94 | | | 0.11 | 0.18 | 0.55 | 0.49 | 1.67 |
| 脑梗死 | 43.30 | | | | | 0.02 | 0.12 | 0.13 |
| 中风（未特指出血或梗死） | 6.50 | | | | | | 0.03 | 0.05 |
| 八、呼吸系统疾病小计 | 71.13 | 40.67 | 4.28 | 0.68 | 0.73 | 0.53 | 0.43 | 0.92 |
| 其中：肺炎 | 8.60 | 36.14 | 2.95 | 0.52 | 0.38 | 0.24 | 0.14 | 0.28 |
| 慢性下呼吸道疾病 | 59.17 | | 0.03 | | | 0.15 | 0.11 | 0.33 |
| 内：慢性支气管肺炎 | 12.83 | | | | | 0.02 | 0.03 | |
| 肺气肿 | 3.93 | | | | | 0.02 | | 0.07 |
| 尘肺 | 0.05 | | | | | | | 0.02 |
| 九、消化系统疾病小计 | 9.98 | 9.16 | 1.00 | 0.17 | 0.25 | 0.44 | 0.28 | 0.66 |
| 其中：胃和十二指肠溃疡 | 2.10 | 0.10 | | 0.02 | | 0.11 | 0.05 | 0.11 |
| 阑尾炎 | 0.11 | | 0.08 | | 0.03 | 0.02 | | 0.03 |
| 肠梗阻 | 0.71 | 1.34 | 0.20 | 0.02 | 0.05 | 0.09 | 0.03 | 0.02 |
| 肝疾病 | 2.86 | 0.21 | 0.05 | 0.02 | 0.05 | 0.04 | 0.08 | 0.33 |
| 内：肝硬化 | 2.29 | 0.10 | | 0.02 | | 0.04 | 0.04 | 0.11 |
| 十、肌肉骨骼和结缔组织疾病小计 | 1.83 | 0.21 | 0.03 | 0.19 | 0.30 | 0.33 | 0.47 | 0.62 |
| 其中：系统性红斑狼疮 | 0.39 | | | 0.11 | 0.18 | 0.26 | 0.42 | 0.56 |
| 十一、泌尿生殖系统疾病小计 | 5.96 | 0.31 | 0.13 | 0.19 | 0.51 | 0.57 | 0.53 | 0.95 |
| 其中：肾小球和肾小管间质疾病 | 4.03 | 0.10 | 0.05 | 0.13 | 0.33 | 0.35 | 0.29 | 0.59 |
| 肾衰竭 | 1.59 | 0.10 | 0.08 | 0.04 | 0.18 | 0.22 | 0.20 | 0.34 |
| 前列腺增生 | | | | | | | | |
| 十二、妊娠、分娩和产褥期并发症小计 | 0.21 | | | | | 0.11 | 0.54 | 0.80 |
| 其中：直接产科原因计 | 0.20 | | | | | 0.11 | 0.51 | 0.77 |
| 内：流产 | 0.02 | | | | | 0.02 | 0.09 | 0.05 |
| 妊娠高血压综合征 | 0.03 | | | | | | 0.11 | 0.10 |
| 产后出血 | 0.06 | | | | | 0.02 | 0.14 | 0.21 |
| 产褥期感染 | 0.06 | | | | | 0.04 | 0.11 | 0.20 |
| 间接产科原因计 | 0.01 | | | | | | 0.03 | 0.03 |
| 十三、起源于围生期的情况小计 | 1.75 | 152.61 | 0.48 | | | | | |
| 其中：早产儿和未成熟儿 | 0.52 | 45.31 | 0.05 | | | | | |
| 新生儿产伤和窒息 | 0.35 | 30.79 | | | | | | |
| 十四、先天畸形、变形和染色体异常小计 | 1.53 | 68.79 | 4.83 | 1.15 | 1.34 | 1.05 | 0.62 | 0.87 |
| 其中：先天性心脏病 | 1.15 | 47.88 | 3.95 | 0.98 | 1.16 | 0.92 | 0.55 | 0.72 |
| 先天性脑畸形 | 0.07 | 3.09 | 0.40 | 0.09 | 0.08 | 0.02 | 0.01 | 0.03 |
| 十五、诊断不明小计 | 2.10 | 4.84 | 1.13 | 0.13 | 0.20 | 0.15 | 0.17 | 0.25 |
| 十六、其他疾病小计 | 7.22 | 4.12 | 0.65 | 0.19 | 0.18 | 0.13 | 0.09 | 0.33 |
| 十七、损伤和中毒小计 | 34.17 | 27.08 | 16.44 | 8.05 | 7.54 | 10.17 | 8.78 | 15.55 |
| 其中：机动车辆交通事故 | 9.62 | 2.78 | 5.60 | 2.79 | 2.38 | 4.05 | 3.92 | 6.56 |
| 内：行人与机动车发生的交通事故 | 4.83 | 0.93 | 3.10 | 1.44 | 1.29 | 1.93 | 1.67 | 2.69 |
| 机动车与机动车发生的交通事故 | 1.43 | 0.62 | 0.73 | 0.26 | 0.28 | 0.61 | 0.75 | 1.46 |
| 机动车以外的运输事故 | 0.02 | | 0.03 | 0.04 | | | | |
| 意外中毒 | 2.17 | 1.24 | 0.70 | 0.37 | 0.58 | 0.92 | 0.72 | 1.41 |
| 意外跌落 | 7.86 | 1.65 | 1.48 | 0.68 | 0.68 | 0.48 | 0.47 | 0.80 |
| 火灾 | 0.41 | 0.31 | 0.13 | 0.13 | 0.10 | 0.09 | 0.07 | 0.15 |
| 溺水 | 2.89 | 1.24 | 6.08 | 2.87 | 2.40 | 1.67 | 0.55 | 1.23 |
| 意外的机械性窒息 | 0.47 | 12.97 | 0.58 | 0.22 | 0.15 | 0.07 | 0.09 | 0.13 |
| 砸死 | 0.17 | | 0.13 | 0.11 | 0.03 | | 0.03 | 0.03 |
| 触电 | 0.17 | 0.10 | 0.13 | 0.11 | 0.08 | | 0.08 | 0.10 |
| 自杀 | 7.16 | | | 0.02 | 0.63 | 2.10 | 2.12 | 3.53 |
| 被杀 | 0.40 | 0.72 | 0.13 | 0.07 | 0.13 | 0.31 | 0.34 | 0.62 |

## 11-4-3 续表3

| 30～ | 35～ | 40～ | 45～ | 50～ | 55～ | 60～ | 65～ | 70～ | 75～ | 80～ | 85岁及以上 |
|---|---|---|---|---|---|---|---|---|---|---|---|
| 3.13 | 5.27 | 10.89 | 20.86 | 57.60 | 67.19 | 152.79 | 338.15 | 638.81 | 1102.69 | 1992.30 | 3963.27 |
| 2.61 | 4.02 | 8.35 | 15.51 | 40.69 | 43.48 | 89.88 | 174.62 | 303.42 | 465.58 | 770.89 | 1461.62 |
| 0.24 | 0.63 | 1.35 | 2.96 | 9.38 | 13.42 | 36.64 | 96.86 | 195.12 | 368.80 | 701.87 | 1409.71 |
| 0.06 | 0.13 | 0.21 | 0.42 | 1.40 | 1.76 | 4.44 | 12.16 | 24.47 | 47.69 | 106.58 | 260.08 |
| 1.06 | 1.39 | 2.54 | 4.31 | 10.67 | 16.48 | 41.06 | 105.01 | 252.64 | 520.02 | 1136.84 | 3064.15 |
| 0.34 | 0.16 | 0.43 | 0.61 | 1.17 | 1.43 | 3.41 | 7.79 | 18.92 | 42.07 | 118.35 | 456.31 |
| 0.52 | 1.01 | 1.77 | 3.19 | 8.51 | 13.96 | 35.16 | 93.27 | 223.56 | 460.29 | 975.49 | 2452.89 |
| 0.06 | 0.21 | 0.31 | 0.63 | 1.76 | 2.64 | 7.00 | 18.03 | 45.87 | 93.65 | 210.44 | 574.68 |
| 0.06 | 0.14 | 0.14 | 0.31 | 0.66 | 1.25 | 2.89 | 6.32 | 15.89 | 30.84 | 61.10 | 155.86 |
| 0.02 |  | 0.03 | 0.07 | 0.06 | 0.07 | 0.08 | 0.13 | 0.18 | 0.32 | 0.40 | 0.39 |
| 1.00 | 1.35 | 2.18 | 3.04 | 6.72 | 6.45 | 12.57 | 25.63 | 44.74 | 72.37 | 118.11 | 238.18 |
| 0.20 | 0.16 | 0.31 | 0.30 | 1.00 | 0.90 | 2.01 | 5.02 | 8.76 | 17.98 | 29.87 | 59.38 |
| 0.08 | 0.08 | 0.13 | 0.08 | 0.04 | 0.03 | 0.04 | 0.10 | 0.50 | 0.86 | 0.96 | 2.10 |
| 0.04 | 0.03 | 0.13 | 0.09 | 0.26 | 0.25 | 0.42 | 1.47 | 2.80 | 5.13 | 11.53 | 20.58 |
| 0.30 | 0.57 | 1.06 | 1.56 | 3.61 | 3.16 | 5.95 | 10.07 | 16.07 | 17.88 | 21.30 | 28.18 |
| 0.24 | 0.40 | 0.84 | 1.25 | 2.97 | 2.55 | 4.99 | 8.48 | 12.91 | 14.26 | 16.50 | 22.15 |
| 0.60 | 0.63 | 0.65 | 0.80 | 1.66 | 1.20 | 2.72 | 3.88 | 6.77 | 8.86 | 18.42 | 40.90 |
| 0.58 | 0.52 | 0.37 | 0.44 | 0.70 | 0.28 | 0.44 | 0.65 | 0.68 | 0.32 | 0.08 |  |
| 1.36 | 1.41 | 2.18 | 3.08 | 6.26 | 5.49 | 11.27 | 18.91 | 27.67 | 38.34 | 50.77 | 80.36 |
| 0.96 | 0.84 | 1.43 | 2.18 | 4.05 | 3.71 | 7.54 | 13.33 | 19.37 | 26.79 | 33.31 | 52.96 |
| 0.34 | 0.41 | 0.62 | 0.69 | 1.80 | 1.43 | 3.12 | 4.76 | 7.04 | 9.45 | 14.17 | 21.89 |
|  |  |  |  |  |  |  |  |  |  |  |  |
| 0.66 | 0.55 | 0.18 | 0.02 |  |  |  |  |  |  |  |  |
| 0.64 | 0.55 | 0.18 | 0.02 |  |  |  |  |  |  |  |  |
| 0.06 | 0.03 | 0.04 |  |  |  |  |  |  |  |  |  |
| 0.06 | 0.08 | 0.03 |  |  |  |  |  |  |  |  |  |
| 0.18 | 0.21 | 0.01 | 0.01 |  |  |  |  |  |  |  |  |
| 0.22 | 0.14 | 0.09 |  |  |  |  |  |  |  |  |  |
| 0.02 |  |  |  |  |  |  |  |  |  |  |  |
|  |  |  |  |  |  |  |  |  |  |  |  |
|  |  |  |  |  |  |  |  |  |  |  |  |
|  |  |  |  |  |  |  |  |  |  |  |  |
| 0.68 | 0.43 | 0.40 | 0.28 | 0.40 | 0.20 | 0.19 | 0.26 | 0.23 | 0.27 | 0.24 | 0.52 |
| 0.56 | 0.33 | 0.31 | 0.18 | 0.28 | 0.17 | 0.15 | 0.16 | 0.14 | 0.05 | 0.08 | 0.39 |
| 0.04 | 0.02 |  | 0.02 |  |  |  |  |  |  |  |  |
| 0.24 | 0.22 | 0.36 | 0.38 | 0.78 | 0.67 | 0.90 | 1.99 | 3.97 | 6.86 | 21.62 | 117.58 |
| 0.26 | 0.27 | 0.34 | 0.27 | 0.83 | 0.62 | 1.17 | 3.19 | 5.78 | 16.69 | 60.54 | 599.07 |
| 17.86 | 16.24 | 19.47 | 21.87 | 36.36 | 29.46 | 48.17 | 68.56 | 94.81 | 135.77 | 229.42 | 606.41 |
| 7.98 | 6.76 | 8.19 | 9.12 | 14.51 | 11.58 | 18.31 | 23.15 | 24.74 | 25.22 | 23.94 | 31.20 |
| 3.25 | 3.01 | 3.39 | 3.98 | 6.19 | 5.24 | 9.99 | 12.81 | 15.76 | 16.69 | 15.69 | 21.89 |
| 1.60 | 1.31 | 1.43 | 1.71 | 2.38 | 1.90 | 2.64 | 2.58 | 2.12 | 2.21 | 1.52 | 2.10 |
|  | 0.02 | 0.05 |  | 0.02 | 0.05 |  | 0.07 |  |  |  |  |
| 1.74 | 1.35 | 1.21 | 1.70 | 2.44 | 2.30 | 2.97 | 5.61 | 7.36 | 9.29 | 14.01 | 11.27 |
| 0.86 | 1.19 | 1.69 | 1.94 | 3.35 | 2.81 | 5.49 | 9.55 | 19.23 | 40.07 | 100.34 | 360.49 |
| 0.16 | 0.21 | 0.09 | 0.12 | 0.23 | 0.18 | 0.29 | 0.91 | 1.13 | 2.54 | 4.40 | 10.75 |
| 0.78 | 1.12 | 1.30 | 1.44 | 2.31 | 1.80 | 3.65 | 5.87 | 7.81 | 12.10 | 17.86 | 30.81 |
| 0.20 | 0.14 | 0.18 | 0.18 | 0.47 | 0.23 | 0.52 | 0.42 | 0.86 | 1.30 | 2.16 | 3.41 |
| 0.22 | 0.19 | 0.18 | 0.31 | 0.34 | 0.17 | 0.25 | 0.36 | 0.36 | 0.32 | 0.08 | 0.26 |
| 0.10 | 0.08 | 0.14 | 0.19 | 0.25 | 0.28 | 0.29 | 0.33 | 0.27 | 0.49 | 0.48 | 0.92 |
| 4.25 | 3.63 | 4.85 | 5.22 | 10.39 | 8.27 | 13.20 | 17.77 | 26.14 | 33.81 | 40.92 | 55.71 |
| 0.60 | 0.46 | 0.49 | 0.36 | 0.44 | 0.28 | 0.38 | 0.46 | 0.59 | 0.65 | 0.56 | 0.92 |

# 十二、食品安全与卫生计生监督

## 简要说明

一、本章反映我国食品安全监测、食品安全标准、卫生计生监督、监测及行政执法情况。主要包括食源性疾病暴发、食品安全监测和国家标准制定情况，公共场所卫生、生活饮用水卫生、职业卫生、放射卫生等监督、监测、行政执法情况及传染病防治、医疗卫生、采供血卫生监督执法情况。

二、本章数据来源于食品安全风险监测和卫生监督计生统计年报。

三、除在表下方标明所缺省份外，其他数据包括全国 31 个省、自治区、直辖市数据。

## 主要指标解释

**食源性疾病**　指食品中致病因素进入人体引起的感染性、中毒性等疾病。

**监督户次**　即卫生监督的生产、经营企业的户次数。

**监测合格率**　即卫生抽样监测合格件数/监测件数×100%。

## 12-1-1 各类致病因素食源性疾病暴发报告情况

| 致病因素 | 事件数(个) | | 事件构成(%) | | 患者数(个) | | 患者构成(%) | |
|---|---|---|---|---|---|---|---|---|
| | 2014 | 2015 | 2014 | 2015 | 2014 | 2015 | 2014 | 2015 |
| 动植物及毒蘑菇 | 606 | 1078 | 40.9 | 44.9 | 4872 | 6037 | 27.6 | 28.2 |
| 其中：毒蘑菇 | 354 | 794 | 23.9 | 33.1 | 1783 | 3199 | 10.1 | 15.0 |
| 菜豆 | 105 | 161 | 7.1 | 6.7 | 1553 | 2036 | 8.8 | 9.5 |
| 桐油果 | 17 | 24 | 1.2 | 1.0 | 332 | 230 | 1.9 | 1.1 |
| 蓖麻子 | 6 | 8 | 0.4 | 0.3 | 157 | 83 | 0.9 | 0.4 |
| 苦瓠瓜子甙 | 7 | 13 | 0.5 | 0.5 | 42 | 58 | 0.2 | 0.3 |
| 微生物 | 437 | 444 | 29.5 | 18.5 | 8181 | 7861 | 46.3 | 36.8 |
| 其中：沙门氏菌 | 73 | 101 | 4.9 | 4.2 | 2122 | 2491 | 12.0 | 11.7 |
| 副溶血性弧菌 | 134 | 147 | 9.1 | 6.1 | 1812 | 2315 | 10.3 | 10.8 |
| 金黄色葡萄球菌及其毒素 | 52 | 56 | 3.5 | 2.3 | 825 | 805 | 4.7 | 3.8 |
| 蜡样芽孢杆菌 | 27 | 38 | 1.8 | 1.6 | 617 | 700 | 3.5 | 3.3 |
| 大肠埃希氏菌 | 20 | 31 | 1.4 | 1.3 | 457 | 315 | 2.6 | 1.5 |
| 化学物 | 108 | 193 | 7.3 | 8.0 | 1040 | 1316 | 5.9 | 6.2 |
| 其中：亚硝酸盐 | 79 | 101 | 5.3 | 4.2 | 814 | 651 | 4.6 | 3.0 |
| 乌头碱 | 18 | 33 | 1.2 | 1.4 | 77 | 229 | 0.4 | 1.1 |
| 胰蛋白酶抑制剂 | 5 | 3 | 0.3 | 0.1 | 74 | 17 | 0.4 | 0.1 |
| 漂白剂 | 1 | | 0.1 | | 3 | | 0.0 | |
| 盐酸塞拉嗪 | | | | | | | | |
| 不明原因 | 329 | 684 | 22.2 | 28.5 | 3558 | 6124 | 20.2 | 28.7 |

## 12-1-2 各类场所食源性疾病暴发报告情况

| 发生场所 | 事件数(个) | | 事件构成(%) | | 患者数(个) | | 患者构成(%) | |
|---|---|---|---|---|---|---|---|---|
| | 2014 | 2015 | 2014 | 2015 | 2014 | 2015 | 2014 | 2015 |
| 合计 | 1480 | 2401 | 100.0 | 100.0 | 17651 | 21374 | 100.0 | 100.0 |
| 餐饮服务单位 | 820 | 1051 | 55.4 | 43.8 | 14223 | 14727 | 80.6 | 68.9 |
| 单位食堂 | 178 | 219 | 12.0 | 9.1 | 2558 | 3096 | 14.5 | 14.5 |
| 学校食堂 | 93 | 110 | 6.3 | 4.6 | 2657 | 2789 | 15.1 | 13.0 |
| 宾馆饭店 | 258 | 323 | 17.4 | 13.5 | 3989 | 4071 | 22.6 | 19.0 |
| 街头摊点 | 130 | 132 | 8.8 | 5.5 | 3040 | 3063 | 17.2 | 14.3 |
| 农村宴席 | 54 | 72 | 3.6 | 3.0 | 645 | 463 | 3.7 | 2.2 |
| 快餐店 | 84 | 100 | 5.7 | 4.2 | 903 | 704 | 5.1 | 3.3 |
| 送餐 | 23 | 14 | 1.6 | 0.6 | 431 | 168 | 2.4 | 0.8 |
| 农贸市场 | | 69 | | 2.9 | | 287 | | 1.3 |
| 小餐馆 | | 12 | | 0.5 | | 86 | | 0.4 |
| 学校（不包括学校食堂） | 35 | 48 | 2.4 | 2.0 | 842 | 961 | 4.8 | 4.5 |
| 家庭 | 592 | 1222 | 40.0 | 50.9 | 2383 | 4823 | 13.5 | 22.6 |
| 其他 | 33 | 80 | 2.2 | 3.3 | 203 | 863 | 1.2 | 4.0 |

注：其他是指除集体食堂、宾馆饭店、家庭、街头摊点、快餐店和送餐之外的饮食场所。

## 12-1-3 各地区食源性疾病暴发报告情况

| 监测地区 | 事件数(个) | | 患者数(个) | |
|---|---|---|---|---|
| | 2014 | 2015 | 2014 | 2015 |
| 总　计 | 1480 | 2401 | 17651 | 21374 |
| 东　部 | 551 | 803 | 6646 | 7870 |
| 中　部 | 309 | 646 | 3749 | 5409 |
| 西　部 | 620 | 952 | 7256 | 8095 |
| 北　京 | 33 | 37 | 350 | 461 |
| 天　津 | 24 | 48 | 275 | 598 |
| 河　北 | 34 | 88 | 374 | 661 |
| 山　西 | 54 | 111 | 366 | 680 |
| 内蒙古 | 10 | 9 | 319 | 157 |
| 辽　宁 | 4 | 21 | 127 | 375 |
| 吉　林 | 20 | 81 | 241 | 469 |
| 黑龙江 | 41 | 25 | 491 | 412 |
| 上　海 | 3 | 4 | 96 | 61 |
| 江　苏 | 69 | 81 | 842 | 1141 |
| 浙　江 | 88 | 116 | 833 | 1009 |
| 安　徽 | 43 | 75 | 576 | 945 |
| 福　建 | 55 | 48 | 855 | 482 |
| 江　西 | 41 | 105 | 299 | 695 |
| 山　东 | 97 | 237 | 1236 | 1377 |
| 河　南 | 10 | 18 | 243 | 340 |
| 湖　北 | 19 | 30 | 343 | 299 |
| 湖　南 | 81 | 201 | 1190 | 1569 |
| 广　东 | 110 | 65 | 1231 | 1238 |
| 广　西 | 61 | 57 | 1280 | 500 |
| 海　南 | 34 | 58 | 427 | 467 |
| 重　庆 | 32 | 34 | 322 | 625 |
| 四　川 | 44 | 92 | 709 | 900 |
| 贵　州 | 61 | 76 | 641 | 492 |
| 云　南 | 343 | 545 | 2900 | 3899 |
| 西　藏 | | | | |
| 陕　西 | 7 | 29 | 116 | 434 |
| 甘　肃 | 34 | 54 | 568 | 460 |
| 青　海 | 6 | 10 | 131 | 61 |
| 宁　夏 | 16 | 42 | 117 | 550 |
| 新　疆 | 6 | 4 | 153 | 17 |

## 12-2 2015年食品中微生物、化学污染物及有害因素监测情况

| | 化学污染物和有害因素 | | | | | 微生物 | | | | |
|---|---|---|---|---|---|---|---|---|---|---|
| | 采样单位（个） | 检测单位（个） | 数据上报单位（个） | 完成样本数（份） | 监测数据量（个） | 采样单位（个） | 检测单位（个） | 数据上报单位（个） | 完成样本数（份） | 监测数据量（个） |
| 总计 | 871 | 606 | 616 | 113834 | 1031952 | 675 | 576 | 566 | 98563 | 371058 |
| 省级 | 32 | 31 | 31 | 14954 | 130574 | 24 | 23 | 23 | 5268 | 19066 |
| 地市级 | 340 | 338 | 340 | 83162 | 804496 | 324 | 325 | 325 | 74296 | 280807 |
| 区县级 | 499 | 237 | 245 | 15718 | 96882 | 327 | 228 | 218 | 18999 | 71185 |

注：2015年化学污染物和有害因素采样涉及2512个区县，微生物采样涉及2313个区县。

## 12-3 食品安全国家标准制定公布情况

| 年份 | 5年累计 | 2011 | 2012 | 2013 | 2014 | 2015 |
|---|---|---|---|---|---|---|
| 总计 | 501 | 21 | 116 | 80 | 80 | 204 |
| 食品安全基础标准 | 12 | 6 | 3 | 2 | 1 | 0 |
| 食品产品标准 | 40 | 4 | 2 | | 12 | 22 |
| 营养与特殊膳食食品标准 | 2 | | | 1 | 1 | |
| 食品检验方法标准 | 66 | | 6 | 9 | 28 | 23 |
| 食品生产经营规范标准 | 4 | | | 2 | 1 | 1 |
| 食品添加剂标准 | 370 | 11 | 101 | 66 | 37 | 155 |
| 食品相关产品标准 | 7 | | 4 | | | 3 |
| 农药残留限量 | | | | | | |
| 兽药残留限量 | 9 | | | 9 | | |

## 12-4　2015年建设项目卫生审查情况

| 专业类别 | 建设项目数(个) | | | | | | 设计卫生审查 | | 竣工验收 | |
|---|---|---|---|---|---|---|---|---|---|---|
| | 合计 | 新建 | 改建 | 扩建 | 技术改造 | 技术引进 | 同意 | 不同意 | 通过 | 未通过 |
| 总计 | 27099 | 24315 | 2204 | 569 | 11 | | 24049 | 62 | 16577 | 188 |
| 公共场所卫生 | 20979 | 19444 | 1461 | 74 | | | 20046 | 11 | 13390 | 72 |
| 生活饮用水卫生 | 1026 | 953 | 51 | 22 | | | 725 | 50 | 659 | 25 |
| 放射卫生 | 1507 | 930 | 515 | 51 | 11 | | 1064 | 1 | 960 | 91 |
| 其他 | 3587 | 2988 | 177 | 422 | | | 2214 | | 1568 | |

## 12-5-1　2015年公共场所卫生被监督单位情况

| 指　　标 | 总计 | 住宿场所 | 沐浴场所 | 游泳场所 | 美容美发场所 | 候车(机、船)场所 | 其他 |
|---|---|---|---|---|---|---|---|
| 单位数 | 1431991 | 350442 | 105228 | 11417 | 586500 | 2558 | 375846 |
| 职工总数(人) | 9908435 | 2786765 | 780200 | 114841 | 1399794 | 90220 | 4736615 |
| 从业人员数(人) | 8177195 | 2152379 | 570877 | 88894 | 1361646 | 55438 | 3947961 |
| 持健康合格证明人数(人) | 7918196 | 2104082 | 560735 | 83710 | 1288123 | 51033 | 3830513 |
| 有集中空调通风系统 | 107348 | 30810 | 6976 | 1534 | 22213 | 462 | 45353 |
| 有效卫生许可证(份) | 1431991 | 350442 | 105228 | 11417 | 586500 | 2558 | 375846 |
| 卫生许可证发放情况(份) | 379445 | 93645 | 27516 | 4378 | 158883 | 760 | 94263 |
| 新发 | 244890 | 52943 | 18519 | 2457 | 107355 | 369 | 63247 |
| 变更 | 13420 | 4033 | 1042 | 347 | 3788 | 61 | 4149 |
| 复核 | 29299 | 8991 | 2129 | 352 | 11366 | 72 | 6389 |
| 延续 | 75593 | 25620 | 4718 | 1086 | 30194 | 235 | 13740 |
| 注销 | 16243 | 2058 | 1108 | 136 | 6180 | 23 | 6738 |
| 量化分级管理等级评定情况 | | | | | | | |
| 合计 | 833066 | 232621 | 66745 | 7513 | 364224 | 858 | 161105 |
| A级 | 13965 | 7027 | 703 | 930 | 3358 | 34 | 1913 |
| B级 | 177094 | 56478 | 14888 | 3425 | 72592 | 203 | 29508 |
| C级 | 560141 | 162826 | 44422 | 2849 | 277443 | 398 | 72203 |
| 不予评级 | 81866 | 6290 | 6732 | 309 | 10831 | 223 | 57481 |

## 12-5-2　2015年公共场所经常性卫生监督监测情况

| 指　　标 | 总计 | 住宿场所 | 沐浴场所 | 游泳场所 | 美容美发场所 | 候车(机/船)场所 | 其他 |
|---|---|---|---|---|---|---|---|
| 卫生监督户次数 | 2580837 | 688186 | 184301 | 25473 | 1068476 | 4498 | 609903 |
| 合格率(%) | 98.46 | 97.72 | 98.31 | 98.32 | 98.60 | 99.29 | 99.10 |
| 卫生监测样品数 | | | | | | | |
| 用品 | 690165 | 309969 | 57766 | 11562 | 195617 | 1168 | 114083 |
| 非用品 | 1919318 | 698990 | 115746 | 82964 | 332843 | 7767 | 681008 |
| 卫生监测合格率(%) | | | | | | | |
| 用品 | 96.99 | 97.45 | 96.28 | 85.27 | 96.98 | 98.97 | 97.31 |
| 非用品 | 98.43 | 98.84 | 97.92 | 94.58 | 98.45 | 98.56 | 98.54 |

## 12-5-3　2015年公共场所卫生监督处罚案件(件)

| 指　　标 | 总计 | 住宿场所 | 沐浴场所 | 游泳场所 | 美容美发场所 | 候车(机/船)场所 | 其他 |
|---|---|---|---|---|---|---|---|
| 案件数 | 56534 | 20328 | 4702 | 873 | 22194 | 49 | 8388 |
| 结案数 | 55533 | 19966 | 4670 | 851 | 21777 | 51 | 8218 |
| 违法事实 | | | | | | | |
| 未依法取得卫生许可证擅自营业的单位 | 15074 | 3836 | 1330 | 330 | 6835 | 13 | 2730 |
| 卫生质量不符合国家卫生标准和要求的单位 | 612 | 340 | 75 | 26 | 144 | | 27 |
| 安排未获得有效健康合格证明的从业人员从事直接为顾客服务的单位 | 18333 | 6499 | 1801 | 238 | 6447 | 24 | 3324 |
| 其他违法行为 | 30082 | 12680 | 2201 | 418 | 11337 | 25 | 3421 |
| 处罚程序 | | | | | | | |
| 简易程序 | 7161 | 2594 | 501 | 224 | 2603 | 11 | 1228 |
| 一般程序 | 48372 | 17372 | 4169 | 627 | 19174 | 40 | 6990 |
| 其中：听证 | 545 | 139 | 56 | 11 | 204 | | 135 |
| 行政强制及其他措施 | | | | | | | |
| 行政强制及其他措施 | 26419 | 9471 | 2331 | 317 | 10710 | 26 | 3564 |
| 处罚决定 | | | | | | | |
| 警告 | 49494 | 17941 | 4220 | 719 | 19690 | 43 | 6881 |
| 罚款 | 46927 | 16885 | 4117 | 669 | 17902 | 43 | 7311 |
| 罚款金额(万元) | 4263.4 | 1535.2 | 386.5 | 154.2 | 1159.3 | 6.0 | 1022.2 |
| 停业整顿 | 169 | 55 | 12 | 3 | 86 | | 13 |
| 吊销卫生许可证 | 50 | 5 | 4 | | 36 | | 5 |
| 行政复议 | 13 | 2 | 1 | | 3 | | 7 |
| 行政诉讼 | 5 | 1 | 1 | | 1 | | 2 |

## 12-6-1　2015年饮用水卫生(供水)被监督单位情况

| 单位类别 | 单位数(户) | 职工总数(人) | 从业人员(人) | 持健康合格证明人数(人) | 有效卫生许可证(份) | 卫生许可证发放情况(份) | | | |
|---|---|---|---|---|---|---|---|---|---|
| | | | | | | 新发 | 变更 | 延续 | 注销 |
| **总计** | **68099** | **2900168** | **364329** | **305888** | **51226** | **8007** | **1578** | **8027** | **264** |
| 集中式供水单位 | 21538 | 812381 | 165227 | 136725 | 18629 | 2705 | 510 | 2351 | 101 |
| 城市公共供水 | 5024 | 335145 | 94716 | 77129 | 4867 | 642 | 237 | 719 | 42 |
| 乡镇公共供水 | 11413 | 180348 | 46009 | 39380 | 9185 | 1175 | 165 | 1001 | 49 |
| 自建设施供水 | 4725 | 286699 | 21569 | 18176 | 4201 | 785 | 98 | 612 | 9 |
| 分质供水 | 376 | 10189 | 2933 | 2040 | 376 | 103 | 10 | 19 | 1 |
| 二次供水单位 | 46561 | 2087787 | 199102 | 169163 | 32597 | 5302 | 1068 | 5676 | 163 |

## 12-6-2　2015年饮用水卫生(涉水产品)被监督单位情况

| 单位类别 | 单位数(户) | 职工总数(人) | 从业人员数(人) | 产品品种数 |
|---|---|---|---|---|
| **总计** | **4788** | **402692** | **111730** | **10590** |
| 输配水设备单位 | 3499 | 286506 | 89719 | 7041 |
| 防护材料单位 | 103 | 8875 | 1955 | 165 |
| 水处理材料单位 | 216 | 12350 | 5408 | 707 |
| 化学处理剂单位 | 378 | 23530 | 5642 | 668 |
| 水质处理器单位 | 592 | 71431 | 9006 | 2009 |

## 12-6-3　2015年饮用水经常性卫生监督监测情况

| 单位类别 | 卫生监督 | | 卫生监测 | |
|---|---|---|---|---|
| | 户次数 | 合格率(%) | 合计样品数 | 合格率(%) |
| **合计** | **160098** | **99.24** | **79981** | **94.80** |
| 集中式供水 | 57172 | 98.57 | 49605 | 93.41 |
| 城市公共供水 | 15163 | 99.17 | 25695 | 94.88 |
| 乡镇公共供水 | 29568 | 98.02 | 19631 | 91.37 |
| 自建设施供水 | 11747 | 99.13 | 4082 | 93.85 |
| 分质供水 | 694 | 99.14 | 197 | 94.92 |
| 二次供水 | 96878 | 99.60 | 29553 | 97.03 |
| 涉水产品生产企业 | 6048 | 99.82 | 823 | 98.54 |

## 12-6-4 2015年饮用水卫生监督处罚案件(件)

| 指标 | 总计 | 集中式供水 | | | | | 二次供水 | 涉水产品生产企业 | 涉水产品经营单位 |
|---|---|---|---|---|---|---|---|---|---|
| | | 合计 | 城市公共供水 | 乡镇公共供水 | 自建设施供水 | 分质供水 | | | |
| 案件数 | 2941 | 1748 | 172 | 897 | 379 | 300 | 950 | 56 | 187 |
| 结案数 | 2914 | 1734 | 170 | 885 | 382 | 297 | 932 | 55 | 193 |
| 违法事实 | | | | | | | | | |
| 违反供、管水人员健康管理有关规定 | 478 | 372 | 39 | 176 | 155 | 2 | 106 | | |
| 新改扩建项目未经选址、设计审查和竣工验收 | 25 | 10 | 3 | 5 | 2 | | 15 | | |
| 未取得卫生许可证 | 1039 | 591 | 19 | 222 | 91 | 259 | 448 | | |
| 生产或者销售无卫生许可批件的涉水产品 | 245 | 9 | 6 | 3 | | | | 51 | 185 |
| 生活饮用水不符合卫生标准 | 769 | 679 | 98 | 475 | 90 | 16 | 90 | | |
| 其他违法行为 | 594 | 243 | 26 | 110 | 70 | 37 | 343 | 5 | 3 |
| 处罚程序 | | | | | | | | | |
| 简易程序 | 549 | 325 | 12 | 71 | 67 | 175 | 223 | 1 | |
| 一般程序 | 2365 | 1409 | 158 | 814 | 315 | 122 | 709 | 54 | 193 |
| 其中：听证 | 8 | 6 | 2 | 2 | 2 | | | 2 | |
| 相关行政措施 | | | | | | | | | |
| 责令限期改进 | 1074 | 677 | 101 | 448 | 110 | 18 | 257 | 26 | 114 |
| 处罚决定 | | | | | | | | | |
| 罚款 | 2391 | 1381 | 164 | 821 | 319 | 77 | 766 | 54 | 190 |
| 罚款金额(万元) | 549.4 | 265.6 | 51.3 | 111.0 | 47.5 | 55.9 | 197.6 | 42.3 | 44.0 |
| 其他 | 719 | 396 | 5 | 54 | 72 | 265 | 318 | 1 | 4 |
| 行政复议 | | | | | | | | | |
| 行政诉讼 | | | | | | | | | |

## 12-7-1 2015年消毒产品被监督单位情况

| 产品类别 | 单位数 | 职工总数(人) | 从业人员数(人) | 有检验室数 | 有效卫生许可证(份) | 卫生许可证发放情况(份) | | | |
|---|---|---|---|---|---|---|---|---|---|
| | | | | | | 新发 | 变更 | 延续 | 注销 |
| 总计 | 4941 | 208230 | 74023 | 2811 | 4941 | 766 | 146 | 478 | 172 |
| 消毒剂类 | 857 | 36046 | 8615 | 709 | 857 | 137 | 29 | 95 | 41 |
| 消毒器械 | 356 | 22705 | 5243 | 292 | 356 | 64 | 12 | 21 | 20 |
| 卫生用品 | 3728 | 149479 | 60165 | 1810 | 3728 | 565 | 105 | 362 | 111 |
| 排泄物卫生用品 | 592 | 32168 | 16183 | 237 | 592 | 71 | 22 | 88 | 22 |
| 湿巾/卫生湿巾 | 425 | 10523 | 4606 | 209 | 425 | 56 | 9 | 37 | 19 |
| 抗（抑）菌制剂 | 907 | 35920 | 9041 | 750 | 907 | 160 | 51 | 105 | 26 |
| 隐形眼镜护理用品 | 10 | 1570 | 209 | 9 | 10 | | 3 | | 1 |
| 纸巾（纸） | 1564 | 59573 | 24814 | 499 | 1564 | 238 | 18 | 105 | 36 |
| 卫生棉/化妆棉 | 51 | 1885 | 1024 | 29 | 51 | 7 | 1 | 6 | |
| 手（指）套 | 4 | 157 | 104 | 2 | 4 | | | 1 | |
| 纸质餐饮具 | 175 | 7683 | 4184 | 75 | 175 | 33 | 1 | 20 | 7 |

## 12-7-2 2015年消毒产品经常性卫生监督监测情况

| 指标 | 卫生监测 | | |
|---|---|---|---|
| | 合计 | 消毒剂、消毒器械 | 卫生用品 |
| 监测样品数 | 15016 | 12312 | 2704 |
| 合格率（%） | 96.0 | 95.4 | 98.6 |

## 12-8　2015年职业卫生技术机构被监督单位情况

| 指　标 | 合计 | 化学品毒性鉴定机构 | 职业健康检查机构 | 职业病诊断机构 | 放射卫生技术服务机构 |
|---|---|---|---|---|---|
| 机构数(个) | 3343 | 2 | 2524 | 437 | 380 |
| 职工总数(人) | 939469 | 622 | 686707 | 211694 | 40446 |
| 业务人员数(人) | 124351 | 98 | 82485 | 34987 | 6781 |
| 其中：专业技术人数(人) | 59569 | 69 | 47803 | 7644 | 4053 |
| 内：取得相应资格人数(人) | 43016 | 66 | 35149 | 4631 | 3170 |
| 有效资质证数（份） | 3343 | 2 | 2524 | 437 | 380 |
| 机构资质证发放情况(份) | 590 |  | 422 | 95 | 73 |
| 新发 | 227 |  | 153 | 24 | 50 |
| 变更 | 98 |  | 70 | 20 | 8 |
| 延续 | 262 |  | 197 | 51 | 14 |
| 注销 | 3 |  | 2 |  | 1 |
|  |  |  |  |  |  |
| 批准的放射卫生技术服务的业务范围 |  |  |  |  |  |
| 建设项目职业病危害评价资质等级 |  |  |  |  |  |
| 甲等 | 15 |  |  |  | 15 |
| 乙等 | 212 |  |  |  | 212 |
| 放射性职业病危害因素检测与评价 |  |  |  |  |  |
| 化学品毒性鉴定资质等级 |  |  |  |  |  |
| 甲等 |  |  |  |  |  |
| 乙等 | 2 | 2 |  |  |  |
| 丙等 |  |  |  |  |  |
| 丁等 |  |  |  |  |  |
| 放射卫生防护检测与评价 | 328 |  |  |  | 328 |
| 放射防护器材和含放射性产品检测 | 16 |  |  |  | 16 |

# 12-9-1　2015年放射卫生被监督单位情况

| 指　　标 | 合计 | 放射治疗 | 核医学 | 介入放射学 | X射线影像诊断 |
| --- | --- | --- | --- | --- | --- |
| 单位数(户) | 49695 | 989 | 214 | 972 | 47520 |
| 职工总数(人) | 5410135 | 1095804 | 175048 | 592044 | 3547239 |
| 放射工作人员数(人) | 253326 | 57594 | 7464 | 34733 | 153535 |
| 持有效放射工作人员证数(份) | 209167 | 54366 | 7097 | 23555 | 124149 |
| 有效放射诊疗许可证(份) | 49695 | 989 | 214 | 972 | 47520 |
| 放射诊疗许可证发放情况(份) | 7390 | 184 | 40 | 278 | 6888 |
| 新发 | 3653 | 32 | 7 | 76 | 3538 |
| 变更 | 1845 | 116 | 23 | 143 | 1563 |
| 延续 | 1573 | 36 | 10 | 58 | 1469 |
| 注销 | 319 | | | 1 | 318 |
| 在岗期间职业健康检查应检人数(人) | 182308 | 49665 | 6090 | 19823 | 106730 |
| 实检人数 | 175499 | 48227 | 6002 | 19342 | 101928 |
| 其中：检出疑似放射病病人数 | 948 | 133 | 7 | 187 | 621 |
| 检出职业禁忌或健康损害人数 | 306 | 34 | 2 | 26 | 244 |
| 个人剂量应监测人数(人) | 214887 | 56097 | 7165 | 24295 | 127330 |
| 实监测人数 | 206172 | 55356 | 7039 | 23666 | 120111 |
| 其中：超标人数 | 9003 | 848 | 235 | 408 | 7512 |

## 12-9-2 2015年放射卫生监督处罚案件(件)

| 指　　标 | 总计 | 放射治疗 | 核医学 | 介入放射学 | X射线影像诊断 |
|---|---|---|---|---|---|
| 案件数 | 2471 | 127 | 26 | 136 | 2182 |
| 结案数 | 2359 | 120 | 27 | 131 | 2081 |
| 违法事实 | | | | | |
| 未取得放射诊疗许可从事放射诊疗工作的 | 485 | 18 | | 60 | 407 |
| 未办理诊疗科目登记或未按照规定进行校验的 | 421 | 29 | 3 | 8 | 381 |
| 未经批准擅自变更放射诊疗项目或超出批准范围从事放射诊疗工作的 | 201 | 16 | 3 | 14 | 168 |
| 未给从事放射工作的人员办理《放射工作人员证》 | 226 | 9 | 1 | 14 | 202 |
| 未按规定对放射工作人员进行健康检查并建立健康档案 | 321 | 12 | 8 | 8 | 293 |
| 未按规定对放射工作人员进行个人剂量监测并建立个人剂量档案 | 313 | 11 | 3 | 21 | 278 |
| 未按照规定组织放射工作人员培训 | 51 | 1 | | 1 | 49 |
| 未按照规定使用安全防护装置和个人防护用品 | 564 | 22 | 4 | 19 | 519 |
| 购置、使用不合格或国家有关部门规定淘汰的放射诊疗设备 | 32 | 1 | | 1 | 30 |
| 使用不具备相应资质的人员从事放射诊疗工作 | 94 | 1 | 1 | 1 | 91 |
| 其他违法行为 | 731 | 67 | 11 | 45 | 608 |
| 处罚程序 | | | | | |
| 简易程序 | 578 | 56 | 11 | 34 | 477 |
| 一般程序 | 1781 | 64 | 16 | 97 | 1604 |
| 其中：听证 | 30 | 2 | | 2 | 26 |
| 处罚决定 | | | | | |
| 责令限期改正 | 1037 | 29 | 11 | 32 | 965 |
| 警告 | 1921 | 85 | 23 | 127 | 1686 |
| 罚款 | 1806 | 81 | 20 | 99 | 1606 |
| 罚款金额(万元) | 2093.6 | 117.8 | 46.8 | 125.6 | 1803.3 |
| 其他 | 8 | | | | 8 |

## 12-10 2015年采供血卫生监督处罚案件(件)

| 指　　标 | 合计 | 中心血站 | 单采血浆站 |
|---|---|---|---|
| 案件数 | 19 | 13 | 6 |
| 结案数 | 19 | 13 | 6 |
| 违法事实 | | | |
| 违反血站、单采血浆站其他规定 | 16 | 11 | 5 |
| 其他违法行为 | 7 | 4 | 3 |
| 处罚程序 | | | |
| 简易程序 | 10 | 10 | |
| 一般程序 | 9 | 3 | 6 |
| 其中：听证 | 2 | | 2 |
| 处罚决定 | | | |
| 责令改正 | 4 | 3 | 1 |
| 警告 | 16 | 13 | 3 |
| 罚款 | 9 | 3 | 6 |
| 罚款金额(万元) | 16.9 | 1.8 | 15.1 |

## 12-11　2015年传染病防治监督处罚案件(件)

| 指　　标 | 总计 | 疾病预防控制机构 | 医疗机构 | 采供血机构 | 消毒产品生产单位 | 消毒产品经营单位 | 其他有关单位 | 个人 |
|---|---|---|---|---|---|---|---|---|
| 案件数 | 27924 | 79 | 20684 | 14 | 481 | 2292 | 4351 | 23 |
| 结案数 | 27469 | 82 | 20283 | 14 | 477 | 2259 | 4332 | 22 |
| 违法事实 | | | | | | | | |
| 违反《传染病防治法》规定 | | | | | | | | |
| 违反传染病疫情监测信息报告管理规定 | 110 | | 99 | 1 | | | 10 | |
| 未依据职责采取/承担传染病疫情防控措施 | 30 | | 23 | | | | 7 | |
| 未按规定提供医疗救治 | 1 | | 1 | | | | | |
| 违反消毒隔离制度 | 262 | 3 | 177 | | | | 81 | 1 |
| 违反病历管理规定 | 1 | | 1 | | | | | |
| 违反规定导致经血液传播疾病的发生 | | | | | | | | |
| 非法采集或组织他人出卖血液 | 1 | | 1 | | | | | |
| 在国家确认的自然疫源地违法建大型建设项 | | | | | | | | |
| 用于传染病防治消毒产品不符卫生标准(规范) | 150 | | 27 | | 12 | 73 | 38 | |
| 导致或可能导致传染病传播流行的 | 615 | 1 | 115 | | 97 | 281 | 121 | |
| 违反《突发公共卫生事件应急条例》规定 | 7 | | 4 | | | | 3 | |
| 违反《医疗废物管理条例》规定 | 15183 | 43 | 12787 | 10 | | | 2328 | 15 |
| 违反《病原微生物实验室生物安全管理条例》规定 | 99 | 1 | 51 | | | | 47 | |
| 违反《疫苗流通和预防接种管理条例》规定 | 18 | 1 | 9 | | | | 8 | |
| 违反《艾滋病防治条例》规定 | 60 | | | | | | 60 | |
| 违反《血吸虫病防治条例》的规定 | 2 | | 2 | | | | | |
| 违反《消毒管理办法》规定 | 11571 | 21 | 7805 | 2 | 390 | 2010 | 1336 | 7 |
| 其他违法行为 | 1362 | 15 | 558 | 4 | 50 | 181 | 553 | 1 |
| 处罚程序 | | | | | | | | |
| 简易程序 | 4632 | 22 | 3896 | 4 | 30 | 28 | 648 | 4 |
| 一般程序 | 22837 | 60 | 16387 | 10 | 447 | 2231 | 3684 | 18 |
| 其中：听证 | 92 | | 57 | | 2 | 5 | 26 | 2 |
| 处罚决定 | | | | | | | | |
| 警告 | 15198 | 42 | 11869 | 8 | 136 | 631 | 2498 | 14 |
| 罚款 | 24176 | 73 | 17999 | 10 | 472 | 2233 | 3368 | 21 |
| 罚款金额(万元) | 3550.5 | 42.0 | 2556.9 | 4.5 | 98.0 | 164.5 | 680.9 | 3.7 |
| 没收违法所得 | 20 | | 10 | | 4 | 2 | 4 | |
| 没收金额(万元) | 19.9 | | 3.9 | | 0.3 | 0.4 | 15.3 | |
| 暂扣或吊销许可证 | 22 | | 15 | | | 2 | 5 | |
| 吊销执业证书 | | | | | | | | |
| 其他 | 50 | | 42 | | 1 | 2 | 5 | |
| 行政复议 | 1 | | | | | 1 | | |
| 行政诉讼 | 1 | | | | | | 1 | |

## 12-12　2015年医疗卫生监督处罚案件(件)

| 指　标 | 总计 | 医　疗　机 | | | | | |
|---|---|---|---|---|---|---|---|
| | | 合计 | 医院 | 妇　幼保健院 | 社区卫生服务机构 | 卫生院 | 疗养院 |
| 案件数 | 36757 | 36404 | 5407 | 223 | 1241 | 2684 | 10 |
| 结案数 | 36348 | 36036 | 5274 | 217 | 1233 | 2656 | 10 |
| 违法事实 | | | | | | | |
| 未取得执业许可证擅自执业 | 544 | 544 | 92 | 1 | 7 | 24 | |
| 逾期不校验医疗机构执业许可证 | 87 | 87 | 6 | | 3 | 6 | |
| 出卖/转让/出借医疗机构执业许可证 | 60 | 60 | 18 | | 6 | 8 | |
| 诊疗活动超出登记范围 | 4214 | 4214 | 545 | 15 | 191 | 166 | 1 |
| 使用非卫生技术人员 | 7455 | 7455 | 2102 | 83 | 409 | 781 | 4 |
| 出具虚假证明文件 | 107 | 91 | 55 | 1 | 2 | 5 | |
| 违法发布医疗广告 | 1123 | 1123 | 724 | 9 | 11 | 4 | |
| 使用未取得护士执业证书人员或使用未变更执业地点等的护士从事护理工作 | 549 | 549 | 92 | 5 | 26 | 27 | |
| 造成、发生医疗事故 | 85 | 60 | 47 | 2 | 1 | 2 | |
| 未取得母婴保健技术许可擅自从事母婴保健技术服务 | 435 | 418 | 209 | 9 | 12 | 30 | |
| 未获取许可开展人类辅助生殖技术 | 8 | 8 | 7 | | | | |
| 擅自购置、违规使用大型医用设备 | 26 | 26 | 9 | | | 4 | |
| 以不正当手段非法取得执业证书 | | | | | | | |
| 违反医疗技术规范 | 11 | | | | | | |
| 未取得资格证明或未经注册从事医疗工作 | 150 | | | | | | |
| 其他违法行为 | 24331 | 24121 | 2193 | 138 | 689 | 1890 | 5 |
| 处罚程序 | | | | | | | |
| 简易程序 | 6098 | 6067 | 893 | 17 | 145 | 268 | 4 |
| 一般程序 | 30250 | 29969 | 4381 | 200 | 1088 | 2388 | 6 |
| 其中：听证 | 458 | 452 | 80 | 3 | 9 | 21 | |
| 处罚决定 | | | | | | | |
| 警告 | 20318 | 20157 | 2801 | 118 | 618 | 1339 | 4 |
| 罚款 | 31573 | 31401 | 4212 | 193 | 1091 | 2364 | 7 |
| 罚款金额(万元) | 7887.4 | 7766.2 | 2841.4 | 114.1 | 260.2 | 1056.7 | 1.6 |
| 没收违法所得 | 633 | 589 | 232 | 6 | 17 | 30 | 1 |
| 没收金额(万元) | 470.5 | 456.6 | 286.1 | 3.7 | 5.6 | 37.2 | 0.0 |
| 没收药品器械 | 294 | 225 | 19 | | 9 | 2 | |
| 责令停止执业 | 524 | 454 | 89 | 2 | 18 | 29 | |
| 责令限期补办校验手续 | 80 | 79 | 13 | 1 | 2 | 5 | |
| 责令暂停执业活动 | 151 | 127 | 26 | 1 | 3 | 4 | |
| 取缔 | 55 | 32 | 2 | | 2 | | |
| 其他 | 135 | 126 | 49 | | 5 | 4 | |
| 行政复议 | 15 | 15 | | | | | |
| 行政诉讼 | 12 | 12 | | | | | |

## 12-12 续表

| 构 | | | | 卫生技术人员 | | | | | | 非卫生技术人员 |
|---|---|---|---|---|---|---|---|---|---|---|
| 门诊部 | 诊所 | 村卫生室 | 其他 | 合计 | 医师 | 药师 | 护士 | 医技 | 乡村医生 | |
| 1650 | 8114 | 16482 | 593 | 251 | 200 | | 10 | 2 | 39 | 102 |
| 1603 | 8038 | 16432 | 573 | 213 | 160 | 1 | 9 | 1 | 42 | 99 |
| | | | | | | | | | | |
| 23 | 239 | 97 | 61 | | | | | | | |
| | 39 | 27 | 6 | | | | | | | |
| 3 | 21 | 3 | 1 | | | | | | | |
| 269 | 1813 | 1143 | 71 | | | | | | | |
| 586 | 2551 | 802 | 137 | | | | | | | |
| 6 | 11 | 5 | 6 | 16 | 16 | | | | | |
| 196 | 145 | 15 | 19 | | | | | | | |
| 72 | 251 | 60 | 16 | | | | | | | |
| 2 | 5 | 1 | | 25 | 21 | | 4 | | | |
| 69 | 72 | 15 | 2 | 16 | 16 | | | | | 1 |
| | | | 1 | | | | | | | |
| 1 | 8 | 4 | | | | | | | | |
| | | | | | | | | | | |
| | | | | 11 | 11 | | | | | |
| | | | | 85 | 14 | | | | 6 | 65 |
| 619 | 3749 | 14527 | 311 | 165 | 123 | | 6 | 2 | 34 | 45 |
| | | | | | | | | | | |
| 325 | 1534 | 2805 | 76 | 30 | 29 | | 1 | | | 1 |
| 1278 | 6504 | 13627 | 497 | 183 | 131 | 1 | 8 | 1 | 42 | 98 |
| 47 | 182 | 95 | 15 | 6 | 6 | | | | | |
| | | | | | | | | | | |
| 857 | 3971 | 10162 | 287 | 133 | 113 | | 6 | | 14 | 28 |
| 1219 | 6960 | 14865 | 490 | 87 | 42 | 1 | 5 | 1 | 38 | 85 |
| 506.9 | 1614.9 | 1222.1 | 148.5 | 85.7 | 53.6 | 1.0 | 19.3 | 0.3 | 11.5 | 35.5 |
| 92 | 126 | 65 | 20 | 20 | 14 | | 1 | | 5 | 24 |
| 48.0 | 62.9 | 7.2 | 5.8 | 3.9 | 3.1 | | 0.1 | | 0.7 | 10.0 |
| 18 | 101 | 65 | 11 | 22 | 3 | 1 | 1 | | 17 | 47 |
| 23 | 171 | 98 | 24 | 31 | 9 | | | 1 | 21 | 39 |
| 11 | 32 | 9 | 6 | 1 | 1 | | | | | |
| 8 | 50 | 34 | 1 | 23 | 23 | | | | | 1 |
| 1 | 19 | 4 | 4 | 7 | | | | | 7 | 16 |
| 14 | 29 | 24 | 1 | 9 | 9 | | | | | |
| 1 | 6 | 8 | | | | | | | | |
| 1 | 4 | 7 | | | | | | | | |

# 十三、医疗保障

## 简要说明

一、本章反映我国推行新型农村合作医疗制度、城镇职工和城镇居民基本医疗保险制度、政府医疗救助情况。主要包括参保人数、参保率、基金收入和支出、医疗救助人次和救助金额等。

二、新型农村合作医疗数据来源于新型农村合作医疗年报，城镇职工和城镇居民基本医疗保险数据来源于人力资源与社会保障部，医疗救助数据摘自民政部《社会服务统计年报》。

## 主要指标解释

**参加新农合人数** 指根据本地新农合实施方案到年内新农合筹资截止时已缴纳新农合资金的人口数。

**新农合当年基金支出** 指本年度实际从新农合基金账户中支出用于新农合补偿的金额。

**新农合本年度筹资总额** 指为本年度筹集的、实际进入新农合专用账户的基金数额。包括本年度中央及地方财政配套资金、农民个人缴纳资金（含民政部门及其他相关部门代缴的救助资金）、新农合基金本年度产生的全部利息收入及其他渠道实际筹集到的新农合基金额。筹资数额以进入新农合专用账户的基金数额为准，不含上年结转资金。

**新农合补偿支出受益人次** 指年内新农合参合人员因病就医获得补偿的人次数，包括住院、家庭账户形式、门诊、特殊病种大额门诊、住院正常分娩、体检和其他补偿人次之和。

**城镇职工基本医疗保险参保人数** 指报告期末按国家有关规定参加基本医疗保险的人数。包括参加保险的职工人数和退休人员人数。

**城镇职工基本医疗保险基金收入** 指根据国家有关规定，由纳入基本医疗保险范围的缴费单位和个人，按国家规定的缴费基数和缴费比例缴纳的基金，以及通过其他方式取得的形成基金来源的款项，包括单位缴纳的社会统筹基金收入、个人缴纳的个人账户基金收入、财政补贴收入、利息收入、其他收入。

**城镇职工基本医疗保险基金支出** 指按照国家政策规定的开支范围和开支标准从社会统筹基金中支付给参加基本医疗保险的职工和退休人员的医疗保险待遇支出，和从个人账户基金中支付给参加基本医疗保险的职工和退休人员的医疗费用支出，以及其他支出。包括住院医疗费用支出、门急诊医疗费用支出、个人账户基金支出和其他支出。

**城镇职工基本医疗保险累计结余** 指截至报告期末基本医疗保险的社会统筹和个人账户基金累计结余金额。包括银行存款、财政专户、债券投资和其他。

**城镇居民基本医疗保险参保人数** 指报告期末按《关于开展城镇居民基本医疗保险试点的指导意见》规定，参加城镇居民基本医疗保险（在经办机构参保登记并已建立当年缴费记录）的人数。包括自愿参加的不属于城镇职工基本医疗保险制度覆盖范围的中小学阶段的学生（包括职业高中、中专、技校学生）、少年儿童和其他非从业城镇居民。

**生育保险参保人数** 指报告期末依据有关规定参加生育保险的职工人数。

**生育保险基金收入** 指根据国家有关规定，由参加生育保险的单位按照国家规定的缴费基数和缴费比例缴纳的生育保险基金，以及通过其他方式取得的形成基金来源的款项，包括单位缴纳的基金收入、利息收入和其他收入。

**生育保险基金支出** 指按照国家政策规定的开支范围和开支标准，从生育保险基金中支付给参加生育保险的职工，因妊娠、分娩和计划生育手术而享受的待遇及其他支出。包括生育津贴、医疗费用支出及其他支出。

**生育保险基金累计结余**　指截至报告期末生育保险基金累计结余金额。包括银行存款、财政专户、债券投资和其他。

## 13-1-1　新型农村合作医疗情况

| 年份 | 参加新农合人数（亿人） | 参合率（%） | 人均筹资（元） | 当年基金支出（亿元） | 补偿受益人次（亿人次） |
|---|---|---|---|---|---|
| 2010 | 8.36 | 96.00 | 156.57 | 1187.84 | 10.87 |
| 2011 | 8.32 | 97.48 | 246.21 | 1710.19 | 13.15 |
| 2012 | 8.05 | 98.26 | 308.50 | 2408.00 | 17.45 |
| 2013 | 8.02 | 98.70 | 370.59 | 2909.20 | 19.42 |
| 2014 | 7.36 | 98.90 | 410.89 | 2890.40 | 16.52 |
| 2015 | 6.70 | 98.80 | 490.30 | 2933.41 | 16.53 |

## 13-1-2　2015年各地区新型农村合作医疗情况

| 地区 | 参加新农合人数（万人） | 人均筹资（元） | 本年度筹资总额（亿元） | 补偿受益人次（万人次） | 基金使用率（%） |
|---|---|---|---|---|---|
| 总　计 | 67029 | 490 | 3286.62 | 165291.71 | 89 |
| | | | | | |
| 东　部 | 14423 | 524 | 756.25 | 39440.08 | 94 |
| 中　部 | 30253 | 482 | 1457.34 | 75787.59 | 88 |
| 西　部 | 22351 | 480 | 1073.06 | 50064.05 | 87 |
| | | | | | |
| 北　京 | 224 | 1300 | 29.11 | 731.96 | 91 |
| 天　津 | | | | | |
| 河　北 | 5104 | 496 | 252.95 | 13795.34 | 96 |
| 山　西 | 2167 | 476 | 103.07 | 3781.68 | 82 |
| 内蒙古 | 1285 | 503 | 64.61 | 915.79 | 90 |
| | | | | | |
| 辽　宁 | 1949 | 497 | 96.79 | 2897.46 | 88 |
| 吉　林 | 1327 | 472 | 62.68 | 688.55 | 85 |
| 黑龙江 | 1495 | 479 | 71.68 | 3459.79 | 89 |
| | | | | | |
| 上　海 | 96 | 2104 | 20.20 | 1728.59 | 105 |
| 江　苏 | 3997 | 528 | 211.08 | 17029.43 | 96 |
| 浙　江 | | | | | |
| 安　徽 | 5191 | 492 | 255.18 | 10038.86 | 84 |
| 福　建 | 2552 | 480 | 122.43 | 2073.91 | 89 |
| 江　西 | 3451 | 477 | 164.78 | 6425.63 | 90 |
| 山　东 | | | | | |
| | | | | | |
| 河　南 | 8295 | 483 | 400.50 | 32610.88 | 90 |
| 湖　北 | 3909 | 488 | 190.61 | 13162.81 | 85 |
| 湖　南 | 4418 | 473 | 208.84 | 5619.39 | 97 |
| 广　东 | | | | | |
| 广　西 | 4167 | 479 | 199.69 | 5905.97 | 81 |
| 海　南 | 501 | 473 | 23.69 | 1183.39 | 90 |
| | | | | | |
| 重　庆 | | | | | |
| 四　川 | 4439 | 475 | 210.70 | 13528.93 | 89 |
| 贵　州 | 3292 | 454 | 149.49 | 5464.12 | 81 |
| 云　南 | 3284 | 475 | 155.92 | 10482.79 | 90 |
| 西　藏 | 254 | 473 | 12.04 | 768.13 | 92 |
| | | | | | |
| 陕　西 | 2582 | 507 | 130.92 | 6399.90 | 93 |
| 甘　肃 | 1910 | 468 | 89.44 | 4243.59 | 90 |
| 青　海 | | | | | |
| 宁　夏 | | | | | |
| 新　疆 | 1138 | 529 | 60.25 | 2354.83 | 94 |

注：不含天津、浙江、山东、广东、重庆、青海、宁夏等地区数据。

## 13-2　城镇居民和职工基本医疗保险情况

| 年份<br>地区 | 参保人数(万人) | | | | | 城镇职工基本医保收支(亿元) | | |
|---|---|---|---|---|---|---|---|---|
| | 合计 | 城镇居民基本医保 | 城镇职工基本医保 | 在岗职工 | 退休人员 | 基金收入 | 基金支出 | 累计结存 |
| 2010 | 43263 | 19528 | 23735 | 17791 | 5944 | 3955.4 | 3271.6 | 4741.2 |
| 2011 | 47343 | 22116 | 25227 | 18948 | 6279 | 5539.2 | 4431.4 | 6180.0 |
| 2012 | 53641 | 27156 | 26486 | 19861 | 6624 | 6061.9 | 4868.5 | 6884.2 |
| 2013 | 57073 | 29629 | 27443 | 20501 | 6942 | 7061.6 | 5829.9 | 8129.3 |
| 2014 | 59747 | 31451 | 28296 | 21041 | 7255 | 8037.9 | 6696.6 | 9449.8 |
| 2015 | 66570 | 37675 | 28894 | … | … | … | … | … |
| 东　部 | 32508 | 15855 | 16654 | 12964 | 3690 | 4994.7 | 4062.0 | 5911.4 |
| 中　部 | 13927 | 7577 | 6350 | 4367 | 1983 | 1436.0 | 1265.6 | 1672.5 |
| 西　部 | 13312 | 8019 | 5293 | 3711 | 1582 | 1607.2 | 1369.1 | 1865.8 |
| 北　京 | 1604 | 173 | 1431 | 1171 | 260 | 682.7 | 648.4 | 227.1 |
| 天　津 | 1024 | 514 | 510 | 326 | 184 | 204.6 | 185.1 | 80.3 |
| 河　北 | 1698 | 753 | 945 | 658 | 286 | 270.9 | 212.8 | 373.6 |
| 山　西 | 1101 | 444 | 657 | 482 | 176 | 167.4 | 146.4 | 219.1 |
| 内蒙古 | 998 | 527 | 471 | 332 | 139 | 146.5 | 127.8 | 148.9 |
| 辽　宁 | 2387 | 738 | 1649 | 1073 | 577 | 351.3 | 329.9 | 344.2 |
| 吉　林 | 1380 | 804 | 576 | 378 | 198 | 118.3 | 95.8 | 164.4 |
| 黑龙江 | 1586 | 713 | 874 | 550 | 324 | 210.4 | 192.8 | 256.9 |
| 上　海 | 1679 | 258 | 1421 | 968 | 453 | 648.7 | 452.0 | 876.1 |
| 江　苏 | 3798 | 1436 | 2362 | 1785 | 577 | 697.5 | 585.5 | 863.4 |
| 浙　江 | 4848 | 2948 | 1900 | 1576 | 324 | 604.1 | 444.6 | 876.0 |
| 安　徽 | 1756 | 1017 | 740 | 528 | 212 | 173.6 | 147.6 | 201.2 |
| 福　建 | 1293 | 556 | 737 | 594 | 143 | 215.4 | 157.5 | 352.2 |
| 江　西 | 1494 | 915 | 579 | 382 | 198 | 111.9 | 93.8 | 129.2 |
| 山　东 | 3988 | 2128 | 1860 | 1449 | 411 | 501.6 | 430.4 | 527.4 |
| 河　南 | 2340 | 1158 | 1182 | 855 | 327 | 235.5 | 204.1 | 297.3 |
| 湖　北 | 1968 | 1035 | 933 | 646 | 287 | 219.5 | 216.7 | 192.6 |
| 湖　南 | 2301 | 1493 | 808 | 546 | 262 | 199.4 | 168.4 | 211.8 |
| 广　东 | 9804 | 6157 | 3647 | 3226 | 421 | 774.4 | 580.6 | 1336.9 |
| 广　西 | 1067 | 585 | 483 | 339 | 144 | 128.9 | 112.6 | 175.1 |
| 海　南 | 387 | 195 | 192 | 138 | 54 | 43.5 | 35.2 | 54.2 |
| 重　庆 | 3257 | 2681 | 576 | 409 | 167 | 171.6 | 155.8 | 168.7 |
| 四　川 | 2577 | 1247 | 1329 | 922 | 408 | 383.0 | 309.0 | 504.6 |
| 贵　州 | 687 | 332 | 355 | 255 | 100 | 88.3 | 86.7 | 73.1 |
| 云　南 | 1136 | 673 | 463 | 324 | 139 | 160.8 | 139.6 | 181.9 |
| 西　藏 | 59 | 26 | 33 | 25 | 8 | 17.0 | 12.9 | 30.0 |
| 陕　西 | 1246 | 672 | 574 | 390 | 184 | 154.0 | 126.5 | 203.2 |
| 甘　肃 | 631 | 328 | 303 | 206 | 96 | 83.1 | 75.8 | 71.6 |
| 青　海 | 190 | 97 | 93 | 64 | 29 | 42.3 | 36.0 | 53.8 |
| 宁　夏 | 579 | 463 | 116 | 85 | 31 | 39.1 | 31.7 | 45.7 |
| 新　疆 | 885 | 387 | 498 | 360 | 138 | 192.6 | 154.7 | 209.2 |

注：①本表数据来源于人力资源与社会保障部；②各地区系2014年数字。

# 13-3 生育保险情况

| 年份<br>地区 | 年末参加<br>生育保险人数<br>(万人) | 享受待遇人数<br>(万人) | 基金收支(亿元) | | |
|---|---|---|---|---|---|
| | | | 基金收入 | 基金支出 | 累计结存 |
| 2010 | 12335.9 | 210.7 | 159.6 | 109.9 | 261.4 |
| 2011 | 13892.0 | 264.7 | 219.8 | 139.2 | 342.5 |
| 2012 | 15428.7 | 352.7 | 304.2 | 219.3 | 427.6 |
| 2013 | 16392.0 | 522.0 | 368.4 | 282.8 | 514.7 |
| 2014 | 17038.7 | 613.4 | 446.1 | 368.1 | 592.7 |
| 2015 | 17769.0 | … | … | … | … |
| 东　部 | 10511.7 | 413.7 | 301.3 | 261.9 | 339.4 |
| 中　部 | 3509.6 | 98.7 | 68.1 | 47.2 | 127.7 |
| 西　部 | 3017.3 | 101.1 | 76.6 | 59.0 | 125.6 |
| 北　京 | 915.6 | 53.2 | 42.4 | 44.5 | 34.5 |
| 天　津 | 260.7 | 22.2 | 10.9 | 9.4 | 19.3 |
| 河　北 | 684.0 | 22.5 | 13.2 | 10.1 | 19.7 |
| 山　西 | 454.2 | 7.4 | 8.6 | 5.1 | 17.2 |
| 内蒙古 | 293.7 | 8.0 | 7.5 | 5.7 | 11.3 |
| 辽　宁 | 783.9 | 28.5 | 18.6 | 18.0 | 13.9 |
| 吉　林 | 367.0 | 14.0 | 5.6 | 4.6 | 10.5 |
| 黑龙江 | 356.1 | 7.8 | 6.7 | 5.6 | 12.4 |
| 上　海 | 717.5 | 24.0 | 43.2 | 37.6 | 6.7 |
| 江　苏 | 1374.6 | 93.6 | 40.0 | 34.2 | 75.0 |
| 浙　江 | 1248.9 | 46.1 | 31.5 | 26.7 | 31.3 |
| 安　徽 | 482.8 | 13.6 | 9.6 | 7.6 | 13.0 |
| 福　建 | 556.7 | 12.8 | 20.7 | 16.5 | 22.7 |
| 江　西 | 241.1 | 3.3 | 3.7 | 1.6 | 7.9 |
| 山　东 | 1046.5 | 56.2 | 32.6 | 31.5 | 37.9 |
| 河　南 | 590.2 | 15.7 | 14.0 | 9.9 | 25.9 |
| 湖　北 | 480.6 | 19.9 | 9.7 | 6.4 | 20.1 |
| 湖　南 | 537.6 | 17.0 | 10.2 | 6.4 | 20.7 |
| 广　东 | 2801.3 | 50.8 | 45.8 | 31.9 | 73.8 |
| 广　西 | 280.2 | 8.6 | 7.2 | 4.3 | 14.0 |
| 海　南 | 122.0 | 3.8 | 2.4 | 1.5 | 4.6 |
| 重　庆 | 347.5 | 12.5 | 8.4 | 6.7 | 9.7 |
| 四　川 | 730.4 | 21.7 | 16.3 | 13.4 | 24.7 |
| 贵　州 | 248.8 | 6.4 | 4.1 | 3.1 | 7.4 |
| 云　南 | 279.3 | 13.2 | 8.7 | 8.5 | 12.5 |
| 西　藏 | 22.8 | 0.5 | 0.8 | 0.6 | 1.2 |
| 陕　西 | 250.8 | 5.3 | 6.2 | 3.3 | 13.8 |
| 甘　肃 | 143.7 | 3.9 | 4.0 | 2.5 | 6.7 |
| 青　海 | 45.8 | 3.4 | 1.9 | 1.1 | 3.0 |
| 宁　夏 | 71.3 | 4.9 | 2.1 | 1.9 | 2.3 |
| 新　疆 | 303.0 | 12.7 | 9.4 | 7.9 | 19.0 |

注：①本表数据来源于人力资源与社会保障部；②各地区系2014年数字。

## 13-4　民政部门医疗救助情况

| 年份<br>地区 | 资助参加医疗保险人次数 | 资助参加合作医疗人次数 | 直接医疗救助人次数 | 资助参加医疗保险支出（万元） | 资助参加合作医疗支出（万元） | 直接医疗救助支出（万元） |
|---|---|---|---|---|---|---|
| 2010 | 14612455 | 46154190 | 14793185 | 76050 | 139620 | 1042328 |
| 2011 | 15498059 | 48252969 | 21439885 | 105163 | 220189 | 1469147 |
| 2012 | 13871473 | 44904129 | 21736398 | 116471 | 258296 | 1663140 |
| 2013 | 14900867 | 48687404 | 21263657 | 144061 | 300427 | 1804597 |
| 2014 | 17019896 | 50217322 | 23953340 | 161508 | 322960 | 2041295 |
| 2015 | 16661431 | 45468717 | 25158725 | 177258 | 367577 | 2145715 |
| 东　部 | 3635309 | 8570623 | 9231731 | 64974 | 86737 | 584496 |
| 中　部 | 6694611 | 14906549 | 7259189 | 58010 | 131162 | 754937 |
| 西　部 | 6331511 | 21991545 | 8667805 | 54274 | 149678 | 806282 |
| 北　京 | 30031 | 27151 | 97698 | 3676 | 660 | 13358 |
| 天　津 | 313973 |  | 197481 | 6623 |  | 26701 |
| 河　北 | 195271 | 2831938 | 291286 | 2380 | 19656 | 53341 |
| 山　西 | 493298 | 1084413 | 223766 | 4816 | 9081 | 54589 |
| 内蒙古 | 618031 | 873080 | 278779 | 4942 | 5789 | 62437 |
| 辽　宁 | 388969 | 697270 | 700367 | 7383 | 9464 | 39155 |
| 吉　林 | 707043 | 815436 | 808200 | 4295 | 7674 | 60548 |
| 黑龙江 | 1161338 | 1272563 | 689848 | 12142 | 12783 | 110099 |
| 上　海 | 86996 | 35 | 265787 | 3703 | 14 | 23051 |
| 江　苏 | 216443 | 1133566 | 2559202 | 4896 | 12156 | 91372 |
| 浙　江 | 83482 | 203271 | 2331129 | 1813 | 2959 | 84965 |
| 安　徽 | 665732 | 1856051 | 875586 | 6389 | 15505 | 92366 |
| 福　建 | 117083 | 691684 | 1276065 | 1608 | 6870 | 42620 |
| 江　西 | 719578 | 1970422 | 1676686 | 9455 | 23698 | 134921 |
| 山　东 | 700422 | 1711156 | 349820 | 11068 | 19999 | 77004 |
| 河　南 | 710066 | 3058581 | 795897 | 6581 | 22635 | 79036 |
| 湖　北 | 872531 | 2169473 | 1066113 | 4392 | 18449 | 119965 |
| 湖　南 | 1365025 | 2679610 | 1123093 | 9942 | 21338 | 103415 |
| 广　东 | 1383320 | 1036888 | 1041093 | 20027 | 13428 | 112863 |
| 广　西 | 148784 | 1860604 | 931603 | 1622 | 12614 | 69935 |
| 海　南 | 119319 | 237664 | 121803 | 1795 | 1532 | 20066 |
| 重　庆 | 623846 | 902506 | 2735080 | 3968 | 5661 | 65992 |
| 四　川 | 1586227 | 4179860 | 1503473 | 18288 | 39292 | 155725 |
| 贵　州 | 268175 | 2690628 | 220774 | 872 | 12658 | 71029 |
| 云　南 | 957531 | 5250730 | 846257 | 7584 | 36184 | 73284 |
| 西　藏 | 55143 | 15626 | 48011 | 260 | 746 | 12651 |
| 陕　西 | 121446 | 623419 | 476380 | 891 | 5933 | 109092 |
| 甘　肃 | 648627 | 3448506 | 402546 | 4321 | 13755 | 68130 |
| 青　海 | 193071 | 478049 | 161413 | 2665 | 3423 | 28806 |
| 宁　夏 | 184082 | 250875 | 307977 | 1269 | 1882 | 22296 |
| 新　疆 | 926548 | 1417662 | 755512 | 7594 | 11740 | 66908 |

注：本表数据来源于民政部。

# 十四、人口指标

## 简要说明

一、本章反映五次人口普查及历年人口方面的基本情况，包括全国及31个省、自治区、直辖市的主要人口指标，如全国人口总数及增长率、城乡人口、性比例、人口年龄结构、人口密度、老少抚养比和受教育程度等。

二、本章资料主要摘自《中国统计年鉴》，市县人口、农业与非农业人口摘自公安部《分市县人口统计资料》。

三、1964、1982、1990、2000、2010年人口数系人口普查数，其他年份人口数系人口抽样调查推算数。

四、1964年文盲人口为13岁及以上不识字人口，1982、1990、2000年文盲人口为15岁及以上不识字或识字很少人口。

## 主要指标解释

**人口数** 指一定时点、一定范围内有生命的个人的总和。年度统计的年末人口数指每年12月31日24时的人口数。年度统计的全国人口总数不包括台湾省和港澳同胞以及海外华侨人数。

**城镇人口和乡村人口** 其定义有三种口径。第一种口径（按行政建制）：城镇人口是指市辖区内和县辖镇的全部人口；乡村人口指县辖乡人口。第二种口径（按常住人口划分）：城镇是指设区的市的区人口，不设区的市的街道人口和不设区的市所辖镇的居民委员会人口，县辖镇的居民委员会人口；乡村人口指上述人口以外的全部人口。第三种口径：按国家统计局1999年发布的《关于统计上划分城乡的规定（试行）》计算的。1952~1980年为第一种口径的数据，1981~1999年为第二种口径的数据，2000~2011年按第三种口径计算。

**性比例** 即男性人数与女性人数之比。计算公式：性比例=男性人数/女性人数×100。

**人口密度** 是指一定时期单位土地面积上的人口数。计算公式：人口密度=某地区人口数/该地区土地面积（人/平方公里）。

**总抚养比** 也称总负担系数。指人口总体中非劳动年龄人口数与劳动年龄人口数之比。通常用百分比表示。说明每100名劳动年龄人口大致要负担多少名非劳动年龄人口。用于从人口角度反映人口与经济发展的基本关系。计算公式：负担老年系数=（0~14岁人口+65岁以上人口）/（15~64岁人口）×100%。

**少年儿童抚养比** 也称少年儿童抚养系数。指某一人口中少年儿童人口数与劳动年龄人口数之比。通常用百分比表示。以反映每100名劳动年龄人口要负担多少名少年儿童。计算公式：负担少年系数=0~14岁人口/15~64岁人口×100%。

**老年人口抚养比** 也称老年人口抚养系数。指某一人口中老年人口数与劳动年龄人口数之比。通常用百分比表示。用以表明每100名劳动年龄人口要负担多少名老年人。老年人口抚养比是从经济角度反映人口老化社会后果的指标之一。计算公式：负担老年系数=65岁以上人口/（15~64岁人口）×100%。

**文盲率** 指15周岁（或12周岁）及以上不识字或识字很少的人数与15周岁（或12周岁）及以上人口之比。

## 14-1 人口数及构成

| 年份 | 年末总人口（万人） | 按城乡分（万人） | | 城镇人口 % | 按性别分（万人） | | 性比例 |
|---|---|---|---|---|---|---|---|
| | | 城镇 | 乡村 | | 男性 | 女性 | |
| 1955 | 61465 | 8285 | 53180 | 13.5 | 31809 | 29656 | 107.3 |
| 1960 | 66207 | 13073 | 53134 | 19.8 | 34283 | 31924 | 107.4 |
| 1965 | 72538 | 13045 | 59493 | 18.0 | 37128 | 35410 | 104.9 |
| 1970 | 82992 | 14424 | 6868 | 17.4 | 42686 | 40306 | 105.9 |
| 1975 | 92420 | 16030 | 76390 | 17.3 | 47564 | 44856 | 106.0 |
| 1980 | 98705 | 19140 | 79565 | 19.4 | 50785 | 47920 | 106.0 |
| 1985 | 105851 | 25094 | 80757 | 23.7 | 54725 | 51126 | 107.0 |
| 1990 | 114333 | 30195 | 84138 | 26.4 | 58904 | 55429 | 106.3 |
| 1995 | 121121 | 35174 | 85947 | 29.0 | 61808 | 59313 | 104.2 |
| 1996 | 122389 | 37304 | 85085 | 30.5 | 62200 | 60189 | 103.3 |
| 1997 | 123626 | 39449 | 84177 | 31.9 | 63131 | 60495 | 104.0 |
| 1998 | 124761 | 41608 | 83153 | 33.4 | 63604 | 61157 | 104.1 |
| 1999 | 125786 | 43748 | 82038 | 34.8 | 64126 | 61660 | 104.0 |
| 2000 | 126743 | 45906 | 80837 | 36.2 | 65437 | 61306 | 106.7 |
| 2001 | 127627 | 48064 | 79563 | 37.7 | 65672 | 61955 | 106.0 |
| 2002 | 128453 | 50212 | 78241 | 39.1 | 66115 | 62338 | 106.1 |
| 2003 | 129227 | 52376 | 76851 | 40.5 | 66556 | 62671 | 106.2 |
| 2004 | 129988 | 54283 | 75705 | 41.8 | 66976 | 63012 | 106.3 |
| 2005 | 130756 | 56212 | 74544 | 43.0 | 67375 | 63381 | 106.3 |
| 2006 | 131448 | 58288 | 73160 | 44.3 | 67728 | 63720 | 106.3 |
| 2007 | 132129 | 60633 | 71496 | 45.9 | 68048 | 64081 | 106.2 |
| 2008 | 132802 | 62403 | 70399 | 47.0 | 68357 | 64445 | 106.1 |
| 2009 | 133450 | 64512 | 68938 | 48.3 | 68647 | 64803 | 105.9 |
| 2010 | 134091 | 66978 | 67113 | 49.9 | 68748 | 65343 | 105.2 |
| 2011 | 134735 | 69079 | 65656 | 51.3 | 69068 | 65667 | 105.2 |
| 2012 | 135404 | 71182 | 64222 | 52.6 | 69395 | 66009 | 105.1 |
| 2013 | 136072 | 73111 | 62961 | 53.7 | 69728 | 66344 | 105.1 |
| 2014 | 136782 | 74916 | 61866 | 54.8 | 70079 | 66703 | 105.1 |
| 2015 | 137462 | 77116 | 60346 | 56.1 | 70414 | 67048 | 105 |

注：人口数摘自《中国统计年鉴》《中国统计提要》。

## 14-2 流动人口数

| 年　份 | 人户分离人口(亿人) | 流动人口(亿人) |
|---|---|---|
| 2010 | 2.61 | 2.21 |
| 2011 | 2.71 | 2.30 |
| 2012 | 2.79 | 2.36 |
| 2013 | 2.89 | 2.45 |
| 2014 | 2.98 | 2.53 |

## 14-3 人口基本情况

| 指　　标 | 单位 | 2000 | 2005 | 2010 | 2011 | 2012 | 2013 | 2014 | 2015 |
|---|---|---|---|---|---|---|---|---|---|
| 总人口 | 万人 | 126743 | 130756 | 134091 | 134735 | 135404 | 136072 | 136782 | 137462 |
| 按性别分 | | | | | | | | | |
| 男性人口 | 万人 | 65437 | 67375 | 68748 | 69068 | 69395 | 69728 | 70079 | 70414 |
| 女性人口 | 万人 | 61306 | 63381 | 65343 | 65667 | 66009 | 66344 | 66703 | 67048 |
| 按城乡分 | | | | | | | | | |
| 城镇人口 | 万人 | 45906 | 56212 | 66978 | 69079 | 71182 | 73111 | 74916 | 77116 |
| 农村人口 | 万人 | 80837 | 74544 | 67113 | 65656 | 64222 | 62961 | 61866 | 60346 |
| 性别比重 | | | | | | | | | |
| 男性人口 | % | 51.6 | 51.5 | 51.3 | 51.3 | 51.3 | 51.2 | 51.2 | 51.2 |
| 女性人口 | % | 48.4 | 48.5 | 48.7 | 48.7 | 48.7 | 48.8 | 48.8 | 48.8 |
| 城乡比重 | | | | | | | | | |
| 城镇人口 | % | 36.2 | 43.0 | 49.9 | 51.3 | 52.6 | 53.7 | 54.8 | 56.1 |
| 农村人口 | % | 63.8 | 57.0 | 50.1 | 48.7 | 47.4 | 46.3 | 45.2 | 43.9 |
| 出生率 | ‰ | 14.03 | 12.40 | 11.9 | 11.93 | 12.10 | 12.08 | 12.37 | 12.1 |
| 死亡率 | ‰ | 6.45 | 6.51 | 7.11 | 7.14 | 7.15 | 7.16 | 7.16 | 7.1 |
| 自然增长率 | ‰ | 7.58 | 5.89 | 4.79 | 4.79 | 4.95 | 4.92 | 5.21 | 5.0 |
| 人口年龄构成* | | | | | | | | | |
| 0～15岁人口 | % | 22.9 | 20.3 | 16.6 | 16.5 | 16.5 | 17.5 | 17.5 | 17.6 |
| 16～59岁人口 | % | 70.1 | 72.0 | 74.5 | 74.4 | 74.1 | 67.6 | 67.0 | 66.3 |
| 60岁及以上人口 | % | 7.0 | 7.7 | 8.9 | 9.1 | 9.4 | 14.9 | 15.5 | 16.1 |
| 人口总抚养比 | % | 42.7 | 38.9 | 34.2 | 34.4 | 34.9 | 35.3 | 36.1 | 37.0 |
| 少年儿童抚养比 | % | 32.7 | 28.2 | 22.3 | 22.1 | 22.2 | 22.2 | 22.5 | 22.6 |
| 老年人口抚养比 | % | 10.0 | 10.7 | 11.9 | 12.3 | 12.7 | 13.1 | 13.7 | 14.3 |
| 文化程度人口占总人口比重 | | | | | | | | | |
| 小学 | % | 35.7 | 31.2 | 26.8 | 25.7 | 25.0 | 26.4 | 26.2 | |
| 初中 | % | 34.0 | 35.8 | 38.8 | 38.6 | 38.3 | 40.8 | 40.2 | |
| 高中 | % | 11.1 | 11.5 | 14.0 | 14.4 | 15.0 | 16.5 | 17.0 | |
| 大专及以上 | % | 3.6 | 5.2 | 8.9 | 9.4 | 9.9 | 11.3 | 11.5 | |
| 文盲人口及文盲率 | | | | | | | | | |
| 文盲人口 | 万人 | 8507 | | 5466 | 49876 | 46619 | 43002 | 46210 | |
| 文盲率 | % | 6.7 | | 4.1 | 5.2 | 5.0 | 4.6 | 4.9 | |

注：①总人口包括中国人民解放军现役军人数，不包括香港、澳门特别行政区和台湾省人口；②城镇人口中包括中国人民解放军现役军人；③2014年文化程度及文盲率根据抽样调查数据计算，抽样比为0.822‰；④文盲人口指15岁及15岁以上不识字或识字很少的人口；⑤*2000~2012年份年龄分组为0~14岁、15~64岁、65岁及以上。

## 14-4 各地区总人口（万人）

| 地区 | 2000 | 2005 | 2010 | 2011 | 2012 | 2013 | 2014 | 2015 |
|---|---|---|---|---|---|---|---|---|
| 总计 | 126743 | 130756 | 134091 | 134735 | 135404 | 136072 | 136782 | 137462 |
| 东部 | 47684 | 50609 | 55039 | 55446 | 55850 | 56208 | 56560 | 56901 |
| 中部 | 42182 | 41738 | 42276 | 42374 | 42511 | 42671 | 42847 | 43054 |
| 西部 | 36192 | 35976 | 36070 | 36222 | 36428 | 36637 | 36839 | 37507 |
| 北京 | 1357 | 1538 | 1961 | 2019 | 2069 | 2115 | 2152 | 2171 |
| 天津 | 1001 | 1043 | 1299 | 1355 | 1413 | 1472 | 1517 | 1547 |
| 河北 | 6674 | 6851 | 7194 | 7241 | 7288 | 7333 | 7384 | 7425 |
| 山西 | 3248 | 3355 | 3574 | 3593 | 3611 | 3630 | 3648 | 3664 |
| 内蒙古 | 2372 | 2386 | 2472 | 2482 | 2490 | 2498 | 2505 | 2511 |
| 辽宁 | 4184 | 4221 | 4375 | 4383 | 4389 | 4390 | 4391 | 4382 |
| 吉林 | 2682 | 2716 | 2747 | 2749 | 2750 | 2751 | 2752 | 2753 |
| 黑龙江 | 3807 | 3820 | 3833 | 3834 | 3834 | 3835 | 3833 | 3812 |
| 上海 | 1641 | 1778 | 2303 | 2347 | 2380 | 2415 | 2426 | 2415 |
| 江苏 | 7327 | 7475 | 7869 | 7899 | 7920 | 7939 | 7960 | 7976 |
| 浙江 | 4596 | 4898 | 5447 | 5463 | 5477 | 5498 | 5508 | 5539 |
| 安徽 | 6286 | 6120 | 5957 | 5968 | 5988 | 6030 | 6083 | 6144 |
| 福建 | 3410 | 3535 | 3693 | 3720 | 3748 | 3774 | 3806 | 3839 |
| 江西 | 4149 | 4311 | 4462 | 4488 | 4504 | 4522 | 4542 | 4566 |
| 山东 | 8998 | 9248 | 9588 | 9637 | 9685 | 9733 | 9789 | 9847 |
| 河南 | 9488 | 9380 | 9405 | 9388 | 9406 | 9413 | 9436 | 9480 |
| 湖北 | 5960 | 5710 | 5728 | 5758 | 5779 | 5799 | 5816 | 5852 |
| 湖南 | 6562 | 6326 | 6570 | 6596 | 6639 | 6691 | 6737 | 6783 |
| 广东 | 7707 | 9194 | 10441 | 10505 | 10594 | 10644 | 10724 | 10849 |
| 广西 | 4750 | 4660 | 4610 | 4645 | 4682 | 4719 | 4754 | 4796 |
| 海南 | 789 | 828 | 869 | 877 | 887 | 895 | 903 | 911 |
| 重庆 | 3092 | 2798 | 2885 | 2919 | 2945 | 2970 | 2991 | 3017 |
| 四川 | 8602 | 8212 | 8045 | 8050 | 8076 | 8107 | 8140 | 8204 |
| 贵州 | 3756 | 3730 | 3479 | 3469 | 3484 | 3502 | 3508 | 3530 |
| 云南 | 4241 | 4450 | 4602 | 4631 | 4659 | 4687 | 4714 | 4742 |
| 西藏 | 258 | 277 | 301 | 303 | 308 | 312 | 318 | 324 |
| 陕西 | 3644 | 3720 | 3735 | 3743 | 3753 | 3764 | 3775 | 3793 |
| 甘肃 | 2557 | 2594 | 2560 | 2564 | 2578 | 2582 | 2591 | 2600 |
| 青海 | 517 | 543 | 563 | 568 | 573 | 578 | 583 | 588 |
| 宁夏 | 554 | 596 | 633 | 639 | 647 | 654 | 662 | 668 |
| 新疆 | 1849 | 2010 | 2185 | 2209 | 2233 | 2264 | 2298 | 2360 |

注：①2000年、2010年系人口普查数，2005～2009年、2011～2015年系推算数；②各地区人口不含现役军人数。

# 14-5　各地区市县人口及城乡人口

| 地　区 | 2015年市县人口（人） | | 2014年城乡人口（万人） | | 2014年城镇人口比重(%) |
|---|---|---|---|---|---|
| | 市 | 县 | 城镇 | 乡村 | |
| 总　计 | 665117605 | 716544317 | 74916 | 61866 | 54.8 |
| 东　部 | 326352916 | 191788646 | 36144 | 20415 | 63.9 |
| 中　部 | 197661612 | 266253078 | 21789 | 21059 | 50.9 |
| 西　部 | 141103077 | 258502593 | 17452 | 19390 | 47.4 |
| 北　京 | 12917401 | 719153 | 1858 | 294 | 86.4 |
| 天　津 | 8482620 | 1854236 | 1248 | 269 | 82.3 |
| 河　北 | 30321606 | 46383124 | 3642 | 3741 | 49.3 |
| 山　西 | 13996598 | 21025152 | 1962 | 1686 | 53.8 |
| 内蒙古 | 8950228 | 15493202 | 1491 | 1014 | 59.5 |
| 辽　宁 | 30426633 | 11927979 | 2944 | 1447 | 67.1 |
| 吉　林 | 18259078 | 8219024 | 1509 | 1244 | 54.8 |
| 黑龙江 | 22155166 | 14450292 | 2224 | 1609 | 58.0 |
| 上　海 | 13784900 | 672957 | 2173 | 252 | 89.6 |
| 江　苏 | 52548894 | 24724200 | 5191 | 2769 | 65.2 |
| 浙　江 | 33025438 | 15794285 | 3573 | 1935 | 64.9 |
| 安　徽 | 24163941 | 45392676 | 2990 | 3093 | 49.2 |
| 福　建 | 19948726 | 17349162 | 2352 | 1454 | 61.8 |
| 江　西 | 16361460 | 33098790 | 2281 | 2261 | 50.2 |
| 山　东 | 55894509 | 42410913 | 5385 | 4404 | 55.0 |
| 河　南 | 38846661 | 74141159 | 4265 | 5171 | 45.2 |
| 湖　北 | 38673034 | 22643075 | 3238 | 2578 | 55.7 |
| 湖　南 | 25205674 | 47282910 | 3320 | 3417 | 49.3 |
| 广　东 | 63478229 | 26529207 | 7292 | 3432 | 68.0 |
| 广　西 | 20319471 | 34946185 | 2187 | 2567 | 46.0 |
| 海　南 | 5523960 | 3423430 | 486 | 418 | 53.8 |
| 重　庆 | 16092032 | 17662785 | 1783 | 1209 | 59.6 |
| 四　川 | 35030875 | 56059401 | 3769 | 4371 | 46.3 |
| 贵　州 | 11023371 | 32734792 | 1404 | 2104 | 40.0 |
| 云　南 | 12438790 | 34069726 | 1967 | 2747 | 41.7 |
| 西　藏 | 490331 | 2663098 | 82 | 236 | 25.8 |
| 陕　西 | 14583325 | 24789814 | 1985 | 1791 | 52.6 |
| 甘　肃 | 8834626 | 18629823 | 1080 | 1511 | 41.7 |
| 青　海 | 1158404 | 4571006 | 290 | 293 | 49.8 |
| 宁　夏 | 3504149 | 3146253 | 355 | 307 | 53.6 |
| 新　疆 | 8677475 | 13736508 | 1059 | 1240 | 46.1 |

注：①市县人口数系公安部统计的户籍人口数；②城镇、乡村人口系2014年人口变动抽样调查数字。

## 14-6　各年龄段人口数

| 年龄组 | 2000年人口数（万人） | | | 2010年人口数（万人） | | | 2014年人口数（人） | | |
|---|---|---|---|---|---|---|---|---|---|
| | 合计 | 男 | 女 | 合计 | 男 | 女 | 合计 | 男 | 女 |
| **总计** | 126743 | 65437 | 61306 | 133281 | 68233 | 65048 | 1124402 | 576011 | 548391 |
| 0～4岁 | 6898 | 3765 | 3133 | 7553 | 4106 | 3447 | 63990 | 34484 | 29506 |
| 5～9岁 | 9015 | 4830 | 4185 | 7088 | 3846 | 3242 | 63132 | 34326 | 28807 |
| 10～14岁 | 12540 | 6535 | 6005 | 7491 | 4027 | 3464 | 58287 | 31616 | 26671 |
| 15～19岁 | 10303 | 5288 | 5015 | 9989 | 5190 | 4798 | 64719 | 34584 | 30136 |
| 20～24岁 | 9457 | 4794 | 4664 | 12741 | 6401 | 6340 | 90785 | 46891 | 43894 |
| 25～29岁 | 11760 | 6023 | 5737 | 10101 | 5084 | 5018 | 98845 | 49801 | 49044 |
| 30～34岁 | 12731 | 6536 | 6195 | 9714 | 4952 | 4762 | 82546 | 41777 | 40768 |
| 35～39岁 | 10915 | 5614 | 5301 | 11803 | 6039 | 5763 | 81792 | 41761 | 40032 |
| 40～44岁 | 8124 | 4224 | 3900 | 12475 | 6361 | 6115 | 101959 | 52086 | 49873 |
| 45～49岁 | 8552 | 4394 | 4158 | 10559 | 5378 | 5182 | 99249 | 50455 | 48795 |
| 50～54岁 | 6330 | 3280 | 3050 | 7875 | 4036 | 3839 | 77909 | 39470 | 38439 |
| 55～59岁 | 4637 | 2406 | 2231 | 8131 | 4108 | 4023 | 66409 | 33781 | 32628 |
| 60～64岁 | 4170 | 2168 | 2003 | 5867 | 2983 | 2883 | 61608 | 30781 | 30826 |
| 65～69岁 | 3478 | 1755 | 1723 | 4111 | 2075 | 2036 | 41709 | 20573 | 21137 |
| 70～74岁 | 2557 | 1244 | 1314 | 3297 | 1640 | 1657 | 29133 | 14528 | 14606 |
| 75～79岁 | 1593 | 718 | 875 | 2385 | 1128 | 1257 | 21330 | 10179 | 11151 |
| 80～84岁 | 799 | 320 | 479 | 1337 | 592 | 746 | 13289 | 5987 | 7302 |
| 85～89岁 | 303 | 106 | 197 | 563 | 220 | 343 | 5604 | 2244 | 3360 |
| 90～94岁（人） | 783594 | 229758 | 553836 | 1578307 | 530872 | 1047435 | 1757 | 581 | 1175 |
| 95～99岁（人） | 169756 | 51373 | 118383 | 369979 | 117716 | 252263 | }347 | }106 | }241 |
| 100岁及以上（人） | 17877 | 4635 | 13242 | 35934 | 8852 | 27082 | | | |

注：2000、2010年系人口普查数字，2014年系全国人口变动情况抽样调查样本数据，抽样比为0.822‰。

# 14-7 各地区人口年龄结构

| 地区 | 年龄别人口 | | | | | | 年龄构成(%) | | | | | |
|---|---|---|---|---|---|---|---|---|---|---|---|---|
| | 2010(万人) | | | 2014(人) | | | 2010 | | | 2014 | | |
| | 0～14岁 | 15～64岁 | 65岁及以上 | 0～14岁 | 15～64岁 | 65岁及以上 | 0～14岁 | 15～64岁 | 65岁及以上 | 0～14岁 | 15～64岁 | 65岁及以上 |
| 总　计 | 22246 | 99843 | 11883 | 185409 | 825822 | 113171 | 16.6 | 74.5 | 8.9 | 16.5 | 73.4 | 10.1 |
| 东　部 | 7959 | 42107 | 4928 | 69027 | 350896 | 46849 | 14.8 | 75.2 | 10.0 | 14.8 | 75.2 | 10.0 |
| 中　部 | 7371 | 31167 | 3713 | 61802 | 257476 | 34330 | 17.3 | 73.3 | 9.4 | 17.5 | 72.8 | 9.7 |
| 西　部 | 6822 | 25981 | 3229 | 54580 | 217450 | 31993 | 19.3 | 71.1 | 9.6 | 18.0 | 71.5 | 10.5 |
| 北　京 | 169 | 1622 | 171 | 1804 | 14434 | 1518 | 8.6 | 82.7 | 8.7 | 10.2 | 81.3 | 8.5 |
| 天　津 | 127 | 1057 | 110 | 1350 | 9707 | 1462 | 9.8 | 81.7 | 8.5 | 10.8 | 77.5 | 11.7 |
| 河　北 | 1209 | 5384 | 592 | 11347 | 43907 | 5682 | 16.8 | 74.9 | 8.2 | 18.6 | 72.1 | 9.3 |
| 山　西 | 611 | 2690 | 271 | 4468 | 23071 | 2566 | 17.1 | 75.3 | 7.6 | 14.8 | 76.6 | 8.5 |
| 内蒙古 | 348 | 1936 | 187 | 2803 | 15940 | 1929 | 14.1 | 78.3 | 7.6 | 13.6 | 77.1 | 9.3 |
| 辽　宁 | 500 | 3424 | 451 | 3719 | 28111 | 4407 | 11.4 | 78.3 | 10.3 | 10.3 | 77.6 | 12.2 |
| 吉　林 | 329 | 2187 | 230 | 2775 | 17629 | 2310 | 12.0 | 79.6 | 8.4 | 12.2 | 77.6 | 10.2 |
| 黑龙江 | 458 | 3054 | 319 | 3665 | 24996 | 2971 | 12.0 | 79.7 | 8.3 | 11.6 | 79.0 | 9.4 |
| 上　海 | 199 | 1870 | 233 | 2024 | 16057 | 1938 | 8.6 | 81.3 | 10.1 | 10.1 | 80.2 | 9.7 |
| 江　苏 | 1023 | 5986 | 857 | 9041 | 48726 | 7925 | 13.0 | 76.1 | 10.9 | 13.8 | 74.2 | 12.1 |
| 浙　江 | 719 | 4216 | 508 | 5467 | 35615 | 4374 | 13.2 | 77.5 | 9.3 | 12.0 | 78.4 | 9.6 |
| 安　徽 | 1070 | 4275 | 606 | 8976 | 35994 | 5231 | 18.0 | 71.8 | 10.2 | 17.9 | 71.7 | 10.4 |
| 福　建 | 571 | 2828 | 291 | 5527 | 23501 | 2383 | 15.5 | 76.7 | 7.9 | 17.6 | 74.8 | 7.6 |
| 江　西 | 975 | 3143 | 339 | 7776 | 26245 | 3464 | 21.9 | 70.5 | 7.6 | 20.7 | 70.0 | 9.2 |
| 山　东 | 1507 | 7129 | 943 | 12752 | 58769 | 9267 | 15.7 | 74.4 | 9.8 | 15.8 | 72.7 | 11.5 |
| 河　南 | 1975 | 6642 | 786 | 16297 | 54755 | 6821 | 21.0 | 70.6 | 8.4 | 20.9 | 70.3 | 8.8 |
| 湖　北 | 796 | 4407 | 520 | 7669 | 35407 | 4922 | 13.9 | 77.0 | 9.1 | 16.0 | 73.8 | 10.3 |
| 湖　南 | 1157 | 4769 | 642 | 10176 | 39379 | 6045 | 17.6 | 72.6 | 9.8 | 18.3 | 70.8 | 10.9 |
| 广　东 | 1762 | 7965 | 704 | 14576 | 66604 | 7322 | 16.9 | 76.4 | 6.8 | 16.5 | 75.3 | 8.3 |
| 广　西 | 999 | 3178 | 425 | 8591 | 26902 | 3741 | 21.7 | 69.1 | 9.2 | 21.9 | 68.6 | 9.5 |
| 海　南 | 173 | 626 | 68 | 1420 | 5465 | 571 | 20.0 | 72.2 | 7.8 | 19.0 | 73.3 | 7.7 |
| 重　庆 | 490 | 2061 | 333 | 3767 | 17434 | 3487 | 17.0 | 71.5 | 11.6 | 15.3 | 70.6 | 14.1 |
| 四　川 | 1364 | 5797 | 881 | 10893 | 46888 | 9398 | 17.0 | 72.1 | 11.0 | 16.2 | 69.8 | 14.0 |
| 贵　州 | 876 | 2300 | 298 | 6398 | 19883 | 2670 | 25.2 | 66.2 | 8.6 | 22.1 | 68.7 | 9.2 |
| 云　南 | 953 | 3293 | 351 | 7374 | 28135 | 3393 | 20.7 | 71.6 | 7.6 | 19.0 | 72.3 | 8.7 |
| 西　藏 | 73 | 212 | 15 | 644 | 1833 | 144 | 24.4 | 70.5 | 5.1 | 24.6 | 69.9 | 5.5 |
| 陕　西 | 549 | 2865 | 318 | 4644 | 23204 | 3306 | 14.7 | 76.8 | 8.5 | 14.9 | 74.5 | 10.6 |
| 甘　肃 | 464 | 1883 | 211 | 3500 | 15970 | 1910 | 18.2 | 73.6 | 8.2 | 16.4 | 74.7 | 8.9 |
| 青　海 | 118 | 409 | 35 | 881 | 3592 | 342 | 20.9 | 72.8 | 6.3 | 18.3 | 74.6 | 7.1 |
| 宁　夏 | 135 | 454 | 40 | 1077 | 4012 | 370 | 21.5 | 72.1 | 6.4 | 19.7 | 73.5 | 6.8 |
| 新　疆 | 453 | 1593 | 135 | 4008 | 13657 | 1303 | 20.8 | 73.0 | 6.2 | 21.1 | 72.0 | 6.9 |

注：2010年系人口普查数字，2014年系全国人口变动情况抽样调查样本数据，抽样比为0.822‰

## 14-8 各地区性别比、人口密度与抚养比

| 地区 | 性别比(女=100) | | | 人口密度(人/公里$^2$) | 少年儿童抚养比(%) | | | 老年人口抚养比(%) | | |
|---|---|---|---|---|---|---|---|---|---|---|
| | 2000 | 2010 | 2014 | 2000 | 2000 | 2010 | 2014 | 2000 | 2010 | 2014 |
| 总 计 | 106.7 | 105.2 | 105.0 | 132 | 32.7 | 22.3 | 22.5 | 10.0 | 12.0 | 13.7 |
| 北 京 | 109.0 | 106.8 | 102.2 | 823 | 17.4 | 10.4 | 12.5 | 10.8 | 10.5 | 10.5 |
| 天 津 | 104.0 | 114.5 | 100.3 | 886 | 22.4 | 12.0 | 13.9 | 11.1 | 10.4 | 15.1 |
| 河 北 | 103.7 | 102.8 | 104.9 | 359 | 32.5 | 22.5 | 25.8 | 9.8 | 11.0 | 12.9 |
| 山 西 | 107.3 | 105.6 | 103.3 | 211 | 38.0 | 22.7 | 19.4 | 9.1 | 10.1 | 11.1 |
| 内蒙古 | 107.2 | 108.1 | 103.9 | 20 | 29.0 | 18.0 | 17.6 | 7.3 | 9.7 | 12.1 |
| 辽 宁 | 104.0 | 102.5 | 102.7 | 290 | 23.7 | 14.6 | 13.2 | 10.5 | 13.2 | 15.7 |
| 吉 林 | 104.9 | 102.7 | 103.7 | 146 | 25.2 | 15.1 | 15.7 | 7.8 | 10.5 | 13.1 |
| 黑龙江 | 104.6 | 103.2 | 100.2 | 81 | 25.0 | 15.0 | 14.7 | 7.2 | 10.4 | 11.9 |
| 上 海 | 105.7 | 106.2 | 106.7 | 2657 | 16.0 | 10.6 | 12.6 | 15.1 | 12.5 | 12.1 |
| 江 苏 | 102.6 | 101.5 | 101.7 | 725 | 27.5 | 17.1 | 18.6 | 12.2 | 14.3 | 16.3 |
| 浙 江 | 105.6 | 105.7 | 110.0 | 459 | 24.7 | 17.1 | 15.4 | 12.1 | 12.1 | 12.3 |
| 安 徽 | 106.6 | 103.4 | 98.6 | 429 | 38.1 | 24.7 | 24.9 | 11.1 | 14.2 | 14.5 |
| 福 建 | 106.4 | 106.0 | 108.6 | 286 | 32.7 | 20.2 | 23.5 | 9.3 | 10.3 | 10.1 |
| 江 西 | 108.3 | 107.5 | 109.3 | 248 | 38.3 | 31.1 | 29.6 | 9.0 | 10.8 | 13.2 |
| 山 东 | 102.5 | 102.3 | 102.7 | 579 | 29.3 | 21.2 | 21.7 | 11.3 | 13.2 | 15.8 |
| 河 南 | 106.6 | 102.1 | 102.3 | 554 | 38.7 | 29.7 | 29.8 | 10.4 | 11.8 | 12.5 |
| 湖 北 | 108.6 | 105.6 | 103.9 | 324 | 32.3 | 18.1 | 21.7 | 8.9 | 11.8 | 13.9 |
| 湖 南 | 109.0 | 105.8 | 105.3 | 304 | 31.4 | 24.3 | 25.8 | 10.3 | 13.5 | 15.4 |
| 广 东 | 103.8 | 109.0 | 118.6 | 486 | 34.6 | 22.1 | 21.9 | 8.7 | 8.9 | 11.0 |
| 广 西 | 112.7 | 108.3 | 108.4 | 190 | 39.4 | 31.4 | 31.9 | 10.7 | 13.4 | 13.9 |
| 海 南 | 109.8 | 110.9 | 115.4 | 232 | 41.6 | 27.4 | 26.0 | 10.0 | 11.2 | 10.5 |
| 重 庆 | 108.0 | 102.4 | 105.9 | 375 | 31.3 | 23.9 | 21.6 | 11.3 | 16.5 | 20.0 |
| 四 川 | 107.0 | 103.1 | 98.2 | 172 | 32.4 | 23.5 | 23.2 | 10.6 | 15.2 | 20.0 |
| 贵 州 | 110.1 | 106.9 | 104.7 | 200 | 47.4 | 38.3 | 32.2 | 9.1 | 13.2 | 13.4 |
| 云 南 | 110.1 | 107.8 | 105.4 | 109 | 38.3 | 28.9 | 26.2 | 8.8 | 10.6 | 12.1 |
| 西 藏 | 102.6 | 105.7 | 101.1 | 2.1 | 48.8 | 34.6 | 35.1 | 7.1 | 7.2 | 7.9 |
| 陕 西 | 108.4 | 106.9 | 107.1 | 175 | 36.2 | 19.2 | 20.0 | 8.6 | 11.1 | 14.3 |
| 甘 肃 | 107.6 | 104.4 | 107.6 | 56 | 39.7 | 24.7 | 21.9 | 7.3 | 11.2 | 12.0 |
| 青 海 | 107.1 | 107.4 | 101.1 | 7.2 | 38.5 | 28.8 | 24.5 | 6.1 | 8.7 | 9.5 |
| 宁 夏 | 105.3 | 105.1 | 105.8 | 108 | 42.4 | 29.6 | 26.8 | 6.6 | 8.9 | 9.2 |
| 新 疆 | 107.3 | 105.3 | 104.5 | 12 | 40.1 | 28.0 | 29.4 | 6.6 | 8.9 | 9.5 |

注：2000、2010年系人口普查数字,2014年系全国人口变动情况抽样调查样本数据，抽样比为0.822‰。

## 14-9 每十万人口平均在校学生数

| | 学前教育 | 小 学 | 初中阶段 | 高中阶段 | 高等教育 |
|---|---|---|---|---|---|
| 2000 | 1782 | 10335 | 4969 | 2000 | 723 |
| 2005 | 1676 | 8358 | 4781 | 3070 | 1613 |
| 2007 | 1787 | 8037 | 4364 | 3409 | 1924 |
| 2008 | 1873 | 7819 | 4227 | 3463 | 2042 |
| 2009 | 2001 | 7584 | 4097 | 3495 | 2128 |
| 2010 | 2230 | 7448 | 3955 | 3504 | 2189 |
| 2011 | 2554 | 7403 | 3779 | 3495 | 2253 |
| 2012 | 2736 | 7196 | 3535 | 3411 | 2335 |
| 2013 | 2876 | 6913 | 3279 | 3227 | 2418 |
| 2014 | 2977 | 6946 | 3222 | 3100 | 2488 |
| 2015 | 3118 | 7086 | 3152 | 2965 | 2524 |
| 北 京 | 1831 | 3951 | 1317 | 1426 | 5218 |
| 天 津 | 1665 | 3969 | 1724 | 1866 | 4185 |
| 河 北 | 3138 | 8075 | 3198 | 2555 | 2141 |
| 山 西 | 2694 | 6221 | 3089 | 3486 | 2504 |
| 内蒙古 | 2369 | 5244 | 2553 | 2779 | 2035 |
| 辽 宁 | 2074 | 4554 | 2307 | 2334 | 2876 |
| 吉 林 | 1685 | 4650 | 2164 | 2111 | 3169 |
| 黑龙江 | 1389 | 3856 | 2348 | 2313 | 2518 |
| 上 海 | 2209 | 3292 | 1700 | 1149 | 3330 |
| 江 苏 | 3150 | 6277 | 2346 | 2407 | 2896 |
| 浙 江 | 3452 | 6481 | 2686 | 2647 | 2414 |
| 安 徽 | 3052 | 6946 | 3125 | 3318 | 2309 |
| 福 建 | 3974 | 7575 | 2978 | 2889 | 2508 |
| 江 西 | 3660 | 9298 | 3884 | 3308 | 2654 |
| 山 东 | 2776 | 6892 | 3175 | 2941 | 2516 |
| 河 南 | 4169 | 9931 | 4290 | 3454 | 2293 |
| 湖 北 | 2795 | 5774 | 2348 | 2294 | 3038 |
| 湖 南 | 3215 | 7256 | 3301 | 2720 | 2215 |
| 广 东 | 3751 | 8102 | 3313 | 3589 | 2434 |
| 广 西 | 4352 | 9258 | 4129 | 3611 | 2178 |
| 海 南 | 3545 | 8563 | 3642 | 3433 | 2290 |
| 重 庆 | 3061 | 6932 | 3211 | 3702 | 3071 |
| 四 川 | 3049 | 6655 | 3027 | 3162 | 2312 |
| 贵 州 | 3719 | 9872 | 5643 | 4683 | 1819 |
| 云 南 | 2745 | 8014 | 4018 | 2897 | 1819 |
| 西 藏 | 2766 | 9192 | 3696 | 2319 | 1766 |
| 陕 西 | 3701 | 6175 | 2837 | 3320 | 3628 |
| 甘 肃 | 2706 | 6956 | 3509 | 3517 | 2194 |
| 青 海 | 3160 | 7787 | 3656 | 3659 | 1275 |
| 宁 夏 | 2914 | 8814 | 4144 | 3672 | 2244 |
| 新 疆 | 3526 | 8916 | 3949 | 3385 | 1759 |

注：本表摘自《中国统计年鉴》。

## 14-10　各地区文盲人口和文盲率

| 地　区 | 文盲人口 | | | 文盲率(%) | | |
|---|---|---|---|---|---|---|
| | 2000(万人) | 2010(万人) | 2014（人） | 2000 | 2010 | 2014 |
| 总　计 | 8507 | 5466 | 46210 | 6.7 | 4.1 | 4.9 |
| 北　京 | 59 | 33 | 236 | 4.2 | 1.7 | 1.5 |
| 天　津 | 49 | 27 | 263 | 4.9 | 2.1 | 2.4 |
| 河　北 | 448 | 188 | 1557 | 6.7 | 2.6 | 3.1 |
| 山　西 | 138 | 76 | 742 | 4.2 | 2.1 | 2.9 |
| 内蒙古 | 217 | 101 | 832 | 9.1 | 4.1 | 4.7 |
| 辽　宁 | 202 | 84 | 579 | 4.8 | 1.9 | 1.8 |
| 吉　林 | 125 | 53 | 575 | 4.6 | 1.9 | 2.9 |
| 黑龙江 | 188 | 79 | 764 | 5.1 | 2.1 | 2.7 |
| 上　海 | 90 | 63 | 566 | 5.4 | 2.7 | 3.2 |
| 江　苏 | 469 | 300 | 2870 | 6.3 | 3.8 | 5.1 |
| 浙　江 | 330 | 306 | 2341 | 7.1 | 5.6 | 5.9 |
| 安　徽 | 602 | 497 | 2980 | 10.1 | 8.3 | 7.2 |
| 福　建 | 250 | 90 | 1435 | 7.2 | 2.4 | 5.5 |
| 江　西 | 214 | 139 | 1005 | 5.2 | 3.1 | 3.4 |
| 山　东 | 768 | 476 | 3766 | 8.5 | 5.0 | 5.5 |
| 河　南 | 543 | 399 | 2797 | 5.9 | 4.3 | 4.5 |
| 湖　北 | 431 | 262 | 2340 | 7.2 | 4.6 | 5.8 |
| 湖　南 | 299 | 175 | 1505 | 4.7 | 2.7 | 3.3 |
| 广　东 | 332 | 204 | 2272 | 3.8 | 2.0 | 3.1 |
| 广　西 | 170 | 125 | 1102 | 3.8 | 2.7 | 3.6 |
| 海　南 | 55 | 35 | 267 | 7.0 | 4.1 | 4.4 |
| 重　庆 | 215 | 124 | 1071 | 7.0 | 4.3 | 5.1 |
| 四　川 | 636 | 438 | 4044 | 7.6 | 5.4 | 7.2 |
| 贵　州 | 490 | 304 | 2506 | 13.9 | 8.7 | 11.1 |
| 云　南 | 488 | 277 | 2596 | 11.4 | 6.0 | 8.2 |
| 西　藏 | 85 | 73 | 789 | 32.5 | 24.4 | 39.9 |
| 陕　西 | 263 | 140 | 1508 | 7.3 | 3.7 | 5.7 |
| 甘　肃 | 367 | 222 | 1546 | 14.3 | 8.7 | 8.7 |
| 青　海 | 93 | 58 | 516 | 18.0 | 10.2 | 13.1 |
| 宁　夏 | 75 | 39 | 353 | 13.4 | 6.2 | 8.1 |
| 新　疆 | 107 | 52 | 486 | 5.6 | 2.4 | 3.3 |

注：2000、2010年系人口普查数字，2014年系全国人口变动情况抽样调查样本数据，抽样比为0.822‰。

# 附录一　主要社会经济指标

## 简要说明

一、本章反映我国及31个省、自治区、直辖市主要社会和经济情况。内容包括行政区划、国内生产总值、国民总收入、财政收支、价格指数、城乡居民家庭收支、就业和工资、农村居民贫困状况等。

二、本章资料主要摘自《中国统计年鉴》，2015年数据摘自《2015年国民经济和社会发展统计公报》。国家统计局调整了个别年份数据，历史数据以最近年鉴数据为准。

## 主要指标解释

**地级区划数**　包括地级市、地区、自治州、自治盟。

**县级区划数**　包括县（自治县、旗）、县级市和市辖区数。

**国内生产总值（GDP）**　指一个国家或地区所有常住单位在一定时期内生产活动的最终成果。

**国民总收入**　即国民生产总值。指一个国家或地区所有常住单位在一定时期内收入初次分配的最终结果。它等于国内生产总值加上来自国外的净要素收入。与国内生产总值不同，国民总收入是收入概念，而国内生产总值是生产概念。

**一般公共预算收支**　指政府凭借国家政治权力，以社会管理者身份筹集以税收为主体的财政收入，用于保障和改善民生、维持国家机构正常运转、保障国家安全等方面的各项收支。全国一般公共预算收入与支出决算由中央级决算和地方总决算组成。省（自治区、直辖市）级决算及其所属市（州）、县（区）总决算汇总组成省（自治区、直辖市）总决算；各省（自治区、直辖市）总决算汇总成地方总决算。中央级决算、省（自治区、直辖市）级决算和市（州）、县（区）总决算，由同级主管部门汇总的行政事业单位决算、企业财务决算、基本建设财务决算和金库年报、税收年报等组成。

**商品零售价格指数**　是反映城乡商品零售价格变动趋势的一种经济指数。零售价格的调整变动直接影响到城市居民的生活支出和国家的财政收入，影响居民购买力和市场供需平衡，影响消费与积累的比例。因此，计算零售价格指数，可以从一个侧面对上述经济活动进行观察和分析。

**居民消费价格指数**　是反映一定时期内城乡居民所购买的生活消费品价格和服务项目价格变动趋势和程度的相对数。是对城市居民消费价格指数和农村居民消费价格指数进行综合汇总计算的结果。利用居民消费价格指数，可以观察和分析消费品的零售价格和服务价格变动对城乡居民实际生活费支出的影响程度。

**三次产业**　是根据社会生产活动历史发展的顺序对产业结构的划分，产品直接取自自然界的部门称为第一产业，对初级产品进行再加工的部门称为第二产业，为生产和消费提供各种服务的部门称为第三产业。我国的三次产业的划分是：第一产业：农业（包括种植业、林业、牧业和渔业）；第二产业：工业（采掘业，制造业，电力、煤气及水的生产和供应业）和建筑业；第三产业：除第一、第二产业以外的其他各业。第三产业分为流通部门和服务部门，具体又分为四个层次，即：第一层次：流通部门（包括交通运输、仓储及邮电通信业，批发和零售贸易、餐饮业）；第二层次：为生产和生活服务部门（包括金融、保险业务，地质勘查业、水利管理业，房地产业务，社会服务业，农林牧副渔服务业，交通运输辅助业，综合技术服务业等）；第三层次：为提高科学文化水平和居民素质服务部门（包括教育、文化艺术及广播电影电视业，卫生、体育和社会福利业，科学研究业等）；第四层次：为社会公共需要服务部门（包括国家机关、政党机关和社会团体以及军队、警察等）。

**就业人员** 即从业人员。指在各级国家机关、政党机关、社会团体及企业、事业单位中工作，取得工资或其他形式的劳动报酬的全部人员。包括在岗职工、再就业的离退休人员、民办教师以及在各单位中工作的外方人员和港澳台方人员、兼职人员、借用的外单位人员和第二职业者。不包括离开本单位仍保留劳动关系的职工。各单位的从业人员反映了各单位实际参加生产或工作的全部劳动力。

**城镇登记失业人员** 指有非农业户口，在一定的劳动年龄内，有劳动能力，无业而要求就业，并在当地就业服务机构进行求职登记的人员。

**城镇登记失业率** 城镇失业率指城镇登记失业人数同城镇从业人数与城镇登记失业人数之和的比。计算公式为：城镇登记失业率=城镇登记失业人数/（城镇从业人数+城镇登记失业人数）×100%。城镇登记失业率是指城镇登记失业人员与城镇单位从业人员（扣除使用的农村劳动力、聘用的离退休人员、港澳台及外方人员）、城镇单位中的不在岗职工、城镇私营业主、个体户主、城镇私营企业和个体从业人员、城镇登记失业人员之和的比。

**恩格尔系数** 指食物支出在生活消费总支出中所占的比例。即食物支出/生活消费总支出×100%。

## 附录1-1-1　全国行政区划(2015年底)

| 地　区 | 地级区划数（个） | 县级区划数（个） | | | | | |
|---|---|---|---|---|---|---|---|
| | | 地级市 | 合计 | 市辖区 | 县级市 | 县 | 自治县 |
| **全国** | 334 | 291 | 2850 | 921 | 361 | 1568 | 117 |
| 北京市 | | | 16 | 16 | | | |
| 天津市 | | | 16 | 15 | | 1 | |
| 河北省 | 11 | 11 | 170 | 42 | 20 | 108 | 6 |
| 山西省 | 11 | 11 | 119 | 23 | 11 | 85 | |
| 内蒙古自治区 | 12 | 9 | 102 | 22 | 11 | 69 | |
| 辽宁省 | 14 | 14 | 100 | 57 | 16 | 27 | 8 |
| 吉林省 | 9 | 8 | 60 | 21 | 20 | 19 | 3 |
| 黑龙江省 | 13 | 12 | 128 | 65 | 18 | 45 | 1 |
| 上海市 | | | 16 | 15 | | 1 | |
| 江苏省 | 13 | 13 | 97 | 55 | 21 | 21 | |
| 浙江省 | 11 | 11 | 90 | 36 | 20 | 34 | 1 |
| 安徽省 | 16 | 16 | 105 | 44 | 6 | 55 | |
| 福建省 | 9 | 9 | 85 | 28 | 13 | 44 | |
| 江西省 | 11 | 11 | 100 | 22 | 10 | 68 | |
| 山东省 | 17 | 17 | 137 | 51 | 28 | 58 | |
| 河南省 | 17 | 17 | 158 | 51 | 21 | 86 | |
| 湖北省 | 13 | 12 | 103 | 39 | 24 | 40 | 2 |
| 湖南省 | 14 | 13 | 122 | 35 | 16 | 71 | 7 |
| 广东省 | 21 | 21 | 119 | 62 | 20 | 37 | 3 |
| 广西壮族自治区 | 14 | 14 | 110 | 37 | 8 | 65 | 12 |
| 海南省 | 4 | 4 | 23 | 8 | 5 | 10 | 6 |
| 重庆市 | | | 38 | 23 | | 15 | 4 |
| 四川省 | 21 | 18 | 183 | 50 | 16 | 117 | 4 |
| 贵州省 | 9 | 6 | 88 | 14 | 7 | 67 | 11 |
| 云南省 | 16 | 8 | 129 | 14 | 14 | 101 | 29 |
| 西藏自治区 | 7 | 4 | 74 | 4 | | 70 | |
| 陕西省 | 10 | 10 | 107 | 28 | 3 | 76 | |
| 甘肃省 | 14 | 12 | 86 | 17 | 4 | 65 | 7 |
| 青海省 | 8 | 2 | 43 | 6 | 3 | 34 | 7 |
| 宁夏回族自治区 | 5 | 5 | 22 | 9 | 2 | 11 | |
| 新疆维吾尔自治区 | 14 | 3 | 104 | 12 | 24 | 68 | 6 |
| 香港特别行政区 | | | | | | | |
| 澳门特别行政区 | | | | | | | |
| 台湾省 | | | | | | | |

注：县包括县、自治县、旗、自治旗、1个特区和1个林区(未列出旗、自治旗、特区和林区)。

## 附录1-1-2 城乡基层组织情况

| 年份<br>地区 | 街道数<br>(个) | 乡镇数(个) | | | 村委会数<br>(个) |
|---|---|---|---|---|---|
| | | 合计 | 乡 | 镇 | |
| 2007 | 6434 | 34369 | 15120 | 19249 | 612712 |
| 2008 | 6524 | 34301 | 15067 | 19234 | 604285 |
| 2009 | 6686 | 34169 | 14847 | 19322 | 599127 |
| 2010 | 6923 | 33981 | 14571 | 19410 | 594658 |
| 2011 | 7194 | 33270 | 13587 | 19683 | 589874 |
| 2012 | 7282 | 33162 | 13281 | 19881 | 588475 |
| 2013 | 7566 | 32929 | 12812 | 20117 | 589447 |
| 2014 | 7696 | 32683 | 12282 | 20401 | 585451 |
| 2015 | 7957 | 31830 | 11315 | 20515 | 580575 |
| 北　京 | 150 | 181 | 38 | 143 | 3936 |
| 天　津 | 117 | 127 | 6 | 121 | 3686 |
| 河　北 | 293 | 1957 | 890 | 1067 | 48693 |
| 山　西 | 202 | 1196 | 632 | 564 | 28087 |
| 内蒙古 | 239 | 771 | 275 | 496 | 11110 |
| 辽　宁 | 671 | 861 | 213 | 648 | 11569 |
| 吉　林 | 290 | 611 | 182 | 429 | 9327 |
| 黑龙江 | 348 | 886 | 374 | 512 | 9077 |
| 上　海 | 104 | 109 | 2 | 107 | 1593 |
| 江　苏 | 442 | 839 | 72 | 767 | 14486 |
| 浙　江 | 444 | 906 | 265 | 641 | 27901 |
| 安　徽 | 245 | 1249 | 303 | 946 | 14688 |
| 福　建 | 178 | 927 | 294 | 633 | 14429 |
| 江　西 | 150 | 1402 | 582 | 820 | 16947 |
| 山　东 | 636 | 1190 | 75 | 1115 | 73811 |
| 河　南 | 625 | 1808 | 703 | 1105 | 46925 |
| 湖　北 | 304 | 929 | 168 | 761 | 25109 |
| 湖　南 | 375 | 1536 | 417 | 1119 | 40448 |
| 广　东 | 445 | 1139 | 11 | 1128 | 19632 |
| 广　西 | 128 | 1123 | 350 | 773 | 14273 |
| 海　南 | 22 | 196 | 21 | 175 | 2561 |
| 重　庆 | 213 | 812 | 195 | 617 | 8220 |
| 四　川 | 332 | 4303 | 2271 | 2032 | 46240 |
| 贵　州 | 173 | 1197 | 401 | 796 | 16612 |
| 云　南 | 163 | 1226 | 545 | 681 | 12024 |
| 西　藏 | 10 | 684 | 544 | 140 | 5257 |
| 陕　西 | 279 | 1012 | 23 | 989 | 22743 |
| 甘　肃 | 123 | 1228 | 600 | 628 | 16032 |
| 青　海 | 34 | 365 | 225 | 140 | 4143 |
| 宁　夏 | 44 | 192 | 90 | 102 | 2272 |
| 新　疆 | 178 | 868 | 548 | 320 | 8744 |

## 附录1-2-1 国内生产总值与一般公共预算收支

| 年份 | 国内生产总值（亿元） | 人均GDP（元） | 一般公共预算收入（亿元） | 一般公共预算支出（亿元） | 一般公共预算收入占GDP% |
|---|---|---|---|---|---|
| 1978 | 3650.2 | 382 | 1132.3 | 1122.1 | 31.0 |
| 1979 | 4067.7 | 420 | 1146.4 | 1281.8 | 28.2 |
| 1980 | 4551.6 | 464 | 1159.9 | 1228.8 | 25.5 |
| 1981 | 4898.1 | 493 | 1175.8 | 1138.4 | 24.0 |
| 1982 | 5333.0 | 529 | 1212.3 | 1230.0 | 22.7 |
| 1983 | 5975.6 | 584 | 1367.0 | 1409.5 | 22.9 |
| 1984 | 7226.3 | 697 | 1642.9 | 1701.0 | 22.7 |
| 1985 | 9039.9 | 860 | 2004.8 | 2004.3 | 22.2 |
| 1986 | 10308.8 | 966 | 2122.0 | 2204.9 | 20.6 |
| 1987 | 12102.2 | 1116 | 2199.4 | 2262.2 | 18.2 |
| 1988 | 15101.1 | 1371 | 2357.2 | 2491.2 | 15.6 |
| 1989 | 17090.3 | 1528 | 2664.9 | 2823.8 | 15.6 |
| 1990 | 18774.3 | 1654 | 2937.1 | 3083.6 | 15.6 |
| 1991 | 21895.5 | 1903 | 3149.5 | 3386.6 | 14.4 |
| 1992 | 27068.3 | 2324 | 3483.4 | 3742.2 | 12.9 |
| 1993 | 35524.3 | 3015 | 4349.0 | 4642.3 | 12.2 |
| 1994 | 48459.6 | 4066 | 5218.1 | 5792.6 | 10.8 |
| 1995 | 61129.8 | 5074 | 6242.2 | 6823.7 | 10.2 |
| 1996 | 71572.3 | 5878 | 7408.0 | 7937.6 | 10.4 |
| 1997 | 79429.5 | 6457 | 8651.1 | 9233.6 | 10.9 |
| 1998 | 84883.7 | 6835 | 9876.0 | 10798.2 | 11.6 |
| 1999 | 90187.7 | 7199 | 11444.1 | 13187.7 | 12.7 |
| 2000 | 99776.3 | 7902 | 13395.2 | 15886.5 | 13.4 |
| 2001 | 110270.4 | 8670 | 16386.0 | 18902.6 | 14.9 |
| 2002 | 121002.0 | 9450 | 18903.6 | 22053.2 | 15.6 |
| 2003 | 136564.6 | 10600 | 21715.3 | 24650.0 | 15.9 |
| 2004 | 160714.4 | 12400 | 26396.5 | 28486.9 | 16.4 |
| 2005 | 185895.8 | 14259 | 31649.3 | 33930.3 | 17.0 |
| 2006 | 217656.6 | 16602 | 38760.2 | 40422.7 | 17.8 |
| 2007 | 268019.4 | 20337 | 51321.8 | 49781.4 | 19.1 |
| 2008 | 316751.7 | 23912 | 61330.4 | 62592.7 | 19.4 |
| 2009 | 345629.2 | 25963 | 68518.3 | 76299.9 | 19.8 |
| 2010 | 408903.0 | 30567 | 83101.5 | 89874.2 | 20.3 |
| 2011 | 484123.5 | 36018 | 103874.4 | 109247.8 | 21.5 |
| 2012 | 534123.0 | 39544 | 117253.5 | 125953.0 | 22.0 |
| 2013 | 588018.8 | 43320 | 129209.6 | 140212.1 | 22.0 |
| 2014 | 636138.7 | 46629 | 140370.0 | 151785.6 | 22.1 |
| 2015 | 676707.8 | 49351 | 152269.2 | 175877.8 | 22.5 |

注：①本表按当年价格计算；②全国一般公共预算收支由中央级决算和地方总决算组成。

## 附录1-2-2　2015年各地区生产总值与一般公共预算收支

| 地　区 | 地区生产总值（亿元） | 人均地区生产总值（元） | 地方一般公共预算收入（亿元） | 地方一般公共预算支出（亿元） |
|---|---|---|---|---|
| 北　京 | 22968.6 | 106284 | 4027.2 | 4524.7 |
| 天　津 | 16538.2 | 107960 | 2390.4 | 2884.7 |
| 河　北 | 29806.1 | 40255 | 2446.6 | 4677.3 |
| 山　西 | 12802.6 | 35017 | 1820.6 | 3085.3 |
| 内蒙古 | 18032.8 | 71903 | 1843.7 | 3880.0 |
| 辽　宁 | 28743.4 | 65524 | 3192.8 | 5080.5 |
| 吉　林 | 14274.1 | 51852 | 1203.4 | 2913.3 |
| 黑龙江 | 15083.7 | 39462 | 1301.3 | 3434.2 |
| 上　海 | 24965.0 | 103141 | 4585.6 | 4923.4 |
| 江　苏 | 70116.4 | 87995 | 7233.1 | 8472.5 |
| 浙　江 | 42886.5 | 77644 | 4122.0 | 5159.6 |
| 安　徽 | 22005.6 | 35997 | 2218.4 | 4664.1 |
| 福　建 | 25979.8 | 67966 | 2362.2 | 3306.7 |
| 江　西 | 16723.8 | 36724 | 1881.8 | 3882.7 |
| 山　东 | 63002.3 | 64168 | 5026.8 | 7177.3 |
| 河　南 | 37010.3 | 39131 | 2739.3 | 6028.7 |
| 湖　北 | 29550.2 | 50654 | 2566.9 | 4934.2 |
| 湖　南 | 29047.2 | 42968 | 2262.8 | 5017.4 |
| 广　东 | 72812.6 | 67503 | 8065.1 | 9152.6 |
| 广　西 | 16803.1 | 35190 | 1422.3 | 3479.8 |
| 海　南 | 3702.8 | 40818 | 555.3 | 1099.7 |
| 重　庆 | 15719.7 | 52330 | 1922.0 | 3304.4 |
| 四　川 | 30103.1 | 36836 | 3061.1 | 6796.6 |
| 贵　州 | 10502.6 | 29847 | 1366.7 | 3542.8 |
| 云　南 | 13717.9 | 29015 | 1698.1 | 4438.0 |
| 西　藏 | 1026.4 | 31999 | 124.3 | 1185.5 |
| 陕　西 | 18171.9 | 48023 | 1890.4 | 3962.5 |
| 甘　肃 | 6790.3 | 26165 | 672.7 | 2541.5 |
| 青　海 | 2417.1 | 41252 | 251.7 | 1347.4 |
| 宁　夏 | 2911.8 | 43805 | 339.9 | 1000.5 |
| 新　疆 | 9324.8 | 40036 | 1282.3 | 3317.8 |

注：地方一般公共预算收支系2014年数字。

## 附录1-3　价格指数(上年=100)

| 年份<br>地区 | 商品零售价格指数 | 中西药品及保健用品 | 居民消费价格指数 | 医疗保健 | 医疗保健服务 |
|---|---|---|---|---|---|
| 2005 | 100.8 | 97.6 | 101.8 | 99.5 | 105.2 |
| 2006 | 101.0 | 99.1 | 101.5 | 100.2 | 103.0 |
| 2007 | 103.8 | 102.0 | 104.8 | 102.1 | 102.2 |
| 2008 | 105.9 | 103.1 | 105.9 | 102.2 | 100.5 |
| 2009 | 98.8 | 101.5 | 99.3 | 101.4 | 101.0 |
| 2010 | 103.1 | 104.3 | 103.3 | 103.3 | 100.9 |
| 2011 | 104.9 | 103.9 | 105.4 | 102.9 | 100.6 |
| 2012 | 102.0 | 102.1 | 102.6 | 101.7 | 100.7 |
| 2013 | 101.4 | 101.3 | 102.6 | 101.5 | 101.5 |
| 2014 | 101.0 | 101.7 | 102.0 | 101.7 | 101.2 |
| 2015 | 100.1 | 102.4 | 101.4 | 102.7 | … |
| 北　京 | 99.1 | 101.5 | 101.6 | 101.1 | 100.0 |
| 天　津 | 100.9 | 101.4 | 101.9 | 100.9 | 100.0 |
| 河　北 | 101.0 | 102.6 | 101.7 | 101.7 | 100.7 |
| 山　西 | 100.6 | 101.2 | 101.7 | 100.9 | 100.6 |
| 内蒙古 | 100.7 | 101.6 | 101.6 | 101.0 | 100.3 |
| 辽　宁 | 101.0 | 101.7 | 101.7 | 101.2 | 100.0 |
| 吉　林 | 101.2 | 100.8 | 102.0 | 100.6 | 100.3 |
| 黑龙江 | 100.8 | 101.6 | 101.5 | 103.0 | 105.5 |
| 上　海 | 100.9 | 101.7 | 102.7 | 101.7 | 101.9 |
| 江　苏 | 101.6 | 101.4 | 102.2 | 102.4 | 103.5 |
| 浙　江 | 100.9 | 100.4 | 102.1 | 102.5 | 105.8 |
| 安　徽 | 100.4 | 102.2 | 101.6 | 101.9 | 100.7 |
| 福　建 | 101.1 | 101.7 | 102.0 | 101.3 | 100.0 |
| 江　西 | 101.2 | 101.4 | 102.3 | 101.3 | 100.3 |
| 山　东 | 101.0 | 101.4 | 101.9 | 101.2 | 100.6 |
| 河　南 | 101.0 | 101.7 | 101.9 | 101.3 | 100.6 |
| 湖　北 | 100.9 | 101.6 | 102.0 | 100.9 | 100.5 |
| 湖　南 | 101.2 | 103.2 | 101.9 | 102.9 | 101.0 |
| 广　东 | 101.4 | 101.4 | 102.3 | 101.2 | 100.2 |
| 广　西 | 101.4 | 101.8 | 102.1 | 101.6 | 100.9 |
| 海　南 | 101.2 | 105.1 | 102.4 | 102.5 | 100.5 |
| 重　庆 | 100.9 | 104.3 | 101.8 | 102.8 | 100.5 |
| 四　川 | 100.6 | 101.2 | 101.6 | 101.4 | 101.0 |
| 贵　州 | 101.2 | 101.6 | 102.4 | 101.3 | 100.1 |
| 云　南 | 101.6 | 101.0 | 102.4 | 101.2 | 100.1 |
| 西　藏 | 102.2 | 102.4 | 102.9 | 101.7 | 100.4 |
|  |  | 104.7 |  |  |  |
| 陕　西 | 100.7 | 103.2 | 101.6 | 103.5 | 100.9 |
| 甘　肃 | 101.7 | 102.3 | 102.1 | 101.6 | 98.7 |
| 青　海 | 101.5 | 102.7 | 102.8 | 101.6 | 100.4 |
| 宁　夏 | 100.9 | 101.8 | 101.9 | 101.7 | 100.9 |
| 新　疆 | 101.7 | 102.5 | 102.1 | 101.9 | 100.0 |

注：各地区价格指数系2014年数字。

## 附录1-4 就业和工资情况

| 指　　标 | 2000 | 2005 | 2010 | 2011 | 2012 | 2013 | 2014 | 2015 |
|---|---|---|---|---|---|---|---|---|
| 年底从业人员(万人) | 72085 | 74647 | 76105 | 76420 | 76704 | 76977 | 77253 | 77451 |
| 按三次产业分 | | | | | | | | |
| 第一产业 | 36043 | 33441.9 | 27931 | 26594 | 25773 | 24171 | 22790 | 21919 |
| 第二产业 | 16219 | 17766 | 21842 | 22544 | 23241 | 23170 | 23099 | 22693 |
| 第三产业 | 19823 | 23439.2 | 26332 | 27282 | 27690 | 29636 | 31364 | 32839 |
| 按城乡分 | | | | | | | | |
| 城镇从业人员 | 23151 | 28389 | 34687 | 35914 | 37102 | 38240 | 39310 | 40410 |
| #国有单位 | 8102 | 6488 | 6516 | 6704 | 6839 | 6365 | 6312 | 6208 |
| 城镇集体单位 | 1499 | 810 | 597 | 603 | 589 | 566 | 537 | 481 |
| 私营企业 | 1268 | 3458 | 6071 | 6912 | 7557 | 8242 | 9857 | 11180 |
| 乡村从业人员 | 48934 | 46258 | 41418 | 40506 | 39602 | 38737 | 37943 | 37041 |
| 城镇登记失业人数(万人) | 595 | 839 | 908 | 922 | 917 | 926 | 952 | 966 |
| 城镇登记失业率(%) | 3.1 | 4.2 | 4.1 | 4.1 | 4.1 | 4.1 | 4.1 | 4.1 |
| 城镇单位就业人员平均工资(元) | 9333 | 18200 | 36539 | 41799 | 46769 | 51483 | 56360 | 62029 |
| 国有单位 | 9441 | 18978 | 38359 | 43483 | 48357 | 52657 | 57296 | 65296 |
| 城镇集体单位 | 6241 | 11176 | 24010 | 28791 | 33784 | 38905 | 42742 | 46607 |
| 其他单位 | 11238 | 18362 | 35801 | 41323 | 46360 | 51453 | 56485 | 60906 |

## 附录1-5 农村居民贫困状况

| 指　　标 | 2000 | 2005 | 2010 | 2011 | 2012 | 2013 | 2014 | 2015 |
|---|---|---|---|---|---|---|---|---|
| 贫困标准(元/人) | 625 | 683 | 1274 | 2300 | 2300 | 2736 | 2300 | 2300 |
| 贫困人口(万人) | 3209 | 2365 | 2688 | 12238 | 9899 | 8249 | 7017 | 5575 |
| 贫困发生率(%) | 3.4 | 2.5 | 2.8 | 12.7 | 10.2 | 8.5 | 7.2 | 5.7 |

# 附录1-6-1 居民人均收支情况

| 指　　标 | 2013 | 2014 | 2015 |
|---|---|---|---|
| 全国居民人均可支配收入（元） | 18310.8 | 20167.1 | 21966.2 |
| 工资性收入 | 10410.8 | 11420.6 | 12459.0 |
| 经营净收入 | 3434.7 | 3732.0 | 3955.6 |
| 财产净收入 | 1423.3 | 1587.8 | 1739.6 |
| 转移净收入 | 3042.1 | 3426.8 | 3811.9 |
| 全国居民人均消费支出（元） | 13220.4 | 14491.4 | 15712.4 |
| 食品烟酒 | 4126.7 | 4493.9 | 4814.0 |
| 衣着 | 1027.1 | 1099.3 | 1164.1 |
| 居住 | 2998.5 | 3200.5 | 3419.2 |
| 生活用品及服务 | 806.5 | 889.7 | 951.4 |
| 交通通信 | 1627.1 | 1869.3 | 2086.9 |
| 教育文化娱乐 | 1397.7 | 1535.9 | 1723.1 |
| 医疗保健 | 912.1 | 1044.8 | 1164.5 |
| 其他用品及服务 | 324.7 | 358.0 | 389.2 |
| 城镇居民人均可支配收入（元） | 26467.0 | 28843.9 | 31194.8 |
| 工资性收入 | 16617.4 | 17936.8 | 19337.1 |
| 经营净收入 | 2975.3 | 3279.0 | 3476.1 |
| 财产净收入 | 2551.5 | 2812.1 | 3041.9 |
| 转移净收入 | 4322.8 | 4815.9 | 5339.7 |
| 城镇居民人均消费支出（元） | 18487.5 | 19968.1 | 21392.4 |
| 食品烟酒 | 5570.7 | 6000.0 | 6359.7 |
| 衣着 | 1553.7 | 1627.2 | 1701.1 |
| 居住 | 4301.4 | 4489.6 | 4726.0 |
| 生活用品及服务 | 1129.2 | 1233.2 | 1306.5 |
| 交通通信 | 2317.8 | 2637.3 | 2895.4 |
| 教育文化娱乐 | 1988.3 | 2142.3 | 2382.8 |
| 医疗保健 | 1136.1 | 1305.6 | 1443.4 |
| 其他用品及服务 | 490.4 | 532.9 | 577.5 |
| 农村居民人均可支配收入（元） | 9429.6 | 10488.9 | 11421.7 |
| 工资性收入 | 3652.5 | 4152.2 | 4600.3 |
| 经营净收入 | 3934.8 | 4237.4 | 4503.6 |
| 财产净收入 | 194.7 | 222.1 | 251.5 |
| 转移净收入 | 1647.5 | 1877.2 | 2066.3 |
| 农村居民人均消费支出（元） | 7485.1 | 8382.6 | 9222.6 |
| 食品烟酒 | 2554.4 | 2814.0 | 3048.0 |
| 衣着 | 453.8 | 510.4 | 550.5 |
| 居住 | 1579.8 | 1762.7 | 1926.2 |
| 生活用品及服务 | 455.1 | 506.5 | 545.6 |
| 交通通信 | 874.9 | 1012.6 | 1163.1 |
| 教育文化娱乐 | 754.6 | 859.5 | 969.3 |
| 医疗保健 | 668.2 | 753.9 | 846.0 |
| 其他用品及服务 | 144.2 | 163.0 | 174.0 |

资料来源：国家统计局城乡一体化住户收支与生活状况调查。

## 附录1-6-2　2015年各地区居民人均收支情况

| 地区 | 全国居民 | | | 城镇居民 | | | 农村居民 | | |
|---|---|---|---|---|---|---|---|---|---|
| | 可支配收入(元) | 消费支出(元) | 医疗保健(元) | 可支配收入(元) | 消费支出(元) | 医疗保健(元) | 可支配收入(元) | 消费支出(元) | 医疗保健(元) |
| 总　计 | 21966.2 | 15712.4 | 1044.8 | 31194.8 | 21392.4 | 1305.6 | 11421.7 | 9222.6 | 753.9 |
| 北　京 | 48458.0 | 33802.8 | 1914.2 | 52859.2 | 36642.0 | 2044.4 | 20568.7 | 15811.2 | 1088.6 |
| 天　津 | 31291.4 | 24162.5 | 1584.5 | 34101.3 | 26229.5 | 1721.3 | 18481.6 | 14739.4 | 979.7 |
| 河　北 | 18118.1 | 13030.7 | 1027.5 | 26152.2 | 17586.6 | 1304.5 | 11050.5 | 9022.8 | 788.7 |
| 山　西 | 17853.7 | 11729.1 | 1008.6 | 25827.7 | 15818.6 | 1240.9 | 9453.9 | 7421.2 | 770.2 |
| 内蒙古 | 22310.1 | 17178.5 | 1319.7 | 30594.1 | 21876.5 | 1470.8 | 10775.9 | 10637.4 | 1114.4 |
| 辽　宁 | 24575.6 | 17199.8 | 1419.2 | 31125.7 | 21556.7 | 1630.8 | 12056.9 | 8872.8 | 1026.4 |
| 吉　林 | 18683.6 | 13763.9 | 1458.0 | 24900.9 | 17972.6 | 1838.4 | 11326.2 | 8783.3 | 1008.0 |
| 黑龙江 | 18592.7 | 13402.5 | 1258.3 | 24202.6 | 17152.1 | 1457.6 | 11095.2 | 8391.5 | 992.1 |
| 上　海 | 49867.2 | 34783.6 | 2223.9 | 52961.9 | 36946.1 | 2327.6 | 23205.2 | 16152.3 | 1330.3 |
| 江　苏 | 29538.9 | 20555.6 | 1331.3 | 37173.5 | 24966.0 | 1616.7 | 16256.7 | 12882.5 | 845.3 |
| 浙　江 | 35537.1 | 24116.9 | 1358.2 | 43714.5 | 28661.3 | 1527.0 | 21125.0 | 16107.7 | 1068.3 |
| 安　徽 | 18362.6 | 12840.1 | 870.0 | 26935.8 | 17233.5 | 976.5 | 10820.7 | 8975.2 | 778.8 |
| 福　建 | 25404.4 | 18850.2 | 926.8 | 33275.3 | 23520.2 | 1059.0 | 13792.7 | 11960.8 | 735.9 |
| 江　西 | 18437.1 | 12403.4 | 635.0 | 26500.1 | 16731.8 | 760.7 | 11139.1 | 8485.6 | 525.2 |
| 山　东 | 22703.2 | 14578.4 | 989.6 | 31545.3 | 19853.8 | 1188.0 | 12930.4 | 8747.6 | 776.4 |
| 河　南 | 17124.8 | 11835.1 | 929.0 | 25575.6 | 17154.3 | 1204.1 | 10852.9 | 7887.4 | 731.4 |
| 湖　北 | 20025.6 | 14316.5 | 1056.2 | 27051.5 | 18192.3 | 1187.8 | 11843.9 | 9803.1 | 907.3 |
| 湖　南 | 19317.5 | 14267.3 | 972.2 | 28838.1 | 19501.4 | 1209.8 | 10992.5 | 9690.6 | 771.4 |
| 广　东 | 27858.9 | 20975.7 | 890.5 | 34757.2 | 25673.1 | 988.3 | 13360.4 | 11103.0 | 686.9 |
| 广　西 | 16873.4 | 11401.0 | 679.3 | 26415.9 | 16321.2 | 845.9 | 9466.6 | 7582.0 | 553.5 |
| 海　南 | 18979.0 | 13575.0 | 716.8 | 26356.4 | 18448.4 | 960.3 | 10857.6 | 8210.3 | 454.1 |
| 重　庆 | 20110.1 | 15139.5 | 966.1 | 27238.8 | 19742.3 | 1187.7 | 10504.7 | 8937.7 | 677.0 |
| 四　川 | 17221.0 | 13632.1 | 964.5 | 26205.3 | 19276.8 | 1283.6 | 10247.4 | 9250.6 | 723.7 |
| 贵　州 | 13696.6 | 10413.8 | 572.0 | 24579.6 | 16914.2 | 927.4 | 7386.9 | 6644.9 | 373.0 |
| 云　南 | 15222.6 | 11005.4 | 739.4 | 26373.2 | 17675.0 | 1115.2 | 8242.1 | 6830.1 | 514.0 |
| 西　藏 | 12254.3 | 8245.8 | 197.6 | 25456.6 | 17022.0 | 552.5 | 8243.7 | 5579.7 | 91.6 |
| 陕　西 | 17395.0 | 13087.2 | 1178.2 | 26420.2 | 18463.9 | 1495.9 | 8688.9 | 7900.7 | 883.7 |
| 甘　肃 | 13466.6 | 10950.8 | 737.2 | 23767.1 | 17450.9 | 1048.2 | 6936.2 | 6829.8 | 546.2 |
| 青　海 | 15812.7 | 13611.3 | 1071.2 | 24542.3 | 19200.6 | 1213.0 | 7933.4 | 8566.5 | 944.5 |
| 宁　夏 | 17329.1 | 13815.6 | 1239.9 | 25186.0 | 18983.9 | 1616.9 | 9118.7 | 8414.9 | 856.9 |
| 新　疆 | 16859.1 | 12867.4 | 978.3 | 26274.7 | 19414.7 | 1310.9 | 9425.1 | 7697.9 | 717.2 |

注：各地区医疗保健系2014年数字。

# 附录二 世界各国卫生状况

## 简要说明

一、本章主要介绍世界各国卫生状况，包括预期寿命、死亡率、卫生服务覆盖、危险因素、卫生资源、卫生经费及人口。

二、本章数据摘自世界卫生组织《2015 世界卫生统计》和全球卫生观察站数据库。

三、部分中国数据系世界卫生组织估算数。

## 主要指标解释

**早产率** 是指每 100 个活产中，出生时不足 37 孕周的活产儿所占百分比。

**5 岁以下儿童发育迟缓率** 是指 5 岁以下儿童中低于 WHO 年龄别身高参考值至少 2 个标准差的生长迟缓者所占百分比。

**5 岁以下儿童低体重率** 是指 5 岁以下儿童中低于 WHO 年龄别体重参考值至少 2 个标准差的低体重者所占百分比。

**5 岁以下儿童超重率** 是指 5 岁以下儿童中高于 WHO 年龄别体重参考值至少 2 个标准差的超重者所占百分比。

**成人肥胖率** 指一定时期内 20 岁及以上人口中体质指数≥30 的人数所占比例，体质指数=身高/体重$^2$。

**总和生育率** 每个妇女度过她的整个育龄期根据现时年龄别生育率可能生育的孩子数。

# 附录2-1 健康状况

| 序列 | 国家 | 预期寿命（岁） | | | | | | | | |
|---|---|---|---|---|---|---|---|---|---|---|
| | | 合计 | | | 男 | | | 女 | | |
| | | 1990 | 2000 | 2015 | 1990 | 2000 | 2015 | 1990 | 2000 | 2015 |
| 1 | 阿富汗 | 49 | 46 | 60.5 | 49 | 44 | 59.3 | 50 | 48 | 61.9 |
| 2 | 阿尔巴尼亚 | 69 | 70 | 77.8 | 67 | 68 | 75.1 | 71 | 73 | 80.7 |
| 3 | 阿尔及利亚 | 68 | 69 | 75.6 | 66 | 68 | 73.8 | 69 | 71 | 77.5 |
| 4 | 安道尔 | 77 | 80 | … | 74 | 76 | … | 81 | 83 | … |
| 5 | 安哥拉 | 43 | 46 | 52.4 | 41 | 44 | 50.9 | 45 | 48 | 54.0 |
| 6 | 安提瓜和巴布达 | 71 | 72 | 76.4 | 70 | 71 | 74.1 | 72 | 74 | 78.6 |
| 7 | 阿根廷 | 73 | 75 | 76.3 | 69 | 71 | 72.7 | 76 | 78 | 79.9 |
| 8 | 亚美尼亚 | 67 | 70 | 74.8 | 63 | 67 | 71.6 | 71 | 73 | 77.7 |
| 9 | 澳大利亚 | 77 | 80 | 82.8 | 74 | 77 | 80.9 | 80 | 82 | 84.8 |
| 10 | 奥地利 | 76 | 78 | 81.5 | 72 | 75 | 79 | 79 | 81 | 83.9 |
| 11 | 阿塞拜疆 | 63 | 64 | 72.7 | 60 | 62 | 69.6 | 66 | 67 | 75.8 |
| 12 | 巴哈马群岛 | 72 | 72 | 76.1 | 69 | 69 | 72.9 | 74 | 75 | 79.1 |
| 13 | 巴林群岛 | 73 | 73 | 76.9 | 72 | 72 | 76.2 | 74 | 74 | 77.9 |
| 14 | 孟加拉国 | 60 | 61 | 71.8 | 60 | 61 | 70.6 | 59 | 61 | 73.1 |
| 15 | 巴巴多斯岛 | 74 | 74 | 75.5 | 71 | 70 | 73.1 | 77 | 77 | 77.9 |
| 16 | 白俄罗斯 | 71 | 69 | 72.3 | 66 | 63 | 66.5 | 76 | 74 | 78.0 |
| 17 | 比利时 | 76 | 78 | 81.1 | 73 | 75 | 78.6 | 79 | 81 | 83.5 |
| 18 | 伯利兹 | 71 | 70 | 70.1 | 69 | 67 | 67.5 | 74 | 74 | 73.1 |
| 19 | 贝宁湾 | 53 | 55 | 60 | 51 | 52 | 58.8 | 56 | 58 | 61.1 |
| 20 | 不丹 | 53 | 60 | 69.8 | 53 | 58 | 69.5 | 53 | 62 | 70.1 |
| 21 | 玻利维亚 | 58 | 64 | 70.7 | 56 | 61 | 68.2 | 60 | 66 | 73.3 |
| 22 | 波黑 | 73 | 74 | 77.4 | 70 | 71 | 75 | 75 | 76 | 79.7 |
| 23 | 博茨瓦纳 | 65 | 51 | 65.7 | 65 | 50 | 63.3 | 66 | 52 | 68.1 |
| 24 | 巴西 | 66 | 70 | 75 | 63 | 67 | 71.4 | 70 | 74 | 78.7 |
| 25 | 文莱 | 73 | 77 | 77.7 | 71 | 75 | 76.3 | 75 | 79 | 79.2 |
| 26 | 保加利亚 | 71 | 72 | 74.5 | 68 | 68 | 71.1 | 75 | 75 | 78.0 |
| 27 | 布基纳法索 | 50 | 51 | 59.9 | 48 | 48 | 59.1 | 51 | 53 | 60.5 |
| 28 | 布隆迪 | 49 | 47 | 59.6 | 48 | 45 | 57.7 | 51 | 49 | 61.6 |
| 29 | 佛得角 | 66 | 69 | 73.3 | 63 | 66 | 71.3 | 68 | 72 | 75.0 |
| 30 | 柬埔寨 | 54 | 59 | 68.7 | 51 | 55 | 66.6 | 57 | 63 | 70.7 |
| 31 | 喀麦隆 | 54 | 51 | 57.3 | 53 | 51 | 55.9 | 56 | 52 | 58.6 |
| 32 | 加拿大 | 77 | 79 | 82.2 | 74 | 77 | 80.2 | 81 | 82 | 84.1 |
| 33 | 中非 | 48 | 46 | 52.5 | 46 | 46 | 50.9 | 50 | 45 | 54.1 |
| 34 | 乍得 | 45 | 49 | 53.1 | 43 | 48 | 51.7 | 47 | 50 | 54.5 |
| 35 | 智利 | 73 | 77 | 80.5 | 69 | 73 | 77.4 | 76 | 80 | 83.4 |
| 36 | 中国 | 69 | 71 | 76.1 | 67 | 70 | 74.6 | 71 | 73 | 77.6 |
| 37 | 哥伦比亚 | 71 | 73 | 74.8 | 67 | 68 | 71.2 | 75 | 77 | 78.4 |
| 38 | 科摩罗 | 56 | 58 | 63.5 | 54 | 56 | 61.9 | 58 | 61 | 65.2 |
| 39 | 刚果 | 56 | 52 | 64.7 | 55 | 51 | 63.2 | 58 | 54 | 66.3 |
| 40 | 库克岛 | 69 | 71 | … | 67 | 69 | … | 72 | 75 | … |
| 41 | 哥斯达黎加 | 77 | 77 | 79.6 | 75 | 75 | 77.1 | 78 | 79 | 82.2 |
| 42 | 科特迪瓦 | 51 | 49 | 53.3 | 50 | 47 | 52.3 | 54 | 50 | 54.4 |
| 43 | 克罗地亚 | 73 | 74 | 78 | 69 | 70 | 74.7 | 76 | 78 | 81.2 |
| 44 | 古巴 | 74 | 77 | 79.1 | 73 | 75 | 76.9 | 76 | 79 | 81.4 |
| 45 | 塞浦路斯 | 76 | 77 | 80.5 | 74 | 75 | 78.3 | 79 | 79 | 82.7 |
| 46 | 捷克 | 71 | 75 | 78.8 | 68 | 72 | 75.9 | 75 | 79 | 81.7 |
| 47 | 朝鲜 | 70 | 66 | 70.6 | 66 | 64 | 67 | 73 | 68 | 74.0 |
| 48 | 刚果民主共和国 | 49 | 47 | 59.8 | 48 | 45 | 58.3 | 51 | 50 | 61.5 |

## 附录2-1　续表1

| 2012年标化死亡率(1/10万) | | | 2012年寿命损失人年归因(1/10万) | | | 孕产妇死亡率(1/10万) | |
|---|---|---|---|---|---|---|---|
| 传染性疾病 | 非传染性疾病 | 伤害 | 传染性疾病 | 非传染性疾病 | 伤害 | 2010 | 2015 |
| 363 | 846 | 169 | 31128 | 12324 | 9801 | 460 | 396 |
| 46 | 672 | 48 | 1927 | 17284 | 2370 | 27 | 29 |
| 98 | 710 | 54 | 4810 | 12406 | 2418 | 97 | 140 |
| … | … | … | … | … | … | … | … |
| 873 | 768 | 138 | 75280 | 17031 | 9887 | 450 | 477 |
| … | … | … | … | … | … | … | … |
| 69 | 467 | 51 | 2917 | 13363 | 2413 | 77 | 52 |
| 45 | 848 | 49 | 2368 | 23695 | 2447 | 30 | 25 |
| 14 | 303 | 28 | 591 | 10017 | 1326 | 7 | 6 |
| 13 | 360 | 31 | 531 | 14341 | 1439 | 4 | 4 |
| 71 | 664 | 34 | 4926 | 13802 | 1893 | 43 | 25 |
| 122 | 465 | 46 | 6301 | 9780 | 1917 | 47 | 80 |
| 48 | 506 | 34 | 1236 | 5024 | 1329 | 20 | 15 |
| 235 | 549 | 64 | 10015 | 9632 | 2742 | 240 | 176 |
| 61 | 404 | 28 | 2659 | 12630 | 1345 | 51 | 27 |
| 28 | 683 | 91 | 1543 | 24934 | 4737 | 4 | 4 |
| 28 | 357 | 39 | 1165 | 14445 | 1814 | 8 | 7 |
| 105 | 471 | 82 | 4594 | 7186 | 3056 | 53 | 28 |
| 577 | 761 | 98 | 35559 | 12712 | 5057 | 350 | 405 |
| 187 | 573 | 142 | 9826 | 11790 | 6977 | 180 | 148 |
| 226 | 635 | 100 | 11727 | 13300 | 5488 | 190 | 206 |
| 20 | 513 | 42 | 777 | 17315 | 2030 | 8 | 11 |
| 555 | 612 | 88 | 26187 | 9111 | 4444 | 160 | 129 |
| 93 | 514 | 80 | 3345 | 12542 | 4303 | 56 | 44 |
| 56 | 475 | 45 | 1273 | 7905 | 1622 | 24 | 23 |
| 33 | 638 | 36 | 1553 | 26901 | 1826 | 11 | 11 |
| 648 | 784 | 119 | 42924 | 13422 | 6312 | 300 | 371 |
| 705 | 729 | 147 | 51897 | 14209 | 8809 | 800 | 712 |
| 142 | 482 | 54 | 5127 | 8695 | 1914 | 79 | 42 |
| 227 | 394 | 62 | 12889 | 10043 | 3906 | 250 | 161 |
| 769 | 675 | 106 | 45696 | 14488 | 6263 | 690 | 596 |
| 23 | 318 | 31 | 935 | 11421 | 1482 | 12 | 7 |
| 1212 | 551 | 108 | 69308 | 10575 | 6577 | 890 | 882 |
| 1071 | 713 | 114 | 75598 | 12700 | 6670 | 1100 | 856 |
| 36 | 367 | 41 | 1317 | 9887 | 2006 | 25 | 22 |
| 41 | 576 | 50 | 1858 | 13475 | 2208 | 37 | 27 |
| 52 | 338 | 72 | 3308 | 7622 | 3851 | 92 | 64 |
| 495 | 695 | 132 | 29959 | 11603 | 5634 | 280 | 335 |
| 667 | 632 | 89 | 45395 | 11739 | 5576 | 560 | 442 |
| … | … | … | … | … | … | … | … |
| 31 | 392 | 46 | 1274 | 8695 | 2211 | 40 | 25 |
| 861 | 794 | 124 | 54054 | 16884 | 7382 | 400 | 645 |
| 12 | 496 | 40 | 575 | 20431 | 1853 | 17 | 8 |
| 33 | 422 | 45 | 1182 | 14141 | 1911 | 73 | 39 |
| 16 | 333 | 27 | 489 | 9158 | 1318 | 10 | 7 |
| 27 | 461 | 39 | 1068 | 17096 | 1868 | 5 | 4 |
| 117 | 751 | 92 | 4657 | 18529 | 4252 | 81 | 82 |
| 921 | 724 | 137 | 70873 | 14227 | 9524 | 540 | 693 |

## 附录2-1 续表2

| 序列 | 国家 | 预期寿命(岁) | | | | | | | | |
|---|---|---|---|---|---|---|---|---|---|---|
| | | 合计 | | | 男 | | | 女 | | |
| | | 1990 | 2000 | 2015 | 1990 | 2000 | 2015 | 1990 | 2000 | 2015 |
| 49 | 丹麦 | 75 | 77 | 80.6 | 72 | 75 | 78.6 | 78 | 79 | 82.5 |
| 50 | 吉布提 | 57 | 58 | 63.5 | 55 | 56 | 61.8 | 59 | 60 | 65.3 |
| 51 | 多米尼加 | 74 | 74 | … | 72 | 72 | … | 76 | 76 | … |
| 52 | 多米尼加共和国 | 69 | 73 | 73.9 | 68 | 72 | 70.9 | 70 | 74 | 77.1 |
| 53 | 厄瓜多尔 | 69 | 73 | 76.2 | 67 | 70 | 73.5 | 72 | 76 | 79 |
| 54 | 埃及 | 65 | 68 | 70.9 | 63 | 66 | 68.8 | 67 | 71 | 73.2 |
| 55 | 萨尔瓦多 | 65 | 70 | 73.5 | 61 | 67 | 68.8 | 70 | 74 | 77.9 |
| 56 | 赤道几内亚 | 48 | 52 | 58.2 | 46 | 51 | 56.6 | 49 | 53 | 60 |
| 57 | 厄立特里亚 | 48 | 61 | 64.7 | 46 | 58 | 62.4 | 50 | 63 | 67 |
| 58 | 爱沙尼亚 | 70 | 71 | 77.6 | 64 | 65 | 72.7 | 75 | 76 | 82 |
| 59 | 埃塞俄比亚 | 45 | 48 | 64.8 | 42 | 46 | 62.8 | 48 | 51 | 66.8 |
| 60 | 斐济 | 66 | 68 | 69.9 | 64 | 65 | 67 | 68 | 71 | 73.1 |
| 61 | 芬兰 | 75 | 78 | 81.1 | 71 | 74 | 78.3 | 79 | 81 | 83.8 |
| 62 | 法国 | 78 | 79 | 82.4 | 73 | 75 | 79.4 | 82 | 83 | 85.4 |
| 63 | 加蓬 | 61 | 60 | 66 | 60 | 58 | 64.7 | 63 | 63 | 67.2 |
| 64 | 冈比亚 | 52 | 57 | 61.1 | 50 | 55 | 59.8 | 53 | 58 | 62.5 |
| 65 | 格鲁吉亚 | 71 | 71 | 74.4 | 67 | 68 | 70.3 | 75 | 74 | 78.3 |
| 66 | 德国 | 76 | 78 | 81 | 72 | 75 | 78.7 | 79 | 81 | 83.4 |
| 67 | 加纳 | 57 | 58 | 62.4 | 55 | 56 | 61 | 58 | 59 | 63.9 |
| 68 | 希腊 | 77 | 78 | 81 | 75 | 76 | 78.3 | 80 | 81 | 83.6 |
| 69 | 格林纳达 | 70 | 72 | 73.6 | 67 | 68 | 71.2 | 74 | 75 | 76.1 |
| 70 | 危地马拉 | 62 | 67 | 71.9 | 60 | 64 | 68.5 | 65 | 70 | 75.2 |
| 71 | 几内亚 | 47 | 50 | 59 | 46 | 48 | 58.2 | 48 | 53 | 59.8 |
| 72 | 几内亚比绍 | 49 | 47 | 58.9 | 47 | 44 | 57.2 | 52 | 49 | 60.5 |
| 73 | 圭亚那 | 63 | 66 | 66.2 | 59 | 61 | 63.9 | 67 | 71 | 68.5 |
| 74 | 海地 | 54 | 55 | 63.5 | 52 | 54 | 61.5 | 56 | 57 | 65.5 |
| 75 | 洪都拉斯 | 67 | 67 | 74.6 | 65 | 64 | 72.3 | 69 | 70 | 77 |
| 76 | 匈牙利 | 69 | 72 | 75.9 | 65 | 68 | 72.3 | 74 | 76 | 79.1 |
| 77 | 冰岛 | 78 | 80 | 82.7 | 75 | 78 | 81.2 | 81 | 82 | 84.1 |
| 78 | 印度 | 58 | 61 | 68.3 | 57 | 60 | 66.9 | 58 | 62 | 69.9 |
| 79 | 印尼 | 62 | 68 | 69.1 | 60 | 66 | 67.1 | 64 | 70 | 71.2 |
| 80 | 伊朗 | 64 | 67 | 75.5 | 63 | 65 | 74.5 | 64 | 70 | 76.6 |
| 81 | 伊拉克 | 69 | 68 | 68.9 | 67 | 65 | 66.2 | 71 | 70 | 71.8 |
| 82 | 爱尔兰 | 75 | 76 | 81.4 | 72 | 74 | 79.4 | 78 | 79 | 83.4 |
| 83 | 以色列 | 77 | 79 | 82.5 | 75 | 77 | 80.6 | 79 | 81 | 84.3 |
| 84 | 意大利 | 77 | 79 | 82.7 | 74 | 76 | 80.5 | 80 | 82 | 84.8 |
| 85 | 牙买加 | 71 | 72 | 76.2 | 69 | 71 | 73.9 | 74 | 74 | 78.6 |
| 86 | 日本 | 79 | 81 | 83.7 | 76 | 78 | 80.5 | 82 | 85 | 86.8 |
| 87 | 约旦 | 70 | 70 | 74.1 | 68 | 68 | 72.5 | 71 | 73 | 75.9 |
| 88 | 哈萨克斯坦 | 66 | 63 | 70.2 | 61 | 58 | 65.7 | 70 | 68 | 74.7 |
| 89 | 肯尼亚 | 60 | 54 | 63.4 | 58 | 52 | 61.1 | 62 | 56 | 65.8 |
| 90 | 基里巴斯 | 60 | 66 | 66.3 | 57 | 64 | 63.7 | 62 | 68 | 68.8 |
| 91 | 科威特 | 73 | 76 | 74.7 | 73 | 75 | 73.7 | 74 | 76 | 76 |
| 92 | 吉尔吉斯 | 66 | 65 | 71.1 | 62 | 62 | 67.2 | 69 | 69 | 75.1 |
| 93 | 老挝 | 53 | 59 | 65.7 | 51 | 58 | 64.1 | 54 | 60 | 67.2 |
| 94 | 拉脱维亚 | 69 | 71 | 74.6 | 64 | 65 | 69.6 | 74 | 76 | 79.2 |
| 95 | 黎巴嫩 | 67 | 71 | 74.9 | 64 | 68 | 73.5 | 71 | 75 | 76.5 |
| 96 | 莱索托 | 61 | 47 | 53.7 | 59 | 44 | 51.7 | 62 | 50 | 55.4 |

## 附录2-1 续表3

| 2012年标化死亡率(1/10万) | | | 2012年寿命损失人年归因(1/10万) | | | 孕产妇死亡率(1/10万) | |
|---|---|---|---|---|---|---|---|
| 传染性疾病 | 非传染性疾病 | 伤害 | 传染性疾病 | 非传染性疾病 | 伤害 | 2010 | 2015 |
| 29 | 406 | 23 | 1114 | 15722 | 1023 | 12 | 6 |
| 626 | 631 | 106 | 32528 | 12131 | 4795 | 200 | 229 |
| … | … | … | … | … | … | … | … |
| 77 | 396 | 66 | 5127 | 8525 | 3236 | 150 | 92 |
| 97 | 410 | 84 | 4586 | 9122 | 4176 | 110 | 64 |
| 74 | 782 | 33 | 4268 | 15168 | 1513 | 66 | 33 |
| 96 | 475 | 158 | 4079 | 10914 | 7994 | 81 | 54 |
| 757 | 729 | 134 | 48783 | 15054 | 7887 | 240 | 342 |
| 506 | 672 | 119 | 22640 | 9469 | 4519 | 240 | 501 |
| 19 | 511 | 47 | 1810 | 20218 | 2189 | 2 | 9 |
| 559 | 476 | 94 | 29697 | 8571 | 4697 | 350 | 353 |
| 105 | 804 | 64 | 4602 | 16839 | 2791 | 26 | 30 |
| 9 | 367 | 39 | 413 | 15028 | 1830 | 5 | 3 |
| 21 | 313 | 35 | 936 | 12899 | 1600 | 8 | 8 |
| 589 | 505 | 77 | 30028 | 10127 | 4197 | 230 | 291 |
| 590 | 630 | 96 | 35805 | 11970 | 5295 | 360 | 706 |
| 39 | 615 | 32 | 2419 | 21490 | 1647 | 67 | 36 |
| 22 | 365 | 23 | 926 | 16246 | 1113 | 7 | 6 |
| 476 | 670 | 76 | 28629 | 12863 | 4084 | 350 | 319 |
| 24 | 365 | 27 | 1027 | 15467 | 1298 | 3 | 3 |
| … | … | … | … | … | … | 24 | 27 |
| 213 | 409 | 111 | 10458 | 7885 | 5929 | 120 | 88 |
| 680 | 681 | 96 | 45952 | 12912 | 5574 | 610 | 679 |
| 870 | 765 | 112 | 56025 | 13835 | 6094 | 790 | 549 |
| 177 | 1024 | 150 | 8533 | 17196 | 6621 | 280 | 229 |
| 405 | 725 | 89 | 25017 | 13728 | 5232 | 350 | 359 |
| 118 | 441 | 81 | 6564 | 8031 | 4121 | 100 | 129 |
| 17 | 603 | 44 | 795 | 24235 | 2081 | 21 | 17 |
| 14 | 312 | 29 | 462 | 9207 | 1289 | 5 | 3 |
| 253 | 682 | 116 | 13613 | 14186 | 4785 | 200 | 174 |
| 162 | 680 | 49 | 7905 | 12030 | 2116 | 220 | 126 |
| 56 | 569 | 75 | 3118 | 10302 | 3799 | 21 | 25 |
| 87 | 715 | 128 | 7823 | 9610 | 5647 | 63 | 50 |
| 22 | 344 | 32 | 728 | 9828 | 1512 | 6 | 8 |
| 31 | 311 | 21 | 1024 | 8286 | 846 | 7 | 5 |
| 15 | 304 | 20 | 712 | 13583 | 953 | 4 | 4 |
| 97 | 519 | 51 | 5142 | 12320 | 2729 | 110 | 89 |
| 34 | 244 | 40 | 1604 | 12212 | 2005 | 5 | 5 |
| 53 | 640 | 53 | 3691 | 8584 | 2299 | 63 | 58 |
| 55 | 950 | 102 | 3834 | 21333 | 5254 | 51 | 12 |
| 657 | 515 | 101 | 37031 | 9133 | 5271 | 360 | 510 |
| … | … | … | … | … | … | … | 90 |
| 82 | 406 | 25 | 1468 | 4400 | 1199 | 14 | 4 |
| 66 | 835 | 65 | 5767 | 15300 | 3421 | 71 | 76 |
| 329 | 680 | 75 | 21052 | 10183 | 3846 | 470 | 197 |
| 26 | 624 | 55 | 2076 | 25436 | 2564 | 34 | 18 |
| 30 | 385 | 41 | 1196 | 7934 | 1377 | 25 | 15 |
| 1110 | 672 | 142 | 57102 | 11697 | 7939 | 620 | 487 |

## 附录2-1　续表4

| 序列 | 国家 | 预期寿命(岁) | | | | | | | | |
|---|---|---|---|---|---|---|---|---|---|---|
| | | 合计 | | | 男 | | | 女 | | |
| | | 1990 | 2000 | 2015 | 1990 | 2000 | 2015 | 1990 | 2000 | 2015 |
| 97 | 利比里亚 | 42 | 50 | 61.4 | 39 | 48 | 59.8 | 46 | 52 | 62.9 |
| 98 | 利比亚 | 68 | 71 | 72.7 | 67 | 69 | 70.1 | 70 | 74 | 75.6 |
| 99 | 立陶宛 | 71 | 72 | 73.6 | 66 | 67 | 68.1 | 76 | 77 | 79.1 |
| 100 | 卢森堡 | 76 | 78 | 82 | 72 | 75 | 79.8 | 79 | 81 | 84 |
| 101 | 马达加斯加 | 51 | 59 | 65.5 | 50 | 57 | 63.9 | 53 | 61 | 67 |
| 102 | 马拉维 | 45 | 43 | 58.3 | 43 | 41 | 56.7 | 46 | 45 | 59.9 |
| 103 | 马来西亚 | 71 | 72 | 75 | 68 | 69 | 72.7 | 73 | 74 | 77.3 |
| 104 | 马尔代夫 | 58 | 67 | 78.5 | 60 | 67 | 76.9 | 57 | 67 | 80.2 |
| 105 | 马里 | 46 | 50 | 58.2 | 46 | 48 | 58.2 | 46 | 52 | 58.3 |
| 106 | 马耳他 | 76 | 78 | 81.7 | 74 | 76 | 79.7 | 78 | 80 | 83.7 |
| 107 | 马歇尔群岛 | 63 | 59 | … | 61 | 58 | … | 65 | 60 | … |
| 108 | 毛利塔尼亚 | 58 | 58 | 63.1 | 57 | 56 | 61.6 | 60 | 59 | 64.6 |
| 109 | 毛里求斯 | 70 | 71 | 74.6 | 66 | 68 | 71.4 | 74 | 75 | 77.8 |
| 110 | 墨西哥 | 71 | 74 | 76.7 | 68 | 72 | 73.9 | 75 | 77 | 79.5 |
| 111 | 密克罗尼西亚 | 66 | 67 | 69.4 | 65 | 66 | 68.1 | 67 | 68 | 70.6 |
| 112 | 摩纳哥 | 78 | 80 | … | 74 | 76 | … | 81 | 84 | … |
| 113 | 蒙古 | 61 | 64 | 68.8 | 58 | 60 | 64.7 | 64 | 67 | 73.2 |
| 114 | 黑山 | 76 | 74 | 76.1 | 73 | 72 | 74.1 | 79 | 77 | 78.1 |
| 115 | 摩洛哥 | 64 | 69 | 74.3 | 63 | 67 | 73.3 | 66 | 72 | 75.4 |
| 116 | 莫桑比克 | 43 | 48 | 57.6 | 41 | 46 | 55.7 | 45 | 50 | 59.4 |
| 117 | 缅甸 | 59 | 62 | 66.6 | 57 | 59 | 64.6 | 61 | 65 | 68.5 |
| 118 | 纳米比亚 | 63 | 53 | 65.8 | 62 | 50 | 63.1 | 64 | 57 | 68.3 |
| 119 | 瑙鲁 | 73 | 59 | … | 69 | 54 | … | 77 | 65 | … |
| 120 | 尼泊尔 | 54 | 62 | 69.2 | 54 | 61 | 67.7 | 55 | 63 | 70.8 |
| 121 | 荷兰 | 77 | 78 | 81.9 | 74 | 76 | 80 | 80 | 81 | 83.6 |
| 122 | 新西兰 | 76 | 79 | 81.6 | 73 | 76 | 80 | 78 | 81 | 83.3 |
| 123 | 尼加拉瓜 | 71 | 73 | 74.8 | 68 | 70 | 71.5 | 74 | 76 | 77.9 |
| 124 | 尼日尔 | 43 | 51 | 61.8 | 43 | 51 | 60.9 | 43 | 51 | 62.8 |
| 125 | 尼日利亚 | 46 | 48 | 54.5 | 45 | 47 | 53.4 | 47 | 48 | 55.6 |
| 126 | 纽埃岛 | 71 | 72 | … | 69 | 68 | … | 75 | 76 | … |
| 127 | 挪威 | 77 | 79 | 81.8 | 74 | 76 | 79.8 | 80 | 81 | 83.7 |
| 128 | 阿曼 | 68 | 71 | 76.6 | 66 | 69 | 75 | 70 | 75 | 79.2 |
| 129 | 巴基斯坦 | 60 | 61 | 66.4 | 59 | 61 | 65.5 | 61 | 62 | 67.5 |
| 130 | 帕劳群岛 | 66 | 70 | … | 65 | 67 | … | 68 | 74 | … |
| 131 | 巴拿马 | 74 | 76 | 77.8 | 72 | 73 | 74.7 | 76 | 78 | 81.1 |
| 132 | 巴布亚新几内亚 | 56 | 61 | 62.9 | 53 | 60 | 60.6 | 59 | 63 | 65.4 |
| 133 | 巴拉圭 | 73 | 74 | 74 | 71 | 71 | 72.2 | 76 | 77 | 76 |
| 134 | 秘鲁 | 70 | 72 | 75.5 | 68 | 70 | 73.1 | 72 | 74 | 78 |
| 135 | 菲律宾 | 66 | 69 | 68.5 | 63 | 66 | 65.3 | 70 | 73 | 72 |
| 136 | 波兰 | 71 | 74 | 77.5 | 67 | 70 | 73.6 | 76 | 78 | 81.3 |
| 137 | 葡萄牙 | 74 | 77 | 81.1 | 71 | 73 | 78.2 | 78 | 80 | 83.9 |
| 138 | 卡塔尔 | 75 | 77 | 78.2 | 74 | 77 | 77.4 | 76 | 77 | 80 |
| 139 | 韩国 | 72 | 76 | 82.3 | 68 | 72 | 78.8 | 76 | 80 | 85.5 |
| 140 | 摩尔多瓦 | 68 | 68 | 72.1 | 65 | 64 | 67.9 | 72 | 71 | 76.2 |
| 141 | 罗马尼亚 | 70 | 71 | 75 | 66 | 68 | 71.4 | 73 | 75 | 78.8 |
| 142 | 俄罗斯 | 69 | 65 | 70.5 | 63 | 58 | 64.7 | 74 | 72 | 76.3 |
| 143 | 卢旺达 | 48 | 47 | 66.1 | 46 | 45 | 60.9 | 50 | 49 | 71.1 |
| 144 | 圣基茨和尼维斯 | 68 | 71 | … | 65 | 69 | … | 71 | 73 | … |

## 附录2-1 续表5

| 2012年标化死亡率(1/10万) | | | 2012年寿命损失人年归因(1/10万) | | | 孕产妇死亡率(1/10万) | |
|---|---|---|---|---|---|---|---|
| 传染性疾病 | 非传染性疾病 | 伤害 | 传染性疾病 | 非传染性疾病 | 伤害 | 2010 | 2015 |
| 609 | 657 | 83 | 32485 | 10525 | 4030 | 770 | 725 |
| 53 | 550 | 63 | 2305 | 8377 | 2511 | 58 | 9 |
| 26 | 581 | 76 | 1281 | 22141 | 3932 | 8 | 10 |
| 21 | 318 | 31 | 750 | 10773 | 1367 | 20 | 10 |
| 430 | 649 | 89 | 24877 | 10233 | 4675 | 240 | 353 |
| 778 | 655 | 98 | 41453 | 9228 | 4049 | 460 | 634 |
| 117 | 563 | 63 | 3134 | 9740 | 2450 | 29 | 40 |
| 59 | 487 | 35 | 2173 | 7691 | 1205 | 60 | 68 |
| 588 | 866 | 120 | 55170 | 14432 | 6603 | 540 | 587 |
| 24 | 364 | 19 | 767 | 12632 | 886 | 8 | 9 |
| … | … | … | … | … | … | … | … |
| 619 | 555 | 83 | 31786 | 9373 | 4001 | 510 | 602 |
| 62 | 577 | 44 | 2399 | 16472 | 2235 | 60 | 53 |
| 57 | 468 | 63 | 2578 | 10391 | 3339 | 50 | 38 |
| … | … | … | … | … | … | 100 | 100 |
| … | … | … | … | … | … | … | … |
| 83 | 966 | 69 | 5357 | 17033 | 3885 | 63 | 44 |
| 19 | 572 | 41 | 883 | 18336 | 1946 | 8 | 7 |
| 132 | 708 | 47 | … | … | … | 100 | 121 |
| 998 | 594 | 175 | 53997 | 11531 | 8061 | 490 | 489 |
| 316 | 709 | 102 | 13566 | 14286 | 4767 | 200 | 178 |
| 357 | 580 | 76 | 18018 | 8027 | 3755 | 200 | 265 |
| … | … | … | … | … | … | … | … |
| 252 | 678 | 89 | 11880 | 11404 | 3697 | 170 | 258 |
| 26 | 355 | 22 | 941 | 13172 | 966 | 6 | 7 |
| 18 | 314 | 33 | 742 | 10295 | 1597 | 15 | 11 |
| 75 | 547 | 64 | 4947 | 10740 | 3209 | 95 | 150 |
| 740 | 649 | 98 | 54270 | 10726 | 5637 | 590 | 553 |
| 866 | 674 | 146 | 59843 | 13237 | 8544 | 630 | 814 |
| … | … | … | … | … | … | … | … |
| 25 | 337 | 26 | 894 | 11991 | 1117 | 7 | 5 |
| 84 | 478 | 53 | 2583 | 5787 | 2443 | 32 | 17 |
| 296 | 669 | 99 | 20789 | 11796 | 4893 | 260 | 178 |
| … | … | … | … | … | … | … | … |
| 86 | 373 | 67 | 3975 | 8760 | 3724 | 92 | 94 |
| 554 | 693 | 100 | 22709 | 12277 | 4394 | 230 | 215 |
| 77 | 486 | 68 | 4427 | 9696 | 3421 | 99 | 132 |
| 121 | 364 | 48 | 4193 | 8048 | 2189 | 67 | 68 |
| 226 | 720 | 54 | 8000 | 13013 | 2698 | 99 | 114 |
| 23 | 494 | 49 | 940 | 18222 | 2433 | 5 | 3 |
| 40 | 343 | 25 | 1632 | 14128 | 1215 | 8 | 10 |
| 28 | 407 | 41 | 635 | 3410 | 1690 | 7 | 13 |
| 34 | 302 | 53 | 944 | 8755 | 2381 | 16 | 11 |
| 45 | 788 | 76 | 3150 | 24614 | 3642 | 41 | 23 |
| 39 | 612 | 41 | 1841 | 22427 | 2049 | 27 | 31 |
| 74 | 790 | 103 | 3877 | 28356 | 5483 | 34 | 25 |
| 402 | 585 | 106 | 24964 | 9517 | 5642 | 340 | 290 |
| … | … | … | … | … | … | … | … |

## 附录2-1　续表6

| 序列 | 国家 | 预期寿命(岁) | | | | | | | | |
|---|---|---|---|---|---|---|---|---|---|---|
| | | 合计 | | | 男 | | | 女 | | |
| | | 1990 | 2000 | 2015 | 1990 | 2000 | 2015 | 1990 | 2000 | 2015 |
| 145 | 圣卢西亚岛 | 72 | 74 | 75.2 | 70 | 71 | 72.6 | 74 | 77 | 77.9 |
| 146 | 圣文森特和格林纳丁斯 | 72 | 70 | 73.2 | 69 | 67 | 71.3 | 75 | 73 | 75.2 |
| 147 | 萨摩亚群岛 | 66 | 67 | 74 | 63 | 65 | 70.9 | 69 | 70 | 77.5 |
| 148 | 圣马力诺 | 79 | 81 | … | 76 | 78 | … | 83 | 84 | … |
| 149 | 圣多美和普林西比 | 61 | 66 | 67.5 | 59 | 64 | 65.6 | 63 | 68 | 69.4 |
| 150 | 沙特阿拉伯 | 69 | 71 | 74.5 | 67 | 69 | 73.2 | 71 | 75 | 76 |
| 151 | 塞内加尔 | 57 | 60 | 66.7 | 56 | 58 | 64.6 | 59 | 62 | 68.6 |
| 152 | 塞尔维亚 | 72 | 72 | 75.6 | 69 | 69 | 72.9 | 75 | 74 | 78.4 |
| 153 | 塞舌尔 | 69 | 72 | 73.2 | 64 | 67 | 69.1 | 75 | 76 | 78 |
| 154 | 塞拉利昂 | 38 | 41 | 50.1 | 38 | 37 | 49.3 | 38 | 45 | 50.8 |
| 155 | 新加坡 | 75 | 78 | 83.1 | 73 | 76 | 80 | 78 | 81 | 86.1 |
| 156 | 斯洛伐克 | 71 | 73 | 76.7 | 66 | 69 | 72.9 | 75 | 77 | 80.2 |
| 157 | 斯洛文尼亚 | 74 | 76 | 80.8 | 70 | 72 | 77.9 | 78 | 80 | 83.7 |
| 158 | 所罗门群岛 | 62 | 69 | 69.2 | 61 | 67 | 67.9 | 63 | 71 | 70.8 |
| 159 | 索马里 | 47 | 50 | 55 | 45 | 49 | 53.5 | 50 | 51 | 56.6 |
| 160 | 南非 | 62 | 56 | 62.9 | 59 | 54 | 59.3 | 66 | 59 | 66.2 |
| 161 | 南苏丹 | 42 | … | 57.3 | 41 | … | 56.1 | 44 | … | 58.6 |
| 162 | 西班牙 | 77 | 79 | 82.8 | 73 | 76 | 80.1 | 81 | 83 | 85.5 |
| 163 | 斯里兰卡 | 69 | 69 | 74.9 | 65 | 63 | 71.6 | 75 | 75 | 78.3 |
| 164 | 苏丹 | 55 | 58 | 64.1 | 54 | 58 | 62.4 | 57 | 58 | 65.9 |
| 165 | 苏里南 | 73 | 69 | 71.6 | 71 | 66 | 68.6 | 76 | 72 | 74.7 |
| 166 | 斯威士兰 | 61 | 48 | 58.9 | 62 | 46 | 56.6 | 61 | 51 | 61.1 |
| 167 | 瑞典 | 78 | 80 | 82.4 | 75 | 77 | 80.7 | 81 | 82 | 84 |
| 168 | 瑞士 | 78 | 80 | 83.4 | 74 | 77 | 81.3 | 81 | 83 | 85.3 |
| 169 | 叙利亚 | 70 | 71 | 64.5 | 69 | 69 | 59.9 | 71 | 74 | 69.9 |
| 170 | 塔吉克斯坦 | 64 | 64 | 69.7 | 62 | 62 | 66.6 | 65 | 65 | 73.6 |
| 171 | 泰国 | 69 | 68 | 74.9 | 66 | 63 | 71.9 | 72 | 72 | 78 |
| 172 | 马其顿 | 72 | 72 | 75.7 | 70 | 69 | 73.5 | 75 | 75 | 77.8 |
| 173 | 东帝汶 | 50 | 60 | 68.3 | 48 | 58 | 66.6 | 51 | 63 | 70.1 |
| 174 | 多哥 | 55 | 56 | 59.9 | 54 | 54 | 58.6 | 57 | 59 | 61.1 |
| 175 | 汤加 | 68 | 69 | 73.5 | 64 | 68 | 70.6 | 74 | 71 | 76.4 |
| 176 | 特立尼达和多巴哥 | 68 | 69 | 71.2 | 65 | 65 | 67.9 | 71 | 73 | 74.8 |
| 177 | 突尼斯 | 70 | 73 | 75.3 | 69 | 71 | 73 | 72 | 75 | 77.8 |
| 178 | 土耳其 | 65 | 70 | 75.8 | 62 | 67 | 72.6 | 68 | 73 | 78.9 |
| 179 | 土库曼斯坦 | 62 | 62 | 66.3 | 59 | 59 | 62.2 | 65 | 65 | 70.5 |
| 180 | 图瓦卢 | 62 | 63 | … | 59 | 63 | … | 64 | 63 | … |
| 181 | 乌干达 | 47 | 47 | 62.3 | 44 | 43 | 60.3 | 49 | 51 | 64.3 |
| 182 | 乌克兰 | 70 | 68 | 71.3 | 65 | 62 | 66.3 | 75 | 73 | 76.1 |
| 183 | 阿联酋 | 72 | 77 | 77.1 | 71 | 75 | 76.4 | 73 | 79 | 78.6 |
| 184 | 英国 | 76 | 78 | 81.2 | 73 | 75 | 79.4 | 79 | 80 | 83 |
| 185 | 坦桑尼亚 | 51 | 51 | 61.8 | 49 | 49 | 59.9 | 52 | 53 | 63.8 |
| 186 | 美国 | 75 | 77 | 79.3 | 72 | 74 | 76.9 | 79 | 80 | 81.6 |
| 187 | 乌拉圭 | 73 | 75 | 77 | 69 | 71 | 73.3 | 76 | 79 | 80.4 |
| 188 | 乌兹别克斯坦 | 67 | 66 | 69.4 | 63 | 63 | 66.1 | 70 | 68 | 72.7 |
| 189 | 瓦努阿图 | 66 | 69 | 72 | 64 | 68 | 70.1 | 67 | 70 | 74 |
| 190 | 委内瑞拉 | 72 | 74 | 74.1 | 70 | 71 | 70 | 74 | 77 | 78.5 |
| 191 | 越南 | 70 | 70 | 76 | 66 | 68 | 71.3 | 75 | 72 | 80.7 |
| 192 | 也门 | 58 | 61 | 65.7 | 56 | 59 | 64.3 | 59 | 62 | 67.2 |
| 193 | 赞比亚 | 43 | 42 | 61.8 | 40 | 40 | 59 | 47 | 44 | 64.7 |
| 194 | 津巴布韦 | 62 | 45 | 60.7 | 60 | 43 | 59 | 64 | 47 | 62.3 |

## 附录2-1　续表7

| 2012年标化死亡率（1/10万） | | | 2012年寿命损失人年归因（1/10万） | | | 孕产妇死亡率（1/10万） | |
|---|---|---|---|---|---|---|---|
| 传染性疾病 | 非传染性疾病 | 伤害 | 传染性疾病 | 非传染性疾病 | 伤害 | 2010 | 2015 |
| … | … | … | … | … | … | 35 | 48 |
| … | … | … | … | … | … | 48 | 45 |
| … | … | … | … | … | … | … | 51 |
| … | … | … | … | … | … | … | … |
| … | … | … | … | … | … | 70 | 156 |
| 71 | 549 | 41 | 1841 | 6721 | 1577 | 24 | 12 |
| 588 | 558 | 89 | 26368 | 9505 | 3637 | 370 | 315 |
| 19 | 658 | 32 | 895 | 23163 | 1543 | 12 | 17 |
| … | … | … | … | … | … | … | … |
| 1327 | 964 | 150 | 82802 | 21114 | 9282 | 890 | 1 360 |
| 66 | 265 | 17 | 1527 | 7562 | 794 | 3 | 10 |
| 35 | 533 | 39 | 1313 | 17777 | 1936 | 6 | 6 |
| 15 | 369 | 44 | 589 | 14708 | 2027 | 12 | 9 |
| 231 | 710 | 75 | 9927 | 11096 | 3192 | 93 | 114 |
| 927 | 551 | 188 | 71921 | 11605 | 11017 | 1000 | 732 |
| 612 | 711 | 104 | 30989 | 14121 | 5017 | 300 | 138 |
| 831 | 623 | 143 | 50404 | 12108 | 7667 | … | 789 |
| 19 | 323 | 18 | 823 | 12838 | 851 | 6 | 5 |
| 75 | 501 | 89 | 2592 | 11909 | 3689 | 35 | 30 |
| 495 | 551 | 134 | 29142 | 10558 | 6569 | 730 | 311 |
| 84 | 375 | 70 | 4516 | 8530 | 3373 | 130 | 155 |
| 884 | 702 | 119 | 48011 | 11412 | 6918 | 320 | 389 |
| 19 | 333 | 26 | 792 | 13327 | 1204 | 4 | 4 |
| 14 | 292 | 25 | 609 | 11297 | 1173 | 8 | 5 |
| 41 | 573 | 308 | 2807 | 7685 | 18227 | 70 | 68 |
| 148 | 753 | 52 | 14692 | 11930 | 3128 | 65 | 32 |
| 123 | 449 | 73 | 4570 | 12846 | 3379 | 48 | 20 |
| 17 | 637 | 24 | 823 | 18585 | 1096 | 10 | 8 |
| 344 | 671 | 69 | 21132 | 9304 | 3862 | 300 | 215 |
| 682 | 679 | 93 | 43673 | 12507 | 5449 | 300 | 368 |
| … | … | … | … | … | … | 110 | 124 |
| 80 | 705 | 98 | 3611 | 18921 | 5045 | 46 | 63 |
| 65 | 509 | 39 | 2762 | 11153 | 1792 | 56 | 62 |
| 44 | 555 | 39 | 2361 | 12651 | 2148 | 20 | 16 |
| 116 | 1025 | 93 | 8879 | 22123 | 5552 | 67 | 42 |
| … | … | … | … | … | … | … | … |
| 697 | 664 | 167 | 41005 | 10918 | 8098 | 310 | 343 |
| 69 | 749 | 67 | 3734 | 28498 | 3569 | 32 | 24 |
| 36 | 547 | 32 | 918 | 3086 | 1546 | 12 | 6 |
| 29 | 359 | 22 | 1187 | 13889 | 1016 | 12 | 9 |
| 584 | 570 | 129 | 32565 | 9699 | 5956 | 460 | 398 |
| 31 | 413 | 44 | 1337 | 14258 | 2159 | 21 | 14 |
| 46 | 446 | 54 | 1972 | 14879 | 2575 | 29 | 15 |
| 86 | 811 | 47 | 6840 | 14571 | 2713 | 28 | 36 |
| … | … | … | … | … | … | 110 | 78 |
| 58 | 411 | 103 | 3209 | 8639 | 5936 | 92 | 95 |
| 96 | 435 | 59 | 4475 | 10594 | 2730 | 59 | 54 |
| 515 | 627 | 84 | 21708 | 10259 | 4865 | 200 | 385 |
| 764 | 587 | 156 | 49853 | 9379 | 7020 | 440 | 224 |
| 711 | 599 | 82 | 42568 | 9782 | 5349 | 570 | 443 |

# 附录2-2　5岁以下儿童死亡率

| 序列 | 国家 | 新生儿死亡率(‰) | | 婴儿死亡率(‰) | | | | | |
|---|---|---|---|---|---|---|---|---|---|
| | | | | 合计 | | | 男 | | |
| | | 1990 | 2015 | 1990 | 2000 | 2013 | 1990 | 2000 | 2009 |
| 1 | 阿富汗 | 51.4 | 35.5 | 121.3 | 94.5 | 70.2 | | 159 | 144 |
| 2 | 阿尔巴尼亚 | 17.0 | 6.2 | 35.1 | 23.2 | 13.3 | 48 | 27 | 16 |
| 3 | 阿尔及利亚 | 22.5 | 15.5 | 39.9 | 33.9 | 21.6 | 54 | 43 | 31 |
| 4 | 安道尔 | 4.2 | 1.4 | 7.5 | 3.9 | 2.2 | 8 | 4 | 3 |
| 5 | 安哥拉 | 54.3 | 48.7 | 133.4 | 128.3 | 101.6 | 160 | 132 | 103 |
| 6 | 安提瓜和巴布达 | 12.4 | 4.9 | 23.4 | 13.8 | 7.7 | 31 | 21 | 11 |
| 7 | 阿根廷 | 15.8 | 6.3 | 24.4 | 18.0 | 11.9 | 27 | 19 | 15 |
| 8 | 亚美尼亚 | 24.2 | 7.4 | 42.4 | 26.6 | 14.0 | 51 | 34 | 21 |
| 9 | 澳大利亚 | 4.7 | 2.2 | 7.6 | 5.1 | 3.4 | 9 | 6 | 5 |
| 10 | 奥地利 | 4.5 | 2.1 | 8.0 | 4.6 | 3.2 | 9 | 5 | 4 |
| 11 | 阿塞拜疆 | 32.3 | 18.2 | 75.4 | 60.7 | 29.9 | 87 | 64 | 33 |
| 12 | 巴哈马群岛 | 11.7 | 6.9 | 19.6 | 13.0 | 10.4 | 19 | 14 | 9 |
| 13 | 巴林群岛 | 8.1 | 1.1 | 19.5 | 10.9 | 5.2 | 13 | 11 | 10 |
| 14 | 孟加拉国 | 54.8 | 23.3 | 99.6 | 64.4 | 33.2 | 108 | 70 | 44 |
| 15 | 巴巴多斯岛 | 9.9 | 8.0 | 16.2 | 14.9 | 13.3 | 18 | 13 | 10 |
| 16 | 白俄罗斯 | 7.5 | 1.9 | 13.5 | 11.4 | 3.7 | 24 | 18 | 13 |
| 17 | 比利时 | 4.5 | 2.2 | 8.3 | 4.8 | 3.5 | 9 | 5 | 4 |
| 18 | 伯利兹 | 16.0 | 8.3 | 32.1 | 21.2 | 14.3 | 39 | 27 | 17 |
| 19 | 贝宁湾 | 41.4 | 31.8 | 107.9 | 90.0 | 56.2 | 117 | 94 | 79 |
| 20 | 不丹 | 43.2 | 18.3 | 93.3 | 58.9 | 29.7 | 99 | 73 | 57 |
| 21 | 玻利维亚 | 38.4 | 19.6 | 84.6 | 57.0 | 31.2 | 89 | 66 | 42 |
| 22 | 波黑 | 11.5 | 4.0 | 16.2 | 8.1 | 5.7 | 23 | 16 | 14 |
| 23 | 博茨瓦纳 | 24.8 | 21.9 | 38.9 | 54.4 | 36.3 | 47 | 67 | 43 |
| 24 | 巴西 | 27.8 | 8.9 | 51.4 | 28.9 | 12.3 | 51 | 31 | 19 |
| 25 | 文莱 | 6.4 | 4.3 | 9.4 | 7.7 | 8.4 | 11 | 6 | 6 |
| 26 | 保加利亚 | 12.0 | 5.6 | 18.4 | 17.9 | 10.1 | 16 | 15 | 11 |
| 27 | 布基纳法索 | 40.4 | 26.7 | 102.5 | 96.2 | 64.1 | 114 | 106 | 94 |
| 28 | 布隆迪 | 45.5 | 28.6 | 103.4 | 91.6 | 54.8 | 125 | 118 | 111 |
| 29 | 佛得角 | 22.1 | 12.2 | 48.4 | 29.0 | 21.9 | 59 | 40 | 28 |
| 30 | 柬埔寨 | 37.7 | 14.8 | 85.6 | 81.7 | 32.5 | 94 | 88 | 75 |
| 31 | 喀麦隆 | 35.2 | 25.7 | 84.8 | 92.5 | 60.8 | 99 | 104 | 102 |
| 32 | 加拿大 | 4.5 | 3.2 | 6.8 | 5.2 | 4.6 | 8 | 6 | 5 |
| 33 | 中非 | 48.3 | 42.6 | 115.3 | 113.3 | 96.1 | 118 | 123 | 116 |
| 34 | 乍得 | 48.4 | 39.3 | 115.9 | 105.9 | 88.5 | 127 | 130 | 132 |
| 35 | 智利 | 8.2 | 4.9 | 16.0 | 9.2 | 7.1 | 20 | 10 | 7 |
| 36 | 中国 | 24.9 | 5.5 | 42.2 | 30.2 | 10.9 | 31 | 25 | 14 |
| 37 | 哥伦比亚 | 19.0 | 8.5 | 29.0 | 21.2 | 14.5 | 33 | 26 | 19 |
| 38 | 科摩罗 | 41.2 | 34.0 | 88.1 | 72.8 | 57.9 | 99 | 90 | 82 |
| 39 | 刚果 | 29.7 | 18.0 | 60.1 | 76.5 | 35.6 | 69 | 76 | 83 |
| 40 | 库克岛 | 11.6 | 4.4 | 20.6 | 14.4 | 7.5 | 12 | 19 | 17 |
| 41 | 哥斯达黎加 | 9.0 | 6.2 | 14.3 | 11.3 | 8.4 | 17 | 13 | 10 |
| 42 | 科特迪瓦 | 47.8 | 37.9 | 104.3 | 99.6 | 71.3 | 116 | 107 | 92 |
| 43 | 克罗地亚 | 8.4 | 2.6 | 11.1 | 7.2 | 3.8 | 12 | 7 | 5 |
| 44 | 古巴 | 7.0 | 2.3 | 10.5 | 6.5 | 5.0 | 13 | 8 | 5 |
| 45 | 塞浦路斯 | 5.7 | 1.5 | 9.9 | 5.5 | 2.8 | 12 | 5 | 5 |
| 46 | 捷克 | 9.7 | 1.8 | 12.8 | 5.6 | 2.9 | 13 | 5 | 3 |
| 47 | 朝鲜 | 21.3 | 13.5 | 33.4 | 44.5 | 21.7 | 24 | 44 | 28 |
| 48 | 刚果民主共和国 | 47.6 | 30.1 | 114.7 | 114.6 | 86.1 | 131 | 131 | 131 |

## 附录2-2 续表1

| 女 | | | 5岁以下儿童死亡率(‰) | | | | | | | | |
|---|---|---|---|---|---|---|---|---|---|---|---|
| | | | 合计 | | | 男 | | | 女 | | |
| 1990 | 2000 | 2009 | 1990 | 2000 | 2015 | 1990 | 2000 | 2011 | 1990 | 2000 | 2011 |
| 154 | 136 | 123 | 179.1 | 135.6 | 91.1 | 262 | 232 | 103 | 237 | 210 | 99 |
| 33 | 19 | 11 | 40.5 | 26.1 | 14.0 | 64 | 34 | 15 | 38 | 20 | 14 |
| 46 | 36 | 27 | 47.1 | 39.6 | 25.5 | 66 | 50 | 32 | 55 | 42 | 28 |
| 6 | 4 | 3 | 8.5 | 4.6 | 2.8 | 9 | 5 | 4 | 8 | 4 | 3 |
| 146 | 120 | 94 | 225.9 | 216.7 | 156.9 | 274 | 225 | 165 | 242 | 199 | 150 |
| 18 | 12 | 10 | 25.5 | 15.4 | 8.1 | 31 | 23 | 9 | 27 | 15 | 7 |
| 21 | 15 | 11 | 27.6 | 20.2 | 12.5 | 31 | 22 | 16 | 25 | 18 | 13 |
| 45 | 30 | 18 | 49.7 | 30.1 | 14.1 | 63 | 40 | 19 | 49 | 31 | 15 |
| 7 | 5 | 4 | 9.2 | 6.2 | 3.8 | 10 | 7 | 5 | 8 | 6 | 4 |
| 7 | 4 | 4 | 9.5 | 5.5 | 3.5 | 10 | 6 | 5 | 9 | 5 | 4 |
| 68 | 50 | 26 | 94.5 | 74.1 | 31.7 | 109 | 77 | 47 | 85 | 60 | 43 |
| 14 | 12 | 8 | 23.5 | 15.8 | 12.1 | 28 | 22 | 17 | 21 | 18 | 15 |
| 14 | 10 | 9 | 23.0 | 12.7 | 6.2 | 16 | 14 | 10 | 17 | 11 | 10 |
| 96 | 61 | 39 | 143.7 | 88.1 | 37.6 | 151 | 92 | 48 | 144 | 88 | 44 |
| 12 | 13 | 9 | 18.1 | 16.4 | 13.0 | 20 | 14 | 22 | 15 | 15 | 18 |
| 17 | 13 | 9 | 16.6 | 14.4 | 4.6 | 27 | 20 | 6 | 20 | 15 | 5 |
| 7 | 4 | 3 | 10.0 | 5.8 | 4.1 | 11 | 7 | 5 | 8 | 5 | 4 |
| 31 | 19 | 14 | 39.6 | 25.1 | 16.5 | 47 | 30 | 19 | 39 | 24 | 15 |
| 104 | 84 | 70 | 179.4 | 146.0 | 99.5 | 189 | 148 | 109 | 180 | 141 | 103 |
| 84 | 62 | 48 | 133.7 | 79.4 | 32.9 | 158 | 113 | 57 | 137 | 98 | 50 |
| 80 | 59 | 38 | 122.7 | 77.4 | 38.4 | 124 | 87 | 54 | 120 | 84 | 48 |
| 19 | 12 | 11 | 18.3 | 9.2 | 5.4 | 26 | 20 | 9 | 21 | 14 | 7 |
| 46 | 65 | 42 | 49.5 | 85.1 | 43.6 | 62 | 102 | 28 | 57 | 95 | 24 |
| 40 | 25 | 16 | 61.5 | 32.9 | 16.4 | 62 | 37 | 17 | 50 | 31 | 14 |
| 8 | 6 | 5 | 12.2 | 9.5 | 10.2 | 12 | 8 | 8 | 11 | 8 | 7 |
| 12 | 12 | 8 | 22.1 | 21.1 | 10.4 | 20 | 18 | 13 | 15 | 15 | 11 |
| 106 | 98 | 87 | 202.2 | 185.8 | 88.6 | 203 | 189 | 151 | 200 | 186 | 142 |
| 102 | 96 | 91 | 170.8 | 148.9 | 81.7 | 203 | 190 | 145 | 176 | 165 | 133 |
| 39 | 26 | 18 | 63.0 | 35.3 | 24.5 | 74 | 48 | 23 | 52 | 34 | 20 |
| 76 | 71 | 61 | 117.5 | 110.5 | 28.7 | 126 | 115 | 47 | 107 | 97 | 37 |
| 84 | 87 | 87 | 136.4 | 151.2 | 87.9 | 154 | 163 | 135 | 141 | 149 | 120 |
| 6 | 5 | 5 | 8.3 | 6.2 | 4.9 | 9 | 7 | 6 | 7 | 5 | 5 |
| 111 | 115 | 108 | 176.9 | 174.1 | 130.1 | 174 | 183 | 170 | 175 | 184 | 157 |
| 112 | 114 | 116 | 214.7 | 190.7 | 138.7 | 206 | 210 | 177 | 197 | 201 | 160 |
| 16 | 9 | 7 | 19.1 | 10.9 | 8.1 | 24 | 12 | 10 | 19 | 10 | 8 |
| 43 | 35 | 20 | 53.9 | 36.9 | 10.7 | 39 | 31 | 15 | 52 | 41 | 14 |
| 23 | 18 | 13 | 35.2 | 25.1 | 15.9 | 41 | 30 | 20 | 29 | 22 | 16 |
| 80 | 72 | 67 | 125.4 | 101.3 | 73.5 | 138 | 123 | 85 | 117 | 104 | 74 |
| 64 | 71 | 78 | 92.2 | 121.4 | 45.0 | 108 | 121 | 103 | 99 | 111 | 94 |
| 20 | 10 | 9 | 24.4 | 16.8 | 8.1 | 15 | 21 | 11 | 21 | 12 | 8 |
| 14 | 10 | 9 | 16.9 | 13.1 | 9.7 | 20 | 14 | 11 | 16 | 11 | 9 |
| 94 | 87 | 74 | 151.6 | 146.1 | 92.6 | 159 | 148 | 125 | 145 | 135 | 105 |
| 9 | 6 | 5 | 12.8 | 8.3 | 4.3 | 14 | 8 | 6 | 10 | 7 | 5 |
| 9 | 5 | 5 | 13.3 | 8.4 | 5.5 | 15 | 10 | 6 | 11 | 7 | 5 |
| 10 | 5 | 2 | 11.1 | 6.5 | 2.7 | 13 | 7 | 3 | 11 | 6 | 3 |
| 9 | 4 | 3 | 14.6 | 6.6 | 3.4 | 14 | 6 | 4 | 11 | 5 | 4 |
| 22 | 40 | 25 | 43.4 | 60.0 | 24.9 | 47 | 61 | 35 | 43 | 55 | 32 |
| 120 | 120 | 120 | 176.0 | 175.9 | 98.3 | 207 | 207 | 178 | 190 | 190 | 158 |

## 附录2-2　续表2

| 序列 | 国家 | 新生儿死亡率(‰) | | 婴儿死亡率(‰) | | | | | |
|---|---|---|---|---|---|---|---|---|---|
| | | | | 合计 | | | 男 | | |
| | | 1990 | 2015 | 1990 | 2000 | 2013 | 1990 | 2000 | 2009 |
| 49 | 丹麦 | 4.5 | 2.5 | 7.4 | 4.6 | 2.9 | 9 | 6 | 3 |
| 50 | 吉布提 | 43.6 | 33.4 | 92.1 | 79.7 | 57.4 | 108 | 95 | 85 |
| 51 | 多米尼加 | 11.8 | 15.6 | 14.0 | 13.6 | 10.2 | 18 | 16 | 9 |
| 52 | 多米尼加共和国 | 28.3 | 21.7 | 46.1 | 33.2 | 23.6 | 51 | 34 | 28 |
| 53 | 厄瓜多尔 | 21.3 | 10.8 | 44.2 | 28.3 | 19.1 | 47 | 32 | 23 |
| 54 | 埃及 | 32.2 | 12.8 | 62.5 | 35.9 | 18.6 | 77 | 44 | 21 |
| 55 | 萨尔瓦多 | 18.5 | 8.3 | 46.0 | 26.8 | 13.5 | 52 | 30 | 16 |
| 56 | 赤道几内亚 | 48.1 | 33.1 | 124.4 | 98.8 | 69.3 | 129 | 109 | 94 |
| 57 | 厄立特里亚 | 35.7 | 18.4 | 92.6 | 58.4 | 36.1 | 103 | 65 | 44 |
| 58 | 爱沙尼亚 | 12.3 | 1.5 | 16.5 | 8.8 | 2.7 | 14 | 10 | 4 |
| 59 | 埃塞俄比亚 | 54.6 | 27.7 | 121.8 | 89.8 | 44.4 | 140 | 103 | 76 |
| 60 | 斐济 | 12.5 | 9.6 | 25.0 | 20.6 | 20.0 | 21 | 18 | 17 |
| 61 | 芬兰 | 3.9 | 1.3 | 5.5 | 3.5 | 2.1 | 6 | 4 | 3 |
| 62 | 法国 | 3.6 | 2.2 | 7.4 | 4.4 | 3.5 | 8 | 5 | 4 |
| 63 | 加蓬 | 33.0 | 23.2 | 60.3 | 55.5 | 39.1 | 81 | 73 | 62 |
| 64 | 冈比亚 | 46.1 | 29.9 | 79.9 | 63.4 | 49.4 | 111 | 100 | 84 |
| 65 | 格鲁吉亚 | 27.8 | 7.2 | 40.5 | 31.2 | 11.7 | 44 | 33 | 28 |
| 66 | 德国 | 3.7 | 2.1 | 7.0 | 4.4 | 3.2 | 8 | 5 | 4 |
| 67 | 加纳 | 39.5 | 28.3 | 80.3 | 65.2 | 52.3 | 82 | 73 | 50 |
| 68 | 希腊 | 9.0 | 2.9 | 11.3 | 6.9 | 3.7 | 10 | 7 | 3 |
| 69 | 格林纳达 | 10.2 | 6.0 | 17.7 | 13.6 | 10.7 | 32 | 17 | 15 |
| 70 | 危地马拉 | 29.3 | 13.4 | 59.6 | 40.0 | 25.8 | 58 | 39 | 33 |
| 71 | 几内亚 | 52.5 | 31.3 | 140.4 | 103.1 | 64.9 | 152 | 124 | 97 |
| 72 | 几内亚比绍 | 60.6 | 39.7 | 132.8 | 108.7 | 77.9 | 157 | 142 | 127 |
| 73 | 圭亚那 | 29.0 | 22.8 | 47.1 | 38.6 | 29.9 | 60 | 49 | 37 |
| 74 | 海地 | 37.8 | 25.4 | 100.2 | 74.8 | 54.7 | 113 | 87 | 69 |
| 75 | 洪都拉斯 | 24.5 | 11.0 | 45.7 | 31.1 | 18.9 | 47 | 36 | 27 |
| 76 | 匈牙利 | 12.9 | 3.5 | 17.0 | 9.7 | 5.2 | 17 | 10 | 5 |
| 77 | 冰岛 | 3.2 | 0.9 | 5.1 | 3.1 | 1.6 | 6 | 3 | 3 |
| 78 | 印度 | 51.1 | 27.7 | 88.4 | 66.5 | 41.4 | 83 | 67 | 50 |
| 79 | 印尼 | 30.8 | 13.5 | 62.0 | 41.0 | 24.5 | 62 | 43 | 33 |
| 80 | 伊朗 | 26.8 | 9.5 | 44.1 | 28.6 | 14.4 | 62 | 43 | 29 |
| 81 | 伊拉克 | 26.1 | 18.4 | 41.8 | 35.7 | 28.0 | 45 | 41 | 38 |
| 82 | 爱尔兰 | 5.0 | 2.3 | 7.7 | 6.0 | 3.2 | 9 | 7 | 4 |
| 83 | 以色列 | 6.1 | 2.1 | 9.7 | 5.6 | 3.2 | 11 | 6 | 4 |
| 84 | 意大利 | 6.2 | 2.1 | 8.3 | 4.7 | 3.0 | 9 | 5 | 4 |
| 85 | 牙买加 | 17.0 | 11.6 | 24.9 | 20.1 | 14.3 | 30 | 29 | 28 |
| 86 | 日本 | 2.5 | 0.9 | 4.6 | 3.3 | 2.1 | 5 | 4 | 3 |
| 87 | 约旦 | 19.4 | 10.6 | 30.0 | 23.3 | 16.0 | 37 | 29 | 25 |
| 88 | 哈萨克斯坦 | 22.5 | 7.0 | 44.7 | 37.5 | 14.6 | 58 | 43 | 29 |
| 89 | 肯尼亚 | 32.8 | 22.2 | 63.9 | 68.6 | 47.5 | 70 | 72 | 60 |
| 90 | 基里巴斯 | 29.8 | 23.7 | 69.1 | 53.5 | 45.1 | 68 | 52 | 40 |
| 91 | 科威特 | 9.3 | 3.2 | 14.4 | 11.0 | 8.1 | 15 | 10 | 12 |
| 92 | 吉尔吉斯 | 28.2 | 11.5 | 54.5 | 42.0 | 21.6 | 68 | 48 | 35 |
| 93 | 老挝 | 47.7 | 30.1 | 110.9 | 83.0 | 53.8 | 122 | 71 | 52 |
| 94 | 拉脱维亚 | 12.6 | 5.2 | 16.6 | 14.5 | 7.4 | 16 | 12 | 8 |
| 95 | 黎巴嫩 | 15.9 | 4.8 | 26.8 | 17.1 | 7.8 | 36 | 22 | 12 |
| 96 | 莱索托 | 44.6 | 32.7 | 69.5 | 80.6 | 73.0 | 79 | 91 | 65 |

| 女 | | | 5岁以下儿童死亡率(‰) | | | | | | | | |
|---|---|---|---|---|---|---|---|---|---|---|---|
| | | | 合计 | | | 男 | | | 女 | | |
| 1990 | 2000 | 2009 | 1990 | 2000 | 2015 | 1990 | 2000 | 2011 | 1990 | 2000 | 2011 |
| 6 | 4 | 3 | 8.9 | 5.6 | 3.5 | 10 | 6 | 4 | 8 | 5 | 3 |
| 82 | 72 | 65 | 118.6 | 100.7 | 65.3 | 137 | 119 | 95 | 108 | 94 | 84 |
| 12 | 13 | 8 | 17.2 | 15.8 | 21.2 | 21 | 18 | 13 | 14 | 15 | 11 |
| 45 | 30 | 25 | 59.7 | 41.1 | 30.9 | 67 | 42 | 27 | 57 | 36 | 23 |
| 35 | 24 | 17 | 56.9 | 34.3 | 21.6 | 58 | 37 | 25 | 48 | 31 | 21 |
| 54 | 31 | 15 | 85.1 | 44.8 | 24.0 | 103 | 54 | 22 | 75 | 39 | 20 |
| 44 | 25 | 13 | 59.5 | 32.4 | 16.8 | 68 | 37 | 17 | 56 | 30 | 14 |
| 111 | 95 | 82 | 184.0 | 142.4 | 94.1 | 206 | 174 | 124 | 190 | 162 | 112 |
| 81 | 51 | 34 | 150.6 | 89.3 | 46.5 | 162 | 96 | 74 | 137 | 81 | 61 |
| 10 | 7 | 3 | 20.2 | 11.0 | 2.9 | 18 | 13 | 4 | 14 | 9 | 3 |
| 108 | 79 | 58 | 205.0 | 145.5 | 59.2 | 225 | 159 | 82 | 193 | 137 | 72 |
| 17 | 14 | 14 | 30.0 | 24.4 | 22.4 | 25 | 19 | 18 | 19 | 17 | 15 |
| 6 | 3 | 3 | 6.7 | 4.3 | 2.3 | 7 | 5 | 3 | 7 | 4 | 3 |
| 6 | 4 | 3 | 9.0 | 5.4 | 4.3 | 10 | 6 | 5 | 8 | 5 | 4 |
| 54 | 48 | 41 | 92.7 | 84.6 | 50.8 | 104 | 93 | 72 | 81 | 73 | 59 |
| 96 | 87 | 73 | 169.8 | 119.0 | 68.9 | 163 | 140 | 107 | 142 | 122 | 94 |
| 37 | 28 | 23 | 47.3 | 35.7 | 11.9 | 51 | 38 | 23 | 42 | 31 | 18 |
| 6 | 4 | 3 | 8.5 | 5.4 | 3.7 | 10 | 6 | 4 | 8 | 5 | 4 |
| 70 | 62 | 43 | 128.2 | 101.3 | 61.6 | 132 | 117 | 83 | 107 | 94 | 72 |
| 9 | 5 | 3 | 12.5 | 7.8 | 4.6 | 11 | 8 | 5 | 10 | 6 | 4 |
| 33 | 18 | 11 | 22.2 | 15.9 | 11.8 | 40 | 19 | 13 | 40 | 21 | 12 |
| 56 | 38 | 32 | 80.6 | 50.7 | 29.1 | 75 | 48 | 33 | 77 | 49 | 28 |
| 121 | 98 | 78 | 237.6 | 170.2 | 93.7 | 246 | 198 | 128 | 214 | 172 | 123 |
| 127 | 115 | 103 | 224.8 | 180.8 | 92.5 | 264 | 240 | 174 | 215 | 196 | 147 |
| 34 | 28 | 21 | 61.2 | 48.7 | 39.4 | 80 | 59 | 40 | 41 | 31 | 32 |
| 97 | 74 | 59 | 144.6 | 104.4 | 69.0 | 158 | 117 | 74 | 147 | 109 | 66 |
| 39 | 30 | 23 | 59.1 | 38.2 | 20.4 | 58 | 42 | 23 | 52 | 38 | 20 |
| 13 | 9 | 5 | 19.0 | 11.2 | 5.9 | 19 | 12 | 7 | 15 | 10 | 6 |
| 5 | 2 | 2 | 6.4 | 4.0 | 2.0 | 7 | 4 | 3 | 6 | 3 | 2 |
| 85 | 68 | 51 | 125.9 | 91.4 | 47.7 | 111 | 87 | 59 | 126 | 99 | 64 |
| 51 | 35 | 27 | 84.3 | 52.2 | 27.2 | 93 | 61 | 34 | 77 | 51 | 29 |
| 47 | 33 | 22 | 56.6 | 34.7 | 15.5 | 82 | 54 | 25 | 63 | 41 | 25 |
| 39 | 35 | 33 | 53.4 | 44.6 | 32.0 | 58 | 52 | 41 | 48 | 43 | 35 |
| 8 | 5 | 3 | 9.2 | 7.2 | 3.6 | 11 | 8 | 4 | 9 | 6 | 4 |
| 9 | 5 | 4 | 11.6 | 6.9 | 4.0 | 13 | 8 | 5 | 11 | 6 | 4 |
| 7 | 4 | 3 | 9.6 | 5.5 | 3.5 | 10 | 6 | 4 | 8 | 5 | 3 |
| 25 | 25 | 24 | 29.8 | 23.7 | 15.7 | 35 | 34 | 21 | 32 | 30 | 16 |
| 4 | 3 | 2 | 6.3 | 4.5 | 2.7 | 7 | 5 | 4 | 6 | 4 | 3 |
| 27 | 21 | 18 | 36.7 | 27.8 | 17.9 | 42 | 31 | 22 | 37 | 28 | 19 |
| 44 | 33 | 22 | 52.6 | 43.5 | 14.1 | 69 | 51 | 32 | 51 | 38 | 24 |
| 58 | 59 | 50 | 98.7 | 110.9 | 49.4 | 106 | 112 | 78 | 92 | 97 | 67 |
| 62 | 45 | 34 | 95.4 | 71.0 | 55.9 | 93 | 64 | 50 | 84 | 62 | 45 |
| 13 | 7 | 10 | 16.7 | 12.7 | 8.6 | 18 | 13 | 12 | 16 | 10 | 10 |
| 57 | 40 | 29 | 65.7 | 49.2 | 21.3 | 80 | 55 | 34 | 69 | 47 | 28 |
| 94 | 55 | 40 | 162.0 | 117.4 | 66.7 | 166 | 91 | 44 | 148 | 81 | 39 |
| 11 | 9 | 6 | 20.4 | 17.2 | 7.9 | 20 | 15 | 9 | 15 | 11 | 8 |
| 30 | 19 | 10 | 32.3 | 20.0 | 8.3 | 45 | 27 | 10 | 35 | 21 | 9 |
| 70 | 81 | 57 | 86.3 | 114.6 | 90.2 | 98 | 132 | 93 | 87 | 116 | 79 |

## 附录2-2　续表4

| 序列 | 国家 | 新生儿死亡率(‰) | | 婴儿死亡率(‰) | | | | | |
|---|---|---|---|---|---|---|---|---|---|
| | | | | 合计 | | | 男 | | |
| | | 1990 | 2015 | 1990 | 2000 | 2013 | 1990 | 2000 | 2009 |
| 97 | 利比里亚 | 52.1 | 24.1 | 165.3 | 118.9 | 53.6 | 178 | 144 | 86 |
| 98 | 利比亚 | 21.1 | 7.2 | 36.2 | 24.4 | 12.4 | 32 | 23 | 17 |
| 99 | 立陶宛 | 9.3 | 2.5 | 13.4 | 9.6 | 4.0 | 11 | 8 | 6 |
| 100 | 卢森堡 | 4.1 | 0.9 | 7.3 | 3.9 | 1.6 | 9 | 4 | 2 |
| 101 | 马达加斯加 | 41.2 | 19.7 | 98.1 | 70.5 | 39.6 | 109 | 70 | 43 |
| 102 | 马拉维 | 50.0 | 21.8 | 143.4 | 103.0 | 44.2 | 135 | 103 | 72 |
| 103 | 马来西亚 | 8.3 | 3.9 | 14.3 | 8.7 | 7.2 | 17 | 10 | 6 |
| 104 | 马尔代夫 | 35.8 | 4.9 | 67.8 | 35.2 | 8.4 | 83 | 43 | 12 |
| 105 | 马里 | 58.9 | 37.8 | 130.5 | 116.2 | 77.6 | 147 | 127 | 107 |
| 106 | 马耳他 | 7.4 | 4.4 | 10.0 | 6.8 | 5.3 | 12 | 7 | 6 |
| 107 | 马歇尔群岛 | 19.6 | 16.7 | 39.2 | 33.5 | 30.6 | 40 | 33 | 30 |
| 108 | 毛利塔尼亚 | 41.0 | 35.7 | 77.8 | 76.0 | 67.1 | 86 | 82 | 79 |
| 109 | 毛里求斯 | 15.8 | 8.4 | 19.9 | 16.4 | 12.5 | 23 | 20 | 14 |
| 110 | 墨西哥 | 16.9 | 7.0 | 37.0 | 21.6 | 12.5 | 40 | 24 | 16 |
| 111 | 密克罗尼西亚 | 21.7 | 18.8 | 43.2 | 41.6 | 29.8 | 45 | 38 | 32 |
| 112 | 摩纳哥 | 4.4 | 1.9 | 6.3 | 4.2 | 3.0 | 8 | 4 | 3 |
| 113 | 蒙古 | 30.9 | 11.1 | 77.0 | 49.4 | 26.4 | 86 | 58 | 29 |
| 114 | 黑山 | 10.6 | 3.1 | 15.0 | 12.5 | 4.9 | 12 | 14 | 8 |
| 115 | 摩洛哥 | 36.1 | 17.6 | 63.5 | 42.8 | 26.1 | 79 | 53 | 38 |
| 116 | 莫桑比克 | 56.4 | 27.1 | 158.0 | 113.8 | 61.5 | 160 | 127 | 99 |
| 117 | 缅甸 | 42.2 | 26.4 | 77.5 | 58.9 | 39.8 | 94 | 70 | 61 |
| 118 | 纳米比亚 | 28.8 | 15.9 | 49.6 | 49.3 | 35.2 | 58 | 58 | 39 |
| 119 | 瑙鲁 | 27.9 | 22.7 | 44.7 | 33.4 | 29.9 | 11 | 62 | 46 |
| 120 | 尼泊尔 | 53.2 | 22.2 | 98.8 | 60.4 | 32.2 | 98 | 63 | 38 |
| 121 | 荷兰 | 4.7 | 2.4 | 6.8 | 5.1 | 3.3 | 8 | 6 | 4 |
| 122 | 新西兰 | 4.3 | 3.1 | 9.2 | 6.1 | 5.2 | 10 | 7 | 5 |
| 123 | 尼加拉瓜 | 25.2 | 9.8 | 50.8 | 32.6 | 20.0 | 58 | 39 | 25 |
| 124 | 尼日尔 | 49.8 | 26.8 | 137.7 | 101.0 | 59.9 | 148 | 110 | 78 |
| 125 | 尼日利亚 | 51.7 | 34.3 | 126.3 | 112.5 | 74.3 | 134 | 122 | 92 |
| 126 | 纽埃岛 | 7.1 | 12.5 | 11.9 | 19.7 | 20.7 | 8 | 40 | 17 |
| 127 | 挪威 | 4.1 | 1.5 | 7.0 | 3.9 | 2.3 | 8 | 4 | 4 |
| 128 | 阿曼 | 18.7 | 5.2 | 31.9 | 14.2 | 9.8 | 39 | 19 | 10 |
| 129 | 巴基斯坦 | 56.1 | 45.5 | 106.1 | 87.9 | 69.0 | 105 | 89 | 74 |
| 130 | 帕劳群岛 | 15.8 | 9.0 | 30.9 | 22.8 | 15.1 | 22 | 18 | 15 |
| 131 | 巴拿马 | 13.3 | 9.6 | 25.8 | 21.9 | 15.4 | 26 | 21 | 17 |
| 132 | 巴布亚新几内亚 | 30.6 | 24.5 | 65.0 | 58.2 | 47.3 | 68 | 59 | 53 |
| 133 | 巴拉圭 | 22.1 | 10.9 | 36.9 | 27.7 | 18.7 | 39 | 29 | 22 |
| 134 | 秘鲁 | 26.4 | 8.2 | 56.5 | 30.4 | 12.9 | 69 | 39 | 22 |
| 135 | 菲律宾 | 22.6 | 12.6 | 41.1 | 30.1 | 23.5 | 46 | 32 | 29 |
| 136 | 波兰 | 11.4 | 3.1 | 15.1 | 8.1 | 4.5 | 17 | 9 | 6 |
| 137 | 葡萄牙 | 7.2 | 2.0 | 11.5 | 5.5 | 3.1 | 13 | 7 | 4 |
| 138 | 卡塔尔 | 10.0 | 3.8 | 17.7 | 10.7 | 7.0 | 20 | 12 | 8 |
| 139 | 韩国 | 3.1 | 1.6 | 6.1 | 5.2 | 3.2 | 8 | 6 | 5 |
| 140 | 摩尔多瓦 | 14.1 | 11.9 | 26.7 | 25.4 | 13.3 | 37 | 25 | 18 |
| 141 | 罗马尼亚 | 16.8 | 6.3 | 31.0 | 23.3 | 10.5 | 26 | 21 | 11 |
| 142 | 俄罗斯 | 14.7 | 5.0 | 21.9 | 19.7 | 8.6 | 26 | 23 | 12 |
| 143 | 卢旺达 | 38.5 | 18.7 | 92.8 | 108.0 | 37.1 | 111 | 116 | 76 |
| 144 | 圣基茨和尼维斯 | 17.3 | 6.5 | 22.9 | 13.6 | 7.8 | 28 | 15 | 14 |

# 附录2-2　续表5

| 女 | | | 5岁以下儿童死亡率(‰) | | | | | | | | |
|---|---|---|---|---|---|---|---|---|---|---|---|
| | | | 合计 | | | 男 | | | 女 | | |
| 1990 | 2000 | 2009 | 1990 | 2000 | 2015 | 1990 | 2000 | 2011 | 1990 | 2000 | 2011 |
| 151 | 122 | 73 | 248.0 | 175.2 | 69.9 | 257 | 207 | 83 | 236 | 189 | 74 |
| 32 | 23 | 17 | 42.4 | 28.4 | 13.4 | 36 | 25 | 17 | 36 | 25 | 16 |
| 10 | 9 | 4 | 16.5 | 11.8 | 5.2 | 15 | 11 | 6 | 12 | 11 | 5 |
| 7 | 4 | 1 | 8.8 | 4.8 | 1.9 | 11 | 6 | 3 | 8 | 5 | 3 |
| 94 | 60 | 38 | 160.8 | 110.6 | 49.6 | 174 | 104 | 65 | 160 | 96 | 58 |
| 123 | 94 | 65 | 245.3 | 174.2 | 64.0 | 229 | 173 | 87 | 206 | 156 | 79 |
| 14 | 8 | 5 | 16.6 | 10.1 | 7.0 | 19 | 11 | 7 | 16 | 9 | 6 |
| 78 | 42 | 10 | 93.5 | 43.8 | 8.6 | 114 | 55 | 12 | 111 | 51 | 10 |
| 130 | 112 | 94 | 254.2 | 219.9 | 114.7 | 258 | 225 | 182 | 241 | 210 | 169 |
| 8 | 5 | 6 | 11.4 | 7.8 | 6.4 | 13 | 8 | 7 | 9 | 6 | 5 |
| 38 | 31 | 28 | 49.6 | 41.5 | 36.0 | 49 | 39 | 29 | 48 | 38 | 23 |
| 75 | 71 | 69 | 117.8 | 113.1 | 84.7 | 136 | 128 | 120 | 122 | 115 | 104 |
| 18 | 12 | 12 | 23.1 | 18.6 | 13.5 | 27 | 22 | 16 | 20 | 14 | 14 |
| 32 | 20 | 13 | 46.4 | 25.6 | 13.2 | 49 | 29 | 17 | 41 | 23 | 14 |
| 45 | 37 | 31 | 55.4 | 53.1 | 34.7 | 58 | 47 | 47 | 57 | 46 | 36 |
| 6 | 3 | 3 | 7.7 | 5.2 | 3.5 | 9 | 5 | 4 | 7 | 4 | 3 |
| 59 | 40 | 20 | 107.9 | 64.6 | 22.4 | 117 | 73 | 35 | 85 | 53 | 26 |
| 12 | 11 | 6 | 16.7 | 13.7 | 4.7 | 14 | 15 | 8 | 14 | 12 | 7 |
| 58 | 39 | 28 | 80.7 | 50.8 | 27.6 | 98 | 61 | 35 | 79 | 49 | 30 |
| 150 | 119 | 93 | 237.0 | 168.5 | 78.5 | 235 | 186 | 107 | 229 | 181 | 99 |
| 73 | 54 | 47 | 108.6 | 79.5 | 50.0 | 131 | 94 | 69 | 104 | 75 | 56 |
| 41 | 41 | 28 | 73.6 | 75.5 | 45.4 | 84 | 88 | 45 | 61 | 64 | 38 |
| 5 | 17 | 25 | 57.5 | 41.3 | 35.4 | 12 | 78 | 56 | 6 | 22 | 24 |
| 99 | 63 | 39 | 142.3 | 81.9 | 35.8 | 144 | 86 | 49 | 140 | 84 | 47 |
| 6 | 5 | 4 | 8.3 | 6.2 | 3.8 | 10 | 7 | 4 | 8 | 6 | 4 |
| 7 | 6 | 4 | 11.2 | 7.4 | 5.7 | 13 | 9 | 7 | 9 | 7 | 5 |
| 44 | 29 | 19 | 66.8 | 40.3 | 22.1 | 74 | 46 | 29 | 61 | 38 | 22 |
| 140 | 104 | 73 | 327.3 | 226.9 | 95.5 | 310 | 230 | 127 | 300 | 223 | 122 |
| 116 | 106 | 80 | 213.2 | 187.7 | 108.8 | 217 | 195 | 129 | 206 | 185 | 119 |
| 19 | 30 | 12 | 13.8 | 23.2 | 23.0 | 8 | 40 | 21 | 19 | 32 | 21 |
| 6 | 3 | 3 | 8.7 | 4.8 | 2.6 | 10 | 5 | 3 | 7 | 4 | 3 |
| 35 | 17 | 9 | 39.3 | 16.5 | 11.6 | 50 | 23 | 9 | 47 | 21 | 8 |
| 96 | 81 | 67 | 138.6 | 112.6 | 81.1 | 130 | 108 | 76 | 130 | 108 | 68 |
| 14 | 9 | 11 | 36.1 | 26.7 | 16.4 | 25 | 19 | 23 | 17 | 13 | 14 |
| 23 | 18 | 14 | 31.1 | 26.0 | 17.0 | 33 | 27 | 21 | 28 | 25 | 18 |
| 65 | 56 | 51 | 89.1 | 78.4 | 57.3 | 95 | 80 | 60 | 87 | 73 | 55 |
| 29 | 22 | 17 | 46.2 | 33.5 | 20.5 | 47 | 34 | 25 | 37 | 27 | 20 |
| 55 | 31 | 17 | 80.0 | 39.8 | 16.9 | 86 | 44 | 20 | 69 | 35 | 17 |
| 36 | 26 | 23 | 58.6 | 39.9 | 28.0 | 64 | 41 | 29 | 53 | 34 | 22 |
| 14 | 7 | 5 | 17.3 | 9.3 | 5.2 | 20 | 10 | 6 | 16 | 8 | 5 |
| 10 | 5 | 3 | 14.7 | 7.2 | 3.6 | 16 | 9 | 4 | 12 | 7 | 3 |
| 15 | 11 | 7 | 20.8 | 12.4 | 8.0 | 25 | 14 | 8 | 20 | 12 | 7 |
| 8 | 6 | 4 | 7.1 | 6.1 | 3.4 | 9 | 7 | 5 | 8 | 6 | 4 |
| 24 | 16 | 11 | 32.3 | 30.6 | 15.8 | 45 | 30 | 17 | 28 | 19 | 15 |
| 21 | 17 | 9 | 37.7 | 27.0 | 11.1 | 34 | 24 | 14 | 27 | 20 | 11 |
| 19 | 18 | 10 | 26.0 | 23.2 | 9.6 | 31 | 27 | 13 | 23 | 21 | 10 |
| 95 | 100 | 65 | 151.8 | 181.9 | 41.7 | 185 | 195 | 57 | 156 | 165 | 51 |
| 16 | 22 | 13 | 28.5 | 17.5 | 10.5 | 32 | 16 | 8 | 20 | 26 | 6 |

## 附录2-2　续表6

| 序列 | 国家 | 新生儿死亡率(‰) | | 婴儿死亡率(‰) | | | | | |
|---|---|---|---|---|---|---|---|---|---|
| | | | | 合计 | | | 男 | | |
| | | 1990 | 2015 | 1990 | 2000 | 2013 | 1990 | 2000 | 2009 |
| 145 | 圣卢西亚岛 | 12.9 | 9.3 | 18.6 | 15.2 | 12.7 | 20 | 15 | 18 |
| 146 | 圣文森特和格林纳丁斯 | 15.1 | 11.5 | 20.5 | 19.3 | 17.2 | 21 | 21 | 12 |
| 147 | 萨摩亚群岛 | 11.8 | 9.5 | 25.8 | 18.5 | 15.5 | 42 | 43 | 33 |
| 148 | 圣马力诺 | 4.0 | 0.7 | 9.7 | 4.9 | 2.8 | 12 | 6 | 2 |
| 149 | 圣多美和普林西比 | 32.2 | 17.1 | 70.3 | 58.4 | 36.7 | 65 | 60 | 55 |
| 150 | 沙特阿拉伯 | 20.7 | 7.9 | 35.3 | 19.3 | 13.4 | 37 | 21 | 19 |
| 151 | 塞内加尔 | 41.5 | 20.8 | 70.5 | 69.2 | 43.9 | 79 | 66 | 55 |
| 152 | 塞黑 | 16.6 | 4.2 | 24.0 | 11.1 | 5.8 | 24 | 13 | 7 |
| 153 | 塞舌尔 | 10.2 | 8.6 | 14.2 | 12.2 | 12.2 | 19 | 10 | 10 |
| 154 | 塞拉利昂 | 57.3 | 34.9 | 158.1 | 141.3 | 107.2 | 176 | 159 | 130 |
| 155 | 新加坡 | 4.0 | 1.0 | 6.2 | 3.1 | 2.2 | 8 | 3 | 3 |
| 156 | 斯洛伐克 | 12.1 | 4.2 | 15.6 | 10.2 | 6.0 | 14 | 10 | 7 |
| 157 | 斯洛文尼亚 | 5.4 | 1.4 | 8.8 | 4.5 | 2.3 | 10 | 6 | 2 |
| 158 | 所罗门群岛 | 16.1 | 12.2 | 31.5 | 28.4 | 25.1 | 32 | 31 | 30 |
| 159 | 索马里 | 51.8 | 39.7 | 108.1 | 104.9 | 89.8 | 110 | 110 | 110 |
| 160 | 南非 | 20.3 | 11.0 | 47.0 | 51.7 | 32.8 | 54 | 61 | 49 |
| 161 | 南苏丹 | 64.8 | 39.3 | 149.5 | 109.6 | 64.1 | … | … | … |
| 162 | 西班牙 | 6.8 | 2.8 | 9.3 | 5.4 | 3.6 | 8 | 5 | 4 |
| 163 | 斯里兰卡 | 12.1 | 5.4 | 18.2 | 14.0 | 8.2 | 26 | 20 | 15 |
| 164 | 苏丹 | 41.0 | 29.8 | 80.2 | 68.9 | 51.2 | 75 | 70 | 67 |
| 165 | 苏里南 | 21.9 | 11.5 | 40.8 | 30.4 | 20.3 | 48 | 37 | 25 |
| 166 | 斯威士兰 | 29.5 | 14.2 | 55.4 | 80.1 | 55.9 | 71 | 75 | 55 |
| 167 | 瑞典 | 3.6 | 1.6 | 5.8 | 3.4 | 2.4 | 7 | 4 | 2 |
| 168 | 瑞士 | 3.8 | 2.7 | 6.7 | 4.6 | 3.6 | 7 | 5 | 4 |
| 169 | 叙利亚 | 17.2 | 7.0 | 30.4 | 19.8 | 11.9 | 36 | 22 | 17 |
| 170 | 塔吉克斯坦 | 37.6 | 20.5 | 84.9 | 74.7 | 40.9 | 106 | 87 | 60 |
| 171 | 泰国 | 18.9 | 6.7 | 30.3 | 19.1 | 11.3 | 30 | 19 | 13 |
| 172 | 马其顿 | 16.6 | 3.5 | 33.0 | 14.2 | 5.8 | 33 | 18 | 11 |
| 173 | 东帝汶 | 48.3 | 22.3 | 129.5 | 83.8 | 46.2 | 155 | 94 | 54 |
| 174 | 多哥 | 42.1 | 26.7 | 90.3 | 76.7 | 55.8 | 103 | 90 | 74 |
| 175 | 汤加 | 11.0 | 6.9 | 19.4 | 15.4 | 10.4 | 23 | 19 | 18 |
| 176 | 特立尼达和多巴哥 | 20.3 | 13.2 | 26.9 | 25.3 | 19.0 | 33 | 34 | 33 |
| 177 | 突尼斯 | 24.3 | 8.2 | 41.0 | 25.6 | 13.1 | 44 | 26 | 20 |
| 178 | 土耳其 | 31.2 | 7.1 | 55.7 | 33.7 | 16.5 | 75 | 40 | 20 |
| 179 | 土库曼斯坦 | 32.2 | 22.6 | 72.7 | 66.4 | 46.6 | 93 | 68 | 48 |
| 180 | 图瓦卢 | 22.1 | 17.6 | 44.4 | 34.2 | 24.4 | 43 | 37 | 29 |
| 181 | 乌干达 | 39.5 | 18.7 | 107.2 | 89.1 | 43.8 | 125 | 105 | 89 |
| 182 | 乌克兰 | 8.6 | 5.5 | 16.7 | 15.8 | 8.6 | 22 | 20 | 16 |
| 183 | 阿联酋 | 9.3 | 3.5 | 14.2 | 9.6 | 7.0 | 16 | 11 | 7 |
| 184 | 英国 | 4.7 | 2.4 | 7.9 | 5.6 | 3.9 | 9 | 6 | 5 |
| 185 | 坦桑尼亚 | 43.3 | 18.8 | 101.3 | 80.4 | 36.4 | 102 | 88 | 70 |
| 186 | 美国 | 5.7 | 3.6 | 9.4 | 7.1 | 5.9 | 11 | 8 | 7 |
| 187 | 乌拉圭 | 11.1 | 5.1 | 20.3 | 14.6 | 9.5 | 24 | 16 | 12 |
| 188 | 乌兹别克斯坦 | 20.3 | 20.4 | 58.7 | 53.2 | 36.7 | 65 | 56 | 34 |
| 189 | 瓦努阿图 | 14.8 | 11.6 | 27.3 | 19.6 | 14.6 | 33 | 21 | 14 |
| 190 | 委内瑞拉 | 14.9 | 8.9 | 24.6 | 18.2 | 12.9 | 30 | 23 | 17 |
| 191 | 越南 | 22.8 | 11.4 | 36.5 | 27.0 | 19.0 | 39 | 23 | 19 |
| 192 | 也门 | 43.2 | 22.1 | 87.7 | 69.2 | 40.4 | 94 | 77 | 54 |
| 193 | 赞比亚 | 43.9 | 21.4 | 114.5 | 99.5 | 55.8 | 119 | 110 | 96 |
| 194 | 津巴布韦 | 31.0 | 23.5 | 50.4 | 61.0 | 55.0 | 56 | 72 | 59 |

## 附录2-2　续表7

| | | | 5岁以下儿童死亡率(‰) | | | | | | | | |
|---|---|---|---|---|---|---|---|---|---|---|---|
| 女 | | | 合计 | | | 男 | | | 女 | | |
| 1990 | 2000 | 2009 | 1990 | 2000 | 2015 | 1990 | 2000 | 2011 | 1990 | 2000 | 2011 |
| 14 | 13 | 19 | 22.6 | 17.9 | 14.3 | 25 | 17 | 17 | 18 | 15 | 14 |
| 19 | 17 | 10 | 24.7 | 22.2 | 18.3 | 26 | 26 | 23 | 24 | 20 | 19 |
| 38 | 10 | 8 | 31.0 | 21.8 | 17.5 | 51 | 47 | 21 | 49 | 18 | 16 |
| 16 | 4 | 0 | 10.9 | 5.5 | 2.9 | 12 | 6 | 2 | 18 | 4 | 2 |
| 58 | 53 | 49 | 110.4 | 89.3 | 47.3 | 98 | 89 | 92 | 91 | 82 | 86 |
| 33 | 19 | 17 | 44.1 | 22.8 | 14.5 | 47 | 25 | 10 | 39 | 21 | 8 |
| 67 | 56 | 46 | 141.1 | 137.0 | 47.2 | 161 | 128 | 69 | 140 | 111 | 60 |
| 22 | 9 | 5 | 27.8 | 12.8 | 6.7 | 28 | 15 | 8 | 25 | 11 | 6 |
| 11 | 13 | 7 | 16.5 | 14.2 | 13.6 | 21 | 13 | 15 | 12 | 14 | 13 |
| 157 | 142 | 116 | 267.7 | 231.5 | 120.4 | 300 | 263 | 194 | 270 | 237 | 176 |
| 7 | 2 | 2 | 7.7 | 4.0 | 2.7 | 10 | 4 | 3 | 8 | 4 | 2 |
| 10 | 7 | 5 | 17.7 | 11.8 | 7.3 | 16 | 12 | 9 | 12 | 8 | 7 |
| 7 | 4 | 2 | 10.4 | 5.5 | 2.6 | 12 | 6 | 3 | 8 | 5 | 3 |
| 31 | 30 | 29 | 38.7 | 34.4 | 28.1 | 37 | 36 | 21 | 39 | 38 | 22 |
| 107 | 107 | 107 | 179.7 | 173.6 | 136.8 | 178 | 178 | 190 | 182 | 182 | 170 |
| 42 | 47 | 37 | 61.0 | 74.3 | 40.5 | 70 | 88 | 50 | 53 | 66 | 44 |
| … | … | … | 252.9 | 182.5 | 92.6 | … | … | 122 | … | … | 119 |
| 7 | 4 | 3 | 11.0 | 6.5 | 4.1 | 10 | 6 | 5 | 8 | 5 | 4 |
| 20 | 15 | 11 | 21.3 | 16.3 | 9.8 | 33 | 24 | 13 | 24 | 17 | 11 |
| 81 | 76 | 72 | 128.0 | 107.8 | 70.1 | 116 | 108 | 91 | 131 | 122 | 81 |
| 39 | 30 | 23 | 47.7 | 34.8 | 21.3 | 55 | 41 | 33 | 47 | 35 | 26 |
| 64 | 68 | 49 | 73.9 | 122.5 | 60.7 | 95 | 108 | 113 | 90 | 102 | 94 |
| 5 | 3 | 2 | 6.9 | 4.1 | 3.0 | 8 | 5 | 3 | 6 | 3 | 3 |
| 6 | 4 | 4 | 8.2 | 5.6 | 3.9 | 9 | 6 | 5 | 8 | 5 | 4 |
| 24 | 15 | 11 | 37.2 | 23.3 | 12.9 | 44 | 26 | 16 | 29 | 17 | 14 |
| 76 | 63 | 43 | 108.2 | 93.5 | 44.8 | 136 | 109 | 70 | 97 | 78 | 56 |
| 22 | 15 | 10 | 37.1 | 22.5 | 12.3 | 36 | 22 | 13 | 27 | 18 | 11 |
| 30 | 16 | 9 | 36.6 | 16.0 | 5.5 | 37 | 20 | 11 | 35 | 18 | 9 |
| 120 | 73 | 42 | 172.1 | 106.6 | 52.6 | 207 | 120 | 57 | 158 | 92 | 51 |
| 75 | 65 | 54 | 146.4 | 121.8 | 78.4 | 171 | 141 | 118 | 129 | 106 | 102 |
| 16 | 16 | 15 | 22.8 | 17.9 | 16.7 | 24 | 22 | 18 | 20 | 19 | 13 |
| 27 | 26 | 29 | 30.6 | 28.6 | 20.4 | 38 | 40 | 31 | 31 | 29 | 24 |
| 35 | 20 | 15 | 52.2 | 30.8 | 14.0 | 54 | 31 | 18 | 45 | 24 | 15 |
| 62 | 33 | 17 | 74.4 | 41.7 | 13.5 | 92 | 45 | 16 | 76 | 38 | 14 |
| 67 | 49 | 35 | 90.7 | 81.9 | 51.4 | 112 | 81 | 57 | 84 | 61 | 48 |
| 41 | 32 | 29 | 57.1 | 42.5 | 27.1 | 54 | 42 | 33 | 52 | 43 | 27 |
| 97 | 82 | 69 | 178.7 | 147.0 | 54.6 | 203 | 170 | 97 | 165 | 138 | 83 |
| 14 | 13 | 10 | 19.6 | 18.4 | 9.0 | 26 | 24 | 11 | 16 | 14 | 9 |
| 13 | 9 | 6 | 16.5 | 11.2 | 6.8 | 19 | 12 | 7 | 15 | 10 | 6 |
| 7 | 5 | 4 | 9.3 | 6.6 | 4.2 | 11 | 7 | 6 | 8 | 6 | 5 |
| 96 | 84 | 66 | 167.0 | 131.5 | 48.7 | 161 | 138 | 70 | 163 | 141 | 65 |
| 8 | 7 | 6 | 11.2 | 8.4 | 6.5 | 13 | 9 | 8 | 10 | 8 | 7 |
| 21 | 12 | 10 | 23.1 | 16.8 | 10.1 | 27 | 19 | 11 | 23 | 14 | 9 |
| 57 | 49 | 30 | 71.4 | 63.9 | 39.1 | 77 | 65 | 55 | 70 | 60 | 42 |
| 33 | 21 | 14 | 33.1 | 23.1 | 27.5 | 39 | 24 | 14 | 42 | 26 | 12 |
| 23 | 17 | 13 | 29.5 | 21.3 | 14.9 | 35 | 26 | 17 | 28 | 20 | 13 |
| 40 | 24 | 20 | 50.6 | 35.1 | 21.7 | 58 | 31 | 25 | 53 | 28 | 19 |
| 82 | 67 | 47 | 124.8 | 95.7 | 41.9 | 128 | 103 | 80 | 121 | 97 | 73 |
| 95 | 88 | 77 | 192.5 | 168.8 | 64.0 | 196 | 182 | 86 | 161 | 149 | 80 |
| 52 | 66 | 54 | 74.6 | 102.6 | 70.7 | 84 | 120 | 73 | 78 | 111 | 61 |

# 附录2-3 卫生服务覆盖

| 序列 | 国家 | 产前检查率（至少4次）(%) 2007～2014 | 熟练卫生人员接生比例(%) 2006～2014 | 1岁儿童疫苗接种率(%) 2013 | | | 结核病人检出率(%) 2013 | 新涂阳结核病人治疗成功率(%) 2012 | HIV感染者接受ART治疗率(%) 2013 |
|---|---|---|---|---|---|---|---|---|---|
| | | | | 流感 | 百白破 | 乙肝 | | | |
| 1 | 阿富汗 | 10 | 45 | 71 | 71 | 71 | 53 | 88 | 5 |
| 2 | 阿尔巴尼亚 | 67 | 99 | 99 | 99 | 99 | 81 | 92 | 52 |
| 3 | 阿尔及利亚 | 68 | 97 | 95 | 95 | 95 | 66 | 90 | 18 |
| 4 | 安道尔 | … | … | 96 | 96 | 94 | 87 | 100 | … |
| 5 | 安哥拉 | 47 | 47 | 93 | 93 | 93 | 85 | 45 | 26 |
| 6 | 安提瓜和巴布达 | 100 | 100 | 99 | 99 | 98 | 87 | 50 | … |
| 7 | 阿根廷 | 90 | 100 | 87 | 87 | 87 | 89 | 56 | 63 |
| 8 | 亚美尼亚 | 93 | 100 | 95 | 95 | 95 | 95 | 81 | 16 |
| 9 | 澳大利亚 | 90 | 99 | 91 | 91 | 91 | 86 | 82 | … |
| 10 | 奥地利 | … | 99 | 83 | 83 | 83 | 88 | 69 | … |
| 11 | 阿塞拜疆 | … | 97 | 93 | 93 | 93 | 73 | 83 | 14 |
| 12 | 巴哈马群岛 | 85 | 98 | 97 | 97 | 97 | 89 | 84 | … |
| 13 | 巴林群岛 | 100 | 100 | 99 | 99 | 99 | 87 | 44 | … |
| 14 | 孟加拉国 | 25 | 42 | 97 | 97 | 97 | 53 | 92 | 11 |
| 15 | 巴巴多斯岛 | 88 | 99 | 87 | 87 | 87 | 100 | 100 | … |
| 16 | 白俄罗斯 | 100 | 100 | 23 | 98 | 98 | 68 | 85 | 21 |
| 17 | 比利时 | … | … | 92 | 99 | 98 | 90 | 77 | … |
| 18 | 伯利兹 | 83 | 95 | 95 | 95 | 95 | 99 | 55 | 44 |
| 19 | 贝宁湾 | 58 | 77 | 78 | 69 | 78 | 54 | 90 | 34 |
| 20 | 不丹 | 77 | 75 | 97 | 97 | 97 | 85 | 92 | 23 |
| 21 | 玻利维亚 | 59 | 85 | 94 | 94 | 94 | 63 | 84 | 20 |
| 22 | 波黑 | 84 | 100 | 87 | 92 | 92 | 72 | 84 | … |
| 23 | 博茨瓦纳 | 73 | 100 | 96 | 96 | 96 | 82 | 76 | 70 |
| 24 | 巴西 | 89 | 99 | 95 | 95 | 95 | 82 | 72 | 46 |
| 25 | 文莱 | 93 | 100 | 90 | 90 | 99 | 87 | 71 | … |
| 26 | 保加利亚 | … | 94 | 95 | 95 | 95 | 91 | 87 | … |
| 27 | 布基纳法索 | 34 | 66 | 88 | 88 | 88 | 59 | 80 | 37 |
| 28 | 布隆迪 | 33 | 60 | 96 | 96 | 96 | 57 | 89 | 40 |
| 29 | 佛得角 | … | 92 | 93 | 93 | 93 | 43 | 86 | 65 |
| 30 | 柬埔寨 | 59 | 89 | 92 | 92 | 92 | 62 | 94 | 67 |
| 31 | 喀麦隆 | 62 | 65 | 89 | 89 | 89 | 49 | 79 | 22 |
| 32 | 加拿大 | 99 | 98 | 96 | 96 | 75 | 92 | 79 | … |
| 33 | 中非 | 38 | 40 | 23 | 23 | 23 | 52 | 68 | 14 |
| 34 | 乍得 | 23 | 24 | 48 | 48 | 48 | 58 | 69 | 21 |
| 35 | 智利 | … | 100 | 90 | 91 | 90 | 88 | 44 | 60 |
| 36 | 中国 | … | 100 | … | 99 | 99 | 87 | 95 | … |
| 37 | 哥伦比亚 | 89 | 99 | 91 | 91 | 91 | 75 | 72 | 29 |
| 38 | 科摩罗 | 49 | 82 | 83 | 83 | 83 | 48 | 87 | … |
| 39 | 刚果 | 79 | 94 | 69 | 69 | 69 | 63 | 70 | 28 |
| 40 | 库克岛 | … | 100 | 98 | 98 | 98 | 87 | 0 | … |
| 41 | 哥斯达黎加 | 90 | 99 | 95 | 95 | 94 | 74 | 86 | 56 |
| 42 | 科特迪瓦 | 44 | 56 | 88 | 88 | 88 | 72 | 79 | 30 |
| 43 | 克罗地亚 | 93 | 100 | 96 | 96 | 96 | 89 | 9 | … |
| 44 | 古巴 | 100 | 99 | 96 | 96 | 96 | 72 | 85 | 62 |
| 45 | 塞浦路斯 | … | 100 | 96 | 99 | 96 | 62 | 43 | … |
| 46 | 捷克 | 96 | 100 | 99 | 99 | 99 | 81 | 75 | … |
| 47 | 朝鲜 | 94 | 100 | … | 93 | 93 | 91 | 92 | … |
| 48 | 刚果民主共和国 | 48 | 80 | 72 | 72 | 72 | 51 | 88 | 18 |

## 附录2-3　续表1

| 序列 | 国家 | 产前检查率（至少4次）(%) 2007～2014 | 熟练卫生人员接生比例(%) 2006～2014 | 1岁儿童疫苗接种率(%) 2013 | | | 结核病人检出率(%) 2013 | 新涂阳结核病人治疗成功率(%) 2012 | HIV感染者接受ART治疗率(%) 2013 |
|---|---|---|---|---|---|---|---|---|---|
| | | | | 流感 | 百白破 | 乙肝 | | | |
| 49 | 丹麦 | … | 98 | 94 | 94 | … | 84 | 64 | … |
| 50 | 吉布提 | … | 87 | 82 | 82 | 82 | 58 | 31 | 28 |
| 51 | 多米尼加 | … | 100 | 96 | 96 | 96 | 87 | 100 | … |
| 52 | 多米尼加共和国 | 95 | 98 | 75 | 83 | 80 | 72 | 82 | 47 |
| 53 | 厄瓜多尔 | … | 96 | 99 | 99 | 98 | 60 | 75 | 31 |
| 54 | 埃及 | 83 | 92 | … | 97 | 97 | 59 | 88 | 16 |
| 55 | 萨尔瓦多 | 80 | 98 | 92 | 92 | 92 | 87 | 93 | 48 |
| 56 | 赤道几内亚 | 67 | 68 | … | 3 | … | … | … | … |
| 57 | 厄立特里亚 | 57 | 34 | 94 | 94 | 94 | 49 | 87 | 51 |
| 58 | 爱沙尼亚 | 97 | 99 | 94 | 94 | 93 | 92 | 74 | … |
| 59 | 埃塞俄比亚 | 19 | 16 | 72 | 72 | 72 | 62 | 91 | 40 |
| 60 | 斐济 | 94 | 99 | 99 | 99 | 99 | 51 | 86 | 32 |
| 61 | 芬兰 | … | 100 | 98 | 98 | … | 85 | 44 | … |
| 62 | 法国 | 99 | 98 | 98 | 99 | 74 | 83 | … | … |
| 63 | 加蓬 | 78 | 89 | 79 | 79 | 79 | 73 | 54 | 56 |
| 64 | 冈比亚 | 72 | 57 | 97 | 97 | 97 | 73 | 85 | 31 |
| 65 | 格鲁吉亚 | 85 | 100 | 93 | 98 | 93 | 68 | 85 | 33 |
| 66 | 德国 | … | 99 | 94 | 96 | 87 | 87 | 74 | … |
| 67 | 加纳 | 87 | 71 | 90 | 90 | 90 | 88 | 84 | 34 |
| 68 | 希腊 | … | … | 94 | 99 | 98 | 90 | … | … |
| 69 | 格林纳达 | … | 99 | 97 | 97 | 97 | … | 100 | … |
| 70 | 危地马拉 | … | 66 | 85 | 85 | 85 | 36 | 88 | 31 |
| 71 | 几内亚 | 57 | 45 | 63 | 63 | 63 | 54 | 82 | 22 |
| 72 | 几内亚比绍 | 68 | 45 | 76 | 80 | 76 | 32 | 71 | 17 |
| 73 | 圭亚那 | 79 | 92 | 98 | 98 | 98 | 78 | 65 | 53 |
| 74 | 海地 | 67 | 37 | 68 | 68 | 68 | 80 | 81 | 39 |
| 75 | 洪都拉斯 | 89 | 83 | 87 | 87 | 87 | 68 | 89 | 39 |
| 76 | 匈牙利 | … | 99 | 99 | 99 | … | 58 | 70 | … |
| 77 | 冰岛 | … | … | 91 | 91 | … | 92 | 90 | … |
| 78 | 印度 | 72 | 74 | 20 | 72 | 67 | 58 | 88 | 36 |
| 79 | 印尼 | 88 | 87 | 4 | 85 | 85 | 71 | 86 | 6 |
| 80 | 伊朗 | … | 96 | … | 98 | 99 | 68 | 87 | 6 |
| 81 | 伊拉克 | 50 | 91 | 68 | 68 | 66 | 57 | 91 | … |
| 82 | 爱尔兰 | … | 100 | 95 | 96 | 95 | 91 | 61 | … |
| 83 | 以色列 | … | … | 94 | 94 | 98 | 68 | 81 | … |
| 84 | 意大利 | 85 | 100 | 96 | 97 | 97 | 87 | … | … |
| 85 | 牙买加 | 86 | 99 | 93 | 93 | 93 | 53 | 65 | 27 |
| 86 | 日本 | … | 100 | … | 98 | … | 88 | 54 | … |
| 87 | 约旦 | 95 | 100 | 98 | 98 | 98 | 83 | 90 | … |
| 88 | 哈萨克斯坦 | 87 | 100 | 98 | 98 | 99 | 83 | 86 | … |
| 89 | 肯尼亚 | 47 | 62 | 83 | 76 | 83 | 75 | 86 | 41 |
| 90 | 基里巴斯 | 71 | 80 | 95 | 95 | 95 | 80 | 89 | … |
| 91 | 科威特 | … | 100 | 99 | 99 | 99 | 87 | … | … |
| 92 | 吉尔吉斯 | 95 | 98 | 97 | 97 | 97 | 91 | … | 13 |
| 93 | 老挝 | 37 | 40 | 87 | 87 | 87 | 31 | 90 | 48 |
| 94 | 拉脱维亚 | … | 98 | 95 | 95 | 95 | 85 | 87 | … |
| 95 | 黎巴嫩 | … | … | 81 | 81 | 81 | 91 | 71 | … |
| 96 | 莱索托 | 70 | 78 | 96 | 96 | 96 | 50 | 71 | 28 |

## 附录2-3 续表2

| 序列 | 国家 | 产前检查率(至少4次)(%) 2007～2014 | 熟练卫生人员接生比例(%) 2006～2014 | 1岁儿童疫苗接种率(%) 2013 | | | 结核病人检出率(%) 2013 | 新涂阳结核病人治疗成功率(%) 2012 | HIV感染者接受ART治疗率(%) 2013 |
|---|---|---|---|---|---|---|---|---|---|
| | | | | 流感 | 百白破 | 乙肝 | | | |
| 97 | 利比里亚 | 78 | 61 | 89 | 89 | 89 | 57 | 79 | 21 |
| 98 | 利比亚 | … | 100 | 98 | 98 | 98 | 54 | 60 | … |
| 99 | 立陶宛 | … | 100 | 93 | 93 | 93 | 80 | 80 | … |
| 100 | 卢森堡 | 97 | 100 | 98 | 99 | 94 | 83 | … | … |
| 101 | 马达加斯加 | 51 | 44 | 74 | 74 | 74 | 50 | 82 | 1 |
| 102 | 马拉维 | 46 | 87 | 89 | 89 | 89 | 70 | 82 | 46 |
| 103 | 马来西亚 | … | 99 | 97 | 97 | 96 | 79 | 78 | 20 |
| 104 | 马尔代夫 | 85 | 96 | 58 | 99 | 99 | 83 | 79 | 19 |
| 105 | 马里 | 41 | 57 | 74 | 74 | 74 | 63 | 93 | 30 |
| 106 | 马耳他 | … | 100 | 99 | 99 | 94 | 100 | 24 | … |
| 107 | 马歇尔群岛 | 77 | 90 | 21 | 36 | 41 | 80 | 86 | … |
| 108 | 毛利塔尼亚 | 48 | 65 | 80 | 80 | 80 | 50 | 68 | … |
| 109 | 毛里求斯 | … | 100 | 98 | 98 | 98 | 50 | 91 | 19 |
| 110 | 墨西哥 | … | 99 | 83 | 83 | 82 | 82 | 80 | 51 |
| 111 | 密克罗尼西亚 | … | 100 | 68 | 81 | 83 | … | … | … |
| 112 | 摩纳哥 | … | … | 99 | 99 | 99 | … | … | … |
| 113 | 蒙古 | 90 | 99 | 98 | 98 | 98 | 84 | 88 | 14 |
| 114 | 黑山 | 87 | 99 | 94 | 94 | 90 | 93 | 84 | … |
| 115 | 摩洛哥 | 55 | 74 | 99 | 99 | 99 | 85 | 89 | 21 |
| 116 | 莫桑比克 | 51 | 54 | 78 | 78 | 78 | 37 | 87 | 32 |
| 117 | 缅甸 | 43 | 78 | 72 | 75 | 72 | 68 | 89 | 35 |
| 118 | 纳米比亚 | 63 | 88 | 89 | 89 | 89 | 64 | 85 | 52 |
| 119 | 瑙鲁 | 40 | 97 | 79 | 79 | 79 | … | … | … |
| 120 | 尼泊尔 | 50 | 48 | 92 | 92 | 92 | 78 | 91 | 23 |
| 121 | 荷兰 | … | … | 97 | 97 | 95 | 81 | 83 | … |
| 122 | 新西兰 | … | 97 | 92 | 92 | 93 | 82 | 81 | … |
| 123 | 尼加拉瓜 | 88 | 88 | 98 | 98 | 98 | 87 | 87 | 35 |
| 124 | 尼日尔 | 33 | 29 | 70 | 70 | 70 | 62 | 77 | 30 |
| 125 | 尼日利亚 | 51 | 35 | 46 | 58 | 63 | 16 | 86 | 20 |
| 126 | 纽埃岛 | … | 100 | 99 | 99 | 99 | … | … | … |
| 127 | 挪威 | … | 99 | 95 | 94 | … | 87 | 79 | … |
| 128 | 阿曼 | 83 | 99 | 98 | 98 | 97 | 84 | 97 | … |
| 129 | 巴基斯坦 | 37 | 52 | 72 | 72 | 72 | 58 | 91 | 6 |
| 130 | 帕劳群岛 | 81 | 100 | 99 | 99 | 99 | 87 | 100 | … |
| 131 | 巴拿马 | 88 | 91 | 80 | 80 | 80 | 77 | 80 | 47 |
| 132 | 巴布亚新几内亚 | … | 43 | 68 | 68 | 68 | 89 | 68 | 46 |
| 133 | 巴拉圭 | 91 | 96 | 86 | 86 | 86 | 75 | 70 | 27 |
| 134 | 秘鲁 | 95 | 90 | 88 | 88 | 88 | 79 | 67 | 43 |
| 135 | 菲律宾 | 84 | 73 | 94 | 94 | 94 | 80 | 88 | … |
| 136 | 波兰 | … | 100 | 99 | 99 | 96 | 85 | 60 | … |
| 137 | 葡萄牙 | … | 99 | 98 | 98 | 98 | 85 | 78 | … |
| 138 | 卡塔尔 | 85 | 100 | 99 | 99 | 99 | … | … | … |
| 139 | 韩国 | 97 | 100 | … | 99 | 99 | 87 | 81 | … |
| 140 | 摩尔多瓦 | 95 | 99 | 89 | 90 | 91 | 81 | 76 | 17 |
| 141 | 罗马尼亚 | … | 99 | 92 | 89 | 96 | 82 | 85 | 54 |
| 142 | 俄罗斯 | … | 100 | 18 | 97 | 97 | 83 | 69 | … |
| 143 | 卢旺达 | 35 | 91 | 98 | 98 | 98 | 70 | 84 | 66 |
| 144 | 圣基茨和尼维斯 | … | 100 | 97 | 96 | 97 | … | 100 | … |

# 附录2-3　续表3

| 序列 | 国家 | 产前检查率（至少4次）(%) 2007～2014 | 熟练卫生人员接生比例(%) 2006～2014 | 1岁儿童疫苗接种率(%) 2013 | | | 结核病人检出率(%) 2013 | 新涂阳结核病人治疗成功率(%) 2012 | HIV感染者接受ART治疗率(%) 2013 |
|---|---|---|---|---|---|---|---|---|---|
| | | | | 流感 | 百白破 | 乙肝 | | | |
| 145 | 圣卢西亚岛 | 90 | … | 99 | 99 | 99 | 87 | 64 | … |
| 146 | 圣文森特和格林纳丁斯 | … | 99 | 97 | 96 | 96 | 11 | … | … |
| 147 | 萨摩亚群岛 | 58 | 83 | 95 | 95 | 95 | 66 | 86 | … |
| 148 | 圣马力诺 | … | … | 69 | 69 | 69 | … | … | … |
| 149 | 圣多美和普林西比 | 72 | 93 | 97 | 97 | 97 | 84 | 70 | 14 |
| 150 | 沙特阿拉伯 | … | 98 | 98 | 98 | 98 | 87 | 64 | … |
| 151 | 塞内加尔 | 47 | 59 | 92 | 92 | 92 | 68 | 84 | 35 |
| 152 | 塞黑 | 94 | 98 | 92 | 95 | 91 | 120 | 84 | 39 |
| 153 | 塞舌尔 | … | 99 | 98 | 98 | 99 | 87 | 85 | … |
| 154 | 塞拉利昂 | 76 | 60 | 92 | 92 | 92 | 63 | 90 | 16 |
| 155 | 新加坡 | … | 100 | … | 97 | 97 | 85 | 75 | … |
| 156 | 斯洛伐克 | … | 100 | 98 | 98 | 98 | 95 | 88 | … |
| 157 | 斯洛文尼亚 | … | 100 | 95 | 95 | … | 89 | 81 | … |
| 158 | 所罗门群岛 | 65 | 86 | 83 | 83 | 83 | 70 | 88 | … |
| 159 | 索马里 | … | 9 | 34 | 42 | 34 | 43 | 88 | 5 |
| 160 | 南非 | 87 | 94 | 65 | 65 | 65 | 69 | 77 | 42 |
| 161 | 南苏丹 | 17 | 17 | … | 45 | … | 39 | 52 | 5 |
| 162 | 西班牙 | … | … | 96 | 96 | 95 | 86 | 71 | … |
| 163 | 斯里兰卡 | 93 | 99 | 99 | 99 | 99 | 66 | 86 | 18 |
| 164 | 苏丹 | 47 | 20 | 93 | 93 | 93 | 46 | 75 | … |
| 165 | 苏里南 | 67 | 90 | 86 | 86 | 86 | 67 | 66 | 43 |
| 166 | 斯威士兰 | 77 | 88 | 98 | 98 | 98 | 38 | 72 | 49 |
| 167 | 瑞典 | … | … | 98 | 98 | … | 88 | 83 | … |
| 168 | 瑞士 | … | … | 95 | 96 | … | 88 | … | … |
| 169 | 叙利亚 | 64 | 96 | 41 | 41 | 71 | 74 | 53 | … |
| 170 | 塔吉克斯坦 | 53 | 87 | 96 | 96 | 96 | 68 | 83 | 10 |
| 171 | 泰国 | 93 | 100 | … | 99 | 99 | 80 | 81 | 57 |
| 172 | 马其顿 | 94 | 100 | 97 | 98 | 97 | 87 | 86 | … |
| 173 | 东帝汶 | 55 | 29 | 82 | 82 | 82 | 67 | 89 | … |
| 174 | 多哥 | 55 | 45 | 84 | 84 | 84 | 52 | 86 | 30 |
| 175 | 汤加 | 70 | 96 | 99 | 99 | 99 | 72 | 100 | … |
| 176 | 特立尼达和多巴哥 | 100 | 100 | 92 | 92 | 92 | 90 | 63 | … |
| 177 | 突尼斯 | 85 | 74 | 98 | 98 | 98 | 87 | 89 | 16 |
| 178 | 土耳其 | 74 | 97 | 98 | 98 | 97 | 88 | 88 | … |
| 179 | 土库曼斯坦 | … | 100 | 97 | 98 | 98 | 80 | 84 | … |
| 180 | 图瓦卢 | 67 | 93 | 90 | 90 | 90 | 80 | 70 | … |
| 181 | 乌干达 | 48 | 58 | 78 | 78 | 78 | 73 | 77 | 38 |
| 182 | 乌克兰 | 87 | 99 | 83 | 76 | 46 | 84 | 71 | 26 |
| 183 | 阿联酋 | … | 100 | 94 | 94 | 94 | 50 | 76 | … |
| 184 | 英国 | … | … | 97 | 96 | … | 89 | 80 | … |
| 185 | 坦桑尼亚 | 43 | 49 | 91 | 91 | 91 | 79 | 90 | 37 |
| 186 | 美国 | 97 | 99 | 93 | 94 | 90 | 86 | 84 | … |
| 187 | 乌拉圭 | 94 | 98 | 94 | 94 | 94 | 87 | 78 | 40 |
| 188 | 乌兹别克斯坦 | … | 100 | 99 | 99 | 99 | 89 | 84 | 24 |
| 189 | 瓦努阿图 | … | 89 | 68 | 68 | 59 | 78 | 91 | … |
| 190 | 委内瑞拉 | 61 | 100 | 82 | 82 | 82 | 65 | 82 | 42 |
| 191 | 越南 | 74 | 94 | 59 | 59 | 59 | 76 | 91 | 33 |
| 192 | 也门 | 28 | 43 | 88 | 88 | 88 | 88 | 88 | 15 |
| 193 | 赞比亚 | 60 | 64 | 79 | 79 | 79 | 68 | 85 | 52 |
| 194 | 津巴布韦 | 70 | 80 | 95 | 95 | 95 | 42 | 81 | 48 |

# 附录2-4　环境危险因素

| 序列 | 国家 | 安全饮用水普及率(%) | | | | | | | 卫生厕所普及率(%) | | | | | |
|---|---|---|---|---|---|---|---|---|---|---|---|---|---|---|
| | | 城市 | | 农村 | | 合计 | | | 城市 | | 农村 | | 合计 | |
| | | 2011 | 2012 | 2011 | 2012 | 2011 | 2012 | 2015 | 2011 | 2012 | 2011 | 2012 | 2011 | 2012 |
| 1 | 阿富汗 | 85 | 90 | 53 | 56 | 61 | 64 | 55 | 46 | 47 | 23 | 23 | 28 | 29 |
| 2 | 阿尔巴尼亚 | 95 | 97 | 94 | 94 | 95 | 96 | 95 | 95 | 95 | 93 | 86 | 94 | 91 |
| 3 | 阿尔及利亚 | 85 | 85 | 79 | 79 | 84 | 84 | 84 | 98 | 98 | 88 | 88 | 95 | 95 |
| 4 | 安道尔 | 100 | 100 | 100 | 100 | 100 | 100 | 100 | 100 | 100 | 100 | 100 | 100 | 100 |
| 5 | 安哥拉 | 66 | 68 | 35 | 34 | 53 | 54 | 49 | 86 | 87 | 19 | 20 | 59 | 60 |
| 6 | 安提瓜和巴布达 | 98 | 98 | 98 | 98 | 98 | 98 | 98 | 91 | … | 91 | … | 91 | … |
| 7 | 阿根廷 | 100 | 99 | 95 | 95 | 99 | 99 | 99 | 96 | 97 | 98 | 99 | 96 | 97 |
| 8 | 亚美尼亚 | 100 | 100 | 98 | 100 | 99 | 100 | 100 | 96 | 96 | 81 | 81 | 90 | 91 |
| 9 | 澳大利亚 | 100 | 100 | 100 | 100 | 100 | 100 | 100 | 100 | 100 | 100 | 100 | 100 | 100 |
| 10 | 奥地利 | 100 | 100 | 100 | 100 | 100 | 100 | 100 | 100 | 100 | 100 | 100 | 100 | 100 |
| 11 | 阿塞拜疆 | 88 | 88 | 71 | 71 | 80 | 80 | 87 | 86 | 86 | 78 | 78 | 82 | 82 |
| 12 | 巴哈马群岛 | 96 | 98 | 96 | 98 | 96 | 98 | 98 | … | 92 | … | 92 | … | 92 |
| 13 | 巴林群岛 | 100 | 100 | 100 | 100 | 100 | 100 | 100 | 99 | 99 | 99 | 99 | 99 | 99 |
| 14 | 孟加拉国 | 85 | 86 | 82 | 84 | 83 | 85 | 87 | 55 | 55 | 55 | 58 | 55 | 57 |
| 15 | 巴巴多斯岛 | 100 | 100 | 100 | 100 | 100 | 100 | 100 | … | … | … | … | … | … |
| 16 | 白俄罗斯 | 100 | 100 | 99 | 99 | 100 | 100 | 100 | 92 | 94 | 97 | 95 | 93 | 94 |
| 17 | 比利时 | 100 | 100 | 100 | 100 | 100 | 100 | 100 | 100 | 100 | 100 | 100 | 100 | 100 |
| 18 | 伯利兹 | 97 | 98 | 100 | 100 | 99 | 99 | 100 | 93 | 94 | 87 | 88 | 90 | 91 |
| 19 | 贝宁湾 | 85 | 85 | 69 | 69 | 76 | 76 | 78 | 25 | 25 | 5 | 5 | 14 | 14 |
| 20 | 不丹 | 100 | 99 | 96 | 97 | 97 | 98 | 100 | 74 | 75 | 29 | 31 | 45 | 47 |
| 21 | 玻利维亚 | 96 | 96 | 72 | 72 | 88 | 88 | 90 | 57 | 57 | 24 | 24 | 46 | 46 |
| 22 | 波黑 | 100 | 100 | 98 | 99 | 99 | 100 | 100 | 100 | 99 | 92 | 92 | 96 | 95 |
| 23 | 博茨瓦纳 | 99 | 99 | 93 | 93 | 97 | 97 | 96 | 78 | 78 | 42 | 42 | 64 | 64 |
| 24 | 巴西 | 100 | 100 | 84 | 85 | 97 | 98 | 98 | 87 | 87 | 48 | 49 | 81 | 81 |
| 25 | 文莱 | … | … | … | … | … | … | … | … | … | … | … | … | … |
| 26 | 保加利亚 | 100 | 100 | 99 | 99 | 99 | 99 | 99 | 100 | 100 | 100 | 100 | 100 | 100 |
| 27 | 布基纳法索 | 96 | 97 | 74 | 76 | 80 | 82 | 82 | 50 | 50 | 6 | 7 | 18 | 19 |
| 28 | 布隆迪 | 82 | 92 | 73 | 73 | 74 | 75 | 76 | 45 | 43 | 51 | 48 | 50 | 47 |
| 29 | 佛得角 | 91 | 100 | 86 | 52 | 89 | 89 | 92 | 74 | 75 | 45 | 47 | 63 | 65 |
| 30 | 柬埔寨 | 90 | … | 61 | 68 | 67 | 71 | 76 | 76 | 82 | 22 | 25 | 33 | 37 |
| 31 | 喀麦隆 | 95 | 94 | 52 | 86 | 74 | 74 | 76 | 58 | 62 | 36 | 27 | 48 | 45 |
| 32 | 加拿大 | 100 | 94 | 99 | 66 | 100 | 100 | 100 | 100 | 100 | 99 | 99 | 100 | 100 |
| 33 | 中非 | 92 | 91 | 51 | 99 | 67 | 68 | 69 | 43 | 44 | 28 | 7 | 34 | 22 |
| 34 | 乍得 | 71 | 72 | 44 | 54 | 50 | 51 | 51 | 31 | 31 | 6 | 6 | 12 | 12 |
| 35 | 智利 | 100 | 100 | 90 | 45 | 98 | 99 | 99 | 100 | 100 | 89 | 89 | 99 | 99 |
| 36 | 中国 | 98 | 98 | 85 | 91 | 92 | 92 | 96 | 74 | 74 | 56 | 56 | 65 | 65 |
| 37 | 哥伦比亚 | 100 | 97 | 72 | 85 | 93 | 91 | 91 | 82 | 85 | 65 | 66 | 78 | 80 |
| 38 | 科摩罗 | … | … | 97 | 74 | … | … | 90 | … | … | … | … | … | … |
| 39 | 刚果 | 95 | 96 | 32 | 97 | 72 | 75 | 77 | 19 | 20 | 15 | 6 | 18 | 15 |
| 40 | 库克岛 | 100 | 100 | 100 | 39 | 100 | 100 | 100 | 95 | 97 | 95 | 97 | 95 | 97 |
| 41 | 哥斯达黎加 | 100 | 100 | 91 | 100 | 96 | 97 | 98 | 95 | 95 | 92 | 92 | 94 | 94 |
| 42 | 科特迪瓦 | 91 | 92 | 68 | 91 | 80 | 80 | 82 | 36 | 33 | 11 | 10 | 24 | 22 |
| 43 | 克罗地亚 | 100 | 100 | 97 | 97 | 99 | 99 | 100 | 99 | 99 | 98 | 98 | 98 | 98 |
| 44 | 古巴 | 96 | 96 | 86 | 87 | 94 | 94 | 95 | 94 | 94 | 87 | 88 | 92 | 93 |
| 45 | 塞浦路斯 | 100 | 100 | 100 | 100 | 100 | 100 | 100 | 100 | 100 | 100 | 100 | 100 | 100 |
| 46 | 捷克 | 100 | 100 | 100 | 100 | 100 | 100 | 100 | 100 | 100 | 100 | 100 | 100 | 100 |
| 47 | 朝鲜 | 99 | 99 | 97 | 97 | 98 | 98 | 100 | 88 | 88 | 73 | 73 | 82 | 82 |
| 48 | 刚果民主共和国 | 80 | 79 | 29 | 29 | 46 | 46 | 52 | 29 | 29 | 31 | 33 | 31 | 31 |

## 附录2-4　续表1

| 早产发生率(%) 2010 | 5岁以下儿童 2005～2015 | | | 成人(≥18岁) 肥胖率(%) 2014 | | 成人(>15岁) 平均饮酒精量 (升/人/年) 2010 | 成人(>15岁) 吸烟率(%) 2015 | | 未成年人(13～15岁) 吸烟率(%) 2006～2012 | |
|---|---|---|---|---|---|---|---|---|---|---|
| | 发育迟缓率(%) | 低体重率(%) | 超重率(%) | 男 | 女 | | 男 | 女 | 男 | 女 |
| 12 | 40.9 | 9.5 | 5.4 | 1.8 | 4.1 | 0.7 | … | … | … | … |
| 9 | 23.1 | 9.4 | 23.4 | 16.5 | 18.7 | 7.0 | 51.2 | 7.6 | 18 | 7 |
| 7 | 11.7 | 4.1 | 12.4 | 18.8 | 30.8 | 1.0 | … | … | 17 | 3 |
| … | … | … | … | 28.5 | 30.5 | 13.8 | 37.2 | 27.8 | … | … |
| 13 | 29.2 | 8.2 | … | 6.0 | 14.2 | 7.5 | … | … | … | … |
| 6 | … | … | … | 22.8 | 38.7 | 5.4 | … | … | 24 | 16 |
| 8 | 8.2 | 1.2 | 9.9 | 23.6 | 28.9 | 9.3 | 29.5 | 18.4 | 23 | 25 |
| 11 | 20.8 | 4.2 | 16.8 | 17.2 | 22.0 | 5.3 | 52.3 | 1.5 | 11 | 4 |
| 8 | 2 | 0 | 7.7 | 28.4 | 28.8 | 12.2 | 16.7 | 13.1 | … | … |
| 11 | … | … | … | 20.5 | 16.3 | 10.3 | … | … | … | … |
| 9 | 18 | 3.1 | 13 | 19.0 | 26.1 | 2.3 | 46.5 | 0.4 | 11 | 2 |
| 10 | … | … | … | 29.7 | 42.5 | 6.9 | … | … | 16 | 11 |
| 14 | … | … | … | 30.5 | 42.8 | 2.1 | 48.8 | 7.6 | … | … |
| 14 | 36.1 | 14.3 | 1.4 | 2.1 | 5.1 | 0.2 | 39.8 | 0.7 | 9 | 3 |
| 9 | 7.7 | 6.8 | 12.2 | 24.4 | 38.2 | 6.8 | 13.1 | 0.9 | 35 | 23 |
| 4 | 4.5 | 2.2 | 9.7 | 21.0 | 25.5 | 17.5 | 46.2 | 10.6 | … | … |
| 8 | … | … | … | 22.3 | 18.2 | 11.0 | 26.5 | 20.0 | … | … |
| 10 | 19.3 | 3.3 | 7.9 | 16.1 | 28.8 | 8.5 | … | … | 22 | 15 |
| 11 | 34 | 4.5 | 1.7 | 4.1 | 14.5 | 2.1 | 17.7 | 1.0 | … | … |
| 10 | 33.6 | 5.9 | 7.6 | 4.9 | 8.8 | 0.7 | … | … | 39 | 23 |
| 9 | 18.1 | 1.6 | 8.7 | 12.1 | 22.2 | 5.9 | 30.5 | 17.1 | 21 | 16 |
| 8 | 8.9 | 2.3 | 17.4 | 16.3 | 19.4 | 7.1 | 47.2 | 30.0 | 16 | 11 |
| 15 | 31.4 | 7.2 | 11.2 | 12.7 | 32.3 | 8.4 | … | … | 27 | 21 |
| 9 | 7.1 | 1.6 | 7.3 | 17.3 | 22.7 | 8.7 | 19.3 | 11.3 | … | … |
| 12 | 19.7 | 2.9 | 8.3 | 16.2 | 20.1 | 0.9 | 29.3 | 3.1 | 17 | 7 |
| 8 | … | … | … | 21.8 | 24.5 | 11.4 | 42.4 | 28.2 | 26 | 32 |
| 11 | 32.9 | 10.9 | 2.8 | 3.2 | 9.2 | 6.8 | 36.0 | 4.5 | … | … |
| 11 | 57.5 | 6.1 | 2.9 | 0.7 | 4.5 | 9.3 | … | … | 21 | 17 |
| 11 | … | … | … | 8.6 | 17.4 | 10.2 | 22.2 | 3.5 | 15 | 12 |
| 11 | 32.4 | 9.6 | 2 | 1.7 | 4.6 | 6.9 | 44.1 | 2.8 | 8 | 5 |
| 13 | 31.7 | 5.2 | 6.7 | 5.8 | 17.1 | 5.5 | 43.8 | 0.9 | … | … |
| 8 | … | … | … | 26.8 | 29.1 | 8.4 | 17.7 | 12.2 | … | … |
| 13 | 40.7 | 7.4 | 1.8 | 2.2 | 8.0 | 3.8 | … | … | … | … |
| 13 | 39.9 | 13 | 2.5 | 4.0 | 12.3 | 4.4 | … | … | 21 | 14 |
| 7 | 1.8 | 0.3 | 9.3 | 23.3 | 32.2 | 9.6 | 40.0 | 36.0 | … | … |
| 7 | 9.4 | 2.3 | 6.6 | 5.9 | 8.0 | 6.7 | 47.6 | 1.8 | 11 | 2 |
| 9 | 12.7 | 0.9 | 4.8 | 16.1 | 25.7 | 6.2 | 16.0 | 6.2 | … | … |
| 17 | 32.1 | 11.1 | 10.9 | 2.2 | 11.0 | 0.2 | 23.1 | 6.0 | 22 | 15 |
| 17 | 21.2 | 8.2 | 5.9 | 6.4 | 15.7 | 3.9 | 43.2 | 1.7 | 28 | 20 |
| … | … | … | … | 46.6 | 55.1 | 6.4 | … | … | 34 | 36 |
| 14 | 5.6 | 1 | 8.1 | 19.2 | 29.5 | 5.4 | 18.5 | 8.3 | 16 | 13 |
| 14 | 29.6 | 7.6 | 3.2 | 4.7 | 13.8 | 6.0 | … | … | 26 | 11 |
| 6 | … | … | … | 22.5 | 24.1 | 12.2 | 39.4 | 33.5 | 29 | 28 |
| 6 | … | … | … | 19.0 | 31.5 | 5.2 | 52.7 | 17.8 | 20 | 15 |
| 15 | … | … | … | 21.9 | 25.7 | 9.2 | … | … | 29 | 11 |
| 7 | … | … | … | 26.2 | 27.3 | 13.0 | 37.4 | 29.0 | 35 | 38 |
| 11 | 27.9 | 4 | 0 | 1.6 | 3.1 | 3.7 | … | … | … | … |
| 12 | 42.6 | 8.1 | 4.4 | 1.6 | 7.1 | 3.6 | … | … | … | … |

## 附录2-4　续表2

| 序列 | 国家 | 安全饮用水普及率(%) | | | | | | | 卫生厕所普及率(%) | | | | | |
|---|---|---|---|---|---|---|---|---|---|---|---|---|---|---|
| | | 城市 | | 农村 | | 合计 | | | 城市 | | 农村 | | 合计 | |
| | | 2011 | 2012 | 2011 | 2012 | 2011 | 2012 | 2015 | 2011 | 2012 | 2011 | 2012 | 2011 | 2012 |
| 49 | 丹麦 | 100 | 100 | 100 | 100 | 100 | 100 | 100 | 100 | 100 | 100 | 100 | 100 | 100 |
| 50 | 吉布提 | 100 | 100 | 67 | 65 | 92 | 92 | 90 | 73 | 73 | 22 | 22 | 61 | 61 |
| 51 | 多米尼加 | 96 | 96 | 81 | … | … | … | … | … | … | … | … | … | … |
| 52 | 多米尼加共和国 | 82 | 82 | … | 77 | 82 | 81 | 85 | 86 | 86 | 74 | 74 | 82 | 82 |
| 53 | 厄瓜多尔 | 96 | 92 | 82 | 75 | 92 | 86 | 87 | 96 | 86 | 86 | 76 | 93 | 83 |
| 54 | 埃及 | 100 | 100 | 99 | 99 | 99 | 99 | 99 | 97 | 98 | 93 | 94 | 95 | 96 |
| 55 | 萨尔瓦多 | 94 | 95 | 81 | 81 | 90 | 90 | 94 | 79 | 80 | 53 | 53 | 70 | 70 |
| 56 | 赤道几内亚 | … | … | … | … | … | … | 48 | … | … | … | … | … | … |
| 57 | 厄立特里亚 | … | … | … | … | 99 | … | 58 | … | … | 4 | 4 | … | … |
| 58 | 爱沙尼亚 | 99 | 100 | 97 | 98 | … | 99 | 100 | 100 | 96 | 94 | 94 | 100 | 95 |
| 59 | 埃塞俄比亚 | 97 | 97 | 39 | 42 | 49 | 52 | 57 | 27 | 27 | 19 | 23 | 21 | 24 |
| 60 | 斐济 | 100 | 100 | 92 | 92 | 96 | 96 | 96 | 92 | 92 | 82 | 82 | 87 | 87 |
| 61 | 芬兰 | 100 | 100 | 100 | 100 | 100 | 100 | 100 | 100 | 100 | 100 | 100 | 100 | 100 |
| 62 | 法国 | 100 | 100 | 100 | 100 | 100 | 100 | 100 | 100 | 100 | 100 | 100 | 100 | 100 |
| 63 | 加蓬 | 95 | 97 | 41 | 63 | 88 | 92 | 93 | 33 | 43 | 30 | 32 | 33 | 41 |
| 64 | 冈比亚 | 92 | 94 | 85 | 84 | 89 | 90 | 90 | 70 | 64 | 65 | 55 | 68 | 60 |
| 65 | 格鲁吉亚 | 100 | 100 | 96 | 97 | 98 | 99 | 100 | 96 | 96 | 91 | 91 | 93 | 93 |
| 66 | 德国 | 100 | 100 | 100 | 100 | 100 | 100 | 100 | 100 | 100 | 100 | 100 | 100 | 100 |
| 67 | 加纳 | 92 | 93 | 80 | 81 | 86 | 87 | 89 | 19 | 20 | 8 | 8 | 13 | 14 |
| 68 | 希腊 | 100 | 100 | 99 | 99 | 100 | 100 | 100 | 99 | 99 | 97 | 97 | 99 | 99 |
| 69 | 格林纳达 | … | 99 | … | 95 | … | 97 | 97 | … | 98 | … | 98 | … | 98 |
| 70 | 危地马拉 | 99 | 99 | 89 | 89 | 94 | 94 | 93 | 88 | 88 | 72 | 72 | 80 | 80 |
| 71 | 几内亚 | 90 | 92 | 65 | 65 | 74 | 75 | 77 | 32 | 33 | 11 | 11 | 18 | 19 |
| 72 | 几内亚比绍 | 94 | 96 | 54 | 56 | 72 | 74 | 79 | 33 | 34 | 8 | 8 | 19 | 20 |
| 73 | 圭亚那 | 98 | 97 | 93 | 98 | 95 | 98 | 98 | 88 | 88 | 82 | 82 | 84 | 84 |
| 74 | 海地 | 77 | 75 | 48 | 47 | 64 | 62 | 58 | 34 | 31 | 17 | 16 | 26 | 24 |
| 75 | 洪都拉斯 | 96 | 97 | 81 | 82 | 89 | 90 | 91 | 86 | 85 | 74 | 74 | 81 | 80 |
| 76 | 匈牙利 | 100 | 100 | 100 | 100 | 100 | 100 | 100 | 100 | 100 | 100 | 100 | 100 | 100 |
| 77 | 冰岛 | 100 | 100 | 100 | 100 | 100 | 100 | 100 | 100 | 100 | 100 | 100 | 100 | 100 |
| 78 | 印度 | 96 | 97 | 89 | 91 | 92 | 93 | 94 | 60 | 60 | 24 | 25 | 35 | 36 |
| 79 | 印尼 | 93 | 93 | 76 | 76 | 84 | 85 | 87 | 73 | 71 | 44 | 46 | 59 | 59 |
| 80 | 伊朗 | 98 | 98 | 90 | 92 | 95 | 96 | 96 | 100 | 93 | 99 | 82 | 100 | 89 |
| 81 | 伊拉克 | 94 | 94 | 67 | 69 | 85 | 85 | 87 | 86 | 86 | 80 | 82 | 84 | 85 |
| 82 | 爱尔兰 | 100 | 100 | 100 | 100 | 100 | 100 | 98 | 100 | 100 | 98 | 98 | 99 | 99 |
| 83 | 以色列 | 100 | 100 | 100 | 100 | 100 | 100 | 100 | 100 | 100 | 100 | 100 | 100 | 100 |
| 84 | 意大利 | 100 | 100 | 100 | 100 | 100 | 100 | 100 | … | … | … | … | … | … |
| 85 | 牙买加 | 97 | 97 | 89 | 89 | 93 | 93 | 94 | 78 | 78 | 82 | 82 | 80 | 80 |
| 86 | 日本 | 100 | 100 | 100 | 100 | 100 | 100 | 100 | 100 | 100 | 100 | 100 | 100 | 100 |
| 87 | 约旦 | 97 | 97 | 90 | 90 | 96 | 96 | 97 | 98 | 98 | 98 | 98 | 98 | 98 |
| 88 | 哈萨克斯坦 | 99 | 99 | 90 | 86 | 95 | 93 | 93 | 97 | 97 | 98 | 98 | 97 | 97 |
| 89 | 肯尼亚 | 83 | 82 | 54 | 55 | 61 | 62 | 63 | 31 | 31 | 29 | 29 | 29 | 30 |
| 90 | 基里巴斯 | 87 | 87 | 50 | 51 | 66 | 67 | 67 | 51 | 51 | 30 | 31 | 39 | 40 |
| 91 | 科威特 | 99 | 99 | 99 | 99 | 99 | 99 | 99 | 100 | 100 | 100 | 100 | 100 | 100 |
| 92 | 吉尔吉斯 | 96 | 97 | 85 | 82 | 89 | 88 | 90 | 94 | 92 | 93 | 92 | 93 | 92 |
| 93 | 老挝 | 83 | 84 | 63 | 65 | 70 | 72 | 76 | 87 | 90 | 48 | 50 | 62 | 65 |
| 94 | 拉脱维亚 | 100 | 100 | 96 | 96 | 98 | 98 | 99 | … | … | … | … | … | … |
| 95 | 黎巴嫩 | 100 | 100 | 100 | 100 | 100 | 100 | 99 | 100 | 100 | … | … | … | … |
| 96 | 莱索托 | 91 | 93 | 73 | 77 | 78 | 81 | 82 | 32 | 37 | 24 | 27 | 26 | 30 |

## 附录2-4　续表3

| 早产发生率（%）2010 | 5岁以下儿童 2005～2015 | | | 成人（≥18岁）肥胖率（%）2014 | | 成人（>15岁）平均饮酒精量（升/人/年）2010 | 成人（>15岁）吸烟率（%）2015 | | 未成年人（13～15岁）吸烟率（%）2006～2012 | |
|---|---|---|---|---|---|---|---|---|---|---|
| | 发育迟缓率（%） | 低体重率（%） | 超重率（%） | 男 | 女 | | 男 | 女 | 男 | 女 |
| 7 | … | … | … | 21.7 | 17.0 | 11.4 | 17.6 | 16.4 | … | … |
| 12 | 33.5 | 21.5 | 8.1 | 5.6 | 13.5 | 1.3 | … | … | 19 | 15 |
| 12 | … | … | … | 18.5 | 33.0 | 7.1 | … | … | 30 | 20 |
| 11 | 7.1 | 2.4 | 7.6 | 18.2 | 29.5 | 6.9 | 18.8 | 9.4 | 24 | 14 |
| 5 | 25.2 | 2.3 | 7.5 | 14.4 | 22.9 | 7.2 | 14.0 | 3.3 | … | … |
| 7 | 22.3 | 9.5 | 15.7 | 20.3 | 37.5 | 0.4 | 49.9 | 0.3 | 20 | 4 |
| 13 | 14 | 2 | 6 | 15.9 | 27.0 | 3.2 | … | … | 18 | 11 |
| 17 | 26.2 | 3.1 | 9.7 | 12.5 | 22.7 | 6.6 | … | … | 25 | 17 |
| 12 | 50.3 | 15.3 | 1.9 | 1.4 | 6.9 | 1.1 | … | … | … | … |
| 6 | … | … | … | 22.2 | 22.9 | 10.3 | 41.2 | 24.9 | 34 | 28 |
| 10 | 40.4 | 8.7 | 2.6 | 1.5 | 6.6 | 4.2 | 8.9 | 0.5 | … | … |
| 10 | … | … | … | 30.8 | 42.3 | 3.0 | 38.7 | 12.4 | 18 | 10 |
| 6 | … | … | … | 21.6 | 19.6 | 12.3 | 23.2 | 18.5 | … | … |
| 7 | … | … | … | 23.8 | 24.0 | 12.2 | 29.8 | 25.6 | … | … |
| 16 | 17.5 | 3.4 | 7.7 | 12.9 | 22.5 | 10.9 | … | … | … | … |
| 14 | 25 | 11.1 | 3.2 | 5.8 | 15.8 | 3.4 | … | … | … | … |
| 9 | 11.3 | 1.6 | 19.9 | 17.2 | 24.0 | 7.7 | 57.7 | 5.7 | 17 | 8 |
| 9 | 1.3 | 1 | 3.5 | 21.9 | 18.5 | 11.8 | 32.4 | 28.3 | … | … |
| 15 | 18.8 | 4.7 | 2.6 | 5.4 | 18.9 | 4.8 | 13.1 | 0.4 | 14 | 11 |
| 7 | … | … | … | 21.9 | 23.8 | 10.3 | 52.6 | 32.7 | 19 | 13 |
| 10 | … | … | … | 18.1 | 34.3 | 12.5 | … | … | 25 | 17 |
| 8 | 48 | 1.1 | 4.9 | 13.0 | 23.9 | 3.8 | … | … | 20 | 13 |
| 14 | 31.3 | 9.9 | 3.8 | 3.2 | 10.3 | 0.7 | … | … | 31 | 20 |
| 11 | 27.6 | 6 | 2.3 | 3.6 | 10.8 | 4.0 | … | … | … | … |
| 13 | 12 | 6.4 | 5.3 | 14.4 | 31.6 | 8.1 | … | … | 25 | 16 |
| 14 | 21.9 | 5.2 | 3.6 | 7.2 | 16.6 | 6.4 | 22.1 | 2.5 | … | … |
| 12 | 22.7 | 1.4 | 5.2 | 12.4 | 24.1 | 4.0 | 33.3 | 2.1 | … | … |
| 9 | … | … | … | 24.0 | 23.9 | 13.3 | 32.0 | 24.8 | 33 | 28 |
| 7 | … | … | … | 24.1 | 21.5 | 7.1 | 17.0 | 15.1 | … | … |
| 13 | 38.7 | 15.1 | 1.9 | 3.2 | 6.7 | 4.3 | 20.4 | 1.9 | 19 | 8 |
| 16 | 36.4 | 13.5 | 11.5 | 3.5 | 7.9 | 0.6 | 76.2 | 3.6 | 36 | 4 |
| 13 | 6.8 | 4 | … | 20.1 | 32.0 | 1.0 | 21.5 | 0.7 | 33 | 20 |
| 7 | 22.6 | 7.4 | 11.8 | 17.2 | 30.5 | 0.5 | … | … | 12 | 5 |
| 6 | … | … | … | 25.9 | 25.3 | 11.9 | 22.4 | 21.9 | … | … |
| 8 | … | … | … | 23.5 | 27.0 | 2.8 | 41.2 | 19.3 | … | … |
| 7 | … | … | … | 20.4 | 21.6 | 6.7 | 28.3 | 19.7 | 21 | 26 |
| 10 | 5.7 | 3 | 7.8 | 18.4 | 35.7 | 4.9 | 29.9 | 5.9 | 31 | 25 |
| 6 | 7.1 | 2.3 | 1.5 | 3.4 | 3.2 | 7.2 | 33.7 | 10.6 | … | … |
| 14 | 7.8 | 2.4 | 4.7 | 22.7 | 38.6 | 0.7 | 70.2 | 10.7 | 34 | 19 |
| 9 | 13.1 | 4.1 | 13.3 | 21.6 | 25.0 | 10.3 | 43.9 | 9.3 | 12 | 8 |
| 12 | 26 | 4 | 4.1 | 2.8 | 11.1 | 4.3 | 24.6 | 2.1 | 13 | 7 |
| 10 | … | … | … | 32.9 | 48.5 | 3.0 | 63.9 | 40.9 | 43 | 32 |
| 11 | 5.8 | 2.4 | 8.7 | 35.5 | 45.9 | 0.1 | … | … | 25 | 11 |
| 10 | 12.9 | 2.8 | 7 | 11.5 | 17.3 | 4.3 | 50.4 | 3.6 | 12 | 5 |
| 11 | 43.8 | 6.4 | 2 | 2.1 | 4.9 | 7.3 | 56.6 | 9.1 | 19 | 6 |
| 5 | … | … | … | 22.0 | 25.1 | 12.3 | 48.9 | 24.3 | 39 | 41 |
| 8 | … | … | … | 26.3 | 37.7 | 2.4 | 45.4 | 31.0 | 42 | 31 |
| 12 | 33.2 | 2.8 | 7.4 | 4.1 | 24.0 | 6.5 | 55.1 | 0.4 | 26 | 22 |

## 附录2-4 续表4

| 序列 | 国家 | 安全饮用水普及率(%) | | | | | | | 卫生厕所普及率(%) | | | | | |
|---|---|---|---|---|---|---|---|---|---|---|---|---|---|---|
| | | 城市 | | 农村 | | 合计 | | | 城市 | | 农村 | | 合计 | |
| | | 2011 | 2012 | 2011 | 2012 | 2011 | 2012 | 2015 | 2011 | 2012 | 2011 | 2012 | 2011 | 2012 |
| 97 | 利比里亚 | 89 | 87 | 60 | 63 | 74 | 75 | 76 | 30 | 28 | 7 | 6 | 18 | 17 |
| 98 | 利比亚 | … | … | … | … | … | … | … | 97 | 97 | 96 | 96 | 97 | 97 |
| 99 | 立陶宛 | 98 | 99 | … | 89 | … | 96 | 97 | 95 | 99 | … | 85 | … | 94 |
| 100 | 卢森堡 | 100 | 100 | 100 | 100 | 100 | 100 | 100 | 100 | 100 | 100 | 100 | 100 | 100 |
| 101 | 马达加斯加 | 78 | 78 | 34 | 35 | 48 | 50 | 52 | 19 | 19 | 11 | 11 | 14 | 14 |
| 102 | 马拉维 | 95 | 95 | 82 | 83 | 84 | 85 | 90 | 50 | 22 | 53 | 8 | 53 | 10 |
| 103 | 马来西亚 | 100 | 100 | 99 | 99 | 100 | 100 | 98 | 96 | 96 | 95 | 95 | 96 | 96 |
| 104 | 马尔代夫 | 100 | 100 | 98 | 98 | 99 | 99 | 99 | 97 | 97 | 98 | 100 | 98 | 99 |
| 105 | 马里 | 89 | 91 | 53 | 54 | 65 | 67 | 77 | 35 | 35 | 14 | 15 | 22 | 22 |
| 106 | 马耳他 | 100 | 100 | 100 | 100 | 100 | 100 | 100 | 100 | 100 | 100 | 100 | 100 | 100 |
| 107 | 马歇尔群岛 | 93 | 93 | 97 | 98 | 94 | 95 | 95 | 84 | 84 | 55 | 56 | 76 | 76 |
| 108 | 毛利塔尼亚 | 52 | 52 | 48 | 48 | 50 | 50 | 58 | 51 | 51 | 9 | 9 | 27 | 27 |
| 109 | 毛里求斯 | 100 | 100 | 100 | 100 | 100 | 100 | 100 | 92 | 92 | 90 | 90 | 91 | 91 |
| 110 | 墨西哥 | 96 | 96 | 89 | 91 | 94 | 95 | 96 | 87 | 87 | 77 | 79 | 85 | 85 |
| 111 | 密克罗尼西亚 | 95 | 95 | 88 | 87 | 89 | 89 | 89 | 83 | 85 | 47 | 49 | 55 | 57 |
| 112 | 摩纳哥 | 100 | 100 | … | … | 100 | 100 | 100 | 100 | 100 | … | … | 100 | 100 |
| 113 | 蒙古 | 100 | 95 | 53 | 61 | 85 | 85 | 64 | 64 | 65 | 29 | 35 | 53 | 56 |
| 114 | 黑山 | 100 | 100 | 95 | 95 | 98 | 98 | 100 | 92 | 92 | 87 | 87 | 90 | 90 |
| 115 | 摩洛哥 | 98 | 98 | 61 | 64 | 82 | 84 | 85 | 83 | 85 | 52 | 63 | 70 | 75 |
| 116 | 莫桑比克 | 78 | 80 | 33 | 35 | 47 | 49 | 51 | 41 | 44 | 9 | 11 | 19 | 21 |
| 117 | 缅甸 | 94 | 95 | 79 | 81 | 84 | 86 | 81 | 84 | 84 | 74 | 74 | 77 | 77 |
| 118 | 纳米比亚 | 99 | 98 | 90 | 87 | 93 | 92 | 91 | 57 | 56 | 17 | 17 | 32 | 32 |
| 119 | 瑙鲁 | 96 | 96 | … | … | 96 | 96 | 97 | 66 | 66 | … | … | 66 | 66 |
| 120 | 尼泊尔 | 91 | 90 | 87 | 88 | 88 | 88 | 92 | 50 | 51 | 32 | 34 | 35 | 37 |
| 121 | 荷兰 | 100 | 100 | 100 | 100 | 100 | 100 | 100 | 100 | 100 | 100 | 100 | 100 | 100 |
| 122 | 新西兰 | 100 | 100 | 100 | 100 | 100 | 100 | 100 | … | … | … | … | … | … |
| 123 | 尼加拉瓜 | 98 | 98 | 68 | 68 | 85 | 85 | 87 | 63 | 63 | 37 | 37 | 52 | 52 |
| 124 | 尼日尔 | 100 | 99 | 39 | 42 | 50 | 52 | 58 | 34 | 33 | 4 | 4 | 10 | 9 |
| 125 | 尼日利亚 | 75 | 79 | 47 | 49 | 61 | 64 | 69 | 33 | 31 | 28 | 25 | 31 | 28 |
| 126 | 纽埃岛 | 99 | 99 | 99 | 99 | 99 | 99 | 99 | 100 | 100 | 100 | 100 | 100 | 100 |
| 127 | 挪威 | 100 | 100 | 100 | 100 | 100 | 100 | 100 | 100 | 100 | 100 | 100 | 100 | 100 |
| 128 | 阿曼 | 95 | 95 | 85 | 86 | 92 | 93 | 93 | 97 | 97 | 95 | 95 | 97 | 97 |
| 129 | 巴基斯坦 | 96 | 96 | 89 | 89 | 91 | 91 | 91 | 72 | 72 | 34 | 34 | 47 | 48 |
| 130 | 帕劳群岛 | 97 | 97 | 86 | … | 95 | … | … | 100 | 100 | 100 | 100 | 100 | 100 |
| 131 | 巴拿马 | 97 | 97 | 86 | 87 | 94 | 94 | 95 | 77 | 80 | 54 | 52 | 71 | 73 |
| 132 | 巴布亚新几内亚 | 89 | 88 | 33 | 33 | 40 | 40 | 40 | 57 | 56 | 13 | 13 | 19 | 19 |
| 133 | 巴拉圭 | 99 | 100 | … | 83 | … | 94 | 98 | … | 96 | … | 53 | … | 80 |
| 134 | 秘鲁 | 91 | 91 | 66 | 72 | 85 | 87 | 87 | 81 | 81 | 38 | 45 | 72 | 73 |
| 135 | 菲律宾 | 93 | 92 | 92 | 91 | 92 | 92 | 92 | 79 | 79 | 69 | 69 | 74 | 74 |
| 136 | 波兰 | 100 | 100 | … | … | … | … | 98 | 96 | 96 | … | … | … | … |
| 137 | 葡萄牙 | 100 | 100 | 100 | 100 | 100 | 100 | 100 | 100 | 100 | 100 | 100 | 100 | 100 |
| 138 | 卡塔尔 | 100 | 100 | 100 | 100 | 100 | 100 | 100 | 100 | 100 | 100 | 100 | 100 | 100 |
| 139 | 韩国 | 100 | 100 | 88 | 88 | 98 | 98 | … | 100 | 100 | 100 | 100 | 100 | 100 |
| 140 | 摩尔多瓦 | 99 | 99 | 93 | 94 | 96 | 97 | 88 | 89 | 89 | 83 | 84 | 86 | 87 |
| 141 | 罗马尼亚 | 99 | 99 | … | … | … | … | 100 | … | … | … | … | … | … |
| 142 | 俄罗斯 | 99 | 99 | 92 | 92 | 97 | 97 | 97 | 74 | 74 | 59 | 59 | 70 | 70 |
| 143 | 卢旺达 | 80 | 81 | 66 | 68 | 69 | 71 | 76 | 61 | 61 | 61 | 64 | 61 | 64 |
| 144 | 圣基茨和尼维斯 | 98 | 98 | 98 | 98 | 98 | 98 | 98 | … | … | … | … | … | … |

## 附录2-4 续表5

| 早产发生率(%) 2010 | 5岁以下儿童 2005～2015 | | | 成人(≥18岁) 肥胖率(%) 2014 | | 成人(>15岁) 平均饮酒精量(升/人/年) 2010 | 成人(>15岁) 吸烟率(%) 2015 | | 未成年人(13～15岁) 吸烟率(%) 2006～2012 | |
|---|---|---|---|---|---|---|---|---|---|---|
| | 发育迟缓率(%) | 低体重率(%) | 超重率(%) | 男 | 女 | | 男 | 女 | 男 | 女 |
| 14 | 32.1 | 5.6 | 3.2 | 2.7 | 10.6 | 4.7 | 27.6 | 2.4 | … | … |
| 8 | 21 | 6.5 | 22.4 | 26.6 | 39.5 | 0.1 | … | … | 11 | 5 |
| 6 | … | … | … | 23.1 | 28.3 | 15.4 | 38.1 | 22.2 | 38 | 29 |
| 8 | … | … | … | 26.6 | 19.7 | 11.9 | 25.8 | 21.4 | … | … |
| 14 | 49.2 | … | … | 2.2 | 8.6 | 1.8 | … | … | 33 | 14 |
| 18 | 42.4 | 3.8 | 5.1 | 1.6 | 8.9 | 2.5 | 25.4 | 6.0 | 17 | 11 |
| 12 | 17.2 | … | … | 10.6 | 16.0 | 1.3 | 43.0 | 1.4 | 35 | 9 |
| 8 | 20.3 | 10.2 | 6.5 | 5.0 | 10.8 | 1.2 | … | … | 15 | 7 |
| 12 | 38.5 | 15.3 | 4.7 | 3.8 | 9.9 | 1.1 | 36.8 | 3.2 | 23 | 9 |
| 6 | … | … | … | 24.6 | 28.5 | 7.0 | 29.7 | 20.2 | … | … |
| 12 | … | … | … | 36.9 | 48.9 | … | … | … | 29 | 22 |
| 15 | 22 | 11.6 | 1.2 | 5.8 | 13.6 | 0.1 | 44.0 | 3.7 | 28 | 18 |
| 13 | … | … | … | 11.2 | 24.3 | 3.6 | 40.1 | 3.3 | 20 | 8 |
| 7 | 13.6 | 1.6 | 9 | 22.8 | 33.1 | 7.2 | 20.8 | 6.6 | 22 | 18 |
| 11 | … | … | … | 31.0 | 43.7 | 3.3 | … | … | 52 | 36 |
| … | … | … | … | … | … | … | … | … | … | … |
| 14 | 10.8 | 1 | 10.5 | 14.6 | 18.8 | 6.9 | 47.7 | 5.3 | 20 | 8 |
| 9 | 9.4 | 2.8 | 22.3 | 19.3 | 20.7 | 8.7 | … | … | 7 | 6 |
| 7 | 14.9 | 2.3 | 10.7 | 16.2 | 28.3 | 0.9 | 45.4 | 1.4 | 11 | 7 |
| 16 | 43.1 | 6.1 | 7.9 | 1.8 | 8.7 | 2.3 | 31.4 | 5.9 | … | … |
| 12 | 35.1 | 7.9 | 2.6 | 1.4 | 4.3 | 0.7 | 31.6 | 6.4 | 30 | 7 |
| 14 | 23.1 | 7.1 | 4.1 | 9.2 | 28.2 | 10.8 | 38.9 | 11.4 | 32 | 30 |
| … | 24 | 1 | 2.8 | 39.7 | 51.6 | 3.5 | 43.0 | 52.0 | … | … |
| 14 | 37.4 | 11.3 | 2.1 | 1.8 | 4.6 | 2.2 | 37.1 | 11.1 | 25 | 16 |
| 8 | … | … | … | 21.4 | 18.3 | 9.9 | 26.2 | 23.3 | … | … |
| 8 | … | … | … | 27.7 | 30.8 | 10.9 | 17.2 | 15.4 | 19 | 22 |
| 9 | 23 | 1.5 | 6.2 | 10.8 | 23.2 | 5.0 | … | … | … | … |
| 9 | 43 | 18.7 | 3 | 1.9 | 6.8 | 0.3 | 18.6 | 0.2 | 12 | 6 |
| 12 | 32.9 | 7.9 | 1.8 | 5.9 | 16.3 | 10.1 | 17.4 | 1.1 | … | … |
| … | … | … | … | 37.7 | 49.0 | 8.0 | 20.3 | 11.4 | 14 | 19 |
| 6 | … | … | … | 24.6 | 21.7 | 7.7 | 22.4 | 22.1 | … | … |
| 14 | 14.1 | 7.5 | 4.4 | 27.2 | 37.7 | 0.9 | 21.0 | 1.0 | 5 | 2 |
| 16 | 45 | 10.5 | 4.8 | 3.7 | 7.3 | 0.1 | 41.9 | 3.0 | … | … |
| … | … | … | … | 43.1 | 52.2 | 7.9 | … | … | 54 | 37 |
| 8 | 19.1 | 1.2 | … | 20.6 | 33.1 | 8.0 | 10.6 | 2.6 | 15 | 10 |
| 7 | 49.5 | 14.3 | 13.8 | 22.6 | 33.4 | 3.0 | … | … | 55 | 40 |
| 8 | 10.9 | 2.6 | 11.7 | 13.1 | 19.5 | 8.8 | 28.3 | 7.9 | 21 | 13 |
| 7 | 14.6 | 0.6 | 7.2 | 15.8 | 26.5 | 8.1 | 21.5 | 5.9 | 22 | 17 |
| 15 | 30.3 | 7.9 | 5 | 3.6 | 6.6 | 5.4 | 43.0 | 8.5 | 19 | 9 |
| 7 | … | … | … | 23.5 | 26.7 | 12.5 | 32.4 | 23.7 | 17 | 19 |
| 8 | … | … | … | 19.8 | 20.3 | 12.9 | 31.5 | 13.7 | … | … |
| 11 | … | … | … | 40.0 | 49.7 | 1.5 | … | … | 25 | 13 |
| 9 | 2.5 | 1.2 | 7.3 | 4.8 | 6.7 | 12.3 | 49.8 | 4.2 | 9 | 4 |
| 12 | 6.4 | 1.9 | 4.9 | 11.4 | 17.9 | 16.8 | 45.7 | 5.4 | 15 | 6 |
| 7 | … | … | … | 20.5 | 22.7 | 14.4 | 36.9 | 22.7 | 12 | 10 |
| 7 | … | … | … | 20.3 | 27.4 | 15.1 | 59.0 | 22.8 | … | … |
| 10 | 37.9 | 2.2 | 7.7 | 1.2 | 6.6 | 9.8 | … | … | 13 | 10 |
| … | … | … | … | 21.2 | 35.3 | 8.2 | … | … | 10 | 8 |

## 附录2-4 续表6

| 序列 | 国家 | 安全饮用水普及率(%) | | | | | | | 卫生厕所普及率(%) | | | | | |
|---|---|---|---|---|---|---|---|---|---|---|---|---|---|---|
| | | 城市 | | 农村 | | 合计 | | | 城市 | | 农村 | | 合计 | |
| | | 2011 | 2012 | 2011 | 2012 | 2011 | 2012 | 2015 | 2011 | 2012 | 2011 | 2012 | 2011 | 2012 |
| 145 | 圣卢西亚岛 | 98 | 99 | 93 | 93 | 94 | 94 | 96 | 70 | … | 64 | … | 65 | … |
| 146 | 圣文森特和格林纳丁斯 | 95 | 95 | 95 | 95 | 95 | 95 | 95 | … | … | … | … | … | … |
| 147 | 萨摩亚群岛 | 97 | 97 | 98 | 99 | 98 | 99 | 99 | 93 | 93 | 91 | 91 | 92 | 92 |
| 148 | 圣马力诺 | … | … | … | … | … | … | … | … | … | … | … | … | … |
| 149 | 圣多美和普林西比 | 99 | 99 | 94 | 94 | 97 | 97 | 97 | 41 | 41 | 23 | 23 | 34 | 34 |
| 150 | 沙特阿拉伯 | 97 | 97 | 97 | 97 | 97 | 97 | 97 | 100 | 100 | 100 | 100 | 100 | 100 |
| 151 | 塞内加尔 | 93 | 92 | 59 | 60 | 73 | 74 | 79 | 68 | 67 | 39 | 40 | 51 | 52 |
| 152 | 塞黑 | 99 | 99 | 99 | 99 | 99 | 99 | 99 | 98 | 99 | 96 | 96 | 97 | 97 |
| 153 | 塞舌尔 | 96 | 96 | 96 | 96 | 96 | 96 | 96 | 97 | 97 | 97 | 97 | 97 | 97 |
| 154 | 塞拉利昂 | 84 | 87 | 40 | 42 | 57 | 60 | 63 | 22 | 22 | 7 | 7 | 13 | 13 |
| 155 | 新加坡 | 100 | 100 | … | … | 100 | 100 | 100 | 100 | 100 | … | … | 100 | 100 |
| 156 | 斯洛伐克 | 100 | 100 | 100 | 100 | 100 | 100 | 100 | 100 | 100 | 100 | 100 | 100 | 100 |
| 157 | 斯洛文尼亚 | 100 | 100 | 99 | 99 | 100 | 100 | 100 | 100 | 100 | 100 | 100 | 100 | 100 |
| 158 | 所罗门群岛 | 93 | 93 | 76 | 77 | 79 | 81 | 81 | 81 | 81 | 15 | 15 | 29 | 29 |
| 159 | 索马里 | 66 | … | 7 | … | 30 | … | … | 52 | … | 6 | … | 24 | … |
| 160 | 南非 | 99 | 99 | 79 | 88 | 91 | 95 | 93 | 84 | 82 | 57 | 62 | 74 | 74 |
| 161 | 南苏丹 | 63 | 63 | 55 | 55 | 57 | 57 | 59 | 16 | 16 | 7 | 7 | 9 | 9 |
| 162 | 西班牙 | 100 | 100 | 100 | 100 | 100 | 100 | 100 | 100 | 100 | 100 | 100 | 100 | 100 |
| 163 | 斯里兰卡 | 99 | 99 | 92 | 93 | 93 | 94 | 96 | 83 | 83 | 93 | 94 | 91 | 92 |
| 164 | 苏丹 | 66 | 66 | 50 | 50 | 55 | 55 | … | 44 | 44 | 13 | 13 | 24 | 24 |
| 165 | 苏里南 | 97 | 98 | 81 | 88 | 92 | 95 | 95 | 90 | 88 | 66 | 61 | 83 | 80 |
| 166 | 斯威士兰 | 93 | 94 | 67 | 69 | 72 | 74 | 74 | 63 | 63 | 55 | 56 | 57 | 57 |
| 167 | 瑞典 | 100 | 100 | 100 | 100 | 100 | 100 | 100 | 100 | 100 | 100 | 100 | 100 | 100 |
| 168 | 瑞士 | 100 | 100 | 100 | 100 | 100 | 100 | 100 | 100 | 100 | 100 | 100 | 100 | 100 |
| 169 | 叙利亚 | 93 | 92 | 87 | 87 | 90 | 90 | 90 | 96 | 96 | 94 | 95 | 95 | 96 |
| 170 | 塔吉克斯坦 | 100 | 93 | 57 | 64 | 66 | 72 | 74 | 97 | 94 | 83 | 95 | 95 | 94 |
| 171 | 泰国 | 92 | 97 | 95 | 95 | 96 | 96 | 98 | 95 | 89 | 94 | 96 | 93 | 93 |
| 172 | 马其顿 | 97 | 100 | 99 | 99 | 100 | 99 | 99 | 89 | 97 | 96 | 83 | 91 | 91 |
| 173 | 东帝汶 | 93 | 95 | 60 | 61 | 69 | 70 | 72 | 68 | 69 | 27 | 27 | 39 | 39 |
| 174 | 多哥 | 90 | 92 | 40 | 41 | 59 | 61 | 63 | 26 | 25 | 3 | 2 | 11 | 11 |
| 175 | 汤加 | 99 | 99 | 99 | 99 | 99 | 99 | 100 | 99 | 99 | 89 | 89 | 92 | 91 |
| 176 | 特立尼达和多巴哥 | 98 | 97 | 93 | … | 94 | … | 95 | 92 | 92 | 92 | 92 | 92 | 92 |
| 177 | 突尼斯 | 100 | 100 | 89 | 90 | 96 | 97 | 98 | 97 | 97 | 75 | 77 | 90 | 90 |
| 178 | 土耳其 | 100 | 100 | 99 | 99 | 100 | 100 | 100 | 97 | 97 | 75 | 75 | 91 | 91 |
| 179 | 土库曼斯坦 | 89 | 89 | 54 | 54 | 71 | 71 | … | 100 | 100 | 98 | 98 | 99 | 99 |
| 180 | 图瓦卢 | 98 | 98 | 97 | 97 | 98 | 98 | 98 | 86 | 86 | 80 | 80 | 83 | 83 |
| 181 | 乌干达 | 91 | 95 | 72 | 71 | 75 | 75 | 79 | 34 | 33 | 35 | 34 | 35 | 34 |
| 182 | 乌克兰 | 98 | 98 | 98 | 98 | 98 | 98 | 96 | 96 | 96 | 89 | 89 | 94 | 94 |
| 183 | 阿联酋 | 100 | 100 | 100 | 100 | 100 | 100 | 100 | 98 | 98 | 95 | 95 | 98 | 98 |
| 184 | 英国 | 100 | 100 | 100 | 100 | 100 | 100 | 100 | 100 | 100 | 100 | 100 | 100 | 100 |
| 185 | 坦桑尼亚 | 79 | 78 | 44 | 44 | 53 | 53 | 56 | 24 | 25 | 7 | 7 | 12 | 12 |
| 186 | 美国 | 100 | 99 | 94 | 98 | 99 | 99 | 99 | 100 | 100 | 99 | 100 | 100 | 100 |
| 187 | 乌拉圭 | 100 | 100 | 98 | 95 | 100 | 99 | 100 | 99 | 96 | 98 | 96 | 99 | 96 |
| 188 | 乌兹别克斯坦 | 98 | 98 | 81 | 81 | 87 | 87 | … | 100 | 100 | 100 | 100 | 100 | 100 |
| 189 | 瓦努阿图 | 98 | 98 | 88 | 88 | 91 | 91 | 95 | 65 | 65 | 55 | 55 | 58 | 58 |
| 190 | 委内瑞拉 | … | … | … | … | … | … | 93 | … | … | … | … | … | … |
| 191 | 越南 | 99 | 98 | 94 | 94 | 96 | 95 | 98 | 93 | 93 | 67 | 67 | 75 | 75 |
| 192 | 也门 | 72 | 72 | 47 | 47 | 55 | 55 | … | 93 | 93 | 34 | 34 | 53 | 53 |
| 193 | 赞比亚 | 86 | 85 | 50 | 49 | 64 | 63 | 65 | 56 | 56 | 33 | 34 | 42 | 43 |
| 194 | 津巴布韦 | 97 | 97 | 69 | 69 | 80 | 80 | 77 | 52 | 52 | 33 | 32 | 40 | 40 |

# 附录2-4　续表7

| 早产发生率(%) 2010 | 5岁以下儿童 2005～2015 | | | 成人(≥18岁)肥胖率(%) 2014 | | 成人(>15岁)平均饮酒精量(升/人/年) 2010 | 成人(>15岁)吸烟率(%) 2015 | | 未成年人(13～15岁)吸烟率(%) 2006～2012 | |
|---|---|---|---|---|---|---|---|---|---|---|
| | 发育迟缓率(%) | 低体重率(%) | 超重率(%) | 男 | 女 | | 男 | 女 | 男 | 女 |
| 11 | 3 | 4 | 6 | 19.7 | 33.9 | 10.4 | … | … | 25 | 17 |
| 12 | … | … | … | 17.9 | 30.9 | 6.6 | … | … | 24 | 15 |
| 6 | … | … | … | 36.0 | 51.3 | 3.6 | 41.0 | 18.9 | 26 | 20 |
| … | … | … | … | … | … | … | … | … | 11 | 12 |
| 11 | 17 | 4 | 2 | 6.2 | 18.2 | 7.1 | … | … | 31 | 23 |
| 6 | 9 | 12 | 6 | 29.9 | 41.4 | 0.2 | 27.9 | 2.9 | 21 | 9 |
| 10 | 19 | 6 | 1 | 4.8 | 14.6 | 0.6 | 23.4 | 0.7 | 15 | 6 |
| 7 | 6 | 4 | 14 | 18.6 | 20.5 | 12.6 | 43.6 | 39.7 | 18 | 17 |
| 12 | 8 | 4 | 10 | 17.1 | 35.9 | 5.6 | 43.0 | 8.8 | 27 | 25 |
| 10 | 38 | 9 | 9 | 3.1 | 12.0 | 8.7 | 60.0 | 12.0 | … | … |
| 12 | … | … | … | 5.7 | 6.8 | 2.0 | 28.0 | 5.0 | … | … |
| 6 | … | … | … | 24.6 | 26.7 | 13.0 | 39.7 | 17.6 | 30 | 28 |
| 8 | … | … | … | 24.6 | 25.5 | 11.6 | 22.3 | 18.1 | 17 | 22 |
| 12 | 33 | 4 | 3 | 21.8 | 33.7 | 1.7 | … | … | 44 | 37 |
| 12 | 25 | 15 | 3 | 2.1 | 7.2 | 0.5 | … | … | … | … |
| 8 | 24 | 5 | … | 15.7 | 37.3 | 11.0 | 31.4 | 6.5 | 24 | 19 |
| … | 31 | 23 | 6 | 4 | 11 | … | … | … | … | … |
| 7 | … | … | … | 22.8 | 24.7 | 11.2 | 31.3 | 27.1 | … | … |
| 11 | 15 | 21 | 1 | 3.4 | 9.5 | 3.7 | 28.4 | 0.4 | 16 | 5 |
| 13 | 38 | 16 | 3 | 4.0 | 11.1 | 2.7 | … | … | 10 | 4 |
| 9 | 9 | 5 | 4 | 19.4 | 32.9 | 6.6 | … | … | 21 | 17 |
| 14 | 26 | 2 | 9 | 7.5 | 27.8 | 5.7 | 19.0 | 2.2 | 16 | 9 |
| 6 | … | … | … | 22.5 | 18.6 | 9.2 | 20.4 | 20.8 | … | … |
| 7 | … | … | … | 22.3 | 16.5 | 10.7 | 26.9 | 19.7 | … | … |
| 11 | 28 | 12 | 18 | 17.4 | 29.9 | 1.2 | … | … | 32 | 17 |
| 11 | 27 | 10 | 7 | 9.9 | 17.3 | 2.8 | … | … | … | … |
| 12 | 16 | 7 | 11 | 5.7 | 11.1 | 7.1 | 41.4 | 2.3 | 27 | 9 |
| 7 | 5 | 2 | 12 | 18.3 | 20.9 | 6.7 | … | … | 12 | 12 |
| 12 | 50 | 11 | 2 | 1.2 | 3.2 | 0.6 | … | … | 66 | 24 |
| 13 | 28 | 7 | 2 | 3.0 | 11.9 | 2.3 | … | … | 11 | 4 |
| 8 | 8 | 5 | 17 | 36.4 | 50.1 | 1.6 | 47.3 | 13.0 | 45 | 28 |
| 8 | … | … | … | 24.1 | 38.0 | 6.7 | … | … | 20 | 16 |
| 9 | 10 | 3 | 14 | 20.3 | 33.8 | 1.5 | … | … | 20 | 4 |
| 12 | 10 | 2 | 11 | 22.9 | 35.8 | 2.0 | 39.5 | 12.4 | 20 | 13 |
| 10 | 19 | 7 | 5 | 17.1 | 23.1 | 4.3 | … | … | … | … |
| … | 10 | 3 | 6 | 34.5 | 46.4 | 1.5 | … | … | … | … |
| 14 | 34 | 4 | 6 | 1.6 | 8.3 | 9.8 | 16.4 | 2.9 | 19 | 16 |
| 7 | … | … | … | 17.1 | 22.6 | 13.9 | 49.4 | 14.0 | 23 | 16 |
| 8 | … | … | … | 33.8 | 45.1 | 4.3 | … | … | … | … |
| 8 | … | … | … | 26.9 | 29.2 | 11.6 | 19.9 | 18.4 | … | … |
| 11 | 35 | 4 | 5 | 2.8 | 11.4 | 7.7 | 27.5 | 3.8 | … | … |
| 12 | 2 | 1 | 6 | 32.6 | 34.7 | 9.2 | 19.5 | 15.0 | 12 | 10 |
| 10 | 11 | 1 | 7 | 22.5 | 30.6 | 7.6 | 26.7 | 19.4 | 21 | 25 |
| 9 | 20 | 5 | 13 | 12.1 | 18.9 | 4.6 | 24.9 | 1.3 | … | … |
| 13 | 29 | 4 | 5 | 29.4 | 41.5 | 1.4 | … | … | 34 | 20 |
| 8 | 13 | 4 | 6 | 20.3 | 29.4 | 8.9 | … | … | 11 | 7 |
| 9 | 19 | 6 | 5 | 2.3 | 4.8 | 6.6 | 47.1 | 1.3 | 7 | 2 |
| 13 | 47 | 16 | 3 | 11.1 | 23.4 | 0.3 | … | … | 24 | 10 |
| 13 | 40 | 6 | 6 | 3.4 | 14.3 | 4.0 | 26.5 | 4.6 | 25 | 26 |
| 17 | 28 | 3 | 4 | 2.4 | 18.5 | 5.7 | 31.2 | 2.1 | … | … |

## 附录2-5　卫生资源

| 序列 | 国家 | 每万人口　2007～2013 | | | 每万人口<br>医院床位<br>2006～2012 |
|---|---|---|---|---|---|
| | | 医师 | 口腔<br>医师 | 护士和<br>助产士 | |
| 1 | 阿富汗 | 2.7 | <0.05 | 5.0 | 5 |
| 2 | 阿尔巴尼亚 | 11.5 | … | 38.5 | 26 |
| 3 | 阿尔及利亚 | 12.1 | 3.3 | 19.5 | … |
| 4 | 安道尔 | 40.0 | 8.7 | 47.7 | 25 |
| 5 | 安哥拉 | 1.7 | … | 16.6 | … |
| 6 | 安提瓜和巴布达 | … | … | … | 21 |
| 7 | 阿根廷 | 38.6 | … | … | 47 |
| 8 | 亚美尼亚 | 27.0 | 3.9 | 48.3 | 39 |
| 9 | 澳大利亚 | 32.7 | 5.4 | 106.5 | 39 |
| 10 | 奥地利 | 48.3 | 5.7 | 79.1 | 76 |
| 11 | 阿塞拜疆 | 34.0 | 2.6 | 65.4 | 47 |
| 12 | 巴哈马群岛 | 28.2 | 3.4 | 41.4 | 29 |
| 13 | 巴林群岛 | 9.2 | 2.4 | 23.7 | 21 |
| 14 | 孟加拉国 | 3.6 | 0.3 | 2.2 | 6 |
| 15 | 巴巴多斯岛 | … | … | … | 62 |
| 16 | 白俄罗斯 | 39.3 | 5.5 | 106.4 | 113 |
| 17 | 比利时 | 29.9 | 7.5 | 167.6 | 65 |
| 18 | 伯利兹 | 8.3 | 0.4 | 19.6 | 11 |
| 19 | 贝宁湾 | 0.6 | <0.05 | 7.7 | 5 |
| 20 | 不丹 | 2.6 | 0.3 | 9.8 | 18 |
| 21 | 玻利维亚 | 4.7 | 1.1 | 10.1 | 11 |
| 22 | 波黑 | 19.3 | 2.2 | 56.0 | 35 |
| 23 | 博茨瓦纳 | 4.0 | 0.8 | 33.5 | 18 |
| 24 | 巴西 | 18.9 | 12.2 | 76.0 | 23 |
| 25 | 文莱 | 14.4 | 4.2 | 80.5 | 28 |
| 26 | 保加利亚 | 38.7 | 9.1 | 47.8 | 64 |
| 27 | 布基纳法索 | 0.5 | <0.05 | 5.7 | 4 |
| 28 | 布隆迪 | … | … | … | 19 |
| 29 | 佛得角 | 3.1 | 0.1 | 5.6 | 21 |
| 30 | 柬埔寨 | 1.7 | 0.2 | 7.9 | 7 |
| 31 | 喀麦隆 | 0.8 | <0.05 | 4.4 | 13 |
| 32 | 加拿大 | 20.7 | 12.6 | 92.9 | 27 |
| 33 | 中非 | 0.5 | <0.05 | 2.6 | 10 |
| 34 | 乍得 | … | … | … | … |
| 35 | 智利 | 10.2 | <0.05 | 1.4 | 21 |
| 36 | 中国 | 14.9 | … | 16.6 | 38 |
| 37 | 哥伦比亚 | 14.7 | 9.2 | 6.2 | 15 |
| 38 | 科摩罗 | … | … | … | … |
| 39 | 刚果 | 1.0 | … | 8.2 | … |
| 40 | 库克岛 | 13.3 | 10.6 | 64.4 | … |
| 41 | 哥斯达黎加 | 11.1 | 1.2 | 7.7 | 12 |
| 42 | 科特迪瓦 | 1.4 | 0.1 | 4.8 | … |
| 43 | 克罗地亚 | 28.4 | 7.2 | 58.0 | 58 |
| 44 | 古巴 | 67.2 | 10.7 | 90.5 | 53 |
| 45 | 塞浦路斯 | 23.3 | 7.2 | 44.6 | 35 |
| 46 | 捷克 | 36.2 | 7.1 | 84.3 | 68 |
| 47 | 朝鲜 | … | … | … | 132 |
| 48 | 刚果民主共和国 | … | … | … | … |

注：①中国医师数系执业医师数（不含口腔医师），护士和助产士系注册护士数；②每万人口医院床位系医疗机构床位数。

## 附录2-5　续表1

| 序列 | 国家 | 每万人口 2007～2013 医师 | 口腔医师 | 护士和助产士 | 每万人口医院床位 2006～2012 |
|---|---|---|---|---|---|
| 49 | 丹麦 | 34.9 | 7.9 | 167.9 | 35 |
| 50 | 吉布提 | … | 1.2 | 8.0 | 14 |
| 51 | 多米尼加 | … | … | … | 38 |
| 52 | 多米尼加共和国 | 14.9 | 1.9 | 13.3 | 17 |
| 53 | 厄瓜多尔 | 17.2 | 2.9 | 21.6 | 16 |
| 54 | 埃及 | 28.3 | 4.2 | 35.2 | 5 |
| 55 | 萨尔瓦多 | 16.0 | 6.5 | 4.1 | 11 |
| 56 | 赤道几内亚 | … | … | … | 21 |
| 57 | 厄立特里亚 | … | … | … | 7 |
| 58 | 爱沙尼亚 | 32.4 | 8.9 | 63.8 | 53 |
| 59 | 埃塞俄比亚 | 0.3 | … | 2.5 | 63 |
| 60 | 斐济 | 4.3 | 2.0 | 22.4 | 20 |
| 61 | 芬兰 | 29.1 | 7.3 | 108.6 | 55 |
| 62 | 法国 | 31.9 | 6.6 | 93.0 | 64 |
| 63 | 加蓬 | … | … | … | 63 |
| 64 | 冈比亚 | 1.1 | 0.3 | 8.7 | 11 |
| 65 | 格鲁吉亚 | 42.7 | … | 32.2 | 26 |
| 66 | 德国 | 38.9 | 8.1 | 114.9 | 82 |
| 67 | 加纳 | 1.0 | 0.1 | 9.3 | 9 |
| 68 | 希腊 | … | … | … | 48 |
| 69 | 格林纳达 | … | … | … | 35 |
| 70 | 危地马拉 | 9.3 | 1.8 | 9.0 | 6 |
| 71 | 几内亚 | … | … | … | 3 |
| 72 | 几内亚比绍 | 0.7 | 0.1 | 5.9 | … |
| 73 | 圭亚那 | 2.1 | 0.6 | 5.3 | 20 |
| 74 | 海地 | … | … | … | … |
| 75 | 洪都拉斯 | … | … | … | 7 |
| 76 | 匈牙利 | 30.8 | 5.6 | 64.8 | 72 |
| 77 | 冰岛 | 34.8 | 8.2 | 155.9 | 32 |
| 78 | 印度 | 7.0 | 1.0 | 17.1 | 7 |
| 79 | 印尼 | 2.0 | 1.0 | 13.8 | 9 |
| 80 | 伊朗 | … | … | … | 1 |
| 81 | 伊拉克 | 6.1 | 1.5 | … | 13 |
| 82 | 爱尔兰 | 26.7 | … | … | 29 |
| 83 | 以色列 | 33.4 | 7.0 | 49.6 | 33 |
| 84 | 意大利 | 37.6 | … | … | 34 |
| 85 | 牙买加 | 4.1 | 0.9 | 10.9 | 17 |
| 86 | 日本 | 23.0 | 7.9 | 114.9 | 137 |
| 87 | 约旦 | 25.6 | 9.0 | 40.5 | 18 |
| 88 | 哈萨克斯坦 | 36.2 | 3.9 | 82.6 | 72 |
| 89 | 肯尼亚 | 2.0 | 0.2 | 8.6 | 14 |
| 90 | 基里巴斯 | 3.8 | 1.7 | 37.1 | 13 |
| 91 | 科威特 | 17.9 | 3.5 | 45.5 | 22 |
| 92 | 吉尔吉斯 | 19.7 | 1.8 | 62.2 | 48 |
| 93 | 老挝 | 1.8 | 0.4 | 8.8 | 15 |
| 94 | 拉脱维亚 | 35.8 | 6.6 | 34.4 | 59 |
| 95 | 黎巴嫩 | 32.0 | 14.7 | 27.2 | 35 |
| 96 | 莱索托 | … | … | … | … |

## 附录2-5 续表2

| 序列 | 国家 | 每万人口 2007～2013 | | | 每万人口医院床位 2006～2012 |
|---|---|---|---|---|---|
| | | 医师 | 口腔医师 | 护士和助产士 | |
| 97 | 利比里亚 | 0.1 | <0.05 | 2.7 | 8 |
| 98 | 利比亚 | 19.0 | 6.0 | 68.0 | 37 |
| 99 | 立陶宛 | 41.2 | 7.5 | 71.7 | 70 |
| 100 | 卢森堡 | 29.0 | 8.9 | 126.1 | 54 |
| 101 | 马达加斯加 | 1.6 | <0.05 | … | 2 |
| 102 | 马拉维 | 0.2 | 0.1 | 3.4 | 13 |
| 103 | 马来西亚 | 12.0 | 3.6 | 32.8 | 19 |
| 104 | 马尔代夫 | 14.2 | 0.9 | 50.4 | 43 |
| 105 | 马里 | 0.8 | 0.1 | 4.3 | 1 |
| 106 | 马耳他 | 34.9 | 4.7 | 74.9 | 48 |
| 107 | 马歇尔群岛 | 4.4 | 1.6 | 17.4 | 27 |
| 108 | 毛利塔尼亚 | 1.3 | 0.3 | 6.7 | … |
| 109 | 毛里求斯 | … | … | … | 34 |
| 110 | 墨西哥 | 21.0 | 1.2 | 25.3 | 15 |
| 111 | 密克罗尼西亚 | 1.8 | 3.5 | 33.2 | 32 |
| 112 | 摩纳哥 | 71.7 | 10.4 | 172.2 | 138 |
| 113 | 蒙古 | 28.4 | 2.3 | 36.2 | 68 |
| 114 | 黑山 | 21.1 | 0.4 | 54.1 | 40 |
| 115 | 摩洛哥 | 6.2 | 0.8 | 8.9 | 9 |
| 116 | 莫桑比克 | 0.4 | … | 4.1 | 7 |
| 117 | 缅甸 | 6.1 | 0.7 | 10.0 | 6 |
| 118 | 纳米比亚 | 3.7 | 0.4 | 27.8 | … |
| 119 | 瑙鲁 | 7.1 | 2.1 | 49.3 | 50 |
| 120 | 尼泊尔 | … | … | … | 50 |
| 121 | 荷兰 | … | … | 83.8 | 47 |
| 122 | 新西兰 | 27.4 | 4.6 | 108.7 | 23 |
| 123 | 尼加拉瓜 | 9.0 | 0.4 | 13.6 | 9 |
| 124 | 尼日尔 | 0.2 | <0.05 | 1.4 | … |
| 125 | 尼日利亚 | 4.1 | 0.2 | 16.1 | … |
| 126 | 纽埃岛 | 30.0 | 40.0 | 160.0 | 52 |
| 127 | 挪威 | 42.8 | 8.8 | 172.7 | 33 |
| 128 | 阿曼 | 24.3 | 2.8 | 53.8 | 17 |
| 129 | 巴基斯坦 | 8.3 | 0.6 | 5.7 | 6 |
| 130 | 帕劳群岛 | 13.8 | 2.5 | 57.1 | 48 |
| 131 | 巴拿马 | 16.5 | 2.8 | 14.0 | 22 |
| 132 | 巴布亚新几内亚 | 0.6 | 0.2 | 5.7 | … |
| 133 | 巴拉圭 | 12.3 | 1.6 | 10.0 | 13 |
| 134 | 秘鲁 | 11.3 | 1.5 | 15.1 | 15 |
| 135 | 菲律宾 | … | … | … | 5 |
| 136 | 波兰 | 22.2 | 3.3 | 61.6 | 65 |
| 137 | 葡萄牙 | 41.0 | 7.6 | 61.1 | 34 |
| 138 | 卡塔尔 | 77.4 | … | 118.7 | 12 |
| 139 | 韩国 | 21.4 | 4.5 | 50.1 | 103 |
| 140 | 摩尔多瓦 | 29.8 | 5.0 | 64.0 | 62 |
| 141 | 罗马尼亚 | 24.5 | 6.4 | 56.2 | 61 |
| 142 | 俄罗斯 | … | … | … | 97 |
| 143 | 卢旺达 | 0.6 | 0.1 | 6.9 | … |
| 144 | 圣基茨和尼维斯 | … | … | … | 23 |

## 附录2-5 续表3

| 序列 | 国家 | 每万人口 2007～2013 | | | 每万人口医院床位 2006～2012 |
|---|---|---|---|---|---|
| | | 医师 | 口腔医师 | 护士和助产士 | |
| 145 | 圣卢西亚岛 | 1.1 | 1.7 | … | 16 |
| 146 | 圣文森特和格林纳丁斯 | … | … | … | 52 |
| 147 | 萨摩亚群岛 | 4.5 | 3.4 | 18.5 | … |
| 148 | 圣马力诺 | 51.0 | … | 88.3 | 38 |
| 149 | 圣多美和普林西比 | … | … | … | 29 |
| 150 | 沙特阿拉伯 | 24.9 | 0.9 | 48.7 | 21 |
| 151 | 塞内加尔 | 0.6 | 0.1 | 4.2 | … |
| 152 | 塞黑 | 21.1 | 2.3 | … | … |
| 153 | 塞舌尔 | 10.7 | 1.6 | 48.1 | 36 |
| 154 | 塞拉利昂 | 0.2 | <0.05 | 1.7 | … |
| 155 | 新加坡 | 19.5 | 4.1 | 57.6 | 20 |
| 156 | 斯洛伐克 | 33.2 | 4.9 | 60.7 | 60 |
| 157 | 斯洛文尼亚 | 25.2 | 6.3 | 84.6 | 46 |
| 158 | 所罗门群岛 | 2.2 | … | 20.5 | 13 |
| 159 | 索马里 | … | … | … | … |
| 160 | 南非 | 7.8 | 2.0 | 51.1 | … |
| 161 | 南苏丹 | … | … | … | … |
| 162 | 西班牙 | 49.5 | 8.2 | 56.7 | 31 |
| 163 | 斯里兰卡 | 6.8 | 0.6 | 16.4 | 36 |
| 164 | 苏丹 | 2.8 | 0.2 | 8.4 | 8 |
| 165 | 苏里南 | … | … | … | 31 |
| 166 | 斯威士兰 | 1.7 | 0.4 | 16.0 | 21 |
| 167 | 瑞典 | 39.3 | 8.1 | 110.5 | 27 |
| 168 | 瑞士 | 40.5 | 5.4 | 173.6 | 50 |
| 169 | 叙利亚 | 14.6 | 7.5 | 18.7 | 15 |
| 170 | 塔吉克斯坦 | 19.2 | 1.7 | 50.2 | 55 |
| 171 | 泰国 | 3.9 | 2.6 | 20.8 | 21 |
| 172 | 马其顿 | 26.2 | 7.0 | … | 45 |
| 173 | 东帝汶 | 0.7 | 0.4 | 11.1 | 59 |
| 174 | 多哥 | 0.5 | <0.05 | 2.7 | 7 |
| 175 | 汤加 | 5.6 | 3.6 | 38.8 | 26 |
| 176 | 特立尼达和多巴哥 | 11.8 | 2.2 | 35.6 | 27 |
| 177 | 突尼斯 | 12.2 | 2.9 | 32.8 | 21 |
| 178 | 土耳其 | 17.1 | 2.9 | 24.0 | 25 |
| 179 | 土库曼斯坦 | … | 1.2 | … | 40 |
| 180 | 图瓦卢 | 10.9 | 3.6 | 58.2 | … |
| 181 | 乌干达 | … | … | … | 5 |
| 182 | 乌克兰 | 35.4 | 6.9 | 76.7 | 90 |
| 183 | 阿联酋 | 25.3 | 4.3 | 31.6 | 11 |
| 184 | 英国 | 28.1 | 5.4 | 88.0 | 29 |
| 185 | 坦桑尼亚 | 0.3 | 0.1 | 4.4 | 7 |
| 186 | 美国 | 24.5 | … | … | 29 |
| 187 | 乌拉圭 | 37.4 | 7.0 | 55.5 | 25 |
| 188 | 乌兹别克斯坦 | 25.3 | 1.7 | 119.4 | 44 |
| 189 | 瓦努阿图 | 1.2 | 0.1 | 17.0 | 18 |
| 190 | 委内瑞拉 | … | … | … | 9 |
| 191 | 越南 | 11.9 | … | 12.4 | 20 |
| 192 | 也门 | 2.0 | 0.4 | 6.8 | 7 |
| 193 | 赞比亚 | 1.7 | 0.3 | 7.8 | 20 |
| 194 | 津巴布韦 | 0.8 | 0.2 | 13.4 | 17 |

# 附录2-6　卫生经费

| 序列 | 国家 | 卫生总费用占GDP% | | | 卫生总费用构成(%) | | | | | |
|---|---|---|---|---|---|---|---|---|---|---|
| | | | | | 政府卫生支出 | | | 个人卫生支出 | | |
| | | 2000 | 2011 | 2012 | 2000 | 2011 | 2012 | 2000 | 2011 | 2012 |
| 1 | 阿富汗 | … | 8.4 | 8.5 | … | 19.0 | 20.8 | … | 81.0 | 79.2 |
| 2 | 阿尔巴尼亚 | 6.3 | 6.0 | 5.6 | 36.1 | 47.9 | 49.3 | 63.9 | 52.1 | 50.7 |
| 3 | 阿尔及利亚 | 3.5 | 4.4 | 6.0 | 73.3 | 82.0 | 73.5 | 26.7 | 18.0 | 26.5 |
| 4 | 安道尔 | 6.0 | 7.2 | 8.3 | 64.8 | 73.6 | 76.6 | 35.2 | 26.4 | 23.4 |
| 5 | 安哥拉 | 3.4 | 3.4 | 3.5 | 49.5 | 62.6 | 62.2 | 50.5 | 37.4 | 37.8 |
| 6 | 安提瓜和巴布达 | 4.2 | 5.5 | 5.4 | 67.1 | 73.7 | 68.0 | 32.9 | 26.3 | 32.0 |
| 7 | 阿根廷 | 7.6 | 7.9 | 6.8 | 53.9 | 66.5 | 69.3 | 46.1 | 33.5 | 30.7 |
| 8 | 亚美尼亚 | 6.3 | 3.7 | 4.5 | 18.2 | 52.2 | 41.8 | 81.8 | 47.8 | 58.2 |
| 9 | 澳大利亚 | 8.1 | 9.0 | 8.9 | 66.8 | 67.6 | 67.0 | 33.2 | 32.4 | 33.0 |
| 10 | 奥地利 | 10.0 | 11.3 | 11.1 | 75.6 | 75.3 | 75.9 | 24.4 | 24.7 | 24.1 |
| 11 | 阿塞拜疆 | 4.7 | 5.0 | 5.4 | 18.6 | 21.6 | 22.6 | 81.4 | 78.4 | 77.4 |
| 12 | 巴哈马群岛 | 5.2 | 7.5 | 7.3 | 48.1 | 45.6 | 45.1 | 51.9 | 54.4 | 54.9 |
| 13 | 巴林群岛 | 3.5 | 3.8 | 4.4 | 67.3 | 69.9 | 70.1 | 32.7 | 30.1 | 29.9 |
| 14 | 孟加拉国 | 2.6 | 3.8 | 3.5 | 40.7 | 38.2 | 31.9 | 59.3 | 61.8 | 68.1 |
| 15 | 巴巴多斯岛 | 5.2 | 7.2 | 6.8 | 65.8 | 66.0 | 60.9 | 34.2 | 34.0 | 39.1 |
| 16 | 白俄罗斯 | 6.1 | 4.9 | 5.0 | 75.5 | 70.5 | 77.2 | 24.5 | 29.5 | 22.8 |
| 17 | 比利时 | 8.1 | 10.5 | 10.9 | 74.6 | 75.9 | 75.2 | 25.4 | 24.1 | 24.8 |
| 18 | 伯利兹 | 4.0 | 5.8 | 5.3 | 52.6 | 66.5 | 64.9 | 47.4 | 33.5 | 35.1 |
| 19 | 贝宁湾 | 4.3 | 4.5 | 5.0 | 44.2 | 52.1 | 57.4 | 55.8 | 47.9 | 42.6 |
| 20 | 不丹 | 6.7 | 3.7 | 3.6 | 79.3 | 83.9 | 73.4 | 20.7 | 16.1 | 26.6 |
| 21 | 玻利维亚 | 6.1 | 5.0 | 5.8 | 60.1 | 70.8 | 71.8 | 39.9 | 29.2 | 28.2 |
| 22 | 波黑 | 7.1 | 9.9 | 10.1 | 56.7 | 71.3 | 71.2 | 43.3 | 28.7 | 28.8 |
| 23 | 博茨瓦纳 | 4.7 | 5.2 | 5.5 | 62.2 | 61.6 | 58.1 | 37.8 | 38.4 | 41.9 |
| 24 | 巴西 | 7.2 | 8.9 | 9.5 | 40.3 | 45.7 | 47.5 | 59.7 | 54.3 | 52.5 |
| 25 | 文莱 | 3.0 | 2.2 | 2.3 | 86.5 | 92.0 | 91.8 | 13.5 | 8.0 | 8.2 |
| 26 | 保加利亚 | 6.2 | 7.3 | 7.4 | 60.9 | 55.3 | 56.3 | 39.1 | 44.7 | 43.7 |
| 27 | 布基纳法索 | 5.1 | 6.4 | 6.1 | 39.6 | 49.5 | 58.5 | 60.4 | 50.5 | 41.5 |
| 28 | 布隆迪 | 6.3 | 9.0 | 8.2 | 30.6 | 63.3 | 60.1 | 69.4 | 36.7 | 39.9 |
| 29 | 佛得角 | 4.8 | 4.0 | 4.6 | 73.3 | 75.5 | 72.4 | 26.7 | 24.5 | 27.6 |
| 30 | 柬埔寨 | 5.8 | 5.6 | 7.3 | 22.2 | 22.6 | 19.7 | 77.8 | 77.4 | 80.3 |
| 31 | 喀麦隆 | 4.4 | 5.4 | 5.0 | 21.0 | 34.7 | 32.4 | 79.0 | 65.3 | 67.6 |
| 32 | 加拿大 | 8.7 | 10.9 | 10.9 | 70.4 | 70.4 | 70.1 | 29.6 | 29.6 | 29.9 |
| 33 | 中非 | 4.3 | 3.9 | 3.8 | 50.2 | 51.4 | 51.1 | 49.8 | 48.6 | 48.9 |
| 34 | 乍得 | 6.3 | 2.8 | 3.6 | 42.5 | 29.6 | 38.1 | 57.5 | 70.4 | 61.9 |
| 35 | 智利 | 7.2 | 7.1 | 7.3 | 36.1 | 48.4 | 47.7 | 63.9 | 51.6 | 52.3 |
| 36 | 中国 | 4.6 | 5.1 | 5.4 | 38.3 | 55.9 | 56.0 | 61.7 | 44.1 | 44.0 |
| 37 | 哥伦比亚 | 5.9 | 6.5 | 6.8 | 79.3 | 75.2 | 75.8 | 20.7 | 24.8 | 24.2 |
| 38 | 科摩罗 | 3.5 | 3.6 | 6.5 | 43.7 | 40.2 | 38.8 | 56.3 | 59.8 | 61.2 |
| 39 | 刚果 | 2.1 | 2.5 | 4.0 | 57.5 | 67.5 | 79.2 | 42.5 | 32.5 | 20.8 |
| 40 | 库克岛 | 3.4 | 3.6 | 3.3 | 90.1 | 91.0 | 90.8 | 9.9 | 9.0 | 9.2 |
| 41 | 哥斯达黎加 | 7.1 | 10.2 | 10.1 | 78.6 | 74.7 | 74.7 | 21.4 | 25.3 | 25.3 |
| 42 | 科特迪瓦 | 6.2 | 6.8 | 6.5 | 29.6 | 24.5 | 30.4 | 70.4 | 75.5 | 69.6 |
| 43 | 克罗地亚 | 7.8 | 6.8 | 7.3 | 86.1 | 82.5 | 80.1 | 13.9 | 17.5 | 19.9 |
| 44 | 古巴 | 6.1 | 10.0 | 8.6 | 90.8 | 94.7 | 94.2 | 9.2 | 5.3 | 5.8 |
| 45 | 塞浦路斯 | 5.8 | 7.4 | 7.3 | 41.7 | 43.3 | 47.0 | 58.3 | 56.7 | 53.0 |
| 46 | 捷克 | 6.3 | 7.5 | 7.5 | 90.3 | 84.2 | 84.0 | 9.7 | 15.8 | 16.0 |
| 47 | 朝鲜 | … | … | … | … | … | … | … | … | … |
| 48 | 刚果民主共和国 | 1.4 | 6.1 | 3.6 | 3.1 | 50.8 | 51.5 | 96.9 | 49.2 | 48.5 |

## 附录2-6　续表1

| 政府卫生支出占政府总支出% | | | 社会医保支出占政府卫生支出% | | | 人均卫生费用（美元） | | | 人均政府卫生支出（美元） | | |
|---|---|---|---|---|---|---|---|---|---|---|---|
| 2000 | 2011 | 2012 | 2000 | 2011 | 2012 | 2000 | 2011 | 2012 | 2000 | 2011 | 2012 |
| … | 3.5 | 7.1 | … | 0.0 | 0.0 | | 48 | 58 | | 9 | 12 |
| 7.1 | 9.8 | 9.8 | 20.4 | 74.1 | 74.1 | 70 | 243 | 220 | 25 | 116 | 109 |
| 8.8 | 9.0 | 9.8 | 35.5 | 31.6 | 29.1 | 60 | 233 | 319 | 44 | 191 | 234 |
| 19.1 | … | 23.1 | 88.1 | 57.4 | 24.2 | 1318 | 3053 | 3414 | 854 | 2247 | 2614 |
| 2.9 | 5.6 | 5.6 | 0.0 | 0.0 | 0.0 | 22 | 178 | 190 | 11 | 111 | 118 |
| 11.4 | 15.8 | 17.2 | 0.0 | 11.1 | 7.6 | 420 | 703 | 727 | 281 | 518 | 494 |
| 14.7 | 21.7 | 22.5 | 59.6 | 64.1 | 52.8 | 710 | 866 | 994 | 383 | 576 | 689 |
| 5.3 | 7.4 | 7.9 | 0.0 | 0.0 | 0.0 | 39 | 127 | 150 | 7 | 66 | 63 |
| 15.1 | 17.2 | 17.8 | 0.0 | 0.0 | 0.0 | 1714 | 5991 | 6097 | 1145 | 4052 | 4085 |
| 14.6 | 16.9 | 16.3 | 58.6 | 53.6 | 55.1 | 2406 | 5643 | 5206 | 1820 | 4251 | 3951 |
| 5.4 | 3.7 | 3.8 | 0.0 | 0.0 | 0.0 | 30 | 359 | 402 | 6 | 77 | 91 |
| 14.8 | 15.7 | 15.1 | 1.8 | 2.2 | 0.0 | 1107 | 1622 | 1618 | 532 | 740 | 730 |
| 10.7 | 8.7 | 9.3 | 0.4 | 1.6 | 1.5 | 476 | 766 | 920 | 320 | 535 | 645 |
| 7.4 | 9.8 | 6.8 | 0.0 | 0.0 | 0.0 | 9 | 27 | 26 | 4 | 10 | 8 |
| 11.7 | 10.3 | 9.9 | 0.0 | 0.2 | 0.2 | 602 | 935 | 1009 | 396 | 617 | 615 |
| 10.1 | 13.0 | 13.2 | 0.0 | 0.0 | 0.0 | 75 | 311 | 339 | 56 | 219 | 262 |
| 12.3 | 15.0 | 14.9 | 85.4 | 86.2 | 85.5 | 1845 | 4914 | 4742 | 1377 | 3730 | 3567 |
| 6.5 | 13.4 | 12.1 | 0.0 | 13.5 | 13.9 | 139 | 264 | 259 | 73 | 175 | 168 |
| 10.0 | 10.8 | 13.5 | 0.5 | 0.4 | 0.1 | 15 | 34 | 37 | 7 | 18 | 21 |
| 12.2 | 8.0 | 6.1 | 0.0 | 0.0 | 0.0 | 52 | 94 | 90 | 41 | 79 | 66 |
| 9.8 | 7.9 | 9.5 | 62.0 | 42.9 | 50.9 | 60 | 115 | 149 | 36 | 82 | 107 |
| 11.4 | 16.6 | 16.6 | 97.7 | 90.1 | 91.0 | 103 | 471 | 446 | 59 | 336 | 318 |
| 7.4 | 8.0 | 8.8 | 0.0 | … | 0.0 | 152 | 404 | 402 | 95 | 249 | 233 |
| 4.1 | 8.7 | 7.9 | 0.0 | 0.0 | 0.0 | 265 | 1119 | 1078 | 107 | 512 | 512 |
| 6.3 | 6.2 | 6.0 | 0.0 | … | 0.0 | 543 | 917 | 946 | 470 | 844 | 869 |
| 9.1 | 11.3 | 11.7 | 12.0 | 68.4 | 76.4 | 97 | 522 | 520 | 59 | 288 | 292 |
| 8.8 | 12.4 | 13.5 | 0.8 | 0.2 | 0.2 | 12 | 39 | 40 | 5 | 19 | 23 |
| 7.3 | 13.6 | 14.1 | 29.5 | 12.4 | 13.6 | 7 | 21 | 21 | 2 | 13 | 13 |
| 9.9 | 8.8 | 10.0 | 34.9 | 25.2 | 29.6 | 59 | 153 | 163 | 43 | 116 | 118 |
| 8.7 | 6.2 | 6.7 | 0.0 | … | 0.0 | 17 | 49 | 69 | 4 | 11 | 14 |
| 6.1 | 8.5 | 8.5 | 3.9 | 2.6 | 2.6 | 26 | 64 | 61 | 5 | 22 | 20 |
| 15.1 | 17.4 | 18.5 | 1.9 | 2.0 | 1.9 | 2100 | 5656 | 5763 | 1477 | 3982 | 4037 |
| 12.9 | 12.5 | 11.4 | 0.0 | … | 0.0 | 11 | 19 | 18 | 5 | 10 | 9 |
| 13.1 | 3.3 | 5.9 | 0.0 | … | 0.0 | 10 | 25 | 37 | 4 | 7 | 14 |
| 11.0 | 14.8 | 14.9 | 19.3 | 11.4 | 9.2 | 364 | 1022 | 1106 | 131 | 495 | 528 |
| 10.9 | 12.5 | 12.5 | 57.2 | 67.0 | 67.9 | 43 | 274 | 322 | 16 | 153 | 180 |
| 19.3 | 20.2 | 18.5 | 66.8 | 83.4 | 84.0 | 148 | 466 | 530 | 117 | 350 | 402 |
| 9.3 | 6.5 | 9.9 | 0.0 | 0.0 | 0.0 | 13 | 31 | 54 | 6 | 13 | 21 |
| 4.8 | 6.5 | 8.7 | 0.0 | 0.0 | 0.0 | 22 | 85 | 125 | 13 | 58 | 99 |
| 9.9 | 11.7 | 9.3 | 0.0 | 0.0 | 0.0 | 175 | 511 | 498 | 158 | 464 | 452 |
| 24.1 | 28.0 | 27.7 | 80.7 | 81.0 | 79.3 | 287 | 883 | 952 | 226 | 659 | 711 |
| 10.0 | 8.5 | 8.1 | 2.0 | 6.3 | 6.6 | 40 | 84 | 80 | 12 | 21 | 24 |
| 13.0 | 15.1 | 12.7 | 97.6 | 94.3 | 93.5 | 371 | 992 | 950 | 320 | 818 | 761 |
| 10.8 | 14.0 | 11.5 | 0.0 | … | 0.0 | 166 | 605 | 558 | 151 | 573 | 526 |
| 6.5 | 6.9 | 7.5 | 0.0 | 1.6 | 1.5 | 753 | 2123 | 1936 | 314 | 919 | 910 |
| 13.7 | 14.6 | 14.2 | 89.5 | 92.3 | 92.7 | 361 | 1545 | 1411 | 326 | 1301 | 1186 |
| … | … | … | … | … | … | … | … | … | … | … | … |
| 1.8 | 11.5 | 12.9 | 0.0 | … | 0.0 | 19 | 15 | 15 | 1 | 8 | 8 |

## 附录2-6 续表2

| 序列 | 国家 | 卫生总费用占GDP% | | | 卫生总费用构成(%) | | | | | |
|---|---|---|---|---|---|---|---|---|---|---|
| | | | | | 政府卫生支出 | | | 个人卫生支出 | | |
| | | 2000 | 2011 | 2012 | 2000 | 2011 | 2012 | 2000 | 2011 | 2012 |
| 49 | 丹麦 | 8.7 | 10.9 | 11.0 | 83.9 | 85.3 | 85.8 | 16.1 | 14.7 | 14.2 |
| 50 | 吉布提 | 5.8 | 8.7 | 8.8 | 67.8 | 57.4 | 59.7 | 32.2 | 42.6 | 40.3 |
| 51 | 多米尼加 | 5.0 | 6.0 | 5.8 | 69.0 | 71.0 | 70.2 | 31.0 | 29.0 | 29.8 |
| 52 | 多米尼加共和国 | 6.3 | 5.4 | 5.4 | 34.5 | 49.3 | 50.9 | 65.5 | 50.7 | 49.1 |
| 53 | 厄瓜多尔 | 3.6 | 6.9 | 6.4 | 31.2 | 36.1 | 44.8 | 68.8 | 63.9 | 55.2 |
| 54 | 埃及 | 5.4 | 4.9 | 4.9 | 40.5 | 40.7 | 39.0 | 59.5 | 59.3 | 61.0 |
| 55 | 萨尔瓦多 | 8.0 | 6.8 | 6.7 | 45.2 | 63.6 | 62.8 | 54.8 | 36.4 | 37.2 |
| 56 | 赤道几内亚 | 2.7 | 4.5 | 3.4 | 79.3 | 54.2 | 80.3 | 20.7 | 45.8 | 19.7 |
| 57 | 厄立特里亚 | 4.1 | 2.7 | 3.0 | 39.1 | 50.5 | 46.5 | 60.9 | 49.5 | 53.5 |
| 58 | 爱沙尼亚 | 5.3 | 5.8 | 5.9 | 77.2 | 80.5 | 78.7 | 22.5 | 19.5 | 21.3 |
| 59 | 埃塞俄比亚 | 4.4 | 4.1 | 4.9 | 54.6 | 50.0 | 60.6 | 45.4 | 50.0 | 39.4 |
| 60 | 斐济 | 3.9 | 3.8 | 4.0 | 83.6 | 65.3 | 66.2 | 16.4 | 34.7 | 33.8 |
| 61 | 芬兰 | 7.2 | 9.0 | 9.1 | 71.3 | 75.4 | 75.0 | 28.7 | 24.6 | 25.0 |
| 62 | 法国 | 10.1 | 11.6 | 11.6 | 79.4 | 76.8 | 77.4 | 20.6 | 23.2 | 22.6 |
| 63 | 加蓬 | 2.9 | 3.4 | 3.7 | 40.5 | 52.9 | 52.8 | 59.5 | 47.1 | 47.2 |
| 64 | 冈比亚 | 3.6 | 4.7 | 6.2 | 34.2 | 62.3 | 60.0 | 65.8 | 37.7 | 40.0 |
| 65 | 格鲁吉亚 | 6.9 | 9.4 | 9.2 | 17.0 | 18.1 | 18.0 | 83.0 | 81.9 | 82.0 |
| 66 | 德国 | 10.4 | 11.3 | 11.3 | 79.5 | 76.5 | 76.7 | 20.5 | 23.5 | 23.3 |
| 67 | 加纳 | 3.0 | 5.3 | 5.2 | 50.0 | 55.9 | 68.3 | 50.0 | 44.1 | 31.7 |
| 68 | 希腊 | 7.9 | 9.0 | 9.3 | 60.0 | 66.1 | 67.1 | 40.0 | 33.9 | 32.9 |
| 69 | 格林纳达 | 6.6 | 6.5 | 6.2 | 52.0 | 48.3 | 47.2 | 48.0 | 51.7 | 52.8 |
| 70 | 危地马拉 | 5.6 | 6.7 | 7.1 | 40.2 | 35.4 | 38.0 | 59.8 | 64.6 | 62.0 |
| 71 | 几内亚 | 3.5 | 6.0 | 4.5 | 31.7 | 24.3 | 39.2 | 68.3 | 75.7 | 60.8 |
| 72 | 几内亚比绍 | 4.9 | 6.3 | 6.2 | 10.5 | 26.8 | 24.6 | 89.5 | 73.2 | 75.4 |
| 73 | 圭亚那 | 5.8 | 6.8 | 6.6 | 84.7 | 67.3 | 66.1 | 15.3 | 32.7 | 33.9 |
| 74 | 海地 | 6.1 | 8.5 | 9.6 | 27.7 | 21.5 | 9.2 | 72.3 | 78.5 | 90.8 |
| 75 | 洪都拉斯 | 6.6 | 8.4 | 9.5 | 54.2 | 49.4 | 44.4 | 45.8 | 50.6 | 55.6 |
| 76 | 匈牙利 | 7.2 | 7.9 | 8.0 | 70.7 | 65.0 | 62.6 | 29.3 | 35.0 | 37.4 |
| 77 | 冰岛 | 9.5 | 9.2 | 9.0 | 81.1 | 80.7 | 80.5 | 18.9 | 19.3 | 19.5 |
| 78 | 印度 | 4.3 | 3.9 | 3.8 | 27.0 | 30.5 | 30.5 | 73.0 | 69.5 | 69.5 |
| 79 | 印尼 | 2.0 | 2.9 | 3.0 | 36.1 | 37.9 | 39.6 | 63.9 | 62.1 | 60.4 |
| 80 | 伊朗 | 4.6 | 4.6 | 6.6 | 41.6 | 49.5 | 40.4 | 58.4 | 50.5 | 59.6 |
| 81 | 伊拉克 | 0.8 | 2.7 | 4.8 | 4.8 | 75.1 | 60.5 | 95.2 | 24.9 | 39.5 |
| 82 | 爱尔兰 | 6.2 | 8.8 | 8.9 | 74.1 | 67.0 | 67.6 | 25.9 | 33.0 | 32.4 |
| 83 | 以色列 | 7.1 | 7.6 | 7.4 | 62.6 | 61.2 | 59.8 | 37.4 | 38.8 | 40.2 |
| 84 | 意大利 | 7.9 | 9.2 | 9.2 | 74.2 | 77.8 | 77.3 | 25.8 | 22.2 | 22.7 |
| 85 | 牙买加 | 5.5 | 5.2 | 5.6 | 52.6 | 53.6 | 58.7 | 47.4 | 46.4 | 41.3 |
| 86 | 日本 | 7.6 | 10.0 | 10.3 | 80.8 | 82.1 | 82.1 | 19.2 | 17.6 | 17.9 |
| 87 | 约旦 | 9.7 | 8.8 | 8.0 | 48.0 | 65.5 | 68.7 | 52.0 | 34.5 | 31.3 |
| 88 | 哈萨克斯坦 | 4.2 | 3.9 | 4.3 | 50.9 | 57.9 | 55.8 | 49.1 | 42.1 | 44.2 |
| 89 | 肯尼亚 | 4.7 | 4.4 | 4.5 | 46.3 | 39.4 | 40.9 | 53.7 | 60.6 | 59.1 |
| 90 | 基里巴斯 | 8.0 | 10.8 | 10.2 | 94.9 | 82.0 | 81.7 | 5.1 | 18.0 | 18.3 |
| 91 | 科威特 | 2.5 | 2.6 | 2.6 | 76.3 | 82.4 | 82.8 | 23.7 | 17.6 | 17.2 |
| 92 | 吉尔吉斯 | 4.7 | 6.2 | 7.0 | 44.3 | 59.9 | 60.2 | 55.7 | 40.1 | 39.8 |
| 93 | 老挝 | 3.3 | 2.8 | 1.9 | 35.1 | 49.4 | 31.8 | 64.9 | 50.6 | 68.2 |
| 94 | 拉脱维亚 | 6.0 | 6.0 | 5.9 | 54.4 | 57.1 | 60.6 | 45.6 | 42.9 | 36.7 |
| 95 | 黎巴嫩 | 10.9 | 7.4 | 7.5 | 29.5 | 38.0 | 46.3 | 70.5 | 62.0 | 53.7 |
| 96 | 莱索托 | 6.9 | 11.7 | 12.1 | 50.2 | 77.5 | 78.6 | 49.8 | 22.5 | 21.4 |

## 附录2-6　续表3

| 政府卫生支出占政府总支出% | | | 社会医保支出占政府卫生支出% | | | 人均卫生费用（美元） | | | 人均政府卫生支出（美元） | | |
|---|---|---|---|---|---|---|---|---|---|---|---|
| 2000 | 2011 | 2012 | 2000 | 2011 | 2012 | 2000 | 2011 | 2012 | 2000 | 2011 | 2012 |
| 13.6 | 16.1 | 15.9 | 0.0 | 0.0 | 0.0 | 2613 | 6521 | 6204 | 2191 | 5563 | 5320 |
| 12.0 | 14.1 | 14.1 | 11.3 | 9.5 | 9.5 | 44 | 119 | 139 | 30 | 68 | 83 |
| 6.6 | 12.3 | 10.4 | 0.0 | 0.8 | 0.1 | 231 | 402 | 399 | 159 | 285 | 280 |
| 15.9 | 14.2 | 14.3 | 17.0 | 25.8 | 41.8 | 173 | 293 | 310 | 60 | 145 | 158 |
| 6.4 | 6.4 | 7.1 | 28.0 | 34.5 | 33.1 | 53 | 362 | 361 | 16 | 131 | 162 |
| 7.3 | 6.3 | 5.8 | 24.3 | 19.4 | 20.8 | 80 | 137 | 158 | 33 | 56 | 62 |
| 14.3 | 14.7 | 15.5 | 49.3 | 42.5 | 43.1 | 176 | 252 | 254 | 80 | 160 | 159 |
| 8.7 | 7.0 | 7.0 | 0.0 | 0.0 | 0.0 | 55 | 1051 | 769 | 44 | 570 | 618 |
| 2.6 | 3.6 | 3.6 | 0.0 | 0.0 | 0.0 | 7 | 12 | 15 | 3 | 6 | 7 |
| 11.3 | 12.3 | 11.7 | 86.4 | 86.4 | 86.6 | 214 | 928 | 994 | 165 | 747 | 783 |
| 9.4 | 11.1 | 16.4 | 0.0 | 0.0 | 0.0 | 5 | 14 | 22 | 3 | 7 | 14 |
| 11.3 | 9.2 | 9.4 | 0.0 | 0.0 | 0.0 | 80 | 167 | 184 | 67 | 109 | 122 |
| 10.6 | 12.3 | 12.0 | 19.5 | 19.0 | 19.1 | 1700 | 4411 | 4158 | 1212 | 3327 | 3119 |
| 15.5 | 15.9 | 15.8 | 94.3 | 92.3 | 95.1 | 2209 | 4968 | 4644 | 1754 | 3813 | 3592 |
| 5.3 | 7.2 | 7.2 | 14.5 | 27.1 | 27.1 | 118 | 401 | 399 | 48 | 212 | 211 |
| 10.4 | 11.2 | 12.4 | 0.0 | 0.0 | 0.0 | 23 | 24 | 31 | 8 | 15 | 19 |
| 6.9 | 5.3 | 5.2 | 46.0 | 68.8 | 68.8 | 45 | 310 | 333 | 8 | 56 | 60 |
| 18.3 | 19.1 | 19.3 | 87.3 | 88.6 | 88.8 | 2387 | 4996 | 4717 | 1898 | 3819 | 3618 |
| 7.8 | 12.5 | 10.6 | 0.0 | 21.6 | 22.2 | 12 | 83 | 86 | 6 | 46 | 59 |
| 10.1 | 11.4 | 11.7 | 45.9 | 64.0 | 57.8 | 918 | 2304 | 2070 | 551 | 1522 | 1390 |
| 13.2 | 11.0 | 9.0 | 0.0 | 0.4 | 0.6 | 339 | 481 | 471 | 176 | 232 | 223 |
| 17.0 | 15.7 | 18.3 | 51.2 | 41.8 | 52.5 | 96 | 215 | 236 | 39 | 76 | 90 |
| 6.4 | 6.8 | 6.8 | 1.1 | 4.5 | 4.5 | 12 | 27 | 22 | 4 | 7 | 9 |
| 2.3 | 7.8 | 7.8 | 5.4 | 1.5 | 1.5 | 16 | 35 | 31 | 2 | 9 | 8 |
| 10.8 | 15.6 | 13.1 | 7.1 | 2.7 | 2.6 | 56 | 221 | 235 | 47 | 149 | 155 |
| 16.0 | 5.5 | 2.4 | 0.0 | 0.0 | 0.0 | 26 | 62 | 73 | 7 | 13 | 7 |
| 18.1 | 17.0 | 11.8 | 13.7 | 26.2 | 29.6 | 76 | 187 | 221 | 41 | 92 | 98 |
| 10.6 | 10.3 | 10.2 | 83.9 | 83.7 | 83.3 | 326 | 1096 | 999 | 230 | 713 | 625 |
| 18.4 | 15.6 | 15.4 | 33.4 | 36.1 | 35.8 | 2961 | 4051 | 3850 | 2400 | 3268 | 3100 |
| 4.6 | 8.2 | 4.3 | 17.4 | 15.8 | 6.5 | 20 | 62 | 58 | 5 | 19 | 18 |
| 4.5 | 6.2 | 6.6 | 6.3 | 18.2 | 17.6 | 15 | 99 | 108 | 6 | 38 | 43 |
| 10.6 | 10.5 | 17.5 | 57.8 | 50.2 | 47.2 | 229 | 326 | 485 | 95 | 161 | 196 |
| 0.1 | 4.9 | 6.0 | 0.0 | 0.0 | 0.0 | 7 | 160 | 282 | <1 | 120 | 171 |
| 14.7 | 12.4 | 14.1 | 1.2 | 0.5 | 0.2 | 1593 | 4306 | 4079 | 1181 | 2883 | 2757 |
| 9.2 | 10.4 | 10.5 | 72.5 | 71.5 | 71.8 | 1487 | 2373 | 2395 | 930 | 1453 | 1432 |
| 12.7 | 14.4 | 14.0 | 0.1 | 0.2 | 0.4 | 1527 | 3339 | 3114 | 1134 | 2599 | 2408 |
| 6.6 | 8.6 | 7.1 | 0.0 | 0.3 | 0.2 | 189 | 273 | 298 | 100 | 146 | 175 |
| 15.9 | 19.4 | 20.0 | 84.9 | 87.6 | 87.0 | 2865 | 4656 | 4787 | 2315 | 3824 | 3932 |
| 13.7 | 17.8 | 17.3 | 9.7 | 28.2 | 6.3 | 171 | 386 | 351 | 82 | 253 | 241 |
| 9.2 | 10.5 | 10.9 | 0.0 | … | 0.0 | 52 | 458 | 539 | 27 | 265 | 301 |
| 10.6 | 5.9 | 5.9 | 10.9 | 13.1 | 13.1 | 19 | 35 | 42 | 9 | 14 | 17 |
| 8.8 | 10.3 | 10.0 | 0.0 | 0.0 | 0.0 | 65 | 181 | 177 | 62 | 149 | 144 |
| 5.2 | 5.6 | 5.8 | 0.0 | 0.0 | 0.0 | 494 | 1349 | 1446 | 377 | 1112 | 1197 |
| 12.0 | 11.6 | 12.2 | 10.0 | 64.1 | 64.1 | 13 | 71 | 84 | 6 | 42 | 51 |
| 5.8 | 6.1 | 2.6 | 1.2 | 4.9 | 4.2 | 11 | 35 | 27 | 4 | 18 | 9 |
| 8.7 | 8.9 | 9.8 | 0.0 | … | 0.0 | 196 | 826 | 820 | 107 | 472 | 497 |
| 7.6 | 9.5 | 10.7 | 46.3 | 49.7 | 39.4 | 579 | 646 | 663 | 171 | 246 | 307 |
| 6.3 | 14.5 | 14.5 | 0.0 | 0.0 | 0.0 | 29 | 146 | 138 | 14 | 113 | 108 |

## 附录2-6　续表4

| 序列 | 国家 | 卫生总费用占GDP% | | | 卫生总费用构成(%) | | | | | |
|---|---|---|---|---|---|---|---|---|---|---|
| | | | | | 政府卫生支出 | | | 个人卫生支出 | | |
| | | 2000 | 2011 | 2012 | 2000 | 2011 | 2012 | 2000 | 2011 | 2012 |
| 97 | 利比里亚 | 5.9 | 15.6 | 9.4 | 24.5 | 29.7 | 34.5 | 75.5 | 70.3 | 65.5 |
| 98 | 利比亚 | 3.4 | 3.9 | 4.3 | 48.7 | 77.3 | 70.3 | 51.3 | 22.7 | 29.7 |
| 99 | 立陶宛 | 6.5 | 6.7 | 6.7 | 69.7 | 71.4 | 65.3 | 30.3 | 28.6 | 31.1 |
| 100 | 卢森堡 | 7.5 | 6.7 | 7.2 | 85.1 | 84.1 | 83.5 | 14.9 | 15.9 | 16.5 |
| 101 | 马达加斯加 | 5.0 | 4.1 | 3.3 | 49.6 | 55.9 | 50.7 | 50.4 | 44.1 | 49.3 |
| 102 | 马拉维 | 6.1 | 8.3 | 9.2 | 45.8 | 72.4 | 56.1 | 54.2 | 27.6 | 43.9 |
| 103 | 马来西亚 | 3.0 | 3.8 | 4.0 | 55.8 | 55.2 | 55.2 | 44.2 | 44.8 | 44.8 |
| 104 | 马尔代夫 | 7.1 | 8.1 | 11.4 | 57.6 | 44.4 | 57.1 | 42.4 | 55.6 | 42.9 |
| 105 | 马里 | 6.3 | 6.8 | 5.8 | 32.9 | 43.8 | 38.8 | 67.1 | 56.2 | 61.2 |
| 106 | 马耳他 | 6.6 | 8.7 | 8.7 | 72.5 | 63.9 | 65.6 | 27.5 | 36.1 | 34.4 |
| 107 | 马歇尔群岛 | 22.5 | 16.0 | 15.6 | 87.9 | 83.0 | 82.6 | 12.1 | 17.0 | 17.4 |
| 108 | 毛利塔尼亚 | 5.2 | 5.9 | 3.8 | 52.6 | 65.2 | 47.0 | 47.4 | 34.8 | 53.0 |
| 109 | 毛里求斯 | 3.8 | 4.9 | 4.8 | 52.1 | 48.2 | 48.2 | 47.9 | 51.8 | 51.8 |
| 110 | 墨西哥 | 5.1 | 6.0 | 6.1 | 46.6 | 50.3 | 51.8 | 53.4 | 49.7 | 48.2 |
| 111 | 密克罗尼西亚 | 7.8 | 13.7 | 12.8 | 93.9 | 91.0 | 90.4 | 6.1 | 9.0 | 9.6 |
| 112 | 摩纳哥 | 3.3 | 4.4 | 4.3 | 87.1 | 88.6 | 88.5 | 12.9 | 11.4 | 11.5 |
| 113 | 蒙古 | 4.7 | 6.0 | 6.3 | 82.1 | 63.3 | 62.8 | 17.9 | 36.7 | 37.2 |
| 114 | 黑山 | 7.3 | 7.2 | 7.2 | 71.0 | 58.2 | 61.7 | 29.0 | 41.8 | 38.3 |
| 115 | 摩洛哥 | 4.2 | 6.3 | 6.1 | 29.4 | 33.1 | 35.5 | 70.6 | 66.9 | 64.5 |
| 116 | 莫桑比克 | 6.2 | 6.4 | 5.8 | 70.0 | 44.0 | 49.4 | 30.0 | 56.0 | 50.6 |
| 117 | 缅甸 | 2.1 | 1.8 | 1.8 | 14.2 | 15.9 | 23.9 | 85.8 | 84.1 | 76.1 |
| 118 | 纳米比亚 | 6.1 | 8.6 | 8.0 | 68.9 | 61.3 | 61.9 | 31.1 | 38.7 | 38.1 |
| 119 | 瑙鲁 | 13.3 | 8.1 | 7.0 | 94.4 | 88.0 | 93.4 | 5.6 | 12.0 | 6.6 |
| 120 | 尼泊尔 | 5.4 | 6.1 | 5.5 | 24.6 | 45.3 | 39.5 | 75.4 | 54.7 | 60.5 |
| 121 | 荷兰 | 8.0 | 11.9 | 12.7 | 63.1 | 79.5 | 79.6 | 36.9 | 13.4 | 13.2 |
| 122 | 新西兰 | 7.6 | 10.3 | 10.2 | 78.0 | 82.7 | 82.9 | 22.0 | 17.3 | 17.1 |
| 123 | 尼加拉瓜 | 5.4 | 7.6 | 8.1 | 53.5 | 54.3 | 54.3 | 46.5 | 45.7 | 45.7 |
| 124 | 尼日尔 | 5.8 | 6.8 | 6.1 | 26.2 | 33.2 | 33.1 | 73.8 | 66.8 | 66.9 |
| 125 | 尼日利亚 | 2.8 | 5.7 | 3.4 | 33.5 | 34.0 | 33.2 | 66.5 | 66.0 | 66.8 |
| 126 | 纽埃岛 | 7.9 | 10.6 | 7.1 | 98.5 | 98.9 | 98.3 | 1.5 | 1.1 | 1.7 |
| 127 | 挪威 | 8.4 | 9.9 | 9.3 | 82.5 | 85.1 | 85.0 | 17.5 | 14.9 | 15.0 |
| 128 | 阿曼 | 3.1 | 2.4 | 2.7 | 81.8 | 81.7 | 80.5 | 18.2 | 18.3 | 19.5 |
| 129 | 巴基斯坦 | 3.0 | 3.0 | 2.8 | 21.7 | 31.0 | 36.9 | 78.3 | 69.0 | 63.1 |
| 130 | 帕劳群岛 | 12.0 | 9.0 | 9.5 | 58.5 | 74.7 | 77.2 | 41.5 | 25.3 | 22.8 |
| 131 | 巴拿马 | 7.8 | 7.9 | 7.2 | 68.1 | 68.2 | 68.6 | 31.9 | 31.8 | 31.4 |
| 132 | 巴布亚新几内亚 | 4.0 | 4.2 | 4.4 | 81.7 | 77.7 | 80.2 | 18.3 | 22.3 | 19.8 |
| 133 | 巴拉圭 | 8.1 | 8.9 | 9.7 | 39.9 | 38.6 | 42.6 | 60.1 | 61.4 | 57.4 |
| 134 | 秘鲁 | 4.9 | 4.7 | 5.2 | 56.4 | 56.9 | 55.0 | 43.6 | 43.1 | 45.0 |
| 135 | 菲律宾 | 3.2 | 4.4 | 4.4 | 47.6 | 36.9 | 30.4 | 52.4 | 63.1 | 69.6 |
| 136 | 波兰 | 5.5 | 6.9 | 6.8 | 70.0 | 70.3 | 69.2 | 30.0 | 29.2 | 30.3 |
| 137 | 葡萄牙 | 9.3 | 10.2 | 9.9 | 66.6 | 65.0 | 64.0 | 33.4 | 35.0 | 36.0 |
| 138 | 卡塔尔 | 2.2 | 1.9 | 2.2 | 72.3 | 78.6 | 83.6 | 27.7 | 21.4 | 16.4 |
| 139 | 韩国 | 4.4 | 7.4 | 7.6 | 49.0 | 55.3 | 54.5 | 51.0 | 44.7 | 45.5 |
| 140 | 摩尔多瓦 | 6.7 | 11.4 | 11.8 | 48.5 | 45.5 | 45.6 | 51.5 | 54.5 | 54.4 |
| 141 | 罗马尼亚 | 4.3 | 5.6 | 5.6 | 81.2 | 79.2 | 80.3 | 18.8 | 20.8 | 19.7 |
| 142 | 俄罗斯 | 5.4 | 6.1 | 6.5 | 59.9 | 59.8 | 51.1 | 40.1 | 40.2 | 48.9 |
| 143 | 卢旺达 | 4.2 | 11.0 | 11.2 | 39.2 | 59.3 | 58.8 | 60.8 | 40.7 | 41.2 |
| 144 | 圣基茨和尼维斯 | 4.3 | 5.8 | 6.4 | 60.4 | 37.9 | 36.8 | 39.6 | 62.1 | 63.2 |

## 附录2-6　续表5

| 政府卫生支出占政府总支出% | | | 社会医保支出占政府卫生支出% | | | 人均卫生费用（美元） | | | 人均政府卫生支出（美元） | | |
|---|---|---|---|---|---|---|---|---|---|---|---|
| 2000 | 2011 | 2012 | 2000 | 2011 | 2012 | 2000 | 2011 | 2012 | 2000 | 2011 | 2012 |
| 6.7 | 19.1 | 13.2 | 0.0 | 0.0 | 0.0 | 11 | 59 | 39 | 3 | 18 | 13 |
| 6.0 | 4.5 | 7.9 | 0.0 | … | 0.0 | 253 | 211 | 669 | 123 | 163 | 470 |
| 11.3 | 12.7 | 12.1 | 88.3 | 84.9 | 85.1 | 211 | 887 | 939 | 147 | 634 | 613 |
| 16.9 | 13.5 | 13.6 | 71.0 | 80.5 | 83.6 | 3500 | 7751 | 7551 | 2978 | 6516 | 6302 |
| 15.5 | 13.5 | 8.7 | 0.0 | … | 0.0 | 12 | 19 | 15 | 6 | 10 | 8 |
| 9.0 | 17.8 | 22.1 | 0.0 | 0.0 | 0.0 | 9 | 30 | 32 | 4 | 22 | 18 |
| 5.3 | 6.2 | 5.7 | 0.7 | 0.9 | 0.9 | 122 | 384 | 418 | 68 | 212 | 231 |
| 10.9 | 9.3 | 16.0 | 0.0 | 22.2 | 56.5 | 162 | 525 | 710 | 93 | 233 | 405 |
| 8.9 | 12.3 | 12.5 | 1.5 | 0.7 | 0.7 | 16 | 51 | 42 | 5 | 22 | 16 |
| 12.1 | 13.3 | 13.3 | 0.0 | … | 2.7 | 656 | 1900 | 1852 | 476 | 1215 | 1215 |
| 21.1 | 22.9 | 24.4 | 35.0 | 15.2 | 14.1 | 466 | 567 | 589 | 409 | 470 | 487 |
| 10.7 | 10.1 | 5.5 | 7.7 | 11.1 | 15.1 | 25 | 51 | 44 | 13 | 33 | 21 |
| 8.7 | 9.7 | 9.8 | 0.0 | … | 0.0 | 146 | 450 | 439 | 76 | 217 | 212 |
| 16.6 | 15.1 | 15.8 | 67.6 | 55.7 | 55.1 | 328 | 609 | 618 | 153 | 306 | 320 |
| 10.9 | 19.1 | 17.8 | 21.4 | 17.1 | 18.5 | 170 | 412 | 404 | 159 | 375 | 365 |
| 14.2 | 18.8 | 18.8 | 98.1 | 98.7 | 98.7 | 2684 | 7180 | 6521 | 2338 | 6359 | 5769 |
| 10.9 | 8.4 | 9.2 | 24.1 | 21.5 | 21.2 | 22 | 190 | 232 | 18 | 120 | 146 |
| 16.9 | 9.1 | 9.8 | 99.0 | 89.3 | 89.3 | 118 | 522 | 472 | 84 | 304 | 291 |
| 4.8 | 6.0 | 6.0 | 0.0 | 24.5 | 24.5 | 54 | 195 | 181 | 16 | 65 | 64 |
| 17.0 | 7.7 | 8.8 | 0.3 | 33.1 | 22.8 | 15 | 33 | 33 | 10 | 14 | 16 |
| 8.6 | 1.5 | 1.5 | 2.9 | 3.0 | 3.0 | 3 | 19 | 20 | <1 | 3 | 5 |
| 13.9 | 13.9 | 13.9 | 1.8 | 2.5 | 2.5 | 126 | 486 | 472 | 87 | 298 | 292 |
| 11.2 | 9.9 | 11.5 | 0.0 | 0.0 | 0.0 | 288 | 365 | 836 | 272 | 321 | 781 |
| 7.6 | 13.6 | 9.8 | 0.0 | 0.0 | 0.0 | 12 | 41 | 36 | 3 | 19 | 14 |
| 11.4 | 19.1 | 20.0 | 93.9 | 90.5 | 91.2 | 1932 | 5997 | 5836 | 1219 | 4769 | 4646 |
| 15.7 | 20.3 | 20.5 | 0.0 | 9.4 | 10.4 | 1056 | 3715 | 3954 | 824 | 3072 | 3279 |
| 13.1 | 19.1 | 19.7 | 27.0 | 35.2 | 37.0 | 54 | 124 | 144 | 29 | 67 | 78 |
| 8.4 | 10.3 | 8.7 | 3.3 | 1.7 | 1.7 | 9 | 25 | 24 | 2 | 8 | 8 |
| 10.3 | 6.7 | 18.0 | 0.0 | … | 0.0 | 17 | 85 | 93 | 6 | 29 | 31 |
| 6.6 | 8.4 | 4.8 | 0.0 | 0.0 | 0.0 | 318 | 1820 | 1273 | 313 | 1799 | 1251 |
| 16.4 | 19.3 | 18.2 | 17.1 | 12.2 | 12.8 | 3165 | 9908 | 9312 | 2611 | 8436 | 7919 |
| 7.0 | 5.3 | 4.8 | 0.0 | … | 0.0 | 273 | 610 | 605 | 223 | 498 | 486 |
| 3.5 | 4.7 | 4.7 | 5.8 | 3.1 | 2.9 | 15 | 36 | 34 | 3 | 11 | 12 |
| 12.0 | 16.4 | 16.5 | 0.0 | 0.0 | 0.0 | 908 | 923 | 976 | 532 | 689 | 753 |
| 21.3 | 12.8 | 12.7 | 50.0 | 35.6 | 33.1 | 295 | 664 | 723 | 201 | 453 | 496 |
| 9.9 | 10.2 | 11.6 | 0.0 | 0.0 | 0.0 | 26 | 74 | 97 | 21 | 58 | 78 |
| 17.7 | 11.2 | 10.3 | 52.4 | 34.8 | 35.4 | 124 | 352 | 358 | 49 | 136 | 152 |
| 14.1 | 15.0 | 13.9 | 45.3 | 52.2 | 37.2 | 95 | 283 | 333 | 53 | 161 | 183 |
| 8.4 | 10.2 | 8.0 | 14.7 | 24.6 | 36.5 | 33 | 105 | 115 | 16 | 39 | 35 |
| 9.4 | 11.1 | 11.1 | 82.6 | 85.4 | 86.2 | 247 | 920 | 859 | 173 | 646 | 594 |
| 14.9 | 13.5 | 13.4 | 1.7 | 1.9 | 1.7 | 1064 | 2302 | 2000 | 708 | 1497 | 1280 |
| 5.0 | 4.9 | 5.8 | 0.0 | 0.0 | 0.0 | 652 | 1738 | 2029 | 471 | 1366 | 1697 |
| 9.7 | 13.5 | 11.7 | 77.3 | 78.9 | 77.8 | 504 | 1652 | 1724 | 247 | 914 | 940 |
| 8.9 | 13.3 | 13.4 | 0.0 | 84.9 | 85.0 | 23 | 224 | 241 | 11 | 102 | 110 |
| 9.1 | 11.3 | 12.2 | 81.9 | 82.1 | 83.0 | 73 | 480 | 468 | 59 | 380 | 375 |
| 12.7 | 10.1 | 8.9 | 40.3 | 47.1 | 38.9 | 96 | 803 | 913 | 57 | 480 | 467 |
| 8.5 | 24.0 | 24.0 | 6.4 | 10.5 | 10.5 | 9 | 62 | 70 | 3 | 37 | 41 |
| 9.6 | 6.5 | 7.1 | 0.5 | 0.3 | 0.2 | 392 | 820 | 880 | 237 | 311 | 324 |

## 附录2-6　续表6

| 序列 | 国家 | 卫生总费用占GDP% | | | 卫生总费用构成(%) | | | | | |
|---|---|---|---|---|---|---|---|---|---|---|
| | | | | | 政府卫生支出 | | | 个人卫生支出 | | |
| | | 2000 | 2011 | 2012 | 2000 | 2011 | 2012 | 2000 | 2011 | 2012 |
| 145 | 圣卢西亚岛 | 5.6 | 7.6 | 7.9 | 52.6 | 46.6 | 53.6 | 47.4 | 53.4 | 46.4 |
| 146 | 圣文森特和格林纳丁斯 | 3.7 | 4.9 | 5.4 | 82.3 | 81.7 | 82.1 | 17.7 | 18.3 | 17.9 |
| 147 | 萨摩亚群岛 | 6.0 | 7.0 | 6.7 | 76.8 | 88.5 | 88.2 | 23.2 | 11.5 | 11.8 |
| 148 | 圣马力诺 | 5.1 | 5.5 | 6.5 | 85.8 | 85.8 | 87.2 | 14.2 | 14.2 | 12.2 |
| 149 | 圣多美和普林西比 | 8.9 | 7.6 | 7.9 | 43.2 | 34.2 | 31.7 | 56.8 | 65.8 | 68.3 |
| 150 | 沙特阿拉伯 | 4.2 | 3.5 | 3.8 | 72.1 | 67.3 | 72.0 | 27.9 | 32.7 | 28.0 |
| 151 | 塞内加尔 | 4.6 | 5.0 | 4.3 | 40.9 | 55.8 | 50.6 | 59.1 | 44.2 | 49.4 |
| 152 | 塞黑 | 6.8 | 10.3 | 10.6 | 67.2 | 62.1 | 61.2 | 32.8 | 37.9 | 38.8 |
| 153 | 塞舌尔 | 4.6 | 3.6 | 4.5 | 82.0 | 94.8 | 93.0 | 18.0 | 5.2 | 7.0 |
| 154 | 塞拉利昂 | 13.8 | 16.3 | 10.9 | 28.7 | 16.2 | 17.9 | 71.3 | 83.8 | 82.1 |
| 155 | 新加坡 | 2.7 | 4.2 | 4.2 | 45.0 | 33.3 | 35.9 | 55.0 | 66.7 | 64.1 |
| 156 | 斯洛伐克 | 5.5 | 7.9 | 8.1 | 89.4 | 70.9 | 69.7 | 10.6 | 29.1 | 30.3 |
| 157 | 斯洛文尼亚 | 8.3 | 8.9 | 9.4 | 74.0 | 73.7 | 71.5 | 26.0 | 26.3 | 28.5 |
| 158 | 所罗门群岛 | 4.6 | 7.7 | 5.5 | 94.3 | 96.7 | 94.4 | 5.7 | 3.3 | 5.6 |
| 159 | 索马里 | … | … | … | … | … | … | … | … | … |
| 160 | 南非 | 8.3 | 8.7 | 8.9 | 41.3 | 47.7 | 48.4 | 58.7 | 52.3 | 51.6 |
| 161 | 南苏丹 | … | 1.7 | 2.7 | … | 41.3 | 33.3 | … | 58.7 | 66.7 |
| 162 | 西班牙 | 7.2 | 9.3 | 9.3 | 71.6 | 73.0 | 71.7 | 28.4 | 27.0 | 28.3 |
| 163 | 斯里兰卡 | 3.7 | 3.3 | 3.1 | 48.4 | 42.1 | 39.1 | 51.6 | 57.9 | 60.9 |
| 164 | 苏丹 | 3.4 | 6.7 | 6.7 | 27.2 | 30.2 | 22.5 | 72.8 | 69.8 | 77.5 |
| 165 | 苏里南 | 6.2 | 6.0 | 4.8 | 53.4 | 49.8 | 69.0 | 46.6 | 50.2 | 31.0 |
| 166 | 斯威士兰 | 5.3 | 8.3 | 8.1 | 56.3 | 69.4 | 72.6 | 43.7 | 30.6 | 27.4 |
| 167 | 瑞典 | 8.2 | 9.5 | 9.6 | 84.9 | 81.6 | 81.3 | 15.1 | 18.4 | 18.7 |
| 168 | 瑞士 | 9.9 | 11.0 | 11.4 | 55.4 | 64.9 | 65.8 | 44.6 | 35.1 | 34.2 |
| 169 | 叙利亚 | 4.9 | 3.4 | 3.3 | 40.4 | 46.3 | 46.1 | 59.6 | 53.7 | 53.9 |
| 170 | 塔吉克斯坦 | 4.6 | 5.8 | 6.4 | 20.4 | 29.6 | 29.4 | 79.6 | 70.4 | 70.6 |
| 171 | 泰国 | 3.4 | 4.1 | 4.5 | 56.1 | 77.7 | 79.5 | 43.9 | 22.3 | 20.5 |
| 172 | 马其顿 | 8.7 | 6.9 | 6.9 | 57.7 | 63.6 | 65.3 | 42.3 | 36.4 | 34.7 |
| 173 | 东帝汶 | 3.4 | 4.6 | 1.4 | 65.7 | 75.3 | 93.8 | 34.3 | 24.7 | 6.2 |
| 174 | 多哥 | 5.3 | 8.0 | 8.2 | 28.5 | 52.2 | 50.9 | 71.5 | 47.8 | 49.1 |
| 175 | 汤加 | 4.8 | 5.0 | 4.4 | 70.5 | 83.5 | 80.7 | 29.5 | 16.5 | 19.3 |
| 176 | 特立尼达和多巴哥 | 4.0 | 5.3 | 5.5 | 45.4 | 49.2 | 51.1 | 54.6 | 50.8 | 48.9 |
| 177 | 突尼斯 | 5.4 | 7.0 | 7.0 | 54.9 | 59.4 | 59.0 | 45.1 | 40.6 | 41.0 |
| 178 | 土耳其 | 4.9 | 6.1 | 5.4 | 62.9 | 72.7 | 76.8 | 37.1 | 27.3 | 23.2 |
| 179 | 土库曼斯坦 | 3.9 | 2.1 | 1.9 | 81.5 | 63.8 | 63.5 | 18.5 | 36.2 | 36.5 |
| 180 | 图瓦卢 | 11.0 | 17.6 | 15.0 | 100.0 | 99.9 | 99.9 | 0.0 | 0.1 | 0.1 |
| 181 | 乌干达 | 6.0 | 9.3 | 9.8 | 26.8 | 25.0 | 43.0 | 73.2 | 75.0 | 57.0 |
| 182 | 乌克兰 | 5.6 | 7.3 | 7.5 | 51.8 | 55.7 | 55.4 | 48.2 | 44.3 | 44.6 |
| 183 | 阿联酋 | 2.2 | 3.1 | 3.0 | 76.7 | 69.5 | 69.1 | 23.3 | 30.5 | 30.9 |
| 184 | 英国 | 6.9 | 9.4 | 9.3 | 79.1 | 82.8 | 84.0 | 20.9 | 17.2 | 16.0 |
| 185 | 坦桑尼亚 | 3.4 | 7.4 | 7.1 | 43.4 | 37.4 | 39.0 | 56.6 | 62.6 | 61.0 |
| 186 | 美国 | 13.1 | 17.7 | 17.0 | 43.0 | 47.8 | 47.0 | 57.0 | 52.2 | 53.0 |
| 187 | 乌拉圭 | 11.2 | 8.6 | 8.6 | 54.6 | 69.5 | 64.5 | 45.4 | 30.5 | 35.5 |
| 188 | 乌兹别克斯坦 | 5.3 | 5.6 | 6.1 | 47.5 | 50.9 | 51.1 | 52.5 | 49.1 | 48.9 |
| 189 | 瓦努阿图 | 3.6 | 3.8 | 3.6 | 76.6 | 87.3 | 86.6 | 23.4 | 12.7 | 13.4 |
| 190 | 委内瑞拉 | 5.7 | 4.5 | 4.7 | 41.5 | 36.6 | 33.7 | 58.5 | 63.4 | 66.3 |
| 191 | 越南 | 4.9 | 6.8 | 6.0 | 30.9 | 45.2 | 42.6 | 69.1 | 54.8 | 57.4 |
| 192 | 也门 | 4.1 | 5.0 | 5.6 | 54.0 | 26.8 | 27.7 | 46.0 | 73.2 | 72.3 |
| 193 | 赞比亚 | 6.5 | 6.2 | 4.8 | 47.4 | 63.6 | 53.9 | 52.4 | 36.4 | 46.1 |
| 194 | 津巴布韦 | … | … | … | … | … | … | … | … | … |

## 附录2-6　续表7

| 政府卫生支出占政府总支出% | | | 社会医保支出占政府卫生支出% | | | 人均卫生费用（美元） | | | 人均政府卫生支出（美元） | | |
|---|---|---|---|---|---|---|---|---|---|---|---|
| 2000 | 2011 | 2012 | 2000 | 2011 | 2012 | 2000 | 2011 | 2012 | 2000 | 2011 | 2012 |
| 11.7 | 11.1 | 10.3 | 4.9 | 4.3 | 3.3 | 272 | 513 | 573 | 143 | 239 | 307 |
| 10.8 | 11.7 | 15.0 | 0.0 | 0.0 | 0.2 | 137 | 310 | 340 | 113 | 253 | 279 |
| 13.7 | 13.5 | 17.3 | 0.3 | 0.5 | 0.0 | 80 | 245 | 243 | 61 | 217 | 214 |
| 20.4 | 13.6 | 13.1 | 100.0 | 85.0 | 73.5 | 2166 | 3553 | 3877 | 1860 | 3050 | 3380 |
| 9.0 | 5.6 | 5.6 | 0.0 | 0.0 | 0.0 | 46 | 108 | 109 | 20 | 37 | 35 |
| 8.6 | 5.7 | 7.7 | 0.0 | … | 0.0 | 396 | 721 | 992 | 285 | 486 | 714 |
| 10.1 | 9.6 | 7.5 | 7.4 | 4.0 | 5.1 | 22 | 54 | 44 | 9 | 30 | 22 |
| 13.6 | 14.1 | 13.4 | 92.2 | 93.2 | 93.4 | 64 | 622 | 556 | 43 | 387 | 340 |
| 7.9 | 9.5 | 10.4 | 0.0 | 5.2 | 0.0 | 356 | 413 | 502 | 292 | 392 | 467 |
| 14.2 | 12.3 | 9.5 | 0.0 | 0.0 | 0.0 | 21 | 82 | 69 | 6 | 13 | 12 |
| 7.1 | 8.9 | 11.1 | 4.8 | 15.5 | 14.1 | 662 | 2144 | 2287 | 298 | 714 | 821 |
| 9.4 | 14.7 | 14.9 | 94.4 | 89.6 | 90.0 | 208 | 1415 | 1377 | 186 | 1004 | 960 |
| 13.1 | 12.8 | 13.8 | 93.7 | 93.4 | 91.3 | 831 | 2171 | 2069 | 615 | 1600 | 1479 |
| 20.7 | 21.6 | 13.3 | 0.0 | 0.0 | 0.0 | 48 | 124 | 101 | 45 | 119 | 95 |
| … | … | … | … | … | … | … | … | … | … | … | … |
| 13.3 | 12.9 | 14.0 | 3.3 | 2.8 | 2.8 | 246 | 670 | 651 | 102 | 319 | 315 |
| … | 4.0 | 4.0 | … | … | 0.0 | … | 32 | 25 | … | 13 | 8 |
| 13.2 | 15.0 | 13.9 | 9.6 | 6.3 | 6.6 | 1045 | 2978 | 2626 | 749 | 2175 | 1883 |
| 6.8 | 6.5 | 5.9 | 0.3 | 0.1 | 0.1 | 32 | 93 | 88 | 16 | 39 | 34 |
| 8.3 | 10.9 | 11.1 | 8.3 | 11.1 | 10.9 | 15 | 119 | 113 | 4 | 36 | 25 |
| 11.3 | 11.9 | 11.2 | 33.8 | 41.7 | 41.7 | 167 | 490 | 437 | 89 | 244 | 302 |
| 10.5 | 18.1 | 18.1 | 0.0 | 0.0 | 0.0 | 75 | 270 | 265 | 42 | 188 | 192 |
| 12.6 | 15.1 | 15.0 | 0.0 | … | 0.0 | 2282 | 5419 | 5293 | 1938 | 4423 | 4301 |
| 15.4 | 21.1 | 22.1 | 72.8 | 70.8 | 69.2 | 3541 | 9248 | 9071 | 1963 | 6001 | 5970 |
| 6.5 | 5.3 | 5.3 | 0.0 | … | 0.0 | 58 | 102 | 73 | 23 | 47 | 34 |
| 6.5 | 6.2 | 7.5 | 0.0 | … | 0.0 | 7 | 48 | 61 | 1 | 14 | 18 |
| 11.0 | 15.3 | 16.9 | 9.4 | 9.3 | 9.2 | 67 | 214 | 247 | 38 | 166 | 196 |
| 15.0 | 13.7 | 13.3 | 97.4 | 91.9 | 91.7 | 153 | 344 | 314 | 88 | 219 | 205 |
| 20.4 | 2.9 | 2.9 | 0.0 | 0.0 | 0.0 | 18 | 46 | 68 | 12 | 35 | 64 |
| 8.5 | 15.4 | 15.4 | 11.7 | 6.5 | 6.5 | 14 | 43 | 48 | 4 | 22 | 24 |
| 15.4 | 12.6 | 14.1 | 0.0 | 0.0 | 0.0 | 92 | 219 | 197 | 65 | 183 | 159 |
| 6.4 | 7.2 | 7.6 | 0.0 | 0.0 | 0.0 | 260 | 935 | 958 | 118 | 460 | 489 |
| 8.1 | 13.3 | 13.3 | 28.9 | 56.3 | 56.3 | 121 | 304 | 292 | 67 | 180 | 173 |
| 9.8 | 12.8 | 10.7 | 55.6 | 57.0 | 64.1 | 197 | 644 | 569 | 124 | 469 | 437 |
| 13.7 | 8.7 | 8.7 | 6.5 | 6.5 | 6.5 | 44 | 114 | 128 | 36 | 73 | 81 |
| 5.9 | 17.2 | 17.3 | 0.0 | 0.0 | 0.0 | 161 | 639 | 559 | 161 | 639 | 559 |
| 7.3 | 10.1 | 24.2 | 0.0 | 0.0 | 0.0 | 16 | 41 | 57 | 4 | 10 | 25 |
| 10.2 | 11.8 | 11.9 | 0.0 | 0.6 | 0.6 | 36 | 262 | 290 | 18 | 146 | 161 |
| 7.8 | 9.3 | 9.4 | 0.0 | 0.0 | 0.0 | 753 | 1375 | 1235 | 578 | 955 | 854 |
| 15.1 | 16.0 | 16.2 | 0.0 | … | 0.0 | 1761 | 3659 | 3595 | 1394 | 3031 | 3019 |
| 10.2 | 10.2 | 11.2 | 0.0 | … | 4.5 | 10 | 38 | 42 | 4 | 14 | 16 |
| 16.8 | 20.3 | 20.0 | 83.7 | 86.0 | 87.3 | 4818 | 8467 | 8845 | 2074 | 4047 | 4153 |
| 20.5 | 21.8 | 19.3 | 27.4 | 45.2 | 56.8 | 773 | 1174 | 1265 | 422 | 816 | 816 |
| 8.7 | 9.0 | 9.6 | 0.0 | … | 0.0 | 29 | 91 | 110 | 14 | 46 | 56 |
| 10.5 | 14.0 | 13.5 | 0.0 | 0.0 | 0.0 | 52 | 125 | 116 | 40 | 109 | 100 |
| 8.0 | 6.3 | 5.5 | 34.6 | 32.2 | 31.1 | 273 | 487 | 592 | 113 | 178 | 200 |
| 6.6 | 10.1 | 9.3 | 19.7 | 39.6 | 37.0 | 20 | 93 | 102 | 6 | 42 | 44 |
| 8.0 | 4.3 | 3.9 | 0.0 | 0.0 | 0.0 | 26 | 63 | 76 | 14 | 17 | 21 |
| 11.1 | 16.4 | 12.6 | 0.0 | 0.0 | 0.0 | 23 | 87 | 84 | 11 | 55 | 45 |
| … | … | … | … | … | … | … | … | … | … | … | … |

## 附录2-7 人口与社会经济

| 序列 | 国家 | 总人口（千人）2013 | 0～14岁人口% 2013 | 60岁及以上人口% 2013 | 人口年增长率(%) 2003～2013 | 城镇人口% | | | |
|---|---|---|---|---|---|---|---|---|---|
| | | | | | | 2010 | 2011 | 2012 | 2013 |
| 1 | 阿富汗 | 30552 | 47 | 4 | 2.8 | 23 | 24 | 24 | 26 |
| 2 | 阿尔巴尼亚 | 3173 | 21 | 15 | -0.2 | 52 | 53 | 55 | 55 |
| 3 | 阿尔及利亚 | 39208 | 28 | 7 | 1.7 | 66 | 73 | 74 | 70 |
| 4 | 安道尔 | 79 | 15 | 23 | 0.5 | 88 | 87 | … | 86 |
| 5 | 安哥拉 | 21472 | 47 | 4 | 3.3 | 59 | 59 | 60 | 43 |
| 6 | 安提瓜和巴布达 | 90 | 26 | 13 | 1.1 | 30 | 30 | 30 | 25 |
| 7 | 阿根廷 | 41446 | 24 | 15 | 0.9 | 92 | 93 | 93 | 92 |
| 8 | 亚美尼亚 | 2977 | 20 | 14 | -0.2 | 64 | 64 | 64 | 63 |
| 9 | 澳大利亚 | 23343 | 19 | 20 | 1.6 | 89 | 89 | 89 | 89 |
| 10 | 奥地利 | 8495 | 15 | 24 | 0.4 | 68 | 68 | 68 | 66 |
| 11 | 阿塞拜疆 | 9413 | 22 | 9 | 1.2 | 52 | 54 | 54 | 54 |
| 12 | 巴哈马群岛 | 377 | 21 | 12 | 1.8 | 84 | 84 | 84 | 83 |
| 13 | 巴林群岛 | 1332 | 21 | 3 | 5.5 | 89 | 89 | 89 | 89 |
| 14 | 孟加拉国 | 156595 | 30 | 7 | 1.2 | 28 | 28 | 29 | 33 |
| 15 | 巴巴多斯岛 | 285 | 19 | 16 | 0.5 | 44 | 44 | 45 | 32 |
| 16 | 白俄罗斯 | 9357 | 15 | 20 | -0.4 | 75 | 75 | 75 | 76 |
| 17 | 比利时 | 11104 | 17 | 24 | 0.7 | 97 | 97 | 98 | 98 |
| 18 | 伯利兹 | 332 | 34 | 6 | 2.5 | 52 | 45 | 45 | 44 |
| 19 | 贝宁湾 | 10323 | 43 | 5 | 3.0 | 42 | 45 | 46 | 43 |
| 20 | 不丹 | 754 | 28 | 7 | 2.0 | 35 | 36 | 36 | 37 |
| 21 | 玻利维亚 | 10671 | 35 | 7 | 1.7 | 67 | 67 | 67 | 68 |
| 22 | 波黑 | 3829 | 16 | 21 | -0.2 | 49 | 48 | 49 | 40 |
| 23 | 博茨瓦纳 | 2021 | 34 | 6 | 1.0 | 61 | 62 | 62 | 57 |
| 24 | 巴西 | 200362 | 24 | 11 | 1.0 | 87 | 85 | 85 | 85 |
| 25 | 文莱 | 418 | 25 | 8 | 1.7 | 76 | 76 | 76 | 77 |
| 26 | 保加利亚 | 7223 | 14 | 26 | -0.8 | 71 | 73 | 74 | 73 |
| 27 | 布基纳法索 | 16935 | 46 | 4 | 2.9 | 26 | 27 | 27 | 28 |
| 28 | 布隆迪 | 10163 | 44 | 4 | 3.4 | 11 | 11 | 11 | 12 |
| 29 | 佛得角 | 499 | 30 | 7 | 0.7 | 61 | 63 | 63 | 64 |
| 30 | 柬埔寨 | 15135 | 31 | 8 | 1.6 | 20 | 20 | 20 | 20 |
| 31 | 喀麦隆 | 22254 | 43 | 5 | 2.6 | 58 | 52 | 53 | 53 |
| 32 | 加拿大 | 35182 | 16 | 21 | 1.1 | 81 | 81 | 81 | 82 |
| 33 | 中非 | 4616 | 40 | 6 | 1.9 | 39 | 39 | 39 | 40 |
| 34 | 乍得 | 12825 | 48 | 4 | 3.2 | 28 | 22 | 22 | 22 |
| 35 | 智利 | 17620 | 21 | 14 | 1.0 | 89 | 89 | 89 | 89 |
| 36 | 中国 | 1393337 | 18 | 14 | 0.6 | 47 | 51 | 52 | 53 |
| 37 | 哥伦比亚 | 48321 | 28 | 10 | 1.4 | 75 | 75 | 76 | 76 |
| 38 | 科摩罗 | 735 | 42 | 5 | 2.5 | 28 | 28 | 28 | 28 |
| 39 | 刚果 | 4448 | 42 | 5 | 2.8 | 62 | 64 | 64 | 65 |
| 40 | 库克岛 | 21 | 30 | 9 | 1.0 | 75 | 74 | … | 74 |
| 41 | 哥斯达黎加 | 4872 | 24 | 11 | 1.6 | 64 | 65 | 65 | 75 |
| 42 | 科特迪瓦 | 20316 | 41 | 5 | 1.8 | 51 | 51 | 52 | 53 |
| 43 | 克罗地亚 | 4290 | 15 | 25 | -0.3 | 58 | 58 | 58 | 58 |
| 44 | 古巴 | 11266 | 16 | 19 | 0.0 | 75 | 75 | 75 | 77 |
| 45 | 塞浦路斯 | 1141 | 17 | 17 | 1.3 | 70 | 70 | 71 | 67 |
| 46 | 捷克 | 10702 | 15 | 24 | 0.5 | 74 | 73 | 73 | 73 |
| 47 | 朝鲜 | 24895 | 22 | 13 | 0.6 | 60 | 60 | 60 | 61 |
| 48 | 刚果民主共和国 | 67514 | 45 | 5 | 2.8 | 35 | 34 | 35 | 42 |

## 附录2-7　续表1

| 生命登记覆盖人口% 2007～2013 | | 总和生育率(%) | | | 成人识字率(%) 2007～2012 | 人均国民收入(美元，购买力平价) | | | | 日均<1美元(购买力平价)人口% 2007～2012 |
|---|---|---|---|---|---|---|---|---|---|---|
| 出生 | 死亡 | 2000 | 2010 | 2013 | | 2010 | 2011 | 2012 | 2013 | |
| 37 | … | 7.7 | 6.3 | 4.9 | … | 1060 | 1140 | 1560 | 2000 | … |
| 99 | 53 | 2.2 | 1.5 | 1.8 | 97 | 8740 | 8820 | 9280 | 10520 | <2.0 |
| >90 | … | 2.6 | 2.3 | 2.8 | … | 8180 | 8310 | 8360 | 12990 | … |
| 100 | >80 | 1.4 | 1.3 | 1.4 | … | … | … | … | … | … |
| … | … | 6.8 | 5.4 | 5.9 | 70 | 5410 | 5230 | 5400 | 6770 | 43.4 |
| >90 | 79 | 2.7 | 2.1 | 2.1 | 99 | 20240 | 17900 | 18920 | 20070 | … |
| 100 | 100 | 2.5 | 2.2 | 2.2 | 98 | 15570 | 17130 | … | … | <2.0 |
| 100 | 76 | 1.7 | 1.7 | 1.7 | 100 | 5660 | 6100 | 8820 | 8140 | <2.0 |
| 100 | 100 | 1.8 | 1.9 | 1.9 | … | … | 38110 | 43300 | 42540 | … |
| 100 | 100 | 1.4 | 1.4 | 1.5 | … | 39790 | 42050 | 43390 | 43840 | … |
| >90 | 93 | 2.0 | 2.2 | 1.9 | 100 | 9280 | 8960 | 9310 | 16180 | <2.0 |
| … | 93 | 2.2 | 1.9 | 1.9 | … | … | … | 29020 | … | … |
| >90 | 88 | 2.6 | 2.5 | 2.1 | 92 | … | … | … | … | … |
| 31 | … | 3.0 | 2.2 | 2.2 | 58 | 1810 | 1940 | 2030 | 2810 | 43.3 |
| >90 | 100 | 1.5 | 1.6 | 1.8 | … | … | … | 25670 | … | … |
| 100 | 100 | 1.2 | 1.4 | 1.5 | 100 | 13590 | 14460 | 14960 | 16940 | <2.0 |
| >90 | 100 | 1.6 | 1.8 | 1.9 | … | 38260 | 39190 | 39860 | 40280 | … |
| 95 | 100 | 3.6 | 2.8 | 2.7 | … | 6210 | 6090 | 7630 | 8160 | … |
| 80 | … | 6.0 | 5.3 | 4.8 | 42 | 1590 | 1620 | 1550 | 1780 | 51.6 |
| 100 | … | 3.8 | 2.4 | 2.2 | … | 4990 | 5570 | 6200 | 7210 | 2.4 |
| 76 | … | 4.1 | 3.3 | 3.2 | 91 | 4640 | 4890 | 4880 | 5750 | 8.0 |
| >90 | 89 | 1.4 | 1.1 | 1.3 | 98 | 8810 | 9190 | 9650 | 9820 | <2.0 |
| 72 | … | 3.4 | 2.8 | 2.6 | 85 | 13700 | 14550 | 16060 | 15500 | 13.4 |
| 93 | 93 | 2.4 | 1.8 | 1.8 | 90 | 11000 | 11420 | 11530 | 14750 | 3.8 |
| >90 | 89 | 2.5 | 2.0 | 2.0 | 95 | … | … | … | … | … |
| 100 | 100 | 1.2 | 1.5 | 1.5 | 98 | 13290 | 14160 | 15450 | 15200 | <2.0 |
| 77 | … | 6.3 | 5.9 | 5.6 | 29 | 1250 | 1300 | 1490 | 1560 | 44.5 |
| 75 | … | 5.8 | 4.3 | 6.0 | 67 | 400 | 610 | 550 | 820 | … |
| 91 | … | 3.7 | 2.4 | 2.3 | 85 | 3820 | 3980 | 4930 | 6220 | 13.7 |
| 62 | … | 3.9 | 2.6 | 2.9 | 74 | 2080 | 2230 | 2330 | 2890 | 10.1 |
| 61 | … | 5.0 | 4.5 | 4.8 | 71 | 2270 | 2330 | 2270 | 2660 | 27.6 |
| 100 | 100 | 1.5 | 1.7 | 1.7 | … | 38310 | 39660 | 42530 | 42610 | <2.0 |
| 61 | … | 5.4 | 4.6 | 4.4 | 57 | 790 | 810 | 1080 | 600 | 62.8 |
| 16 | … | 6.6 | 6.0 | 6.3 | 35 | 1220 | 1360 | 1620 | 2000 | 36.5 |
| 99 | 100 | 2.1 | 1.9 | 1.8 | 99 | 14590 | 16330 | 21310 | 21030 | <2.0 |
| … | 4 | 1.8 | 1.6 | 1.7 | 95 | 7640 | 8390 | 9040 | 11850 | 6.3 |
| 97 | 98 | 2.6 | 2.4 | 2.3 | 94 | 9060 | 9560 | 9990 | 11890 | 5.6 |
| 87 | … | 4.3 | 4.9 | 4.7 | 76 | 1090 | 1110 | 1210 | 1560 | … |
| 91 | … | 4.8 | 4.5 | 5.0 | … | 3220 | 3240 | 3450 | 4720 | 32.8 |
| >90 | 82 | 3.2 | 2.4 | 2.3 | … | … | … | … | … | … |
| 100 | 91 | 2.4 | 1.8 | 1.8 | 96 | 11270 | 11860 | 12500 | 13570 | <2.0 |
| 65 | … | 5.2 | 4.4 | 4.9 | 57 | 1810 | 1710 | 1920 | 2900 | 35.0 |
| >90 | 100 | 1.4 | 1.5 | 1.5 | 99 | 18860 | 18760 | 20200 | 20370 | <2.0 |
| 100 | 98 | 1.6 | 1.5 | 1.4 | 100 | … | … | … | … | … |
| >90 | 86 | 1.7 | 1.5 | 1.5 | 99 | 30300 | … | 29840 | 28830 | … |
| 100 | 100 | 1.1 | 1.5 | 1.6 | … | 23620 | 24370 | 24720 | 25530 | <2.0 |
| 100 | … | 2.0 | 2.0 | 2.0 | 100 | … | … | … | … | … |
| 28 | … | 6.9 | 5.8 | 5.9 | 67 | 320 | 340 | 390 | 680 | … |

## 附录2-7　续表2

| 序列 | 国家 | 总人口（千人）2013 | 0～14岁人口% 2013 | 60岁及以上人口% 2013 | 人口年增长率(%) 2003～2013 | 城镇人口% | | | |
|---|---|---|---|---|---|---|---|---|---|
| | | | | | | 2010 | 2011 | 2012 | 2013 |
| 49 | 丹麦 | 5619 | 18 | 24 | 0.4 | 87 | 87 | 87 | 87 |
| 50 | 吉布提 | 873 | 34 | 6 | 1.5 | 76 | 77 | 77 | 77 |
| 51 | 多米尼加 | 72 | 26 | 13 | 0.3 | 67 | 67 | … | 69 |
| 52 | 多米尼加共和国 | 10404 | 30 | 9 | 1.4 | 69 | 70 | 70 | 77 |
| 53 | 厄瓜多尔 | 15738 | 30 | 10 | 1.7 | 67 | 67 | 68 | 63 |
| 54 | 埃及 | 82056 | 31 | 9 | 1.7 | 43 | 43 | 44 | 43 |
| 55 | 萨尔瓦多 | 6340 | 30 | 10 | 0.5 | 64 | 65 | 65 | 66 |
| 56 | 赤道几内亚 | 757 | 39 | 5 | 2.9 | 40 | 39 | 40 | 40 |
| 57 | 厄立特里亚 | 6333 | 43 | 4 | 3.5 | 22 | 21 | 22 | 22 |
| 58 | 爱沙尼亚 | 1287 | 16 | 24 | -0.4 | 69 | 69 | 70 | 68 |
| 59 | 埃塞俄比亚 | 94101 | 43 | 5 | 2.7 | 17 | 17 | 17 | 19 |
| 60 | 斐济 | 881 | 29 | 9 | 0.8 | 52 | 52 | 53 | 53 |
| 61 | 芬兰 | 5426 | 16 | 26 | 0.4 | 85 | 84 | 84 | 84 |
| 62 | 法国 | 64291 | 18 | 24 | 0.6 | 85 | 86 | 86 | 79 |
| 63 | 加蓬 | 1672 | 38 | 7 | 2.4 | 86 | 86 | 87 | 87 |
| 64 | 冈比亚 | 1849 | 46 | 4 | 3.2 | 58 | 57 | 58 | 58 |
| 65 | 格鲁吉亚 | 4341 | 18 | 20 | -0.5 | 53 | 53 | 53 | 53 |
| 66 | 德国 | 82727 | 13 | 27 | -0.1 | 74 | 74 | 74 | 75 |
| 67 | 加纳 | 25905 | 38 | 5 | 2.4 | 51 | 52 | 53 | 53 |
| 68 | 希腊 | 11128 | 15 | 26 | 0.1 | 61 | 61 | 62 | 77 |
| 69 | 格林纳达 | 106 | 27 | 10 | 0.3 | 39 | 39 | 39 | 36 |
| 70 | 危地马拉 | 15468 | 40 | 7 | 2.5 | 49 | 50 | 50 | 51 |
| 71 | 几内亚 | 11745 | 42 | 5 | 2.4 | 35 | 35 | 36 | 36 |
| 72 | 几内亚比绍 | 1704 | 41 | 5 | 2.3 | 30 | 44 | 45 | 48 |
| 73 | 圭亚那 | 800 | 36 | 5 | 0.6 | 29 | 28 | 28 | 28 |
| 74 | 海地 | 10317 | 35 | 7 | 1.4 | 52 | 53 | 55 | 56 |
| 75 | 洪都拉斯 | 8098 | 35 | 7 | 2.0 | 52 | 52 | 53 | 54 |
| 76 | 匈牙利 | 9955 | 15 | 24 | -0.2 | 68 | 69 | 70 | 70 |
| 77 | 冰岛 | 330 | 21 | 18 | 1.3 | 93 | 94 | 94 | 94 |
| 78 | 印度 | 1252140 | 29 | 8 | 1.4 | 30 | 31 | 32 | 32 |
| 79 | 印尼 | 249866 | 29 | 8 | 1.4 | 44 | 51 | 51 | 52 |
| 80 | 伊朗 | 77447 | 24 | 8 | 1.2 | 71 | 69 | 69 | 72 |
| 81 | 伊拉克 | 33765 | 40 | 5 | 2.6 | 66 | 66 | 66 | 69 |
| 82 | 爱尔兰 | 4627 | 22 | 17 | 1.4 | 62 | 62 | 62 | 63 |
| 83 | 以色列 | 7733 | 28 | 15 | 2.0 | 92 | 92 | 92 | 92 |
| 84 | 意大利 | 60990 | 14 | 27 | 0.5 | 68 | 68 | 69 | 69 |
| 85 | 牙买加 | 2784 | 27 | 11 | 0.5 | 52 | 52 | 52 | 54 |
| 86 | 日本 | 127144 | 13 | 32 | 0.0 | 67 | 91 | 92 | 93 |
| 87 | 约旦 | 7274 | 34 | 5 | 3.8 | 79 | 83 | 83 | 83 |
| 88 | 哈萨克斯坦 | 16441 | 26 | 10 | 1.1 | 59 | 54 | 53 | 53 |
| 89 | 肯尼亚 | 44354 | 42 | 4 | 2.7 | 22 | 24 | 24 | 25 |
| 90 | 基里巴斯 | 102 | 30 | 9 | 1.6 | 44 | 44 | 44 | 44 |
| 91 | 科威特 | 3369 | 25 | 4 | 4.6 | 98 | 98 | 98 | 98 |
| 92 | 吉尔吉斯 | 5548 | 30 | 6 | 1.0 | 35 | 35 | 35 | 36 |
| 93 | 老挝 | 6770 | 35 | 6 | 1.9 | 33 | 34 | 35 | 37 |
| 94 | 拉脱维亚 | 2050 | 15 | 24 | -1.1 | 68 | 68 | 68 | 68 |
| 95 | 黎巴嫩 | 4822 | 21 | 12 | 2.7 | 87 | 87 | 87 | 88 |
| 96 | 莱索托 | 2074 | 36 | 6 | 0.9 | 27 | 28 | 28 | 26 |

## 附录2-7 续表3

| 生命登记覆盖人口% 2007～2013 | | 总和生育率(%) | | | 成人识字率(%) 2007～2012 | 人均国民收入(美元，购买力平价) | | | | 日均<1美元(购买力平价)人口% 2007～2012 |
|---|---|---|---|---|---|---|---|---|---|---|
| 出生 | 死亡 | 2000 | 2010 | 2013 | | 2010 | 2011 | 2012 | 2013 | |
| 100 | 98 | 1.8 | 1.9 | 1.9 | … | 40230 | 41900 | 43430 | 44460 | <2.0 |
| … | … | 4.8 | 3.8 | 3.4 | … | … | … | … | … | … |
| >90 | 100 | 2.3 | 2.1 | 2.1 | … | 11990 | 13000 | 11980 | 9800 | … |
| 81 | 52 | 2.9 | 2.6 | 2.5 | 90 | 9030 | 9420 | 9660 | 11150 | 2.3 |
| 90 | 80 | 3.0 | 2.5 | 2.6 | 92 | 7880 | 8510 | 9490 | 10310 | 4.0 |
| >90 | 95 | 3.3 | 2.7 | 2.8 | 74 | 6060 | 6120 | 6450 | 10850 | <2.0 |
| 99 | 78 | 2.9 | 2.3 | 2.2 | 85 | 6550 | 6640 | 6720 | 7490 | 2.5 |
| 54 | … | 5.8 | 5.2 | 4.8 | 94 | 23750 | 25620 | 18570 | 23240 | … |
| … | … | 5.4 | 4.5 | 4.7 | 69 | 540 | 580 | 550 | 1180 | … |
| 100 | 100 | 1.3 | 1.7 | 1.6 | 100 | 19760 | 20850 | 22500 | 24230 | <2.0 |
| … | … | 6.2 | 4.2 | 4.5 | 39 | 1040 | 1110 | 1110 | 1350 | 36.8 |
| >90 | 100 | 3.1 | 2.7 | 2.6 | … | 4510 | 4610 | 4690 | 7610 | 5.9 |
| 100 | 100 | 1.7 | 1.9 | 1.9 | … | 37290 | 37670 | 38220 | 38480 | <2.0 |
| 100 | 100 | 1.8 | 2.0 | 2.0 | … | 34440 | 35910 | 36720 | 37580 | … |
| 90 | … | 4.1 | 3.3 | 4.1 | 89 | 13170 | 13740 | 14090 | 17220 | … |
| 53 | … | 5.6 | 4.9 | 5.8 | 51 | 1300 | 1750 | 1830 | 1620 | … |
| 100 | 98 | 1.6 | 1.6 | 1.8 | 100 | 4990 | 5350 | 5770 | 7040 | 14.1 |
| 100 | 100 | 1.3 | 1.4 | 1.4 | … | 37950 | 40230 | 42230 | 44540 | <2.0 |
| 63 | … | 4.7 | 4.2 | 3.9 | 67 | 1660 | 1810 | 1910 | 3880 | … |
| >90 | 100 | 1.3 | 1.5 | 1.5 | 97 | 27050 | 25100 | 25460 | 25630 | <2.0 |
| … | 100 | 2.6 | 2.2 | 2.2 | … | 9890 | 10350 | 10350 | 11120 | … |
| 97 | 92 | 4.8 | 4.0 | 3.8 | 76 | 4650 | 4760 | 4880 | 7130 | 13.7 |
| 58 | … | 6.0 | 5.2 | 4.9 | 41 | 1020 | 1020 | 970 | 1160 | 40.9 |
| 24 | … | 5.9 | 5.1 | 4.9 | 55 | 1180 | 1240 | 1100 | 1240 | … |
| 88 | 81 | 2.5 | 2.3 | 2.5 | 85 | 3450 | … | 3340 | 6550 | … |
| 80 | … | 4.3 | 3.3 | 3.1 | … | … | 1180 | 1220 | 1710 | … |
| 94 | 17 | 4.0 | 3.1 | 3.0 | 85 | 3770 | 3820 | 3880 | 4270 | 16.5 |
| 100 | 100 | 1.3 | 1.4 | 1.4 | 99 | 19050 | 20310 | 20710 | … | <2.0 |
| >90 | 100 | 2.0 | 2.1 | 2.1 | … | 27680 | 31020 | 33480 | 38870 | <2.0 |
| 84 | 8 | 3.3 | 2.6 | 2.5 | … | 3550 | 3590 | 3910 | 5350 | 24.7 |
| 67 | … | 2.5 | 2.1 | 2.3 | 93 | 4200 | 4500 | 4730 | 9260 | 16.2 |
| 99 | … | 2.2 | 1.7 | 1.9 | 85 | … | … | … | 15600 | … |
| 99 | 65 | 5.0 | 4.7 | 4.0 | 79 | 3370 | 3750 | 4230 | 15220 | 3.9 |
| >90 | 100 | 1.9 | 2.1 | 2.0 | … | 33370 | 34180 | 35670 | … | <2.0 |
| 100 | 100 | 2.9 | 2.9 | 2.9 | … | 27630 | 27110 | … | 32140 | <2.0 |
| 100 | 100 | 1.2 | 1.4 | 1.5 | 99 | 31130 | 32400 | 32920 | 34100 | <2.0 |
| 98 | … | 2.6 | 2.3 | 2.3 | 87 | 7310 | … | … | 8480 | … |
| 100 | 100 | 1.3 | 1.4 | 1.4 | … | 34640 | 35330 | 36300 | 37630 | <2.0 |
| 99 | 65 | 3.9 | 3.1 | 3.2 | 96 | 5800 | 5930 | 5980 | 11660 | <2.0 |
| 100 | 91 | 1.9 | 2.6 | 2.5 | 100 | 10770 | 11250 | 11780 | 20570 | <2.0 |
| 60 | … | 5.0 | 4.7 | 4.4 | 87 | 1680 | 1710 | 1730 | 2250 | … |
| 94 | … | 4.3 | 2.9 | 3.0 | … | 3530 | 3300 | 3870 | 2780 | … |
| >90 | 95 | 2.4 | 2.3 | 2.6 | 94 | … | … | … | … | … |
| 98 | 96 | 2.7 | 2.7 | 3.1 | 99 | 2100 | 2180 | 2230 | 3070 | 5.1 |
| 75 | … | 4.6 | 2.7 | 3.0 | … | 2460 | 2580 | 2690 | 4570 | 30.3 |
| 100 | 100 | 1.2 | 1.5 | 1.6 | 100 | 16350 | 17700 | 21920 | 22970 | <2.0 |
| 100 | … | 2.4 | 1.8 | 1.5 | 90 | 14080 | 14470 | 14160 | 17390 | … |
| 45 | … | 4.1 | 3.2 | 3.0 | 90 | 1960 | 2050 | 2170 | 3320 | 56.2 |

## 附录2-7　续表4

| 序列 | 国家 | 总人口（千人）2013 | 0～14岁人口% 2013 | 60岁及以上人口% 2013 | 人口年增长率(%) 2003～2013 | 城镇人口% | | | |
|---|---|---|---|---|---|---|---|---|---|
| | | | | | | 2010 | 2011 | 2012 | 2013 |
| 97 | 利比里亚 | 4294 | 43 | 5 | 3.2 | 48 | 48 | 49 | 49 |
| 98 | 利比亚 | 6202 | 30 | 7 | 1.3 | 78 | 78 | 78 | 78 |
| 99 | 立陶宛 | 3017 | 15 | 21 | -1.1 | 67 | 67 | 67 | 67 |
| 100 | 卢森堡 | 530 | 17 | 19 | 1.7 | 85 | 85 | 86 | 90 |
| 101 | 马达加斯加 | 22925 | 42 | 5 | 2.8 | 30 | 33 | 33 | 34 |
| 102 | 马拉维 | 16363 | 45 | 5 | 2.9 | 20 | 16 | 16 | 16 |
| 103 | 马来西亚 | 29717 | 26 | 9 | 1.8 | 72 | 73 | 73 | 73 |
| 104 | 马尔代夫 | 345 | 29 | 7 | 1.8 | 40 | 41 | 42 | 43 |
| 105 | 马里 | 15302 | 47 | 4 | 3.1 | 36 | 35 | 36 | 38 |
| 106 | 马耳他 | 429 | 15 | 24 | 0.4 | 95 | 95 | 95 | 95 |
| 107 | 马歇尔群岛 | 53 | 30 | 9 | 0.1 | 72 | 72 | … | 72 |
| 108 | 毛利塔尼亚 | 3890 | 40 | 5 | 2.7 | 41 | 41 | 42 | 59 |
| 109 | 毛里求斯 | 1244 | 20 | 14 | 0.3 | 42 | 42 | 42 | 40 |
| 110 | 墨西哥 | 122332 | 29 | 10 | 1.2 | 78 | 78 | 78 | 79 |
| 111 | 密克罗尼西亚 | 104 | 35 | 7 | -0.3 | 23 | 23 | 23 | 22 |
| 112 | 摩纳哥 | 38 | 18 | 24 | 1.4 | 100 | 100 | … | 100 |
| 113 | 蒙古 | 2839 | 27 | 6 | 1.4 | 62 | 69 | … | 70 |
| 114 | 黑山 | 621 | 19 | 19 | 0.1 | 61 | 63 | 63 | 64 |
| 115 | 摩洛哥 | 33008 | 28 | 8 | 1.1 | 58 | 57 | 57 | 59 |
| 116 | 莫桑比克 | 25834 | 45 | 5 | 2.6 | 38 | 31 | 31 | 32 |
| 117 | 缅甸 | 53259 | 25 | 8 | 0.7 | 34 | 33 | 33 | 33 |
| 118 | 纳米比亚 | 2303 | 36 | 5 | 1.5 | 38 | 38 | 39 | 45 |
| 119 | 瑙鲁 | 10 | 30 | 9 | -0.0 | 100 | 100 | … | 100 |
| 120 | 尼泊尔 | 27797 | 35 | 8 | 1.3 | 19 | 17 | 17 | 18 |
| 121 | 荷兰 | 16759 | 17 | 23 | 0.4 | 83 | 83 | 84 | 89 |
| 122 | 新西兰 | 4506 | 20 | 19 | 1.1 | 86 | 86 | 86 | 86 |
| 123 | 尼加拉瓜 | 6080 | 33 | 7 | 1.3 | 57 | 58 | 58 | 58 |
| 124 | 尼日尔 | 17831 | 50 | 4 | 3.8 | 17 | 18 | 18 | 18 |
| 125 | 尼日利亚 | 173615 | 44 | 5 | 2.7 | 50 | 50 | 50 | 46 |
| 126 | 纽埃岛 | 1 | 30 | 9 | -2.7 | 38 | 38 | … | 41 |
| 127 | 挪威 | 5043 | 19 | 22 | 1.0 | 79 | 79 | 80 | 80 |
| 128 | 阿曼 | 3632 | 23 | 4 | 4.2 | 73 | 73 | 74 | 77 |
| 129 | 巴基斯坦 | 182143 | 34 | 7 | 1.8 | 36 | 36 | 37 | 38 |
| 130 | 帕劳群岛 | 21 | 30 | 9 | 0.6 | 83 | 84 | … | 86 |
| 131 | 巴拿马 | 3864 | 28 | 10 | 1.8 | 75 | 75 | 76 | 66 |
| 132 | 巴布亚新几内亚 | 7321 | 38 | 5 | 2.3 | 13 | 12 | 13 | 13 |
| 133 | 巴拉圭 | 6802 | 32 | 8 | 1.8 | 61 | 62 | 62 | 59 |
| 134 | 秘鲁 | 30376 | 29 | 9 | 1.2 | 77 | 77 | 78 | 78 |
| 135 | 菲律宾 | 98394 | 34 | 6 | 1.7 | 49 | 49 | 49 | 45 |
| 136 | 波兰 | 38217 | 15 | 21 | -0.0 | 61 | 61 | 61 | 61 |
| 137 | 葡萄牙 | 10608 | 15 | 25 | 0.2 | 61 | 61 | 62 | 62 |
| 138 | 卡塔尔 | 2169 | 13 | 2 | 11.9 | 96 | 99 | 99 | 99 |
| 139 | 韩国 | 49263 | 15 | 17 | 0.6 | 83 | 83 | 83 | 82 |
| 140 | 摩尔多瓦 | 3487 | 17 | 17 | -1.1 | 47 | 48 | 48 | 45 |
| 141 | 罗马尼亚 | 21699 | 15 | 21 | -0.2 | 57 | 53 | 53 | 54 |
| 142 | 俄罗斯 | 142834 | 16 | 19 | -0.1 | 73 | 74 | 74 | 74 |
| 143 | 卢旺达 | 11777 | 43 | 4 | 2.5 | 19 | 19 | 19 | 27 |
| 144 | 圣基茨和尼维斯 | 54 | 26 | 13 | 1.3 | 32 | 32 | … | 32 |

## 附录2-7　续表5

| 生命登记覆盖人口% 2007～2013 | | 总和生育率(%) | | | 成人识字率(%) 2007～2012 | 人均国民收入(美元，购买力平价) | | | | 日均<1美元(购买力平价)人口% 2007～2012 |
|---|---|---|---|---|---|---|---|---|---|---|
| 出生 | 死亡 | 2000 | 2010 | 2013 | | 2010 | 2011 | 2012 | 2013 | |
| 4 | … | 5.9 | 5.2 | 4.8 | 61 | 340 | 540 | 580 | 790 | 83.8 |
| … | … | 3.2 | 2.6 | 2.4 | 90 | … | … | … | … | … |
| 100 | 100 | 1.3 | 1.5 | 1.5 | 100 | 17870 | 19640 | 23560 | 24500 | <2.0 |
| >90 | 100 | 1.7 | 1.6 | 1.7 | … | 61790 | 64260 | 60160 | … | … |
| 83 | … | 5.6 | 4.7 | 4.5 | 65 | 960 | 950 | 930 | 1350 | 87.7 |
| 2 | … | 6.2 | 6.0 | 5.4 | 61 | 850 | 870 | 730 | 750 | 72.2 |
| >90 | 56 | 3.0 | 2.6 | 2.0 | 93 | 14220 | 15650 | 16270 | 22460 | <2.0 |
| 93 | 84 | 2.8 | 1.8 | 2.3 | … | 8110 | 7430 | 7560 | 9890 | … |
| 81 | … | 5.8 | 6.3 | 6.8 | 33 | 1030 | 1040 | 1140 | 1540 | 50.6 |
| 100 | 100 | 1.6 | 1.3 | 1.4 | … | 24840 | … | 27000 | 28030 | … |
| 96 | … | 4.4 | 3.5 | 3.3 | … | … | … | … | 4620 | … |
| 59 | … | 5.1 | 4.5 | 4.7 | 59 | 1960 | 2400 | 2480 | 2850 | 23.4 |
| >90 | 100 | 2.0 | 1.6 | 1.5 | 89 | 13960 | 14330 | 15060 | 17220 | <2.0 |
| 93 | 99 | 2.5 | 2.3 | 2.2 | 94 | 14290 | 15390 | 16450 | 16110 | <2.0 |
| … | … | 4.3 | 3.5 | 3.3 | … | 3490 | 3580 | 3920 | 3840 | … |
| … | >80 | 1.2 | 1.5 | 1.5 | … | … | … | … | … | … |
| 99 | 92 | 2.2 | 2.5 | 2.4 | 97 | 3670 | 4290 | 5020 | 8810 | … |
| >90 | 100 | 1.8 | 1.7 | 1.7 | 99 | 12930 | 13700 | 14590 | 14600 | <2.0 |
| 94 | 25 | 2.7 | 2.3 | 2.7 | 67 | 4600 | 4880 | 5060 | 7000 | 2.6 |
| 48 | … | 5.7 | 4.9 | 5.2 | 56 | 930 | 970 | 1000 | 1040 | 60.7 |
| 72 | … | 2.5 | 2.0 | 1.9 | 93 | 1950 | | … | … | … |
| 78 | … | 4.0 | 3.2 | 3.1 | 89 | 6420 | 6560 | 7240 | 9590 | 23.5 |
| 83 | … | 3.5 | 3.1 | 2.9 | … | … | … | … | … | … |
| 42 | … | 4.0 | 2.7 | 2.3 | 57 | 1210 | 1260 | 1470 | 2260 | 23.7 |
| 100 | 100 | 1.7 | 1.8 | 1.8 | … | 41900 | 43140 | 43510 | 43210 | <2.0 |
| 100 | 100 | 1.9 | 2.2 | 2.1 | … | … | … | … | … | … |
| 85 | 68 | 3.3 | 2.6 | 2.5 | … | 2790 | 3730 | 3890 | 4440 | 8.5 |
| 64 | … | 7.5 | 7.1 | 7.6 | … | 720 | 720 | 760 | 910 | 40.8 |
| 30 | … | 5.9 | 5.5 | 6.0 | 61 | 2170 | 2290 | 2450 | 5360 | 62.0 |
| >90 | … | … | … | … | … | … | … | … | … | … |
| 100 | 100 | 1.8 | 1.9 | 1.9 | … | 56830 | 61460 | 66960 | 66520 | <2.0 |
| … | 87 | 4.4 | 2.3 | 2.9 | 87 | … | … | … | … | … |
| 34 | … | 4.7 | 3.4 | 3.2 | 55 | 2790 | 2870 | 2880 | 4920 | 12.7 |
| … | … | 2.0 | 1.7 | 2 | … | 11000 | 11080 | 16870 | 14540 | … |
| >90 | 90 | 2.7 | 2.5 | 2.5 | 94 | 12770 | 14510 | 15150 | 19290 | 4.0 |
| … | … | 4.5 | 4.0 | 3.8 | 62 | 2420 | 2570 | 2740 | 2430 | … |
| 76 | 81 | 3.7 | 3.0 | 2.9 | 94 | 5050 | 5390 | 5720 | 7640 | 3.0 |
| 96 | 69 | 2.9 | 2.5 | 2.4 | 90 | 8930 | 9440 | 10090 | 11360 | 2.9 |
| 90 | 90 | 3.5 | 3.1 | 3.0 | 95 | 3980 | 4140 | 4380 | 7820 | 19.0 |
| 100 | 100 | 1.3 | 1.4 | 1.4 | 100 | 19060 | 20430 | 21170 | 22300 | <2.0 |
| 100 | 100 | 1.4 | 1.3 | 1.3 | 95 | 24760 | 24440 | 24770 | 25360 | … |
| >90 | 77 | 3.1 | 2.3 | 2.0 | 96 | … | 86440 | … | 123860 | … |
| >90 | 99 | 1.4 | 1.3 | 1.3 | … | 29010 | 30370 | 30970 | 33440 | … |
| 100 | 90 | 1.6 | 1.5 | 1.5 | 99 | 3360 | 3640 | 3630 | 5190 | <2.0 |
| >90 | 100 | 1.3 | 1.4 | 1.4 | 98 | 14060 | 15120 | 16860 | 18060 | <2.0 |
| >90 | 100 | 1.2 | 1.5 | 1.5 | 100 | 19190 | 20560 | 22720 | 23200 | <2.0 |
| 63 | … | 5.9 | 5.4 | 4.5 | 66 | 1150 | 1270 | 1320 | 1430 | 63.0 |
| … | 79 | 2.2 | 1.8 | 1.8 | … | 15850 | 16470 | 17630 | 20400 | … |

## 附录2-7　续表6

| 序列 | 国家 | 总人口（千人）2013 | 0～14岁人口% 2013 | 60岁及以上人口% 2013 | 人口年增长率(%) 2003～2013 | 城镇人口% 2010 | 2011 | 2012 | 2013 |
|---|---|---|---|---|---|---|---|---|---|
| 145 | 圣卢西亚岛 | 182 | 24 | 12 | 1.2 | 28 | 18 | 17 | 19 |
| 146 | 圣文森特和格林纳丁斯 | 109 | 25 | 10 | 0.1 | 49 | 49 | 50 | 50 |
| 147 | 萨摩亚群岛 | 190 | 38 | 8 | 0.7 | 20 | 20 | 20 | 19 |
| 148 | 圣马力诺 | 31 | 14 | 27 | 0.9 | 94 | 94 | … | 94 |
| 149 | 圣多美和普林西比 | 193 | 42 | 5 | 2.7 | 62 | 63 | 63 | 64 |
| 150 | 沙特阿拉伯 | 28829 | 29 | 5 | 2.3 | 82 | 82 | 83 | 83 |
| 151 | 塞内加尔 | 14133 | 44 | 5 | 2.8 | 42 | 43 | 43 | 43 |
| 152 | 塞黑 | 9511 | 16 | 21 | -0.6 | 56 | 56 | 57 | 55 |
| 153 | 塞舌尔 | 93 | 22 | 10 | 1.0 | 55 | 54 | 54 | 53 |
| 154 | 塞拉利昂 | 6092 | 42 | 4 | 2.6 | 38 | 39 | 40 | 39 |
| 155 | 新加坡 | 5412 | 16 | 16 | 2.4 | 100 | 100 | 100 | 100 |
| 156 | 斯洛伐克 | 5450 | 15 | 19 | 0.1 | 55 | 55 | 55 | 54 |
| 157 | 斯洛文尼亚 | 2072 | 14 | 24 | 0.4 | 50 | 50 | 50 | 50 |
| 158 | 所罗门群岛 | 561 | 40 | 5 | 2.3 | 19 | 20 | 21 | 21 |
| 159 | 索马里 | 10496 | 47 | 5 | 2.7 | 37 | 38 | 38 | 39 |
| 160 | 南非 | 52776 | 30 | 9 | 1.2 | 62 | 62 | 62 | 64 |
| 161 | 南苏丹 | 11296 | 42 | 5 | 4.2 | … | 18 | 18 | 18 |
| 162 | 西班牙 | 46927 | 15 | 23 | 1.1 | 77 | 77 | 78 | 79 |
| 163 | 斯里兰卡 | 21273 | 25 | 13 | 0.9 | 14 | 15 | 15 | 18 |
| 164 | 苏丹 | 37964 | 41 | 5 | 2.4 | 40 | 33 | 33 | 34 |
| 165 | 苏里南 | 539 | 27 | 10 | 1.0 | 69 | 70 | 70 | 66 |
| 166 | 斯威士兰 | 1250 | 38 | 5 | 1.4 | 21 | 21 | 21 | 21 |
| 167 | 瑞典 | 9571 | 17 | 26 | 0.7 | 85 | 85 | 85 | 86 |
| 168 | 瑞士 | 8078 | 15 | 23 | 1.0 | 74 | 74 | 74 | 74 |
| 169 | 叙利亚 | 21898 | 35 | 6 | 2.4 | 56 | 56 | 56 | 57 |
| 170 | 塔吉克斯坦 | 8208 | 36 | 5 | 2.3 | 26 | 27 | 27 | 27 |
| 171 | 泰国 | 67010 | 18 | 15 | 0.4 | 34 | 34 | 34 | 48 |
| 172 | 马其顿 | 2107 | 17 | 18 | 0.1 | 59 | 59 | 59 | 57 |
| 173 | 东帝汶 | 1133 | 46 | 5 | 1.9 | 28 | 28 | 29 | 32 |
| 174 | 多哥 | 6817 | 42 | 4 | 2.6 | 43 | 38 | 38 | 39 |
| 175 | 汤加 | 105 | 37 | 8 | 0.5 | 23 | 23 | 24 | 24 |
| 176 | 特立尼达和多巴哥 | 1341 | 21 | 14 | 0.4 | 14 | 14 | 14 | 9 |
| 177 | 突尼斯 | 10997 | 23 | 11 | 1.1 | 67 | 66 | 67 | 67 |
| 178 | 土耳其 | 74933 | 26 | 11 | 1.3 | 70 | 72 | 72 | 72 |
| 179 | 土库曼斯坦 | 5240 | 29 | 7 | 1.2 | 50 | 49 | 49 | 49 |
| 180 | 图瓦卢 | 10 | 30 | 9 | 0.3 | 50 | 51 | … | 58 |
| 181 | 乌干达 | 37579 | 48 | 4 | 3.4 | 13 | 16 | 16 | 15 |
| 182 | 乌克兰 | 45239 | 14 | 21 | -0.6 | 69 | 69 | 69 | 69 |
| 183 | 阿联酋 | 9346 | 15 | 1 | 10.2 | 84 | 84 | 85 | 85 |
| 184 | 英国 | 63136 | 18 | 23 | 0.6 | 80 | 80 | 80 | 82 |
| 185 | 坦桑尼亚 | 49253 | 45 | 5 | 2.9 | 26 | 27 | 27 | 30 |
| 186 | 美国 | 320051 | 20 | 20 | 0.9 | 82 | 82 | 83 | 81 |
| 187 | 乌拉圭 | 3407 | 22 | 19 | 0.2 | 92 | 93 | 93 | 95 |
| 188 | 乌兹别克斯坦 | 28934 | 29 | 7 | 1.2 | 36 | 36 | 36 | 36 |
| 189 | 瓦努阿图 | 253 | 37 | 6 | 2.4 | 26 | 25 | 25 | 26 |
| 190 | 委内瑞拉 | 30405 | 29 | 9 | 1.6 | 93 | 94 | 94 | 89 |
| 191 | 越南 | 91680 | 23 | 10 | 1.0 | 30 | 31 | 32 | 32 |
| 192 | 也门 | 24407 | 40 | 5 | 2.5 | 32 | 32 | 33 | 34 |
| 193 | 赞比亚 | 14539 | 47 | 4 | 2.9 | 36 | 39 | 40 | 40 |
| 194 | 津巴布韦 | 14150 | 40 | 6 | 1.1 | 38 | 39 | 39 | 33 |

## 附录2-7　续表7

| 生命登记覆盖人口% 2007～2013 | | 总和生育率(%) | | | 成人识字率(%) 2007～2012 | 人均国民收入（美元，购买力平价） | | | | 日均<1美元（购买力平价）人口% 2007～2012 |
|---|---|---|---|---|---|---|---|---|---|---|
| 出生 | 死亡 | 2000 | 2010 | 2013 | | 2010 | 2011 | 2012 | 2013 | |
| 92 | 85 | 2.3 | 2.0 | 1.9 | … | 10520 | 11220 | 11300 | 10350 | … |
| >90 | 100 | 2.4 | 2.1 | 2.0 | … | 10830 | 10440 | 10870 | 10610 | … |
| 48 | … | 4.5 | 3.9 | 4.1 | 99 | 4270 | 4270 | 4250 | 4840 | … |
| >90 | >80 | 1.3 | 1.5 | 1.5 | … | … | … | … | … | … |
| 75 | … | 4.6 | 3.7 | 4.1 | 89 | 1920 | 2080 | 1810 | 2950 | 43.5 |
| … | 51 | 4.2 | 2.8 | 2.6 | 87 | … | 24700 | … | 53780 | … |
| 73 | … | 5.6 | 4.8 | 4.9 | 50 | 1910 | 1940 | 1880 | 2240 | 34.1 |
| 99 | 90 | 1.7 | 1.6 | 1.4 | 98 | 11020 | 11540 | 11430 | 12020 | <2.0 |
| >90 | 100 | 2.2 | 1.9 | 2.2 | 92 | 21210 | 25140 | 25740 | 23270 | <2.0 |
| 78 | … | 5.4 | 5.0 | 4.7 | 43 | 830 | 840 | 1340 | 1750 | 56.6 |
| >90 | 74 | 1.5 | 1.3 | 1.3 | 96 | 55790 | 59380 | 60110 | 76850 | … |
| >90 | 100 | 1.3 | 1.3 | 1.4 | … | 23100 | 22130 | 24770 | 25500 | <2.0 |
| 100 | 100 | 1.2 | 1.4 | 1.5 | 100 | 26660 | 26510 | 27240 | 28130 | <2.0 |
| … | … | 4.6 | 4.2 | 4.0 | … | 2210 | 2350 | 2130 | 1810 | … |
| … | … | 6.5 | 6.3 | 6.6 | … | … | … | … | … | … |
| 85 | 91 | 2.9 | 2.5 | 2.4 | 93 | 10360 | 10710 | 11010 | 12240 | 9.4 |
| 35 | … | … | … | 4.9 | … | … | … | … | 2190 | … |
| 100 | 100 | 1.2 | 1.5 | 1.5 | 98 | 31640 | 31400 | 31670 | 31850 | 2.3 |
| 97 | … | 2.2 | 2.3 | 2.3 | 91 | 5010 | 5520 | 6030 | 9470 | 4.1 |
| 59 | … | 5.1 | 4.4 | 4.4 | … | 2030 | 2120 | 2070 | 2370 | 19.8 |
| 99 | 100 | 2.7 | 2.3 | 2.3 | 95 | … | … | 8380 | 15860 | … |
| 50 | … | 4.2 | 3.4 | 3.3 | 88 | 4840 | 5930 | 4760 | 6220 | 39.3 |
| 100 | 100 | 1.6 | 1.9 | 1.9 | … | 39730 | 42200 | 43980 | 44760 | … |
| 100 | 100 | 1.4 | 1.5 | 1.5 | … | 50170 | 52570 | 55090 | 56580 | … |
| … | 92 | 3.8 | 2.9 | 3.0 | 84 | 5120 | … | 5120 | … | … |
| 88 | … | 4.0 | 3.3 | 3.8 | 100 | 2140 | 2300 | 2180 | 2500 | 6.5 |
| 99 | … | 1.8 | 1.6 | 1.4 | … | 8190 | 8360 | 9280 | 13510 | <2.0 |
| 100 | 100 | 1.7 | 1.4 | 1.4 | 97 | 10920 | 11090 | 11540 | 11520 | <2.0 |
| 55 | … | 7.1 | 6.2 | 5.9 | 58 | 3600 | … | 6230 | 6410 | 34.9 |
| 78 | … | 5.1 | 4.1 | 4.6 | 60 | 890 | 1040 | 900 | 1180 | 52.5 |
| … | … | 4.2 | 3.9 | 3.8 | … | 4580 | 5000 | 5020 | 5450 | … |
| … | 85 | 1.6 | 1.6 | 1.8 | 99 | 24040 | … | 22860 | 26210 | … |
| 99 | 37 | 2.1 | 2.0 | 2.0 | 79 | 9060 | 9030 | 9210 | 10960 | <2.0 |
| 94 | 78 | 2.4 | 2.1 | 2.0 | 94 | 15170 | 16940 | 18190 | 18760 | <2.0 |
| … | … | 2.8 | 2.4 | 2.3 | 100 | 7490 | 8690 | 9070 | 12920 | … |
| 50 | … | 3.6 | 3.1 | 3.0 | … | … | … | … | 5990 | … |
| 30 | … | 6.8 | 6.1 | 5.9 | 73 | 1250 | 1310 | 1120 | 1370 | 37.8 |
| 100 | 99 | 1.1 | 1.4 | 1.5 | 100 | 6620 | 7040 | 7180 | 8960 | <2.0 |
| 100 | 87 | 2.7 | 1.7 | 1.8 | … | … | 47890 | … | … | … |
| 100 | 100 | 1.7 | 1.9 | 1.9 | … | 36410 | 36010 | 37340 | 35760 | <2.0 |
| 16 | … | 5.7 | 5.5 | 5.2 | 73 | 1430 | 1500 | 1560 | 1750 | 43.5 |
| 100 | 98 | 2.0 | 2.1 | 2.0 | … | 47360 | 48820 | 52610 | 53960 | <2.0 |
| 100 | 99 | 2.2 | 2.1 | 2.0 | 98 | 13990 | 14640 | 15310 | 18930 | <2.0 |
| >90 | … | 2.8 | 2.4 | 2.3 | 99 | 3120 | 3420 | 3670 | 5340 | … |
| 43 | … | 4.5 | 3.9 | 3.4 | 83 | 4320 | 4330 | 4300 | 2840 | … |
| 81 | 100 | 2.8 | 2.5 | 2.4 | 96 | 12150 | 12430 | 12920 | 17890 | … |
| 95 | … | 2.3 | 1.8 | 1.7 | 93 | 3070 | 3250 | 3620 | 5030 | 2.4 |
| 17 | … | 6.3 | 5.2 | 4.1 | 65 | … | 2170 | 2310 | 3820 | … |
| 14 | … | 6.2 | 6.3 | 5.7 | 71 | 1380 | 1490 | 1590 | 3070 | 74.3 |
| 49 | … | 3.9 | 3.3 | 3.5 | 84 | … | … | … | 1560 | … |